T0074168

Springer Reference Medizin

Bundesarbeitsgemeinschaft für Rehabilitation e.V. (BAR)
Hrsg.

Rehabilitation

Vom Antrag bis zur Nachsorge – für Ärzte, Psychologische
Psychotherapeuten und andere Gesundheitsberufe

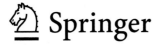 Springer

Herausgeber
Bundesarbeitsgemeinschaft für Rehabilitation e.V. (BAR), Frankfurt, Germany

ISBN 978-3-662-54249-1   ISBN 978-3-662-54250-7 (eBook)
https://doi.org/10.1007/978-3-662-54250-7

Die Deutsche Nationalbibliothek verzeichnet diese Publikation in der Deutschen Nationalbibliografie;
detaillierte bibliografische Daten sind im Internet über http://dnb.d-nb.de abrufbar.

Springer

Aus Gründen der besseren Lesbarkeit wird in diesem Buch überwiegend das generische Maskulinum verwendet. Dies impliziert immer beide Formen, schließt also die weibliche Form mit ein.

Umschlaggestaltung: deblik Berlin
Fotonachweis Umschlag: © Logo BAR

Springer ist ein Imprint der eingetragenen Gesellschaft Springer-Verlag GmbH, DE und ist ein Teil
von Springer Nature
Die Anschrift der Gesellschaft ist: Heidelberger Platz 3, 14197 Berlin, Germany

Vorwort

In Deutschland sind fast 380.000 Ärztinnen und Ärzte tätig. Hinzu kommen ca. 40.000 Psychologische Psychotherapeuten und eine große Zahl von Fachkräften weiterer Therapieberufe, aus der sozialen Arbeit und der Pflege. Sie alle sind oftmals zentrale und erste Anlaufstelle für die Erkennung von Rehabilitationsbedarf. So stellt sich in den täglichen Routinen von Arztpraxen, therapeutischen Praxen, von Krankenhäusern, Psychiatrien, Rehakliniken und Beratungsstellen, immer wieder die Frage nach der Notwendigkeit von Maßnahmen zur Rehabilitation und Teilhabe und schließlich deren Beantragung.

Die zur Verfügung stehenden Leistungen der Rehabilitation und Teilhabe sind umfangreich und bieten viele Möglichkeiten der Unterstützung von Menschen mit Behinderungen, mit drohender Behinderung oder chronischer Erkrankung. Gleichzeitig ist das gegliederte Sozialleistungssystem mit insgesamt acht unterschiedlichen Rehabilitationsträgern recht komplex und stellt Ärzte und weitere Kollegen vor viele Fragen: Welche Reha-Leistungen gibt es? Wo ist welche Leistung zu beantragen? Wie läuft das Antragsverfahren? Welche Schnittstellen zu anderen Akteuren gibt es? Welche Rolle habe ich im Prozess der Rehabilitation? – Das sind nur wenige Fragen, die sich dem Arzt stellen.

Das vorliegende Werk tritt mit dem Anspruch an, auf dem weiten Feld der Rehabilitation mit seinen zahlreichen Leistungen, Zuständigkeiten und Vernetzungen Orientierung zu bieten. Es stellt Wissen in kompakter Form dar, veranschaulicht mit praxisorientierter Strukturierung und Visualisierung der wesentlichen Inhalte.

Die vier unterschiedlichen Zugänge Indikation, Reha-Prozess, Lebenslage und Gesundheitsberufe bieten die Möglichkeit, sich das Thema Rehabilitation aus verschiedenen Perspektiven zu erschließen. Diese flexiblen Einstiegsmöglichkeiten unterstreichen den praxisorientierten Charakter des Buchs. Wo auch immer die Leserin oder der Leser einsteigt, durch ein umfangreiches Netz von Querverweisen lassen sich Informationen und praktische Hinweise schnell erschließen. Hinzu kommen Praxistipps, Hinweise zu rechtlichen Besonderheiten, Angaben zu weiterführender Literatur und zu fachlichen Ansprechstellen. Ein umfangreiches Glossar rundet das Werk ab.

Mehr als 100 Expertinnen und Experten aus nahezu allen Gesundheitsberufen, aus dem Bereich der Rehabilitationsträger und der Leistungserbringer, haben zum Gelingen des Werkes beigetragen, als Autorinnen und Autoren, Lektorinnen und Lektoren, als Gegenleser, Redakteure und Korrektoren. Ihnen allen gilt besonderer Dank und Anerkennung.

Dr. Helga Seel
Geschäftsführerin
Bundesarbeitsgemeinschaft
für Rehabilitation e.V. (BAR)
Frankfurt am Main

Inhaltsverzeichnis

III   Lebenslagen

IV   Gesundheitsberufe

V   Grundlagen der Rehabilitation

44.4   Heilpädagogische Leistungen 477
44.5   Leistungen zur Betreuung in einer Pflegefamilie 478
44.6   Leistungen zum Erwerb und Erhalt praktischer Kenntnisse und Fähigkeiten ... 478
44.7   Leistungen zur Förderung der Verständigung 479
44.8   Leistungen zur Mobilität 479
44.9   Hilfsmittel 479
       Weitere Informationen 480

45   Teilhabe an Erziehung und Bildung 481
     Thomas Stähler, Maren Bredehorst
45.1   Frühförderung 483
45.2   Erziehung und Förderung in Tageseinrichtungen für Kinder 484
45.3   Erziehung und Bildung in Schulen 485
45.4   Bildung an Hochschulen 487
45.5   Außerschulische Bildung/Freizeitaktivitäten 487
45.6   Hilfsmittel und Assistenz 488
       Weitere Informationen 490

46   Ergänzende und unterhaltssichernde Leistungen
     in der Rehabilitation 491
     Mathias Sutorius
46.1   Leistungen zur Unterhaltssicherung im Überblick 492
46.2   Beiträge und Beitragszuschüsse zur sozialen Sicherung 497
46.3   Fahrt- und Reisekosten 497
46.4   Betriebshilfe 498
46.5   Haushaltshilfe und Kinderbetreuungskosten 499
46.6   Rehabilitationssport und Funktionstraining 499
       Weitere Informationen 500

47   Nachteilsausgleiche für schwerbehinderte Menschen 501
     Carola Fischer
47.1   Berufliche Nachteilsausgleiche 503
47.2   Begleitende Hilfe im Arbeitsleben 506
47.3   Nachteilsausgleiche in der Ausbildung 506
47.4   Allgemeine und steuerliche Nachteilsausgleiche 507
47.5   Sonstige Nachteilsausgleiche 510
47.6   (Abschlagsfreie) Altersrente für schwerbehinderte Menschen .. 510
       Weitere Informationen 511

48   Weitere für die Rehabilitation relevante Leistungen 513
     Julia Beusing-Markmann, Franz Dillmann, Matthias Ernst, Jörg Heinze
48.1   Pflegerische Leistungen 514
48.2   Akutmedizinische Leistungen 518
48.3   Grundsicherung und Sozialhilfe 520
       Weitere Informationen 525

     Serviceteil 527
     Glossar 528
     Sachverzeichnis 538

Die Bundesarbeitsgemeinschaft für Rehabilitation e.V.

■■ Kernauftrag der Bundesarbeitsgemeinschaft für Rehabilitation (BAR)
e. V.

Dr. Helga Seel

Zur Förderung einer vollen und gleich-
berechtigten Teilhabe von Menschen mit
Behinderung, von Behinderung bedrohten
und chronisch kranken Menschen verfügt
Deutschland über ein umfassendes Spek-
trum an Leistungen: Leistungen der medi-
zinischen Rehabilitation, Leistungen zur
Teilhabe am Arbeitsleben, unterhaltssi-
chernde und andere existenzsichernde
Leistungen, Leistungen zur Teilhabe an
Bildung sowie Leistungen zur sozialen
Teilhabe.

Der Vielzahl an Leistungen steht eine
Vielzahl an zuständigen Leistungsträgern
gegenüber: Im sogenannten gegliederten
Sozialleistungssystem erbringen acht Rehabilitationsträger Leistungen zur Teilhabe. Und fast alle Leistungen werden von
mehreren Trägern angeboten. Die Frage,
wann welcher Träger für eine Leistung
zuständig ist, ist von verschiedenen Voraussetzungen abhängig. Zwar gibt es klare
Zuständigkeiten, dennoch auch zahlreiche
Überschneidungen und Schnittstellen.

Nicht immer, aber doch häufig haben Menschen mit Behinderung multiple Problemlagen mit einem komplexen Unterstützungsbedarf. Wenn das der Fall ist, dann
hilft nicht allein die Bereitstellung von einzelnen Leistungen. Dann geht es um die
individuelle Gestaltung der Rehabilitation
und die Steuerung eines Prozesses. Dessen
Erfolg hängt wesentlich davon ab, wie pass-
genau und umfassend Bedarfe erhoben
werden, wie die erforderlichen Teilhabeleistungen miteinander verknüpft sind.
Und hier kommen neben den Rehabilitationsträgern weitere wichtige Akteure hinzu: Ärzte, Therapeuten, Arbeitgeber – um
nur einige zu nennen. So verstanden ist
Rehabilitation ein interaktiver Prozess, in
dem Beratung von und mit dem poten-
tiellen Rehabilitanden eine zentrale Rolle
spielt.

Als System funktioniert das Sozialleistungssystem erst dann, wenn trägerspezifische und trägerübergreifende Aspekte
sinnvoll, d. h. in erster Linie zum Wohl des
betroffenen Menschen, zusammenwirken.
Zur Sicherstellung, Gestaltung und Weiterentwicklung der Rehabilitation als Ge-
samtsystem der sozialen Sicherung wurde
1969 die Bundesarbeitsgemeinschaft für
Rehabilitation (BAR) e. V. auf Initiative der
Sozialpartner gegründet. In der BAR haben
sich die in der Grafik dargestellten Mitglieder zu einer Arbeitsgemeinschaft zusammengeschlossen.

Auftrag und zentrale Handlungsfelder der
BAR sind auf Basis des Neunten Sozialgesetzbuches (SGB IX) mit den Leitlinien
„Kooperation, Koordination und Konvergenz" umschrieben. Eine ihrer zentralen
Aufgaben ist es, darauf hinzuwirken, dass
die Leistungen der Rehabilitation nach
gleichen Grundsätzen im Interesse der
Menschen mit Behinderungen oder chronischen Erkrankungen erbracht werden.

Mit dem Bundesteilhabegesetz (BTHG) –
der Novellierung des SGB IX – hat sich der
Gesetzgeber entschieden, an dem geglie-
derten Sozialleistungssystem festzuhalten.
Allerdings schärfen die von ihm geänder-
ten bzw. neu eingeführten Vorschriften die
Pflichten zur Zusammenarbeit und führen
Instrumente für eine bessere Koordination
der Rehabilitationsleistungen sowie eine
Optimierung der Übergänge im Reha-
Prozess ein.

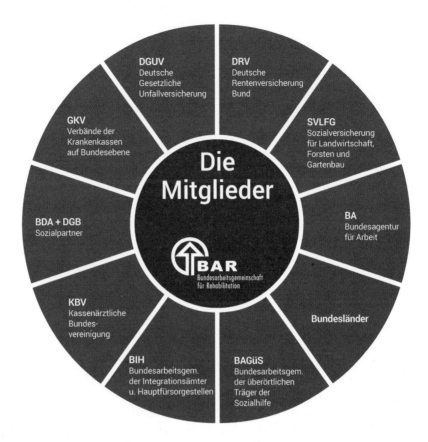

Die BAR bildet weiterhin den operativen Rahmen für die Organisation und die Gestaltung der trägerübergreifenden Zusammenarbeit der Rehabilitationsträger. Konkret geht es darum, die für alle Leistungsträger gleichermaßen geltenden Vorschriften einheitlich auszulegen, ihre Umsetzung gemeinsam auszugestalten und nachzuhalten sowie trägerübergreifende Entwicklungen anzustoßen.

Im Ergebnis schafft die BAR für ihre Mitglieder und darüber hinaus für alle Akteure im Reha-Geschehen träger- und sektorenübergreifende Grundlagen. Der Fokus ist die Verständigung, die Koordination und die Vernetzung im Sinne eines professionellen Case Managements als wesentliche Voraussetzungen für den Erfolg von Rehabilitation.

Die Integration unterschiedlicher Blickwinkel ist für die BAR handlungsleitend: Zum einen für ihren Anspruch an die Aufgabenerfüllung insgesamt und zum anderen bei der konkreten Bearbeitung der einzelnen Themenfelder. Zu diesen Blickwinkeln gehören unter anderem auch die rechtlichen Vorschriften, die verwaltungsseitigen Rahmenbedingungen und Anforderungen aus der Praxis.

Leitlinie der BAR ist „Der Mensch steht im Mittelpunkt". Oberste Zielsetzung ist deshalb, die für Rehabilitation und Teilhabe verantwortlichen Akteure dabei zu unterstützen, die breit aufgestellten Möglichkeiten zur Förderung einer vollen und gleichberechtigten Teilhabe von Menschen mit Beeinträchtigungen auszuschöpfen.

Mitarbeiterverzeichnis

■■ Redaktionsteam und Autoren

Bahemann, Andreas, Dr. med.
Bundesagentur für Arbeit
Nürnberg

Bönisch, Sebastian
St. Antonius gGmbH
Fulda

Bredehorst, Maren, Dr.
Bundesarbeitsgemeinschaft
für Rehabilitation e. V. (BAR)
Frankfurt am Main

Edel, Klaus, Dr. med.
Herz-Kreislauf-Zentrum
Klinikum Hersfeld-Rotenburg GmbH
Rotenburg a. d. Fulda

Fimm, Stefanie
Universitätsklinikum Schleswig-Holstein
Kiel

Heinze, Jörg, Dr. med.
Facharztpraxis für physikalische
und rehabilitative Medizin
Geesthacht

Hucke, Birthe
Deutscher Verband der Ergotherapeuten e. V.
(DVE)
Karlsbad

Müller-Baron, Ingo
Deutsche Vereinigung für Soziale Arbeit
im Gesundheitswesen (DVSG)
Berlin

Schian, Marcus
Bundesarbeitsgemeinschaft
für Rehabilitation e. V. (BAR)
Frankfurt am Main

Seger, Wolfgang, Prof. Dr. med.
Medizinischer Dienst der Krankenversicherung
Niedersachsen
Hannover

Thielgen, Günter
Bundesarbeitsgemeinschaft für Rehabilitation
e. V. (BAR)
Frankfurt am Main

Unger, Theresa, Dr.
Psychologische Psychotherapeutin
Wissenschaftliche Referentin
Bundespsychotherapeutenkammer
Berlin

von Spee, Gräfin Adelheid
pflegeArt Beratung – Seminare GbR
Bonn

■■ Autoren

Bengel, Jürgen, Prof. Dr. Dr. med.
Universität Freiburg
Institut für Psychologie
Abteilung für Rehabilitationspsychologie
und Psychotherapie
Freiburg

Berger, Roswitha, Prof. Dr. med.
Universitätsklinik Marburg
Klinik für Hals-, Nasen- und Ohrenheilkunde
Marburg

Beusing-Markmann, Julia
Universitätsklinikum Münster
Stabsstelle Sozialdienst/Case Management
Münster

Brzoska, Patrick, Jun.-Prof. Dr.
Technische Universität Chemnitz
Fakultät für Human- und Sozialwissenschaften
Chemnitz

Cibis, Wolfgang, Dr. med.
Bundesarbeitsgemeinschaft
für Rehabilitation e. V. (BAR)
Frankfurt am Main

Clever, Ulrich, Dr. med.
Präsident der Landesärztekammer
Baden-Württemberg und
Beauftragter der Bundesärztekammer
für ärztliche Psychotherapie
Stuttgart

Cosanne, Elke
Deutsche Vereinigung für Soziale Arbeit
im Gesundheitswesen (DVSG)
Berlin

Dickenhorst, Ulrike
LWL-Reha-Zentrum Ostwestfalen
Bernhard-Salzmann-Klinik
Gütersloh

Diepgen, Thomas L., Prof. Dr. med.
Universitätsklinikum Heidelberg
Klinische Sozialmedizin
Heidelberg

Dillmann, Franz
Stadt Köln – Die Oberbürgermeisterin
Rechts- und Versicherungsamt / 301 Rechtsbe-
ratung und Führung von Rechtsstreitigkeiten
Köln

Dorn, Monika, Dipl.-Psych.
Rehazentrum Bad Eilsen
Bad Eilsen

Ernst, Matthias
MDK Niedersachsen
Hannover

Ernst, Regina, Dr.
Bundesarbeitsgemeinschaft
für Rehabilitation e. V. (BAR)
Frankfurt am Main

Fischer, Carola
Geschäftsführerin der Bundesarbeitsgemeinschaft der Integrationsämter
und Hauptfürsorgestellen (BIH)
c/o LVR-Integrationsamt
Köln

Fritschka, Emanuel, Prof. Dr. med.
Internistische Praxis
Bad Brückenau

Garms-Homolová, Vjenka, Prof. Dr.
Hochschule für Technik und Wirtschaft Berlin
Berlin

Glaser, H.-Joachim, Prof. Dr. med.
Vitalisklinik Bad Hersfeld GmbH
Bad Hersfeld

Grifka, Joachim, Prof. Dr. med. Dr. h. c.
Universität Regensburg
Bad Abbach

Henniger, Stefan, Dr. med.
Chefarzt Psychosomatik
MEDIAN Salze Klinik Bad Salzdetfurth
Bad Salzdetfurth

Hornberg, Claudia, Prof. Dr. med.
Universität Bielefeld
Fakultät für Gesundheitswissenschaften
Bielefeld

Jansen, Inge, Dr.
Berufsförderungswerk Düren
Düren

Koch, Rainer, Dr. med.
Klinik für Geriatrie
Alexianer St. Hedwig Kliniken
Berlin

Korff, Rüdiger, Dr. med.
St. Georg Vorsorge- und Rehabilitationskliniken
GmbH und Co. KG
Höchenschwand

Kraus, Sibylle
Leiterin Sozialdienst & Case Management
Alexianer St. Hedwig Kliniken Berlin
Berlin

Krebs, Elvira, Dr.
BerufsVerband Oecotrophologie e. V. (VDOE)
Bonn

Lindenmeyer, Johannes, Prof. Dr.
Salus Klinik Lindow
Lindow

Lübke, Norbert, Dr. med.
Kompetenz-Centrum Geriatrie
Hamburg

Lux, Maike
Bundesarbeitsgemeinschaft
für Rehabilitation e. V. (BAR)
Frankfurt am Main

Metzler, Michael, Dr. med.
Vitalisklinik Bad Hersfeld GmbH
Bad Hersfeld

Meyer, Annette, Dr.
Klinik am Homberg
Abt. Psychosomatik/Psychotherapie
Bad Wildungen

Müller, Guido, Dr. med.
Kliniken Hartenstein
Bad Wildungen

Munz, Dietrich, Dr.
Präsident der Bundespsychotherapeuten-
kammer
Berlin

Niehues, Christiane, Dr. med.
Deutsche Rentenversicherung Bund
Berlin

Oepen, Johannes, Dr. med.
Viktoriastift Bad Kreuznach
Bad Kreuznach

Ommert, Judith
Hochschule Fulda – University of Applied
Sciences
Fachbereich Sozialwesen
Fulda

Otto, Ullrich, Prof. Dr. med.
Urologisches Kompetenzzentrum
für die Rehabilitation (UKR)
Kliniken Hartenstein
Bad Wildungen

Paloncy, Ralph, Dr. med.
Zentrum für ambulante Rehabilitation (ZAR)
Regensburg
Abteilung Orthopädie
Regensburg

Penstorf, Carola
Bundesarbeitsgemeinschaft
für Rehabilitation e. V. (BAR)
Frankfurt am Main

Pichler, Johannes, Dr. med.
Neuro-Reha-Team (NRT) Pasing
München

Razum, Oliver, Prof. Dr. med.
Universität Bielefeld
Fakultät für Gesundheitswissenschaften
Bielefeld

Rösler, Marie
Bremer Krebsgesellschaft
Bremen

Rüsch, Miriam, Dipl.-Psych.
Universität Freiburg
Institut für Psychologie
Abteilung für Rehabilitationspsychologie
und Psychotherapie
Freiburg

Schmid-Ott, Gerhard, Prof. Dr. med.
Berolina Klinik
Löhne

Schmidt-Ohlemann, Matthias, Dr. med.
Rehabilitationszentrum Bethesda der Diakonie
Bad Kreuznach
Bad Kreuznach

Schrage, Norbert, Prof. Dr. med.
Kliniken der Stadt Köln gGmbH
Augenklinik Köln-Merheim
Köln

Schubert, Michael, Dr.
Bundesarbeitsgemeinschaft
für Rehabilitation e. V. (BAR)
Frankfurt am Main

Schulte, Thomas, Dr.
Klinik Bad Oexen
Bad Oeynhausen

Schultz, Konrad, Dr. med.
Klinik Bad Reichenhall
Zentrum für Rehabilitation, Pneumologie
und Orthopädie
Bad Reichenhall

Seel, Helga, Dr.
Bundesarbeitsgemeinschaft
für Rehabilitation e. V. (BAR)
Frankfurt am Main

Sellach, Brigitte, Dr.
Gesellschaft für Sozialwissenschaftliche
Frauen- und Genderforschung e. V. (GSF e. V.)
Frankfurt am Main

Sieger, Volker, Dr.
Deutsche Rentenversicherung
Knappschaft-Bahn-See
Bundesfachstelle Barrierefreiheit
Berlin

Stähler, Thomas, Dr. iur.
Bundesarbeitsgemeinschaft
für Rehabilitation e. V. (BAR)
Frankfurt am Main

Steinbach, Kadrije
Berolina Klinik
Sozialdienst
Löhne

Sutorius, Mathias
Bundesarbeitsgemeinschaft
für Rehabilitation e. V. (BAR)
Frankfurt am Main

Thimmel, Rainer
Bundesarbeitsgemeinschaft
für Rehabilitation e. V. (BAR)
Frankfurt am Main

Toellner, Christian, Dipl. oec. troph.
Bad Windsheim

Traut, Martina
Universitätsklinikum Schleswig-Holstein –
Campus Lübeck
Zentrale Einrichtung für Physiotherapie
und Physikalische Therapie
Lübeck

Twehues, Markus
Bundesarbeitsgemeinschaft
für Rehabilitation e. V. (BAR)
Frankfurt am Main

Viehmeier, Sarah
Bundesarbeitsgemeinschaft
für Rehabilitation e. V. (BAR)
Frankfurt am Main

Vielitz, Esther
Rehazentrum Lübeck GmbH
Lübeck

Vogel, Heiner, PD Dr.
Abteilung Medizinische Psychologie
und Psychotherapie,
Medizinische Soziologie und Rehabilitations-
wissenschaften
Universität Würzburg
Würzburg

Warm, Klaus, Dr.
Vitalis Klinik
Bad Hersfeld

Wattenberg, Ivonne
Universität Bielefeld
Fakultät für Gesundheitswissenschaften
Bielefeld

Weber, Anette, Prof. Dr. med.
Helios Rehakliniken
Abteilung Hörstörungen, Tinnitus
und Schwindel
Bad Berleburg

Winterholler, Cordula
dbl – Deutscher Bundesverband
für Logopädie e. V.
Frechen

Woiton, Elisabeth
Charité – Universitätsmedizin Berlin
Sozialdienst CVK
Berlin

Worringen, Ulrike, Dr. phil.
Leitende Psychologin in der Zusammenarbeit
mit Rehabilitationseinrichtungen
Abteilung Rehabilitation
Deutsche Rentenversicherung Bund
Berlin

Zeißig, Hans-Joachim, Dr.
Berufsförderungswerk Düren gGmbH
Düren

Zobel, Astrid, Prof. Dr.
MDK Bayern
Bereich Sozialmedizin
München

■ ■ **Weitere Mitwirkende**

**Albrecht, Silvia
Breuninger, Katrin
Buchholz, Eva
Cronenberg, Antje
Ellger-Rüttgardt, Sieglind
Grüner, Reinhold
Hartschuh, Ulrich
Schroer, Andrea
Mucha, Michael
Schade, Gracia
Schneider, Reto
Siebert, Matthias**

Indikation

Sozialmedizinisches Grundwissen für ausgewählte Indikationen

Inhaltsverzeichnis

Allgemeine Hinweise zur Reha-Indikation

Günter Thielgen

© Springer-Verlag GmbH Deutschland, ein Teil von Springer Nature 2018
Bundesarbeitsgemeinschaft für Rehabilitation e.V. (BAR) (Hrsg.), *Rehabilitation*
https://doi.org/10.1007/978-3-662-54250-7_1

1

In diesen Kapiteln wird das Thema Rehabilitation aus dem Blickwinkel der Indikation betrachtet. Über ausgewählte Indikationen findet der Leser Zugang zu Informationen über Grundlagen und Leistungen der Rehabilitation, die sich aus der täglichen Arbeit mit Patienten ergeben können.

Im Kapitel „Indikation" wird sozialmedizinisches Grundwissen für diese Indikationen vermittelt. In den einzelnen Indikationskapiteln erhält der Leser Kurzbeschreibungen der häufigsten **Krankheitsbilder** und eine jeweils übersichtliche Darstellung **rehabilitationsrelevanter Faktoren**.

Die Kapitel sind weitgehend einheitlich aufgebaut. Sie beschreiben:

1. Die sozialmedizinische Bedeutung einer Indikation für den Bereich Rehabilitation und Teilhabe: Dazu zählen Faktoren wie Anteil an Rehabilitationsleistungen, Entwicklungen oder Erwerbsminderungsrenten. Die häufigsten Erkrankungen, die zur Durchführung einer Rehabilitation führen, werden stichwortartig benannt.
2. Kriterien des Rehabilitationsbedarfs: Hierbei geht es um sozialmedizinische Beurteilungskriterien wie Funktionseinschränkungen, Risikofaktoren, Begleit- und Folgeerkrankungen oder psychosoziale Belastungen.
3. Maßnahmen der Rehabilitation und Rehabilitationsziele untergliedert in somatischer, edukativer, psychischer und sozialer Bereich.

Darüber hinaus werden praxisrelevante Aspekte in der **Rehabilitationsnachsorge** wie beispielsweise Hebe- und Trageeinschränkungen, Grad der Behinderung, Nachsorgeprogramme oder therapeutische Weiterversorgung thematisiert. Das Procedere wird indikationsspezifisch anhand eines Fallbeispiels mit Eigenanamnese, sozialer Anamnese, aktuellem Befund und einer ICF-orientierten Fallstrukturierung für die Rehabilitationsplanung verdeutlicht. Hinweise zu praxisrelevanter Literatur, zu Organisationen und Internetlinks runden die Kapitel ab. Dabei wird nicht nur auf die medizinische Rehabilitation fokussiert, sondern auch auf die berufliche und die soziale Teilhabe.

Stütz- und Bewegungsorgane

Ralph Paloncy, Joachim Grifka

© Springer-Verlag GmbH Deutschland, ein Teil von Springer Nature 2018
Bundesarbeitsgemeinschaft für Rehabilitation e.V. (BAR) (Hrsg.), *Rehabilitation*
https://doi.org/10.1007/978-3-662-54250-7_2

„Tu Deinem Leib etwas Gutes, damit Deine Seele Lust hat, darin zu wohnen", Teresa von Avila, geb. 28.03.1515 – der Zusammenhang zwischen Körperbewusstsein und psychischer Stabilität ist schon sehr lange bekannt. Auch die alte Volksweisheit „Sich regen bringt Segen" kennen viele – Patienten, Ärzte und Therapeuten im Gesundheitswesen, doch wer beachtet sie?

2.1 Sozialmedizinische Bedeutung

Einen erheblichen Anteil der medizinischen Versorgungkosten verursachen muskuloskelettale Erkrankungen – vorwiegend degenerative Wirbelsäulen- und Gelenkveränderungen. Nach Einschätzung der World Health Organization (WHO) wird sich die Zahl der davon betroffenen Personen ausgehend vom Jahr 2000 bis 2020 weltweit verdoppeln. Die medizinische Rehabilitation (▶ Kap. 42) birgt insbesondere auf dem Gebiet der muskuloskelettalen Erkrankungen enorme Chancen, nicht nur individuelle Lebensqualität zu verbessern, sondern auch einen volkswirtschaftlichen Beitrag im Gesundheitssystem zu leisten. Sie verfolgt das Ziel, die berufliche und gesellschaftliche Teilhabe aufrechtzuerhalten, Folge-

kosten zu vermeiden und damit mittelfristig auch die Wirtschaftskraft zu fördern. Im Indikationsvergleich haben Rehabilitationskosten des Bewegungsapparates auch in den letzten statistischen Analysen der Deutschen Rentenversicherung (DRV) als größtem Träger medizinischer Rehabilitationsleistungen einen sehr hohen Anteil. Der demographische Wandel, kürzere stationäre Verweildauern und die steigende Zahl entsprechender Operationen stellen hier für alle beteiligten Institutionen eine Herausforderung dar.

Gerade bei muskuloskelettalen Erkrankungen scheinen **ambulante medizinische Rehabilitationsleistungen** in besonderem Maße geeignet zu sein. Gründe dafür liegen auch in der Möglichkeit, das häusliche Umfeld und die berufliche Lebenswelt (▶ Abschn. 23.6) der Patienten einbeziehen zu können. Das in der Rehabilitation Erlernte kann direkt umgesetzt werden. Die Zahlen ambulanter Rehabilitationsleistungen im Vergleich zu stationären Maßnahmen steigerten sich bei unfallchirurgisch-orthopädischen Patienten in den letzten Jahren deutlich bei mindestens gleicher Qualität der ambulanten Rehabilitationsleistungen, leicht höherer Zufriedenheit der Rehabilitanden und geringeren Rehabilitationskosten pro Einzelfall (gemäß REHA-Bericht 2015 der Deutschen Rentenversicherung; ◗ Abb. 2.1).

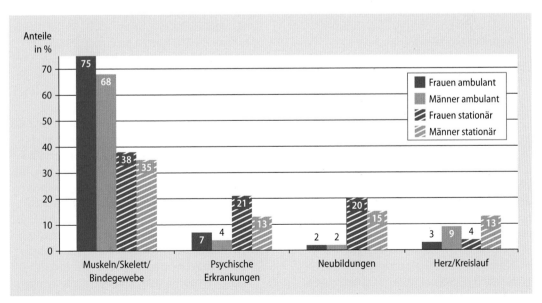

◗ **Abb. 2.1** Vergleich der Hauptindikationen ambulant/stationär und Frauen/Männer aus 2014. („Sonstige Indikationen" nicht abgebildet.)

2

2.1.1 Häufige Diagnosen zur Durchführung von Rehabilitationsmaßnahmen muskuloskelettaler Erkrankungen

Chronische Schmerzen des Bewegungsapparates mit Funktionseinschränkung der Wirbelsäule oder anderer Gelenke sind die häufigsten Ursachen für Defizite der Aktivität und Teilhabe.

Als wichtigste Hauptdiagnosen **degenerativer Wirbelsäulenerkrankungen** zur Einleitung einer Rehabilitationsmaßnahme können hier genannt werden (Diagnosen anhand ICD-10, ▶ Glossar):
- Osteochondrosen der Wirbelsäule (M42.0-9)
- Spondylosen und Uncovertebralgelenksarthrosen (M47-M48)
- Spondylolisthesis (M43.10-19) und Spondylolysen (M43.00-09)
- Bandscheibenschäden HWS mit Rückenmarks- oder Nervenwurzelbeeinträchtigung (M50.0 – M50.1)
- Bandscheibenschäden LWS mit Rückenmarks- oder Nervenwurzelbeeinträchtigung (M51.0 – M51.1)
- Skoliosen und skoliotische Fehlhaltungen des Achsorganes (M41.0–99)
- Unspezifische chronische Rückenschmerzen (M54.0-99)
- Postoperative chronische Folgebeschwerden nach Wirbelsäuleneingriffen (Beispiel: Postnucleotomiesyndrom M96.1)
- Ältere postmenopausale osteoporotische Wirbelkörperveränderungen (M80.08) oder juvenile Wirbelkörperdeformitäten (M99.00-09)mit biomechanischer Fehlbelastung der Wirbelsäule
- Chronisch systemisch entzündliche Wirbelsäulenerkrankungen (M45–M46)

Häufige rehabilitationsrelevante **Gelenkveränderungen** (Arthropathien) zur Begründung eines notwendigen medizinischen Heilverfahrens können sein (Diagnosen anhand ICD-10):
- Hüftarthrosen (Koxarthrosen) M16.0-9
- Kniearthrosen (Gonarthrosen) M17.0-9
- Schultergelenksarthrosen (Omarthrosen) M19.01
- Chronisch persistierende Gelenkinstabilitäten oder deutliche Bewegungsdefizite nach zurückliegenden Verletzungen oder Operationen großer Gelenke (Bsp. M25.4)

- Chronisch entzündliche systemische Gelenkerkrankungen (M05–M14)

Als die im Rahmen der Beantragung einer **Anschlussrehabilitation** (▶ Glossar) am häufigsten genannten Diagnosen sind zu nennen:
- Endoprothetische Versorgung des Hüft-, Knie- oder Schultergelenkes
- Operative Versorgung von Bandscheibenvorfällen an Lenden- und Halswirbelsäule
- Osteosynthetische Versorgung von Schenkelhalsfrakturen
- Operative Versorgung von komplexen Schulterverletzungen
- Osteosynthetische Versorgung von Wirbelkörperfrakturen
- Spondylodesen von degenerativ veränderten Wirbelsäulenabschnitten.

2.2 Kriterien des Rehabilitationsbedarfs

2.2.1 Sozialmedizinische Beurteilungskriterien

Bei Einleitung möglicher Rehabilitationsleistungen vor allem bei chronischen Beschwerden aufgrund degenerativer Veränderungen der Bewegungsorgane, aber auch in Hinblick auf persistierende Funktionseinschränkungen nach Verletzungen oder Operationsfolgen ist häufig zu prüfen:
- Neben differenzierter Anamnese, körperlicher Untersuchung mit Darstellung der Bewegungsdefizite nach der Neutral-0-Methode ist ggf. eine ergänzende aktuelle Bildgebung (Röntgenaufnahmen der betreffenden Gelenke oder Wirbelsäule in 2 Ebenen), Schnittbilddiagnostik durch eine Magnetresonanztomographie (MRT) ggf. mit erweiterter Diagnostik durch Kontrastmittelgabe oder auch mittels einer Computertomographie (CT) hilfreich.
- Die exakte Darstellung der Schmerzcharakteristik (Schmerzstärke, Qualität, Lokalisation, Häufigkeit, Entwicklung, auslösende Faktoren) oder eine mögliche Schmerzchronifizierung (▶ Abschn. 16.5) und mögliche Symptome von Nervenwurzeldefiziten müssen hierbei mitberücksichtigt werden. Im Einzelfall kann bei persistierenden Nervenschädigungen auch eine aktuelle neurophysiologische Untersuchung hilfreich sein (▶ Kap. 6).

- In besonderem Maße sollten auch nach operativen Eingriffen der Zeitpunkt der Operation, die genaue Darstellung des operativen Verfahrens, wie auch die beabsichtigte postoperative Belastungsfreigabe und die eventuell notwendige Nutzung orthopädischer Hilfsmittel in die mögliche Rehabilitationsplanung/Bedarfserkennung mit einfließen.
- Maßgeblich für die sozialmedizinische Erhebung des Rehabilitationsbedarfs (► Abschn. 18.1) ist die Beurteilung einer vorhandenen oder drohenden Teilhabebeeinträchtigung. Dazu sollte unter Einbezug der Gemeinsamen Empfehlung „Begutachtung" der BAR (2016) die aktuelle körperliche Funktionsstörung und die daraus resultierende Einschränkung der Aktivitäten und Teilhabe ersichtlich und nachvollziehbar dargelegt werden. Dabei sind zwingend die Kontextfaktoren zu berücksichtigen (► Abschn. 37.3).
- Auch sollte frühzeitig entschieden werden, ob besser eine ambulante oder stationäre Rehabilitationsmaßnahme infrage kommt.

2.2.2 Rehabilitationsbedarf bei nichtentzündlichen degenerativen Wirbelsäulenerkrankungen

Können bei persistierenden Einschränkungen des Achsorganes weitere notwendige akutmedizinische Therapieoptionen ausgeschlossen werden, ist zur Prüfung der Rehabilitationsbedürftigkeit zunächst folgende **funktionsbezogene** Einschätzung hilfreich:
- Bestehen Funktionsstörungen durch Schmerzen des Achsorganes mit pseudoradikulärer oder lokaler Schmerzcharakteristik?
- Ist der Grad der Bewegungseinschränkung des jeweiligen Wirbelsäulenabschnittes mehr als ein Drittel der normwertigen Bewegungsumfänge anhaltend oder rezidivierend?
- Bestehen ein muskuläres Defizit bzw. Haltungsstörungen durch dauerhafte Fehlbelastungen oder Verletzungsfolgen? Gibt es druckempfindliche muskuläre Verhärtungen der Rückenmuskulatur?
- Sind seit der Jugend Skoliosen maßgeblich für chronische Bewegungsdefizite oder Belastungsschmerzen?

- Bestehen neurologische Defizite mit Einschränkung der Sensibilität oder der Muskelkraft an den Extremitäten?

Häufige rehabilitationsrelevante **Aktivitätsstörungen** sollten beispielsweise abgefragt werden:
- Besteht eine eingeschränkte Selbstversorgung beim Be- und Entkleiden, Waschen, Tragen oder Gehen durch Schmerzen, Muskelverkürzungen oder neurologische Defizite?
- Sind Defizite bei längerem Stehen oder Sitzen oder ein gestörtes Gangbild zu beobachten?
- Gibt es feinmotorische Einschränkungen beim Greifen, Schreiben oder handwerklichen Verrichtungen?
- Werden Hilfsmittel aktiv genutzt um Aktivitäten zu verbessern (z. B. Lumbalbandage, Peronaeus-Schiene oder Gehstock)?

Bewegungsdefizite oder Fehlhaltungen der Wirbelsäule ohne Schmerzen begründen häufig keine Rehabilitationsbedürftigkeit, wenn dadurch auch langfristig keine Beeinträchtigung der Teilhabe zu erwarten ist (► Abschn. 37.3).

2.2.3 Rehabilitationsbedarf bei degenerativen Gelenkerkrankungen großer Gelenke

Zur Beurteilung der Rehabilitationsbedürftigkeit werden folgende zunächst **funktionsbezogene** Einschränkungen besonders berücksichtigt:
- Wie sind die Schmerzausprägung und die Schmerzintensität des betroffenen Gelenkes im Tagesverlauf und auch bei Belastungen?
- Bestehen bereits schmerzbedingte deutliche Bewegungseinschränkungen der entsprechenden Gelenkregion (Hüftbeugung unter 110°, Kniebeugung unter 100°, Rotationsdefizit Hüfte 1/3)?
- Wie häufig treten aktivierte Entzündungszeichen im Sinne einer Rötung, Schwellung oder Überwärmung auf?
- Gibt es schmerzbedingt oder durch Schonhaltungen funktionelle Muskelverkürzungen oder Muskelschwächen ein Verkürzungs- oder Insuffizienzhinken?
- Gibt es ebenso degenerativ betroffene Nachbargelenke, die Kompensationsmöglichkeiten einschränken oder bestehen relevante Gelenkbeschwerden der Gegenseite?

2

Nach folgenden **Aktivitätsstörungen** wäre beispielsweise zu fragen:
- Besteht eine reduzierte Wegefähigkeit (freie Gehstrecke? Treppensteigen?) oder eine Sturzneigung?
- Gibt es Defizite beim Be- und Entkleiden, der Körperhygiene oder beim Tragen von Alltagslasten?
- Ist der Nachtschlaf gestört oder bestehen schon morgendliche Anlaufschmerzen oder Ruheschmerzen bei Zwangshaltungen des Gelenkes?
- Können orthopädische Hilfsmittel eingesetzt werden (Gehstock, Einlagen oder Orthesen)?

Degenerative Veränderungen in der bildgebenden Diagnostik allein ohne absehbare Beeinträchtigung in der Teilhabe begründen keine Rehabilitationsbedürftigkeit (▸ Abschn. 37.3).

2.2.4 Rehabilitationsbedarf nach operativen Eingriffen der Stütz- und Bewegungsorgane

Im Rahmen der regulären postoperativen Nachsorge (▸ Abschn. 48.2) der operierten Gelenke oder der Wirbelsäule, die später, unbehandelt, zu Teilhabebeeinträchtigungen führen kann. Dazu zählen nicht nur Gelenkersatzoperationen, sondern auch Umstellungsoperationen an Hüft- und Kniegelenk wie auch komplexe Kapsel-Band-Eingriffe großer Gelenke oder unfall- oder neurochirurgische Eingriffe an der Wirbelsäule.

Eine Anschlussrehabilitation/Anschlussheilbehandlung (AR/AHB ▸ Abschn. 18.3) nach Operationen berücksichtigt ergänzend zu o. g. Punkten (Wirbelsäule oder Gelenke) folgende zusätzliche Faktoren:
- Derzeitige Wundsituation und Schwellung mit beabsichtigter Bewegungs- und Belastungssteigerung. Ist besondere Wundpflege notwendig? Besteht ein besonderer Keimnachweis? Ist eine weitere Antibiose oder Thromboseprophylaxe geplant?
- Ist ein spezifisches individuelles oder reguläres operationsspezifisches Nachbehandlungsschema gewünscht? Wie schnell darf die Aufbelastung mit begleitender Gangschulung erfolgen?

- Sind unmittelbar Hilfsmittel und entsprechende Schulungen notwendig?
- Sind laborchemische oder radiologische Verlaufskontrollen erforderlich?

Häufige postoperative **Aktivitätsstörungen**:
- Naturgemäß bestehen nach Operationen deutlich höhere Defizite bei Alltagsverrichtungen und im Rahmen der Selbstversorgung – bei älteren Patienten wird zudem ein standardisierter Score zur Einschätzung des Rehabilitationsbedarfes verwendet (Barthel-Index ▸ Glossar).

Aufgrund postoperativer Belastungseinschränkungen kann oftmals die vorgegebene Zwei-Wochen-Frist bis zum Beginn einer Anschlussrehabilitation nicht eingehalten werden. Mit entsprechender Begründung lässt sich mit dem jeweiligen Rehabilitationsträger auch ein späterer Beginn vereinbaren, häufig wird das als sog. „Anschlussgesundheitsmaßnahme" (AGM ▸ Abschn. 18.3) bezeichnet.

Gut kompensierte Folgezustände nach zurückliegenden operativen Eingriffen allein begründen keine Rehabilitationsnotwendigkeit, insoweit benachbarte Gelenkregionen oder Gelenke kein zusätzliches Defizit aufweisen. Es besteht jedoch Rehabilitationsbedarf, wenn trotz adäquater ambulanter Therapie zulasten der zuständigen Krankenkassen nach operativen Eingriffen gravierende Funktionseinschränkungen vorliegen, die eine erhebliche Gefährdung oder Minderung der Leistungsfähigkeit im Erwerbsleben, der Selbstversorgung oder der gesellschaftlichen Teilhabe darstellen. Diesbezüglich muss jedoch die postoperative frühfunktionelle Therapie zur Beurteilung der Rehabilitationsnotwendigkeit abgewartet werden, wenn keine AHB-Diagnose bestand.

2.2.5 Rehabilitationsbedarf bei osteoporotischer Grunderkrankung

Die durch die systemische Skeletterkrankung hervorgerufene Knochendichteminderung mit gestörter Mikroarchitektur führt bekanntermaßen zu einem erhöhten Frakturrisiko. Osteoporotische Folgeerscheinungen bzw. Komplikationen durch Wirbelkörperfrakturen, Handgelenks- oder Hüftfrakturen ziehen häufig eine operative Intervention mit anschließender Indikation für eine Anschlussrehabilitation (AR/AHB) nach sich.

Häufige rehabilitationsrelevante **Funktionsstörungen** sollten erfragt werden:

- Bestehen chronische Bewegungsschmerzen der Wirbelsäule, Koordinationsstörungen und muskuläre Schwächen mit eingeschränkter körperlicher Aktivität, was wiederum das Osteoporoserisiko steigert?
- Ist ein erhöhtes Risiko von Frakturen durch Stürze oder Überlastungen aufgrund von Arthrose oder Wahrnehmungseinschränkungen gegeben (Nervenerkrankung, Gleichgewichtsstörung)?
- Bestehen positive oder negative Kontextfaktoren zur häuslichen Versorgung (Angehörige, barrierefreier Wohnraum, ambulanter Pflegedienst, Motivation zur Selbsthilfe)? Insbesondere bei geriatrischen Patienten müssen neurologische und internistische Komorbiditäten berücksichtigt werden (▶ Abschn. 16.4), die zusätzliche Einschränkungen der Selbstversorgung verursachen können: kognitive Einschränkungen oder eingeschränkte Herz-Kreislauf-Funktion. Bei Antragstellung (▶ Abschn. 18.3) sollte eventuell auch unter Einbeziehung der Angehörigen (▶ Abschn. 21.1) die Entscheidung zu einer geriatrischen Rehabilitationsmaßnahme (▶ Abschn. 16.2) erwogen werden.

Eine diagnostizierte Osteoporose ohne funktionelle Einschränkungen oder Komplikationen und fehlenden Teilhabebeeinträchtigungen begründet keine Rehabilitationsnotwendigkeit, muss aber im Falle anders begründeter Rehabilitationsleistungen im Rehabilitationsplan (▶ Abschn. 18.5) berücksichtigt werden.

2.2.6 Rehabilitationsbedarf bei entzündlichen Erkrankungen des Muskel-Skelett-Systems

Patienten mit rheumatoider Arthritis, Spondylitis ancylosans oder anderen systemischen rheumatologischen Erkrankungen sind aufgrund pathologischer Autoimmunprozesse teils durch genetische Faktoren oder vorbestehende Infektionen in besonderer Weise betroffen. Multiple Gelenke weisen entzündliche Veränderungen in unterschiedlichen Ausprägungsgraden auf und verursachen Bewegungsdefizite, Ruhe- und Bewegungsschmerzen wie auch mechanische Instabilität und Schwellungen.

Zur Beurteilung der Rehabilitationsbedürftigkeit sind in besonderem Maße Alltagseinschränkung, aktuelle Gelenksymptomatik und laborchemische Bewertung der jeweiligen Entzündungsparameter hilfreich. Nach entsprechender rheumatologischer Bewertung des akuten Erkrankungsbildes kann sich der Rehabilitationsbedarf aus der verbleibenden Funktionseinschränkung und der Teilhabebeeinträchtigung nach Ausschöpfen der medikamentösen Therapie zeigen. Geprüft werden sollte, ob eine Rehabilitation zur Verbesserung der Selbstversorgungsfähigkeit beiträgt und ferner biomechanische Belastungen des Achsorganes und der Gelenke minimiert werden können und durch frühzeitige Schulung, Medikamentenanpassung und orthopädische Hilfsmittel eine frühe operative Versorgung vermieden werden kann.

Die Erfassung der Aktivitätseinschränkung erfolgt analog zu o. g. Fragestellungen (Gelenke/Wirbelsäule).

2.2.7 Risikofaktoren bei bestehender muskuloskelettaler Grunderkrankung

Zur Beurteilung des Rehabilitationsbedarfs und der möglichen Chancen einer medizinischen Rehabilitationsmaßnahme (▶ Kap. 42) ist die gesamtheitliche Betrachtung des Patienten notwendig, um begleitende Komorbiditäten mit entsprechender Einschränkung der Aktivitäten und daraus resultierender Teilhabeeinschränkungen von vornherein in das Rehabilitationskonzept integrieren zu können:

Adipositas

Übergewicht und Adipositas (▶ Kap. 8) stellen sowohl für Erkrankungen des Achsorganes wie auch für Gelenkerkrankungen durch die verstärkte biomechanische Belastung und den oft einhergehenden Trainingsmangel ein bekanntes zusätzliches Risiko dar. Im Rahmen ambulanter wie stationärer Rehabilitationsmaßnahmen ist der Einbezug von Informationsseminaren zur Ernährung, individueller Risikoeinschätzung von Begleiterkrankungen (z. B. auch Gichterkrankungen, Hypercholesterinämie) zu berücksichtigen. Lehrküchenveranstaltungen sowie eine individuelle Ernährungsberatung sind sinnvoll, um nachhaltig Lebensstilveränderungen zu implementieren (◘ Kap. 35).

Psychische und psychosomatische Komorbidität

Chronische Leistungsdefizite und wiederkehrende Schmerzen (▶ Abschn. 16.5) mit teils lang anhaltenden Krankheitsverläufen führen nicht selten zu zusätzlichen psychischen Belastungssituationen, depressiven Episoden oder Angst- bzw. Anpassungsstörungen (▶ Abschn. 16.3). Häufiges Vermeidungsverhalten aus Angst vor Schmerz oder Befundverschlechterung hemmen aktivierende Bewegungselemente. Zur ganzheitlichen Betrachtung der Rehabilitationsbedürftigkeit sind psychische Komorbiditäten in besonderem Maße zu berücksichtigen. Therapiemöglichkeiten mit entsprechend diagnostischen Elementen, psychologischen Einzelberatungen, Entspannungstherapieverfahren, Schmerzbewältigungs- oder auch Stressmanagementseminaren müssen in Betracht gezogen werden (▶ Kap. 29).

Psychosoziale Belastungsfaktoren

Psychosoziale Belastungsfaktoren im Arbeitsumfeld sollten ebenso berücksichtigt werden wie belastende Faktoren im häuslichen Umfeld (▶ Abschn. 16.3). Bei muskuloskelettalen Erkrankungen ist im Rehabilitationsverlauf die enge Anbindung an den Arbeitgeber häufig hilfreich. Damit rücken medizinisch-beruflich orientierte Rehabilitationsmaßnahmen verstärkt in den Fokus, stufenweise Wiedereingliederungsmaßnahmen können individuell und patientenorientiert eingeleitet oder die Anbindung an regionale Berufsförderungswerke in Betracht gezogen werden (▶ Abschn. 42.6). Je nach individueller (beruflicher) Lebenssituation ist auch die Frage der zielführenden ambulanten oder stationären medizinischen Rehabilitationsmaßnahme bei der Antragstellung zu klären.

Bei älteren Patienten besteht häufig die subjektive Angst vor Überforderung oder des Getrenntseins vom sozialen Umfeld. Fördernde Faktoren aus der unmittelbaren sozialen Umgebung (Selbsthilfegruppen, betreuende Angehörige und caritative Einrichtungen ▶ Abschn. 21.2) können auch hier insbesondere im Rahmen der ambulanten medizinischen Rehabilitationsmaßnahme sinnvoll integriert werden. Innerhalb der medizinischen Rehabilitation kann die Intensität der Reha-

bilitationsmaßnahmen je nach individueller Leistungsfähigkeit auf 3–5 Tage pro Woche angepasst werden. Dies ermöglicht gerade älteren Patienten eine optimale Förderung.

2.2.8 Ausschlusskriterien der medizinischen Rehabilitationsmaßnahme

Eine medizinische Rehabilitationsmaßnahme (▶ Abschn. 19.1) auf dem Gebiet der muskuloskelettalen Erkrankungen erscheint nicht sinnvoll, wenn folgende Punkte festgestellt wurden:
- Dringender akutmedizinischer Handlungsbedarf durch Verletzungen, Verletzungsfolgen oder Infektgeschehen
- Ständige Pflegenotwendigkeit oder geforderte dauerhafte ärztliche Überwachung, die der Durchführung einer Rehabilitationsleistung entgegenstehen
- Fehlende Rehabilitationsfähigkeit durch klinisch relevante Begleiterkrankungen mit mangelnder kardiopulmonaler Belastungsfähigkeit, gastrointestinalen Beschwerden oder lokalen/allgemeinen Infekterkrankungen
- Mangelnde kognitive Fähigkeiten zur Durchführung komplexer multimodaler Übungselemente oder eine entsprechende Notwendigkeit zur dauerhaften Pflege oder Betreuung (▶ Abschn. 48.1)
- Fehlende positive Rehabilitationsprognose z. B. aufgrund der Grunderkrankung oder Komorbiditäten oder mangelnder Motivation des Rehabilitanden.

2.2.9 Besonderheiten bei Antragstellung

Schon bei der Antragstellung (▶ Abschn. 18.3) sind Schwerpunkteinrichtungen der medizinischen Rehabilitation zu berücksichtigen. So empfehlen sich bei rheumatologischen Grunderkrankungen auch entsprechende Schwerpunktkliniken.

Bei chronischen Fehlbelastungen des Achsorganes durch Wirbelsäulendeformitäten sind insbesondere bei Jugendlichen Schwerpunkteinrichtungen (z. B. zur Skoliosetherapie) zu identifizieren und bei Antragstellung in Absprache mit den Jugendlichen zu benennen (▶ Abschn. 16.1).

Der Gesetzgeber räumt ein Wunsch- und Wahlrecht (▶ Abschn. 21.3) ein. Daher sollte die Präferenz des Patienten für eine ambulante oder stationäre medizinischen Rehabilitationsleistung, ggf. auch Ort und Umfang im Antrag vermerkt werden.

2.3 Maßnahmen in der Rehabilitation

Im Rahmen der ärztlichen Aufnahmeuntersuchung erfolgt die Spezifizierung des individuellen Rehabilitationsbedarfes. Bei der Erstellung des Rehabilitationsplanes spielt neben der Anamneseerhebung und der klinisch-orthopädischen Aufnahmediagnostik die Festlegung individueller **Rehabilitationsziele** eine wichtige Rolle (vgl. ▶ Abschn. 9.3). Die aktive Beteiligung bei der Erstellung des Rehabilitationsplanes, die Berücksichtigung individueller Wünsche und entsprechende medizinische Erklärungen der zugrundeliegenden Pathologie und des Therapieansatzes können den Betroffenen zusätzlich motivieren.

Eine Untergliederung der Rehabilitationsziele in folgende Bereiche kann hilfreich sein. Die aufgeführten verallgemeinerten Ziele und Ansätze sind jeweils vor dem Hintergrund des individuellen Kontextes des Patienten zu beschreiben.

■■ Somatischer Bereich
— Dauerhafte und kontinuierliche Schmerzreduktion oder Beseitigung der betroffenen Wirbelsäulen- und Gelenkbeschwerden
— Reduktion von Schwellungszuständen wie auch schmerzbedingten Instabilitätsgefühlen
— Beseitigung von Bewegungseinschränkungen durch Bewegungsschmerzen oder Vermeidungsverhalten
— Verbesserte Gelenk- und Wirbelsäulenstabilität durch Optimierung der Koordination und Wahrnehmung
— Verbesserung der Durchblutung und Ernährung betroffener Muskel- und Sehnenanteile
— Reduktion entzündlich-rheumatischer Vorgänge, insbesondere bei aktivierter Arthrose oder rheumatoider Arthritis
— Verbesserung der Muskel- und Gelenkfunktion durch Kräftigung der stabilisierenden Muskelgruppen, Optimierung der Muskelausdauer wie entspannende Übungselemente der betroffenen Muskulatur

— Reduktion biomechanischer Fehlbelastungen durch Einbezug von Kompensationsstrategien benachbarter Gelenk- oder Wirbelsäulenabschnitte.

Insbesondere im Bereich des Bewegungsapparates sollte eine Verbesserung folgender **Aktivitäten** unter Berücksichtigung der individuellen Teilhabeziele erreicht werden:
— Allgemeine Mobilität durch Optimierung der Fortbewegung auf unterschiedlichen Untergründen, Treppen- und Leiternsteigen, Transferbewegungen mit Lagewechseln wie auch eine allgemeine Verbesserung der Wegestreckenfähigkeit
— Optimierung der ergonomischen Körperhaltung, insbesondere im aufrechten Stand mit verbesserter Rumpfkoordination, Verbesserung des Gleichgewichtsgefühls bei Alltagsbelastungen wie Be- und Entkleiden, gebückter Arbeitshaltung wie auch beim Anheben von Lasten
— Nachhaltige Sicherstellung der Selbstversorgung, insbesondere bei hygienischen Verrichtungen, Haushaltstätigkeiten wie beispielsweise Kochen und Be- und Entkleiden
— Sichere Bewältigung feinmotorischer Tätigkeiten in Alltagssituationen.

■■ Edukativer Bereich
Das grundsätzliche Verständnis der Rehabilitanden zur Entstehung von Erkrankungen des Bewegungsapparates, für vermeidbare Risikofaktoren und für mögliche Bewältigungsstrategien ist Grundsatz bei der Vereinbarung von Rehabilitationszielen. Insbesondere können folgende Zielsetzungen verfolgt werden:
— Verbesserung der Handlungsstrategien zum Erhalt und zur Verbesserung der körperlichen Leistungsfähigkeit durch Erarbeitung eines häuslichen Übungsprogrammes
— Verbesserung ergonomischer Bewegungsabläufe zur Vermeidung biomechanischer Spitzenbelastungen der Wirbelsäule und der Gelenke
— Richtiger Umgang bei der Nutzung von orthopädischen Hilfsmitteln wie auch entsprechender Hebe- und Tragehilfen
— Reduktion von Risikofaktoren bei bestehender muskuloskelettaler Erkrankung durch Optimierung des Ernährungsverhaltens, Verbesserung der allgemeinen kardiopulmonalen

2

Ausdauerleistung und Ermunterung zu geeigneten Bewegungsprogrammen oder Sport
— Sensibilisierung zur Vermeidung psychisch belastender Risikofaktoren durch Informationsvermittlung zu Schmerzchronifizierung, negativer Auswirkungen von Disstress wie auch Sensibilisierung für initial auftretende psychische Belastungssymptome
— Motivierung zur Nutzung entsprechender Präventionsstrategien
— Erarbeitung individueller Entspannungstherapiemöglichkeiten beispielsweise durch progressive Muskelentspannung oder autogenes Training
— Vermeidung von Nikotinkonsum oder Sensibilisierung gegen schädlichen Suchtmittelkonsum
— Motivierung zu regelmäßigem körperlichem Training, um z. B. auch berufliche wie private Stressoren im Alltag besser kompensieren zu können

■■ **Sozialer Bereich**
— Sowohl bei chronischen degenerativen Erkrankungen der Wirbelsäule oder der Gelenke als auch bei systemischen entzündlichen Grunderkrankungen erscheint die Anbindung an Selbsthilfegruppen, entsprechende Vereine und ggf. karitative Einrichtungen sinnvoll.
— Hilfestellung bei der Beantragung und Anerkennung des Grads der Behinderung (GdB ▶ Kap. 47), Grad der Schädigung (GdS) oder der Minderung der Erwerbsfähigkeit (MdE) mit entsprechender sozialrechtlicher Aufklärung und Adressenvermittlung zuständiger Behörden und Beratungsstellen.
— Unterstützung bei der Beantragung von Leistungen zur Teilhabe am Arbeitsleben (▶ Kap. 43) und individueller beruflicher Fördermöglichkeiten durch den entsprechenden Sozialversicherungsträger.
— Identifikation individueller (beruflicher) Ressourcen und realistischer Teilhabeziele, ggf. mit Leistungsanalyse.
— Einbindung von Beratungsmöglichkeiten zu weiteren Nachsorgemaßnahmen und regionalen Unterstützungsmöglichkeiten.

2.4 Nachsorge

2.4.1 Praxisrelevante Aspekte in der Rehabilitationsnachsorge

Moderne Rehabilitationskonzepte zielen insbesondere auf eine nachhaltige Reintegration in alle Teilhabebereiche ab. Sie beinhalten daher Nachsorgeleistungen am Wohnort, die mit den Patienten bereits während ihrer Rehabilitationsmaßnahme besprochen und eingeleitet werden. Insbesondere spezielle Nachsorgeprogramme der Deutschen Rentenversicherung wie die „Intensivierte Rehabilitationsnachsorge" (IRENA ▶ Abschn. 42.7) sind dabei zu nennen.

Auch die Sensibilisierung zur Nutzung von Präventionsmaßnahmen (Rehabilitationssport ▶ Abschn. 46.4 oder Präventionskurse ▶ Abschn. 41.4) und ggf. die Nutzung von betrieblichem Gesundheitsmanagement bei Rehabilitanden, die noch im Arbeitsleben stehen, kann die Nachhaltigkeit muskuloskelettaler Rehabilitationsmaßnahmen verbessern.

Die zeitnahe Berücksichtigung der sozialmedizinischen Leistungsbeurteilung (▶ Abschn. 18.4) bzw. die abschließende Empfehlung im Rahmen der Rehabilitationsberichterstattung (▶ Abschn. 20.1) soll die Rehabilitationsprognose nachhaltig verbessern. Ein zeitnaher und fokussierter Informationsfluss zu Rehabilitationsträgern, nachbehandelnden Institutionen und Diensten, Arbeitgebern und weiterversorgenden niedergelassenen Ärzten kann das System einer verzahnten Versorgungskette verbessern. Insbesondere detaillierte Informationen zum beruflichen Restleistungsvermögen in Bezug auf die körperliche Beanspruchung sind bei notwendigen beruflichen Wiedereingliederungsmaßnahmen oder späteren beruflichen Förder- und Weiterqualifikationsmaßnahmen zu fordern.

Eine wohnortnahe weiterführende sozialpädagogische Beratung ggf. mit Kontaktbahnung zu regionalen caritativen Organisationen und weiteren Unterstützungsangeboten (▶ Abschn. 21.2) helfen die Selbstversorgung älterer Rehabilitanden zu erhalten oder die Anschlussversorgung im häuslichen Umfeld zu optimieren.

2.5 Fallbeispiel

2.5.1 Anamnese

Es handelt sich um einen 56-jährigen Mechaniker-meister mit zunehmender schmerzhafter Bewegungseinschränkung der rechten Schulter nach einer Prellung im Rahmen eines Arbeitsunfalles vor 2 Monaten. Die primäre Röntgen- und Ultraschalldiagnostik ergibt einen Frakturausschluss und Nachweis einer aktivierten **Schulterarthrose** mit initialen degenerativer Ausdünnung der Schultermuskulatur ohne weitere Verletzungsfolgen. Ein späterer Arbeitsversuch scheiterte wegen Schulterschmerzen.

Begleitend bestehen degenerative Halswirbelsäulen (HWS)- und Lendenwirbelsäulen (LWS)-Belastungsschmerzen aufgrund initialer Arthrosen der Halswirbelgelenke und stärkerer Arthrose der unteren LWS-Gelenke, mit Fehlbelastung des Schultergürtels und der LWS durch ein muskuläres Ungleichgewicht auch der Rumpfmuskulatur.

Als **Begleiterkrankungen** bestehen ein grenzwertig arterieller Bluthochdruck und Adipositas.

Eine neurologische Beteiligung oder eine Nervenwurzelschädigung wurde ausgeschlossen.

Es erfolgte die Einleitung einer **ambulanten Rehabilitationsmaßnahme**, nach Ausschöpfen der konservativen Therapiemöglichkeiten (medikamentöse entzündungshemmende Therapie, mobilisierende Krankengymnastik und manuelle Therapie) sowie Ausschluss operativer Interventionsmöglichkeiten bei fehlenden frischen Verletzungsfolgen bzw. nur geringer degenerativer Schädigung der Schultermuskulatur nach MRT-Diagnostik.

Aktuell beschreibt der Patient wiederkehrende Ruhe- und Bewegungsschmerzen des seitlichen rechten Schulteranteils beim Nachtschlaf, bei längeren Autofahrten mit Fixieren des Lenkrades in Armvorhaltestellung und beim Heben von Lasten im Alltag und Beruf. Überkopfarbeiten am Arbeitsplatz können seit dem Trauma nicht mehr durchgeführt werden. Es bestehen Einschränkungen bei der Körperhygiene, die durch die Ehefrau kompensiert werden.

In letzter Zeit werden auch vermehrt rechtsbetonte Nackenschmerzen mit Bewegungseinschränkungen der Halswirbelsäule vom Patienten beklagt.

2.5.2 Sozialanamnese

Der Rehabilitand ist verheiratet und Vater eines 8-jährigen Sohnes, mit dem er nun weniger gemeinsame Sportmöglichkeiten (Schwimmen/Rudern) hat. Die häusliche Versorgung ist gesichert, es besteht eine gute soziale Integration. Im **Beruf** wäre der KFZ-Mechaniker derzeit nach längerer Krankheitsphase auf die Unterstützung von Kollegen in einem mittelständischen Betrieb (innerstädtische KFZ-Werkstatt mit Lackiererei und 55 Angestellten) angewiesen, da eine regelmäßige Mitarbeit in der Werkstatt gefordert wird. Es besteht nach einem Arbeitsversuch kontinuierliche Arbeitsunfähigkeit.

2.5.3 Aufnahmebefund

Adipöser Habitus (176 cm/98 kg) mit allgemein bestehender Haltungsschwäche, Rundrückenbildung wie auch untrainierter Rumpfmuskulatur, Schmerzhafte Bewegungseinschränkung rechte Schulter bei aktivem Abspreizen und Anheben bis jeweils 145°, passiv bis 165° in beiden Ebenen; lokal Druckschmerzhaftigkeit im Bereich des Schultereckgelenkes (ACG) und unter dem Schulterdach rechts. Schmerzhaftes Abspreizen rechts positiv ab 65–130°. Derzeit kein akuter Gelenkreizzustand, jedoch Ergussbildung, Schwellung oder Rötung im Bereich des ACG rechts. Zusätzlich besteht eine schmerzhafte Bewegungseinschränkung der Halswirbelsäule in Rotation (re/li 45/0/65°) und Seitneigung (re/li 25/0/15°) und nach rechts ausstrahlende Schmerzen in die Schulterblattregion. Lokale Druckschmerzen untere LWS mit deutlich muskulärem Hartspann über dem Kreuzbein, endgradiges Bewegungsdefizit in Rotation, Finger-Boden-Abstand 30 cm.

Erhaltene Sensibilität und Kraftentwicklung obere und untere Extremität. Ausschluss psychischer Begleiterkrankungen bei nachvollziehbarer Angst um den eigenen Arbeitsplatz und finanzielle Sorgen.

2

2.5.4 Diagnosen

- Aktivierte Schulterarthrose re mit Bewegungseinschränkung
- Chronische Sehnenreizung der Schultermuskulatur durch Engstelle unter dem Schulterdach re
- Schulter-Nackenschmerzen re aufgrund arthrotischer Veränderung untere Halswirbelsäule
- Wiederkehrende tiefe Lendenwirbelschmerzen aufgrund Arthose der kleinen Wirbelgelenke
- Adipositas I. Grades
- Grenzwertig arterieller Bluthochdruck

2.5.5 Fallstrukturierung nach ICF-Komponenten für die Rehabilitationsplanung

Zur Optimierung des Rehabilitationsplanes sollten folgende ICF-Komponenten (▶ Abschn. 37.3.4) besonders berücksichtigt werden:

■ ■ Struktur- und Funktionsebene

Es besteht ein prolongiertes schmerzhaftes Bewegungsdefizit der rechten Schulter mit zusätzlicher Beteiligung der oberen Rumpfmuskulatur durch begleitende muskuläre Verkürzungen aufgrund schon vorbestehender degenerativer Veränderungen des Achsorganes und der Schulter. Bewegungseinschränkungen der HWS und Belastungsschmerzen der LWS wurden festgestellt. Eine vorab geringe sportliche Aktivität und Adipositas mit möglicherweise durch diätetische Fehler bedingtem arteriellem Bluthochdruck gilt es auch mit zu therapieren.

■ ■ Aktivitäts- und Teilhabeebene

Ergotherapeutische Hilfe im Rahmen der Arbeitsplatzberatung und des ADL-Trainings (Activities of Daily Living) wie auch intensive physiotherapeutische Betreuung zur Reduktion biomechanischer Fehlbelastungen des Schultergürtels und der Wirbelsäule sollten integriert werden um die Bewegungsfähigkeit zu verbessern. Durch verbesserte Beweglichkeit der re. Schulter, der HWS und

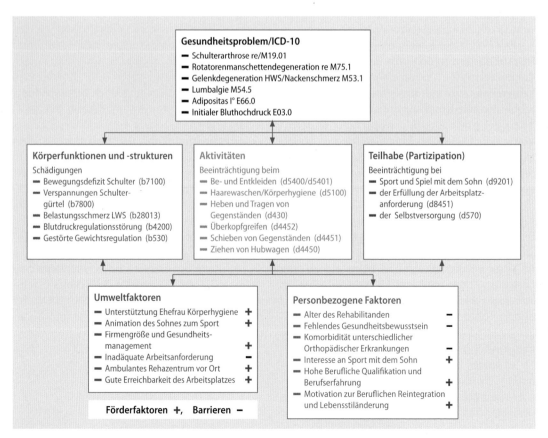

◨ **Abb. 2.2**   Fallstrukturierung nach ICF-Komponenten für die Rehabilitationsplanung

LWS sind Aktivitäten wie sich Waschen, Be- und Entkleiden, Lasten anheben, über Kopf greifen und Rudern zu verbessern und als Ziel zu formulieren, um auf Teilhabeebene die berufliche und gesellschaftliche Partizipation und die Selbstversorgung zu optimieren.

Eine sozialpädagogische Beratung zur Einleitung einer stufenweisen Wiedereingliederung (Förderung berufliche Teilhabe) muss bei erfolgreichem Rehabilitationsverlauf berücksichtigt werden, wie auch eine individuelle Ernährungsberatung (Förderung personbezogener Kontextfaktoren) und sportpädagogische Betreuung (Verbesserung sportliche Aktivität und personbezogener Kontext – Motivation und Wissenssteigerung) zur Erarbeitung eines schulterstabilisierenden Übungsprogrammes, der Rückenschule und eines angepassten Herz-Kreislauf-Ausdauertrainings.

Die noch bestehenden Leistungseinschränkungen am Arbeitsplatz drohen zu chronifizieren (personbezogene Kontextfaktoren) und neben einer Schmerzproblematik und zunehmenden Vermeidungshaltung auch berufliche Nachteile zu bewirken.

▪▪ Kontextfaktoren

Die Motivationsförderung zur regelmäßigen sportlichen Betätigung (mit dem Sohn) und die Verbesserung der beruflichen Belastungsfähigkeit sollten auch mittels Informationsseminaren zu Bewegung und gesundheitsbewusstem Verhalten und durch Arbeitsplatzberatungen/Gelenkschutzinformation gesteigert werden (personbezogener Kontextfaktor). Die innerstädtische Lage des Arbeitsplatzes bildet verbesserte Nachsorgemöglichkeiten durch IRENA und ggf. Anbindung an einen Sportverein (umweltbezogener Kontextfaktor).

Betriebliches Eingliederungsmanagement sowie ggf. Maßnahmen der betrieblichen Gesundheitsförderung können genutzt werden (umweltbezogener Kontextfaktor) (◘ Abb. 2.2).

Weitere Informationen

Literatur

Bundesarbeitsgemeinschaft für Rehabilitation (BAR) (2016) Gemeinsame Empfehlung „Begutachtung". https://www.bar-frankfurt.de/publikationen/

Bundesarbeitsgemeinschaft für Rehabilitation (BAR) (2016) Rahmenempfehlungen zur ambulanten medizinischen Rehabilitation – Allgemeiner Teil. https://www.bar-frankfurt.de/publikationen/

Bundesarbeitsgemeinschaft für Rehabilitation (BAR) (2005) Rahmenempfehlungen zur ambulanten Rehabilitation bei muskuloskelettalen Erkrankungen. https://www.bar-frankfurt.de/publikationen/

Deutsche Rentenversicherung Bund (DRV) (2015) REHA-Bericht. https://www.deutsche-rentenversicherung.de/Allgemein/de/Navigation/6_Wir_ueber_uns/02_Fakten_und_Zahlen/05_rehaberichte/rehaberichte_index_node.html

Internetlinks

Deutsche Rentenversicherung Bund (DRV) – Infos für Ärzte zu Reha & Rente. https://www.rehainfo-aerzte.de/

Deutsche Rentenversicherung Bund (DRV) – Reha-Therapiestandards. www.reha-therapiestandards-drv.de

Herz-Kreislauf-System

Klaus Edel, Wolfgang Cibis

© Springer-Verlag GmbH Deutschland, ein Teil von Springer Nature 2018
Bundesarbeitsgemeinschaft für Rehabilitation e.V. (BAR) (Hrsg.), *Rehabilitation*
https://doi.org/10.1007/978-3-662-54250-7_3

3

3.1   Sozialmedizinische Bedeutung

Herz-Kreislauf-Erkrankungen stehen in der Bundesrepublik an erster Stelle aller Todesursachen (2014: 38,9 %). Kardiovaskuläre Krankheiten sind für einen großen Teil der stationären Aufnahmen von Männern und Frauen ursächlich und machen insgesamt knapp 16 % der Kosten im deutschen Gesundheitssystem aus. Die für die Entstehung dieser Krankheiten bedeutsamen Risikofaktoren und Risikoerkrankungen lassen sich durch präventive Maßnahmen stark beeinflussen. Die kardiologische Rehabilitation spielt bei der Implementierung präventiver Maßnahmen eine zentrale Rolle. Dennoch nimmt nach einem Herzinfarkt weniger als die Hälfte der Patienten an entsprechenden Rehabilitationsprogrammen teil. Insbesondere Ältere, Frauen und Patienten mit hohem kardiovaskulärem Risiko sind unterrepräsentiert.

3.1.1   Voraussetzung für eine Rehabilitation

Grundsätzlich können alle Erkrankungen des Herzens, der Gefäße und des Kreislaufs nach einem operativen oder interventionellen Eingriff, aber auch im chronischen Stadium zu Beeinträchtigungen der Teilhabe und Rehabilitationsbedarf führen (DGPR 2008).

> **Häufige Krankheitsbilder**
> - Akutes Koronarsyndrom mit und ohne PCI (Perkutane Koronare Intervention)
>   - STEMI, NSTEMI (Herzinfarkt mit und ohne ST-Streckenerhebung im EKG)
>   - Stabile Angina pectoris mit und ohne PCI
> - Zustand nach koronarer Bypass-Operation und anderen Formen der operativen Revaskularisierung
> - Koronare Herzkrankheit (KHK) ggf. mit und ohne PCI (Stent-Implantation/Ballondilatation)
> - Dekompensierte Herzinsuffizienz
> - Implantation von komplexen Herzschrittmachersystemen, z. B. ICD (Implan-

tierbarer Kardioverter-Defibrillator), CRT-Systemen (kardiale Resynchronisationstherapie)
> - Entzündliche Herzerkrankungen (Endo-, Myo-, Perikarditis)
> - Erkrankungen der Aorta
> - Atherosklerose der Extremitätenarterien (z. B. Bein-Becken-Typ)
>   - Ggf. arterielle Embolie und Thrombose
> - Operationen peripherer Arterien und interventionelle Eingriffe (Gefäßdilatation und/oder Stent-Implantation)
> - Lungenembolie
> - Venen-Thrombosen

Patienten mit Herz-Kreislauf-Erkrankungen sind in der Regel multimorbide (▶ Abschn. 16.4). Das bedeutet, dass im Rahmen einer kardiologischen Rehabilitation sehr häufig Begleiterkrankungen vorliegen, die mitbehandelt werden müssen. Die Rehabilitationsfähigkeit (▶ Glossar) richtet sich deshalb nach dem aktuellen klinischen Zustand, der aktuellen Mobilität und dem Mobilisierungspotenzial des Patienten. Dass noch keine Rehabilitationsfähigkeit vorliegt, kann an folgenden Ausschlusskriterien liegen:

> **Ausschlusskriterien für eine kardiologische Rehabilitation**
> - Akutes Koronarsyndrom
> - Akuter Herzinfarkt
> - Instabile Angina pectoris
> - Akute entzündliche Herzerkrankung (Endo-, Myo- oder Perikarditis)
> - Akut dekompensierte Herzinsuffizienz
> - Herzinsuffizienz Stadium IV nach NYHA
> - Akutes Cor pulmonale
> - Akute zerebrale Durchblutungsstörung
> - Akute zerebrale Blutung
> - Akute Magen-/Darmblutung
> - Akutes Nierenversagen
> - Unklarer fieberhafter Infekt
> - Grippaler Infekt mit Fieber

Wundheilungsstörungen sind kein Ausschluss für eine Rehabilitation, verdienen aber erhöhte Aufmerksamkeit. Patienten mit Wundheilungsstörungen, Wundinfektionen und Sekundärheilung bedürfen der intensiven Lokalbehandlung durch entsprechend ausgebildetes, geschultes Pflegepersonal.

3.2 Kriterien des Rehabilitationsbedarfs

3.2.1 Voraussetzung für die Rehabilitation

Für die Beurteilung der Rehabilitationsbedürftigkeit sind objektive Parameter der Leistungsfähigkeit (z. B. Auswurfleistung des Herzens, Leistungsfähigkeit in der Ergometrie mit oder ohne Messung der maximalen Sauerstoffaufnahme, 6-Minuten-Gehtest) und subjektive (z. B. Luftnot, Angst) zu berücksichtigen. Hinzu kommen Begleiterkrankungen (z. B. Diabetes mellitus, Fettstoffwechselstörungen, Adipositas, COPD – chronisch obstruktive Lungenerkrankung, Depression), Risikofaktoren (z. B. Nikotinabusus) sowie Kontextfaktoren (z. B. Schicht- und Nachdienst). Im Mittelpunkt der Überlegungen stehen die individuellen Beeinträchtigungen an der Teilhabe am Leben in der Gesellschaft. Die folgende Übersicht listet Untersuchungen auf, die für die sozialmedizinische Beurteilung von Rehabilitanden herangezogen werden können.

Sozialmedizinische Beurteilungskriterien
- EKG
- Langzeit-EKG
- Belastungs-EKG (Ergometrie, Belastbarkeit in Watt pro kg Körpergewicht)
- Spiroergometrie (Beurteilung der Belastbarkeit und der Leistungsfähigkeit, Ermittlung der Sauerstoffaufnahme an der aeroben/anaeroben Schwelle und der maximalen Sauerstoffaufnahme VO_2max)
- 24-Stunden-Blutdruckmessung
- Echokardiografie (linksventrikuläre Ejektionsfraktion [EF in %], Narbenbildung, Aneurysma des linken Ventrikels, Funktion der Herzklappen, Perikarderguss, Pleuraerguss, PAP [Pulmonalarteriendruck] z. B. bei Lungenembolie)
- Weitere bildgebende Diagnostik (z. B. Rö-Thorax, Koronar-CT, MRT, PET-CT, Szintigrafie)

- Herzinsuffizienzzeichen nach New York Heart Association (NYHA-Klassifikation Stadium I–IV)
- 6-Minuten-Gehtest
- Einteilung der Herzinsuffizienz in Stadien Weber A–D (Spiroergometrie)
- Stabile Angina pectoris, Einteilung nach der Canadian Cardiovascular Society (CCS), Stadien I–IV
- Luftnot
- Biomarker (z. B. NT-pro BNP, hs-Troponin T oder I, hs-CRP, PLAC-Test)
- Gehstrecke bei pAVK (Beurteilung der peripheren arteriellen Verschlusskrankheit nach Fontaine, Stadium I–IV)

3.3 Maßnahmen in der Rehabilitation

3.3.1 Somatischer Bereich

Der somatische Bereich beinhaltet die Optimierung der internistisch-kardiologischen Behandlung, Betreuung und Überwachung der Patients, Schulung, gezieltes körperliches Training und die leitliniengerechte Therapie inkl. der Begleiterkrankungen.

Der Auftrag, dem sich das Rehabilitationsteam stellen muss, ist das Abholen des Patienten an der individuellen Wissens- und Krankheitsschwelle. Was weiß der Betroffene über seine Risikofaktoren, und wie weit ist er bereit, daran zu arbeiten? Je nach Indikation, Begleiterkrankungen und Risikoprofil werden unterschiedliche medizinische, therapeutische, edukative, psychologische und soziale Maßnahmen abgestimmt und in einen Rehabilitationsplan geschrieben (▶ Abschn. 19.1).

Praxistipp

Eine gute allgemeine Übersicht zu «Inhalten der medizinischen Rehabilitation» bietet die Deutsche Rentenversicherung Bund auf ihrer entsprechenden Seite im ▶ Internet. Hier finden sich außerdem nähere Informationen zu «Indikationen für Leistungen zur medizinischen Rehabilitation».

3

■■ Körperliches Training

Mögliche körperliche Aktivitäten innerhalb einer Rehabilitation sind u. a. EKG-überwachtes Ausdauertraining (aerobes Ausdauertraining), Gymnastik in Gruppen und Outdoor-Aktivitäten (z. B. Nordic Walking), individuell dosiertes, überwachtes, dynamisches Kraftausdauertraining (▶ Abschn. 36.2.1). Für Patienten nach Operation an Herz (Bypass-OP) und/oder Bauch und Beinen, Herzklappenoperation und bei Herzschwäche existieren spezielle Trainingsprogramme.

■■ Gesundheitsbildung und -training

Aufklärung, Beratung, Schulung, interaktive Seminare sowie Unterstützung bei der Verhaltensmodifikation (gesunder Lebensstil, Abbau von Risikofaktoren, Leben mit der chronischen Erkrankung) sind feste Bestandteile der multidisziplinären kardiologischen Rehabilitation.

Neben dem Abbau von Risikofaktoren spielt die Motivation zur Therapietreue eine große Rolle. Über das Verständnis von Interventionen und Medikamenten hinaus muss deshalb alltagstaugliches Wissen zu möglichen Komplikationen und Wirkungen/Nebenwirkungen z. B. von Medikamenten vermittelt werden. Dies betrifft insbesondere die gerinnungshemmende Therapie z. B. mit Marcumar.

Schwerpunkt edukativer Maßnahmen ist die interaktive Gruppenarbeit, die in ein pädagogisches Gesamtkonzept eingebettet sein soll. Falls möglich sollten nächste Angehörige der Rehabilitanden mit einbezogen werden.

Patienten mit Wundheilungsstörungen, Wundinfektionen und Sekundärheilung bedürfen der intensiven Lokalbehandlung durch entsprechend ausgebildetes, geschultes Pflegepersonal. Von jeder infizierten Wunde soll ein Wundabstrich durchgeführt werden, ggf. chirurgische Mitbetreuung. Von jeder schlecht heilenden Wunde ist eine Foto zu Beginn und mehrere im Verlauf anzufertigen. Die Wundvisiten sind zu dokumentieren.

■■ Beendigung des Rauchens

Alle Rehabilitanden sollen intensiv und wiederholt über die Risiken des Rauchens aufgeklärt werden. Dies erfolgt durch Beratung, psychologisch gestützte Anti-Raucherprogramme in Gruppen und ggf. eine individuell ergänzende, ärztlich überwachte Nikotin-Ersatztherapie.

■■ Herzgesunde Ernährung

Zu empfehlen sind kalorienbilanzierte, ballaststoffreiche, fettmodifizierte Kostformen, die einen hohen Anteil an ein- oder mehrfach ungesättigten Fettsäuren besitzen.

Während der Rehabilitation erfolgt eine strukturierte Ernährungsschulung (▶ Kap. 35) unter Betonung praktischer Elemente (Lehrküche) in Gruppen und möglichst unter Einbeziehung des Lebenspartners.

Bei hohem individuellem Beratungsbedarf kommen Einzelberatungen zum Einsatz, ebenfalls mit Einbeziehung des Lebenspartners.

■■ Management bei arterieller Hypertonie

Bei arterieller Hypertonie sind zu empfehlende Maßnahmen der Rehabilitation Abbau von Übergewicht, aerobes Ausdauertraining, Reduktion der Kochsalzzufuhr, herzgesunde, kalorienreduzierte Ernährung und ggf. Limitierung des Alkoholkonsums.

Die medikamentöse Behandlung sollte durch eine konsequente Führung, Beratung, Motivation und Schulung (z. B. Blutdruckselbstmessung, Patiententagebuch) begleitet sein (▶ Kap. 31).

■■ Management bei Diabetes mellitus

Als wesentliche Begleiterkrankung stehen hier im Mittelpunkt die Steigerung der körperlichen Aktivität, bei Übergewicht Gewichtsreduktion, Blutdruckeinstellung, Beendigung des Rauchens, Optimierung des Fettstoffwechsels sowie eine normoglykämische Blutzuckereinstellung.

Außerdem sollten diese Maßnahmen begleitet werden von einer Patienten- und Angehörigenschulung, langfristigen Lebensstiländerung, konsequenter medikamentöser Behandlung und einer engmaschigen ambulanten Nachbetreuung, ggf. im Disease-Management-Programm Diabetes mellitus Typ 2 bzw. Typ 1 (▶ Abschn. 40.4).

■■ Management bei Fettstoffwechselstörungen

Im Vordergrund stehen die Anpassung der Ernährung (Schulung und Kostformen), Gewichtsnormalisierung und medikamentöse Behandlung. Bei Hypertriglyzeridämie ist zusätzlich eine Alkoholrestriktion zu beachten.

■■ Management bei metabolischem Syndrom

Bei gleichzeitigem Vorliegen der vier (Risiko-) Faktoren Adipositas (Fettleibigkeit), Bluthochdruck, Fettstoffwechselstörung und Insulinresistenz spricht man auch von einem metabolischen Syndrom. Im Vordergrund stehen hier Maßnahmen wie Gewichtsreduktion, regelmäßige körperliche Aktivität, kalorienreduzierte Kostformen und Nikotinabstinenz.

▪▪ Psychologische Intervention

Zu Beginn einer kardiologischen Rehabilitation ist es sinnvoll, ein validiertes psychodiagnostisches Screening durchzuführen. Bei positivem Befund ist eine psychologische Intervention indiziert (▶ Kap. 29).

Psychologische und psychoedukative Maßnahmen (psychologische Beratung, psychologische Interventionen in Gruppen oder als Einzelgespräch) dienen als Hilfe zur Krankheitsverarbeitung, zur Reduktion der Risikofaktoren und zur Verbesserung der Lebensqualität. Bei erhöhtem Distress (negativer bzw. schädlicher Stress) können zusätzlich Techniken zur Stressbewältigung und Entspannungsverfahren vermittelt werden.

Die besonderen Bedürfnisse und Belange von Frauen sind zu beachten (§ 1 Satz 2 SGB IX), ggf. sollte eine individuell angepasste psychoedukative Betreuung erfolgen.

Unter Berücksichtigung der individuellen Situation sind Angehörige und Bezugspersonen in den Rehabilitationsprozess mit einzubeziehen (▶ Abschn. 21.1). Bei Bedarf sind dabei auch spezielle Partnerschaftsprobleme (inklusive sexueller Dysfunktion) zu thematisieren.

Bei Patienten mit koronarer Herzkrankheit und Depression oder Angststörung muss die kardiologische Rehabilitation eine psychologische Betreuung mit beinhalten, wobei bereits bei mittelschweren psychischen Beeinträchtigungen eine psychotherapeutische Behandlung erforderlich ist (▶ Kap. 28), die bei Bedarf nach der Rehabilitation ambulant fortgeführt werden muss (ambulante Psychotherapie).

Bei schweren, rezidivierenden oder anhaltenden Depressionen bzw. schweren Angststörungen ist ein Facharzt für psychosomatische Medizin oder für Psychiatrie hinzuzuziehen, um eine psychotherapeutische und bei Bedarf auch medikamentöse Behandlung sicherzustellen.

▪▪ Soziale Aspekte in der Rehabilitation

Eine Sozialberatung (▶ Kap. 30) und sozialmedizinische Beurteilung müssen bei allen Patienten durchgeführt werden, deren Teilhabe auch nach der Rehabilitation nicht sichergestellt ist. Dies gilt insbesondere für Patienten, bei denen die berufliche Wiedereingliederung und die Berufsausübung gefährdet sind und bei denen eine besondere Problematik und/oder Belastung im privaten und beruflichen Umfeld vorliegt, durch die die berufliche Teilhabe beeinträchtigt wird oder gefährdet ist.

Die Beratung umfasst auch Fragen zum alltäglichen Leben wie das Führen eines Fahrzeugs, Freizeit, Hobbys, Fliegen, Reisen und Sexualität.

3.4 Nachsorge

Gerade bei verminderter Herzleistung ist auf die Einschränkung der beruflichen und privaten Teilhabe zu achten; ggf. sind weitere Rehabilitationsleistungen oder sogar Pflegeleistungen (▶ Abschn. 48.1) im Rahmen des Entlassungsmanagements (▶ Kap. 20) zu beantragen.

▪▪ Blutverdünnung

Bei Marcumartherapie (z. B. bei künstlichen Herzklappenrekonstruktionen oder bestimmten Herzrhythmusstörungen) sind erhebliche Einschränkungen zu beachten: z. B. Senkung des Verletzungsrisikos im privaten und beruflichen Umfeld, therapeutische Überwachung der Gerinnungsfaktoren sowie die Anpassung von Ernährungsgewohnheiten.

▪▪ Herzoperation und Thorakotomie

Während der Rehabilitation und auch noch danach ist eine geringere körperliche Belastungsfähigkeit zu erwarten. Zudem ist in der Regel bei Thorakotomie (Brustkorberöffnung) wegen eines Herzklappenersatzes oder einer Bypass-Operation mit einer Arbeitsunfähigkeit von 6–12 Wochen zu rechnen.

Bei Thoraxschmerzen und Muskelverspannungen ist eine individuelle Physiotherapie (▶ Kap. 32) zweckmäßig.

Bei zusätzlichen neurologischen Defiziten (z. B. bei Einschränkungen der Feinmotorik) empfehlen sich eine Ergotherapie (▶ Kap. 33) und bei Sprachstörungen eine Logopädie (▶ Kap. 34), ggf. Hinzuziehung eines Fachneurologen.

▪▪ Fahrtauglichkeit

Ein wichtiger zu thematisierender Aspekt – gerade in der Nachsorge – ist die eingeschränkte Fahrtauglichkeit bei Herzerkrankungen. Nach den Begutachtungs-Leitlinien zur Kraftfahrzeugeignung kann das Führen von Fahrzeugen aus der

3

Gruppe 2 der Fahrerlaubnisklassen bis zu 3–6 Monaten aus medizinischen Gründen ausgeschlossen werden (Nähere Informationen bietet die Seite der Bundesanstalt für Straßenwesen im ▶ Internet).

Bei primärpräventiver Implantation eines Defibrillators ist in der Regel ein Fahrverbot der Fahrerlaubnisgruppen 1 und 2 für die ersten 6 Monate zu beachten. Dann wird der ICD (implantierbarer Cardioverter-Defibrillator) ausgelesen. Kam es nicht zur Schockabgabe, kann die Fahrtauglichkeit aus medizinischer Sicht und unter Beachtung der Begutachtungs-Leitlinien erteilt werden. Die Tätigkeit als Berufskraftfahrer oder das Führen von Personenbeförderungsmitteln ist mit ICD nicht mehr möglich.

■ ■ **Nachsorge-Programme der Rentenversicherung**

Speziell im kardiologischen Bereich bietet die Rentenversicherung zusätzliche ambulante Therapien, die bis zu einem halben Jahr nach Abschluss der Rehabilitationsmaßnahme in Anspruch genommen werden können (▶ Abschn. 42.7.2), darunter IRENA (Intensivierte Reha-Nachsorge) und KARENA (Kardiologische Reha-Nachsorge). Beides muss gesondert während der stationären Rehabilitationsmaßnahme beantragt werden. Für die Programme sind nur bestimmte Kliniken zugelassen, über die sich im ▶ Internet auf der Seite der Deutschen Rentenversicherung erkundigt werden kann:

- IRENA: Häuserliste der Nachsorgeeinrichtungen «IRENA» für Krankheiten des Herz-Kreislauf-Systems
- KARENA: Häuserliste der KARENA-Einrichtungen für die kardiologische Nachsorge

■ ■ **Ambulante Herzgruppen und Selbsthilfe**

Patienten mit einer Herzerkrankung haben Anspruch auf Rehabilitationssport (▶ Abschn. 46.6). Die Durchführung wird häufig durch ambulante Herzgruppen übernommen, die regional organisiert sind.

■ ■ **Disease-Management-Programm (DMP) KHK**

Patienten mit einer koronaren Herzkrankheit (KHK) können sich über den Hausarzt in das strukturierte Behandlungs- und Betreuungsprogramm DMP (▶ Glossar) einschreiben.

3.5   Fallbeispiel

Herr K., ein 42-jähriger Angestellter einer Spedition, erlitt zu Hause einen **Myokardinfarkt** (Herzinfarkt) mit Herz-Kreislaufstillstand. Nachfolgend wurde wegen einer Dreigefäßerkrankung ein 3-facher Aorto-Coronarer-Venen-Bypass gesetzt (ACVB-OP). Die Herzleistung des linken Ventrikels ist aber weiterhin eingeschränkt. Nachfolgend wurden mehrfach Herzrhythmusstörungen festgestellt (intermittierendes Vorhofflimmern), weshalb eine Marcumar-Medikation verordnet wurde.

Bekannter Risikofaktor: Rauchen und Übergewicht (BMI von 30).

Ein Diabetes mellitus Typ 2 ist erst seit einem Jahr bekannt, wird diätisch behandelt. Ein erhöhter Blutdruck wird seit 9 Jahren erfolgreich medikamentös behandelt.

Wegen des Herzinfarktes erfolgte eine stationäre 3-wöchige **Anschlussheilbehandlung** (AHB) zulasten der Rentenversicherung.

Bei der Eingangsuntersuchung waren Thorakotomie- und Unterschenkelnarbe links reizlos und schon gut verheilt. Im EKG war kein Vorhofflimmern nachweisbar. Die Stimmungslage war stabil und ausgeglichen. In der Krankheitsverarbeitung fand sich eine eher distanzierte und emotional indifferente Haltung dem Ereignis gegenüber. Der Blutdruck war normoton unter Medikation.

Im weiteren Verlauf zeigten sich im Langzeit-EKG zwei Episoden von Vorhofflimmern mit zeitgleicher Schwindelsymptomatik. Belastbar war der Patient ergometrisch im Liegen beschwerdefrei bis 75 Watt, Abbruch wegen muskulärer Erschöpfung. Bei Entlassung war das Herz echokardiografisch normal groß, im Bereich der Infarktnarbe in der Funktion vermindert, kein Aneurysma nachweisbar, keine Thrombusbildung.

Der Patient wohnt im 4. Stock eines Mehrfamilienhauses ohne Aufzug. Beim Kegeln hatte er bereits vor dem Infarkt eine Verminderung seiner körperlichen Leistungsfähigkeit bemerkt, ebenso bei der Gartenarbeit. Er bedauert sehr, wegen der Marcumarisierung auf bestimmte Kohlsorten beim Essen verzichten zu müssen. Schwierigkeiten sieht er diesbezüglich bei Urlaubsreisen und größeren Feiern. Bei der Reduzierung seines Übergewichtes will ihn seine Frau unterstützen. Sein erwachsener Sohn hat angeboten, mit ihm zusammen Rad zu fahren, um mehr körperliche Bewegung zu haben. Eine Herzsportgruppe konnte bereits im Nachbardorf gefunden werden.

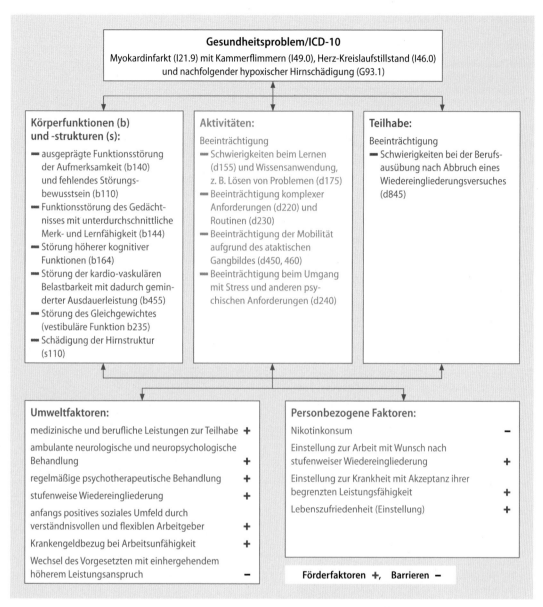

Gesundheitsproblem/ICD-10

Myokardinfarkt (I21.9) mit Kammerflimmern (I49.0), Herz-Kreislaufstillstand (I46.0) und nachfolgender hypoxischer Hirnschädigung (G93.1)

Körperfunktionen (b) und -strukturen (s):

- ausgeprägte Funktionsstörung der Aufmerksamkeit (b140) und fehlendes Störungsbewusstsein (b110)
- Funktionsstörung des Gedächtnisses mit unterdurchschnittliche Merk- und Lernfähigkeit (b144)
- Störung höherer kognitiver Funktionen (b164)
- Störung der kardio-vaskulären Belastbarkeit mit dadurch geminderter Ausdauerleistung (b455)
- Störung des Gleichgewichtes (vestibuläre Funktion b235)
- Schädigung der Hirnstruktur (s110)

Aktivitäten:

Beeinträchtigung
- Schwierigkeiten beim Lernen (d155) und Wissensanwendung, z. B. Lösen von Problemen (d175)
- Beeinträchtigung komplexer Anforderungen (d220) und Routinen (d230)
- Beeinträchtigung der Mobilität aufgrund des ataktischen Gangbildes (d450, 460)
- Beeinträchtigung beim Umgang mit Stress und anderen psychischen Anforderungen (d240)

Teilhabe:

Beeinträchtigung
- Schwierigkeiten bei der Berufsausübung nach Abbruch eines Wiedereingliederungsversuches (d845)

Umweltfaktoren:

medizinische und berufliche Leistungen zur Teilhabe **+**

ambulante neurologische und neuropsychologische Behandlung **+**

regelmäßige psychotherapeutische Behandlung **+**

stufenweise Wiedereingliederung **+**

anfangs positives soziales Umfeld durch verständnisvollen und flexiblen Arbeitgeber **+**

Krankengeldbezug bei Arbeitsunfähigkeit **+**

Wechsel des Vorgesetzten mit einhergehendem höherem Leistungsanspruch **−**

Personbezogene Faktoren:

Nikotinkonsum **−**

Einstellung zur Arbeit mit Wunsch nach stufenweiser Wiedereingliederung **+**

Einstellung zur Krankheit mit Akzeptanz ihrer begrenzten Leistungsfähigkeit **+**

Lebenszufriedenheit (Einstellung) **+**

Förderfaktoren +, Barrieren −

◻ **Abb. 3.1** Fallstrukturierung nach ICF-Komponenten für die Rehabilitationsplanung

Hausarzt und auch ein Kardiologie sind in der Nähe. Der Arbeitgeber hat sich bereits bereit erklärt, die Arbeitsplatzanforderungen zu reduzieren und einer stufenweisen Wiedereingliederung zugestimmt. Herr K. ist mit dieser Entwicklung sehr zufrieden. Es fällt ihm lediglich sehr schwer, das Rauchen aufzugeben, will es aber ernsthaft versuchen. Er bedauert auch sehr, dass das private Autofahren erst nach dem geforderten Nachweis einer endgültigen Stabilisierung des Sinusrhythmus möglich sein wird.

Mit entsprechender therapeutischer Unterstützung sowie einer Arbeitsplatzanpassung gelang schließlich die Wiedereingliederung ins Arbeitsleben (◻ Abb. 3.1).

3

Weitere Informationen

Literatur

Deutsche Gesellschaft für Prävention und Rehabilitation
    von Herz-Kreislauferkrankungen e. V. (DGPR) (2008)
    Pocket-Leitlinie zur Rehabilitation von Patienten mit
    Herz-Kreislauferkrankungen. https://www.dgpr.de/
    fileadmin/files/DGPR/Leitlinien/Pocket_Leitlinie_
    DGPR_HK.pdf
Rauch B, Middeke M, Bönner G (2007) Kardiologische Reha-
    bilitation: Standards für die Praxis nach den Leitlinien
    der Dtsch. Ges. für Prävention (Referenzreihe Kardiolo-
    gie). Stuttgart, Thieme

Internetlinks

American Heart Association (AHA) – Classes of heart failure.
    http://www.heart.org/HEARTORG/Conditions/Heart-
    Failure/AboutHeartFailure/Classes-of-Heart-Failure_
    UCM_306328_Article.jsp
Bundesanstalt für Straßenwesen (BASt) – Begutachtungs-
    leitlinien zur Kraftfahreignung. https://www.bast.de/
    BASt_2017/DE/Verkehrssicherheit/Fachthemen/BLL/
    BLL_node.html
Deutsche Rentenversicherung Bund (DRV) – Häuserliste
    der Nachsorgeeinrichtungen «IRENA» für Krankheiten
    des Herz-Kreislauf-Systems. https://www.deutsche-
    rentenversicherung.de/Bund/de/Inhalt/2_Rente_
    Reha/02_reha/05_fachinformationen/03_infos_fuer_
    reha_einrichtungen/_downloads/nachsorge/irena_
    haeuserliste_herz_kreislauf.html
Deutsche Rentenversicherung Bund (DRV) – Häuserliste
    der KARENA-Einrichtungen für die kardiologische
    Nachsorge. https://www.deutsche-rentenversicherung.
    de/Bund/de/Navigation/2_Rente_Reha/02_reha/05_
    fachinformationen/infos_fuer_rehaeinrichtungen/6_
    nachsorge/karena_haeuserliste_node.html
Deutsche Rentenversicherung Bund (DRV) – Indikationen
    für Leistungen zur medizinischen Rehabilitation.
    http://www.deutsche-rentenversicherung.de/
    Allgemein/de/Inhalt/3_Infos_fuer_Experten/01_
    sozialmedizin_forschung/01_sozialmedizin/01_
    fachinfo_reha/01_indikationen.html
Deutsche Rentenversicherung Bund (DRV) – Inhalte der
    medizinischen Rehabilitation. https://www.deutsche-
    rentenversicherung.de/Allgemein/de/Navigation/3_
    Infos_fuer_Experten/01_Sozialmedizin_Forschung/01_
    sozialmedizin/fachinfo_reha/aerzte/inhalte_med_
    reha_node.html

Psyche und Psychosomatik

Astrid Zobel, Annette Meyer

© Springer-Verlag GmbH Deutschland, ein Teil von Springer Nature 2018
Bundesarbeitsgemeinschaft für Rehabilitation e.V. (BAR) (Hrsg.), *Rehabilitation*
https://doi.org/10.1007/978-3-662-54250-7_4

4.1   Sozialmedizinische Bedeutung

Psychische und psychosomatische Störungen sind gekennzeichnet durch Veränderungen im Erleben und Verhalten. Tiefgreifende kognitive und emotionale Funktionsstörungen verursachen oft umfassende Beeinträchtigungen von alltagsrelevanten Fähigkeiten und Aktivitäten wie planerischem Denken und Handeln, Wissensanwendung, Kommunikation und sozialer Interaktion. Sie verhindern die zufriedenstellende Erfüllung beruflicher und privater Anforderungen und schränken die Teilhabe in den verschiedenen Lebensbereichen (▶ Kap. 23) ein. Psychische Erkrankungen sind **häufig**. Die Lebenszeitprävalenz wird in epidemiologischen Studien mit bis zu 43 % angegeben (Jacobi et al. 2004). Psychische Störungen sind nach dem Sondergutachten des Sachverständigenrats (SVR) zur Begutachtung der Entwicklung im Gesundheitswesen 2015 derzeit nach den Krankheiten des Muskel-Skelett-Systems und des Bindegewebes der zweithäufigste Grund für Arbeitsunfähigkeit (AU) in Deutschland und für 23,1 % aller Krankengeldfälle ursächlich (Sachverständigenrat zur Begutachtung der Entwicklung im Gesundheitswesen 2015).

Da psychische Störungen häufig durch **langdauernde und wiederkehrende Episoden** gekennzeichnet sind oder trotz adäquater Behandlung **chronifizieren**, droht bei vielen Betroffenen nicht nur eine langdauernde Arbeitsunfähigkeit, sondern auch eine Minderung der Erwerbsfähigkeit mit vorzeitiger Berentung. Psychische Störungen führen mittlerweile die Statistik der Rentenzugänge wegen verminderter Erwerbsfähigkeit in der Gesetzlichen Rentenversicherung an und rangieren vor den Herz-Kreislauf-, Krebs- und Muskel-Skelett-Erkrankungen (DRV 2015). Die Gründe für diese Entwicklung sind nicht geklärt. Neben der Annahme einer erhöhten Erfassung psychischer Störungen durch verbesserte Diagnostik und Abnahme der Stigmatisierung werden auch veränderte Arbeits- und Lebensbedingungen als Ursachen für den Anstieg diskutiert.

Die Entstehung psychischer Störungen ist nach aktuellem Kenntnisstand jedoch multifaktoriell. Gemäß dem bio-psycho-sozialen Modell wirken familiäre Prädisposition, neurobiologische Veränderungen, psychologische Determinanten und soziale Faktoren im Sinne eines Schwellenmodells zusammen. Je schwerwiegender und dauerhafter die Symptomatik ist, desto stärker sind die Betroffenen von sozialer Isolation und sozialem Abstieg bedroht.

Für Menschen mit psychischen Erkrankungen ist die Befähigung zu einer möglichst **selbstständigen Lebensführung** trotz wiederkehrender Krankheitsepisoden und/oder chronischer Funktionsstörungen und Beeinträchtigungen essenziell. Hier kommt der Rehabilitation eine wesentliche Bedeutung zu. Neben der Erhaltung oder Wiederherstellung der Erwerbsfähigkeit stehen auch die Fähigkeit, Verantwortung in Familie und privatem Umfeld zu übernehmen, und die befriedigende Gestaltung der eigenen Freizeit im Fokus. Gerade Menschen mit chronischen Defiziten im sozialen Umgang benötigen Unterstützung bei der Realisierung **sozialer Rollen**, die besonders erfolgversprechend im Rahmen von Rehabilitationsmaßnahmen zur Verfügung gestellt werden kann (▶ Kap. 23).

Mit Blick auf die umfassenden Funktionsstörungen und Beeinträchtigungen wird deutlich, dass häufig medizinische Rehabilitationsmaßnahmen (▶ Kap. 42) nicht ausreichen, sondern verbunden sein müssen mit Angeboten der beruflichen Rehabilitation (▶ Kap. 43) und der Förderung der sozialen Teilhabe (▶ Kap. 44).

Die Leistungen zur Teilhabe am Arbeitsleben (LTA) aufgrund psychischer Störungen (ohne Suchterkrankungen) machten im Jahr 2010 bereits 12 % aller von der Deutschen Rentenversicherung erbrachten LTA aus. Von besonderer sozialmedizinischer Bedeutung sind wegen ihrer Häufigkeit die Störungen aus dem stressassoziierten Formenkreis, allen voran die depressiven, Angst- und somatoformen Störungen. Daneben spielen **Suchterkrankungen**, besonders die Alkoholabhängigkeit, eine wesentliche Rolle (▶ Kap. 5). Auch Essstörungen und Störungen aus dem schizophrenen Formenkreis wie Schizophrenie und schizoaffektive Störungen sind eine häufige Rehabilitationsindikation.

4.2   Kriterien des Rehabilitationsbedarfs

Auch bei psychischen Störungen sind die Rehabilitationsbedürftigkeit, die Rehabilitationsfähigkeit und die positive Rehabilitationsprognose (▶siehe nachfolgende Abschnitte) auf der Basis eines realistischen Rehabilitationszieles (▶ Glossar) Voraussetzungen für die Gewährung von Rehabilitationsleistungen.

4.2.1 Rehabilitationsbedürftigkeit

Für die Beurteilung der Störungen mentaler Funktionen und deren Auswirkungen auf Aktivitäten und Teilhabe sowie der interferierenden Umwelt- und personbezogenen Faktoren wird genauso wie bei somatischen Erkrankungen das bio-psycho-soziale Modell der WHO, das auch der ICF zugrunde liegt, herangezogen (▶ Abschn. 37.3). Bei psychischen Störungen ist die betroffene Körperstruktur das Nervensystem. **Funktionsstörungen** betreffen die mentalen Funktionen:

- Aufmerksamkeit und Konzentration
- Merkfähigkeit und Gedächtnisfunktionen
  - z. B. Encodierung und Abruf von Gedächtnisinhalten
- Formale Denkstörungen
  - Denkhemmung, Verlangsamung
  - Einengung, Grübelneigung
  - Gedankendrängen, Ideenflucht
  - Gedankenabreißen, Inkohärenz, Zerfahrenheit
- Phobische Ängste
- Befürchtungen und Misstrauen
- Zwänge
  - Zwangsgedanken
  - Zwangshandlungen
  - Zwangsimpulse
- Wahn in Form von Wahnstimmung, Wahnwahrnehmung oder Wahngedanken
  - Beeinträchtigungs- und Verfolgungswahn,
  - Beziehungswahn
  - Eifersuchtswahn
  - Schuldwahn
  - Größenwahn etc.
- Sinnestäuschungen (Illusionen und Halluzinationen)
- Ich-Störungen wie Störungen des Einheits-Erlebens, der Identität im Zeitverlauf, der Ich-Umweltgrenze und/oder der Ich-Haftigkeit aller Erlebnisse
  - Derealisation
  - Depersonalisation
  - Gedankenausbreitung, Gedankeneingebung, Gedankenentzug
- Störungen von Stimmung und Affekt
  - Affektarmut, Gefühl der Gefühllosigkeit
  - depressive Verstimmung, gehobene Stimmung
  - Hoffnungslosigkeit
  - Ängstlichkeit
  - Gereiztheit
  - Insuffizienzerleben
  - Affektlabilität, Affektinkontinenz, Affektstarre
- Störungen von Antrieb und Psychomotorik
  - Antriebshemmung
  - Antriebsarmut
  - Antriebssteigerung
  - motorische Unruhe
  - Mutismus (psychogenes Schweigen)
  - Logorrhö (Redesucht)

Häufig sind diese psychopathologischen Phänomene von Schlaf- und Appetitstörungen, Libido- und sexuellen Funktionsstörungen, körperlichem Unbehagen und Missempfindungen bis hin zu Schmerzsyndromen begleitet.

Aus dem individuellen Muster der mentalen Funktionsstörungen resultieren in unterschiedlichem Maß Beeinträchtigungen von **Aktivitäten und Teilhabe** (Rehabilitationsbedürftigkeit, ▶ Glossar). Betroffene Menschen ziehen sich zurück und sind unfähig zur Aufnahme oder Aufrechterhaltung sozialer Kontakte sowohl im beruflichen als auch im privaten Umfeld. Die Kommunikationsfähigkeit und Anpassungsfähigkeit kann stark reduziert sein. Vielen psychisch kranken Menschen ist weder zielgerichtetes und ergebnisorientiertes Handeln noch die selbstständige Tagesstrukturierung möglich. Das Energieniveau kann so reduziert sein, dass selbst einfache Tätigkeiten im Rahmen der Körperpflege eine immense Anstrengung erfordern. Im gesunden Zustand als angenehm empfundene Aktivitäten werden als Belastung erlebt. Häufig beklagen die Patienten ein andauerndes Gefühl der Erschöpfung, oft bei gleichzeitiger Rastlosigkeit und Unfähigkeit zur Entspannung.

Aus den beschriebenen Veränderungen des Erlebens und Verhaltens resultieren Beeinträchtigungen in allen Lebensbereichen. **Berufliche Anforderungen** können schlechter oder gar nicht mehr erfüllt werden. Bereits leichte Ausprägungen psychischer Störungen führen oft zur Einschränkung der beruflichen Leistungsfähigkeit. Soziale Rollen im beruflichen und auch privaten Leben können nicht mehr ausgefüllt werden. Vielen Betroffenen ist selbst die Teilnahme am Familienleben und an Unternehmungen im Freundeskreis nicht mehr möglich. Diese Defizite werden in der Regel sehr schmerzhaft wahrgenommen. Gefühle der Insuffizienz und des Versagens bis hin zu Lebensüberdruss und Suizidgedanken verstärken die Symptomatik zusätzlich. Dabei erleben sich die Patienten oft nicht als krank, sodass Behandlungs- und Hilfsangebote nicht angenommen werden können.

Die Leitlinie für die sozialmedizinische Begutachtung von Menschen mit psychischen und Verhaltensstörungen der Deutschen Rentenversicherung führt folgende Begutachtungskriterien zur Beurteilung von Fähigkeiten und Aktivitäten, die für die Teilhabe am Erwerbsleben von besonderer Bedeutung sind, auf:

- Fähigkeit zur Anpassung an Regeln und Routinen
- Fähigkeit zur Planung und Strukturierung von Aufgaben
- Flexibilität und Umstellungsfähigkeit
- Fähigkeit zur Anwendung fachlicher Kompetenzen
- Entscheidungs- und Urteilsfähigkeit
- Durchhaltevermögen
- Selbstbehauptungsfähigkeit
- Kontaktfähigkeit zu Dritten
- Gruppenfähigkeit
- Fähigkeit zu außerberuflichen Aktivitäten
- Fähigkeit zur Selbstpflege
- Wege-/Verkehrsfähigkeit

4.2.2 Rehabilitationsfähigkeit

Neben der Rehabilitationsbedürftigkeit ist die Rehabilitationsfähigkeit (► Glossar) eine weitere Voraussetzung für Rehabilitationsleistungen. Die beschriebenen Funktionsstörungen und Beeinträchtigungen der Aktivität machen deutlich, dass psychisch kranke Menschen von vielen Unterstützungsangeboten nicht profitieren können, weil die **Hürden für die Inanspruchnahme** zu hoch sind. So können beispielsweise ambulante Rehabilitationsversuche scheitern, weil der Antrieb zur Bewältigung des Weges zur Ergotherapie nicht ausreicht. Es ist essenziell, die „richtigen" Angebote für den jeweiligen Patienten zu identifizieren. So kann zum Beispiel wegen ausgeprägter Antriebsstörungen oder schwerer Kommunikationsstörungen ebenso wie aufgrund von Zwangsgedanken und -handlungen, Wahnphänomenen und Wahrnehmungsstörungen die Rehabilitationsfähigkeit aufgehoben sein. Auch bei Selbst- oder Fremdgefährdung sowie akutem Suchtmittelkonsum ist keine Rehabilitationsfähigkeit gegeben. Bei substanzgebundenen Suchterkrankungen ist zunächst eine Entgiftung erforderlich. Erst nach Abklingen der Entzugssymptomatik kann mit der Entwöhnungstherapie im Rahmen der Rehabilitation begonnen werden.

Letztlich können auch somatische Beeinträchtigungen die Rehabilitationsfähigkeit einschränken, z. B. wenn die Mobilität gravierend reduziert ist.

4.2.3 Rehabilitationsprognose

Schließlich ist zu prüfen, ob ein realistisches, d. h. erreichbares Rehabilitationsziel formuliert werden kann. Dabei ist eine positive Rehabilitationsprognose (► Glossar) dann festzustellen, wenn es unter Berücksichtigung des bisherigen Krankheitsverlaufs, des Kompensationspotenzials und der individuellen Ressourcen medizinisch begründet überwiegend wahrscheinlich ist, dass das formulierte Ziel durch die Leistungen zur Teilhabe erreicht werden kann.

Wird eine Rehabilitationsmaßnahme bewilligt, spielen die genannten Kriterien weiterhin eine Rolle. Mithilfe störungs- und persönlichkeitsbezogener, konflikt- und verhaltensorientierter Diagnostik, unter Berücksichtigung des Schweregrades, der Einschätzung der zumutbaren Willensanstrengung und der Veränderungs-/Entwicklungsfähigkeit des Rehabilitanden wird ein positives und negatives **Leistungsbild** erarbeitet, das eine Aussage darüber treffen soll, in welchem Ausmaß, ggf. mit welchen Einschränkungen und mit welchem Unterstützungs-/Förderbedarf ein Rehabilitand beruflichen und privaten Anforderungen gewachsen ist. Dabei sind sowohl qualitative als auch quantitative Aspekte wie Art und Dauer der Tätigkeit von Bedeutung.

4.3 Maßnahmen in der Rehabilitation

Im Unterschied zu somatischen Krankheiten ist bei psychischen Störungen die Abgrenzung von Akutbehandlung im ambulanten oder stationären Sektor und Rehabilitation oft nicht eindeutig möglich. Krankenbehandlung und Rehabilitation müssen meist ineinandergreifen, um die Behandlung optimal zu gestalten. Hierbei sind die Schwerpunkte je nach akuter Symptomatik und individueller Problemsituation unterschiedlich zu setzen. So sind häufig bereits in die frühe psychiatrisch-psychotherapeutische Akutbehandlung rehabilitative Elemente wie Psychoedukation, Ergotherapie (► Kap. 33), Training von Alltags- und sozialen Fertigkeiten etc. zu integrieren. Im Langzeitverlauf stehen **Krankenbehandlung und Rehabilitation oft wechselweise** im Vordergrund, wobei sich die individuellen Verläufe der Patienten sehr unterscheiden und deshalb der Behandlungs- und Rehabilitationsplan (► Abschn. 18.5) auf den einzelnen Patienten zugeschnitten werden muss. Grundsätzlich ist jedoch auch bei psychischen Störungen zu beachten, dass vor einer Rehabilitation auf Kosten der Rehabilitationsträger die Möglichkeiten der Krankenbehandlung genutzt werden müssen.

4.3.1 Medizinische Rehabilitation

Maßnahmen der medizinischen Rehabilitation (► Kap. 42) bei psychischen Erkrankungen beinhalten unter anderem:

- Diagnostik nach der ICF (► Abschn. 37.3) einschließlich der individuellen Kontextfaktoren
- Erstellung eines Rehabilitationsplans
- medizinische Weiterbehandlung
- psychotherapeutische Interventionen im Einzel- oder Gruppensetting (► Kap. 28)
- Psychoedukation, Förderung von Krankheitsverarbeitung und Selbstmanagement (► Kap 29)
- Ergotherapie und physiotherapeutisches Training von Restfunktionen (► Kap. 32, ► Kap. 33)
- Sozialmedizinische Beurteilung der Leistungsfähigkeit
- Planung weiterer Maßnahmen, z. B. LTA oder Nachsorge (► Kap. 20)

4.3.2 Medizinische Rehabilitation in psychosomatisch-psycho-therapeutischen Rehabilitationseinrichtungen

Medizinische Rehabilitation bei psychischen Störungen findet häufig in psychosomatischen Rehabilitationskliniken statt. Die Konzepte der psychosomatisch-psychotherapeutischen Rehabilitationseinrichtungen sind vor allem auf Patienten mit affektiven Störungen, Angst- und Zwangsstörungen, somatoformen Störungen, Persönlichkeits- und Verhaltensstörungen sowie Anpassungsstörungen ausgerichtet, die von der ambulanten oder akutstationären psychiatrischen, psychotherapeutischen oder psychosomatischen Behandlung nicht ausreichend profitiert haben. Ziel der medizinischen Rehabilitation ist die Störungsbewältigung, um einen **Umgang mit den Störungsfolgen** zu erreichen und eine Teilhabe an Arbeit und gesellschaftlichem Leben zu erlangen. Nach Zahlen der Deutschen Rentenversicherung aus dem Jahr 2010 leiden ca. 90 % der Patienten in stationär psychosomatisch-psychotherapeutischer Rehabilitation an affektiven Störungen (F3-Diagnosen) oder neurotischen, Belastungs- und somatoformen Störungen (F4-Diagnosen) (DRV 2012).

Der Schwerpunkt der medizinischen Rehabilitation liegt auf psychotherapeutischen Interventionen im **Gruppen- und Einzelsetting**, ergänzt durch psychosoziale Therapien wie Psychoedukation, Entspannungsverfahren, künstlerische Therapien, Training von Alltags- und sozialen Fertigkeiten sowie Sport-, Bewegungs- und physikalische Therapien. Meist sind arbeitstherapeutische Komponenten integriert. In unterschiedlichen Konzepten wird auf die spezifischen Bedürfnisse eingegangen. Eine große Bedeutung kommt dabei den Mitarbeitern des Sozialdienstes zu (► Kap. 30). Sie erstellen detaillierte Arbeits- und Berufsanamnesen, die mit den medizinischen und psychotherapeutischen Befunden zusammengeführt werden und in die sozialmedizinische Leistungseinschätzung münden. Diese beinhaltet das positive und negative Leistungsbild und dient der Vorbereitung des Übergangs von der Rehabilitation in das soziale Umfeld des Patienten (Teil des Rehabilitations-Entlassungsberichts ► Abschn. 20.1). Bei Bedarf werden weitergehende Rehabilitationsmaßnahmen wie die stufenweise berufliche Wiedereingliederung, Leistungen zur Teilhabe am Arbeitsleben (LTA) oder weitere Nachsorgemaßnahmen eingeleitet (► Abschn. 42.7).

Viele Einrichtungen bieten eine sogenannte „Medizinisch-beruflich orientierte Rehabilitation" (MBOR) an, die besonders auf die berufliche Wiedereingliederung bei besonderer beruflicher Problemlage fokussiert (► Abschn. 42.6). Daneben existieren indikations- oder berufsgruppenspezifische Angebote, beispielsweise für Patienten mit

4

Essstörungen oder für von Mobbing Betroffene. Zwischenzeitlich wurden auch spezifische Konzepte für Patienten mit Migrationshintergrund (▶ Abschn. 24.2) entwickelt. Die Rehabilitation bei Suchterkrankungen findet in der Regel in speziellen Einrichtungen, den sog. Suchtkliniken, statt (▶ Kap. 5).

Mit besonderen Rehabilitationsmaßnahmen können darüber hinaus Menschen, die aufgrund einer somatischen Erkrankung einer Rehabilitation bedürfen und zusätzlich an einer psychischen Störung leiden, im Rahmen des neuen träger- und indikationsübergreifenden Rahmenkonzeptes **verhaltensmedizinisch orientierte Rehabilitation (VOR)** unterstützt werden. Psychische Komorbiditäten (▶ Abschn. 16.3) treten bei ca. 20 % der Rehabilitanden mit somatischen Erkrankungen auf, am häufigsten depressive Störungen und Angststörungen (DRV 2015). Um die Versorgung dieser Versicherten zu verbessern, werden bei diesem Ansatz Elemente der verhaltenstherapeutisch orientierten Psychotherapie in festen Gruppensettings in die somatischen Konzepte integriert.

4.3.3 Berufliche Rehabilitation

Die oben genannten Angebote zur Unterstützung der (Wieder-)Eingliederung in das Arbeitsleben im Rahmen der medizinischen Rehabilitation sind bei psychischen Störungen oft nicht ausreichend. Weiterführende Maßnahmen der beruflichen Rehabilitation (**Leistungen zur Teilhabe am Arbeitsleben**, LTA ▶ Kap. 43) können erforderlich sein, wie z. B. die Unterstützung bei innerbetrieblichen Umsetzungen, die Vermittlung von Eingliederungshilfen oder Umschulungs- und Qualifizierungsmaßnahmen für eine dem Leistungsvermögen und der Belastbarkeit adäquate Tätigkeit (siehe auch ▶ Abschn. 39.4.2).

In beruflichen Trainingszentren (BTZ) kann spezifisch auf kognitive oder Verhaltensdefizite von Menschen mit psychischen Störungen eingegangen werden, die sich auf die berufliche Performance auswirken. Die langsame kontinuierliche Steigerung der Anforderungen ermöglicht es auch Menschen mit psychischen Störungen, die individuelle Leistungsfähigkeit zu steigern und Selbstvertrauen zu gewinnen. So kann auch nach längeren Krankheitsphasen eine Rückkehr an den bisherigen Arbeitsplatz gelingen. Auch mehrmonatige **Arbeitserprobung** ist möglich. Insbe-

sondere jüngere Patienten, die nur über eine begrenzte Berufserfahrung verfügen, profitieren von diesen Möglichkeiten.

Besonders relevant gerade für junge Menschen mit psychischen Störungen sind die Berufsförderungswerke (BFW). Wenn erkrankungsbedingt eine weitere Tätigkeit im bereits erlernten Beruf nicht möglich ist oder bisher aufgrund der früh aufgetretenen Störung keine Ausbildung absolviert werden konnte, können unter den geschützten Bedingungen neue berufliche Felder erschlossen werden. Unter Berücksichtigung der beruflichen Eignung kann eine **Qualifizierung oder Umschulung** erfolgen, wobei gerade Menschen mit psychischen Erkrankungen von einem Rehabilitations-Vorbereitungs-Training (RVT) oder einem Rehabilitations-Vorbereitungs-Lehrgang (RVL) besonders profitieren, da sie eine besondere Adaptation an Anforderungen benötigen. Auch Integrationsprogramme ermöglichen durch die Kombination von Trainingsprogramm, berufsfeldbezogenem Aufbautraining und betrieblichem Praktikum eine schrittweise Anpassung und damit auch die positive Verstärkung von Leistungsmotivation und Durchhaltevermögen.

Schließlich kann in Werkstätten für behinderte Menschen (WfbM) durch adäquate berufliche Bildungs- und Arbeitsmöglichkeiten die Wiedereingliederung psychisch behinderter Menschen in den allgemeinen Arbeitsmarkt vorbereitet und gefördert werden.

Neben dem „klassischen" Ansatz der beruflichen Rehabilitation „Erst trainieren, dann platzieren" kann die berufliche Eingliederung geeigneter Personen auch unterstützt werden durch eine rasche Platzierung auf dem ersten Arbeitsmarkt, z. B. im Rahmen eines **„Supported Employments"**. Hierbei handelt es sich um eine subventionierte Arbeitsaufnahme, die eine individuelle Qualifizierung in einem Betrieb des allgemeinen Arbeitsmarktes beinhaltet. Durch die praktische Arbeitserprobung an einem konkreten Arbeitsplatz wird die Chance auf eine Integration in das Arbeitsleben und eine dauerhafte Erwerbstätigkeit erhöht. Menschen mit psychischen Störungen können sich hier mehr als in den oben genannten Einrichtungen als wichtige Mitglieder der Arbeitswelt und der Gesellschaft erleben und durch den Kontakt mit gesunden Kollegen in besonderem Maß Erfahrungen sammeln und Anerkennung erleben. Die Gefahr einer Verstärkung von Defiziten durch den überwiegenden Kontakt mit ebenfalls von Einschränkungen betroffenen Menschen in den spezifischen Einrichtungen besteht hier nicht. Der zuständige Rehabilitationsträger (▶ Abschn. 18.2.2) gibt bei Bedarf auch nach Abschluss der Maßnahme und Übergang in ein sozialversicherungspflichtiges Arbeitsverhältnis noch im Rahmen einer Berufsbegleitung Unterstützung.

4.3.4 Rehabilitationseinrichtungen für psychisch kranke und behinderte Menschen (RPK)

Für Menschen, die wegen schwerer und chronischer psychischer Störungen, wie z. B. Schizophrenie oder ausgeprägten Persönlichkeitsstörungen, von dauerhaften Funktionsstörungen betroffen sind, reichen die bisher dargestellten Rehabilitationskonzepte nicht aus. Einen umfassenden **medizinisch-beruflichen-sozialen Ansatz** im Sinne einer integrierten Komplexleistung bieten die sog. Rehabilitationseinrichtungen für psychisch kranke und behinderte Menschen (RPK) trägerübergreifend und wohnortnah an. Diese Einrichtungen verfügen über speziell qualifiziertes Personal, das neben Psychotherapeuten, psychotherapeutisch qualifizierten Ärzten und Psychologen, Ergotherapeuten, Physiotherapeuten, Sozialpädagogen und Pflegekräften auch Fachkräfte für die berufliche Rehabilitation umfasst. Vorrangiges Ziel ist die Hinführung zu beruflichen Maßnahmen bzw. die weitgehende und dauerhafte (Wieder-)Eingliederung in das Berufsleben (siehe auch ▶ Abschn. 42.1.2).

4.4 Nachsorge

Eine Reihe der Patienten bedarf nach einer Rehabilitation weiterer fachärztlicher, psychotherapeutischer und/oder sozialpsychiatrischer Hilfe, um den Erfolg der Rehabilitation zu sichern (▶ Kap. 20). Bereits während der Rehabilitationsmaßnahme sollte deshalb sorgfältig die Notwendigkeit nachfolgender Maßnahmen überlegt werden, die die **Eigeninitiative fördern** und den Übergang in den Alltag unterstützen. Für den beruflichen Wiedereinstieg hat sich die stufenweise Wiedereingliederung (▶ Abschn. 42.6.2) bewährt, die es dem Rehabilitanden ermöglicht, sich allmählich wieder an die beruflichen Anforderungen zu gewöhnen. Über mehrere Wochen kann die tägliche Arbeitszeit von wenigen (z. B. 2) Stunden auf die volle Stundenzahl gesteigert werden. Ein niedrigschwelliges Angebot stellen Selbsthilfegruppen dar (▶ Abschn. 21.2). Auch eine ambulante Psychotherapie oder eine ambulante psychiatrische Behandlung können ein Element der Nachsorge sein. Daher sollten bereits während der Rehabilitation Zugangswege zur ambulanten Psychotherapie (▶ Kap. 28) besprochen und die ambulante psychiatrische Anbindung insbesondere bei notwendiger weiterer Psychopharmakotherapie in die Wege geleitet werden. Falls erforderlich kann der Kontakt zu einer Tagesklinik oder zu einem sozialpsychiatrischen Dienst in Wohnortnähe gebahnt werden.

Die Deutsche Rentenversicherung hat strukturierte Nachsorgeprogramme speziell für psychische Störungen entwickelt (z. B. die Intensivierte Rehabilitations-Nachsorge, IRENA ▶ Abschn. 42.7.2 oder die ambulante psychosomatische Nachsorge in Form des Curriculums Hannover). Gemeinsam ist diesen Konzepten die Befähigung der Rehabilitanden im Rahmen eines **Gruppensettings**, die erworbenen Kenntnisse und Fertigkeiten unter Alltagsbedingungen zu erproben und umzusetzen. Auch für Angehörige stehen einige Module zur Verfügung. Die Reha-Nachsorge kann nur seitens der Rehabilitationsklinik und während des Aufenthaltes eingeleitet werden. Sie wird in speziellen, wohnortnahen Einrichtungen durchgeführt und ist in der Regel auf berufliche Anforderungen und Probleme fokussiert.

4.5 Maßnahmen für schwer psychisch Kranke

4.5.1 Psychosoziale Therapien

Neben den einzelfallbezogenen psychosozialen Interventionen wie Psychoedukation, sozialem Kompetenztraining, künstlerischen Therapien (▶ Abschn. 36.2.9), Ergotherapie sowie Sport- und Bewegungstherapie (▶ Abschn. 36.2.1) gewinnen die sogenannten **Systeminterventionen** immer mehr an Bedeutung für die Behandlung und Rehabilitation schwer psychisch kranker Menschen. Gemeint ist die Bereitstellung von Versorgungsangeboten in auf die Betroffenen zugeschnittenen Organisationsformen wie die Umsetzung **gemeindepsychiatrischer Versorgungsansätze**, die Integration von

4

Maßnahmen der Arbeitstherapie/-rehabilitation und die Schaffung von Wohnangeboten (S3-Leitlinie „Psychosoziale Therapien bei schweren psychischen Erkrankungen", DGPPN 2012). Durch multiprofessionelle gemeindepsychiatrische Teams, die auch aufsuchend tätig werden, können beispielsweise Therapieabbrüche verhindert und die Nachsorge nach akuten Krankheitsphasen effektiv gestaltet werden.

In vielen modernen Versorgungsmodellen für Menschen mit schweren psychischen Erkrankungen verschwimmen die Grenzen zwischen kurativer und rehabilitativer Behandlung, zwischen medizinischen, psychotherapeutischen, arbeitsbezogenen und psychosozialen Interventionen. Verschiedentlich wird im Rahmen von integrativen Behandlungskonzepten eine Krankenhausbehandlung ohne Bett durch **multiprofessionelle Teams** im Rahmen von Hausbesuchen angeboten (▶ Kap. 26). Hier können durch professionsübergreifende Vernetzung sozialpsychiatrische Dienste, niedergelassene Ärzte, Psychotherapeuten oder Ergotherapeuten und psychiatrische Pflegedienste eingebunden werden und kurative Ansätze durch sozialpsychiatrische Leistungen zur Tagesgestaltung und Kontaktfindung etc. ergänzt werden.

Besonders erwähnenswert ist ein Projekt, das auf Initiative der Aktion Psychisch Kranker entwickelt wurde. Ziel war die Implementierung des **personenzentrierten Ansatzes** in der psychiatrischen Versorgung auf **regionaler Ebene** im Sinne der gemeindenahen Psychiatrie. Mithilfe der Erstellung eines integrierten Behandlungs- und Rehabilitationsplans (IBRP, vgl. ▶ Abschn. 18.5), der Initiierung einer Hilfeplankonferenz, die Psychiatriekoordinatoren, Leistungserbringer, Leistungsträgern, Betroffenen, Angehörigen und gesetzlichen Betreuern die gemeinsame Diskussion ermöglicht, sowie der Etablierung einer koordinierenden Bezugsperson für die Umsetzung des Plans konnten wesentliche Verbesserungen in der Versorgung erreicht werden. Durch die bedarfsgerechte Bereitstellung niedrigschwelliger Angebote der sozialpsychiatrischen Grundversorgung wie Unterstützung bei der Krankheits- und Alltagsbewältigung, Förderung sozialer und kognitiver Kompetenzen und nachgehender, aufsuchender Sozialarbeit durch sozialpsychiatrische Dienste konnten Krankenhausaufenthalte verkürzt oder vermieden werden.

4.5.2 Soziotherapie

Eine besondere Leistung für Patienten mit schweren psychischen Störungen stellt die Soziotherapie (▶ Abschn. 42.7.3) dar. Darunter ist eine definierte spezifische ambulante Versorgungsleistung zu verstehen, die schwer psychisch kranke Menschen in die Lage versetzen soll, medizinische Behandlung und Leistungen zur Teilhabe in Anspruch zu nehmen. So sollen Betroffene durch strukturierte Trainingsmaßnahmen und Motivationsarbeit auf der Grundlage von definierten Therapiezielen koordinierend und begleitend unterstützt werden, insbesondere um Krankenhausbehandlung zu vermeiden oder zu verkürzen.

Sozialarbeiter, Sozialpädagogen (▶ Kap. 30) oder Fachpflegekräfte (▶ Kap. 31) arbeiten mit den Patienten in ihrem sozialen Umfeld an Krankheitseinsicht und -verständnis, Eigeninitiative, sozialer Kontaktfähigkeit und Kompetenz.

4.6   Fallbeispiel

4.6.1 Eigenanamnese

38-jähriger Patient mit **wiederkehrenden depressiven Phasen** seit plötzlichem Tod der Mutter vor 20 Jahren, vor 11 Jahren ein Suizidversuch mit Tabletten, Alkohol nach Trennung seitens der ersten Ehefrau. Seit 10 Jahren Rückenschmerzen, vor 5 Jahren Bandscheibenvorfall L4/5, L5/S1.

Aktuell klagt der Patient über gedrückte Stimmung, Antriebslosigkeit, Kraftlosigkeit, reduzierte Lebensfreude, sozialen Rückzug, Schlafstörungen, wiederkehrende Suizidgedanken, seit jeher leide er unter Selbstunsicherheit, Misstrauen gegenüber seinen Mitmenschen und aggressiven Impulsdurchbrüchen, im Zuge dessen z. T. erhebliche interaktionelle Schwierigkeiten. Das Versprechen an die Partnerin, sich nichts anzutun, halte am Leben. Kränkungserleben und Wut angesichts des Eindrucks, dass ihm beruflich wenig zugetraut werde seitens der Agentur für Arbeit, der Rentenversicherung. Körperlich gibt der Patient Rückenschmerzen an mit linksseitiger Schmerzausstrahlung bis in Höhe des Kniegelenkes, Schmerzverstärkung unter Stress.

Eine medikamentöse Einstellung ist mit einem trizyklischen Antidepressivum und Opioid erfolgt, hierunter Reduzierung der Rückenschmerzen.

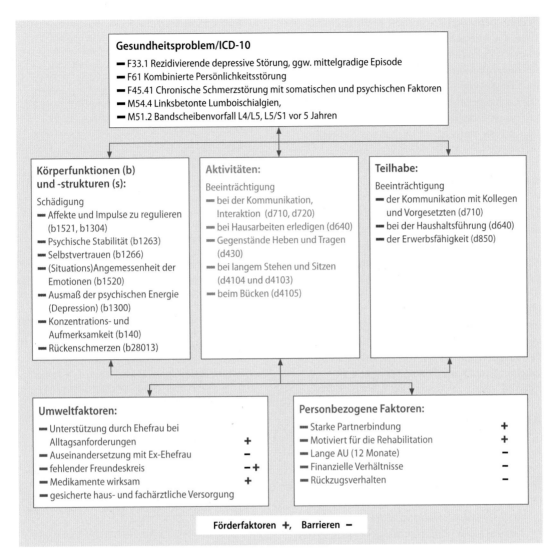

Gesundheitsproblem/ICD-10

- F33.1 Rezidivierende depressive Störung, ggw. mittelgradige Episode
- F61 Kombinierte Persönlichkeitsstörung
- F45.41 Chronische Schmerzstörung mit somatischen und psychischen Faktoren
- M54.4 Linksbetonte Lumboischialgien,
- M51.2 Bandscheibenvorfall L4/L5, L5/S1 vor 5 Jahren

Körperfunktionen (b) und -strukturen (s):

Schädigung
- Affekte und Impulse zu regulieren (b1521, b1304)
- Psychische Stabilität (b1263)
- Selbstvertrauen (b1266)
- (Situations)Angemessenheit der Emotionen (b1520)
- Ausmaß der psychischen Energie (Depression) (b1300)
- Konzentrations- und Aufmerksamkeit (b140)
- Rückenschmerzen (b28013)

Aktivitäten:

Beeinträchtigung
- bei der Kommunikation, Interaktion (d710, d720)
- bei Hausarbeiten erledigen (d640)
- Gegenstände Heben und Tragen (d430)
- bei langem Stehen und Sitzen (d4104 und d4103)
- beim Bücken (d4105)

Teilhabe:

Beeinträchtigung
- der Kommunikation mit Kollegen und Vorgesetzten (d710)
- bei der Haushaltsführung (d640)
- der Erwerbsfähigkeit (d850)

Umweltfaktoren:

- Unterstützung durch Ehefrau bei Alltagsanforderungen   **+**
- Auseinandersetzung mit Ex-Ehefrau   **−**
- fehlender Freundeskreis   **−+**
- Medikamente wirksam   **+**
- gesicherte haus- und fachärztliche Versorgung

Personbezogene Faktoren:

- Starke Partnerbindung   **+**
- Motiviert für die Rehabilitation   **+**
- Lange AU (12 Monate)   **−**
- Finanzielle Verhältnisse   **−**
- Rückzugsverhalten   **−**

Förderfaktoren **+**,   Barrieren **−**

◻ **Abb. 4.1**   Fallstrukturierung nach ICF-Komponenten für die Rehabilitationsplanung

Der Patient befindet sich in regelmäßiger hausärztlicher und orthopädischer Behandlung. Drei Sitzungen bei einem niedergelassenen psychologischen Psychotherapeuten wurden als wenig hilfreich erlebt, da sich der Patient auf seine berufliche Problematik reduziert sah.

Die von seiner Krankenkasse und seinen Ärzten initiierte **medizinische Rehabilitation** sieht der Patient als Chance, mit seinen privaten und beruflichen Belastungen ernst genommen zu werden, Unterstützung zu bekommen bei der Entwicklung von Perspektiven.

4.6.2 Soziale Anamnese

Der Patient lebt mit seiner zweiten Ehefrau und der gemeinsamen dreijährigen Tochter in einer Mietwohnung. Die Ehefrau übernehme wegen seiner Antriebslosigkeit aktuell die Erledigung der meisten Alltagsanforderungen. Freundeskreis besteht nicht mehr. Finanzielle Verhältnisse sind knapp durch Unterhaltspflicht für zwei Kinder (15, 12 Jahre) aus erster Ehe. Psychische Belastung besteht durch wiederkehrende Auseinandersetzungen mit der Ex-Ehefrau und Angst, den Kontakt zu den Kindern „entzogen zu bekommen".

Seit 22 Jahren Anstellung als Stahlarbeiter. Seit 12 Monaten besteht Arbeitsunfähigkeit, der

4

Patient sieht sich körperlich nicht mehr in der Lage, der zuletzt ausgeübten beruflichen Tätigkeit in einer Eisengießerei (Fertigung von Produkten für die Automobilindustrie), die mit dem Heben und Tragen von schweren Metallteilen verbunden sei, nachzugehen; es werden erhebliche Konflikte mit Vorgesetzten und Kollegen – infolge seines impulsiven, aggressiven Verhaltens – berichtet.

4.6.3 Aktueller Befund

Deutlich depressiver Patient mit schneller Erschöpfbarkeit, eingeschränkter Ausdauer, Konzentrations- und Aufmerksamkeitsstörungen; im Kontaktverhalten unsicher, misstrauisch, teilweise gereizt, provokant, schnell gekränkt, Neigung zu impulsiven Entscheidungen ohne Blick auf mögliche Konsequenzen, in der Folge teils erhebliche interaktionelle Konflikte im beruflichen und privaten Kontext; körperliche Einschränkungen beim Heben und Tragen von Lasten, beim Bücken, längeren Stehen und Sitzen (Abb. 4.1).

4.6.4 Diagnosen

- Rezidivierende depressive Störung, gegenwärtig mittelgradige Episode (F33.1)
- Kombinierte Persönlichkeitsstörung (F61.0)
- Chronische Schmerzstörung mit somatischen und psychischen Faktoren (F45.41)
- Linksbetonte Lumboischialgien (M54.4)
- Zustand nach Bandscheibenvorfall L4/5, L5/S1 (M51.2) vor 5 Jahren

Weitere Informationen

Literatur

Borgart EJ, Meermann R (2004) Stationäre Verhaltenstherapie. Behandlungskonzepte und Therapiemanuale. Hans Huber, Bern

Bundesarbeitsgemeinschaft für Rehabilitation (BAR) (2010) Arbeitshilfe für die Rehabilitation und Teilhabe psychisch kranker und behinderter Menschen. https://www.bar-frankfurt.de/publikationen/

Deutsche Gesellschaft für Psychiatrie, Psychotherapie und Nervenheilkunde (DGPPN) (2012) S3-Leitlinie Psychosoziale Therapien bei schweren psychischen Erkrankungen. http://www.awmf.org/leitlinien/detail/ll/038-020.html

Deutsche Rentenversicherung Bund (DRV) (2016) Rahmenkonzept der Deutschen Rentenversicherung für die verhaltensmedizinisch orientierte Rehabilitation (VOR). https://www.deutsche-rentenversicherung.de/Allgemein/de/Inhalt/3_Infos_fuer_Experten/01_sozialmedizin_forschung/downloads/konzepte_systemfragen/konzepte/Rahmenkonzept_VOR.html

Deutsche Rentenversicherung Bund (DRV) Reha-Bericht 2016. https://www.deutsche-rentenversicherung.de/Allgemein/de/Navigation/6_Wir_ueber_uns/02_Fakten_und_Zahlen/05_rehaberichte/rehaberichte_index_node.html

Deutsche Rentenversicherung Bund (DRV) (2015) Statistik Rentenzugänge wegen verminderter Erwerbsfähigkeit in der Gesetzlichen Rentenversicherung im Laufe des Berichtsjahres 2015. http://www.gbe-bund.de

Deutsche Rentenversicherung Bund (DRV) (2014) Positionspapier der Deutschen Rentenversicherung zur Bedeutung psychischer Erkrankungen in der Rehabilitation und bei Erwerbsminderung. http://www.deutsche-rentenversicherung.de/Allgemein/de/Inhalt/3_Infos_fuer_Experten/01_sozialmedizin_forschung/downloads/konzepte_systemfragen/positionspapiere/pospap_psych_Erkrankung.html

Deutsche Rentenversicherung Bund (DRV) (2012) Leitlinien für die sozialmedizinische Beurteilung von Menschen mit psychischen Störungen. http://www.deutsche-rentenversicherung.de/Allgemein/de/Navigation/3_Infos_fuer_Experten/01_Sozialmedizin_Forschung/01_sozialmedizin/begutachtung/leitlinien_node.html

Deutsche Rentenversicherung Bund (DRV) Reha-Bericht 2012. https://www.deutsche-rentenversicherung.de/Allgemein/de/Navigation/6_Wir_ueber_uns/02_Fakten_und_Zahlen/05_rehaberichte/rehaberichte_index_node.html

Deutsches Institut für Medizinische Dokumentation und Information (DIMDI) (2005) Internationale Klassifikation der Funktionsfähigkeit, Behinderung und Gesundheit (ICF). WHO, Genf. https://www.dimdi.de/static/de/klassi/icf/

Gemeinsamer Bundesausschuss (G-BA) (2017) Richtlinie des Gemeinsamen Bundesausschusses über die Durchführung von Soziotherapie in der vertragsärztlichen Versorgung (Soziotherapie-Richtlinie/ST-RL), zuletzt geändert 16.03.2017. https://www.g-ba.de/informationen/richtlinien/24/

Jacobi et al. (2004) Prevalence, co-morbidity and correlates of mental disorders in the general population: results from the German Health Interview and Examination Survey (GHS). Psychol Med 34(4): 597–611

Sachverständigenrat zur Begutachtung der Entwicklung im Gesundheitswesen (2015) Krankengeld-Entwicklung, Ursachen und Steuerungsmöglichkeiten. Sondergutachten. http://www.svr-gesundheit.de/index.php?id=565

Schneider W, Henningsen P, Rüger U (2001) Sozialmedizinische Begutachtung in Psychosomatik und Psychotherapie. Autorisierte Leitlinien, Quellentexte und Kommentar. Hans Huber, Bern

Sucht

Johannes Lindenmeyer, Ulrike Dickenhorst

© Springer-Verlag GmbH Deutschland, ein Teil von Springer Nature 2018
Bundesarbeitsgemeinschaft für Rehabilitation e.V. (BAR) (Hrsg.), *Rehabilitation*
https://doi.org/10.1007/978-3-662-54250-7_5

5.1   Sozialmedizinische Bedeutung

Suchterkrankungen gehören zu den häufigsten Erkrankungen überhaupt (◘ Tab. 5.1).

Die Prävalenz von pathologischem Glücksspiel wird auf 1 % (Meyer et al. 2011), die Prävalenz von pathologischem PC- und Internetgebrauch wird auf 1,5 % (Rumpf et al. 2011) der erwachsenen Bevölkerung in Deutschland geschätzt.

Die tatsächliche Prävalenz dürfte allerdings aufgrund von Verleugnungstendenzen der Befragten höher liegen. Suchterkrankungen sind mit einer Vielzahl von schweren körperlichen, psychischen und sozialen Einschränkungen verbunden, die allerdings **je nach Substanz** bzw. **stoffungebundenem Problemverhalten** unterschiedlich stark akzentuiert sind (◘ Tab. 5.2).

In der Folge gehen ca. 1,0 % aller Fehlzeiten am Arbeitsplatz (Meyer et al. 2013) und ca. 5 % aller Frühberentungen (Köhler 2011) zulasten von Suchterkrankungen. Da hierbei nur die Erstdiagnose berücksichtigt wurde, dürften die tatsächlichen suchtbedingten Folgen am Arbeitsplatz mindestens doppelt so hoch sein. Außerdem sind die Betroffenen bei suchtbedingten Frühberentungen im Schnitt 9 Jahre jünger als bei anderen Erkrankungen (Korsukewitz 2010). Pro Jahr werden ca. 56.000 Rehabilitationsleistungen bei Suchtkranken durchgeführt (Beckmann und Naumann 2012).

◘ **Tab. 5.1**   Häufigkeit von Suchterkrankungen in der erwachsenen Bevölkerung. (Pabst et al. 2013)

Diagnose	Prävalenz in den letzten 12 Monaten		
	Anzahl	M	F
Alkoholabhängigkeit	1,54–2,04 Mio.	4,8 %	2,0 %
Medikamentenabhängigkeit	2,03–2,62 Mio.	5,2 %	5,9 %
Drogenabhängigkeit	0,22–0,45 Mio.	1,5 %	0,3 %
Tabakabhängigkeit	5,10–6,11 Mio.	12,5 %	9,0 %

Nach ICD-10 (► Glossar) wird bei Suchterkrankungen unterschieden zwischen:

- **Substanzabhängigkeit (F1x.2):** Mindestens 3 der folgenden Kriterien müssen innerhalb der letzten 12 Monate wiederholt aufgetreten sein:
  - **Craving** (starkes Verlangen oder eine Art Zwang, zu konsumieren)
  - **Kontrollverlust** des Konsums bezüglich Beginn oder Menge
  - **körperliches Entzugssyndrom** bei Reduzierung der Menge

◘ **Tab. 5.2**   Einschränkungen durch Suchterkrankungen

Substanz	Körperliche Einschränkungen	Psychische Einschränkungen	Soziale Einschränkungen
Alkohol	+++	+++	+++
Opiate	+	+++	+++
Cannabinoide	++	+++	++
Sedativa/Hypnotika	++	+++	+
Kokain	+	++	+++
Stimulanzien	++	++	+++
Halluzinogene	+	+++	+++
Tabak	+++	+	+
Flüchtige Lösungsmittel	+++	+++	+++
Path. Glücksspiel	+	+++	+++
Path. PC- und Internetgebrauch	++	+	++

+++ = sehr stark, ++ = mittel, + = leicht ausgeprägt

- **Toleranzentwicklung** gegenüber der Substanzwirkung
- **Einengung auf den Substanzkonsum** und dadurch Vernachlässigung anderer Interessen
- **anhaltender Konsum** trotz eindeutiger schädlicher Folgen (gesundheitlich, psychisch oder sozial)
  Die fünfte Stelle des ICD-10-Codes dient der weiteren Unterteilung des Abhängigkeitssyndroms:
- F1x.20: gegenwärtig abstinent
- F1x.21: gegenwärtig abstinent, aber in beschützender Umgebung (z. B. Klinik, therapeutische Gemeinschaft, Gefängnis)
- F1x.23: gegenwärtig abstinent, aber in Behandlung mit aversiven oder hemmenden Medikamenten
- F1x.24: gegenwärtiger Konsum
- F1x.25: ständiger Konsum
- F1x.26: episodischer Konsum
- **Riskanter Konsum (F1x.8):** Durch den Substanzkonsum sind noch keine gravierenden Schäden aufgetreten, es besteht vielmehr ein erhöhtes Risiko von einschneidenden negativen Folgen. Je nach Substanz gelten hierbei unterschiedliche Kriterien (◘ Tab. 5.3).

Die Bedeutung der **Diagnosestellung** eines riskanten Konsums **bei Rehabilitanden** liegt darin, dass eine Rehabilitation einen günstigen Zeitpunkt (sog. „teachable moment") darstellt, um Betroffene frühzeitig auf persönliche Risikoverhaltensweisen hinzuweisen.

- **Schädlicher Konsum (F1x.1):** Substanzbedingte Schäden auf psychischem oder körperlichem Gebiet ohne Hinweise für eine Abhängigkeit. In den diagnostischen Leitlinien der ICD-10 wird ausdrücklich betont, dass die Ablehnung des Substanzkonsums durch andere Personen ebenso wie etwaige negative soziale Folgen (z. B. Inhaftierung, Arbeitsplatzverlust oder Eheprobleme) allein nicht ausreichen für die Diagnose eines schädlichen Konsums. Hierdurch soll bei der Vergabe dieser Diagnose jeder soziokulturelle Bias (Trend) ausgeschlossen werden.

Um Personen frühzeitig mit einem **veränderungsbedürftigen Alkoholkonsum** unterhalb einer Alkoholabhängigkeit zu identifizieren, können folgende Kriterien des «Diagnostic and Statistical Manual of Mental Disorders» (DSM-5) herangezogen werden:

- Wiederholter Konsum, der zu Versagen wichtiger Verpflichtungen führt
- Wiederholter Konsum in Situationen, in denen es zu körperlicher Gefährdung kommen kann
- Wiederholter Konsum trotz ständiger/wiederholter sozialer und zwischenmenschlicher Probleme
- Nachweis einer Toleranz
- Konsum länger und in größeren Mengen als geplant
- Hoher Zeitaufwand für Beschaffung und Konsum sowie Erholung
- Aufgabe oder Reduzierung von anderen Aktivitäten zugunsten des Konsums.

Außerdem wird im ICD-10 bei Suchtproblemen in Abhängigkeit der Substanz differenziert nach (◘ Tab. 5.4):

Es gibt auch bei Glücksspiel, PC- und Internetgebrauch, Kaufverhalten, Sexualverhalten suchtähnliche Phänomene, die häufig mit dem Begriff **„nicht stoffgebundene Suchtkrankheiten"** bezeichnet werden. Im ICD-10 sind diese gegenwärtig wie folgt zu kodieren (◘ Tab. 5.5):

Offen ist, ob pathologisches Glücksspiel und pathologische Nutzung von Spielen im Internet (sog. „Gaming") zukünftig im ICD-11 unter Süchten eingruppiert werden oder nicht.

Es existiert keine einheitliche Erklärung für die Entstehung einer Suchterkrankung, vielmehr wird von einem bio-psycho-sozialen Krankheitsgeschehen über drei **Teufelskreise** ausgegangen.

◘ Tab. 5.3 Substanzbezogene Kriterien für riskanten Konsum	
Substanz	**Kriterium für riskanten Konsum**
Alkohol	Frauen > 5× pro Woche bzw. > 12 g reiner Alkohol (1 Standardglas) pro Tag Männer: > 5× pro Woche bzw. > 24 g reiner Alkohol (2 Standardgläser) pro Tag
Medikamente	Länger und häufiger eingenommen als vom Arzt verschrieben, Einnahme bei Bedarf
Drogen	Immer riskant
Tabak	Immer riskant

5

◼ Tab. 5.4 Differenzierung von Suchtproblemen nach Substanz

Substanz	ICD-10-Code
Alkohol	F10.x
Opiate	F11.x
Cannabinoide	F12.x
Sedativa/Hypnotika	F13.x
Kokain	F14.x
Stimulanzien	F15.x
Halluzinogene	F16.x
Tabak	F17.x
Flüchtige Lösungsmitttel	F18.x
Multipler Substanzgebrauch	F19.x

◼ Tab. 5.5 ICD-10-Kodierung von „nicht stoffgebundenen" Suchtproblemen

Problemverhalten	ICD-Kapitel	ICD-10-Code
Glücksspiel	Impulskontrollstörung	F63.0
PC- und Internetgebrauch	Persönlichkeits- und Verhaltensstörung	F68.8
Kaufverhalten	Impulskontrollstörung	F63.9
Sexualverhalten	Impulskontrollstörung	F63.8

In Deutschland besteht ein spezifisches Suchthilfesystem, für dessen Finanzierung unterschiedliche Sozialsysteme zuständig sind (◼ Abb. 5.1).

◼ Tab. 5.6 listet die inhaltlichen Schwerpunkte der durch die Leistungsträger zu finanzierenden Rehabilitationsmaßnahmen auf.

5.2 Kriterien des Rehabilitationsbedarfs

Für die Bewilligung der verschiedenen Rehabilitationsleistungen bei Suchterkrankungen bestehen unterschiedliche Bedarfskriterien (◼ Tab. 5.7).

Hinsichtlich der Bewilligung von Rehabilitationsleistungen bei pathologischem Glücksspiel und pathologischem PC- und Internetgebrauch bestehen dagegen keine einheitlichen Kriterien: Während die regionalen Rentenversicherungsträger bei diesen Patienten oftmals Entwöhnungsbehandlungen in ausgesuchten Suchteinrichtungen bewilligen, sieht die Deutsche Rentenversicherung Bund eine Behandlung in psychosomatischen Kliniken mit entsprechend anerkannter Spezialisierung vor.

Bei Suchtkranken sind nur sehr selten berufliche Rehabilitationsleistungen indiziert, weil die Erwerbsfähigkeit durch Abstinenz fast immer wiederhergestellt werden kann. Lediglich in wenigen Berufskonstellationen ist aufgrund der erhöhten Rückfallgefahr eine Umschulung erforderlich (z. B. Koch, Servicekräfte in der Gastronomie, in

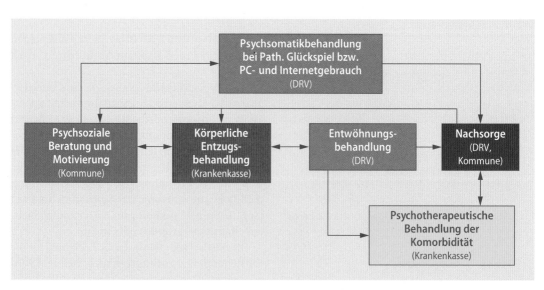

◼ Abb. 5.1 Das sozialsystemübergreifende deutsche Suchthilfesystem

◧ Tab. 5.6 Inhaltliche Schwerpunkte der Rehabilitationsleistungen bei stoffgebundenen Suchterkrankungen

Behandlungsart	Behandlungsschwerpunkte	Setting	Behandlungseinrichtung
Entwöhnungsbehand-lung	Aufbau von Abstinenzmotivation Behandlung von Komorbidität Soziale Stabilisierung Wiederherstellung der Erwerbs-fähigkeit Rückfallprävention	Stationär Teilstationär	Fachkliniken
		Ambulant	Suchtberatungsstellen
Ambulante Nachsorge	Abstinenzstabilisierung Behandlung von Komorbidität	Ambulant	Suchtberatungsstellen
			Niedergelassener Psycho-therapeut
Adaptionsbehandlung	Berufliche Wiedereingliederung bei Langzeitarbeitslosigkeit	Stationär	Adaptionseinrichtungen
Berufliche Rehabilitation	Umschulung Hilfsmittelversorgung	Stationär	Berufsförderungswerk

◧ Tab. 5.7 Bedarfskriterien für Rehabilitationsleistungen bei Suchtproblemen

Rehabilitationsleistung	Bedarfskriterien
Entwöhnungsbehandlung	Substanzabhängigkeit
Psychosomatische Behandlung	Substanzmissbrauch, wenn Erwerbsfähigkeit durch anderweitige psychische Primärdiagnose gefährdet ist
Adaptionsbehandlung	Langzeitarbeitslosigkeit bzw. rückfallgefährdendes Umfeld trotz erfolgreich absolvierter Entwöhnungsbehandlung
Ambulante Nachsorge	Anhaltende Rückfallgefährdung trotz erfolgreich absolvierter Entwöhnungs-behandlung

der Herstellung von Alkohol Beschäftigte mit Alkoholabhängigkeit, Pflegekräfte oder Ärzte mit Medikamentenabhängigkeit).

Einen Sonderfall nimmt die Tabakabhängigkeit ein. Obwohl Rauchen körperlich am schädlichsten von allen Suchterkrankungen ist und damit auch die höchsten Folgekosten im Gesundheitswesen nach sich zieht, besteht hierzulande kein Behandlungsanspruch. Allerdings gehören Angebote zur **Tabakentwöhnung** zum Standardangebot vieler medizinischer Rehabilitationseinrichtungen.

Entwöhnungsbehandlungen werden sowohl stationär als auch ganztägig ambulant (teilstationär) und ambulant angeboten. ◧ Tab. 5.8 zeigt auf, welche Kriterien bei der Wahl des **geeigneten Settings** maßgeblich sind.

Zu beachten ist das „Paradoxon der Niederschwelligkeit" (Lindenmeyer 2002): Die im Ver-

gleich zu stationären Behandlungsangeboten räumliche Niederschwelligkeit ambulanter und teilstationärer Behandlungssettings muss durch eher hochschwellige Eingangsvoraussetzungen und Therapieregeln kompensiert werden, um eine ausreichende Therapieordnung und -ernsthaftigkeit sicherstellen zu können. Dagegen sind gerade größere stationäre Einrichtungen aufgrund ihrer „hochschwellig" umfangreichen Ausstattung besonders gut in der Lage, flexibel und ohne jede Vorbedingung, d. h. „niederschwellig" auf jeden Patienten zu reagieren.

Es bestehen verschiedene Möglichkeiten eines Settingwechsels bei Entwöhnungsbehandlungen, um dem Behandlungsbedarf des Betroffenen besser entsprechen zu können:

— Im Anschluss an eine stationäre Entwöhnungsbehandlung kann eine sich nahtlos anschließende ambulante Entwöhnungs-

5

◻ Tab. 5.8   Kriterien für die Settingwahl bei Entwöhnungsbehandlung

Ambulante Entwöhnungs-behandlung	Ganztägig ambulante (teil-stationäre) Entwöhnungs-behandlung	Stationäre Entwöhnungsbehandlung
- Stabiles soziales Stützsystem, das im Rahmen einer ambulanten Behandlung in die Abstinenzbemühungen miteinbezogen werden kann - Berufstätigkeit, die durch die Behandlung nicht unterbrochen werden soll - Eine längere Abwesenheit des Betroffenen in der Familie nicht möglich (z. B. wegen der Versorgung von Kindern oder Angehörigen) - Abstinenzfähigkeit	- Stabiles soziales Stützsystem, das im Rahmen einer ambulanten Behandlung in die Abstinenzbemühungen miteinbezogen werden kann - Erwerbstätigkeit bzw. günstige berufliche Zukunftschancen - Eine längere Abwesenheit des Betroffenen in der Familie nicht möglich (z. B. wegen der Versorgung von Kindern oder Angehörigen) - Abstinenzfähigkeit	- Erforderliche Entlastung von beruflichen oder familiären Alltagsbelastungen - Erforderliche Entlastung des sozialen Stützsystems - Behandlungsbedürftige komorbide Störung - Schwere kognitive Beeinträchtigung - Therapieabbruch bei früherer ambulanter bzw. stationärer Behandlung - Wiederholte Rückfälle bei ambulanten Behandlungsversuchen - Fehlendes soziales Stützsystem/mangelnde soziale Integration - Alkoholgeprägtes Umfeld - Behandlungsbedürftige körperliche Folgeerkrankungen - Hohes Schadensrisiko bei Behandlungsmisserfolg (z. B. bei Ärzten, Polizeibeamten, Piloten)

behandlung beantragt werden, wenn die angestrebten Rehabilitationsziele noch nicht ausreichend erzielt wurden.

— Eine stationäre Entwöhnungsbehandlung kann mit Zustimmung des Leistungsträgers in eine teilstationäre Entlassphase umgewandelt werden, wenn hierdurch die Umsetzung der Rehabilitationsziele im Alltag besser erfolgen kann.

— In einigen Bundesländern gibt es schließlich die Möglichkeit einer sog. Kombi-Behandlung, bei der von vornherein zwischen vertraglich verbundenen Einrichtungen ein individueller Settingwechsel der Betroffen in Abhängigkeit des Behandlungsverlaufs vereinbart wird.

Eine Besonderheit bei Suchterkrankungen besteht bei der Antragstellung (vgl. ▶ Abschn. 18.3): Hier wird ein sog. „Sozialbericht" (DRV 2008) mit ausführlicher Sucht- und Sozialanamnese erwartet, der üblicherweise durch eine Suchtberatungsstelle oder die Sozialberatung einer Akutklinik im Verlauf mehrerer Beratungsgespräche ausgefüllt wird. Allerdings gibt es Modellprojekte (z. B. DRV Mitteldeutschland), bei denen ein vereinfachtes Antragsverfahren ohne Sozialbericht vereinbart wurde.

Voraussetzung für die Bewilligung einer Rehabilitation bei Suchtkranken durch die Deutsche Rentenversicherung ist:

— Rehabilitationsbedürftigkeit (sie wird bei Vorliegen einer Abhängigkeitsdiagnose unterstellt)

— Positive Rehabilitationsprognose (Teilhabe am beruflichen und gesellschaftlichen Leben). Ist diese z. B. bei dauerhafter Berentung nicht gegeben, so ist im Einzelfall zu prüfen, welche anderen Leistungsträger für die Rehabilitationsleistung zuständig sein könnten (Krankenkassen, Ämter zur Grundsicherung; vgl. ▶ Abschn. 18.2).

Kein Kriterium ist dagegen eine ausreichende Eigenmotivation des Betroffenen. Im Unterschied zu anderen Rehabilitationsleistungen liegt bei Suchterkrankungen in der Regel **kein Behandlungsbegehren** vonseiten des Patienten selbst vor, die Behandlungsaufnahme erfolgt vielmehr meist aufgrund von Außendruck. Der Anspruch aller Suchtrehabilitationseinrichtungen besteht daher darin, Betroffene zu einer ausreichenden Veränderungsmotivation zu bewegen.

Ausschlusskriterien für eine Rehabilitationsmaßnahme bei Suchtkranken sind:

— akute Suizidalität

— akutes psychotisches Geschehen

— körperliche Erkrankungen, die eine aktive Teilnahme an den Behandlungsmaßnahmen ausschließen

◘ Tab. 5.9 Übersicht evidenzbasierter Therapiemodule (ETM) in der Entwöhnungsbehandlung von Alkoholabhängigen (Reha-Therapiestandards der Deutschen Rentenversicherung)

ETM-Kode	ETM-Bezeichnung	Inhaltlicher Schwerpunkt
ETM 1	Sucht- und Psychotherapie: Einzelinterventionen	Abstinenzorientierte Suchtbehandlung und Psychotherapie der Komorbidität
ETM 2	Sucht- Psychotherapie: Gruppeninterventionen	Abstinenzorientierte Suchtbehandlung und Psychotherapie der Komorbidität
ETM 3	Therapien zur Förderung psychosozialer Kompetenz und kognitiver Fähigkeiten	Kompetenztraining und Ressourcenaktivierung
ETM 4	Angehörigenorientierte Interventionen	Einbeziehung von Partnern und Angehörigen
ETM 5	Arbeitsbezogene Leistungen	Berufsbezogene Problembereiche, Rückkehr an den Arbeitsplatz, Arbeitssuche, Arbeitstherapie
ETM 6	Tabakentwöhnung	Motivierung zu und Durchführung von abstinenzorientierter Tabakentwöhnung
ETM 7	Entspannungsverfahren	PMR, Biofeedback, Tai Chi, Chi Qong
ETM 8	Bewegungstherapie	Sport- und Physiotherapie
ETM 9	Gesundheitsbildung	Gesundheitsbezogene Schulung und Vorträge
ETM 10	Ernährungstherapeutische Leistungen	Kostformen, Schulung, Lehrküche
ETM 11	Gestalterische Ergotherapie und künstlerische Therapien	Kunst- und Gestaltungstherapie, Musik- und Tanztherapie
ETM 12	Leistungen zur sozialen und beruflichen Integration	Sozialberatung, Hausbesuche
ETM 13	Vorbereitung nachgehender Leistungen	Einleitung von Nachsorgemaßnahmen und Weiterbehandlung

5.3 Maßnahmen in der Rehabilitation

Rehabilitationsmaßnahmen erfolgen bei Suchterkrankungen in Form von sog. Komplexbehandlungen durch interdisziplinäre, in ihrer Zusammensetzung und Qualifikation durch die Leistungsträger vorgegebene Behandlungsteams (► Kap. 26). Die einzelnen Behandlungsangebote sind in der sog. Klassifikation therapeutischer Leistungen (KTL) (DRV 2014) in verschiedene Bereiche untergliedert und hinsichtlich der Behandlung von Alkoholabhängigen zu sog. evidenzbasierten Therapiemodulen (ETM) inhaltlich zusammengefasst (DRV 2015) (◘ Tab. 5.9).

Die individuelle Behandlungsplanung erfolgt gemeinsam durch den Betroffenen und den **fallführenden Behandler** (meist Bezugstherapeut bzw. Bezugsarzt genannt). Vonseiten der Leistungsträger wurden allerdings für die Entwöhnungsbehandlung von Alkoholabhängigen Reha-Therapiestandards (DRV 2015) vorgegeben, wonach eine bestimmte inhaltliche Breite und ein zeitlicher Mindestumfang der Behandlungsangebote einzuhalten sind.

Die Kostenzusage erstreckt sich zunächst nach der Hauptdiagnose über eine unterschiedliche Behandlungsdauer (◘ Tab. 5.10).

Die Behandlungsdauer kann allerdings je nach Behandlungsverlauf im Einzelfall im Rahmen einer sog. „Budgetregelung" verlängert bzw. verkürzt werden, wenn dadurch die Gesamtzeit aller Kostenzusagen in einer Einrichtung nicht überschritten wird.

Für die stationäre Entwöhnungsbehandlung von Alkoholabhängigen wurde mit dem RMK-Konzept (Rehabilitanden Management Kategorien) ein Messinstrument (Spyra et al. 2011) zur evidenzbasierten Ermittlung des individuellen Behandlungsbedarfs entwickelt.

◘ Tab. 5.10   Dauer der Kostenzusagen

Behand-lungsart	Substanz	Behandlungs-dauer
Entwöh-nungs-behandlung	Alkohol Medikamente Path. Glücksspiel Path. PC-/Inter-netgebrauch	8–12 Wochen
	Drogen	16 Wochen
Psycho-somatik-Behandlung	Path. Glücksspiel Path. PC-/Inter-netgebrauch	12 Wochen
Adaptions-behandlung	Generell	12 Wochen
Nachsorge	Generell	6 Monate

◘ Tab. 5.11   Nachsorgemaßnahmen

Art	Inhaltlicher Schwerpunkt	Institution
Langzeit-behand-lung	Soziale Stabilisierung	Soziotherapeu-tische Heime
Selbsthilfe-gruppen	Aufbau von abstinentem Lebensstil und Identität	Anonyme Alkoho-liker Guttempler Orden Blaues Kreuz Kreuzbund Freundeskreise
Ambulante Psycho-therapie	Behandlung von psychi-scher Komor-bidität	Niedergelassener psychologischer Psychotherapeut

5.4   Nachsorge

Entsprechend den aktuellen Behandlungsleit-linien (AWMF 2015) ist ein Gesamtbehandlungs-plan von einem 1 Jahr vorzunehmen. Welche Weiterbehandlungs- bzw. Nachsorgemaßnahmen je nach Ausprägung der Teilhabeeinschränkungen bzw. des sozialen Stützsystems hierbei über die be-reits beschriebene Nachsorge durch die Leistungs-träger hinaus indiziert sind, zeigt ◘ Tab. 5.11.

Für die Erfolgsprognose ist insbesondere entscheidend, ob Suchtkranke unmittelbar im Anschluss an die Rehabilitationsleistung in Arbeit sind bzw. zügig wieder Arbeit finden.

5.5   Fallbeispiel

5.5.1 Eigenanamnese

Alkohol: Nach eigenen Angaben trinkt der **40-jäh-rige Patient** seit etwa 15 Jahren regelmäßig Alko-hol. Zuletzt habe die tägliche Trinkmenge etwa 6 l Bier, relativ gleichmäßig über den Tag verteilt, sowie gelegentlich bis zu 0,5 l Schnaps betragen. Spätestens seit 5 Jahren habe er unter körperlichen Entzugserscheinungen gelitten (Tremor, Erbre-chen). Außerdem habe er 2-mal einen Krampfan-fall im Entzug erlebt. Bislang habe er sich ca. 6 Entzugsbehandlungen, aber noch keiner Ent-wöhnungsbehandlung unterzogen. Die längste Abstinenzphase habe ca. 2 Wochen gedauert.

Letzter Alkoholkonsum am Tag der Aufnahme. Alkoholbedingt sei es zu Konflikten, vermehrten Fehlzeiten und schließlich der Kündigung im Beruf, aber angeblich noch keinen negativen Aus-wirkungen im Alltag gekommen.

Tabak: Nach eigenen Angaben raucht Herr X. seit seinem 15. Lebensjahr. Zuletzt habe er ca. 20 Zigaretten pro Tag geraucht. Hierdurch sei es zu Atemnot und Raucherhusten gekommen. Er habe noch nie versucht, sich das Rauchen abzuge-wöhnen.

Ein **Diabetes mellitus Typ 2**, **Adipositas** und **Bewegungsmangel** sind seit vielen Jahren be-kannt.

5.5.2 Soziale Anamnese

Herr X. ist ledig und hatte noch nie in seinem Leben eine feste Partnerschaft. Einzige Bezugsper-sonen sind Trinkkumpane. Der Patient lebt zur Untermiete bei seinen Eltern, die keinerlei Ver-ständnis für seine Suchterkrankung haben („Du musst dich halt zusammenreißen"). Es bestehen Schulden in Höhe von 15.000 EUR, deren Rück-zahlung nicht geregelt ist.

Herr X. ist als Busfahrer seit 2 Jahren arbeitslos und lebt von ALG II. Der Führerschein wurde wegen wiederholtem Alkohol am Steuer entzogen. Herr X. ist sehr pessimistisch hinsichtlich einer Wiederanstellung („mich will keiner mehr").

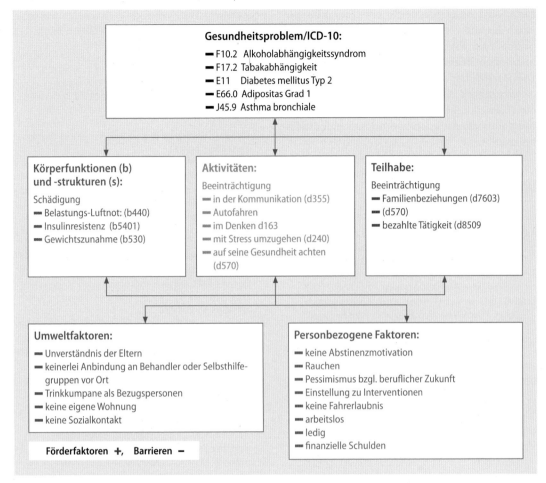

Gesundheitsproblem/ICD-10:

- F10.2 Alkoholabhängigkeitssyndrom
- F17.2 Tabakabhängigkeit
- E11   Diabetes mellitus Typ 2
- E66.0 Adipositas Grad 1
- J45.9 Asthma bronchiale

Körperfunktionen (b) und -strukturen (s):

Schädigung
- Belastungs-Luftnot: (b440)
- Insulinresistenz (b5401)
- Gewichtszunahme (b530)

Aktivitäten:

Beeinträchtigung
- in der Kommunikation (d355)
- Autofahren
- im Denken d163
- mit Stress umzugehen (d240)
- auf seine Gesundheit achten (d570)

Teilhabe:

Beeinträchtigung
- Familienbeziehungen (d7603)
- (d570)
- bezahlte Tätigkeit (d8509

Umweltfaktoren:

- Unverständnis der Eltern
- keinerlei Anbindung an Behandler oder Selbsthilfegruppen vor Ort
- Trinkkumpane als Bezugspersonen
- keine eigene Wohnung
- keine Sozialkontakt

Förderfaktoren **+**,   Barrieren **–**

Personbezogene Faktoren:

- keine Abstinenzmotivation
- Rauchen
- Pessimismus bzgl. beruflicher Zukunft
- Einstellung zu Interventionen
- keine Fahrerlaubnis
- arbeitslos
- ledig
- finanzielle Schulden

◻ Abb. 5.2   Fallstrukturierung nach ICF-Komponenten für die Rehabilitationsplanung

5.5.3 Aktueller Befund

Herr X. war bei der Aufnahme intoxikiert (0,6 Promille). Er fühlt sich zur Behandlung durch die Arbeitsagentur und die Führerscheinstelle erpresst. Er selbst sieht keine Notwendigkeit für künftige Abstinenz („ich muss halt ein bisschen kürzer treten").

Taillenumfang 104 cm, BMI 32 kg/m² entsprechend einer Adipositas Grad 1.

Herr X. hat bislang keine Selbsthilfegruppe oder Suchtberatungsstelle aufgesucht. Die Beantragung erfolgte durch die letzte Entzugsklinik.

5.5.4 Diagnosen

Alkoholabhängigkeitssyndrom (F10.2x), Nikotinabhängigkeit (F17.2x), Diabetes mellitus Typ 2

(E11), Adipositas Grad 1 (E66.0), Asthma bronchiale (J45.9).

5.5.5 Fallstrukturierung nach ICF-Komponenten für die Rehabilitationsplanung

Ausgehend von den Diagnosen ergeben sich für die Rehabilitationsplanung folgende Ansatzpunkte (◻ Abb. 5.2): Auf der **Struktur- und Funktionsebene** werden die Insulinresistenz und die Belastungsluftnot als Problem deutlich, welche durch den sozialen Rückzug des Patienten und das Übergewicht ungünstig beeinflusst werden. Entsprechende ärztliche Beratung, sporttherapeutische Maßnahmen und Raucherentwöhnung sind einzuleiten. Rehabilitationsdiagnostik und Therapie sind einzuleiten. Auf der **Teilhabeebene**

zeigen sich Ansatzpunkte für einen interdisziplinären Einsatz von Sozialarbeitern, Arbeitsthera-
peuten und Psychologen, um die zahlreichen
manifesten Beeinträchtigungen zu vermindern.
Die Darstellung der **Kontextfaktoren** zeigt die
Notwendigkeit einer Adaptionsmaßnahme und
die Notwendigkeit von Schulungen zur Absti-
nenzmotiviationsförderung und Raucherentwöhnung auf.

Weitere Informationen

Literatur

Arbeitsgemeinschaft der Wissenschaftlichen Medizinischen
Fachgesellschaften (AWMF) (2014) S3-Leitlinie – Alko-
holbezogene Störungen: Screening, Diagnose und
Behandlung, Stand 31.07.2014. http://www.awmf.org/
leitlinien/detail/ll/076-001.html

Batra A, Bilke-Hentsch O (Hrsg) (2016) Praxishandbuch
Sucht. Therapie der Suchterkrankungen im Jugend-
und Erwachsenenalter. Thieme, Stuttgart

Beckmann U, Naumann B (2012) Suchtrehabilitation durch
die Rentenversicherung. In: Jahrbuch Sucht 2012.
Pabst, Lengerich, S 241–256

Deutsche Hauptstelle für Suchtfragen e. V. (Hrsg) (2015)
Jahrbuch Sucht 2015. Pabst, Lengerich

Deutsche Rentenversicherung Saarland (DRV) Formular
Sozialbericht für Abhängigkeitserkrankte SB1. https://
www.deutsche-rentenversicherung.de/Saarland/de/
Inhalt/5_Services/04_Formulare_Antraege/_pdf/SB1.
html

Deutsche Rentenversicherung Bund (DRV) (2015) KTL –
Klassifikation therapeutischer Leistungen in der medizinischen Rehabilitation. https://www.deutsche-
rentenversicherung.de/Allgemein/de/Navigation/3_
Infos_fuer_Experten/01_Sozialmedizin_Forschung/02_
reha_qualitaetssicherung/ktl_node.html

Deutsche Rentenversicherung Bund (DRV) (2016) Reha-
Therapiestandards Alkoholabhängigkeit für die medizinische Rehabilitation der Rentenversicherung.
https://www.deutsche-rentenversicherung.de/
Allgemein/de/Inhalt/3_Infos_fuer_Experten/01_
sozialmedizin_forschung/downloads/quali_reha
therapiestandards/Alkohol/rts_alkohol_download.html

Köhler J (2013) Rehabilitation und verminderte Erwerbsfähigkeit bei psychischen und Verhaltensstörungen
durch psychotrope Substanzen. In: Badura A (Hrsg),
Fehlzeiten-Report 2013. Springer, Berlin Heidelberg,
S 135–140

Korsukewitz C (2010) Integration oder Separation von
Behandlungsangeboten: Perspektive der Rentenversicherung. Sucht aktuell 2: 29–33

Lindenmeyer J (2002) Kommt alles Gute wieder einmal in
kleinen Päckchen aus Amerika? – Eine kritische Reflexion aktueller Entwicklungen in der Behandlung von
Alkoholabhängigen. Sucht aktuell 2: 11–17

Lindenmeyer J (2016) Lieber schlau als blau. Entstehung
und Behandlung von Alkoholabhängigkeit. Beltz,
Weinheim

Meyer C, Rumpf HJ, Kreuzer A, de Brito S, Glorius S, Jeske C,
Kastirke N, Porz S, Schön D, Westram A, Klinger D,
Goeze C, Bishof G, John U (2011) Pathologisches
Glücksspielen und Epidemiologie (PAGE): Entstehung,
Komorbidität, Remission und Behandlung – End-
bericht an das Hessische Ministerium des Inneren und
für Sport. Greifswald und Lübeck: Unveröffentlichter
Forschungsbericht

Meyer M, Mpairaktari P, Glushanok (2013) Krankheits-
bedingte Fehlzeiten in der deutschen Wirtschaft im
Jahr 2012. In: Badura B (Hrsg), Fehlzeitenreport 2013.
Springer, Berlin Heidelberg, S 263–446

Pabst A, Kraus L, de Matos EG, Piontek D (2013) Substanzkonsum und substanzbezogene Störungen in
Deutschland im Jahr 2012. Sucht 59: 321–332

Spyra K, Köhn S, Ammelburg N, Schmidt C, Missel P, Lindenmeyer J (2011) Rehabilitanden Management Kategorien – RMK. Entwicklungsprozess und ausgewählte
Ergebnisse am Beispiel der Suchtrehabilitation. Rehabilitation 50: 298–307

Rumpf HJ, Meyer C, Kreuzer A, John U (2011) Prävalenz der
Internetabhängigkeit (PINTA) – Bericht an das Bundes-
ministerium für Gesundheit (BMG). Lübeck: Universität
Lübeck, Klinik für Psychiatrie und Psychotherapie

Internetlinks

Bundesverband für stationäre Suchtkrankenhilfe e.V.
(BUSS). Übersicht über stationäre Entwöhnungs-
einrichtungen. https://suchthilfe.de/verband/
aufgaben.php

Deutsche Hauptstelle für Suchtfragen (DHS) – Übersicht
über Beratungsstellen und ambulante Entwöhnungs-
einrichtungen. http://www.dhs.de/einrichtungssuche.
html

Fachverband Sucht e.V. – Übersicht über stationäre Ent-
wöhnungseinrichtungen. http://www.sucht.de/

Nervensystem

Johannes Pichler

© Springer-Verlag GmbH Deutschland, ein Teil von Springer Nature 2018
Bundesarbeitsgemeinschaft für Rehabilitation e.V. (BAR) (Hrsg.), *Rehabilitation*
https://doi.org/10.1007/978-3-662-54250-7_6

6.1   Sozialmedizinische Bedeutung

Die Neurologie hat in der Rehabilitation eine zahlenmäßig zwar kleine, von den Kosten für die Gesellschaft und den Auswirkungen für die Betroffenen aber herausragende Bedeutung. Dies liegt an mehreren Faktoren: Zum einen ist Schlaganfall die häufigste Ursache für eine lebenslang bleibende Behinderung, zum anderen ist die soziale und berufliche Wiedereingliederung nach einer Verletzung des zentralen Nervensystems grundsätzlich anders zu betrachten als nach orthopädischen oder kardiologischen Erkrankungen. Die Prognosen nach Schäden des Bewegungsapparates (▶ Kap. 2) oder des kardio-pulmonalen Systems (▶ Kap. 3) sind deutlich präziser, was den Grad der Wiederherstellung und die Zeit bis zur vollständigen Wiedereingliederung betrifft.

Das Kernproblem liegt darin, dass neurologische Erkrankungen/Verletzungen ausgerechnet unser zentralstes Steuerungsorgan angreifen. Das Gehirn ist ja zur Krankheitsverarbeitung und zur Anpassung an die neue Situation am meisten gefordert. Es liefert alle Voraussetzungen für die Bewältigung von körperlichen und geistigen Aufgaben im häuslichen, sozialen und beruflichen Leben. Hirnschäden münden in Beeinträchtigungen, die sowohl **motorische Fähigkeiten**, wie z. B. das Gehen und den Arm- und Handgebrauch, die Sprach- und Sprechfertigkeiten als auch die **geistige Leistungsfähigkeit** in den Bereichen Aufmerksamkeit und Konzentration (mit Minderung der Gesamtbelastbarkeit), Gedächtnis sowie Planen und Problemlösen betreffen können und nicht zuletzt auch die Fähigkeit zu einer adäquaten Regulation des **Sozialverhaltens**, die sogenannten „Soft Skills". Hirnorganisch bedingte Wesensänderungen erschweren die soziale Reintegration zusätzlich.

Ausgerechnet dieser übergeordnete Heilungskoordinator und zentrale Anpassungsrechner – unser Gehirn – kann sich nicht selbst regenerieren. Eine echte Heilung ist nicht möglich, nur eine möglichst sinnvolle Reorganisation des Gehirns als Reaktion auf die verbleibenden eigenen Substanzdefekte. Deshalb besteht ein großer Teil der Beeinträchtigungen meist dauerhaft. Dies gilt auch für Verletzungen des Rückenmarks. Auch wenn durch Rehabilitationsmaßnahmen eine Verbesserung der Funktionen erreichbar ist, bleibt eine Kernaufgabe die Ermächtigung zu maximal möglicher Partizipation **trotz** bestehender Rest-Einbußen. Doch nicht nur dadurch wird eine weit über das normale Maß der Rehabilitation anderer Krankheitsbilder hinausgehende Hilfestellung von außen notwendig: Die Teilhabe am gesellschaftlichen Leben wird mindestens ebenso beeinträchtigt durch die **emotionalen Reaktionen** auf die Erkrankung wie reaktive Depressionen, Schamgefühle mit sozialem Rückzug und Veränderung im Verhalten.

Häufige Krankheitsbilder

A. Akut erworbene Hirnschäden:
- Schädel-Hirn-Trauma (ICD-10: S06 …, T90.5)
- Hirntumor-OP (ICD-10: C70 bis C72, D 18.02, D32, D33, D44.5)
- Globale zerebrale Hypoxie (Folgen eines Sauerstoffmangels, ICD-10: G93.3)
- Abgeschlossene Enzephalitis (ICD-10: G04 bis G09)
- Zustand nach Schlaganfall
  - Ischämischer Hirninfarkt (ICD-10: I63 und I69.3)
  - Intrazerebrale Hirnblutung (ICD-10: I61 und I62 und I69.1)
  - Subarachnoidalblutung (ICD-10: I60 und I69.0)
  - Sinusvenenthrombose (ICD-10: I67.6 und G08)
- Rückenmarksverletzungen (ICD-10: S14, S24, S34, G82)
- Peripher-neurologische Folgen einer Verletzung:
  - Plexusschäden, Kompression oder Durchtrennung von Nervenwurzeln oder peripheren Nerven (ICD10: G54 bis G57)

B. Chronisch-progrediente neurologische Erkrankungen:
- Multiple Sklerose (MS) Enzephalomyelitis disseminata und andere demyelinisierende Erkrankungen (ICD-10: G 35 bis G37)
- Parkinson-Syndrom und andere Bewegungsstörungen (ICD-10: G20 bis G26)
- Polyneuropathien, Polyneuritiden und andere Neuropathien (ICD-10: G60 bis G64)
- Myopathien und Myasthenie (ICD-10: G70 bis G73)

C. **Neurologische Folgen einer intensiv-
medizinischen Behandlung bei
primär nicht neurologischen Grunderkrankungen:**
   - Critical-illness(-care)-Polyneuropathie
     (ICD-10: G62.80)
   - Critical-illness(-care)-Myopathie
     (ICD-10: G72.80)
   - Septische Enzephalopathie
     (ICD-10: G72.80)

Die Gruppe C macht durch die Errungenschaften der interdisziplinären Intensivmedizin einen immer größeren Anteil unter den Indikationen aus. Dies liegt einerseits daran, dass Critical-illness-Polyneuropathien und -Myopathien Folgen von längerer maschineller Beatmung und intensiver Antibiotikatherapie sind. Andererseits sehen die Rehabilitationskonzepte anderer Fachdisziplinen (v. a. Kardiologie und Transplantationsmedizin) keine medizinisch aufwendige **Frührehabilitation** vor (▶ Glossar), sodass nach Entlassung aus der Akutmedizin in besonders schweren Fällen nur eine Verlegung in eine neurologische Frührehabilitation sinnvoll ist. Dann werden im DRG-System die Diagnosen der Gruppe C als Hauptdiagnosen herangezogen.

6.2 Kriterien des Rehabilitationsbedarfs

6.2.1 Sozialmedizinische Beurteilungskriterien

■ ■ Grad der Funktionseinschränkungen
- Lähmungen und Sensibilitätsstörungen
- Schwindel und Störungen des Gleichge-
  wichtssinns
- Quantitative und qualitative Bewusstseins-
  minderung (Koma, Delir)
- Wahrnehmungsstörungen (Neglect: eine
  Vernachlässigung einer Körper- und
  Raumhälfte, Gesichtsfeldeinschränkungen,
  Hörminderung)
- Awareness für die eigenen Einschränkungen
  (Anosognosie: völlig fehlende Fähigkeit zum
  Erkennen der eigenen Einschränkungen,
  Anosodiaphorie: teilweise fehlende Fähigkeit
  zum Erkennen der eigenen Einschränkungen)

- Kognitive Defizite (Störungen der Aufmerksamkeit, Gedächtnisleistung und Exekutiv-
  leistungen, v. a. aber der kognitiven Dauerbelastbarkeit)
- Minderung der körperlichen Dauerbelastbarkeit

■ ■ Risikofaktoren
- Klassische kardiovaskuläre Risikofaktoren
  (▶ Kap. 3)
- Immunschwäche (für alle infektiösen Erkrankungen des Nervensystems: Diabetes mellitus, HIV, lange Intensivbehandlung, ausgeprägte Immunopathien aus dem rheumatologischen oder onkologischen Formenkreis)
- Bisher nicht gesundheitsbewusste Lebensführung

■ ■ Begleit- und Folgeerkrankungen
- Depressionen (z. B. post stroke depression)
- Hirnorganische Wesensänderung
- Persistierende Kopfschmerzsyndrome (z. B.
  chronisch posttraumatischer Kopfschmerz)
- Posttraumatische Belastungsstörung
- Komplikationen der Intensivbehandlung
  (z. B. Critical-care-Polyneuropathie: Funk-
  tionsstörung der peripheren Nerven;
  Critical-care-Myopathie: Funktionsstörung
  der Muskeln, ▶ Abschn. 6.1)
- Orthopädische Folgen einer Fehlbelastung,
  z. B. nach Halbseitenlähmung

■ ■ Psychosoziale Belastungen
- Nachdem neurologische Erkrankungen nur
  in Ausnahmefällen zu einer völligen Wiederherstellung des Ausgangsbefundes führen,
  sind diese häufig mit einer anhaltenden
  Störung des Selbstwertgefühls verbunden. Es
  gilt, **eine neue Identität zu finden**: Von „Ich
  will wieder so wie vorher werden" zu „Ich
  habe mir ein neues Leben aufgebaut".
- Auf dem Weg dorthin haben viele Betroffene
  zuerst mit ihrer Abhängigkeit bei der Selbstversorgung und insgesamt ihrer eingeschränkten Selbstständigkeit zu kämpfen. Das
  nagt zusätzlich an der Selbstachtung und
  führt mitunter zu einem Gefühl der Hilflosigkeit und einer passiven Grundhaltung.
- Unter-, häufiger jedoch Überversorgung
  durch die Angehörigen: Wenn keine Angehörigen vorhanden sind, so ist die Rückkehr in
  das gewohnte Lebensumfeld besonders er-

schwert. Selbst wenn diese sehr unterstützend sind, so ändern sich die **sozialen Rollen** innerhalb der Familie, Partnerschaft und Nachbarschaft erheblich: Die Partner übernehmen die Aufgabe des Versorgers, Pflegers und Unterstützers. Mit diesen ungleich verteilten Rollen ist oft die Rolle des liebenden Partners nicht mehr vereinbar. Trennungen innerhalb der ersten 5 Jahre nach der Erkrankung sind nach neurologischen Erkrankungen häufig. Als Ziel gilt es oft zuerst, die Voraussetzungen für eine größere Unabhängigkeit des Rehabilitanden zu schaffen, auch über entsprechende **Angehörigenarbeit** (▶ Abschn. 21.1).

- **Überwindung der Scham:** Eine Reintegration gelingt nur, wenn die Betroffenen ihre Scham überwinden, sich mit ihren persistierenden Erkrankungsfolgen in der Gesellschaft (unter Freunden, Vereinskameraden, Arbeitskollegen, Nachbarn) zu zeigen.
- **Erklärungsnot:** Vielen Menschen, die mit den Folgen ihrer neurologischen Erkrankung am Leben teilhaben wollen, sieht man ihre Beeinträchtigungen nicht an. Immer wieder müssen sie Familienangehörigen, Bekannten und Kollegen erklären, warum sie z. B. sich das Gesagte nicht merken können, langsamer arbeiten oder ihre Konzentration plötzlich nachlässt. Häufig bekommen sie zu hören: „Stell dich nicht so an."
- **In strukturschwachen Regionen** sind häufig nach der stationären Rehabilitation wohnortnah keine ausreichenden interdisziplinären, ambulanten **Nachsorgemöglichkeiten** vorhanden (▶ Kap. 20). Zusätzlich ist oft das Netz des öffentlichen Nahverkehrs lückenhafter. Die Mobilität bei häufigem Nicht-Erreichen der Fahreignung für Kraftfahrzeuge ist damit massiv herabgesetzt.
- Im beruflichen Umfeld ist nach Hirnerkrankungen der Umgang mit hoher Verantwortung, Zeitdruck, Schichtdiensten, hohen Anforderungen an die kognitive Flexibilität, insgesamt **Anpassung** an neue Arbeitsverhältnisse stark erschwert.
- Noch wichtiger als die technischen Arbeitsplatzbedingungen sind die **persönlichen/ atmosphärischen Arbeitsplatzbedingungen**: Nach Wechsel der Abteilung innerhalb der Firma, Umstrukturierungsmaßnahmen oder Wechsel der Vorgesetzten kommt es bei primär bereits erfolgreich wieder eingegliederten Menschen mit erworbenen Hirnschäden häufig zu so deutlichen Verschlechterungen, dass ein erneuter Rehabilitationsbedarf entstehen kann.

6.2.2 Voraussetzungen und Ausschlusskriterien für die neurologische Rehabilitation

Die Voraussetzungen richten sich nach der jeweiligen Rehabilitationsphase (▶ Abschn. 6.3) und werden anhand verschiedener Messinstrumente zur Überprüfung der Selbstversorgungsfähigkeiten und bereits erreichten Teilhabe festgelegt (z. B. Barthel-Index: BI, functional independence measurement: FIM, Selbstständigkeits-Index für die Neurologische und Geriatrische Rehabilitation: SINGER).

■■ Ausschlusskriterien
- Es besteht keine positive Rehabilitations- und Teilhabeprognose (außer der Phase B ▶ Abschn. 6.3; diese wurde entwickelt, um die Rehabilitationsprognose überprüfen zu können).
- Der Rehabilitand ist für die Maßnahme nicht ausreichend motiviert (außer der Phase B; hier kann der Rehabilitand seine Motivation oft noch gar nicht mitteilen).
- Der Betroffene ist für die nächste Rehabilitationsphase körperlich nicht belastbar genug. Ein Überschreiten dieser Schwelle ist zum Zeitpunkt der Beurteilung noch nicht absehbar.
- Es besteht die Notwendigkeit einer akutstationären Behandlung wegen Nebenerkrankungen/Komplikationen.
- Bei ambulanten Rehabilitationen muss die Entfernung vom Wohnort des Rehabilitanden zur jeweiligen ambulanten Rehabilitationseinrichtung ausreichend gering sein, damit die Fahrzeit für ihn zumutbar ist (je nach Kostenträger 45–70 min einfache Fahrzeit).
- Es ist zwar kein Ausschlusskriterium, aber eine anhaltende Besiedelung mit einem hygienerelevanten Keim (Multiresistente Erreger = MRE, insbesondere MRSA, VRE, ACBA, ESBL), die eine leitliniengerechte Isolation erforderlich macht, mindert die Effektivität der Rehabilitation erheblich. Infolge der oft viele Wochen langen Isolation kommt es häufig zu Vereinsamung und Depression.

■■ **Besonderheiten bei der Antragstellung**

Bei der neurologischen Rehabilitation ist die angestrebte Rehabilitationsphase (▶ Abschn. 6.3) von entscheidender Bedeutung. Hier gilt es, immer einen der oben erwähnten Selbstständigkeits-Indices dem Antrag beizufügen. Nur dann wird die avisierte Rehabilitationsklinik dem Antrag zustimmen; dies gilt für alle Kostenträger.

Zusätzlich besteht eine Trennlinie zwischen Phase C und D bezüglich der Kostenträger: Während die Phasen A, B und C grundsätzlich von den gesetzlichen Krankenkassen übernommen werden (Ausnahme gesetzliche Unfallversicherung), werden die Phase D und die Phase E (v. a. wenn es um die Teilhabe am Arbeitsleben geht) bei den noch im Erwerbsleben stehenden Rehabilitanden von der Deutschen Rentenversicherung (DRV) übernommen (vgl. ▶ Abschn. 18.2 und ▶ Abschn. 38.4.1). Für viele der unterschiedlichen Leistungen der Phase E ist eine leistungsrechtliche Zuordnung zu den Kostenträgern bisher nicht erfolgt.

6.3 Maßnahmen in der Rehabilitation

6.3.1 Besonderheiten: Das Phasenmodell der neurologischen Rehabilitation

Die neurologische Rehabilitation ist eingeteilt in die Phasen A bis F. Diese folgen aufeinander nicht unbedingt chronologisch, sondern die Zuordnung erfolgt über die Ausprägung der Erkrankungsfolgen bzw. Art der Behinderung und deren Auswirkungen – gemessen an einem der oben erwähnten Selbstständigkeits-Indices. Die Phase, in der sich ein Patient befindet, bestimmt somit auch die Behandlungs- und Rehabilitationsziele sowie Aufgaben und Leistungen des zuständigen Rehabilitationsträgers.

■■ **Phase A**

In der Phase A, der akuten Versorgung im Krankenhaus unmittelbar nach dem Ereignis, finden bereits erste Rehabilitationsmaßnahmen statt. Zudem werden die Patienten in die Phasen B bis E weitergeleitet. Zu beachten ist, dass nicht jede Rehabilitationsklinik das volle Therapiespektrum der Phasen B bis E bietet.

■■ **Phase B**

Die Phase B, in der häufig noch eine intensivmedizinische Betreuung – mit entsprechend hohem technischen und personellen Einsatz – notwendig ist, hat eine Sonderrolle: Da die Rehabilitation in anderen Fachgebieten nicht in Phasen eingeteilt ist, verfügen deren Rehabilitationseinrichtungen nicht über eine Frührehabilitation. Daher werden in neurologischen Frührehabilitationseinrichtungen häufig auch Betroffene anderer Fachrichtungen (Kardiologie, Unfallchirurgie) betreut. Dafür wurde eigens eine gesonderte Abrechnungsposition der „fachübergreifenden Frührehabilitation" innerhalb des DRG-Fallpauschalensystems eingerichtet.

■■ **Phase C**

Während es in der Phase B darum geht, bettlägerigen bewusstlosen oder schwer bewusstseinsgeminderten Patienten die Kontaktaufnahme zur Umwelt zu ermöglichen und einfachste sensorische, motorische und basale Funktionen zu stimulieren, sind die Ziele der Phase C schon höher gesteckt. Den Betroffenen, die sich zumindest wieder eingeschränkt bewegen können, soll ein möglichst selbstständiger Umgang mit den alltäglichen Herausforderungen (Aktivitäten des täglichen Lebens = ATL) ermöglicht werden: sich trotz der Behinderungen selbstständig zu waschen, anzuziehen, in der Wohnung ohne externe Hilfe zu versorgen und sich etwas Einfaches zu essen zuzubereiten.

Nach der Frührehabilitation der Phase B oder der weiterführenden Phase C schließen sich entweder die Anschlussheilbehandlung (AHB, ▶ Glossar) mit der Phase D, die ambulante Nachsorge (Phase E) oder mit der Phase F die dauerhafte Pflege an.

■■ **Phase D**

Rehabilitanden der Phase D trainieren für eine weitgehend selbstständige Lebensführung zu Hause und bereiten sich im Bestfall auf die Rückkehr in das Berufsleben vor. Nicht jeder von ihnen muss zwangsläufig auch die Phasen B und C durchlaufen haben. Patienten mit leichten Erkrankungsfolgen können oft nach der Akutbehandlung direkt zur Anschlussheilbehandlung wechseln.

■■ **Phase E**

Patienten, die in der meist ambulanten Nachsorge der Phase E therapiert werden, haben bereits ein

6

Stück ihres alten Lebens wiedererlangt, leben oft wieder in den eigenen vier Wänden und sind – wenn auch mit Hilfsmitteln – wieder mobil. Bei ihnen geht es nun darum, die Teilhabe an Familie, Nachbarschaft, Ausbildungs- und Arbeitsleben zu fördern (▶ Abschn. 39.2).

■■ Phase F

Pflegeeinrichtungen der Phase F bieten nicht nur spezialisierte Pflege für schwer Betroffene, sondern auch eine therapeutische Behandlung an. Damit soll sichergestellt werden, dass eine Verbesserung nicht übersehen wird, die eine Wiederaufnahme in eine der anderen Rehabilitationsphasen möglich machen könnte.

6.3.2 Umsetzung der Rehabilitationsziele

Voraussetzung für eine erfolgreiche neurologische Rehabilitation sind einerseits die interdisziplinäre, eng abgesprochene Zusammenarbeit aller Fachgruppen (Pflege, Ergo-, Physikalische, Physio-, Sprach- und Schlucktherapie, Neuropsychologie, Ärzte, Sozialarbeit, ▶ Kap. 26), aber auch eine realistische Zielsetzung in Bezug auf die zur Verfügung stehende Rehabilitationszeit.

Da zu Rehabilitationsbeginn nicht automatisch mit einer Verlängerung der Rehabilitationszeit durch den jeweils zuständigen Kostenträger gerechnet werden kann, ist es notwendig, bestimmte, für die ambulante Weiterversorgung unbedingt erforderliche Ziele in den Vordergrund zu stellen. Eine **Priorisierung der Ziele** ist unerlässlich. Dabei gilt es, zwischen den für den Betroffenen **subjektiv wichtigen** und für die nächsten Organisationsstrukturen **unbedingt erforderlich** Zielen zu vermitteln. Da die Betroffenen häufig zu Beginn der Rehabilitationskette noch nicht in der Lage sind, ihre Ziele selbstständig festzulegen, ist eine Einbindung der Angehörigen sehr wichtig.

Insbesondere in der neurologischen Rehabilitation geht es nicht nur darum, verlorene körperliche und mentale Funktionen wiederzugewinnen. Mit fortschreitendem Rehabilitationsverlauf wird die Kompensation nicht wieder erlernbarer Fähigkeiten immer wichtiger (mit materiellen Hilfsmitteln, aber auch Strategien wie konsequentem Aufschreiben bei Gedächtnisstörungen). Insgesamt sollen die Betroffen dazu ermächtigt werden, an allen Facetten des Lebens wieder teilzuhaben

– trotz persistierender Restprobleme. Dazu ist eine edukative, teils auch psychotherapeutische Begleitung erforderlich (▶ Kap. 29, ▶ Kap. 28).

Bei dem hohen Maß an dauerhaft verbleibenden Beeinträchtigungen ist die **Sozialarbeit** essenziell (▶ Kap. 30):
- Anträge an das Versorgungsamt zur Festlegung eines GdB/Schwerbehindertenausweises
- Rechtzeitig vor Auslaufen des Krankentagegelds eine Erwerbsunfähigkeitsrente beantragen
- Kontakt mit dem Arbeitgeber aufnehmen und die Rahmenbedingungen für eine stufenweise berufliche Wiedereingliederung (▶ Abschn. 42.6.2) festlegen
- Den Hausarzt informieren, dass er die berufliche oder soziale Wiedereingliederung begleiten soll und wo er sich dabei Hilfe holen kann (z. B. ambulante Neuropsychologie, sofern wohnortnah vorhanden)
- Die Organisation weiterer nachstationärer Versorgungs- und Unterstützungsangebote.

6.4 Nachsorge

Wie in ▶ Abschn. 6.1 ausgeführt, verbleiben auf keinem anderen Rehabilitationsgebiet so viele lebenslang persistierende Teilhabeeinschränkungen wie in der Neurologie. Daher ist die langfristige Nachsorge hier von herausragender Bedeutung. Ende 2013 wurden die Empfehlungen zur Phase E veröffentlicht, die alle Leistungen klar dem Teilhabegedanken unterstellen.

Die **Hilfsmittelversorgung** ist idealerweise **vor der Entlassung** aus der stationären Rehabilitation abgeschlossen und wurde durch eine therapeutische Wohnungsbegehung auf die realen Bedürfnisse vor Ort angepasst (▶ Abschn. 33.3). Duschhocker oder Badewannenbretter, die die Selbstversorgung erleichtern sollen, müssen den räumlichen Bedingungen im Badezimmer der Betroffen bei Entlassung entsprechen. Eine barrierefreie Ausstattung des Wohnumfelds gelingt meist nicht so schnell, vor allem wenn größere Umbauten erforderlich sind (Erweitern der Türstöcke, wenn diese zu schmal sind für den schmalst-möglichen Rollstuhl, Anbringen einer Rampe neben den Treppen am Hauseingang).

Vor dem Antrag auf Kostenübernahme an den Kostenträger sollten Hilfsmittel zur Erhöhung der

Mobilität auf die subjektive **Akzeptanz** durch den Betroffenen überprüft werden: Oftmals wird z. B. ein Gehen ohne Rollator oder Unteramgehstütze erst mit einer mechanischen Sprunggelenks-Stabilisation (Peronaeus-Schiene) möglich. Hier gibt es verschiedenste Möglichkeiten, das für den Patienten geeignete und von ihm akzeptierte Hilfsmittel durch Ausprobieren auszuwählen.

Nach Entlassung behandeln **ambulante Heilmittelerbringer** (▶ Glossar) Patienten auf Rezept in den Bereichen Physiotherapie und Physikalische Therapie, Ergotherapie und Logopädie, aber ohne interdisziplinären Austausch oder rehabilitationsmedizinisch-ärztliche Supervision.

Neben der therapeutischen Weiterversorgung können je nach Hilfebedarf zusätzliche **Pflege- und Unterstützungsarrangements** in der Häuslichkeit oder in Pflegeeinrichtungen notwendig werden. Bereits vor Entlassung sind diese meist vom Sozialdienst in Zusammenarbeit mit der Pflege zu organisieren. Dazu gehört grundsätzlich auch die Beantragung eines Pflegegrades (▶ Abschn. 48.1). Angehörige sind hierbei eng einzubeziehen.

Patienten, für die die Deutsche Rentenversicherung die Kosten der Rehabilitation übernommen hat, können zwar an einem Intensivierten Rehabilitationsnachsorgeprogramm (IRENA) teilnehmen, dies ist aber weitgehend an orthopädischen Vorgaben und kaum an neurologischen Bedürfnissen orientiert. Mindestens ebenso sinnvoll ist die Teilnahme am Rehabilitationssport (▶ Abschn. 42.7).

In der **Phase E** sind drei Patientengruppen zu unterscheiden: Menschen mit leichten, mittelgradigen und schweren Beeinträchtigungen der Funktionen, Aktivitäten und Teilhabe:

1. Während Menschen mit **leichten** Beeinträchtigungen relativ gute Aussichten der Beschäftigung auf dem allgemeinen Arbeitsmarkt haben, auch bei leichten verbleibenden Beeinträchtigungen, ist trotzdem eine möglichst frühzeitige Kooperation aller Beteiligten erforderlich. Die Einleitung eines betrieblichen Eingliederungsmanagements (BEM) sollte durch den zuständigen Rehabilitationsträger oder den Leistungserbringer frühzeitig angeregt werden.

2. Menschen mit **mittelgradigen** Beeinträchtigungen wird eine Rückkehr in den allgemeinen Arbeitsmarkt nur mit spezifischen Maßnahmen gelingen: Dies können Leistungen zur Teilhabe am Arbeitsleben (LTA) in Phase-II-Einrichtungen der medizinisch-beruflichen Rehabilitation, Berufsförderungs- oder Berufsbildungswerken sein (▶ Abschn. 43.6). Gegebenenfalls bekommen die Betroffenen den Rat, zuerst eine Werkstatt für behinderte Menschen (WfbM) zu besuchen und den Übergang in eine reguläre Beschäftigung erst später anzustreben.

3. Menschen mit **schweren** Beeinträchtigungen besuchen eine Tagesförderstätte, den Förderbereich einer Werkstatt für behinderte Menschen (▶ Abschn. 43.7) oder eine Einrichtung mit Angeboten zur Tagesstrukturierung (z. B. bei fehlender Werkstattfähigkeit aufgrund verminderter psycho-physischer Belastbarkeit oder erhöhtem Betreuungsbedarf wegen Verhaltensstörungen).

Für viele dieser Betroffenen ist auch eine Tätigkeit auf dem zweiten Arbeitsmarkt nicht erreichbar, umfassende Pflege und kontinuierliche Behandlungsmaßnahmen zum Erhalt des aktuellen Status können erforderlich sein (Verhindern einer Verschlechterung). Um diesen Menschen eine möglichst umfassende Teilhabe zu gewährleisten, können elektronische Sprachausgabegeräte (unterstützte Kommunikation), eine Assistenz (um Arbeitsfähigkeit trotz motorischer Beeinträchtigungen überhaupt erreichen zu können), erforderlich werden. Für junge Betroffene, die ein größtmögliches Maß an Selbstständigkeit und eine Herauslösung aus dem familiären Verbund anstreben, kann ein betreutes Wohnen in einer Wohngemeinschaft ein größeres Maß an Eigenverantwortlichkeit, jedoch mit einer Rest-Supervision erbringen (▶ Kap. 43).

6.5 Fallbeispiel

Ein 36-jähriger Elektroingenieur in einem großen Maschinenbauunternehmen erlitt bei einem Sicherheitstraining für erfahrene Motorradfahrer auf dem Trainingsgelände ein **Polytrauma mit schwerem Schädelhirntrauma**. Er wurde sofort in die lokale Unfallklinik aufgenommen. Dort zeigte sich schon im Schockraum, dass sich das Schädelhirntrauma zusammensetzte aus einer traumatischen Subarachnoidalblutung, Kontusionsblutungen im Bereich der Inselregion links und im rechten Stirnlappen sowie multiplen hirn-

6

rindennahen kleineren Blutungen beidseits hoch-parietal. Darüber hinaus kam es zu einem diffusen axonalen Schaden, einer typischen Verletzung durch die Scherkräfte, die bei starker Beschleunigung oder Abbremsen entstehen.

Das gleichzeitig entstehende Polytrauma setzte sich zusammen aus einem Thoraxtrauma, Humerusschaft-, Radius-, Mittelhand- und Acromionfrakturen rechts, einer Claviculafraktur beidseits sowie einem knöchernen Bandausriss der Mittelfingerknochen IV und V links. Zusätzlich kam es zu einer Trümmerfraktur des Tibiaplateaus rechts.

Der Verletzte wurde noch im Schockraum **intubiert** und am selben Tag operativ versorgt. Er entwickelte einen erhöhten Hirndruck, musste aber nur über 3 Tage eine externe Ventrikeldrainage (EVD) zur Entlastung von überschüssigem Liquor tragen. Die letzte einer ganzen Serie von **unfallchirurgischen Operationen** erfolgte erst 10 Tage nach der Verletzung. Nach 11 Tagen konnte die künstliche Beatmung beendet werden. Nach 12 Tagen konnte er vom Akutkrankenhaus in eine Frührehabilitation mit Intensivstation verlegt werden. Dort verbrachte er insgesamt 3 Monate mit Durchlaufen der neurologischen Rehabilitationsphasen B, C und D. Noch während der stationären Behandlung stellte er sich in einer Einrichtung der Phase E vor, um die Wartezeit bis zur Kostenübernahme und Freiwerden eines Behandlungsplatzes möglichst kurz zu halten. Hier wird deutlich, dass mit Erreichen der Phase E die Kostenübernahme grundsätzlich schwieriger und langwieriger wird. Medizinische Nachsorgeeinrichtungen zur Phase E sind noch sehr selten zu finden. Nach etwa 5 Wochen zu Hause startete er dann eine ambulante neurologische Komplexbehandlung von 10 Wochen Dauer.

Zu diesem Zeitpunkt bestanden noch Doppelbilder, eine Sprechstörung (Dysarthrophonie) und eine leichte, armbetonte Halbseitenlähmung rechts. Es wurden folgende Beeinträchtigungen im Sinne der ICF festgestellt (▶ Abschn. 37.3):

- Motorik obere und untere Extremität re. (b7302)
- Beweglichkeit der Gelenke des Armes re. (b7101)
- Kontrolle von Willkürbewegungen (b760)
- Körperposition ändern und aufrechterhalten (posturale Kontrolle) (d410–d429)
- visuelle Wahrnehmung (b1561, b2152)
- Stimm- und Sprechfunktionen (b310, b320, b330)
- Aufmerksamkeit (b140)
- Bewältigung von Mehrfachaufgaben (d220)
- mit Stress und andere psychischen Anforderungen umgehen (d240)
- Gedächtnisfunktion (b144)

Im teilhabebezogenen Befund war er durch die Folgen des erlittenen Polytraumas mit schwerem Schädelhirntrauma in seiner Teilhabe am sozialen Leben und vor allem in seiner Teilhabe am Arbeitsleben noch alltagsrelevant eingeschränkt. Betroffen waren vor allem die Domänen der Mobilität (d4), des Lernens und der Wissensanwendung (d1), der Allgemeinen Aufgaben und Anforderungen (d2) mit Multitasking (d220) und Belastbarkeit für die tägliche Routine (d230), der Bedeutenden Lebensbereiche (d8), hier bezahlte Tätigkeit (d850), sowie des Gemeinschafts-, sozialen und staatsbürgerlichen Lebens (d9).

Ziele der Phase E waren eine Verbesserung der **psychomotorischen Grundgeschwindigkeit**, der körperlichen und kognitiven **Dauerbelastbarkeit** (psycho-physische Minderbelastbarkeit = Erschöpfbarkeit). Der Patient ist verheiratet und hat ein Kind. Die Ehefrau hat ihn sehr unterstützt, ist aber letztlich an den Grenzen ihrer eigenen Belastbarkeit (zusätzlich Haushalt und Kinder) angekommen. Besonders wichtig war eine Verbesserung des emotionalen Kontaktes zu seiner 3-jährigen Tochter, da diese seine über 4-monatige Abwesenheit von der häuslichen Gemeinschaft nicht nachvollziehen konnte und ihn deshalb ablehnte. Der Verletzte lebt in einem kleinen Ort am Rande eines großen Ballungsgebietes und arbeitet etwa 120 km von dort entfernt: Deshalb war das Wiedererreichen der **Fahreignung** für Kraftfahrzeuge von essenzieller Bedeutung. Da eine Ausdauerbelastbarkeit wie vor dem Unfall vorerst nicht erreichbar war, galt es, eine realistische Einschätzung der eigenen Fähigkeiten und Einschränkungen sowie eines auch im beruflichen wie auch privaten Alltag funktionierenden Pausenmanagements zu erarbeiten. 10 Monate nach dem Unfall begann die berufliche Wiedereingliederung mit zunächst 3 h/Tag an 3 Tagen/Woche, die weitere 4 Monate später abgeschlossen werden konnte.

Nach Erkrankungen des zentralen Nervensystems ist eine standardisierte Wiedereingliederungsphase von 3–4 Wochen Dauer – wie sie nach Rehabilitation auf anderen Fachgebieten durchaus üblich ist – praktisch nicht umsetzbar. Die jewei-

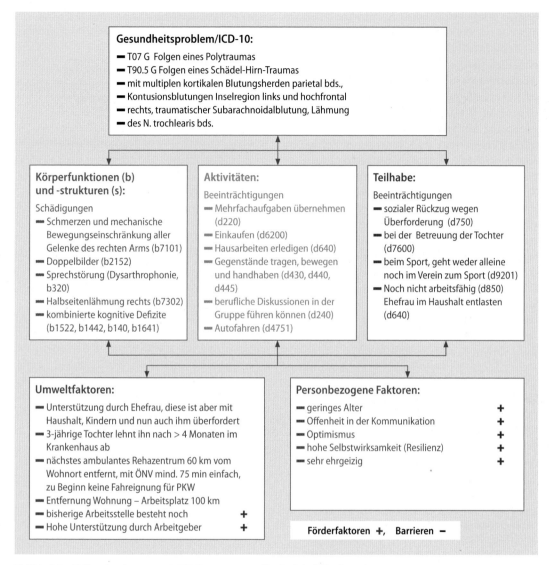

Gesundheitsproblem/ICD-10:
- T07 G Folgen eines Polytraumas
- T90.5 G Folgen eines Schädel-Hirn-Traumas
- mit multiplen kortikalen Blutungsherden parietal bds.,
- Kontusionsblutungen Inselregion links und hochfrontal
- rechts, traumatischer Subarachnoidalblutung, Lähmung
- des N. trochlearis bds.

**Körperfunktionen (b)
und -strukturen (s):**

Schädigungen
- Schmerzen und mechanische Bewegungseinschränkung aller Gelenke des rechten Arms (b7101)
- Doppelbilder (b2152)
- Sprechstörung (Dysarthrophonie, b320)
- Halbseitenlähmung rechts (b7302)
- kombinierte kognitive Defizite (b1522, b1442, b140, b1641)

Aktivitäten:

Beeinträchtigungen
- Mehrfachaufgaben übernehmen (d220)
- Einkaufen (d6200)
- Hausarbeiten erledigen (d640)
- Gegenstände tragen, bewegen und handhaben (d430, d440, d445)
- berufliche Diskussionen in der Gruppe führen können (d240)
- Autofahren (d4751)

Teilhabe:

Beeinträchtigungen
- sozialer Rückzug wegen Überforderung (d750)
- bei der Betreuung der Tochter (d7600)
- beim Sport, geht weder alleine noch im Verein zum Sport (d9201)
- Noch nicht arbeitsfähig (d850) Ehefrau im Haushalt entlasten (d640)

Umweltfaktoren:
- Unterstützung durch Ehefrau, diese ist aber mit Haushalt, Kindern und nun auch ihm überfordert
- 3-jährige Tochter lehnt ihn nach > 4 Monaten im Krankenhaus ab
- nächstes ambulantes Rehazentrum 60 km vom Wohnort entfernt, mit ÖNV mind. 75 min einfach, zu Beginn keine Fahreignung für PKW
- Entfernung Wohnung – Arbeitsplatz 100 km
- bisherige Arbeitsstelle besteht noch   +
- Hohe Unterstützung durch Arbeitgeber   +

Personbezogene Faktoren:
- geringes Alter   +
- Offenheit in der Kommunikation   +
- Optimismus   +
- hohe Selbstwirksamkeit (Resilienz)   +
- sehr ehrgeizig   +

Förderfaktoren +, Barrieren –

◨ **Abb. 6.1** Fallstrukturierung nach ICF-Komponenten für die Rehabilitationsplanung

lige Erhöhung der Arbeitsdauer sowie inhaltliche Hinzunahme weiterer Aufgabengebiete für den Rehabilitanden ist abhängig von der regelmäßigen Rücksprache zwischen ambulantem Behandler (Hausarzt oder Neuropsychologe), Erkranktem und Arbeitskollegen/Vorgesetzten oder BEM-Beauftragten. Die **schrittweise berufliche Wiedereingliederung** kann in solchen Fällen bis zu 6 Monate und länger dauern.

Die Entlastung der Ehefrau durch Übernahme von Hausarbeiten oder des Einkaufs gelingt noch nicht. Wegen des Gefühls der Überforderung hat er sich sozial zurückgezogen. Die Teilnahme an den früher üblichen Sportaktivitäten ist noch

nicht möglich. Die Fähigkeit zum Autofahren ist noch nicht vollständig wiederhergestellt. Berufliche Diskussionen mit seinen Kollegen fallen ihm noch sehr schwer. Das Heben und Tragen von Lasten ist stark eingeschränkt. Insbesondere die Erfüllung komplexer Aufgaben fällt ihm sehr schwer.

Das hier beschriebene Beispiel ist trotz einer Dauer von insgesamt 14 Monaten vom Ereignis bis zum erfolgreichen Abschluss der beruflichen Wiedereingliederung ein äußerst positives. Bei einem kombinierten unfallchirurgischen und neurologisch/neurochirurgischen Verletzungsmuster ist auch bei so jungen Patienten eine langfristige Pflegebedürftigkeit bis hin zur Intensivpflege für Bewusstseinsgeminderte keine Rarität.

Verantwortlich für den guten Verlauf sind sicherlich die hervorragenden **Umweltfaktoren (Förderfaktoren)**: Der Verletzte war in Partnerschaft, Familie und Nachbarschaft hervorragend eingebettet. Bis auf seine kleine Tochter war die Akzeptanz der Bezugspersonen für seine Beeinträchtigungen und sein verändertes Verhalten erstaunlich hoch. Zusätzlich bestand sein Arbeitsplatz weiterhin. Die große Arbeitgeberfirma war bereit, sich auf eine längere Wiedereingliederungsphase mit Anpassung des Aufgabengebietes einzulassen. Unter den **personbezogenen Faktoren** stachen klar sein offener Umgang mit den eigenen Restbeeinträchtigungen und die Bereitschaft, Bekannte und Kollegen darüber zu informieren, hervor. Zudem sind eine hohe Selbstwirksamkeits-Überzeugung des als ehrgeizig bekannten Patienten und seine optimistische Lebenseinstellung als sehr förderlich für den positiven Verlauf zu nennen (◘ Abb. 6.1).

Weitere Informationen

Literatur

Bundesarbeitsgemeinschaft für Rehabilitation (BAR) (1999) Empfehlungen zur Neurologischen Rehabilitation von Patienten mit schweren und schwersten Hirnschädigungen in den Phasen B und C. https://www.bar-frankfurt.de/publikationen/

Bundesarbeitsgemeinschaft für Rehabilitation (BAR) (2004) Empfehlungen zur stationären Langzeitpflege und Behandlung von Menschen mit schweren und schwersten Schädigungen des Nervensystems in der Phase F. https://www.bar-frankfurt.de/publikationen/

Bundesarbeitsgemeinschaft für Rehabilitation (BAR) (2005) Rahmenempfehlungen zur ambulanten neurologischen Rehabilitation. https://www.bar-frankfurt.de/publikationen/

Bundesarbeitsgemeinschaft für Rehabilitation (BAR) (2011) Empfehlungen zur medizinisch-beruflichen Rehabilitation in der Neurologie. https://www.bar-frankfurt.de/publikationen/

Bundesarbeitsgemeinschaft für Rehabilitation (BAR) (2014) Empfehlungen für die Phase E der neurologischen Rehabilitation. https://www.bar-frankfurt.de/publikationen/

Deutsche Gesetzliche Unfallversicherung e. V. (DGUV) (2015) Schädel-Hirn-Verletzungen. Qualitätsstandards in der gesetzlichen Unfallversicherung. http://publikationen.dguv.de/dguv/pdf/10002/dguv-schaedelhirnverletzung.pdf

Fries W, Lössl H, Wagenhäuser S (2007) Teilhaben!: Neue Konzepte der Neuro-Rehabilitation – für eine erfolgreiche Rückkehr in Alltag und Beruf. Thieme, Stuttgart

Frommelt P, Lösslein H (2010) Neuro-Rehabilitation: Ein Praxisbuch für interdisziplinäre Teams, 3. Aufl. Springer, Berlin Heidelberg

Wegweiser der Neurologischen Versorgung nach Hirnverletzung, Schlaganfall oder sonstigen erworbenen Hirnschäden sowie zur außerklinischen Beatmung und Intensivpflege. hw-studio weber, Leimersheim

Internetlinks

Bundesverband ambulant-teilstationäre Rehabilitation e. V. (BV ANR). http://www.bv-anr.de

Deutsche Gesellschaft für Neurorehabilitation e. V. (DGNR). https://www.dgnr.de/

Deutsche Multiple Sklerose Gesellschaft, Bundesverband e. V. (DMSG). https://www.dmsg.de/

Deutsche Parkinson Vereinigung e. V. – Bundesverband – (DPV). https://www.parkinson-vereinigung.de/

SelbstHilfeVerband – FORUM GEHIRN e. V. http://www.shv-forum-gehirn.de/shvfg/

Stiftung Deutsche Schlaganfall-Hilfe. https://www.schlaganfall-hilfe.de/

Atemwege und Lunge

Konrad Schultz

© Springer-Verlag GmbH Deutschland, ein Teil von Springer Nature 2018
Bundesarbeitsgemeinschaft für Rehabilitation e.V. (BAR) (Hrsg.), *Rehabilitation*
https://doi.org/10.1007/978-3-662-54250-7_7

7

Durch pneumologische Rehabilitation können bei chronischen Erkrankungen der Atmungsorgane die **körperliche Leistungsfähigkeit** und die **Lebensqualität** verbessert, die Teilhabe am sozialen wie beruflichen Leben erhalten und eine aktive Förderung der „Selbsthilfe" erreicht werden. Zudem kann der akutmedizinische Ressourcenverbrauch gesenkt werden. Die Effektivität der pneumologischen Rehabilitation ist insbesondere bei der COPD (chronisch obstruktive Lungenerkrankung) auf dem höchstmöglichen Evidenzlevel gesichert. Studiendaten legen zudem nahe, dass durch Rehabilitation im Anschluss an eine notwendige Krankenhausbehandlung wegen COPD-Exazerbation die schlechte Überlebensprognose verbessert und das Risiko einer erneuten Klinikaufnahme verringert werden kann.

7.1   Sozialmedizinische Bedeutung

Gemessen am Anteil der Arbeitsunfähigkeitszeiten und des jährlichen Neuzugangs an Erwerbsminderungsfällen spielen Erkrankungen der Atmungsorgane sozialmedizinisch eine erhebliche Rolle.

Arbeitsunfähigkeitstage (AU): Erkrankungen der Atmungsorgane gehören zu den häufigsten Arbeitsunfähigkeitsgründen. 2013 gingen nach Daten der AOK 24,6 % der AU-Fälle auf diese Krankheitsgruppe zurück. Der Anteil der Erkrankungen der Atmungsorgane am Krankenstand insgesamt betrug 13,4 % und war damit bei den Männern, nach muskuloskelettalen Erkrankungen (▶ Kap. 2) und Unfällen, die dritthäufigste und bei den Frauen die zweithäufigste Ursache für AU-Tage.

Erwerbsminderungsrente (EM): Krankheiten der Atmungsorgane (ICD10 J00-J99) führten nach Angaben der DRV 2014 zu 3,7 % bzw. 2,3 % (♂, ♀) der Rentenzugänge wegen EM. Dabei sind aber das Bronchialkarzinom und andere „pneumologische" Erkrankungen wie die Mukoviszidose und die Sarkoidose der Lungen noch nicht berücksichtigt. So gesehen verursachen Erkrankungen der Atmungsorgane mehr als 5 % der jährlichen Rentenzugänge.

Berufserkrankungen (BEK): Im Zeitraum 2010–2012 waren 39,0 % der anerkannten BEK-Fälle Erkrankungen der Atmungsorgane.

Pneumologische Rehabilitation wird in nationalen (BAR 2008) und internationalen Empfehlungen und Leitlinien (Spruit et al. 2013; Ries et al. 2007) bei folgenden chronischen Erkrankungen der Atmungsorgane empfohlen:

- COPD (chronic obstructive pulmonary disease)/Lungenemphysem
- Asthma bronchiale
- Lungengerüsterkrankungen, u. a. idiopathische pulmonale Fibrose (IPF), Sarkoidose, Asbestose,
- Bronchiektasen
- Mukoviszidose
- Restriktive Ventilationsstörungen unterschiedlicher Genese
- Obesitas-Hypoventilationssyndrom
- Andere chronische respiratorische oder ventilatorische Insuffizienzen
- Anschlussrehabilitation nach Primärbehandlung bei Lungenkarzinom
- Anschlussrehabilitation nach Lungenoperationen (z. B. Lungenabszess)
- Anschlussrehabilitation nach Pneumonien, Pleuritis und Pleuraempyem
- Pulmonale Hypertonie
- Nach Lungenembolie
- Vor/nach Lungenvolumenreduktionsverfahren
- Vor/nach Lungentransplantation.

Die beiden zahlenmäßig wichtigsten pneumologischen Rehabilitationsdiagnosen, die **COPD** und das **Asthma bronchiale**, sind Volkskrankheiten. Hierzulande gibt es über 11 Mio. Betroffene, nämlich 4,6 Mio. Asthmatiker und 6,8 Mio. COPD-Patienten (Pritzkuleit et al. 2010). Trotz dieser enormen Häufigkeit und der sozialmedizinischen Bedeutung ist der Anteil der pneumologischen Rehabilitation im Vergleich zu anderen Rehabilitationsindikationen auffallend niedrig. Dieser betrug 2014 gerade einmal 2,6 % bzw. 2,5 % (♂, ♀) der medizinischen Rehabilitationsleistungen der DRV (Angaben DRV). ◻ Tab. 7.1 zeigt die Fallzahlen bezogen auf alle Kostenträger bezüglich ausgewählter pneumologischer Erkrankungen von 2003–2014. Demnach ist das Asthma, wenn auch mit leicht fallender Tendenz, weiterhin die häufigste pneumologische Rehabilitationsindikation, während die Fallzahlen für die COPD und alle anderen aufgeführten Erkrankungen zunehmen.

■ Tab. 7.1 Entwicklung der abgeschlossenen medizinischen Rehabilitationsleistungen aller Kostenträger wegen ausgewählter Erkrankungen der Atmungsorgane (Quelle: Gesundheitsberichterstattung des Bundes; www.gbe-bund.de)	2003	2004	2005	2006	2007	2008	2009	2010	2011	2012	2013	2014	2015	Änderungen gegen 2003
Asthma bronchiale	27.519	25.546	24.827	26.900	26.900	26.900	28.249	27.088	23.989	25.371	24.998	25.272	25.193	-8,5 %
COPD	14.799	14.779	15.808	17.252	18.159	19.001	19.139	19.652	18.612	18.736	19.958	20.223	20.925	+41,4 %
Bronchialkarzinom	7151	7627	8140	8461	8698	9172	9301	9741	10129	9840	10226	10418	10.565	+47,7 %
Interstitielle Lungenerkrankungen	462	475	516	576	650	692	745	743	714	716	851	924	1061	+129,7 %
Sarkoidose der Lunge	685	635	713	698	766	881	870	822	926	941	1000	1025	1.080	+57,7 %
Mukoviszidose	492	532	604	607	598	594	639	600	566	632	634	630	585	+18,9 %
Primäre pulmonale Hypertonie	164	215	195	198	251	318	299	350	377	366	389	460	491	+199,4 %

7.2 Kriterien des Rehabilitationsbedarfs

Die Indikation zur pneumologischen Rehabilitation besteht, wenn infolge einer chronischen Erkrankung der Atmungsorgane trotz adäquater kurativer Krankenversorgung alltagsrelevante körperliche oder psychosoziale Beeinträchtigungen drohen oder bestehen, die die Möglichkeiten zu normalen Aktivitäten und zur Teilhabe am beruflichen und gesellschaftlichen Leben einschränken und durch Rehabilitation voraussichtlich zu bessern sind. Knapp die Hälfte der pneumologischen Rehabilitationen erfolgt zu Lasten der DRV. Hier ist die Sicherung der gefährdeten oder bereits eingeschränkten Erwerbsfähigkeit das übergeordnete Rehabilitationsziel (▶ Glossar). Dies muss beim Rehabilitationsantrag (▶ Abschn. 18.3) aus dem Patientenfragebogen und aus dem ergänzenden ärztlichen Begutachtungsteil klar hervorgehen.

> **Exemplarische Begründung der Notwendigkeit einer Rehabilitation (Arztgutachtenteil des Rehabilitationsantrags)**
> Aufgrund der eingeschränkten Lungenfunktion (Anlage) infolge der COPD ist der Patient kaum noch in der Lage, den (körperlichen/mentalen) Anforderungen (spezielle Hinweise sind hier sinnvoll z. B. Heben, Gehen, Treppensteigen, Akkordarbeit, Exposition gegenüber inhalativen Reizstoffen o. Ä.) zu genügen. Es kam zu gehäuften AU-Tagen, auch infolge erheblicher Probleme bei der Krankheitsbewältigung. Die Erwerbstätigkeit ist erheblich gefährdet. Ambulante Maßnahmen sind ausgeschöpft (fachärztliche Medikation, Aufklärung über die Notwendigkeit des Verzichts auf das Rauchen, ambulante Krankengymnastik und Sport in Eigenverantwortung). Durch eine komplexe Rehabilitationsmaßnahme ist die Erwerbsfähigkeit voraussichtlich zu sichern. Der Patient ist mitarbeitsfähig und motiviert.

Bei nicht erwerbstätigen Personen, bei denen zumeist die GKV der Kostenträger ist (▶ Abschn. 18.2.1), besteht die Indikation mit dem primären Ziel der Sicherung der persönlichen, familiären und gesellschaftlichen Teilhabe. Die Rehabilitanden sollen durch die Rehabilitation

7

(wieder) befähigt werden, Aktivitäten des täglichen Lebens möglichst so auszuüben, wie dies für sie als „normal" erachtet wird.

Solche Beeinträchtigungen von Aktivitäten und Teilhabe finden sich bei chronischen Erkrankungen der Atmungsorgane regelhaft (▶ Übersicht).

Typische Beeinträchtigungen von Aktivitäten und Teilhabe bei chronischen Erkrankungen der Atmungsorgane
- Beeinträchtigung der Belastbarkeit (z. B. Einschränkungen beim Heben und Tragen, beim Einkaufen, im Haushalt)
- Beeinträchtigung der Mobilität (z. B. Gehen, Treppensteigen, Heben und Tragen von Gegenständen, Fortbewegung in der Umgebung mit und ohne Transportmittel)
- Beeinträchtigung der Selbstversorgung (z. B. Waschen, An-/Auskleiden, Körperpflege, Achten auf die eigene Gesundheit z. B. im Hinblick auf Medikation und Ernährung, Behördengänge, Arztbesuche)
- Beeinträchtigung beim häuslichen Leben (z. B. Einkaufen, Mahlzeiten vorbereiten, Hausarbeiten)
- Beeinträchtigung der interpersonellen Beziehungen (z. B. in Familie, Beruf und Freizeit, soziale Integration/Reintegration)
- Beeinträchtigung beim Umgang mit Stress und anderen psychischen Anforderungen
- Beeinträchtigung in bedeutenden Lebensbereichen (z. B. Schulbildung, Ausbildung)
- Beeinträchtigung beim Gemeinschafts-/sozialen und staatsbürgerlichen Leben (z. B. Gemeinschaftsleben, Erholung, Freizeit und Sport)

Oft gehen Atemwegs- und Lungenerkrankungen auch mit einer Multimorbidität einher (▶ Abschn. 16.4). Diese ist insbesondere bei der COPD der Regelfall. In einer eigenen Auswertung an 3381 konsekutiven COPD-Rehabilitanden fanden sich im Schnitt 5 Komorbiditäten. Am häufigsten waren muskuloskelettale (64,6 %), kardiovaskuläre (63,8 %) und metabolische Begleiterkrankun-

gen (45 %). Dies trifft auch auf Patienten mit Bronchialkarzinom zu, bei denen eine begleitende COPD eher die Regel als die Ausnahme ist und maßgeblich zur Symptomatik beiträgt. Daher erfordert die Rehabilitation von Patienten mit Bronchialkarzinomen immer auch spezielle pneumologische Expertise.

7.2.1 Indikation zur Rehabilitation bei COPD

Die Nationale Versorgungsleitlinie (NVL) (Bundesärztekammer 2012) definiert die COPD als chronische Lungenkrankheit mit progredienter, nach Gabe von Bronchodilatatoren und/oder Kortikosteroiden nicht vollständig reversibler Atemwegsobstruktion auf dem Boden einer chronischen Bronchitis und/oder eines Lungenemphysems. Hauptursache ist das Zigarettenrauchen. Leitsymptome sind (Belastungs-)Atemnot sowie Husten und Auswurf. Die frühere ausschließlich lungenfunktionsanalytische Einteilung in 4 spirometrisch definierte Schweregrade (1–4 = leicht, mittel, schwer und sehr schwer) wurde von der internationalen GOLD-Organisation (Global Initiative for Chronic Obstructive Lung Disease) 2017 um die klinisch/prognostischen „Symptom- und Risikogruppen A–D" ergänzt. Hier gehen neben der **Obstruktion** die **Symptomlast** und die **Exazerbationsanamnese** ein (◘ Abb. 7.1). Die Symptomlast wird international mit dem CAT-Score (COPD-Assessmenttest) bzw. dem MRC-Dyspnoe-Score erfasst.

Ab dem Schweregrad 2 einer COPD besteht laut NVL die Indikation zur Rehabilitation, d. h. ab einem mittelschweren Krankheitsstadium. Dies gilt explizit auch bei höherem Lebensalter und auch für Raucher, insbesondere wenn diese einwilligen, an einem Entwöhnungsprogramm teilzunehmen. Praktisch finden die Inhalte der NVL allerdings nicht konsequent Umsetzung. Im Rahmen einer Befragungsstudie an 590 Pneumologen wurde der Anteil der COPD-2-Patienten, die an einer Rehabilitation teilgenommen haben, mit 2 % beziffert, bei COPD 3–4 mit 16 %. In den aktuellen GOLD-Leitlinien wird die Notwendigkeit einer Rehabilitation bereits ab der COPD-Symptom-und Risikogruppe B angegeben, d. h., wenn zusätzlich zur Obstruktion eine entsprechende Symptomatik vorliegt.

Funktionelle (GOLD 1–4) und klinisch/prognostische Graduierung (A–D) der COPD

I. Spirometrisches Assessment

1. Spirometrisches Diagnosekriterium

Nach Bronchospasmolyse
FEV1/FVC < 0.7

2. Spirometrische Schweregradeinteilung

FEV1 in % des Sollwerts	
GOLD 1	≥ 80
GOLD 2	50–79
GOLD 3	30–49
GOLD 4	< 30

II. Klinisch/prognostisches Assessment

C	D
Geringe Symptomatik, hohes Risiko	Stärkere Symptomatik, hohes Risiko
A	B
Geringe Symptomatik, geringes Risiko	Stärkere Symptomatik, geringes Risiko

Risiko (Exazerbationen im letzten Jahr): ≥ 2 oder 1 KH-Aufnahme / 0–1

Symptombelastung

| mMRC 0–1 CAT 0–9 | mMRC 2–4 CAT 10–40 |

FEV1 = Forciertes exspiratorisches 1-Sekundenvolumen, FVC = Forcierte Vitalkapazität,
mMRC = modifizierte Medical Research Council-Dyspnoe-Skala [0 ☺–4 ☹],
CAT = COPD-Assessment-Test [0 ☺–40 ☹]

◻ Abb. 7.1 Kombiniertes, spirometrisch und klinisch/prognostisches COPD-Assessment (nach GOLD = Global Initiative for Chronic Obstructive Lung Disease, 2017)

Wichtige Faktoren zur Rehabilitationsbedürftigkeit bei COPD (NVL-COPD)
- Persistierende COPD-Symptome trotz adäquater ambulanter ärztlicher Betreuung
- Gefährdung der Erwerbsfähigkeit
- Drohende Pflegebedürftigkeit
- Alltagsrelevante psychosoziale Beeinträchtigungen (u. a. Depression, Ängste, Rückzugstendenzen)
- Notwendigkeit von rehabilitationsspezifischen nichtmedikamentösen Therapieverfahren, wenn diese ambulant nicht im erforderlichen Ausmaß erfolgen können, z. B. medizinische Trainingstherapie, Physiotherapie, Schulung oder psychosoziale Hilfen
- Schwere medikamentös bedingte Folgekomplikationen
- Nach notwendiger akutstationärer COPD-Behandlung

Insbesondere die **Anschlussrehabilitation (AHB)** nach Krankenhausbehandlung wegen akuter Exazerbation der **COPD** (= AECOPD) ist von großer Relevanz, da hier erschreckend hohe Morbiditäts- und Mortalitätsraten zu verzeichnen sind, die durch eine medizinische Rehabilitationsmaßnahme verbessert werden können. Eine Cochrane-Metaanalyse (Puhan et al. 2011) belegt, dass durch eine Rehabilitation direkt nach Hospitalisierung wegen AECOPD sowohl die Zahl der notwendigen erneuten Krankenhausaufnahmen als auch die Letalität mit hoher Effektivität reduziert werden konnten.

7.2.2 Indikation zur Rehabilitation bei Asthma

Die NVL Asthma (Bundesärztekammer 2009) definiert Asthma als eine chronisch entzündliche Erkrankung der Atemwege, die durch eine bronchiale Überempfindlichkeit und eine variable

Atemwegsobstruktion gekennzeichnet ist. Eine medizinische Rehabilitation wird laut NVL mit höchstem Empfehlungsgrad angeraten, wenn trotz adäquater ambulanter Therapie körperliche, psychische oder soziale Einschränkungen verbleiben, welche alltagsrelevante Aktivitäten bzw. die Teilhabe beeinträchtigen.

> **Spezielle Faktoren zur Rehabilitations-bedürftigkeit bei Asthma (NVL Asthma)**
> - Persistierende asthmatische Beschwerden und Einschränkung der Lungenfunktion
> - Gefährdung der Berufs- und Erwerbs-fähigkeit, eines geeigneten und ange-messenen Schulabschlusses bzw. einer Berufsausbildung
> - Drohende Pflege- und Hilfsbedürftigkeit
> - Notwendigkeit von rehabilitationsspezifi-schen nichtmedikamentösen Therapie-verfahren, wenn diese ambulant nicht im erforderlichen Ausmaß erfolgen können, z. B. Schulung, Physiotherapie (▶ Kap. 32), medizinische Trainingstherapie, Tabak-entwöhnung, psychologische Hilfen (▶ Kap. 29), Allergen- und Schadstoff-karenz

In den aktuellen Asthma-Leitlinien ist das Erreichen eines „kontrollierten" Asthma bronchiale das wichtigste Behandlungsziel. Der **Grad der Asthmakontrolle** kann z. B. mittels des international validierten Asthmakontrolltests (ACT) schnell erfasst werden. Fehlende Asthmakontrolle, d. h. ein ACT-Score < 20 Pkt., ist ein wichtiges Kriterium für einen Rehabilitationsbedarf (▶ Abschn. 18.1).

7.2.3 Rehabilitation bei anderen Indikationen der Atemwege und Lunge

Pneumologische Rehabilitation ist auch bei vielen anderen chronischen Erkrankungen der Atmungsorgane sinnvoll – das zeigt auch die wissenschaftliche Evidenz. So liegen z. B. randomisierte kontrollierte Studien mit positiven Ergebnissen insbesondere für die interstitiellen Lungenerkrankungen und die pulmonale Hypertonie vor.

7.3 Maßnahmen in der Rehabilitation

Zur Therapiesteuerung und zur sozialmedizinischen Leistungsbeurteilung ist eine umfassende internistisch-pneumologische Diagnostik erforderlich. Zudem werden im „Reha-Assessment" systematisch alltagsrelevante „bio-psycho-soziale" Teilhabebeeinträchtigungen erfasst, d. h. die körperlichen, psychischen und sozialen Auswirkungen der Erkrankung. Einen besonderen Stellenwert nehmen **psychische Beeinträchtigungen** wie Angst und Depression ein. Die einschlägigen Leitlinien fordern ein routinemäßiges entsprechendes Screening im Rahmen der Rehabilitation, u. a. mittels entsprechender Fragebögen.

Bei den chronischen Erkrankungen der Atmungsorgane spielt die **medikamentöse Therapie** auch in der Rehabilitation eine maßgebliche Rolle und muss regelhaft überprüft und ggf. auch angepasst werden. Diesbezüglich muss auf die einschlägigen Leitlinien verwiesen werden.

In der praktischen Durchführung variieren die therapeutischen Inhalte in Abhängigkeit von dem für jeden Patienten individuell formulierten Rehabilitationsziel, d. h., die jeweiligen therapeutischen Komponenten sind nicht starr vorgegeben, sondern abhängig von den zwischen Patient und Arzt zu vereinbarenden Therapiezielen. Solche Ziele können z. B. sein, wieder drei Etagen Treppen steigen zu können, weil die Wohnung im 3. Stock (ohne Aufzug) liegt oder wieder eine Gehstrecke von 800 Metern (Weg zum Bus) zu schaffen. Die kurz- und längerfristige Effektivität der pneumologischen Rehabilitation bzgl. solcher Therapieziele ist belegt.

Die wichtigsten Inhalte der medizinischen Rehabilitation (▶ Kap. 42) sind in der folgenden Übersicht zusammengefasst.

> **Komponenten pneumologischer Rehabilitation**
> - Rehabilitationsorientierte Diagnostik („Reha-Assessment") als Voraussetzung für eine individuelle Therapie
> - Sozialmedizinische Beurteilung des Leistungsvermögens
> - Überprüfung und ggf. Optimierung der Pharmakotherapie

- Patientenschulung (Gesundheits- und Verhaltenstraining)
- Atemphysiotherapeutische Maßnahmen (▶ Kap. 32)
- Bewegungs-/Trainingstherapie (▶ Abschn. 36.2.1)
- Atemmuskeltraining (▶ Kap. 31, ▶ Kap. 32, ▶ Kap. 33)
- Atemmuskulaturerholung durch nicht-invasive Beatmung
- Sauerstofflangzeittherapie
- Diagnostik, Therapie und Schulung bei schlafbezogenen Atmungsstörungen
- Allergologische und umweltmedizinische Diagnostik und Beratung sowie die Einleitung von Karenzmaßnahmen
- Psychosoziale Diagnostik, Therapie und Beratung (▶ Kap. 29, ▶ Kap. 30)
- Ernährungsberatung und Schulung (▶ Kap. 35)
- Tabakentwöhnung
- Sozialberatung (▶ Kap. 30)
- Hilfsmittelberatung und -versorgung

7.3.1 Körperliche Trainingstherapie

Körperliches Training ist eine Kernkomponente der pneumologischen Rehabilitation. Hierbei müssen die spezifischen Erfordernisse der unterschiedlichen Erkrankungen berücksichtigt werden. So müssen bei COPD u. a. ventilatorische und respiratorische Limitierung, dynamische Überblähung, erhöhte Atemarbeit, Atemmuskel- und Skelettmuskeldysfunktion sowie die regelhaft bestehenden Komorbiditäten beachtet werden. Die Trainingssteuerung, die bei schwerer eingeschränkten COPD-Patienten sehr individuell erfolgen muss, wird weniger über die Herzfrequenz als vielmehr über die Atemnot (modifizierte Borg-Skala), das Atemmuster (Atemfrequenz) und die Sauerstoffsättigung gesteuert. Beim Asthma und bei COPD mit asthmatischer Komponente ist die Peak-Flow-Messung zur Erfassung der variablen Obstruktion angezeigt. Das Training sollte ein Ausdauertraining der oberen und unteren Extremitäten umfassen. Insbesondere schwergradig eingeschränkte COPD-Patienten profitieren von einem Intervalltraining. Neben dem Ausdauertraining ist ein individuell dosiertes Krafttraining unabdingbar. Neuere Methoden, wie die neuromuskuläre Elektrostimulation oder das Ganzkörpermuskelvibrationstraining, spielen hier eine zunehmende Rolle.

Beim **Asthma** ist insbesondere das Vermeiden einer anstrengungsinduzierten Obstruktion wichtig. Dies beinhaltet eine leitliniengemäße Medikation und ein gezieltes intervallartiges Aufwärmen vor dem Training zur Vermeidung der bei Asthmatikern häufigen anstrengungsbedingten Bronchokonstriktion. Unter dieser Prämisse können fast alle Asthmatiker körperlich mit gutem Benefit trainieren.

Um problemlos Sport treiben zu können, ist für Asthmatiker eine leitliniengemäße medikamentöse Behandlung unabdingbar. Im Bedarfsfall soll ein kurzwirkendes Bedarfs-Dosieraerosol unmittelbar vor dem Sport angewendet werden.

Bei Patienten mit **interstitiellen Lungenerkrankungen** ist häufig eine Sauerstoffgabe während des Trainings erforderlich, in jedem Fall sollte die Sauerstoffsättigung engmaschig kontrolliert werden. Bei der **pulmonalen Hypertonie** (Bluthochdruck im Lungenkreislauf) ist eine engmaschige kardiale Überwachung notwendig, wobei das Training jeweils individuell adjustiert und bewusst niedrig dosiert werden sollte. Generell ist bei Patienten mit **respiratorischer Insuffizienz** (verminderte Sauerstoffaufnahme) eine Sauerstoffgabe Voraussetzung für eine sichere Trainingstherapie. Bei Hinweisen für eine **erschöpfte Atempumpe** ist die Indikation für eine nichtinvasive Beatmung (NIV) zu prüfen.

7.3.2 Atemphysiotherapie

Ziele der Atemphysiotherapie (▶ Kap. 32) sind die Reduzierung der Lungenüberblähung, die Kräftigung der Atemmuskulatur, die Steigerung der Thoraxbeweglichkeit und die Verbesserung der Sekretelimination. Durch **exspiratorische Stenosen**, z. B. Anwendung der Lippenbremse, wird der intrabronchiale Druck erhöht und die Ausatmung verlängert. Häufige in der Praxis angewandte Methoden der Atemphysiotherapie sind:

- Lippenbremse
- Atemerleichternde Stellungen (z. B. Kutschersitz)
- Spezielle Hustentechniken
- Verschiedene apparative Hilfen

Bei Asthmatikern mit dysfunktionellen Atemformen (z. B. Hyperventilationsneigung) konnten positive Effekte spezieller Atemphysiotherapieverfahren (z. B. Buteyko) belegt werden.

7.3.3 Patientenschulung/Patientenverhaltenstraining

Patientenschulung im Rahmen der Rehabilitation zielt neben Wissensvermittlung immer auch auf das konkrete Einüben von praktischen Fertigkeiten und vor allem auf förderliche Verhaltensmodifikation. Ziel ist die aktive Teilnahme des Patienten an der Krankheitsbewältigung. Dies beinhaltet das Überwachen der Symptomatik und die adäquate Selbstanpassung der medikamentösen Therapie an den jeweiligen Krankheitsschweregrad ("ärztlich begleitetes Selbstmanagement"). Zentrale Schulungsinhalte sind die Kenntnis der Medikamente, vor allem aber deren korrekte Anwendung (praktisches Training der Inhalationstechnik).

Zudem soll der Patient lernen, Notfallsituationen und Exazerbationen zu vermeiden bzw. sie rechtzeitig zu erkennen und zu beherrschen (Notfallplan, Notfallset, Mitgabe von entsprechenden Medikamenten insbesondere für einen Kortisonstoß). Patientenschulung sollte in der Rehabilitation **sehr zielgruppenspezifisch** erfolgen, d. h. "modular strukturiert". Ein inidividuell kombiniertes Schulungsmodell besteht z. B. aus einem separaten einwöchigen Intensivtrainingskurs für Asthmatiker bzw. COPD-Patienten, welcher bedarfsweise durch praktische Schulungsmodule (Device-Training, Peak-Flow-Meter-Schulung) und "Spezialschulungsmodule" (z. B. Allergikertrainingsprogramm,) ergänzt wird. Hinzu kommen ggf. spezielle Programme, wie z. B. zur Schlafapnoe, Sauerstoff-Langzeittherapie oder Heimbeatmung.

7.3.4 Tabakentwöhnung (TEW)

Rauchen ist der Hauptrisikofaktor für das Entstehen und Fortschreiten der COPD. Umgekehrt sind positive Effekte auf die Mortalität, den Lungenfunktionsverlauf und die Symptomatik nach TEW gesichert. Da rauchende COPD-Patienten eine besonders hohe Nikotinabhängigkeit aufweisen, ist die Beendigung des Tabakrau-

chens für sie besonders schwierig. Daher sollte eine TEW-Strategie angewandt werden, die sowohl medikamentöse Unterstützung als auch psychosoziale Unterstützung umfasst (siehe Deutsche Atemwegsliga im ► Internet).

7.3.5 Psychosoziale Unterstützung

Psychologische, psychotherapeutische und psychosoziale Interventionen (► Kap. 29, ► Kap. 28, ► Kap. 30) sind Kerninhalte aller Rehabilitationsprogramme und für das übergeordnete Rehabilitationsziel der sozialen (Re-)Integration unerlässlich. In den aktuellen Leitlinien zur pneumologischen Rehabilitation wird explizit ein routinemäßiges Screening bezüglich Angst und Depression empfohlen. Depressionen und Angsterkrankungen sind bei COPD- und Asthmapatienten überdurchschnittlich häufig und beeinflussen deren Prognose negativ.

7.3.6 Ernährungstherapie/Ernährungsberatung

Hierbei sind bei Asthma und COPD krankheitsspezifische Besonderheiten zu beachten. Beim Asthma bronchiale spielen Nahrungsmittelallergien bzw. -intoleranzphänomene eine Rolle. Bei der COPD stellt insbesondere die pulmonale Kachexie einen prognostisch negativen Faktor dar, wobei der Effektivitätsnachweis einer alleinigen hyperkalorischen Ernährungstherapie bisher nicht erbracht ist. Notwendig ist stets die Kombination der optimierten Ernährungstherapie (► Kap. 35) mit körperlichem Training, was im Rahmen der Rehabilitation gewährleistet ist.

7.3.7 Sozialmedizinische Begutachtung, Berufs- bzw. Sozialberatung

Eine weitere Kernaufgabe der pneumologischen Rehabilitation stellen die sozialmedizinische Begutachtung und die Sozial- bzw. Berufsberatung (► Abschn. 27.2.4 und ► Kap. 30) dar, was spezielle sozialmedizinische und berufskundliche Kenntnisse voraussetzt. Hierzu zählt u. a. die individuell angepasste Einleitung von Leistungen zur Teilhabe am Arbeitsleben (LTA ► Kap. 43), wie innerbe-

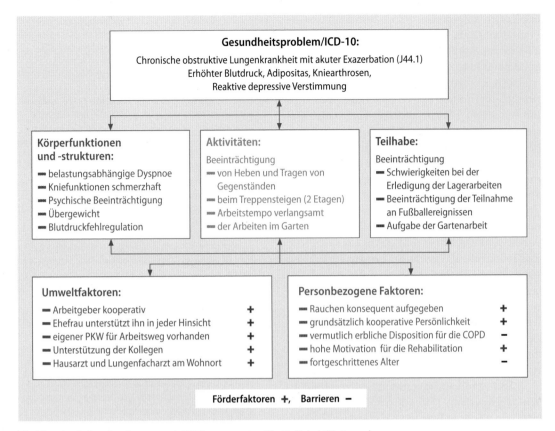

□ Abb. 7.2 Fallstrukturierung nach ICF-Komponenten für die Rehabilitationsplanung

triebliche Umsetzungen oder Umschulungen. Insbesondere für ältere Patienten spielt die allgemeine Sozialberatung eine wichtige Rolle (z. B. Anträge auf Pflegebedürftigkeit, Schwerbehinderung, Hilfsmittelversorgung, Beratung über soziale Dienste und Einrichtungen; ▶ Abschn. 21.2).

7.4 Nachsorge

Studien, auch aus Deutschland, belegen, dass der Effekt der pneumologischen Rehabilitation durch entsprechende Nachsorgeprogramme verstetigt werden kann. Leider fehlen aber bisher strukturierte ambulante Nachsorgeprogramme, die sich z. B. als IRENA-Programme (intensivierte Rehabilitationsnachsorge) bei der DRV für die orthopädische oder kardiologische Rehabilitation bewährt haben (▶ Abschn. 42.7). Immerhin hat die Anzahl der „Lungensportgruppen" in den letzten Jahren deutlich zugenommen, wenngleich wir von einer flächendeckenden Versorgung noch weit entfernt sind (siehe Deutsche Atemwegsliga im ▶ Internet).

Ambulanter Lungensport wird i. d. R. einmal pro Woche angeboten und ist kostenträgerseitig als Rehabilitationssport anerkannt und verordnungsfähig (▶ Abschn. 46.6). Dieser kann vom behandelnden Arzt auf dem KV-Formblatt Nr. 56 (z. B. bei COPD für bis zu 120 Übungsstunden) zulasten der gesetzlichen Krankenkassen verordnet werden. Lungensport als Rehabilitationsnachsorge kann und sollte bereits während der Rehabilitation zulasten des Rentenversicherungsträgers initiiert werden (Formular G850).

7.5 Fallbeispiel

Der 54-jährige Herr A. ist Lagerist einer mittelgroßen metallverarbeitenden Firma. Bei ihm ist seit 6 Jahren eine chronisch obstruktive Lungenerkrankung (**COPD** = **C**hronic **O**bstructive **P**ulmonary **D**isease) bekannt. Seit Vater hatte ebenfalls eine solche Lungenerkrankung. Herr A. war seit seinem 16. Lebensjahr starker Raucher, hat es aber seit der Diagnose seiner Lungenerkrankung erfolgreich aufgegeben. Er ist verheiratet, seine Frau arbeitet als Verkäuferin am Wohnort. Sein 28-jähriger Sohn (Nichtraucher) wohnt 260 km entfernt (■ Abb. 7.2).

Die Krankheitssymptomatik hat seit 6 Wochen deutlich zugenommen, als er eine akute Bronchitis mit massivem Husten und Auswurf hatte. Das Heben und Tragen von Gegenständen im Lager fällt ihm zunehmend schwerer, er muss alles langsamer erledigen. Der Arbeitgeber hat ihn bereits mit nur körperlich leichten Tätigkeiten betraut. Die Kollegen entlasten ihn soweit möglich. Das Treppensteigen in die 2. Etage seiner Mietwohnung ohne Aufzug fällt derzeit sehr schwer. Den Arbeitsplatz erreicht er mit seinem eigenen PKW. Die Teilnahme als Zuschauer bei seinem lokalen Fußballverein ist ihm zurzeit zu anstrengend. Die gern gemachte Gartenarbeit hat seine Frau übernommen. Auch viele andere körperliche Aktivitäten, wie z. B. Spazierengehen, hat er deutlich reduziert. Die fortschreitende Symptomatik bedrückt ihn sehr. Auch seine Frau kann ihn nicht mehr richtig aufmuntern.

Seine Medikamente nimmt er regelmäßig. Sein Übergewicht (175 cm, 95 kg) konnte er bislang nur wenig reduzieren. Als weitere Erkrankungen bestehen eine Kniearthrose beidseits und ein erhöhter Blutdruck, der medikamentös gut eingestellt ist.

Wegen der zunehmenden Verschlechterung der COPD hat Herr A. einen erneuten Rehabilitationsantrag gestellt, was ihm der Lungenfacharzt und auch sein Hausarzt (beide im Wohnort) empfohlen haben. Herr A. setzt große Hoffnungen auf die Rehabilitation.

Weitere Informationen

Literatur

Bundesarbeitsgemeinschaft für Rehabilitation (BAR) (2008) Rahmenempfehlungen zur ambulanten pneumologischen Rehabilitation. https://www.bar-frankfurt.de/publikationen/
Buhl R, Berdel D, Criee CP, Gillissen A, Kardos P, Kroegel C, Leupold W, Lindemann H, Magnussen H, Nowak D et al (2006) Leitlinie zur Diagnostik und Therapie von Patienten mit Asthma. Pneumologie 60 (3): 139–177
Bundesärztekammer (BÄK), Kassenärztliche Bundesvereinigung (KBV), Arbeitsgemeinschaft der Wissenschaftlichen Medizinischen Fachgesellschaften (AWMF) (2012) Nationale Versorgungs-Leitlinie COPD, Version 1.9. https://www.leitlinien.de/nvl/copd
Bundesärztekammer (BÄK), Kassenärztliche Bundesvereinigung (KBV), Arbeitsgemeinschaft der Wissenschaftlichen Medizinischen Fachgesellschaften (AWMF) (2009) Nationale Versorgungs-Leitlinie Asthma bronchiale, 2. Aufl. Version 5. https://www.leitlinien.de/nvl/asthma
Deutsche Rentenversicherung Bund (DRV) (2010) Leitlinien zur Rehabilitationsbedürftigkeit bei Krankheiten der Atmungsorgane – für den Beratungsärztlichen Dienst der Deutschen Rentenversicherung Bund. Langfassung 2010. https://www.deutsche-rentenversicherung.de/Allgemein/de/Inhalt/3_Infos_fuer_Experten/01_sozialmedizin_forschung/downloads/sozmed/begutachtung/leitlinien_rehabeduerftigkeit_atmungsorgane_langfassung_pdf.html#
Fischer J, Schnabel M, Sitter H (2007) Rehabilitation von Patienten mit Chronisch Obstruktiver Lungenerkrankung (COPD). S2 Leitlinie der Deutschen Gesellschaft für Pneumologie und Beatmungsmedizin (DGP) und der Deutschen Gesellschaft für Rehabilitationswissenschaften (DGRW). Pneumologie 61 (4): 233–248
Global Initiative for Asthma (GINA) (2015) Global strategy for asthma management and prevention. Report 2015. http://ginasthma.org/archived-reports/
Global Initiative for Chronic Obstructive Lung Disease (GOLD) (2017) Global Strategy of the diagnosis, management, and prevention of chronic obstructive pulmonary disease. Updated 2017. http://goldcopd.org/
Pritzkuleit R, Beske F, Katalinic A (2010) Erkrankungszahlen in der Pneumologie – eine Projektion bis 2060. Pneumologie 64 (9): 535–540
Spruit MA, Singh SJ, Garvey C, ZuWallack R, Nici L, Rochester C, Hill K, Holland AE, Lareau SC, Man WD et al (2013) An official American Thoracic Society/European Respiratory Society statement: key concepts and advances in pulmonary rehabilitation. Am J Respir Crit Care Med 188 (8): e13–64
Vogelmeier C, Buhl R, Criée CP, Gillissen A, Kardos P, Köhler D, Magnussen H, Morr H, Nowak D, Pfeiffer-Kascha D, Petro W, Rabe K, Schultz K, Sitter H, Teschler H, Welte T, Wettengel R, Worth H (2007) Leitlinie der Deutschen Atemwegsliga und der Deutschen Gesellschaft für Pneumologie und Beatmungsmedizin zur Diagnostik und Therapie von Patienten mit chronisch obstruktiver Bronchitis und Lungenemphysem (COPD). Pneumologie 61: e1–e40

Internetlinks

Arbeitsgemeinschaft Lungensport e. V. mit Register der Lungensportgruppen. https://www.lungensport.org/
Bundeszentrale für gesundheitliche Aufklärung (BZGA) – Rauchfrei-Informationsportal, Fagerstoemtest. https://www.rauchfrei-info.de/aufhoeren/machen-sie-den-test/zigarettenabhaengigkeitstest-fagerstroem/
COPD assessment test (CAT). http://www.catestonline.org/english/index_German.htm
COPD-Lungenemphysem Deutschland – Patientenorganisation. http://www.lungenemphysem-copd.de
COPD Selbsthilfe-Gemeinschaft. https://www.copd-selbsthilfe.de/

Deutsche Atemwegsliga – Empfehlungen zur Atemphysiotherapie. https://www.atemwegsliga.de/
empfehlungen-positionspapiere.html

Deutsche Atemwegsliga e.V. – Fragebogen zur Asthmakontrolle, ACT. www.atemwegsliga.de/asthmakontroll
test.html

Deutsche Atemwegsliga – Patientenleitlinie Tabakentwöhnung bei COPD. www.atemwegsliga.de/
empfehlungen-positionspapiere.html

Deutsche Atemwegsliga – Informationsmaterialien für
Ärzte und Patienten zur pneumologischen Rehabilitation zum Reha-Antrag und zu den nichtmedikamentösen Therapiemaßnahmen bei COPD (Atemphysiotherapie, Lungensport, Tabakentwöhnung.
http://www.atemwegsliga.de/informationsmaterial.
html

Deutsche Atemwegsliga – Informationsvideo „Atemphysiotherapeutische Selbsthilfemaßnahmen" https://
www.youtube.com/watch?v=PgOL2vQue70

Deutsche Atemwegsliga – Informationsvideo zu Lungensport. https://www.youtube.com/watch?v=8uEdrhLSl_0

Deutsche Atemwegsliga – Informationsvideo „Wege zum
Lungensport". https://www.youtube.com/watch?v=
1oB5RuNHiww

Deutsche Emphysemgruppe – Für Patienten mit Lungenemphysem und Alpha1- Antitrypsinmangel . http://
www.deutsche-emphysemgruppe.de/daten/index.
php

Deutsche Sauerstoffliga – Selbsthilfe bei Sauerstoff-Lang-
zeit-Therapie. http://www.sauerstoffliga.de/home.php

Deutsche Patientenliga Atemwegserkrankungen e. V.
(DPLA). https://www.pat-liga.de/index.php

Deutscher Allergie- und Asthmabund e. V.. https://www.
daab.de/

Stoffwechsel und Verdauungstrakt

Klaus Warm, Michael Metzler, Joachim Glaser

© Springer-Verlag GmbH Deutschland, ein Teil von Springer Nature 2018
Bundesarbeitsgemeinschaft für Rehabilitation e.V. (BAR) (Hrsg.), *Rehabilitation*
https://doi.org/10.1007/978-3-662-54250-7_8

8.1   Sozialmedizinische Bedeutung

8.1.1   Medizinische Rehabilitationsleistungen im Bereich Stoffwechsel und Verdauungstrakt

In den letzten Jahrzehnten zeigt sich insgesamt ein kontinuierlicher Rückgang medizinischer Rehabilitationsleistungen: Von 1995 bis 2013 nahm die Anzahl an stationären Rehabilitationen insgesamt von 54,7 auf 45,5 pro 1000 Versicherte ab. Dies entspricht einem prozentualen Rückgang von 18,6 %. Dabei fallen krankheits- und indikationsspezifische Unterschiede auf.

Für den Bereich Gastroenterologie und Stoffwechsel war eine Abnahme von 2,6 auf 1,4 pro 1000 Versicherte zu verzeichnen entsprechend einem prozentualen Rückgang von immerhin 46 %. Der überproportionale Rückgang der Rehabilitationsleistungen im Sektor Verdauungs- und Stoffwechselkrankheiten betrifft nahezu das gesamte Krankheitsspektrum dieses Indikationssektors mit Ausnahme der **chronisch entzündlichen Darmerkrankungen** (Morbus Crohn/Colitis ulce-

❑ Tab. 8.1   Häufige AHB-Indikationen bei Verdauungs- und Stoffwechselkrankheiten (DRV)

Indikation	Voraussetzung	Kontraindikation
a) Gastroenterologische Erkrankungen und Z. n. Operationen an einem Verdauungsorgan – ohne chronisch entzündliche Darmerkrankungen (CED)		
Virale oder nicht-virale Hepatitis	Chronische oder rezidivierende Verlaufsform; erhebliche Funktionseinschränkungen	Drogen- oder Alkoholabhängigkeit
Z. n. Operation an Leber, Gallenblase und/oder Gallenwegen	Nach Abschluss der postoperativen Behandlungsphase; erhebliche Funktionseinschränkungen und komplizierter Verlauf	
Leberzirrhose	Erhebliche Funktionseinschränkungen	Schwere Enzephalopathie; Alkoholabhängigkeit[1]
Z. n. Lebertransplantation	Nach Abschluss der postoperativen Behandlungsphase	Transplantatversagen
Z. n. akuter oder chronisch rezidivierender Pankreatitis	Nach Abschluss der akuten Behandlungsphase	Alkoholabhängigkeit
Z. n. Pankreasoperation	Nach Abschluss der postoperativen Behandlungsphase	
Malabsorptions- und Maldigestions-Syndrom	Erhebliche Funktionseinschränkungen	
Z. n. Magen- und Darmoperation	Nach Abschluss der postoperativen Behandlungsphase; postoperativ persistierende Funktionseinschränkungen	
b) Chronisch entzündliche Darmerkrankungen (CED)		
Colitis ulcerosa	Erhebliche Funktionseinschränkungen	
Crohn-Krankheit	Erhebliche Funktionseinschränkungen	
c) Endokrine Krankheiten		
Diabetes mellitus	Unzureichende Stoffwechselkontrolle; rezidivierende Hypoglykämien; makrovaskuläre[2] oder mikrovaskuläre[3] Folgekrankheit(en); diabetisches Fußsyndrom	

[1] Bei im Vordergrund stehender Alkoholabhängigkeit sollte vorrangig eine Entwöhnungsbehandlung eingeleitet werden.
[2] Diabetogene koronare Herzkrankheit, zerebrovaskuläre Durchblutungsstörungen und/oder Atherosklerose der Extremitätenarterien vom Becken-Bein-Typ.
[3] Diabetogene Retinopathie, periphere Neuropathie und/oder Niereninsuffizienz.

rosa), des Diabetes mellitus Typ 2 und der gastrointestinalen Onkologie (siehe Reha-Statistik der DRV im ► Internet, Berichtsjahr 2014).

Die Anzahl stationärer Rehabilitationsmaßnahmen bei CED ist unverändert hoch mit über einem Drittel aller Rehabilitationsleistungen der Deutschen Rentenversicherung (DRV) im Bereich der Verdauungsorgane (Berichtsjahr 2014, DRV), da sich chronisch entzündliche Darmerkrankungen häufig um das 20.–30. Lebensjahr in einem jungen erwerbsfähigen Alter manifestieren.

Unter den Stoffwechselkrankheiten ist der **Diabetes mellitus** mit einer Prävalenz von bis zu 10 % der Gesamtbevölkerung die häufigste Erkrankung und gehört zu den häufigsten Einzelkrankheiten in den industrialisierten Ländern. Dies spiegelt sich jedoch nicht im Anteil des Diabetes mellitus, besonders des Typ-1-Diabetes, an den Rehabilitationsleistungen wider. Nur etwa jeder 5. Rehabilitand war Typ-1-Diabetiker (Berichtsjahr 2014, DRV).

Die Anzahl stationärer Rehabilitationen bei **Neubildungen** (Onkologie ► Kap. 9) blieb von 1995 bis 2013 mit 5 pro 1000 Versicherte unverändert (Reha-Bericht Update 2011 und 2014 DRV). Derzeit ist jede sechste medizinische Rehabilitation für Erwachsene eine onkologische Rehabilitationsleistung. In 2014 wurden 146521 stationäre onkologische Rehabilitationen durchgeführt. Davon entfielen 24.857 (17 %) auf bösartige Neubildungen der Verdauungsorgane. Das kolorektale Karzinom (Darmkrebs) – immer noch die zweit- bis dritthäufigste Krebstodesursache mit jährlichen Inzidenzen von etwa 30/100.000 Einwohner – dominiert hier mit 57 % der Rehabilitationsleistungen, gefolgt von Neoplasien des Magens (14,5 %) und des Pankreas (8,4 %).

Obwohl sich onkologische Erkrankungen zumeist erst jenseits der 6.–7. Lebensdekade manifestieren, kommt dem kolorektalen Karzinom für die Rehabilitationsmedizin eine besondere Bedeutung zu, da sich 25–30 % der Patienten in einem erwerbsfähigen Alter befinden.

Gastrointestinale Malignome (Magenkrebs) machen häufig einen größeren chirurgischen Eingriff erforderlich.

Entsprechend vielfältig sind hier die therapiebedingten Störungen, die sich abhängig vom Verlust des betreffenden Organes bzw. Organteiles manifestieren und häufig die Indikation zu einer stationären Anschlussrehabilitation mitbegründen (◘ Tab. 8.1).

8.2 Kriterien des Rehabilitationsbedarfs

8.2.1 Sozialmedizinische Beurteilung

Die sozialmedizinische Beurteilung hat bei Erkrankungen aus dem Bereich Gastroenterologie und Stoffwechsel die Komplexität der Krankheitsbilder und ihrer Symptome sowie die besondere Abhängigkeit von Kontextfaktoren zu berücksichtigen. Weil in der Regel keine isolierte, z. B. auf Funktionsstörungen einzelner Gliedmaßen zurückzuführende Behinderung vorliegt, ist eine in besonderem Maße individuelle Einschätzung der Beeinträchtigungen erforderlich (► Abschn. 37.3). Der Rehabilitationsbedarf (► Glossar) ergibt sich in der Regel aus der komplexen Befundkonstellation des Einzelfalls. Voraussetzung für die Beurteilung ist neben der exakten Kenntnis des jeweiligen organspezifischen Schädigungsmusters eine sorgfältige klinische und sozialmedizinische Anamnese (Zilly 1998, BAR 2016).

Organspezifische Grundlagen der sozialmedizinischen Beurteilung im Bereich Gastroenterologie

> **Organspezifische Kriterien Gastroenterologie (Zillessen 1997; Koch 2002; Lübke 2004)**
> a. Schweregrad der Erkrankung: Beschwerden wie z. B. Durchfall, Inkontinenz, Schmerzen; Befunde (z. B. Endoskopie, Sonographie, CT)
> b. Komplikationen: Bauchwassersucht, Ödeme, Pfortaderhochdruck mit Milzvergrößerung und Krampfadern der Speiseröhre, Hirnfunktionsstörungen, Blutarmut, Osteoporose, Fisteln, Darmverengungen, Blutungsrisiko, Infektanfälligkeit etc.
> c. Folgeschäden: Gewichtsverlust, Eiweißmangel, Mangelernährung, Abnahme von Mobilität und Körperkraft
> d. Begleiterkrankungen: z. B. Gelenkentzündungen, Hauterkrankungen, Augenentzündungen, Osteoporose bei Darmerkrankungen, Diabetes bei Bauchspeicheldrüsenerkrankungen und Kortisontherapie

8

e. Therapienebenwirkungen: Medikamente (z. B. Kortison, Immunsuppressiva, Antikörpertherapien), Strahlen- und Chemotherapie

Die unter a) bis e) beschriebenen organspezifischen Grundlagen haben ggf. erhebliche Auswirkungen auf die **Aktivitäten und Teilhabe** der Betroffenen **am (Arbeits-)Leben** in der Gesellschaft. So sind bei signifikanten kognitiven Beeinträchtigungen z. B. im Rahmen einer hepatischen Enzephalopathie (Hirnfunktionsstörung) keine beruflichen Tätigkeiten mit Selbst- oder Fremdgefährdung zulässig (siehe Begutachtungsrichtlinien für Kraftfahrereignung). Patienten mit schweren chronischen Lebererkrankungen sind zudem durch Umgang mit potenziell leberschädlichen Substanzen gefährdet (z. B. Maler, Lackierer, Drucker, Parkettleger). Komplikationen wie Pfortaderhochdruck und Speiseröhrenkrampfadern lassen schwerere körperliche Tätigkeiten wie Heben, Tragen, Arbeiten in gebückter Haltung nicht zu (Hoffmann und Triebig 2002).

Bei Mangelernährung sind Tätigkeiten mit anhaltender Konzentration, Ausdauerleistung und hoher Stressbelastung nicht oder nur eingeschränkt möglich sowie auch Tätigkeiten in Hitze und Kälte, im Außenbereich und an potenziell verletzungsgefährdenden Arbeitsplätzen. Ähnliche Einschränkungen können sich für Personen mit schwerer Diarrhö (Durchfall) und Inkontinenz sowie Schmerzsyndromen ergeben (Sorensen et al. 2008; Warm 2002).

Auch bei schweren gastroenterologischen Erkrankungen kann die Erwerbsfähigkeit jedoch u. a. durch rehabilitative Maßnahmen häufig erhalten werden. So sind 50 % der Transplantierten innerhalb von zwei Jahren nach einer Lebertransplantation wieder erwerbstätig mit guter bis sehr guter Selbsteinschätzung zu diesem Zeitpunkt (Vierneusel 1997).

25–30 % der Patienten mit Dickdarmkarzinomen sind im erwerbstätigen Alter, die 5-Jahres-Überlebenserwartung ist heute überwiegend gut. Deshalb sollte grundsätzlich als Rehabilitationsziel die berufliche Integration angestrebt werden unter Beachtung der oben aufgeführten Einschränkungen (Delbrück 2000).

Die Anlage eines **künstlichen Darmausganges** (Anus praeter naturalis) ist ein erheblicher Eingriff in die körperliche Integrität eines Menschen und kann, um Auswirkungen auf die Erwerbsfähigkeit zu vermeiden, eine stationäre Rehabilitation erforderlich machen. Eine gut platzierte und technisch gut zu versorgende Stoma-anlage mit normaler Adhäsionsfähigkeit und Darmgasgerüchen absorbierenden Filtersystemen wird von den Betroffenen nach ausreichender Anleitung in der Rehabilitation meist weitgehend akzeptiert und ermöglicht unter Beachtung gewisser Erfordernisse und Einschränkungen dann häufig eine weitgehend normale Teilhabe am Leben in der Gesellschaft (Schröter 1996; Deutsche ILCO 2003).

Chronisch entzündliche Darmerkrankungen (CED) haben bei leichtem, unkompliziertem Verlauf mitunter nur geringe Auswirkungen auf die Teilhabe in Gesellschaft und Beruf. Besondere Beeinträchtigungen mit Rehabilitationsbedarf ergeben sich jedoch bei der nicht selten frühen Manifestation im Kindes- und Jugendalter, durch **chronisch-aktive und komplexe Krankheitsverläufe** sowie durch Begleiterkrankungen. Probleme entstehen ggf. auch durch mehrfach notwendige operative Eingriffe im Bereich des Verdauungstraktes mit relevanten Funktionseinbußen. Demzufolge ist die Schul- und Berufsausbildung bei 10–23 % der Betroffenen verzögert, bei bis zu 13 % ist ein Arbeits- bzw. Berufswechsel erforderlich. Die Frühberentungsquote von CED-Patienten liegt bei ca. 16 %, etwa 20 % arbeiten mit reduzierter Stundenzahl (Sommer und Koenen 1994; Tittor 2000).

Organspezifische Grundlagen der sozialmedizinischen Beurteilung im Bereich Stoffwechselkrankheiten

Organspezifische Kriterien Stoffwechselkrankheiten (Haupt 1998; Römpler und Wirth 2002; Ott 2002; Rinnert 2009/2010; Deutsche Adipositas-Gesellschaft 2014; Deutsche Rentenversicherung 2010)

a. Schweregrad der Erkrankung: Beschwerden, Ausmaß und Häufigkeit von Stoffwechselentgleisungen bei Diabetes mellitus, Ausprägung einer Adipositas oder Mangelernährung, Nahrungsmittelunverträglichkeiten

b. Komplikationen: Unterzuckerung, diabetisches Koma, Folgen z. B. eines langjährigen Diabetes (u. a. diabetische Fußschäden, Durchblutungsstörungen der Beine, Herzinfarkt, Schlaganfall), Gelenkprobleme bei Adipositas, eingeschränkte Mobilität

c. Folgeschäden: u. a. diabetische Nervenstörung (Polyneuropathie), Schäden der großen Blutgefäße (Herzinfarkt, Schlaganfall, Durchblutungsstörungen der Beine) und Schäden der kleinen Blutgefäße (Niere, Augen), Begleiterkrankungen: Herzmuskelschwäche, erhöhtes Krebsrisiko, Lungenerkrankungen, Schlaf-Apnoe-Syndrom bei Adipositas, Autoimmunerkrankungen bei Diabetes mellitus Typ 1, Bluthochdruck (Hypertonie)

d. Therapienebenwirkungen: Unterzuckerungen (Hypoglykämien) bei Tabletten- und Insulinbehandlung, Gewichtszunahme durch Insulintherapie, Beschwerden von Seiten des Verdauungstraktes unter Metformin oder GLP1-Analoga, Verschlechterung einer schweren diabetischen Augenschädigung unter zu straffer Stoffwechseleinstellung

Bei guter **Stoffwechseleinstellung** ist bei Diabetes mellitus, auch unter Insulintherapie, die Teilhabe am (Arbeits-)Leben in der Gesellschaft kaum beeinträchtigt. Auch regelmäßige Schicht-, Nacht- und Akkordarbeit ist möglich, wenn ausreichende Pausen gewährt werden. Bei instabiler Stoffwechselsituation können die unter a) bis e) beschriebenen organspezifischen Grundlagen unter Umständen aber erheblichen Einfluss auf die Teilhabe nehmen. So können häufige Unterzuckerungen die Fahrtauglichkeit der Betroffenen beeinträchtigen und die Arbeitsfähigkeit in Berufen mit erhöhter Selbst- oder Fremdgefährdung bedrohen. Die Problematik kann durch eine stationäre Rehabilitation mit fachkundiger Optimierung der Einstellung und intensiver Schulung häufig günstig beeinflusst werden.

Komplikationen wie z. B. das diabetische Fußsyndrom reduzieren oft die Mobilität der Betroffenen erheblich und sind ein hohes Risiko für die Erwerbsfähigkeit, es besteht nicht selten Rehabilitationsbedarf. Arbeiten mit besonderer mechanischer Fußbelastung, in Nässe, Kälte, mit Notwendigkeit fester Arbeitsschuhe sind bei diabetischem Fußsyndrom meist nicht möglich.

Eine **Sehschwäche** (Visusverlust) im Rahmen einer schweren diabetischen Augenschädigung (Retinopathie) tangiert neben Einschränkungen beim Lesen oder Schreiben die Teilhabe in verschiedenen Bereichen des (Arbeits-)Lebens.

Bei sensibler und/oder motorischer **Nervenstörung** (Neuropathie) sowie bei verminderter Wahrnehmung von Unterzuckerungen ergeben sich berufliche Einschränkungen für Aktivitäten mit Fremd- oder Selbstgefährdung durch Beeinträchtigungen der Stand- und Gangsicherheit sowie Gebrauchsfähigkeit der betroffenen Extremitäten (Muskelschwäche, Lähmung, eingeschränkte Mobilität). Es bestehen hier geringe therapeutische Einfluss- und Besserungsmöglichkeiten.

Bei Schädigung des unwillkürlichen Nervensystems (z. B. kardiale Nervenstörung mit Herzfrequenzstarre und verminderter Herzleistungsbreite, diabetische Magenentleerungsstörung mit nicht einschätzbaren Blutzuckerschwankungen) ist das berufliche Leistungsvermögen zumeist stark beeinträchtigt.

Eine Nierenschädigung (Nephropathie) im fortgeschrittenen Stadium führt zu Leistungseinschränkungen in allen Bereichen.

Auch Komplikationen und Folgeschäden der ausgeprägten **Adipositas** (Herzinsuffizienz, Lungenkrankheiten, Immobilität) können die Erwerbsfähigkeit der Betroffenen signifikant beeinträchtigen.

Potenzielle Auswirkungen einer Mangelernährung sind oben beschrieben. Nahrungsmittelunverträglichkeiten beeinflussen die Teilhabe im Arbeitsleben bei adäquater Ernährung in der Regel nicht signifikant, können jedoch bei ungünstiger Konstellation im Einzelfall einen Rehabilitationsbedarf begründen.

Häufigste Ursache für wiederkehrende Getreide- bzw. Glutenunverträglichkeitsreaktionen sind Diätfehler. Vermutlich 10–60 % der Patienten mit einer Zöliakie halten eine strenge lebenslange glutenfreie Ernährung nicht ein. Dies geschieht häufig aus Unkenntnis, aufgrund mangelnder Achtsamkeit und zumeist ungenügender Ernährungsberatung.

8

Besonderheiten der sozialmedizinischen Beurteilung im Bereich Gastroenterologie und Stoffwechsel

Beeinträchtigungen und Rehabilitationsbedarf sind einerseits häufig unmittelbar abhängig vom Ausmaß der Schädigung und des Funktionsverlustes der betroffenen Organe. Andererseits sind subjektiv empfundene Einschränkungen im vorliegenden Indikationsbereich mitunter schwer zu objektivieren. Signifikante Beeinträchtigungen werden zudem gelegentlich eingeschränkt wahrgenommen; so ergeben sich z. B. bei chronischen Lebererkrankungen nicht selten Diskrepanzen, sodass Assessments und psychometrische Testverfahren für die Beurteilung herangezogen werden müssen (▶ Abschn. 18.1).

Bei fortgeschrittenen destruierenden Krankheitsverläufen mit stark eingeschränkter Funktionsleistung, z. B. Leberzirrhose (Leberverhärtung) Kurzdarmsymptomatik, ergibt sich zumeist eine starke Einschränkung bzw. Aufhebung der Leistungs- und Erwerbsfähigkeit.

Ein inoperabler Tumor bei Erstdiagnose, ein Rezidiv nach OP oder Strahlen-/Chemotherapie, aber auch eine Metastasierung lassen eine ausgeprägte Begrenzung des Leistungsvermögens erwarten.

Die **sozialmedizinische Prognose** von Verdauungskrankheiten wird häufig durch verhaltensbedingte Begleitaspekte in sozialer, familiärer und persönlicher Hinsicht beeinflusst mit negativen Auswirkungen auf Aktivität und Teilhabe (▶ Abschn. 18.4). Dies ist bei der Beurteilung des Rehabilitationsbedarfs zu berücksichtigen und betrifft viele Bereiche des gesellschaftlichen und familiären Lebens, die Interaktion mit Familienmitgliedern und Berufskollegen sowie nicht zuletzt die persönliche psychische Gesundheit.

Ein wesentliches Ziel einer medizinischen Rehabilitationsmaßnahme durch die Rentenversicherung (DRV) beinhaltet die arbeits- und berufsbezogene Orientierung von erwerbsfähigen Rehabilitanden. Dies gilt im besonderen Maße für Patienten mit beruflichen Konflikt- bzw. Problemsituationen, bei Arbeitslosigkeit und längerer Arbeitsunfähigkeit (▶ Glossar).

Zur umfassenden Diagnostik und differenzierten Beschreibung individueller beruflicher Problemlagen eignen sich sog. MboR-Konzepte (MboR = medizinisch-beruflich orientierte Rehabilitation), die indikations- und klinikspezifisch angewendet werden können (▶ Abschn. 42.6).

Spezifische **Screening-Fragebögen** und Dokumentationssysteme (vgl. ▶ Abschn. 18.1.2) sind zur Identifizierung von beruflichen Problemlagen und dem Bedarf an berufsorientierten und beruflichen Rehabilitationsleistungen entwickelt worden, z. B.:

- SIMBO (Screening-Instrument zur Erkennung des Bedarfs an Medizinisch-beruflich orientierter Rehabilitation)
- Würzburger Screening
- Sog. FCE-Systeme (functional capacity evaluation) zur Erfassung der funktionellen Leistungsfähigkeit
- PACT- und IRES-Fragebogen zum Abgleich von physiomentalen Fähigkeiten und beruflichen Anforderungen unter Einbeziehung von person- und umweltbezogenen Kontextfaktoren (bio-psycho-soziales Modell der WHO)
- „Klinik-spezifischer sozialmedizinsicher Fragebogen" als rehabilitationsärztliches Dokumentationsinstrument zur Erhebung einer ausführlichen Sozial- und Berufsanamnese, zur Erfassung von Abläufen des Arbeitsplatzes und des Tätigkeitsprofils des Rehabilitanden, seiner subjektiven Beeinträchtigungen sowie der Aktivitätseinschränkungen.

Dieser Fragebogen zur beruflichen Tätigkeit mit allen sozialversicherungsrechtlich relevanten Informationen und Daten dient zusammen mit objektivierten physio-psycho-mentalen Leistungsfähigkeiten als Grundlage für die sozialmedizinische Gesamtbeurteilung des Rehabilitanden im ärztlichen Entlassungsbericht bei Rehabilitationsende (▶ Abschn. 19.1). Näheres zu diagnostischen Instrumenten zur Erfassung und Beschreibung arbeits- und berufsbezogener Problemlagen siehe ▶ Internet.

8.2.2 Ausschlusskriterien im Bereich Gastroenterologie und Stoffwechsel

Rehabilitationsleistungen in einer gastroenterologischen Rehabilitationsklinik sind nicht indiziert bei:

- bestehender/fortgesetzter Abhängigkeit – Missbrauch von Alkohol, Drogen und Medikamenten,
- rein psychosomatischen oder psychischen Erkrankungen, z. B. Essstörungen (Anorexie, Bulimie) und Somatisierungsstörungen,

— Besiedelung mit multiresistenten Keimen in Wunden und der Haut (z. B. 4 MRGN, 3 MRGN, MRSA im Nasen-Rachen-Abstrich).

8.2.3 Besonderheiten bei der Antragstellung

Rehabilitationsbedürftigkeit (▶ Glossar) bei Adipositas orientiert sich an den Expertenempfehlungen und Leitlinien der Deutschen Adipositas-Gesellschaft.

Ausstattungsmerkmale, z. B. Barrierefreiheit für gehbehinderte Patienten, Rollstuhlfahrer, bei körperlichen und sonstigen funktionellen Beeinträchtigungen wie Lernbehinderung, Leseschwäche, Blindheit, Gehörlosigkeit, Sprachstörungen, Fremdsprachenkompetenzen sowie das Mitbringen von Therapiehunden sind bei beabsichtigter Rehabilitationsmaßnahme bei den Kostenträgern zu klären, ggf. auch für das Mitbringen von Begleitpersonen (▶ Abschn. 18.3, ▶ Abschn. 46.3).

Rehabilitation von jugendlichen CED-Patienten (Morbus Crohn/Colitis ulcerosa)

Ca. ¼ bis ⅓ aller CED-Patienten sind unter 18 Jahre alt (ca. 37.000 betroffene Jugendliche). Trotz dieser großen Zahl von jugendlichen CED-Patienten existieren keine oder nur wenige Rehabilitationseinrichtungen für dieses Klientel (▶ Abschn. 16.1).

Es können jugendliche CED-Patienten ab dem 15./16. Lebensjahr in einer gastroenterologischen Rehabilitationseinrichtung für Erwachsene medizinisch rehabilitiert werden bei folgenden Voraussetzungen, z. B. Kompetenz- bzw. Schwerpunktklinik für chronisch entzündliche Darmerkrankungen entsprechend dem „Reha-Kliniken-Verzeichnis 2007 der DCCV", jederzeit große Patientenzahlen mit einem niedrigen Altersdurchschnitt sollten anwesend sein, Gewährleistung der Fortführung schulischer Maßnahmen, breites Freizeitangebot, ggf. Betreuung durch „Klinikpaten", konsiliarische Mitbetreuung durch Pädiater.

Mitnahme von Begleitkindern

Einige Rehabilitationskliniken bieten an: Mitnahme von Begleitkindern im Säuglingsalter bis zur Vollendung des 11. Lebensjahres, bei Kindern mit Behinderungen gelten hier besondere Regelungen.

8.3 Maßnahmen in der Rehabilitation

8.3.1 Maßnahmen im somatischen Bereich

Bei der medikamentösen Behandlung sind beispielhaft die Optimierung einer Insulintherapie, die Einleitung einer Ruhephasen-erhaltenden Therapie bei CED (einschl. Antikörpertherapie) oder die onkologische Systemtherapie zu nennen. Auch die medikamentöse Einstellung eines begleitenden Bluthochdrucks, eine Behandlung mit Blutgerinnungshemmern oder eine entwässernde medikamentöse Behandlung (Diuretika) sind nicht selten notwendig. Erhebliche Bedeutung z. B. bei Patienten mit Tumoren des Verdauungstraktes kommt einer adäquaten, differenzierten Schmerztherapie zu (Beubler 2012; Themenheft „Schmerzmedizin", Opioide).

Bei der Wund- und Stomatherapie sind neben speziell qualifiziertem Fachpersonal (ausgebildete Wund- und Stomatherapeuten), strukturierten, leitliniengerechten Behandlungskonzepten auch geeignete räumliche und technische Voraussetzungen erforderlich (Kramer et al. 2004; Probst und Vasel-Biergans 2010; Kommission für Krankenhaushygiene und Infektionsprävention 2007).

Von besonderer Bedeutung ist im Bereich Verdauungs- und Stoffwechselkrankheiten die **Ernährungstherapie**. Auch hier sind personelle und strukturelle Voraussetzungen (z. B. Endoskopie, Ultraschalldiagnostik, Bioimpedanz-Analyse) unabdingbar, entsprechende Zertifizierungen machen Fachkompetenz nachweisbar und vergleichbar (z. B. Lehrklinik für Ernährungsmedizin DAEM, Diabeteszentrum DDG u. a.). Neben typischerweise ernährungsmedizinisch behandelbaren Erkrankungen, wie z. B. einer Zöliakie (Weizen- bzw. Glutenunverträglichkeit), geht es im vorliegenden Indikationssektor auch um die Therapie der Mangelernährung und der Adipositas (▶ Kap. 35).

8.3.2 Maßnahmen im funktionalen und edukativen Bereich

Zentrale Bedeutung im funktionalen Behandlungsbereich kommt der **Sport- und Bewegungstherapie** zu. Physiotherapie und Gymnastik, z. B. in indikationsbezogenen Gruppen, sind Säulen der Behandlung auch unter Berücksichtigung von Begleit- und Folgeerkrankungen (▶ Kap. 32). Frequenz und Dauer der therapeutischen Maßnahmen orientieren sich an den individuellen Bedürfnissen der Rehabilitanden. Die Übungen tragen neben der Steigerung von Mobilität und Leistungsfähigkeit auch zur Stärkung von Muskulatur, Sehnen- und Bandapparat, Stärkung des kardiopulmonalen Systems, Verbesserung der Blutdruckregulation und Stoffwechselparameter, Stärkung des Immunsystems und psychischen Stabilisierung bei. Weitere Effekte sind z. B. Reduktion von Risikofaktoren und Therapienebenwirkungen sowie Steigerung von Selbstständigkeit und Selbstwertgefühl.

Physikalische Maßnahmen wie Wärme-, Kälte-, Ultraschall- und Interferenzstromanwendungen tragen ebenfalls zum Behandlungserfolg bei. Ergotherapeutische Behandlungen (z. B. motorisch-funktionelles Hand- und Fußtraining, Hirnleistungstraining oder kreativ-gestalterische Angebote) können zusätzlich günstige körperliche, geistige und psychische Effekte im funktionalen Bereich erzielen.

Vorträge, Gesprächskreise, Seminare und zertifizierte **Schulungen** (z. B. Diabetes-Schulung) sollen ein gesundheitsbewusstes Verhalten fördern und die Rehabilitanden in die Lage versetzen, mit ihrer Erkrankung und den Symptomen adäquat umzugehen.

8.3.3 Maßnahmen im psychosozialen Bereich

Chronische Krankheiten ziehen nicht selten psychische und psychosoziale Probleme nach sich, die die Teilhabe am (Berufs-)Leben in der Gesellschaft zusätzlich beeinträchtigen können. Dies gilt insbesondere auch im Bereich Verdauungs- und Stoffwechselkrankheiten. Daher ist oft eine begleitende psychologische oder psychotherapeutische Mitbehandlung erforderlich. Die personelle Ausstattung der Kliniken hat dem Rechnung zu tragen (▶ Kap. 28, ▶ Kap. 29).

Die Therapie findet sowohl in Einzelgesprächen als auch in Gruppensitzungen (z. B. psychoedukative Motivationsgruppen) statt. Dabei wird Unterstützung bei der **Krankheitsverarbeitung (Coping)** angeboten. Präventive Verhaltensänderungen werden psychologisch unterstützt (z. B. Raucherentwöhnungskurse), Stressbewälti-

gungsstrategien und Aspekte der Selbstfürsorge vermittelt. Auch das Erlernen spezieller Entspannungstechniken (z. B. autogenes Training, progressive Muskelrelaxation oder Qi Gong) wird gefördert.

Sozialdienstlich-sozialmedizinische **Beratungen** und Angebote (▶ Kap. 30) richten sich an Rehabilitanden, bei denen Krankheit oder Behinderung zu relevanten psychosozialen Beeinträchtigungen führen. Dabei sollen persönliche, familiäre, berufliche oder andere soziale Probleme, die im Zusammenhang mit der Erkrankung oder Behinderung stehen, aufgegriffen und eine Verbesserung der persönlichen und sozialen Lebensumstände herbeigeführt werden.

Es erfolgen Beratungen zu Sozialleistungen, Unterstützungsangeboten, beruflichen Aspekten oder u. a. zum Schwerbehindertenrecht. Dabei leistet der Sozialdienst auch Hilfestellung bei Anträgen, kommuniziert mit Vor- und Nachversorgern sowie mit weiteren Stellen, wie Behörden. Nachsorgemaßnahmen wie Rehabilitationssport, Haushaltshilfe, häusliche Krankenpflege, Heil- oder Hilfsmittel werden vermittelt. Wesentliche Aspekte der Tätigkeit betreffen zudem die berufliche Wiedereingliederung sowie Leistungen zur Teilhabe am Arbeitsleben (LTA) (▶ Abschn. 21.2).

8.4 Nachsorge

Fortbestehende Mobilitäts- und Funktionseinschränkungen z. B. nach gastroenterologischen Anschlussrehabilitationen (AHB) in Folge größerer operativer Eingriffe machen nicht selten ambulante Nachsorgemaßnahmen wie Krankengymnastik oder Rehabilitationssport notwendig, die über die Rehabilitationseinrichtung vermittelt werden. Dazu gehört auch die Organisation der häuslichen Versorgung mittels konkreter Hilfestellung wie Kontaktaufnahme zu unterstützenden Angehörigen, Vermittlung einer häuslichen Krankenpflege, von ambulant tätigem Fachpersonal zur weiteren Wund-, Stoma- und Ernährungstherapie, aber auch die Klärung der Bereitstellung von Hilfsmitteln (▶ Abschn. 20.2, ▶ Abschn. 42.7).

In die Nachsorge sind alle relevanten Berufsgruppen als multiprofessionelles Team miteinzubeziehen, dem Sozialdienst kommt meist eine steuernde Funktion in Ergänzung zum Arzt zu.

Die Nachsorge umfasst auch die strukturierte Unterstützung bei arbeitsplatzbezogenen Problemen, z. B. instabile Stoffwechsellage mit häufigen Unterzuckerungen (Hypoglykämien) bei Arbeitsplatz mit Selbst- oder Fremdgefährdung, die berufliche Wiedereingliederung bis hin zur Beantragung von Leistungen zur Teilhabe am Arbeitsleben (z. B. durch Berufsförderungswerk o. Ä.).

Bei Bedarf wird der Kontakt zu geeigneten **Selbsthilfegruppen** hergestellt, z. B. DCCV bei CED-Patienten, ILCO bei Stomaträgern, Deutscher Diabetikerbund, Deutsche Diabeteshilfe, Deutsche Leberhilfe, Deutsche Krebsgesellschaft oder Arbeitskreis der Pankreatektomierten und andere.

Nachsorgeempfehlungen gehen über den strukturierten Rehabilitationsentlassungsbericht auch an nachbehandelnde Ärzte (▶ Abschn. 48.2.6), Psychotherapeuten und Rentenversicherungsträger. Die Empfehlungen richten sich ggf. an den Leitlinien der Fachgesellschaften (z. B. Deutsche Gesellschaft für Gastroenterologie, Verdauungs- und Stoffwechselkrankheiten, Deutsche Diabetes-Gesellschaft, Deutsche Gesellschaft für Ernährungsmedizin) aus und beinhalten konkrete Vorschläge für das weitere diagnostische und therapeutische Vorgehen im Einzelfall.

8.5 Fallbeispiel

8.5.1 Eigenanamnese

40-jähriger Patient (◧ Abb. 8.1) mit **Diabetes mellitus Typ 2** seit 3 Jahren, bislang ohne Folgeschäden. An weiteren Diagnosen wurde eine **Adipositas Grad III** mit einem aktuellen BMI von 51 kg/m² (Größe: 176 cm, Gewicht: 158 kg), eine zunehmend erschwert einstellbare arterielle Hypertonie, eine Fettstoffwechselstörung (kombiniert) und ein obstruktives Schlaf-Apnoe-Syndrom festgestellt.

Der Patient stellte für sich seit dem letzten halben Jahr fest, dass er zunehmend zu Belastungsdyspnoe neige, Ödeme peripher auftreten, er schnarche und zunehmend unter Tagesmüdigkeit leide, sein Konzentrationsvermögen nachlasse und er beim Autofahren im Gegensatz zu früher rasch ermüde, er fahre rund 55.000 km im Jahr.

Unter der bisher durchgeführten Therapie mit Metformin, was er seit etwa 1 Jahr genommen hätte, seien wiederholt Bauchschmerzen und Diarrhö-Episoden aufgefallen, die sich erst nach Dosisreduktion zurückgebildet hätten. Durch die nachlassende Pankreasfunktion habe sich der Blutzucker leider stetig verschlechtert, sodass der Hausarzt ihm zu Basalinsulin geraten habe, was er wiederstrebend akzeptierte. Die Kontrollerfordernis und Anpassung des Insulins bei Entgleisungsneigung überfordere ihn. Der HbA_{1c} liege nun bei 9 %. Der Hausarzt sei ratlos. Er habe ihn immer wieder auf sein Rauchen und riskanten Alkoholkonsum hingewiesen. Er gebe zu, dass er nicht alle Empfehlungen umgesetzt habe und die verordneten Medikamente nicht immer konsequent eingenommen hätte.

Diese Therapieerfordernis erschreckte ihn und er sorgte sich darum, noch mehr an Gewicht zuzunehmen. Aufgrund der rasch progredienten Verschlechterung des Diabetes und damit eingetretenen Alltagseinschränkungen sorge er sich mittlerweile um seine Existenz. Die damit verbundenen Ängste und Sorgen könne er nicht mit seiner Familie besprechen. Sein Wunsch sei immer gewesen, nachdem er sich nach dem Abitur als Maurer ausbilden ließ und dann nach dem Studium als Bauingenieur qualifizierte, seiner Familie ein sorgenfreies Leben mit einem guten Lebensstandard zu ermöglichen. Seine Frau leide darunter, dass immer weniger Zeit für die Familie blieb, und auch seine Kinder zögen sich zunehmend von ihm zurück. Sein ehemaliger Freundeskreis besteht nicht mehr, und seine früheren sportlichen Aktivitäten in einem örtlichen Fußballverein habe er bereits seit Jahren aufgrund der beruflichen Beanspruchung aufgeben müssen.

8.5.2 Sozial- und Berufsanamnese

Der Rehabilitand ist erwerbstätig, als angestellter Bauingenieur und Bauleiter einer renommierten Baufirma mit hoher Verantwortung für verschiedene Bauvorhaben erheblicher Investitionsvolumina. Das erfordere Präsenz an verschiedenen Orten, sodass er über die Wochen viel unterwegs sei, rund 55.000 km pro Jahr. Er ist verheiratet und hat zwei Kinder im Alter von 8 und 5 Jahren.

8.5.3 Subjektive Beeinträchtigungen der Aktivitäten und Teilhabe

Zeit für Ausgleich finde er kaum und zu Hause sei er nur noch erschöpft, was zu Spannungen

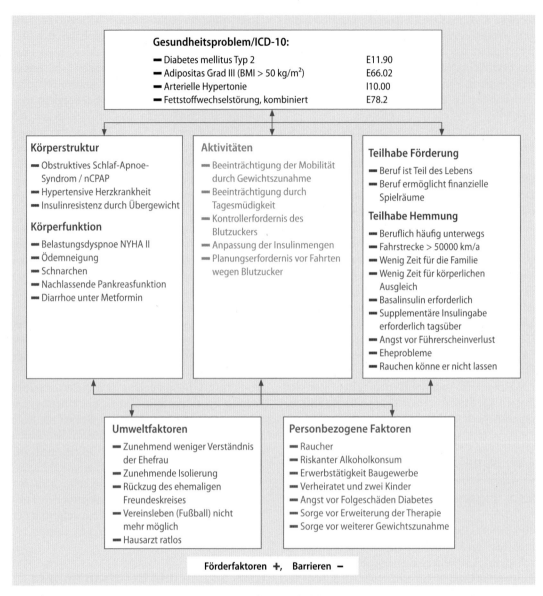

Gesundheitsproblem/ICD-10:

- Diabetes mellitus Typ 2   E11.90
- Adipositas Grad III (BMI > 50 kg/m^2)   E66.02
- Arterielle Hypertonie   I10.00
- Fettstoffwechselstörung, kombiniert   E78.2

Körperstruktur

- Obstruktives Schlaf-Apnoe-Syndrom / nCPAP
- Hypertensive Herzkrankheit
- Insulinresistenz durch Übergewicht

Körperfunktion

- Belastungsdyspnoe NYHA II
- Ödemneigung
- Schnarchen
- Nachlassende Pankreasfunktion
- Diarrhoe unter Metformin

Aktivitäten

- Beeinträchtigung der Mobilität durch Gewichtszunahme
- Beeinträchtigung durch Tagesmüdigkeit
- Kontrollerfordernis des Blutzuckers
- Anpassung der Insulinmengen
- Planungserfordernis vor Fahrten wegen Blutzucker

Teilhabe Förderung

- Beruf ist Teil des Lebens
- Beruf ermöglicht finanzielle Spielräume

Teilhabe Hemmung

- Beruflich häufig unterwegs
- Fahrstrecke > 50000 km/a
- Wenig Zeit für die Familie
- Wenig Zeit für körperlichen Ausgleich
- Basalinsulin erforderlich
- Supplementäre Insulingabe erforderlich tagsüber
- Angst vor Führerscheinverlust
- Eheprobleme
- Rauchen könne er nicht lassen

Umweltfaktoren

- Zunehmend weniger Verständnis der Ehefrau
- Zunehmende Isolierung
- Rückzug des ehemaligen Freundeskreises
- Vereinsleben (Fußball) nicht mehr möglich
- Hausarzt ratlos

Personbezogene Faktoren

- Raucher
- Riskanter Alkoholkonsum
- Erwerbstätigkeit Baugewerbe
- Verheiratet und zwei Kinder
- Angst vor Folgeschäden Diabetes
- Sorge vor Erweiterung der Therapie
- Sorge vor weiterer Gewichtszunahme

Förderfaktoren +, Barrieren −

Abb. 8.1 Fallstrukturierung nach ICF-Komponenten für die Rehabilitationsplanung

familiär führe. Den Frust kompensiere er dann durch unkontrollierte Mahlzeiten, was ihm ein schlechtes Gewissen mache, und auch die Vorhaltungen seiner Ehefrau täten dann ihr Übriges hinzu. Extern neige er auch zu überhöhtem Alkoholkonsum. Die vom Hausarzt vorgeschlagenen Therapieänderungen akzeptiere er nur ungern, füge sich aber. Leider nehme er seitdem nur noch an Gewicht zu. Er fühle sich angespannt und selbst nach einigen Stunden Schlaf unausgeruht. Er sei in einem Schlaflabor gewesen. Man habe ihm zu einer Maskentherapie (nCPAP) geraten. Eine Maske ertrage er aber nicht.

8.5.4 Allgemeiner psychischer Befund

Er fühle sich häufig erschöpft. Mittlerweile fühle er sich den Anforderungen des Berufes, der ihm sehr viel bedeute und der ein Teil seines Lebens sei, nicht mehr ausreichend gewachsen und habe Angst davor, nicht mehr belastbar zu sein. Eine Depression sei bisher nicht diagnostiziert worden. Seine Belastbarkeit habe spürbar nachgelassen, er sei doch erst 40 Jahre alt.

8.5.5 Risikofaktorenanamnese

Früher war er sehr sportlich und normalgewichtig. Er habe gerne Fußball gespielt und habe als guter Spieler gegolten. Durch die zunehmenden beruflichen Aufgaben und Abwesenheiten habe sich ein vermindertes Bewegungsverhalten eingeschlichen und er habe kaum noch sportliche Aktivitäten ausgeübt, oft hatte er zu gar nichts Lust. Der Kontakt zu ehemaligen Freunden habe nachgelassen.

Dann habe er unterwegs auf seinen beruflichen Fahrten zu rauchen angefangen, was er aktuell nicht lassen könne. Er rauche mittlerweile bis zu 40 Zigaretten/d. Zusätzlich habe er bei Hotelaufenthalten auswärts immer mal größere Mengen Alkohol konsumiert. Seine Frau habe diesen Konsum bisher nicht mitbekommen. Den Alkohol könne er lassen, aber das Rauchen sicher nicht.

8.5.6 Diagnosen

- Diabetes mellitus Typ 2. SIT mit Basalinsulin (E11.90)
- Adipositas Grad III, BMI 51 kg/m^2 (E66.02)
- Arterielle Hypertonie (I10.00)
- Fettstoffwechselstörung, kombiniert (E78.2)
- Obstruktives Schlaf-Apnoe-Syndrom (G47.31)

Weitere Informationen

Literatur

Bundesarbeitsgemeinschaft für Rehabilitation (BAR) (2016) Gemeinsame Empfehlung „Begutachtung". https://www.bar-frankfurt.de/publikationen/
Delbrück H, Schardt M (1995) Einschränkungen der Erwerbs- und Arbeitsfähigkeit von geheilten Rektumkarzinom-Patienten. Krebsnachsorge und Rehabilitation. In: Delbrück H (Hrsg) Der Krebskranke in der Arbeitswelt, Bd. 5, München, S 81
Deutsche Adipositas-Gesellschaft, DAG e. V. (2014) Prävention und Therapie der Adipositas. Interdisziplinäre Leitlinie der Qualität S3, Version 2.0 (April 2014), AWMF-Register Nr.: 050/001. www.adipositas-gesellschaft.de
Deutsche Rentenversicherung (2010) Reha-Therapiestandards Diabetes mellitus Typ 2. Leitlinien für die medizinische Rehabilitation
Dimeo F (2004) Welche Rolle spielt körperliche Aktivität in der Prävention, Therapie und Rehabilitation von neoplastischen Erkrankungen. Deutsche Zeitschrift für Sportmedizin 55 (7/8): 177–182
Hoffmann J, Triebig G (2002) Aktuelle arbeitsmedizinische Aspekte zur Hepatotoxität von Arbeitsstoffen. Z Gastroenterol 40: 111–115
Koch H (2002) Rehabilitation nach onkologischen Operationen am Magen-Darm-Trakt. Z Gastroenterol 40: 84–90
Kuski LH et al (2012) Reducing the risk of cancer with healthy food choices and physical activity. CA Cancer J Clin 62 (1): 30–67
Ott P (2002) Diabetes und Leistungsbeurteilung z. B. bei Neuropathie und autonomer Neuropathie. Z Gastroenterol 40 (S1): 35–38
Rinnert (2009/2010) Handbuch Arbeitsmedizin. Leitfaden für Betriebsärzte zu Diabetes und Beruf. Empfehlung des Ausschusses der Deutschen Gesetzlichen Unfallversicherung (DGUV) und der Deutschen Diabetes Gesellschaft (DDG). ecomed-Verlag, Landsberg
Schröter H (1996) Rehabilitationsbedürftigkeit aus der Sicht der Stomaträger – Erfahrungen der Deutschen Ilco. Z Gastroenterol 2: 62–63
Sorensen et al (2008) Hohe Komplikationsraten bei Mangelernährung. Clin Nutricial 27: 340–349
Tittor W (2000) Die Leistungsbeurteilung bei chronisch entzündlichen Darmerkrankungen. Med Sacch 96: 179–183
Vierneusel J (1997) Was erwartet der Lebertransplantierte von der Rehabilitation? Z Gastroenterol 3: 158–159
Warm K (2002) Sozialmedizinische Wertung von Durchfall, Inkontinenz und Stoma. Z Gastroenterol 40: 103–105
Zillessen E (1997) Begutachtung gastroenterologischer und hepatologischer Krankheiten. Thieme, Stuttgart
Zilly W (1998) Rehabilitation bei gastroenterologischen Erkrankungen. In: Delbrück H, Haupt E. Rehabilitationsmedizin. Therapie und Betreuungskonzepte bei chronischen Krankheiten, 2. Aufl. Urban & Schwarzenberg, München, S 441–446

Internetlinks

Berufliche Orientierung in der medizinischen Rehabilitation – Diagnostische Instrumente. http://www.medizinisch-berufliche-orientierung.de/bausteine/diagnostische_instrumente/
Deutsche Rentenversicherung Bund (DRV). Reha-Berichte und Updates. https://www.deutsche-renten versicherung.de/Allgemein/de/Navigation/6_Wir_ueber_uns/02_Fakten_und_Zahlen/05_rehaberichte/rehaberichte_index_node.html

Onkologie und Hämatologie

Marie Rösler, Thomas Schulte

© Springer-Verlag GmbH Deutschland, ein Teil von Springer Nature 2018
Bundesarbeitsgemeinschaft für Rehabilitation e.V. (BAR) (Hrsg.), *Rehabilitation*
https://doi.org/10.1007/978-3-662-54250-7_9

9.1   Sozialmedizinische Bedeutung

9.1.1 Häufigkeit von Krebs-erkrankungen

Im Jahr 2012 erkrankten in Deutschland 477.950 Menschen neu an Krebs, davon 225.890 Frauen und 252.060 Männer (Robert Koch-Institut 2015). Für das Jahr 2014 liegt die Prognose neuer Krebs-erkrankungen bei 500.900. Diese Entwicklung ist in erster Linie auf den demographischen Wandel mit einer Zunahme des Anteils älterer Menschen zurückzuführen.

Die Tumorart mit der höchsten Inzidenz ist bei Frauen **Brustkrebs**, gefolgt von Darm- und Lungenkrebs, bei Männern **Prostatakrebs**, gefolgt von Lungen- und Darmkrebs. Die ICD-10 führt unter bösartige Neubildungen (C00–C97) ins-gesamt 89 verschiedene Krebs-Diagnosen auf, wovon die Mehrheit jeweils nur einen Anteil von weniger als 1 % aller Krebserkrankungen ausmacht. Das Durchschnittsalter zum Zeitpunkt der Diagno-sestellung liegt bei beiden Geschlechtern bei 69 Jahren (RKI 2015). Etwa 35 % der Krebspatienten erkranken in einem Alter zwischen 15 und 64 Jah-ren (Mehnert 2011).

9.1.2 Bedeutung der onkologischen Rehabilitation

Eine Krebserkrankung verändert das Leben des erkrankten Menschen und das seines sozialen Umfeldes gravierend: Krankheitsbedingte Ein-schränkungen (chronische Erschöpfung, Schmer-zen, Organverlust, Konzentrationsstörungen etc.) erschweren den Alltag und machen Neuorientie-rungen in der Lebensplanung notwendig. Lange Behandlungszeiten erfordern Koordinationsleis-tungen und führen zu langen Arbeitsunfähigkeits-zeiten, Ängste und Abhängigkeiten reduzieren die Lebensqualität, Sinn- und Bilanzierungsfragen stellen sich angesichts der existenziellen Bedro-hung. Im sozialen Umfeld sind Betroffene mit Krebs als Stigma konfrontiert.

Die medizinische Rehabilitation (▶ Kap. 42) soll die krankheits- und therapiebedingten Funk-tionsbeeinträchtigungen reduzieren und den krebskranken Menschen körperlich und seelisch stabilisieren. Rehabilitanden erhalten Beratung und Hilfestellung zur Neuorientierung in Beruf, Partnerschaft und Familie sowie zu sozialrecht-lichen Themen. Darüber hinaus werden die Rehabilitanden unterstützt, die Erkrankung bio-graphisch zu verarbeiten und ein neues Verhältnis zu ihrer sozialen Umwelt zu entwickeln.

9.1.3 Onkologische Rehabilitation: Zahlen und Fakten

Im Jahr 2014 entfallen 16 % aller stationären Rehabilitationsleistungen der Deutschen Renten-versicherung auf die onkologische Rehabilitation (DRV 2015). Der Anteil lag noch 2011 bei 18 %. 2014 führte die Deutsche Rentenversicherung ins-gesamt 152.260 onkologische Rehabilitationlei-stungen durch, 2010 waren es bei geringeren Neu-erkrankungszahlen (477.000) noch 170.658. Seit-dem gehen die Antragszahlen kontinuierlich zu-rück. Als eine mögliche Ursache hierfür wird die Verlagerung der onkologischen Behandlung in den ambulanten Bereich angenommen.

Die gesetzlichen Krankenkassen führen kaum onkologische Rehabilitationsleistungen durch. So fallen 2014 nur 1,3 % der geamten Rehabilitations-kosten der AOK-Gemeinschaft auf onkologische Rehabilitationsleistungen.

9.1.4 Sozialmedizinischer Verlauf nach onkologischer Rehabilitation

Zwei Jahre nach onkologischer Rehabilitation sind 53 % der Erkrankten im Erwerbsalter lückenlos erwerbstätig, 17 % lückenhaft, 13 % erhalten Er-werbsminderungsrente, 9 % Altersrente und 8 % sind ohne Rentenbezug verstorben (DRV 2015).

9.2   Kriterien des Rehabilitations-bedarfs

Um eine Rehabilitation nach einer Krebserkran-kung bewilligt zu bekommen, müssen bestimmte Faktoren gegeben sein. Ein Arzt prüft deshalb vor-ab anhand sozialmedizinischer Beurteilungskrite-rien, ob eine Teilhabebeeinträchtigung und damit Rehabilitationsbedürftigkeit (▶ Glossar) besteht.

Sozialmedizinische Beurteilungskriterien

- **Funktionseinschränkungen (Beispiele):**
  - Beweglichkeitseinschränkungen z. B. nach Brust-Operation (Neutral-Null-Methode)
  - Ergometrische Leistung (Ergometrie, Watt-Belastbarkeit)
  - Maximale Sauerstoffaufnahme (Spiroergometrie, % O^2 im Atemvolumen) z. B. Bronchialkarzinompatienten
  - Konzentrationsstörungen (u. a. d2-Test, Depressions- u. Anpassungsstörungsscreener)
  - Inkontinenz (Harn- oder Stuhlinkontinenz nach Prostatakrebs- oder Darmkrebsbehandlung)
  - Verdauungsstörungen z. B. nach Gastrektomie, Pankreatektomie (u. a. Fettgehalt im Stuhl)
  - Stoffwechselstörungen z. B. nach Pankreatektomie (Blutzucker)
  - Hormonelle Störungen z. B. nach Thyreoidektomie (Schilddrüsenhormone)
  - Sexuelle Funktionsstörungen z. B. nach bösartigen Neubildungen von Brust, Gebärmutter, Scheide, Hoden, Penis, Prostata, Darm, nach Chemotherapien und antihormonellen Therapien
  - Lähmungen (z. B. ZNS-Tumore)
  - Sprechen bzw. Nahrungszufuhr (z. B. HNO-Tumore)
  - Fortschreitender Gewichtsverlust bzw. Kachexie z. B. bei palliativer Therapieintention, behinderter Nahrungspassage, Verdauungsstörungen
  - Subjektive Parameter: Angst, Schlafstörung, Depressivität, Erschöpfung (Fatigue) etc. (Screening- und Assessmentinstrumente)
- **Risikofaktoren:**
  - Nikotinabusus, Alkoholabusus, Übergewicht, Nahrungseinflüsse, genetische Veranlagung, berufliche Noxen, Bewegungsmangel, UV-Strahlung
  - Der Umgang mit den Risikofaktoren, die Motivation zur notwendigen Lebensstiländerung sowie die Art und Anzahl an bisher erfolgten Schulungen sind notwendige Parameter zur sozialmedizinischen Beurteilung
- **Begleit- und Folgeerkrankungen:**
  - Funktionsausfälle nach operativer Entfernung krebsbetroffener Organe
  - Erkrankungen des Stoffwechsels und Endokrinopathien
  - Polyneuropathien, Übelkeit und Erbrechen, Gewichtsverlust, Alopezie, Immunschwäche (nach Chemotherapie)
  - Nebenwirkungen antihormoneller und anderer medikamentöser Krebstherapien
  - Strahlentherapiefolgen z. B. lokale Entzündungen, Verwachsungen, Schmerzen
  - Übliche postoperative Komplikationen
  - Psychosomatisch geprägte Störungen (Anpassungsstörungen, Depressionen, Progredienz- oder Rezidivangst)
- **Psychoreaktive Faktoren:**
  - Eine onkologische Erkrankung führt oft zu psychischen Reaktionen wie Angst, Depressivität, Reizbarkeit, Schlafstörungen, Konzentrationsstörungen, Erschöpfung
  - Differenzialdiagnostik, um eigenständige vorbestehende psychische Erkrankungen abzugrenzen
- **Psychosoziale Belastungen:**
  - Berufsspezifische Besonderheiten (z. B. hohe Verantwortung, belastender Dauerstress, Zeitdruck, Schicht- und Nachdienst, hohe körperliche Belastung, Multitasking)
  - Arbeitsplatzgegebenheiten (z. B. Arbeitsklima, psychische Belastungen am Arbeitsplatz, Vertretungsmöglichkeiten, subjektives Beanspruchungs- und Belastungsgefühl)
  - Finanzielle Nachteile durch lange Arbeitsunfähigkeitszeiten, Gefahr des Arbeitsplatzverlustes
  - Störung des Selbstwertgefühls als Krankheitsfolge (z. B. Identitätskrise, beeinträchtigte subjektive Befindlichkeit, Körperbildbeeinträchtigungen)
  - Dysfunktionale Krankheitsbewältigungsstrategien, häufig Verdrängungs- und Unterdrückungsstrategien, Schamgefühle
  - Ungünstige Wohn- und Lebensverhältnisse (z. B. alleinerziehend, ländlich)
  - Fehlende Bezugspersonen
  - Zusätzliche Belastung der Familienangehörigen (Kinder, Partner)

□ **Tab. 9.1** Übergeordnete Rehabilitationsziele: Selbsteinschätzung von 501 Rehabilitanden nach Krebserkrankung zu Beginn einer stationären Rehabilitationsmaßnahme (52,9 % w, Alter: 61J MW, 48 ICD-C-Diagnosen)

%-Anteil	Therapie-/Rehabilitationsziel (Auswahl unter 39 Zielen)	Bereich
97,1	Körperlich leistungsfähiger werden	Somatisch, edukativ
88,1	Wieder mehr Energie bekommen (bei Fatigue)	Somatisch, psychisch, edukativ
81,3	(Gelenk-)Beweglichkeit bessern	Somatisch
72,3	Lernen besser mit Stress umzugehen	Edukativ
70,2	Lernen gesundheitsförderlicher zu leben	Edukativ
69,6	Konzentrationsfähigkeit bessern	Psychisch, somatisch
68,8	Wieder besser schlafen können	Psychisch, edukativ, somatisch
67,1	Ungewissheit besser bewältigen können	Psychisch
67,1	Besseres Wissen zu meiner Erkrankung	Edukativ
65,2	Ängste abbauen	Psychisch
64,8	Wieder neue Lebensfreude gewinnen	Psychisch
53,3	Ernährungsprobleme bessern	Edukativ, somatisch
53,0	Schmerzen lindern	Somatisch, psychisch
52,3	Weiter berufstätig bleiben (77,3 % bei unter 64-Jährigen)	Sozial
40,2	Besser mit Familie über Krankheitsfolgen sprechen können	Sozial
30,2	Finanzielle Probleme lösen	Sozial

9.3 Maßnahmen in der Rehabilitation

In der Regel besprechen Arzt und Patient gemeinsam realistische **Rehabilitationsziele** (▶ Glossar). Diese weisen neben dem übergeordneten Bestreben nach beruflicher, familiärer, sozialer Teilhabe und der Verbesserung bzw. Normalisierung der Lebensqualität individuelle Züge auf.

□ Tab. 9.1 listet die Rehabilitationsziele von 501 Tumorpatienten ihrer Häufigkeit nach auf, die sie jeweils zu Beginn ihrer Rehabilitation geäußert haben.

In dieser Studie wählten die Patienten im Mittel 20 verschiedene (von 39 vorgegebenen) Therapieziele. Charakteristisch für Tumorpatienten ist die Individualität und Bandbreite (zwischen 1 und 36 Ziele pro Patient). Jedes Organ kann betroffen sein und damit auch jede Körperfunktion. Aus dieser orientierenden Zielauswahl legen Arzt und Patient dann gemeinsam die Ziele individuell und konkret fest, die die Teilhabe bestmöglich fördern. Die konkrete Zielfestlegung erfolgt unter Berücksichtigung der **„SMART"-Regeln**

(S = spezifisch, M = messbar, A = akzeptiert, R = realistisch, T = terminierbar).

9.3.1 Somatischer Bereich

Ärztliche Leistungen

Eine wichtige Aufgabe der Ärzte in der Rehabilitation ist die Koordination des Rehabilitationsprozesses auf der Grundlage des bio-psycho-sozialen Modells (▶ Abschn. 37.3). Im Zentrum steht dabei die Erstellung des individuellen Teilhabeplans (▶ Abschn. 18.5) mit den übergeordneten Zielen berufliche, familiäre und soziale Teilhabe sowie das für die onkologische Rehabilitation charakteristische Ziel der Verbesserung der Lebensqualität. Zu Beginn der stationären oder ambulanten Rehabilitation wird als Bestandteil des längerfristig ausgerichteten Rehabilitationsplans ein konkreter Therapieplan (▶ Abschn. 19.1) in Abstimmung mit den Patienten erstellt. Da patientenseitige und expertenseitige Ziele oft nur partiell übereinstimmen, ist eine **gemeinsame Zielabsprache** erforderlich. Patienten neigen eher dazu, zu viele und teils unrealistische Ziele auszuwählen. Viele Patienten überschätzen auch den (körperlichen und seelischen) Selbstheilungsverlauf und unterschätzen deshalb Art und Ausmaß des fachlichen Unterstützungsbedarfs. Ärzte dagegen wägen den psychosozialen Unterstützungsbedarf häufig falsch ab. Deshalb ist als Basisdiagnostik neben der Anamnese und körperlichen Untersuchung auch der Einsatz **psychosozialer Screeninginstrumente** Standard. So ist z. B. der PHQ4 ein anerkanntes Ultrakurzscreening auf Depressivität und Angst. Er umfasst je zwei Kernfragen (PHQ2 und GAD2) des Depressionsmoduls und des Angstmoduls des Patient Health Questionaire. Ein weiterer wichtiger rehabilitationsspezifischer ärztlicher Aufgabenbereich ist die Beteiligung am multiprofessionellen Schulungsprogramm (▶ Abschn. 9.3.2).

Pflegerische Leistungen

Zu den charakteristischen Aufgaben der Pflege (▶ Kap. 31) in der onkologischen Rehabilitation zählen:

- Stomatherapie (Beratung und Pflege nach Anlage eines künstlichen Blasen- oder Darmausgangs)
- Wundtherapie
- Anleitung zur Selbstuntersuchung der Brust (Breast Care Nurse)
- Beratung bei sexuellen Funktionsstörungen
- Beratung bei Stuhlinkontinenz
- Beratung bei Hilfs- und Heilmittelversorgung
- Aktivierende Pflege
- Angehörigenberatung
- Hilfe bei der Kontaktaufnahme zu Selbsthilfegruppen
- u. a.

Ernährungsmedizinische Leistungen

53 % der befragten Krebspatienten (◻ Tab. 9.1) geben ein ernährungsbezogenes Rehabilitationsziel an, bei Patienten mit Tumoren aus dem gastroenterologischen Bereich liegt der Anteil sogar bei 83 %.

Einzel- und Gruppenberatungen im Bereich der Ernährungsmedizin (▶ Kap. 35) zu folgenden Themen werden in Abhängigkeit von den Krankheits- oder Therapiefolgen angeboten:

- Ernährung nach Krebs
- Gesunde Ernährung
- Gewichtsreduktion
- Gewichtsstabilisierung bzw. Gewichtsaufbau (z. B. Kachexie; nach relevanten therapiebedingten Gewichtsverlusten)
- Nährstoffdefinierte Kostformen
- Keimreduzierte Kostform
- Sondenernährung
- Parenterale Ernährung
- Ernährung nach Ösophagektomie, Gastrektomie, Pankreatektomie, Kurzdarmsyndrom, Stomaanlage, Neoblase
- Ernährung bei therapiebedingten Schluckstörungen und Passagehindernissen
- Schulungsbuffet
- Lehrküche mit praktischer Schulung indikationsspezifisch und indikationsübergreifend
- u. a.

Ergotherapie

Im Bereich der Ergotherapie (▶ Kap. 33) existieren Einzel- und Kleingruppenangebote zu folgenden Themen:

- Sensibilitätstraining-Sensorikgruppe (nach chemotherapieinduzierten Polyneuropathien)
- Hand- und Armmotorik
- Hirnleistungstraining
- Berufsbezogene Arbeitstherapien
- Künstlerische Therapien/kreatives Werken
- Erprobung und Training berufsspezifischer Arbeitsabläufe (z. B. im Rahmen der medizinisch-beruflich orientierten Rehabilitation – MBOR ▶ Abschn. 42.4)
- u. a.

Bewegungstherapie, Sport- und Physiotherapie

Mit 97 % ist „körperlich leistungsfähiger werden" das am häufigsten genannte allgemeine Rehabilitationsziel von Krebspatienten. Neben der körperlichen Schwäche können Bewegungseinschränkungen in Abhängigkeit von Tumorlokalisation und Therapie in allen Gelenken und Körperregionen auftreten. Wesentlicher Bestandteil neben der praktischen Durchführung der Bewegungstherapie ist die Motivierung und Befähigung der Patienten, Bewegungstherapie eigenständig zu Hause im Rahmen einer gesundheitsbewussten Lebensweise weiterzuführen (▶ Kap. 32, ▶ Abschn. 36.2.1).

Häufige bewegungstherapeutische Interventionsangebote (ohne Anspruch auf Vollständigkeit) sind:

- Ausdauertraining (Schwimmen, Walking, Joggen, Ergometerradtraining)

- Muskelkrafttraining (mit und ohne Geräte)
- MTT (Medizinische Trainingstherapie)
- Koordinationstraining
- Entstauungsgymnastik (z. B. bei Lymph-ödemen)
- Kontinenztraining (Harn- oder Stuhlinkontinenz)
- Schulter-Arm-Gymnastik
- Rückenschulung
- Spiel- und spaßorientiertes Fitnesstraining
- Atemgymnastik
- Gymnastik im Bewegungsbad
- Physiotherapie im Bewegungsbad
- Einzel-Physiotherapie
- u. a.

9.3.2 Edukative Interventionsangebote

Die edukativen Therapieangebote stellen eine Hauptsäule der Rehabilitation nach Krebserkrankung dar. Menschen mit Krebserkrankungen haben einen **hohen Informationsbedarf**. Besonders hoch ist dieser in der Situation nach der Entlassung aus dem Krankenhaus, einer Situation der Um- und Neuorientierung. Patientenseitig wird oft kritisiert, dass bisher im Krankheitsverlauf teilweise zu wenig oder zu wenig verständlich informiert wurde – insbesondere von älteren Patienten. Aber auch ein Überangebot von Informationen in zu kurzer Zeit wird beklagt.

Typisch für die Rehabilitation ist die interdisziplinäre Ausrichtung auf das Ziel „Hilfe zur Selbsthilfe", d. h. die Patienten – wenn immer möglich – unabhängig zu machen von medizinischen Experten, quasi als Experten in eigener Sache. Grundanforderung an Informationen und Schulungen ist die adäquate Berücksichtigung der Fähigkeiten bildungsferner und älterer Patienten. Informationen werden für medizinische Laien **verständlich und bedacht dosiert**. Oft ist der Einbezug von Angehörigen sinnvoll und erwünscht (▶ Abschn. 21.1).

Wichtige Ziele edukativer Interventionen:

- Wissen vermitteln
- Fähigkeiten vermitteln
- Unabhängig werden von Experten (soweit möglich) – Aktivierung des Selbsthilfepotenzials
- Eigene Entscheidungsfähigkeit stärken
- Fehlvorstellungen und Vorurteile abbauen
- Unterscheidungshilfen vermitteln bezüglich seriöser und unseriöser Therapieangebote
- Selbstsicherheit fördern
- Ängste und Unsicherheit abbauen
- Zuversicht vermitteln
- Eine angemessene Einstellung zur Erkrankung vermitteln
- Die passive Krankenrolle aufgeben helfen
- Orientierungshilfe leisten für die Zukunftsplanung
- Rehabilitanden für eigene Bedürfnisse sensibilisieren
- Beratung von Angehörigen
- Eigenverantwortliches Gesundheitsbewusstsein fördern
- Gesundheitsförderliches Verhalten fördern
- Gesundheitsschädigendes Verhalten abbauen
- Zu Problemlösungen befähigen
- Schon- und Vermeidungsverhalten abbauen
- Soziale Kontakte fördern
- Umgang mit irreversiblen Therapiefolgen lernen
- Adäquater Umgang mit neuen Informationsmedien
- u. a.

Indikationsspezifische bzw. therapiefolgespezifische Themen:

- Brustkrebsschulung, Prostatakrebsschulung, Darmkrebsschulung. Spezialisierte Rehabilitationskliniken bieten auch Schulungen für seltenere Krebserkrankungen
- Stomaschulung (künstlicher Darmausgang, Urostoma)
- Sexualität nach/bei Krebs
- Schulung nach Gastrektomie/Ösophagektomie/Pankreatektomie/Laryngektomie u. a.
- Fatigue (cancer related fatigue)
- Krankheitsspezifische Selbsthilfegruppen stellen sich vor
- Nachsorge
- Ursachen und Risikofaktoren von Krebserkrankungen
- Umgang mit Therapiefolgen (z. B. Lymphödem)
- u. a.

Indikationsübergreifende Schulungen:

- Ordnungstherapie (gesunde Lebensführung)
- Gesunde Ernährung inkl. Lehrküchenangebote

- Bewegung und körperliches Training
- Adipositasschulung
- Stressbewältigung
- Berufliche Stresskompetenz
- Rückenschulung
- Schmerzbewältigung
- Gesunder Schlaf
- Nichtrauchertraining
- Beruflich orientierte Schulungsthemen
- Weitere Schulungen siehe auch unter Soziale Interventionen/Ernährungsberatung/psychologische Betreuung (▶ Abschn. 9.3.1, ▶ Abschn. 9.3.3)
- u. a.

9.3.3 Psychologische Interventionsangebote

Patienten benennen psychosoziale Rehabilitationsziele relevant häufiger als Ärzte. Nicht wenige Patienten überschätzen jedoch den Selbstheilungsverlauf seelischer Belastungen. Progredienzangst und Depressivität sind ohne unterstützende Interventionen im Zeitverlauf oft recht stabil. Zur Erfassung des psychosozialen Unterstützungsbedarfs ist deshalb der Einsatz von **Screeninginstrumenten** unverzichtbar (z. B. PHQ9 = Patient Health Questionaire 9 für das Depressionsscreening, GAD7 = Generalized Anxiety Disorder 7 zur Einschätzung genereller Ängstlichkeit, HADS = Hospital Anxiety and Depression Scale zur Erfassung von Depressivität und Ängstlichkeit, Progredienzangstfragebogen nach Herschbach zur Erfassung krankheitsspezifischer Ängste, FBK = Fragebogen zur Belastung von Krebskranken, ADNM-20 = Adjustment Disorder – New Module 20 zur Erfassung einer Anpassungsstörung, HSI = Hornheider Screening-Instrument zur Erfassung des Unterstützungsbedarfs). Der wiederholte Einsatz von Screenings empfiehlt sich nicht nur zur Verlaufsmessung. Zu beachten ist besonders, dass nicht wenige Patienten zu Rehabilitationsbeginn oder bei Erstbefragungen aufgrund von Unterdrückungs- und Verdrängungsstrategien ihre wirklichen Belastungen noch nicht präsentieren können. Erfahrungsgemäß öffnen sich viele Rehabilitanden für die Bearbeitung dieser Belastungen erst nach einigen Tagen im Rehabilitationssetting.

Typische psychologische Gruppen-Interventionsangebote (▶ Kap. 28, ▶ Kap. 29, ▶ Kap. 30) in der onkologischen Rehabilitation sind:

- Coping/Krankheitsbewältigung
- (Progredienz- oder Rezidiv-) Angstbewältigung
- Fatigue (cancer related)
- Sexualität nach Krebs
- Entspannungstraining (Angebot verschiedener Verfahren)
- Stressbewältigung
- Berufliche Stresskompetenz
- Gesunder Schlaf
- Hirnleistungstraining
- Raucherentwöhnung
- Schmerzbewältigung
- Gesunde Lebensführung
- Selbstwertproblematik
- Psychoätiologie
- Partnerschafts- oder familiäre Konflikte
- Psychotherapeutische Einzelgespräche (Motivierung, diese wohnortnah in Anspruch zu nehmen)

Themen von Einzelgesprächen sind darüber hinaus vorbestehende psychische Belastungen.

Eine Besonderheit einzelner Rehabilitationseinrichtungen ist das Angebot konfessioneller **seelsorgerischer Unterstützung**. Manche Patienten haben noch Vorbehalte gegenüber der Berufsgruppe der Psychologen. Sie können sich Seelsorgern gegenüber besser öffnen. Dies gilt auch für Gespräche mit anderen rehabilitativ tätigen Berufsgruppen, die deshalb auch über psychoonkologische Basiskompetenzen verfügen sollten.

9.3.4 Soziale Interventionsangebote

Soziale Einzel- oder Kleingruppenberatungen (▶ Kap. 30) zu folgenden Themen sind typisch in der Rehabilitation von Patienten nach Krebserkrankungen (ohne Anspruch auf Vollständigkeit):

- Schwerbehinderung
- Sozialfonds bei (den nicht seltenen) finanziellen Notlagen durch Erkrankungs- oder Therapiefolgen
- Übergangsgeld
- Stufenweise Wiedereingliederung
- Leistungen zur Teilhabe am Arbeitsleben
- Erwerbsminderungsrente
- Regelaltersrente, Altersrente für schwerbehinderte Menschen und Altersrente für langjährig Versicherte

- Haushaltshilfe
- Patientenverfügung und Vorsorgevollmacht
- Ambulante und stationäre Hilfe und Pflege
- Umgang mit beruflichen Belastungen am Arbeitsplatz
- Berufliche Orientierung und berufliche Teilhabe
- Nachsorge und weitergehende Maßnahmen
- Training der sozialen Kompetenz
- Umgang mit Arbeitskollegen, Vorgesetzten und Arbeitgebern nach Krebserkrankung
- Angehörigenberatung
- Wohnortnahe Selbsthilfegruppen
- Wohnortnahe Krebssportgruppen
- Rehabilitationssport
- Wohnortnahe Krebsberatungsstellen
- Rehabilitationsfachberater, Reha-Serviceberatungsstellen, Rentenberatungsstellen, Versicherungsälteste
- Wohnortnahe Beratungsstellen
- Schwerbehindertenvertreter im Betrieb
- Sozialrechtliche Fragen

9.4 Nachsorge

Rehabilitationsspezifische Nachsorgeangebote der Rentenversicherungträger wie die intensivierte Rehabilitationsnachsorge (IRENA ► Abschn. 42.7.2) u. a. gibt es für Krebspatienten nicht.

Die wissenschaftlich-medizinischen Leitlinien (AWMF) zu den einzelnen Krebsarten enthalten Empfehlungen, in welchen Abständen und über welchen Zeitraum welche **Nachsorgeuntersuchungen** sinnvoll sind. Die Nachsorge (► Kap. 20) wird in der Regel von niedergelassenen Fachärzten koordiniert. Die Untersuchungen sollen Lokalrezidive und Langzeitfolgen der Erkrankung und Behandlung rechtzeitig diagnostizieren und einer Behandlung zuführen. Genauso wichtig ist es in der Nachsorge, Menschen nach Krebserkrankungen bei der **Krankheitsverarbeitung** zu unterstützen und gemeinsam mit ihm die Unsicherheiten im Heilungsverlauf zu tragen. Bei Bedarf vermittelt der koordinierende Nachsorgearzt die Betroffenen an Krebsberatungsstellen, Psychoonkologen, Selbsthilfegruppen, zur Ernährungsberatung und zu Rehabilitationssportgruppen in wohnortnahen Sportvereinen.

Die medizinische Nachsorge ist eine langfristige (i. d. R. 5 Jahre) medizinische Betreuung, die die Erfordernisse der Krankheit und das Sicherheitsbedürfnis des Patienten im Blick hat. Sie zielt darauf,

- Krankheitsrückfälle rechtzeitig zu erkennen und einer Behandlung zuzuführen,
- Krankheits- und Therapiefolgen zu erkennen und zu behandeln,
- Patienten bei der Krankheitsverarbeitung und bei der Rückkehr in den Alltag zu unterstützen.

In der Regel beginnt die medizinische Nachsorge nach Ende der Primärtherapie, z. B. nach Ende der lokalen Bestrahlung bei Brustkrebs oder nach der Operation bzw. Strahlentherapie bei Prostatakrebs. Bei langwierigen Tumortherapien ist der Übergang von der Therapie zur Nachsorge fließend. Menschen mit Krebserkrankungen befinden sich in kontinuierlicher ärztlicher Betreuung. Die **Verlaufskontrolle** (nicht Nachsorge) richtet sich nach der individuellen Krankheitssituation des einzelnen Patienten.

Für die medizinische Nachsorge können sowohl die niedergelassenen Fachärzte und Hausärzte als auch die Behandlungszentren zuständig sein. Wichtig ist, dass klar festgelegt wird, wer die Nachsorge **koordiniert** und erster Ansprechpartner für den Patienten ist. Aufgrund der komplexen, multimodalen Tumortherapien, die teilweise in unterschiedlichen Behandlungsstellen durchgeführt werden, ist es für Patienten heute oft schwer überschaubar, wer wofür zuständig ist.

In der medizinischen Nachsorge werden je nach Tumorart und Stadium in regelmäßigen Abständen verschiedene Befunde erhoben. Für viele Krebserkrankungen (z. B. Brust-, Prostata- und Darmkrebs) sieht der Nachsorgezeitplan in den ersten drei Jahren vierteljährliche Nachsorgetermine vor, danach halbjährliche und nach fünf Jahren dann jährliche Termine zur Krebsfrüherkennung. Empfehlungen zu den Zeitplänen und zu den Untersuchungen sind in den medizinisch-wissenschaftlichen Leitlinien aufgeführt. Sie gelten nur für symptomfreie Patienten. Treten Beschwerden auf, sollten die Patienten zeitnah einen Arzt aufsuchen und nicht bis zum nächsten Nachsorgetermin warten.

Die Befunderhebung in der Nachsorge umfasst neben der körperlichen Untersuchung und gegebenenfalls weiterer diagnostischer Maßnahmen wie Blutuntersuchungen und bildgebenden Verfahren vor allem das **ausführliche Gespräch** mit dem Patienten zu seinem Befinden, zur Leistungsfähigkeit, zu Beschwerden, psychosozialen Belastungen, Besonderheiten und Veränderungen. Viele Krebspatienten erleben z. B. ihren Körper nach Ende der Therapie stark verändert: Operationsnarben, Haarausfall, Verlust eines Körperteils müssen verarbeitet werden. Auch Gewichtsveränderungen und Lymphödeme werden häufig als Makel erlebt. Das Leben mit einem Stoma bereitet den meisten Patienten erhebliche Probleme. Tiefgreifende Störungen im Zusammenleben und in der Sexualität können die Folge sein. Auch der Partner ist verunsichert. Die meisten Krebspatienten wünschen sich, dass der nachsorgende Arzt das Thema Sexualität anspricht.

Die regelmäßige Nachsorgebetreuung soll die Betroffenen auch unterstützen, Ängste und Unsicherheiten abzubauen und selbst für die Genesung aktiv zu werden. Nicht selten sind Nachsorgeuntersuchungen jedoch mit zusätzlichen psychischen Belastungen verbunden: Insbesondere in der Zeit vor der nächsten Nachsorgeuntersuchung nimmt die **Angst vor dem Wiederauftreten** der Erkrankung zu. Der Arzt sollte diese Belastung im Blick haben, bei dem Nachsorgetermin ansprechen und den Betroffenen gegebenenfalls zu einem Psychotherapeuten überweisen oder an psychosoziale Krebsberatungsstellen sowie Selbsthilfegruppen vermitteln. Das gilt auch für mögliche soziale Folgen der Erkrankung, wenn etwa Belastungen im Alltag, finanzielle Fragen oder Probleme am Arbeitsplatz auftreten. Der für die Nachsorgebetreuung zuständige Arzt hat hier eine besondere Verantwortung und kann durch das rechtzeitige Erkennen psychosozialer Belastungen und Notlagen sowie Vermittlung an psychosoziale Dienste oder durch Einleitung von Rehabilitationsmaßnahmen einen wichtigen Beitrag zur sozialen Teilhabe von Krebspatienten leisten.

9.5 Fallbeispiel

36-jährige Patientin nach Gastrektomie wegen **Magenkrebs** Tumorstadium T1N0M0 bei Diagnosestellung mit neoadjuvanter Chemotherapie und Gastrektomie vor 5 Monaten und anschließender adjuvanter Chemotherapie bis 6 Wochen vor Rehabilitationsbeginn (◘ Abb. 9.1).

Beschwerden: Müdigkeit, körperliche Schwäche mit noch verlangsamtem Gehtempo und eingeschränkter Gehstrecke von maximal 1 km, Abgeschlagenheit, Konzentrationsstörungen, Schlafstörungen, Stressbelastung bei gleichzeitig anfallenden Aufgaben im Haushalt, Muskelverspannungen, Narbenschmerz, Durchfälle mit Fettstühlen, gesteigerte Rezidivangst bei pessimistischer Grundeinstellung, Stimmungsschwankungen mit Verdrängungsstrategien bei dysfunktionaler Krankheitsbewältigung.

Körpergröße 178 cm, Körpergewicht 57 kg Gewichtsabnahme von 8 kg seit OP.

Verheiratet, zwei Kinder 13 und 9 Jahre alt, Selbstversorgung nicht gefährdet, Ehemann hilft im Haushalt. Erwerb eines Eigenheims vor zwei Jahren.

Die Patientin ist politisch im kommunalen Bereich sehr engagiert, seit ihrer Erkrankung hat sie sich aber zurückgezogen.

Rezeptionsmitarbeiterin als gelernte Hotelfachfrau seit 15 Jahren, halbschichtig 20 Stunden pro Woche tätig, Publikumsverkehr mit Beschwerdeannahme und -regelung, Kundenorientierung erforderlich. Arbeitsunfähigkeit besteht seit 7 Monaten.

Förderfaktoren: Hohe Arbeitszufriedenheit, Wunsch, Arbeit wieder aufzunehmen. Ehepartner unterstützt im Haushalt, Großeltern unterstützen bei Kinderbetreuung.

Barrieren: Partnerschaftskonflikt schon vor der Krebserkrankung, finanzielle Schulden, Furcht vor Überforderung durch Stress im Beruf.

Rehabilitative Schwerpunkte: Ernährungsschulung mit dem Ziel der Gewichtszunahme, Training zur körperlichen Leistungssteigerung, Entspannungstraining, Krankheitsbewältigungstraining mit dem Ziel, Ängste abzubauen und neuen Lebensmut zu fördern, Sozialberatung zur finanziellen Sicherung und Planung einer stufenweisen Wiedereingliederung mit Zustimmung des Arbeitgebers.

Nachsorge: Weitere unterstützende Gespräche in der regionalen Krebsberatungsstelle zur Prävention einer drohenden Anpassungsstörung, bei Bedarf als Paargespräche.

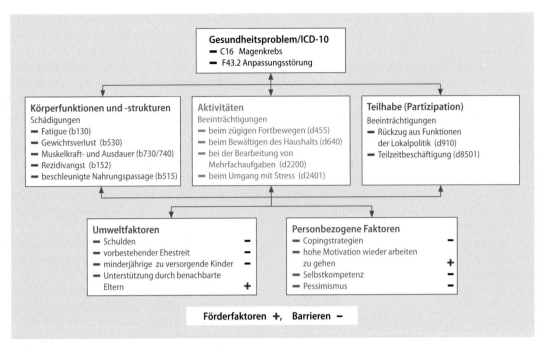

◻ Abb. 9.1 Fallstrukturierung nach ICF-Komponenten für die Rehabilitationsplanung

Weitere Informationen

Literatur

Bundesarbeitsgemeinschaft für Rehabilitation – BAR (2013) Arbeitshilfe für die Rehabilitation und Teilhabe von Menschen mit Krebserkrankungen. https://www.bar-frankfurt.de/publikationen/

Deutsche Rentenversicherung Bund (DRV) (2015) Reha-Bericht. https://www.deutsche-rentenversicherung.de/Allgemein/de/Navigation/6_Wir_ueber_uns/02_Fakten_und_Zahlen/05_rehaberichte/rehaberichte_index_node.html

Mehnert A (2011) Forum der Deutschen Krebsgesellschaft e. V., Springer Verlag, Heidelberg

Robert Koch-Institut (RKI) – Zentrum für Krebsregisterdaten (2016) Bericht zum Krebsgeschehen in Deutschland 2016. Berlin

Robert Koch-Institut (RKI) (2015) Krebs in Deutschland 2011/2012. Berlin

Internetlinks

Arbeitsgemeinschaft der Wissenschaftlichen Medizinischen Fachgesellschaften e.V. (AWMF) – Medizinisch-wissenschaftliche Leitlinien. http://www.awmf.org/leitlinien.html

Deutsches Krebsforschungszentrum – Krebsinformationsdienst. https://www.krebsinformationsdienst.de/

Deutsche Krebsgesellschaft. https://www.krebsgesellschaft.de/

Deutsche Krebsgesellschaft – Landeskrebsgesellschaften. www.krebsgesellschaft.de/deutsche-krebsgesellschaft/ueber-uns/organisation/sektion-a-landeskrebsgesellschaften.html

Deutsche Krebshilfe. https://www.krebshilfe.de/

Haus der Krebs-Selbsthilfe Bonn e. V.(HDKS). https://www.hausderkrebsselbsthilfe.de/

Nephrologie

Emanuel Fritschka

© Springer-Verlag GmbH Deutschland, ein Teil von Springer Nature 2018
Bundesarbeitsgemeinschaft für Rehabilitation e.V. (BAR) (Hrsg.), *Rehabilitation*
https://doi.org/10.1007/978-3-662-54250-7_10

10.1 Häufige Krankheitsbilder und Funktionsstörungen

Krankheiten der Niere sind in der Regel progressiv und gehen mit einer typischen Abnahme der physischen und psychischen Leistungsfähigkeit einher, die die Teilhabe am Leben in der Gesellschaft und insbesondere dem Erwerbsleben bedroht.

Mit zunehmendem Lebensalter steigt die Prävalenz (Krankheitshäufigkeit) der chronischen Nierenkrankheiten an. In Deutschland sind mindestens 2 Mio. Menschen von einer eingeschränkten Nierenleistung betroffen. Chronische Nierenerkrankungen im Prädialysestadium sind charakterisiert durch einen Abfall der Nierenleistung für mehr als 3 Monate, oft verbunden mit Eiweißverlust im Urin.

Nierenkrankheiten verlaufen oft ohne Schmerzen und werden dann erst in einem fortgeschrittenen Stadium der Nierenfunktionsstörung diagnostiziert. Da die meisten Nierenerkrankungen **progredient** sind, ist aber eine frühestmögliche Intervention angezeigt, um rechtzeitig einer Verschlechterung bis hin zur Dialysepflicht vorzubeugen. Zahlreiche, aber durchaus oft beeinflussbare Risikofaktoren wie Bluthochdruck, erhöhter Blutzucker, erhöhtes Cholesterin und Nikotinkonsum beschleunigen den jährlichen Abfall der Nierenleistung.

Aktuell werden in Deutschland etwa 80.000 Patienten mit terminaler Niereninsuffizienz mit Hämo- oder Bauchfelldialyse (Peritonealdialyse) behandelt und 23.000 werden nach einer Nierentransplantation betreut. Viele **chronische Erkrankungen** wie Herzerkrankungen und Bluthochdruck gehen mit einer **Nierenbeteiligung** einher. Eine Nierenmitbeteiligung kommt nach einer Erhebung der KV-Nordrhein in Deutschland bei Herzerkrankungen in 23 %, bei Bluthochdruck in 23 % und bei Diabetes mellitus in 15 % der Fälle vor.

Klassische Folgen von Nierenerkrankungen sind Leistungseinbußen durch Anämie (Blutarmut), muskuläre Schwäche, Belastungsdyspnoe, Überwässerung mit Ödemen (Wassereinlagerungen), Appetitlosigkeit mit Malnutrition (Mangelernährung), polyneuropathiebedingte Schmerzen und unruhige Beine (restless legs syndrom). Psychische Störungen wie Müdigkeit, Konzentrationsschwäche und Depression sind ebenfalls häufig. Renale Osteopathie, Myopathie und Poly-

neuropathie schränken mit fortschreitender Niereninsuffizienz die Leistungsfähigkeit zunehmend ein. Begleitfaktoren wie vorzeitige Arteriosklerose, Bluthochdruck, Herzschwäche, Überfunktion der Nebenschilddrüsen, Elektrolytstörungen, Azidose, Störungen des Immunsystems und erhöhte Verletzlichkeit der Haut können das Leistungsvermögen zusätzlich beeinträchtigen und führen letztlich mit zu einer erhöhten Sterblichkeit.

Nierenerkrankungen ohne Dialysepflicht führen in Abhängigkeit vom Grad der Nierenleistungsschwäche zu qualitativen Einschränkungen von Aktivitäten und der Teilhabe am Leben in der Gesellschaft. Zeitweilig kann z. B. bei berufstätigen Patienten Arbeitsunfähigkeit bestehen. Bei schwerer Niereninsuffizienz ist die Leistungsfähigkeit durch die Auswirkungen der Grunderkrankung, Hypertonie, Elektrolytstörungen, metabolische Azidose, Polyneuropathie und Eiweißverluste nur noch in wenigen Fällen für körperlich leichte Tätigkeiten erhalten. Die **dialysepflichtige Nierenerkrankung** führt nicht zwangsläufig zu einer Aufgabe der Berufstätigkeit. Die Tätigkeiten eines Dialysepatienten sollten körperlich nicht schwer sein und nicht in ungünstigen Witterungsverhältnissen durchgeführt werden müssen. Tätigkeiten mit ständig wechselnden und entfernten Einsatzorten sind meistens unvereinbar mit der Dialysebehandlung.

Nach einer **Nierentransplantation** ist eine Stabilisierungsphase abzuwarten. Die meisten Komplikationen treten im ersten Jahr nach der Transplantation auf. Bei stabiler Transplantatfunktion können zumindest leichte körperliche Tätigkeiten – im Beruf auch über 6 Stunden und mehr – verrichtet werden. Arbeiten mit erhöhtem Infektionsrisiko sowie Nachtarbeit sollten unter immunsuppressiver Therapie gemieden werden. Weitere Einschränkungen können sich durch fortbestehende Begleiterkrankungen, beispielsweise in Form einer schwer einstellbaren arteriellen Hypertonie oder Osteoporose ergeben.

Leistungen zur medizinischen Rehabilitation (▶ Kap. 42) können genutzt werden, um die Progression von Nierenerkrankungen zu bremsen. Unter anderem ein kontinuierliches körperliches Ausdauertraining verbessert auch bei niereninsuffizienten Menschen den aeroben Stoffwechsel (Sauerstoffstoffwechsel) und die Glukoseutilisation (Zuckerstoffwechsel) und verhindert den katabolen Muskelabbau. Nach eigenen Untersuchungen führt ein Herz-Kreislauftraining bereits nach 4 Wochen im Rahmen einer stationären Rehabilitation zu einer signifikanten Zunahme der Belastbarkeit und der maximalen Sauerstoffaufnahme bei Nierenkranken im Prädialysestadium, bei Dialysepatienten und bei Nierentransplantierten (Fritschka u. Mahlmeister 2001).

10.2 Rehabilitation im Vordialysestadium

Am häufigsten sind Nierenerkrankungen bei Diabetes mellitus. Nach der geltenden nationalen Versorgungsleitlinie Nierenerkrankungen bei Diabetes im Erwachsenenalter (Bundesärztekammer et al. 2015) sollte Patienten mit **Diabetes und Nierenerkrankungen** sowie ausgeprägtem und unzureichend eingestelltem Risikoprofil trotz Standardtherapie, ausgeprägter psychosozialer Problematik sowie bei drohender Berufs-/Erwerbsunfähigkeit oder Pflegebedürftigkeit (► Abschn. 48.1) eine zeitlich begrenzte Rehabilitationsmaßnahme in spezialisierten Rehabilitationseinrichtungen mit nephrologischer und diabetologischer Fachkompetenz empfohlen werden. Für die medizinische Rehabilitation bei Patienten mit Typ-2-Diabetes ergänzen die Reha-Therapiestandards der Deutschen Rentenversicherung Bund die Leitlinien der medizinischen Fachgesellschaften und integrieren verhaltensmedizinische und berufsbezogene Konzepte (Deutsche Rentenversicherung Bund 2016).

Indikationen zur medizinischen Rehabilitation können auch nach **akuten stationär behandlungsbedürftigen Erkrankungen wie größeren chirurgischen Eingriffen** (Transplantation, Amputationen) und schweren Komplikationen wie Myokardinfarkt und Schlaganfall bestehen, ferner bei ausgeprägtem Risikoprofil, bei ausgeprägten Wundheilungsstörungen oder bei besonderem Schulungsbedarf (z. B. bei ausgeprägten Complianceproblemen). Meist kommt hier eine Anschlussrehabilitation/Anschlussheilbehandlung (AR/AHB ► Abschn. 18.3) in Frage.

Bei nichtdiabetischen Patienten mit bereits **eingeschränkter Nierenleistung** kann durch geeignete Therapie und präventive Maßnahmen im Mittel der Eintritt einer Dialysepflicht mit den Folgen für die Erwerbsfähigkeit um mindestens 3 Jahre hinausgeschoben werden.

Eine rechtzeitige Rehabilitationsleistung zum Erhalt der Leistungsfähigkeit in einer darauf spezialisierten Rehabilitationseinrichtung sollte so früh wie möglich erwogen werden. Wichtig ist die Schulung der Nierenkranken zum besseren Selbstmanagement (Fritschka u. Mahlmeister 2002; Fritschka 2009; Mahlmeister u. Fritschka 2003) und damit zu einer positiven Beeinflussung schädlicher Einflussfaktoren wie z. B. Bluthochdruck, erhöhte Blutfette oder Rauchen. Sollte der Kreatininwert z. B. schon über 3,0 mg/dl gestiegen sein, so ist nach eigenen Untersuchungen das Risiko für eine vorzeitige Berentung und damit für das Ausscheiden aus dem Erwerbsleben in den nächsten 1000 Tagen im Vergleich zu nierenkranken Patienten mit einem Kreatininwert noch unter 3,0 mg/dl bereits signifikant erhöht (Sabriego et al. 2010). Auch seelische Beeinträchtigungen können im Rahmen einer Rehabilitationsmaßnahme erkannt und behandelt werden.

Aspekte von **Rehabilitationszielen** (► Glossar) bei chronischen Nierenerkrankungen sind (Fritschka 2011; Fritschka u. Mahlmeister 2001):

- Verminderung der physischen und psychischen Beeinträchtigungen (ICF: functioning)
- Verbesserung des positiven und negativen Leistungsbildes (ICF: activities)
- Verbesserung der sozialen Integration (ICF: participation)
- Anhebung der Lebensqualität der Patienten
- Verhaltensmedizinische Intervention zum besseren Umgang mit der Erkrankung
- Stärkung der Eigenverantwortlichkeit, der Motivation und der Überzeugung, die Krankheit bewältigen zu können
- Schulung zu gesundheitsförderlichen Verhaltensweisen und nierenschützender Ernährung
- Stressabbau und Entspannung
- Therapie seelischer Reaktionen auf die chronische Nierenerkrankung
- Berufliche Rehabilitation, Leistungen zur Teilhabe am Arbeitsleben (LTA) initiieren.

Daran angelehnt sind die Rehabilitations- bzw. Teilhabeziele unter Berücksichtigung der Kontextfaktoren (► Abschn. 37.3) individuell zu definieren.

10.3 Rehabilitation im Dialysestadium

Seit 1995 ist die Zahl der Dialysepatienten in Deutschland um 53 % gestiegen, die der Nierentransplantierten um 78 %. Die terminale Niereninsuffizienz ist für die Patienten ein Schicksalsschlag, der Aktivitäten und Teilhabe am Leben in der Gesellschaft radikal ändert. Durchschnittlich sind wöchentlich drei **Hämodialyse-Termine** über jeweils 4–5 Stunden notwendig. Die Dialyseeinrichtungen bieten Dialysen in den Nachmittags- und Abendstunden. Das hat für die Patienten den Vorteil, dass die Ruhephase in die Nachtstunden verlegt werden kann, sodass tags darauf die Tätigkeit wiederaufgenommen werden kann. Falls die Hämodialyse lediglich während der vereinbarten Arbeitszeit möglich ist, besteht für deren Dauer, die Zeit der Anfahrt zur Dialyseeinrichtung und für die nach der Dialyse erforderliche Ruhezeit Arbeitsunfähigkeit (Fritschka 2011).

Die Verträglichkeit der Hämodialyse ist individuell unterschiedlich. Einige Patienten fühlen sich direkt nach Dialyseende relativ fit und können noch am selben Tag die Tätigkeit fortsetzen. Andere haben nach der Dialyse einen Blutdruckabfall, leiden unter Übelkeit, fühlen sich schwach und können nur an dialysefreien Tagen arbeiten. Für jüngere Dialysepatienten ohne wesentliche Begleit- und Folgeerkrankungen können im Berufsleben **leichte bis mittelschwere Tätigkeiten** meist über 6 Stunden möglich sein, falls keine Dialysekomplikationen vorliegen. Ältere, multimorbide Patienten gewöhnen sich schlechter an die Dialyse und haben eine höhere Komplikationsrate, sodass häufig eine quantitative Leistungsminderung vorliegt.

Im Dialysestadium sind die individuellen Rehabilitationsziele insbesondere auf die reduzierte psychische und physische Leistungsfähigkeit sowie auf die Verhinderung und Abmilderung von Begleit- und Folgeschäden gerichtet. Besonders kardiovaskuläre Erkrankungen und die Entwicklung von muskulären und Knochenschäden können die Teilhabe z. B. am Erwerbsleben bedrohen (Fritschka 2011).

Zu den Maßnahmen in der Rehabilitation bei Dialysepatienten gehören beispielsweise die Überprüfung der körperlichen Leistungsfähigkeit nach der Dialyse, die Herz-Kreislauf-Belastbarkeit, Beeinflussbarkeit der Müdigkeit in Abhängigkeit der **Dialysemethode**. Die Dialyseverfahren können optimiert werden, beispielsweise durch Umstellung von einer schnellen auf eine langsamere Dialyse. Arbeitstherapie und Belastungserprobung sind im Rahmen der medizinischen Rehabilitation möglich (▶ Kap. 33). Leistungen zur Teilhabe am Arbeitsleben, beispielsweise in Form von Berufsfindung und Arbeitserprobung (▶ Abschn. 43.6) können von Dialysepatienten in Anspruch genommen werden.

■■ **Besonderheiten bei Peritonealdialysepatienten**

Überwiegend leichte körperliche Arbeiten ohne Nachtschicht können über 6 Stunden und mehr möglich sein. In der Regel sind schweres Heben und Tragen zur Prophylaxe einer Hernienbildung zu vermeiden, ebenso anhaltendes Arbeiten im Hocken. Die genaue Belastbarkeit ist abhängig von den personbezogenen Kontextfaktoren, z. B. der körperlichen Konstitution.

Bei Peritonealdialyse sollten die nötigen Dialysatwechsel am Arbeitsplatz in geeigneten Räumen möglich sein. Das Dialyseregime kann in Absprache mit dem Dialysezentrum an die Arbeitszeiten angepasst werden. Der geschulte Peritonealdialysepatient kann die Verantwortung für seine Behandlung gut selber tragen, muss aber dafür physisch und psychisch ausreichend handlungsfähig sein.

Rechtzeitige präventive und rehabilitative Maßnahmen zum Erhalt der Leistungsfähigkeit im Erwerbsleben sind nicht erst bei langer Arbeitsunfähigkeit und drohender Erwerbsminderung sinnvoll. Durch Gesundheitstraining kann im Einzelfall die Teilhabe am Arbeitsleben bis zur Transplantation erhalten bleiben (▶ Kap. 41). Eine Wiederherstellung des Leistungsvermögens zumindest für Teilzeittätigkeit ist je nach Alter und Begleiterkrankungen bei vielen Dialysepatienten möglich. Leistungen zur Teilhabe am Arbeitsleben sind auch schon zu erwägen, wenn die bisherigen Tätigkeiten mit Nässe, Kälte, starken Temperaturgegensätzen oder mit Infektionsgefährdungen verbunden sind.

10.4 Rehabilitation nach Nierentransplantation

Nierentransplantationen werden mittels postmortaler oder Lebendspende durchgeführt. Abstoßungsepisoden treten überwiegend im ersten Jahr nach Transplantation auf. Darüber hinaus hängt die Langzeitprognose entscheidend vom Blutdruckverhalten ab und wird durch chronisch überhöhte Blutdruckwerte deutlich verschlechtert. Die notwendige Langzeiteinnahme von

Immunsuppressiva, insbesondere von Kortison, kann zu Komplikationen wie Infektionen oder Knochenschäden (aseptische Hüftkopfnekrose) beitragen. Nach der Transplantation ist eine Schulung für den Umgang mit dem Transplantat erforderlich. Nierentransplantierte haben im Durchschnitt eine höhere Lebenserwartung als Dialysepatienten.

Indikationen zur medizinischen Rehabilitation nach Transplantationen liegen insbesondere bei **Begleiterkrankungen** (▶ Abschn. 16.4) wie Diabetes mellitus und/oder ausgeprägtem Risikoprofil trotz Standardtherapie, schwer einstellbarer Hypertonie, mit Folgeerkrankungen an Herz und Gefäßen, Herzinsuffizienz, Zustand nach Amputationen, ausgeprägter psychosozialer Problematik oder drohender Pflegebedürftigkeit vor. Die medizinische Rehabilitation sollte in einer spezialisierten Rehabilitationseinrichtung ambulant oder stationär unter nephrologischer, evtl. auch diabetologischer Leitung erfolgen (Bundesärztekammer et al. 2015).

Bei Nierentransplantierten unterscheiden sich die allgemeinen **Rehabilitationsziele** im ersten Jahr nach Transplantation, wo es u. a. um die Wiedererlangung der im Dialysestadium stark beeinträchtigten physischen und psychischen Leistungsfähigkeit geht, von denen in der Langzeit-Nachsorge. Während im ersten Jahr mehr die Vermeidung von Abstoßungsreaktionen im Vordergrund steht, gewinnen danach zusätzliche Einflussfaktoren wie hoher Blutdruck und falsche Ernährung zunehmende Bedeutung.

Die nephrologische Rehabilitation bei Nierentransplantierten umfasst generell den somatischen, edukativen, psychologischen und beruflichen/sozialen Bereich und kommt sowohl bei Komplikationen nach kürzlich erfolgter Transplantation als auch bei stabilem Transplantatverlauf mit Begleit- und Folgeerkrankungen in Frage, um die Leistungsfähigkeit (im Erwerbsleben) zu erhalten – immer in Abhängigkeit vom individuellen Kontext.

Nach einer Nierentransplantation nimmt die **körperliche Leistungsfähigkeit** bei stabiler Transplantatfunktion rasch zu. Parallel dazu geht die Anämie (Blutarmut) zurück. Erreicht wird eine Leistungsfähigkeit von ca. 70 % altersgleicher nierengesunder Menschen. Bei stabilem Verlauf können nach 1 Jahr meist leichte bis mittelschwere Arbeiten über 6 Stunden und mehr verrichtet werden. Arbeitsschwere, Arbeitshaltung und Arbeits-organisation sollen an den nierentransplantierten Patienten angepasst sein. Mittelschwere und schwere körperliche Arbeiten scheiden für Nierentransplantierte aus. Arbeiten mit Infektionsgefährdung (z. B. Publikumsverkehr) sind ungünstig wegen der Immunsuppression und individuell sorgfältig zu bewerten. Kälte, Nässe und Arbeitsplätze mit starken Temperaturwechseln sind wie bei anderen Nierenpatienten zu vermeiden, wobei auch hier die individuellen Verhältnisse zu berücksichtigen sind.

10.5 Besondere Aspekte im Zugang zur Rehabilitation

Mit der Verschlechterung der Nierenleistung können sich körperliche und psychische Einschränkungen ergeben, die – bezogen auf die Erwerbsfähigkeit – die Arbeitsschwere, Arbeitshaltung, Arbeitsorganisation und damit (berufliche) Teilhabe beeinträchtigen. Normale Kreatininwerte schließen einen Nierenschaden nicht aus. Nach Ausfall von 50 % der normalen Nierenfunktion können die Serum-Kreatininwerte durchaus noch im oberen Normbereich liegen. Schwere Nierenerkrankungen mit ausgeprägter Proteinurie können mit noch normalen Nierenfunktionswerten einhergehen. Die erforderlichen Interventionen setzen aber bei vielen Patienten oft erst bei ausgeprägten Symptomen bzw. bei fortgeschrittener Nierenschädigung ein.

Beim Zugang zur Rehabilitation von Nierenkranken sind neben den üblichen formalen Rehabilitationsanträgen (▶ Abschn. 18.3) die räumliche Nähe eines Dialysezentrums und die kontinuierliche fachärztliche nephrologische Mitbetreuung zu beachten.

Durch die erhebliche körperliche Schwächung während der Dialysezeiten sind weiterhin bei der Auswahl einer geeigneten Einrichtung folgende Aspekte zu beachten: Therapieplanung (z. B. Zeitpunkt und Häufigkeit der Dialyse), barrierefreie Ausstattungen, ggf. Notwendigkeit einer Begleitperson, Angehörigenschulung (z. B. bei Heimdialyse), spezielle Ernährungsformen etc.

Wichtig für das Verständnis der Rehabilitation nierenkranker Patienten ist die Erkenntnis, dass eine Vielzahl von chronischen Erkrankungen wie z. B. Diabetes mellitus und Bluthochdruck zu einer nachlassenden Nierenleistung führen. Nicht nur Patienten mit primären Nierenerkrankungen sollten einer nephrologisch ausgerichteten Rehabilitationsmaßnahme zugeführt werden, um die dann im Vordergrund stehende drohende Dialysepflicht zu vermeiden. Gleichzeitig ist darauf zu achten, dass bei einer nephrologischen Begleiterkrankung die ausgewählte Klinik über in diesem Bereich fachkompetentes Personal und spezialisierte Rehabilitationskonzepte verfügt.

10.6 Besondere Aspekte in der Nachsorge

Bei Nierenerkrankungen ohne Dialysepflicht sind **Ausdauersportarten** empfehlenswert. Sportarten, die mit Nässe- und Kälteexposition verbunden sind (Wassersport, Wintersport), sind zu vermeiden. Dies gilt auch für Dialysepatienten, unabhängig davon, ob sie durch den Zeitbedarf für die Dialyse zeitlich eingeschränkt sein können. Ein hohes Maß an sozialen Aktivitäten weist auf ein erhaltenes Restleistungsvermögen hin, das im z. B. Erwerbsleben eingesetzt werden kann (▶ Kap. 20).

Insbesondere für die berufliche Teilhabe wird der Kontakt zum Sozialdienst (▶ Abschn. 21.2) in der medizinischen Rehabilitation empfohlen sowie bei vorhandenem Arbeitgeber zum Betriebsarzt durch die Rehabilitationsklinik. Zusätzlich können nachsorgende Telefonkontakte durch die Rehabilitationseinrichtung die **Selbstwirksamkeit** der Nierenkranken nachweislich verbessern helfen. Auch Selbsthilfegruppen und weitere fachspezifische Beratungsstellen sind zu empfehlen.

Zu wenig Aufmerksamkeit wurde allerdings bisher besonders der Rehabilitation von Patienten mit fortgeschrittener Niereninsuffizienz zuteil.

So ist speziell bei Dialysepatienten ein vermindertes ambulantes körperliches Training mit einer erhöhten Mortalität verbunden. Auch die notwendige Integration von Ernährungsleitlinien in das tägliche Familienleben z. B. durch praktische und psychologische nachstationäre telemedizinische Unterstützung der betroffenen Familien chronisch Nierenkranker ist zu empfehlen.

Die Rehabilitation von Menschen mit chronischer Nierenerkrankung, mit Dialysepflicht und mit Nierentransplantiation muss als wichtige Aufgabe aller Rehabilitationsträger in **kontinuierlicher Zusammenarbeit** mit spezialisierten ambulanten nephrologischen Zentren aufgefasst werden (▶ Abschn. 39.5), um z. B. frühzeitig die Teilhabe dieser Patienten erhalten zu helfen und damit vorzeitige Berentungen sowie Pflegebedürftigkeit zu vermeiden.

Weitere Informationen

Literatur

Bundesärztekammer (BÄK), Kassenärztliche Bundesvereinigung (KBV), Arbeitsgemeinschaft der Wissenschaftlichen Medizinischen Fachgesellschaften (AWMF) Nationale Versorgungsleitlinie Nierenerkrankungen bei Diabetes im Erwachsenenalter – Langfassung. Version 2015. http://www.awmf.org/leitlinien/detail/ll/nvl-001d.html

Deutsche Rentenversicherung Bund (DRV) (2016) Reha-Therapiestandards – Diabetes mellitus Typ 2. Stand: März 2016. www.Reha-Therapiestandards-drv.de

Fritschka E (2011) Krankheiten der Niere. In: Deutsche Rentenversicherung Bund (Hrsg) Sozialmedizinische Begutachtung für die gesetzliche Rentenversicherung, 7. Aufl. Springer, Berlin Heidelberg, S 391–410

Fritschka E (2009) Rehabilitation bei Patienten mit Diabetes mellitus und Nierenerkrankung. In: Hasslacher C (Hrsg) Diabetische Nephropathie. Prävention und Therapie, 3. Aufl. Uni-Med Verlag AG, Bremen – London – Boston, S 132–136

Fritschka E, Mahlmeister J (2002) Ein Gesundheitstrainingsprogramm für chronisch Nierenkranke. Pabst Science Publishers

Fritschka E, Mahlmeister J (2001) Rehabilitation bei Patienten mit chronischer Niereninsuffizienz, Dialysepatienten und nach Nierentransplantation. Praevention und Rehabilitation 13(2): 67–77

Mahlmeister J, Fritschka E (2003) Long-term effects of a new multidisciplinary renal education programme on kidney function and renal risk factors. Nieren- und Hochdruckkrankheiten 32(10): 437–447

Sabriego C, Grill E, Brach M, Fritschka E et al (2010) Incremental cost-effectivness analysis of a multidisciplinary renal education programme for patients with chronic kidney disease. Disabil Rehabil 32(5): 392–401

Internetlinks

Bundesverband Niere e.V. – Selbsthilfe Niere. http://www.bundesverband-niere.de/

Bundeszentrale für gesundheitliche Aufklärung (BZgA) – Organspende/ Selbsthilfegruppen. https://www.organspende-info.de/adressen/links-und-adressen/selbsthilfegruppen

Deutsche Hochdruckliga e.V. (DHL). https://www.hochdruckliga.de/

Deutsche Nierenstiftung. http://nierenstiftung.de

Deutscher Diabetiker Bund e.V.. http://www.diabetikerbund.de/

Dialyse heute – Selbsthilfegruppen. https://www.dialyse-heute.de/selbsthilfegruppen/index.htm

Urologie

Guido Müller, Ullrich Otto

© Springer-Verlag GmbH Deutschland, ein Teil von Springer Nature 2018
Bundesarbeitsgemeinschaft für Rehabilitation e.V. (BAR) (Hrsg.), *Rehabilitation*
https://doi.org/10.1007/978-3-662-54250-7_11

11.1 Häufige Krankheitsbilder und Funktionsstörungen

Urologisch-onkologische Anschlussrehabilitationen (AHB, ▶ Glossar) erfolgen nach Abschluss einer Primärtherapie (Operation, Strahlentherapie, Chemotherapie) bei Prostata-, Harnblasen-, Nieren- oder Hodenkrebs (vgl. ▶ Kap. 9).

Spätere onkologische Rehabilitationsmaßnahmen erfolgen als **Tumornachsorgeheilverfahren** innerhalb eines Jahres nach Primärtherapie mit dem Ziel der Therapie verbliebener Fähigkeitsstörungen und weiteren psychischen Stabilisierung.

Funktionsstörungen sind insbesondere postoperative Harninkontinenz, postoperative Erektionsstörungen, Unselbstständigkeit in der Urostomaversorgung und psychische Instabilität nach der Konfrontation mit der Diagnose Krebs.

Allgemeine urologische Rehabilitationsmaßnahmen erfolgen v. a. bei chronischen/rezidivierenden Harnwegserkrankungen (z. B. Harnsteinleiden, Harnwegsentzündung), um eine längere Arbeitsunfähigkeit (▶ Glossar), Pflegebedürftigkeit (▶ Abschn. 48.1) oder allgemeine Teilhabestörung abzuwenden.

Nach einer frischen Querschnittlähmung wird in spezialisierten neurourologischen Zentren eine Klassifizierung der resultierenden Blasenfunktionsstörung vorgenommen und ein individuelles Blasenmanagement entwickelt.

11.2 Besonderheiten bei der Rehabilitation

Die postoperative Harninkontinenz nach radikaler Entfernung der Prostata wird mithilfe eines multimodalen Therapiekonzeptes behandelt. Im Mittelpunkt steht ein physiotherapeutisch angeleitetes Kontinenztraining (▶ Kap. 28). Bei entsprechender Indikation erfolgen zusätzlich eine medikamentöse Therapie, eine elektrotherapeutische Behandlung, Harnblasen-Instillationen oder eine Harnblasenspiegelung.

Das spezielle physiotherapeutische Kontinenztraining erfolgt in Gruppen- und Einzelübungen unter Berücksichtigung von Komorbiditäten (▶ Abschn. 16.4) und Schmerzzuständen. Es besteht die Möglichkeit, dem Patienten die Funktion seines Harnröhrenschließmuskels mittels einer videoassistierten Blasenspiegelung zu visualisieren, um ein optimales Training zu gewährleisten.

Nach radikaler Harnblasenentfernung mit Anlage einer Harnableitung geht es in der AHB zunächst um die Vermeidung und Erkennung von Früh- (z. B. Thrombose, Embolie, Wundheilungsstörungen, Infekte, Darmfunktionsstörungen bis zum Darmverschluss, Harnstauungsnieren) und Abwendung von Spätkomplikationen (z. B. Engen am Stomaausgang, Nierenfunktionsminderung).

Zu Beginn der Rehabilitationsmaßnahme wird daher ein umfassender Aufnahmestatus erhoben: Blut- und Urinuntersuchung sowie urologische Ultraschalluntersuchung mit Beurteilung von Nieren und Bauchraum – bei Auffälligkeiten zusätzliche Kontrollen im weiteren Verlauf.

Die postoperative Harninkontinenz nach Anlage einer Darmersatzblase (Neoblase) resultiert aus einer multikausalen kombinierten Störung der Speicher-, Kontinenz- und Entleerungsfunktion bedingt durch eine passagere Schwäche des Harnröhrenschließmuskels, eine anfänglich verminderte Kapazität der Neoblase, Druckerhöhungen im Bauchraum infolge des großen Operationstraumas, eine insbesondere nächtliche gesteigerte Darmaktivität und eine Schleimbildung der Neoblase. Zur Objektivierung der Harninkontinenz erfolgt ein 24-Stunden-Vorlagen-Test mit Differenzierung zwischen Tag und Nacht zu Beginn und am Ende der Rehabilitationsmaßnahme.

Zur Therapie der Harninkontinenz nach Anlage einer Neoblase erfolgt ein spezifisches Kontinenztraining mit Anleitung zum selektiven Training des Harnröhrenschließmuskels, begleitet durch Physiotherapie auf osteopathischer Grundlage und unter Einbeziehung edukativer Maßnahmen zum Umgang mit der Neoblase. Eine Harnstrahlmessung mit anschließender sonographischer Restharnmessung zur Beurteilung der Speicher- und Entleerungsfunktion erfolgt mindestens zu Beginn und am Ende der Rehabilitationsmaßnahme. Die Patienten führen ein Protokoll über die Harnausscheidungsmengen, um die Speicherfunktion im Verlauf zu dokumentieren und um eine Überdehnung der Neoblase zu vermeiden.

Die **Schleimbildung der Neoblase** kann zur Restharnbildung und Harnverhaltung mit irreversibler Überdehnung der Neoblase führen und begünstigt Harnwegsinfekte. Eine Harnausscheidungsmenge von 2–2,5 l/Tag wird empfohlen.

11

Anfänglich können regelmäßige Spülungen der Neoblase notwendig sein. Zur Verflüssigung des Schleims können Acetylcystein und spezielle Teemischungen (Galamatee) eingesetzt werden. Die Schleimbildung reduziert sich meist nach einigen Wochen bis Monaten deutlich.

Harnwegsinfekte treten bei Patienten mit Neoblase im Rahmen der AHB häufig auf. Sie werden begünstigt durch eine längere Dauer-katheterversorgung, durch die o. g. Schleimbildung und durch Reflux in den oberen Harntrakt. Symptome sind Unwohlsein, Bauchschmerzen, Schüttelfrost und Fieber. Neben der testgerechten antibiotischen Therapie ist bei Fieber immer eine passagere Katheterversorgung zur Harndauerableitung indiziert.

Harnabflussstörungen sind sowohl auf das Nierenhohlsystem als auch auf die Darmersatzblase bezogen anzutreffen. Eine Erweiterung des Nierenhohlsystems kann chronisch vorbestehen oder die Folge einer Entleerungsstörung der Neoblase sein oder bei einer Harnleiterenge – dann meist im Bereich der Implantationsstelle in die Neoblase – auftreten. Nierenfunktionswerte im Blut werden mit Vorbefunden verglichen und im Verlauf beurteilt. Eine weitere ursächliche Abklärung der Erweiterung des Nierenhohlsystems kann notwendig werden. Bei einer Neoblasenentleerungsstörung werden die Patienten zum Selbstkatherismus angeleitet.

Nach Anlage einer Darmersatzblase wird der **Säure-Basen-Haushalt** in der AHB wöchentlich kontrolliert. Der zur Harnableitung benutzte Darmabschnitt behält die absorbierenden und sezernierenden Eigenschaften bei. Bei Patienten mit einer Darmersatzblase kommt es häufig zur Entwicklung einer Übersäuerung des Blutes durch Resorption von Ammoniumchlorid aus dem Urinreservoir in das Blut. Unspezifische Symptome wie Müdigkeit, Abgeschlagenheit, Übelkeit und Appetitlosigkeit sind hinweisend. Eine Therapie erfolgt mit Natriumhydrogencarbonat.

Verdauungsstörungen werden evaluiert und entsprechend therapiert. Sie können sich als Verstopfung oder Durchfall äußern. Die Verstopfung resultiert aus der postoperativen Darmmotilitätsstörung und lässt sich durch rektale Einläufe und Einnahme von Abführmitteln oder Mitteln zur Stuhlgangsregulierung beseitigen. Prinzipiell sollte eine leicht verdauliche, nicht blähende, fettarme Vollkost erfolgen. Es wird eine Trinkmenge von 2–2,5 l/Tag empfohlen.

Bei einer Durchfallsymptomatik werden in der AHB zunächst Stuhlproben auf bestimmte Bakterien und Viren untersucht und ggf. die Patienten entsprechend therapiert. Bei fehlendem Keimnachweis werden folgende Überlegungen angestellt bzw. Therapien vorgenommen: Durch die Bildung einer Darmersatzblase geht ein Teil der physiologischen Resorptionsfläche des Darms verloren. Kommt es wegen einer verminderten Rückresorption von Gallensäuren zu einer Erhöhung der Gallensäurekonzentration im Dickdarm, so führt dies zu einem starken Wassereinstrom in den Darm und dadurch zum Durchfall. Der Therapieversuch besteht in der Bindung der Gallensäuren durch die Gabe von Cholestyramin. Wird der Verlust an Gallensäuren nicht durch entsprechende Resynthese ausgeglichen, können auch die Fette nicht in genügendem Maß verfügbar gemacht und resorbiert werden, womit vermehrt Fette im Dickdarm erscheinen, was Durchfall verursachen kann. Ein diätetischer Behandlungsversuch ist der Austausch von langkettigen durch mittelkettige Fettsäuren (▶ Kap. 35).

Nach radikaler Harnblasenentfernung und Anlage eines Urinausgangs (Urostoma) werden die Rehabilitanden fachspezifisch geschult und angeleitet, das Stoma selbstständig zu versorgen (▶ Kap. 31). Urostomien sind durch mögliche Undichtigkeiten der Stomaversorgung und Hautirritationen belastet. Hier steht eine optimale Stomatherapie im Vordergrund, bei der eine exakte Ursachenanalyse (z. B. Technik der Stomaversorgung, lage- und bewegungsabhängige Hautfaltenbildung, hauttypgerechte Versorgung), individuelles Training und Finden des optimalen Versorgungssystems Voraussetzungen zur Entwicklung einer zufriedenstellenden Lebensqualität darstellen. Die systematische Ausbildung des Rehabilitanden zum kompetenten Selbstversorger wird intensivst verfolgt, Angehörige werden ebenfalls beraten und angelernt (▶ Abschn. 21.1). Die praktische und psychosoziale Bewältigung der Stomaanlage wird in Kleingruppen mit Ärzten und Psychologen bearbeitet (▶ Kap. 27, ▶ Kap. 29).

Lymphödeme der Beine nach einer radikalen Prostata- bzw. Harnblasenentfernung können Folge der Operation mit Lymphknotenentfernung im Bereich der Beckengefäße sein. Die Therapie besteht primär in der Kompressionsbehandlung (Strümpfe/elastische Wickelung). Eine übermäßige Bewegung oder manuelle Lymphdrainage führt bei umschriebenen Lymphflüssigkeitsansammlungen im Becken (Lympho-zelen) häufig zu einer Zunahme des Lymphödems der Beine und des Lymphozelenvolumens mit der Gefahr für thromboembolische Komplikationen. Daher wird zunächst körperliche Schonung emp-fohlen.

Zur **Therapie der postoperativen Erektions-störung** wird bei intraoperativem Erhalt der Erek-tionsnerven die Einnahme erektionsfördernder Medikamente empfohlen. Bei Ineffektivität der Medikamenteneinnahme und nach Operationen ohne Erhalt der Erektionsnerven können Vaku-umerektionshilfesysteme und eine direkte Schwell-körpertherapie (Spritzen, Harnröhrenzäpfchen) eingesetzt werden.

Die onkologischen Patienten benötigen im Zuge einer fachurologischen Rehabilitationsmaß-nahme ein **psychoonkologisches Angebot** zur Unterstützung der Krankheitsverarbeitung wegen möglicher Beeinträchtigung der körperlichen Integrität, Angst vor Fortschreiten der Tumor-erkrankung und Rollenverunsicherung.

Es wird ein breites Spektrum an therapeuti-schen Maßnahmen und psychosozial wirksamen Faktoren bereitgestellt (psychoonkologische Be-treuung, Entspannungsverfahren, Vorträge, Sozial-beratung) (▶ Kap. 29, ▶ Kap. 30).

Patienten mit ausgeprägter Harninkontinenz, erheblicher Leistungsminderung oder starker psychischer Belastung wird bei entsprechenden versicherungstechnischen Voraussetzungen (▶ Ab-schn. 38.4.1) eine **verlängerte stationäre Rehabili-tationsdauer** angeboten.

Nach Strahlentherapie einer Prostatakrebs-erkrankung besteht häufig eine Harnblasenirrita-tion mit vermehrtem Harndrang und Schmerzen beim Wasserlassen. Orale Medikamente, Instilla-tionen von Medikamenten in die Harnblase und vor allem physiotherapeutische Behandlungs-methoden mit osteopathischen Behandlungsan-sätzen sind erfolgversprechend.

Bei Symptomen einer strahlenbedingten End-darmentzündung mit schleimigen und blutigen Durchfällen erfolgen lokale Therapien zur Milde-rung der Beschwerden und Vermeidung von Spät-folgen. Hierfür stehen spezielle Einläufe, Zäpfchen und Salben zur Verfügung.

Der psychoonkologische Betreuungsbedarf der Patienten nach einer alleinigen Strahlenthera-pie ist hoch. Da bei diesen Patienten der Tumor nicht chirurgisch entfernt wurde, fehlt ihnen das „I have it out"-Phänomen.

Ein **Erschöpfungssyndrom (Fatigue)** ent-wickeln 60–80 % der Krebspatienten. Erwiesener-maßen mildern Ausdauer- und Krafttraining diese Symptomatik (▶ Abschn. 36.2.1). Eine früh-zeitige Behandlung ist wichtig, um eine Chronifi-zierung der Symptomatik zu vermeiden.

In der **AHB nach Nierentumoroperation** er-folgt zunächst, insbesondere bei einem steigenden Anteil organerhaltender Eingriffe, die postopera-tive urologische Nachsorge mit Laborkontrollen und Sonographie, um akut zu therapierende Kom-plikationen wie Nachblutung, Infektionen oder Ansammlungen von Flüssigkeit im Bauchraum oder Lungenspalt frühzeitig zu erkennen. Weiter-hin geht es um die Beurteilung der Nierenfunktion mit ggf. Anpassung der vorbestehenden Medika-tion und Empfehlung einer angepassten Ernäh-rung zum Nierenfunktionserhalt.

Auswirkungen auf Aktivitäten und Teilhabe (▶ Abschn. 37.3) können vorübergehend oder auf Dauer bestehen und ergeben sich ggf. durch Harninkontinenz, Notwendigkeit einer Harnbla-senselbstkatheterisierung, Einschränkung der körperlichen Belastbarkeit, Schmerzen, Pausen-bedarf und Aspekte wie Alltagshygiene, Geruchs-belästigung, Publikumsverkehr und krankheits-bedingte Partnerschaftsprobleme.

Therapiemöglichkeiten in der urologischen Rehabilitationsfachklinik im Überblick

- Kontinenztraining als physiotherapeuti-sches Einzel- und Gruppentraining
- Apparatives Kontinenztraining
- Stomatherapie
- Kontrolliertes Kraft-Ausdauertraining
- Krankengymnastik
- Fachurologische Betreuung (uroonkolo-gisch, sexualmedizinisch)
- Seminare (Prostatakarzinom, Harnkonti-nenz, erektile Dysfunktion)
- Videoassistierte Harnblasenspiegelung
- Urodynamik (Harnblasen- und Schließ-muskel-Druckmessung)
- Harnblasen-Instillationen
- Electro-motive-drug-administration (EMDA)
- Lymphdrainage
- Massage
- Relexzonentherapie

- Interferenzstrom
- Jontophorese
- Diadynamik
- Sonodynator
- Magnetfeldtherapie
- Transkutane elektrische Nervenstimulation (TENS)
- Terraintraining
- Psychoonkologische Interventionen (Einzel- und Paargespräche, Seminare)
- Entspannungstherapie
- Sozialrechtliche Beratung
- Ernährungsberatung/Lehrküche
- Ergotherapie
- Kreativtherapie
- Berufsorientiertes/arbeitsplatzbezogenes Training (MBOR)

Weitere Informationen

Literatur

Domurath B, Böthig R, Bremer J, Kaufmann A, Pannek J (2014) Manual zur neuro-urologischen Diagnostik und Therapie Querschnittgelähmter. Arbeitskreis Neuro-Urologie, Deutschsprachige Medizinische Gesellschaft für Paraplegie (DMGP)

Leitlinienprogramm Onkologie (2014) Interdisziplinäre Leitlinie der Qualität S3 zur Früherkennung, Diagnose und Therapie der verschiedenen Stadien des Prostatakarzinoms. https://www.leitlinienprogramm-onkologie.de/

Leitlinienprogramm Onkologie (2015) S3-Leitlinie Diagnostik, Therapie und Nachsorge des Nierenzellkarzinoms. https://www.leitlinienprogramm-onkologie.de/

Leitlinienprogramm Onkologie (2016) S3-Leitlinie Früherkennung, Diagnose, Therapie und Nachsorge des Harnblasenkarzinoms. https://www.leitlinien programm-onkologie.de/

Müller G, Borrusch H, Otto U (2014) Rehabilitation – Allgemeine Grundlagen. In: Rübben H (Hrsg) Uroonkologie, 6. Aufl. Springer, Berlin Heidelberg, S 63–83

Müller G, Otto U (2015) Lebensqualität, psychische Belastung und sozialmedizinisches Outcome nach radikaler Prostatektomie. Urologe 54: 1555–1563

Müller G, Otto U, Vahlensieck W, Zermann DH (2015) Fachspezifische uroonkologische Rehabilitation nach Therapie des Prostatakarzinoms – Update 2015. Urologe 54: 1108–1114

Otto U et al (2016) Rehabilitation. In: Michel MS, Thüroff JW, Janetschek G, Wirth M (Hrsg) Die Urologie. Springer, Berlin Heidelberg, S 2149–2209

Internetlinks

Deutsche Gesellschaft für Urologie e. V.. www.dgu.de

Deutschsprachige Medizinische Gesellschaft für Paraplegie e. V.. http://www.dmgp.de/

Leitlinienprogramm Onkologie der Arbeitsgemeinschaft der Wissenschaftlichen Medizinischen Fachgesellschaften e.V. (AWMF) , der Deutschen Krebsgesellschaft e.V. (DKG) und der Deutschen Krebshilfe. https://www.leitlinienprogramm-onkologie.de/

Urologenportal. http://www.urologenportal.de/

Gynäkologie

Christiane Niehues

© Springer-Verlag GmbH Deutschland, ein Teil von Springer Nature 2018
Bundesarbeitsgemeinschaft für Rehabilitation e.V. (BAR) (Hrsg.), *Rehabilitation*
https://doi.org/10.1007/978-3-662-54250-7_12

Gynäkologische Funktionsstörungen und Erkrankungen wie Myome, Endometriose und Eierstockzysten stehen in engem Zusammenhang mit den physiologischen biologischen Phasen und betreffen meist Frauen im reproduktionsfähigen Alter. Deszensus (Senkung der Blase, des Darmes und der Gebärmutter) mit oder ohne Harninkontinenz tritt in der Regel bei Frauen ab dem mittleren Lebensalter auf.

Onkologische Erkrankungen (► Kap. 9) der weiblichen Genitalorgane und der Brust sind zahlenmäßig auch schon im jüngeren bis mittleren Erwachsenalter bedeutend und nehmen nach der Menopause mit steigendem Lebensalter immer weiter zu.

Rehabilitative Aspekte können bei allen Erkrankungen eine Rolle spielen. Leistungen zur medizinischen Rehabilitation (► Kap. 22) werden vor allem bei den onkologischen Erkrankungen in Anspruch genommen.

12.1   Häufige Krankheitsbilder und Funktionsstörungen

12.1.1   Gynäkologische Karzinome

Mammakarzinom

Das Mammakarzinom (Brustkrebs) ist die häufigste Krebsneuerkrankung bei Frauen mit über 70.000 Fällen pro Jahr und damit von besonderer individueller und gesundheitspolitischer Bedeutung. Ein kleiner Teil von ca. 5–10 % der Betroffenen gehört zu einer Risikogruppe mit genetischer Disposition durch die sogenannten Brustkrebsgene BRCA-1 und BRCA-2. Andere Risikofaktoren sind vor allem Östrogenexposition (auch die natürliche späte Menopause), Rauchen und Übergewicht.

Alle Stadien zusammengenommen liegt die Fünf-Jahres-Überlebensrate bei ca. 88 %. Mammakarzinomerkrankungen können auch im metastasierten Stadium über Jahre nur langsam fortschreiten, wozu die ständig verbesserten Therapien beigetragen haben, und in diesem Sinn als chronische Erkrankungen angesehen werden. Demgegenüber gibt es rasch progrediente Verläufe.

Die Primärbehandlung besteht aus Operation, Nachbestrahlung bei brusterhaltender Therapie und Chemo- sowie Hormontherapie. Die Brustoperation erfolgt nach Möglichkeit brusterhaltend, ggf. mit plastischer Anpassung aus körpereigenem Gewebe. Bei Brustentfernung besteht die Möglichkeit des Wiederaufbaus in der gleichen Operation oder zu einem späteren Zeitpunkt (Eigengewebe und/oder Silikonimplantate). Die früher übliche ausgedehntere Lymphknotenentfernung der Achselhöhle wurde durch die wesentlich schonendere Wächterlymphknoten-Methode ersetzt. In einem Teil der Fälle werden Antikörper und weitere neue antineoplastische Substanzgruppen als Therapien eingesetzt.

Die Brustkrebspatientinnen machen den größten Anteil onkologischer Rehabilitanden aus, im Jahr 2014 waren dies mit ca. 39.700 Frauen 28 %. In den Brustzentren werden die Patientinnen durch den Krankenhaussozialdienst gut erreicht, sodass idealerweise mit der AHB (Anschlussrehabilitation) der **Zugang zur Rehabilitation** gebahnt ist (► Abschn. 18.3).

Rehabilitationsbedarf besteht unter onkologischen Gesichtspunkten zur Krankheitsbewältigung, zur Verminderung von Rezidivangst und Verbesserung von Folgestörungen durch Operation, Chemotherapie und andere antineoplastische Substanzen sowie zur Erhaltung bzw. Verbesserung der Lebensqualität (► Kap. 9).

Die häufigsten Folgen nach einer Mammakarzinomtherapie, die rehabilitative Maßnahmen erfordern sind:

- polyneuropathische Beschwerden und ausgeprägte Erschöpfung
- vegetative Beschwerden mit Schlafstörungen und Gelenkbeschwerden, Veränderung der Libido nach antihormonellen Therapien
- Beweglichkeits- und Narbenstörungen der operierten Brust, der Brustwand und der Schulterregion sowie Missempfindungen der Achselhöhle und Brustwand
- Lymphödeme des Armes und der Hand (seltener geworden).

Frühzeitige Interventionen mit Schulungen, das Einüben förderlichen Verhaltens unter Anleitung sowie individuelle Beratungen können den Betroffenen helfen, mit ihren Krankheitsfolgen zu leben.

Karzinome der weiblichen Genitalorgane

Die Karzinome der weiblichen Genitalorgane unterscheiden sich in ihren Entstehungsmechanismen, ihrer Häufigkeit, dem Zeitpunkt der Diagnosestellung und dem typischen Erkrankungsalter.

Beim Zervixkarzinom (Gebärmutterhals-krebs) gab es 2012 ca. 4.600 Neuerkrankungen. Risikofaktoren sind Rauchen und Infektionen mit sexuell übertragbaren Erregern. Das zytologische Screening als Krebsfrüherkennung wird ggf. durch den HPV-Status (HPV = Human Papilloma Virus) ergänzt oder ersetzt. Frühstadien können lokal therapiert werden.

Je nach Ausdehnung wird beim Zervixkarzinom eine unterschiedlich stark erweiterte Hysterektomie mit z. T. ausgedehnter Lymphknotenentfernung und Vaginalverkürzung vorgenommen, anschließend eine lokale oder kombinierte Bestrahlung. Bei fortgeschrittenen Befunden wird Bestrahlung und ggf. Chemotherapie eingesetzt. Ausgedehnte Operationen können vor allem in der Rezidivsituation auch andere Organsysteme im kleinen Becken betreffen und z. B. die Anlage einer Neoblase oder Harnableitung nach außen erfordern.

Folgen von chirurgischer und/oder strahlentherapeutischer Interventionen sind kurz-, mittel- und langfristige Funktionsstörungen von Blase, Darm, Vagina, Narbenstörungen sowie mögliche Lymphödeme des Unterkörpers und der Beine.

Das Korpuskarzinom (Gebärmutterkörperkrebs) ist mit ca. 11.000 Neuerkrankungen/Jahr das vierthäufigste Karzinom in Deutschland, tritt jedoch nur in etwa 15 % prämenopausal auf. Risikofaktoren sind Übergewicht und Diabetes, die Erkrankung gilt als östrogenassoziiert. Die Diagnosestellung erfolgt überwiegend in frühen Stadien, da irreguläre Blutungen als frühe Symptome auftreten. Zum Therapieregime gehört die Nachbestrahlung des Scheidenendes. Da Korpuskarzinome in der Regel hormonabhängig sind, werden die Ovarien mit entfernt.

Beim Korpuskarzinom sind die beschriebenen organischen Folgestörungen seltener bzw. weniger ausgeprägt als beim Zervixkarzinom, da bei frühen Stadien weniger radikale Operationstechniken notwendig sind. Bei plötzlicher artifizieller Menopause durch die Entfernung der Eierstöcke vor der Menopause können die Hormonausfallserscheinungen (Hitzewallungen, Schlafstörungen, Stimmungslabilität, Scheidentrockenheit) die Lebensqualität deutlich beeinflussen.

Das Ovarialkarzinom tritt in der Mehrzahl postmenopausal auf, im Jahr 2012 mit ca. 7.380 Neuerkrankungen. Hier besteht von allen Genitalkarzinomen die ungünstigste Prognose, da Frühsymptome fehlen und über zwei Drittel erst ab Stadium T3 diagnostiziert werden. Gebärmutter und Eierstöcke sowie (wenige) Lymphknoten werden entfernt. Das intraabdominale Tumorgewebe wird so weit wie möglich reseziert, da die Prognose u. a. vom verbliebenen Tumorrest abhängt. Darmresektion, Anlage eines künstlichen Darmausganges und Urinableitung sind bei diesem Genitalkarzinom am häufigsten erforderlich. Komplettierend erfolgt eine platin-/taxolhaltige Chemotherapie.

Beim Ovarialkarzinom können auch in höheren Stadien verschieden lange **rezidivfreie Intervalle** auftreten, bei denen die Rehabilitation hilft, die Leistungsfähigkeit zu steigern. In der **Palliativsituation** kann bei ausreichender Belastbarkeit Rehabilitation die Lebensqualität verbessern. Zu Folgen der Chemotherapie siehe ▶ Kap. 9. Rehabilitationsbedarf besteht im Besonderen, um den Umgang mit Hilfsmitteln bei der Versorgung des künstlichen Ausgangs einzuüben und das veränderte Körperbild mit den vorhandenen Einschränkungen zu akzeptieren.

Bei den selten auftretenden Vulva- und Vaginalkarzinomen sind z. T. ausgedehnte genitale Operationen mit Lymphknotenentfernung und ggf. Nachbestrahlung notwendig, die entsprechende Funktionsstörungen nach sich ziehen.

12.1.2 Nichtmaligne gynäkologische Erkrankungen

Häufige Indikationen zur Operation in der Gynäkologie sind Myome und/oder Blutungsstörungen sowie Unterbauchschmerzen. Die entsprechenden postoperativen Heilungsphasen sind zu beachten. Auch bei den zunehmenden laparoskopischen Eingriffen treten intraabdominell nicht unbedingt weniger Wundflächen auf als bei Bauchschnitten. Komplikationen und die Entwicklung chronischer Beschwerden können Rehabilitationsbedarf begründen.

Chronischen Eileiterentzündungen (rezidivierende Adnexitiden) gehören ebenfalls in die Gruppe der gynäkologischen Erkrankungen, bei denen rehabilitative Leistungen indiziert sein können.

Endometriose

Bei der Endometriose handelt es sich um eine chronisch-rezidivierende Erkrankung, von der 5–10 % aller Frauen im reproduktionsfähigen

Alter betroffen sind. Durch östrogenabhängiges endometriumähnliches Gewebe außerhalb der Gebärmutter entwickeln sich Zysten, Entzündungsreaktionen und nachfolgend Narben und Adhäsionen. Symptome sind heftige Regelschmerzen, Schmerzen beim Geschlechtsverkehr, Sterilität und Blutungsstörungen sowie Blasen- und Darmbeschwerden. Ein großes Problem bei dem heterogenen Erscheinungsbild mit sehr unterschiedlichen Verlaufsformen ist die Diagnoseverzögerung. Die Therapie ist symptomatisch: medikamentös analgetisch oder hormonell sowie chirurgisch mit Entfernung der Endometrioseherde und Verwachsungslösung. Der Behandlungsplan richtet sich nach den **vorrangigen individuellen Zielen**: z. B. Symptomlinderung, aktuelle Realisierung des Kinderwunsches, Erhalt der Organfunktion, möglichst geringe Nebenwirkungen bei Medikamententherapie oder Vermeidung erneuter Operationen.
Rehabilitationsbedarf besteht

- zur Krankheitsbewältigung,
- bei kompliziertem rezidierenden Verlauf,
- nach ausgedehnten operativen Eingriffen,
- bei Entwicklung chronischer Schmerzen.

Rehabilitation ist bei diesen meist jüngeren Frauen besonders geeignet, um den Verlauf günstig zu beeinflussen, z. B. indem die Selbstmanagementfähigkeiten gestärkt werden.

Deszensus und Harninkontinenz

Harninkontinenz ist bei Frauen über 50 Jahre ein relativ häufiges Symptom (25–30 %). Tabu und Scham führen auch heute noch zu einer Unterbewertung der Einschränkungen und Folgestörungen. Es wird nach Urge- bzw. Dranginkontinenz und Stress- bzw. Senkungsinkontinenz differenziert. Zu einem Drittel bestehen Mischformen, sodass eine genaue Anamnese und Diagnostik erforderlich sind. Urge-Inkontinenz kann medikamentös behandelt werden. Leichtere Formen der Senkung werden z. B. innerhalb der Rehabilitation durch Training deutlich gebessert, bei operativem Vorgehen sichert Training einen besseren Langzeiterfolg. Bei Harninkontinenz soll ein suffizienter Harnröhrenverschluss erreicht werden, z. B. durch Schlingentechniken. Ziel von Deszensuschirurgie ist die Wiederherstellung der Topografie der Organe des kleinen Beckens durch die Rekonstruktion der Faszienstrukturen des Halteapparates von Harnblase, Genitalorganen

und Rektum. Teilweise werden resorbierbare Netze (mesh) verwendet, die zu Komplikationen neigen. Rezidive sind schwierig zu therapieren. Rehabilitationsbedarf besteht

- nach ausgedehnten operativen Eingriffen bzw. Rezidivoperationen sowie
- bei Entwicklung schwer zu beeinflussender Harnentleerungsstörungen bzw. Inkontinenz.

Konsequentes **Training von Blase und Beckenboden** mit gezielten begleitenden Therapien sowie das Einüben beckenbodenförderlichen Verhaltens ist Schwerpunkt der Rehabilitation(► Kap. 32).

12.2 Besonderheiten bei der Rehabilitation

12.2.1 Zugang zu verschiedenen Formen der Rehabilitation

Bei Karzinomerkrankungen ist auch Patientinnen mit gynäkologischen Karzinomen der Zugangsweg zur medizinischen Rehabilitation durch das AHB-Verfahren (► Glossar) deutlich erleichtert. Im Antragsverfahren (► Abschn. 18.3) ist der Zugang ebenfalls möglich, z. B. zu einem späteren Zeitpunkt nach der Behandlung.

„Sofern die Voraussetzungen für eine AHB nicht vorliegen, kann – auf der Grundlage der „Ca-Richtlinien" (Gemeinsame Richtlinien der Träger der Rentenversicherung nach § 31 Abs. 1 Satz 1 Nr. 3 SGB VI) für die Erbringung von Leistungen zur onkologischen Rehabilitation – eine Rehabilitationsleistung bei dem zuständigen Leistungsträger auch außerhalb des AHB-Verfahrens beantragt werden." AHB-Indikationskatalog der Deutschen Rentenversicherung, siehe ► Internet

Sollten bei der onkologischen Erkrankung im weiteren Verlauf depressive Störungen oder Angststörungen im Vordergrund stehen, ist an eine psychosomatische Rehabilitation (► Kap. 4) zu denken, bei der dann die Funktionsstörungen durch die onkologische Erkrankung mittherapiert werden können.

Bei nicht malignen „Gynäkologischen Krankheiten und Zustand nach Operationen am weiblichen Genitale" ist AHB bei **kompliziertem Verlauf** vorgesehen (AHB-Katalog, Kapitel 11, 12.3). Dies können Komplikationen wie z. B. Nachblutungen und notwendige Revisionsoperationen sein, operierte Tubo-Ovarialabszesse, ausgedehnte Adhäsiolysen (Verwachsungslösungen) mit Wund-

12

heilungsstörungen oder geburtshilfliche Komplikationen mit notfallmäßiger Hysterektomie.

Liegen chronische Folgestörungen vor, auch kombiniert mit anderen gesundheitlichen Problemen z. B. orthopädischer Art, kann eine medizinische Rehabilitation im Antragsverfahren indiziert sein. Eine typische Kombination sind Unterbauchschmerzen durch Narben und Verwachsungen mit LWS-Beschwerden. Ausgeprägte Adhäsionen können schwere Verlaufsformen bis hin zu einem rezidivierenden Ileus (Darmverschluss) entwickeln.

Das Bild einer anhaltenden **Schmerzstörung** kann eine Indikation zur psychosomatischen Rehabilitation mit schmerztherapeutischem Konzept darstellen (▶ Abschn. 16.5). Die gynäkologische Erkrankung muss dabei angemessen beachtet werden.

12.2.2 Medizinische, soziale und berufliche Rehabilitation

Medizinische Rehabilitation bei Mammakarzinom: Die bestehenden Rehabilitationskonzepte (▶ Kap. 42) sind auf die Bedürfnisse der großen Gruppe von Brustkrebspatientinnen abgestimmt und enthalten Schulungselemente, psychoonkologische und psychosoziale Anteile, berufsbezogene Aspekte, Physiotherapie, bei Bedarf Lymphtherapie, Angebote zu Sport und Bewegung sowie zur Entspannung, Kreativtherapie und Ernährung. Mit angepasster körperlicher Aktivität wird vor allem anhaltender Erschöpfbarkeit und dem Trainingsmangel entgegengewirkt. Im Rehabilitationsprozess werden die persönlichen Präferenzen der einzelnen Patientin bei der Abstimmung der Rehabilitationsziele berücksichtigt. Beratungen zum Sexualleben und Partner- sowie Angehörigengespräche sind auf Wunsch möglich (▶ Abschn. 21.1).

Berufliche Rehabilitation bei Mammakarzinom: Bei manifestem Lymphödem oder fortbestehenden schmerzhaften Bewegungseinschränkungen der Schulter-Arm-Region kann eine berufliche Veränderung ggf. unter Nutzung von Leistungen zur Teilhabe am Arbeitsleben (▶ Kap. 43) erforderlich sein. Dies trifft z. B. bei Patientinnen zu, die in Pflegeberufen arbeiten, wenn der Arbeitsplatz mit häufigem Heben und Tragen von Lasten über 10 kg verbunden ist oder bei Tätigkeiten in starker Hitze, Nässe und Kälte

oder mit erhöhter Verletzungsgefahr. Bei einer ausgeprägten persistierenden Polyneuropathie (Störung der Nervenempfindung oder Schmerzen an Händen bzw. Füssen) als Behandlungsfolge ist eine überwiegend feinmotorische Tätigkeit wie z. B. als Zahntechnikerin nicht mehr möglich. Sollten keine Beschwerden vorliegen, ist beim Mammakarzinom in der Regel nicht von dauerhaften Einschränkungen der beruflichen Leistungsfähigkeit auszugehen.

Medizinische Rehabilitation bei Genitalkarzinom: Rehabilitationskonzepte beim behandelten Genitalkarzinom enthalten ähnliche Elemente wie beim Mammakarzinom, spezifisch sind: gezielte Physiotherapie zur Stabilisierung von Bauchdecke, Rücken, Blase und Beckenboden (▶ Kap. 32).

Berufliche Rehabilitation bei Genitalkarzinom: Leistungen zur Teilhabe am Arbeitsleben können z. B. bei überwiegend stehender oder körperlich mittelschwerer oder schwerer Tätigkeit indiziert sein. Bei Lymphödemen der unteren Extremitäten, die überwiegend nach Therapie eines Zervixkarzinoms auftreten können, sind darüber hinaus Tätigkeiten in starker Hitze, Nässe und Kälte oder mit erhöhter Verletzungsgefahr zu meiden.

Besondere Bedarfe in der onkologischen Rehabilitation gibt es bei besonderen beruflichen Problemlagen, darüber hinaus z. B. für die Gruppe der jüngeren Frauen (teilweise mit kleinen Kindern, die sie während der Rehabilitation begleiten oder die am Heimatort versorgt werden müssen, ▶ Abschn. 46.5) und die Gruppe der älteren Frauen (mit dem Ziel Rehabilitation vor Pflege).

Medizinische Nachsorge bei allen gynäkologischen Karzinomen: Sie ist gut etabliert und liegt in den Händen der Fachärzte. Psychosoziale Beratungsstellen und psychoonkologisch ausgebildete Fachkräfte stehen an vielen Orten zur Verfügung (▶ Kap. 9). Möglicherweise empfohlene Physiotherapie und Lymphtherapie ist außer in ländlichen Regionen flächendeckend verfügbar.

Onkologische Erkrankungen der Brust und der Genitalorgane haben unmittelbare Folgen auf Partnerschaft, Familienplanung und Sexualität. Das psychosexuelle Erleben ist in fast jedem Fall berührt. Der Selbstwert als Frau und Partnerin, eine eingeschränkte Kohabitationsfähigkeit, Verlust von Fruchtbarkeit, plötzlicher Hormonentzug durch OP oder Medikamente (auch nach Chemotherapie) mit unterschiedlich starken Beeinträchtigungen sowie eine verringerte Libido verändern die soziale Teilhabe in einem zentralen Lebensbereich. Betroffene Frauen benennen andererseits die Unterstützung durch die Familie als wichtigste Hilfe während Diagnostik und Therapie einer Krebserkrankung. Hier sind sowohl die behandelnden Ärzte wie auch die Therapeuten in den Rehabilitationseinrichtungen und Beratungsstellen gefragt, für einen tabufreien offenen Umgang und das Ansprechen dieser Lebensbereiche zu sorgen.

Medizinische Rehabilitation bei nichtmalignen gynäkologischen Erkrankungen: Die rehabilitativen Konzepte differenzieren sich nach den Folgestörungen der zugrunde liegenden Rehabilitationsdiagnosen. In unterschiedlichem Maß sind die Strukturen des Beckens, des Rückens und der Bauchdecke betroffen und damit die Funktionalität der Statik, der Sexualität und Fortpflanzung sowie der Ausscheidungsorgane Blase und Darm. Eine spezialisierte Rehabilitationseinrichtung mit entsprechendem Konzept unter gynäkologischer Leitung bei Deszensus/Harninkontinenz oder bei Endometriose ermöglicht die vertiefte Auseinandersetzung mit dem Krankheitsbild durch Schulung, Beratung und themenzentrierte Gruppenangebote in Verbindung mit balneo-physikalischer Therapie (▶ Kap. 32). Durch rechtzeitige Intervention in einem multimodalen Ansatz wird einer depressiven Entwicklung vorgebeugt. Der Austausch unter Gleichbetroffenen fördert das Krankheitsverständnis und erweitert die Copingstrategien.

Berufliche Rehabilitation bei Deszensus/ Harninkontinenz: Ggf. sind Leistungen zur Teilhabe am Arbeitsleben (▶ Kap. 43) notwendig, wenn die Rehabilitandin mittelschwere oder schwere körperliche Tätigkeiten ausübt. Bei Urge-Inkontinenzkomponente ist auf Kälte -und Nässeschutz zu achten. Zur Sicherung des Heilerfolges ist unmittelbar nach einer Deszensus-OP das Heben und Tragen von Lasten über 5 kg für 3(–6) Monate zu vermeiden.

Berufliche Rehabilitation bei Endometriose: Leistungen zur Teilhabe am Arbeitsleben sind bei den überwiegend jüngeren Frauen vor allem dann in Betracht zu ziehen, wenn überwiegend mittelschwere oder schwere körperliche Tätigkeiten verrichtet werden. Bei anhaltenden Narben- und Adhäsionsbeschwerden sollte ein selbstbestimmter Haltungswechsel möglich sein.

12.2.3 Zu berücksichtigende geschlechtsspezifische Kontextfaktoren

Frauen leisten immer noch deutlich mehr Haushalts-, Erziehungs- und Pflegeaufgaben als Männer und haben meist eine diskontinuierliche Berufsbiografie. Mehrere Rollen auszufüllen stellt als Flexibilität eine Ressource dar, kann aber auch spezifische Belastungen sowie daraus resultierende Überforderungen mit sich bringen.

Im Zusammenhang mit gynäkologischen und gynäkologisch-onkologischen Erkrankungen äußern sich diese Überlastungen besonders bei der Ausprägung von Schmerzen und z. B. durch eine raschere vegetative Erschöpfbarkeit.

Weitere Informationen

Literatur

Deutsche Rentenversicherung Bund (Hrsg) (2011) Sozialmedizinische Begutachtung für die gesetzliche Rentenversicherung, Gynäkologische Erkrankungen, 7. Aufl. Springer, Berlin Heidelberg, S 431–440

Deutsche Rentenversicherung Bund (Hrsg) AHB – Anschlussrehabilitation. Das Einleitungsverfahren der Deutschen Rentenversicherung Bund, Tabelle 11 Gynäkologische

Deutsche Rentenversicherung Bund (Hrsg) Curriculum Brustkrebs – Standardisierte Patientenschulung, Version 2015, Berlin

Krankheiten und Zustand nach Operation am weiblichen Genitale, 16. Aufl. 10/2014, Berlin, S 128–130

Internetlinks

Arbeitsgemeinschaft der Wissenschaftlichen Medizinischen Fachgesellschaften e.V. (AWMF) – Medizinisch-wissenschaftliche Leitlinien. http://www.awmf.org/leitlinien.html

Deutsche Kontinenz Gesellschaft. http://www.kontinenz-gesellschaft.de/

Deutsche Rentenversicherung – AHB Indikationskatalog. https://www.deutsche-rentenversicherung.de/Allgemein/de/Inhalt/3_Infos_fuer_Experten/01_sozialmedizin_forschung/downloads/sozmed/ahb_indikationskatalog.html

Endometriose-Vereinigung Deutschland e.V. – Informationsportal für Patientinnen von Patientinnen. http://www.endometriose-vereinigung.de/

Robert Koch-Institut (RKI). https://www.rki.de/

Robert Koch-Institut (RKI) – Zentrum für Krebsregisterdaten. https://www.krebsdaten.de/

Dermatologie

Thomas L. Diepgen

© Springer-Verlag GmbH Deutschland, ein Teil von Springer Nature 2018
Bundesarbeitsgemeinschaft für Rehabilitation e.V. (BAR) (Hrsg.), *Rehabilitation*
https://doi.org/10.1007/978-3-662-54250-7_13

13.1 Häufige Krankheitsbilder und Funktionsstörungen

Hautveränderungen am Integument (äußere Körperhülle) können an sichtbaren und nicht sichtbaren Bereichen sowie an Hautanhangsgebilden, Nägeln und Haaren auftreten. Diese können zur Beeinträchtigung von Körperfunktionen führen und mit **Juckreiz und Schmerzen** begleitet sein. Durch großflächige oder schmerzhafte Hautveränderungen, durch Gewebsverluste und Ulzera (Geschwüre) sowie Narbenstrikturen kann es zur **Beeinträchtigung der Beweglichkeit** an Extremitäten, Rumpf und Gelenken kommen. Die Greiffunktion und der **Tastsinn** können bei Hautveränderungen an den Händen bei Rhagaden (Einrisse) und Bläschenbildung stark beeinträchtigt sein, bei Manifestationen an den Füßen auch die Gehfähigkeit. Folge ist eine Verminderung der Gebrauchsfähigkeit der Hände durch die Hautläsionen und/oder der Füße. Dies kann zu Arbeitsunfähigkeit bei beruflich und nichtberuflich verursachten Hautkrankheiten führen und den damit bedingten ökonomischen und sozialen Negativfolgen. Die Barrierefunktion der Haut kann betroffen sein. Bei starkem Pruritus kommt es zu Schlafstörungen. Eine Manifestation der Hauterkrankung an den Geschlechtsorganen kann zu sexuellen Funktionsstörungen führen. Bei Beteiligung der Gelenke (z. B. Psoriasisarthritis ▶ Kap. 2) kann es zu Gelenkveränderungen und -deformitäten mit entsprechender Einschränkung der Beweglichkeit kommen.

Bei Hautkrankheiten kann es zur Beeinträchtigung der Aktivität und Teilhabe kommen. Davon sind das Privat- und Berufsleben betroffen (Familie, Freunde und Bekannte, Nachbarn, Arbeitskollegen, Sportverein und andere soziale Kontakte). Aufgrund von Stigmatisierungsängsten kommt es zu einem Rückzug aus dem Gemeinschaftsleben sowie aus Aktivitäten in Beruf und Freizeit durch Hauterscheinungen an sichtbaren Körperstellen und/oder unangenehmem Körpergeruch aufgrund der Hauterkrankung. Durch intra- und interpsychische Konflikte kommt es zu privatem und beruflichem Dystress in Partnerschaft oder am Arbeitsplatz. Bei zeitraubender **Pflege der Haut** durch die Notwendigkeit der mehrfach täglichen Lokaltherapie der Haut (Eincremen) oder durch häufige Arztbesuche, z. B. im Rahmen einer Phototherapie, kommt es zur Behinderung bei beruflichen und privaten Aufga-

ben und Einschränkungen, die tägliche Routine durchzuführen.

In ◘ Tab. 13.1 sind die Hautkrankheiten zusammengefasst, die in deutschen Rehabilitationskliniken behandelt werden. Für einen Teil dieser Erkrankungen liegen bereits Leitlinien oder Empfehlungen zur dermatologischen Rehabilitation vor. Alle dort aufgeführten Hauterkrankungen sind dadurch charakterisiert, dass die Patienten die Beeinträchtigungen der Körperstruktur und Körperfunktion ständig wahrnehmen (Wehrmann et al. 2015). Von besonderer Bedeutung ist das **Stigmatisierungsempfinden** durch Beeinträchtigung der Körperstrukturen des Kontaktorgans Haut an sichtbaren Körperstellen. Dadurch liegt bei stärker ausgeprägten chronischen Hauterkrankungen eine nicht nur vorübergehende alltagsrelevante Beeinträchtigung der Aktivität und Teilhabe vor. In der Rehabilitation liegt ein Schwerpunkt der Behandlung auf dem besseren Umgang der Patienten mit ihrer Hauterkrankung, z. B. stadiengerechte Basistherapie, aber auch auf Förderung der Integration in Alltag und Beruf durch Bearbeitung von Stigmatisierungsgefühlen und sozialem Rückzug (Wehrmann et al. 2015).

Bezüglich der Indikationsstellung für die Rehabilitation von Hautkrankheiten und deren Rehabilitationsbedürftigkeit (▶ Glossar) wird auf die entsprechenden Leitlinien verwiesen (Wehrmann et al. 2015).

> **Kriterien der Rehabilitationsbedürftigkeit bei Hauterkrankungen (nach Wehrmann 2005)**
> Rehabilitationsbedürftigkeit liegt vor, in Abhängigkeit von individuellen Faktoren sowie beruflichen und sozialen Umständen,
> — bei chronisch rezidivierenden Verlaufsformen mit nur kürzeren symptomfreien Intervallen;
> — bei Ausdehnung über eine größere Körperoberfläche und/oder Lokalisation im sichtbaren Körperbereich;
> — wenn ein therapeutischer Effekt oder die Optimierung der Behandlung mit dem Ziel der möglichst vollständigen Rückbildung nur mit Mitteln der Rehabilitation zu erreichen ist;
> — wenn eine Komorbidität dies erfordert;

◼ **Tab. 13.1** Übersicht über die häufigsten Hautkrankheiten, die in Rehabilitationskliniken behandelt werden. (Modifiziert nach S1 Leitlinie Stationäre dermatologische Rehabilitation)

Haupterkrankungen	Unterformen
Psoriasis (L40.-)	Psoriasis vulgaris (L40.0), Psoriasisarthritis (L40.5), Psoriasis pustulosa palmoplantaris (L40.3), Psoriasis pustulosa generalisata (L40.1), Psoriasis palmoplantaris (L40.8), Psoriasis intertriginosa (L40.9), mit Alopezie einhergehende Psoriasis capillitii (L40.8), psoriatische Erythrodermie (L40.9)
Psoriasisarthritis mit ihren unterschiedlichen Manifestationen (L40.5 und M07.0 bis M07.3)	Psoriatische Osteopathie, mutilierende und osteoproliferative Formen (M07.1), polyartikuläre oder oligoartikuläre Formen (z. B. M07.3), Spondylitis psoriatica (M07.2), SAPHO-Syndrom (M35.1)
Atopisches Ekzem (atopische Dermatitis) (L20.-)	Disseminierte atopische Ekzeme, lokalisierte atopische Ekzeme, Atopisches Handekzem
Kombination mit anderen atopischen Erkrankungen	Mit allergischem Asthma bronchiale (J45.0), mit Rhinokonjunktivitis allergica (J30.1 bis J30.4; H10.1)
Ekzeme anderer Genese	Kontaktallergische Ekzeme (L23.-), irritativ-toxische Ekzeme (L24.-), nummuläre Ekzeme (L30.0), dyshidrotische Ekzeme (L30.8), Prurigo-Erkrankungen (L28.-), seborrhoisches Ekzem (L21.-), sonstige Ekzeme (L30.-)
Andere papulo-squamöse Hauterkrankungen	Formen der Parapsoriasis (L41.-), Lichen ruber (L43.-), Pityriasis rubra pilaris (L44.0)
Allergie, Urtikaria und Unverträglichkeiten	Urtikaria (L50.-), Urticaria pigmentosa (Q82.2), Medikamenten- und Nahrungsmittel-Unverträglichkeiten (L27.-), Angioödem (T78.3, E88.0), Urtikaria-Vaskulitis (M31.8)
Bösartige Neubildungen der Haut	Malignes Melanom (C43.-), Basalzellkarzinom (C44.-), spinozelluläres Karzinom (C44.-), Dermatofibrosarkom (C44.-), kutane Lymphome der Haut (C84.-, C85.-)
Blasenbildende Autoimmundermatosen	Pemphigus-Erkrankungen (L10.-), Pemphigoid-Erkrankungen (L12.-), sonstige bullöse Dermatosen (L13.-)
Genetische Hauterkrankungen	Ichthyosen (Q80.-), palmoplantare Keratosen (Q82.8), Morbus Darier (Q82.8), hereditäre blasenbildende Hauterkrankungen (Q80.-)
Bindegewebserkrankungen	Systemische Sklerodermie (M34.-), sonstige Sklerodermieformen (M34.8), circumscripte Sklerodermie (L94.-), Lichen sclerosus et atrophicus (L90.0), Formen des Lupus erythematodes (L93.- M32.-), Dermatomyositis (M33.-), eosinophile Fasciitis (M35.4), Vaskulitiden mit Hautbeteiligung (M30.-, M31.-, L95.-)
Ulkuserkrankungen	Ulcus cruris venosum (I83.-), arterielles Ulkus (I70.2-), Pyoderma gangraenosum (L88.0), Ulkus der Haut anderer Genese (L97, L98.4)
Chronische Lymphödeme (I89.0)	Nach Komplikationen wie chronisches, rezidivierendes Erysipel, Papillomatosis cutis
Großflächige Narben mit funktionellen Störungen (L90.5)	z. B. nach Verbrennungen, Operationen, Krankheitsfolgen
Erkrankungen mit hauptsächlich psychischer Grundlage	Dermatitis artefacta (L98.1), Prurigo simplex subacuta (L28.2), Prurigo nodularis (L28.1), körperdysmorphe Störung (wahnhaft: F22.8; hypochondrisch: F45.2), Erschöpfungssyndrom (CFS) (G93.3), Multiple Chemical Sensitivity (MCS) (T78.4)
Sonstige Erkrankungen	Granulomatöse Erkrankungen der Haut (L92.-), Sarkoidose der Haut (D86.3), Vitiligo (L.80)

— wenn Risikofaktoren vorliegen, die intensive Maßnahmen (z. B. Schulungen) erfordern;

— im Anschluss an schwere akutstationäre Behandlung (z. B. Erythrodermie);

— wenn signifikante Therapieprobleme bestehen (z. B. mangelnde Compliance, Nichtansprechen auf übliche Therapeutika).

Die häufigsten Indikationsstellungen dermatologischer Krankheitsbilder sind Psoriasis, atopisches Ekzem, aber auch bösartige Hauttumoren (▶ Kap. 9) wie malignes Melanom, spinozelluläre Karzinome, Merkelzellkarzinome sowie dermatologisch relevante maligne Systemerkrankungen (kutane B- und T-Zell-Lymphome). Für schwere berufsbedingte Hauterkrankungen wurden eigene Standards entwickelt, die nur in dafür spezialisierten Einrichtungen zu Lasten der gesetzlichen Unfallversicherung durchgeführt werden (Skudlik et al. 2012). Als Beispiel für stationäre Rehabilitation im Kindes- und Erwachsenenalter wird nachfolgend kurz auf das atopische Ekzem eingegangen.

■ ■ Beispiel: Atopisches Ekzem (atopische Dermatitis)

Das atopische Ekzem ist die häufigste chronische Erkrankung im Kindesalter (etwa 12 % der Vorschulkinder sind betroffen, vgl. ▶ Abschn. 16.1). Die Erkrankung persistiert häufig bis ins Erwachsenenalter. Aufgrund chronischer und häufig schwerer Verlaufsformen kann die Teilhabe am Erwerbsleben und in der Gesellschaft gefährdet sein. Voraussetzungen für die rehabilitative Maßnahme bei erwachsenen Patienten mit atopischem Ekzem sind: Die Erwerbsfähigkeit ist gefährdet oder es drohen bzw. bestehen bereits Einschränkungen in der körperlichen Leistungsfähigkeit, der Lebensqualität oder der sozialen Integration (Nürnberg 2005). Schwere, Verlaufsform, Lokalisation, Ausdehnung oder Nichtansprechen auf Therapeutika unter Ausschöpfung aller ambulanten Behandlungsmöglichkeiten sind Kriterien für eine stationäre Rehabilitation (▶ Abschn. 39.2). Der Patient muss Rehabilitationsfähigkeit aufweisen, d. h. in der Lage sein, am Rehabilitationssetting teilzunehmen. Die Rehabilitationsdauer beträgt in der Regel 3 Wochen, bei Kindern unter

14 Jahren 4–6 Wochen. Therapieziele sind (Nürnberg 2005):

— Behandlung der Krankheitssymptome
— Förderung der Krankheitsbewältigung und des Krankheitsmanagements
— Präventives Angehen weiterer atopischer Erkrankungen wie Asthma oder Rhinitis allergica
— Verbesserung der psychischen und physischen Leistungsfähigkeit
— Soziale Integration.

Neben einer dermatologischen Therapie wird ein mehrdimensionaler, interdisziplinärer Therapieansatz verfolgt (▶ Kap. 26), wobei Neurodermitisschulungen, gesundheitsorientierte Informationsveranstaltungen, psychologische Behandlungen, Vermittlung und Einübung von Entspannungsverfahren und Diätlehrveranstaltungen sowie Sport, Bewegungsbehandlungen und Ergotherapie wesentliche zusätzliche Therapieelemente sind (Nürnberg 2005).

13.2 Besonderheiten der Rehabilitation

Im Vordergrund der Rehabilitation von Hautkrankheiten stehen die Bewältigung der Beeinträchtigungen der Körperstruktur und -funktion (z. B. Abheilen von Ekzemen), die Wiederherstellung alltagsrelevanter Aktivitäten und der Teilhabe, Kompensation, Adaptation, Umstellung von Lebensgewohnheiten und Selbsthilfe. Das Ziel der Rehabilitation von Hauterkrankungen beinhaltet daher die Bewältigung und Verminderung der Beeinträchtigung der Körperstruktur, Körperfunktion, Aktivität und Teilhabe mit dem realistischen Ziel einer Verbesserung und Sicherung der Integration des Patienten in sein Berufsleben und den sozialen Alltag (Niederauer et al. 2005, vgl. ▶ Abschn. 37.3). Dafür sind spezifische Rehabilitationsmaßnahmen erforderlich, um diese Ziele zu erreichen (Wehrmann et al. 2015), die je nach Kontextfaktoren individuell auszuformulieren und auf die relevanten Teilhabefelder zu beziehen sind (Rehabilitationsziel ▶ Glossar):

13

13.2.1 Ziele bei atopischem Ekzem und Psoriasis

- Abheilung oder Verminderung der Hautveränderungen insbesondere sichtbarer Läsionen, die durch Kleidung nicht verdeckt werden können
- Verminderung von quälendem Juckreiz
- Wiederherstellung und Stabilisierung der Schutzbarrierefunktion der Haut
- Stabilisierung eines Hautbefundes bei rezidivierenden und schweren Hauterkrankungen
- Verbesserung der Gehfähigkeit insbesondere bei Hauterkrankungen mit Befall der Fußsohlen
- Verbesserung der Greiffähigkeit insbesondere bei Hauterkrankungen mit Befall der Palmae und Finger
- Verbesserung des Schlafes insbesondere bei pruriginösen Dermatosen
- Wiederherstellung der durch ausgedehnte Hautläsionen, Narbenfelder und Rhagaden eingeschränkten Beweglichkeit

■ ■ **Maßnahmen**
- Balneo-Photo-Therapie mit Sole und UV-B 311 Phototherapie (nicht bei blasenbildenden Erkrankungen)
- Systemische oder Balneo-PUVA-Phototherapie
- Teilkörper-Phototherapie mit UV-A1, UV-B 311, Creme-/Balneo-PUVA oder systemische PUVA
- UV-A1-Mitteldosis- oder Hochdosis-Phototherapie bei der atopischen Dermatitis
- Krankengymnastische Bewegungstherapie und Ergotherapie (▶ Kap. 32, ▶ Kap. 33)
- Rehabilitationssport
- Externe Salbentherapie
- Fortsetzung oder ggf. Neueinstellung einer systemischen Therapie
- Gesundheitspädagogische „Handschuhsprechstunde" bei Berufsdermatosen, ergotherapeutische Übungen zur Erprobung der Anwendbarkeit des Handschuhschutzes und Besserung der eingeschränkten Beweglichkeit
- Tätigkeitsgeprüfter Hautschutzplan
- (Nicht-)standardisierte Schulung bei dermatologischen Krankheiten

13.2.2 Ziele bei Psoriasisarthritis und anderen Hauterkrankungen mit Gelenkbeteiligungen sowie nebenbefundlichen degenerativen Erkrankungen des muskuloskelettalen Systems

- Verbesserung der Gelenkfunktionen
- Wiederherstellung der Greiffunktion der Hände
- Wiederherstellung der Gehfunktion
- Wiederherstellung der Beweglichkeit der Wirbelsäule
- Interdisziplinäre Mitbetreuung durch Rheumatologen oder Orthopäden

■ ■ **Maßnahmen**
- Krankengymnastische Bewegungstherapie und Ergotherapie
- Gerätegestützte Trainingstherapie (▶ Abschn. 36.2.1)
- Moorbäder und -kneten in Naturmoor (analog: Schlick-/Rapskneten)
- Rehabilitationssport
- Fortsetzung oder ggf. Neueinstellung einer systemischen Therapie

13.2.3 Ziele bei chronischen Ulzera der Haut

- Abheilung oder Reduktion der Größe der Ulzera
- Reduktion von Begleitfaktoren wie Ekzemen, Ödemen und unangenehmem Geruch

■ ■ **Maßnahmen**
- Externe Ulkustherapie
- Chirurgische Wundanfrischung
- Lymphdrainage
- Krankengymnastische Bewegungstherapie

13.2.4 Ziele bei Epidermolysis bullosa (meist Kinder)

- Adäquate, stadiengerechte Anlage von Wundverbänden
- Etablierung einer effektiven und nebenwirkungsarmen Schmerztherapie

- Vermeidung einer Mangelernährung/Dystrophie durch Sicherung einer ungestörten (schmerzfreien)/adäquaten, enteralen Nahrungsaufnahme
- Erhaltung/Verbesserung der Greiffunktion der Hände

■■ **Maßnahmen**
- Schulung der Patienten und ihrer Begleitpersonen in der Anlage von Wundverbänden
- Multimodales Wundmanagement
- Multimodale Behandlung chronischer Schmerzen
- Ernährungsberatung (▶ Kap. 35), Schulung von Patienten mit gastralen Sonden

13.2.5 Ziele bei sklerodermiformen Erkrankungen

(Systemische Sklerodermie, eosinophile Fasziitis, Muzinosen, circumscripte Sklerodermie (Morphea), Lichen sclerosus et atrophicus [LSA])
- Verminderung der Hautverhärtung
- Abheilung von Erosionen und Ulzerationen
- Wiederherstellung der Beweglichkeit
- Interdisziplinäre Mitbetreuung durch Rheumatologen/Orthopäden/Internisten

■■ **Maßnahmen**
- UV-A1-Niedrigdosis- oder Mitteldosis-Phototherapie
- Krankengymnastische Übungen und Ergotherapie
- Peloide
- Moorbäder und -kneten in Naturmoor (analog: Schlick/Raps u. Ä.)
- Rehabilitationssport
- Fortsetzung oder ggf. Neueinstellung einer systemischen Therapie

13.2.6 Ziele bei bösartigen Neubildungen der Haut

(Primär kutane Lymphome der Haut, malignes Melanom, spinozelluläres Karzinom, ausgedehnte Basalzellkarzinome)
- Verminderung der Hautveränderungen bei primär kutanen Lymphomen der Haut

- Abheilung/Funktionsverbesserung bei Narbenfeldern
- Vermeidung von Wundinfekten
- Wiedererlangung der Funktionsfähigkeit der durch die Operation bedingten Gewebsverluste
- Wiederherstellung der körperlichen Fitness

■■ **Maßnahmen**
- Systemische oder Balneo-PUVA-Photo-Therapie bei primär kutanen T-Zell-Lymphomen
- Postoperative Wundversorgung
- Bewegungs- und Stabilisierungsübungen mit Gewichten, Ergotherapie
- Rehabilitationssport
- Fortsetzung einer adjuvanten Immuntherapie

13.2.7 Ziele bei Erkrankungen der oberen Atemwege (allergisches Asthma)

- Verbessertes Selbstmanagement persistierender oder intermittierender Atemwegsbeschwerden (▶ Kap. 7)
- Reduktion/Abheilung von Obstruktion oder Sekretion
- Vermeiden des horizontalen oder vertikalen Organwechsels

■■ **Maßnahmen**
- Phasengerechte Atemwegstherapie
- Verbesserte Belüftung der Nasennebenhöhlen
- Setzen von Klimareizen

13.2.8 Prävention und Behandlung von Hauterkrankungen in der Rehabilitation

Die aufgeführten Hauterkrankungen können zum einen als Hauptdiagnose und zum anderen als Nebendiagnose eine Rolle in der Rehabilitation spielen und müssen entsprechend behandelt und betreut werden.

Um Hauterkrankungen in der Rehabilitation zu vermeiden, eine Verschlimmerung zu verhüten oder ggf. zu behandeln, sollten u. a. folgende dermatologische Aspekte berücksichtigt werden:
- Zu Beginn der Rehabilitation sollte das **medizinische Assessment** auch Aspekte von

Hautdefekten/Erkrankungen abfragen, um diese während der Rehabilitation optimal zu versorgen. Dazu gehört auch die Frage nach Hautallergien und allergieauslösenden Substanzen, die dann vermieden werden sollten (auch in Verbindung mit Lebensmitteln). Das gilt im Besonderen bei Kindern und Jugendlichen (▶ Abschn. 16.1), da hier allergische Hauterkrankungen zugenommen haben.

— Vorhandene **Wunden**, z. B. nach Operation, oder auch **Wundheilungsstörungen** sind durch eine adäquate Wund- und Hautpflege während der Rehabilitation zu versorgen. Ggf. sind Wundmanager oder auch (externe) Hautärzte mit zu involvieren.

— Gerade bei Risikopatienten sind besondere Maßnahmen zur **Vermeidung von Hautdefekten** notwendig. Risiko besteht u. a. bei erhöhter Immobilität, Hautempfindlichkeit oder Inkontinenz. Hier ist in der Rehabilitation auf eine adäquate Hautpflege zu achten, dazu gehören auch die regelmäßige Risikokontrolle und -sichtung möglicher Hautdefekte. Nicht zuletzt ist auch die Verwendung von (Lagerungs-)Kissen im Sitzen und Liegen eine mögliche präventive Maßnahme zur Vermeidung von Hautdefekten.

— Um die immer häufiger auftretenden hautbesiedelnden **multiresistenten Erreger** (u. a. MRSA) zu vermeiden, sind die Maßnahmen des Infektionsschutzes (sorgfältige Desinfektion etc.) auch in der Rehabilitation konsequent einzuhalten. Ist eine Keimbesiedelung bereits nachgewiesen, sind besondere Maßnahmen (z. B. Isolation, Einzeltherapien im Zimmer, spezielle Haut- und Zimmerreinigung) anzuwenden und ggf. bereits vor der Aufnahme die Rehabilitationsklinik anzufragen, ob eine entsprechende Versorgung möglich ist.

— Wenn Hauterkrankungen, -allergien und -defekte entstanden sind, ist auch in der **Nachsorge** eine weitere medizinisch-therapeutische Versorgung abzuklären. Im Falle einer Berufstätigkeit mit hautreizenden und -gefährdenden Arbeitsstoffen, ist bereits während der Rehabilitation abzuklären, ob mithilfe persönlicher Schutzausrüstung, technischer und organisatorischer Maßnahmen eine Wiederaufnahme des Arbeitsplatzes möglich ist. Vermeidung von Wundheilungs-

störungen, z. B. nach Operationen, durch eine adäquate Wund- und Hautpflege.

Weitere Informationen

Literatur

Breuer K, Kapp A (2006) Stationäre medizinische Rehabilitation bei erwachsenen Patienten mit atopischer Dermatitis. Hautarzt 57: 592–602

Buhles N, Sander C (2005) Dermatoonkologische Rehabilitation. Hautarzt 56: 659–664

Niederauer HH, Schmid-Ott G, Buhles N (2005) Die Internationale Klassifikation der Funktionsfähigkeit, Behinderung und Gesundheit (ICF) in der dermatologischen Rehabilitation: Konzept, Anwendung, Perspektive. Hautarzt 56: 631–636

Nürnberg W (2005) Stationäre Rehabilitation von chronischen Hauterkrankungen am Beispiel des atopischen Ekzems. Hautarzt 56: 644–648

Skudlik C, Weisshaar E, Scheidt R, Elsner P, Wulfhorst B, Schönfeld M, John SM, Diepgen TL (2012) First results from the multicentre study Rehabilitation of Occupational Skin Diseases – Optimization and Quality Assurance of Inpatient Management (ROQ). Contact Dermatitis 66: 140–147

Wehrmann J, Scheewe S, Weyergraf A, Buhles N, Eisenmann A, Gudat W (2015) S1 Leitlinie 013/083: Stationäre dermatologische Prävention. Stand 05/2015

Wehrmann J (2005) Leitlinien zur dermatologischen Rehabilitation. Hautarzt 56: 626–630

Internetlinks

Arbeitsgemeinschaft der Wissenschaftlichen Medizinischen Fachgesellschaften e.V. (AWMF) – Aktuelle Leitlinien (Listen) / Deutsche Dermatologische Gesellschaft (DDG). http://www.awmf.org/leitlinien/aktuelle-leit linien/ll-liste/deutsche-dermatologische-gesell schaft-ddg.html

Augenheilkunde

Inge Jansen, Rüdiger Korff, Norbert Schrage, Hans-Joachim Zeißig

© Springer-Verlag GmbH Deutschland, ein Teil von Springer Nature 2018
Bundesarbeitsgemeinschaft für Rehabilitation e.V. (BAR) (Hrsg.), *Rehabilitation*
https://doi.org/10.1007/978-3-662-54250-7_14

14.1 Häufige Krankheitsbilder

Rehabilitationsbedürftige und -pflichtige Augenerkrankungen setzen eine mittel- oder langfristige Beeinträchtigung vor allem beim **beidäugigen Sehen** voraus.

Sind dies bei jungen Patienten vorwiegend Verletzungen traumatischen Ursprungs nach Unfällen und tätlichen Auseinandersetzungen, so überwiegen bei Patienten mittleren Alters die diabetische Retinopathie und genetische Erkrankungen, die zur Blindheit führen, bei älteren Patienten sind es Netzhautablösungen, grüner Star (Glaukom) und die altersbedingte Erkrankung der Netzhautmitte (Makuladegeneration).

Diese Erkrankungen treten bis auf Trauma und Netzhautablösung typischerweise zunächst unilateral, dann bilateral auf. All diese Erkrankungen haben klassischerweise Frühzeichen, die vom Patienten ignoriert werden können. Damit wird häufig wesentliche Zeit für die Etablierung von **Sehkraft erhaltenden Therapien** verschenkt. Wenn dann eine Sehbehinderung und Blindheit unvorbereitet auftritt, fällt das kurzfristige **Erlernen** der richtigen **notwendigen Techniken** auch wegen der extremen psychischen Belastung schwer.

Das Lernen alternativer Strategien zur Bewältigung des Lebens bedarf, abhängig von der jeweiligen Ausgangssituation betroffener Menschen, in der Regel einer medizinischen, psychologischen, sozialen und technischen Rehabilitation, die in der BRD nur partiell und rudimentär existiert. Eine zeitnahe medizinische Rehabilitation (▶ Kap. 42) nach einer Sehschädigung ist nicht etabliert, wird derzeit allerdings stark eingefordert[1]. Leistungen zur Teilhabe am Arbeitsleben (▶ Kap. 43) in den Berufsbildungs- und Berufsförderungswerken umfassen medizinische, psychologische und pädagogische Hilfen u. a. zur Aktivierung von Selbsthilfepotenzialen, Hilfen zur seelischen Stabilisierung und das Training lebenspraktischer Fähigkeiten im Kontext der beruflichen Qualifizierung. Begrifflich wird eine medizinische Rehabilitation betroffener Menschen häufig als Synonym für **„Elementar- oder auch Grundrehabilitation"** verwendet. Losgelöst von den Fragen des individuellen Erfordernisses, der Verfügbarkeit der Angebote sowie der Finanzierung von Versicherungsträgern lässt sich unter zielführender ganzheitlicher medizinischer Rehabilitation das Folgende fassen: individualisierte Hilfen bei der Behinderungsverarbeitung, den psychischen Umgang mit der Belastungssituation, gezieltes Sehtraining, den Kompetenzaufbau für erforderliche Hilfsmittel, den Erwerb lebenspraktischer Fertigkeiten und das Training von Orientierung und Mobilität sowie ggf. die Einleitung quartiersbezogener Förderung für den Erhalt autonomer Lebensführung unter Berücksichtigung der Kontextfaktoren (ICF, ▶ Glossar).

Rehabilitation zielt darauf ab, den Erkrankten zu befähigen, möglichst weitgehend und selbstständig am Leben in Gesellschaft, Beruf und Familie teilnehmen zu können. Um die einzelnen Krankheitsbilder und deren Rehabilitationsnotwendigkeiten zu verstehen, sind zunächst grobe Beschreibungen der Krankheitsbilder und der daraus resultierenden Defizite notwendig.

14.1.1 Traumata

Hier handelt es sich um unterschiedlichste Krankheitsbilder von mechanischen Verletzungen (Traumata) bis hin zur chemischen Verätzung, die bezogen auf die verschiedenen Strukturen des Auges von einer leichten Blendungsempfindlichkeit eines Auges bis hin zur völligen Zerstörung des Sehens auf beiden Augen und den Zustand kompletter Erblindung reichen. Eine individuelle Begutachtung und Ermittlung des Rehabilitationsbedarfes von Lichtschutzbrillen bis hin zum Erlernen von Brailleschrift, Mobilitätstraining und Neuerwerb beruflicher Fähigkeiten über rehabilitative Maßnahmen sind unabdingbar.

14.1.2 Diabetische Retinopathie

Typischerweise beginnt die diabetische Netzhauterkrankung (Retinopathie) bei jungen Patienten, welche ihre Erkrankung ignorieren oder zumindestens wenig beachten, mit einer Erkrankung der Netzhautmitte (Makulopathie), selten mit einer Glaskörperblutung oder einer traktiven Netzhautablösung. Die damit verbundenen Einschränkungen bedingen, dass zunächst die **Lesefähigkeit** auf einem Auge, dann auf beiden Augen abnimmt oder erlischt. Rechtzeitige, konsequente medizini-

---

1 Beispielsweise Verbandstag des Deutschen Blinden- und Sehbehindertenverbandes e. V. vom 24.05.2014: Beschluss zur Schaffung einer Grundrehabilitation nach Sehverlust.

sche Interventionen mit medikamentöser, Laser- und/oder chirurgischer Therapie können die Folgen abmildern oder sogar verhindern. Das Erfordernis beruflich-rehabilitativer Maßnahmen ist vom Erfolg der ärztlichen Behandlung abhängig, aber auch von der individuellen Lebenssituation (Beruf, Alter etc.). Seltene Fälle entwickeln sich so rasant, dass die Sehkraft nicht erhalten werden kann. Um bei diesen Patienten berufliche und soziale Teilhabe zu gewährleisten, sind in der Regel medizinische und berufliche Rehabilitationsmaßnahmen unumgänglich für berufliche Kontinuität oder Neuanfang.

14.1.3 Altersbedingte Erkrankung der Netzhautmitte (Makuladegeneration)

Diese Erkrankung beginnt typischerweise nach dem 60. Lebensjahr, bei sehr kurzsichtigen Patienten auch schon früher. Sie betrifft zunächst fast immer ein Auge und wird in diesen Fällen häufig nicht bemerkt, da das noch gesunde Auge unbemerkt alle Fähigkeiten übernimmt. Die Handlungsfähigkeit ist zu diesem Zeitpunkt wenig eingeschränkt. Mit dem Befall des anderen Auges vermindert sich relativ plötzlich und deutlich die Sehkraft, mit massiven Einschränkungen bei häuslichen und sozialen Aktivitäten. Das Aufrechterhalten der **Sozialkontakte** ist hochgradig gefährdet, da Gesichter nicht mehr erkannt werden, die schriftliche Kommunikation gestört ist und gewohnte Verrichtungen nicht mehr umgesetzt werden können. Besonders häufig beklagt wird der **Verlust der Lesefähigkeit**. Es sind erhebliche medizinisch-rehabilitative Maßnahmen notwendig, um Pflegebedürftigkeit zu verhindern, bei den in diesem Alter typischen Mehrfacherkrankungen (Multimorbidität, ▶ Abschn. 16.4) erstrecken sich diese auch auf weitere rehabilitative Interventionen. Zum Erhalt des selbstständigen Lebens bedarf es einer genauen Analyse der quartiersbezogenen Situation und einer Unterstützung durch instrumentelle und personelle Maßnahmen.

14.1.4 Grüner Star (Glaukom)

Typischerweise erfolgt die Diagnose eines Glaukoms, bevor eine Sehkraftverschlechterung eintritt. In manchen Fällen bestehen aber zum Zeitpunkt der Diagnosestellung bereits erhebliche Gesichtsfeldeinschränkungen, und trotz medizinischer Behandlung ist die weitere Verschlechterung nicht mehr aufzuhalten. Häufig wird die Gesichtsfeldeinschränkung anfänglich, anders als der Verlust des zentralen Sehens, von Patienten als nicht ganz so einschneidend empfunden, in der Auswirkung ist sie aber erheblich gefährlicher. Wird zu Beginn sehr oft Nebel und Kontrastverlust beklagt, so setzt der **Verlust der Orientierungsfähigkeit** zu einem späteren Stadium ein, greift dann aber massiv in das Leben des Patienten ein. Nicht mehr selbst Auto fahren zu können ist häufig die erste **Mobilitätseinschränkung**, auf Dauer ist die komplette Mobilität betroffen. Neben der medizinischen Versorgung ist eine vorbeugende, auf Erhalt der Orientierungsfähigkeit und Techniken für blinde Menschen angelegte Rehabilitation in medizinischen, beruflichen und sozialen Aspekten notwendig.

14.1.5 Gefäßverschlüsse

Verschlüsse der zentralen Venen und Arterien des Auges führen zu erheblicher Sehkraftminderung eines Auges. Typischerweise ist ab einem Lebensalter von etwa 45 Jahren zunächst ein Auge betroffen, selten beide. Erheblich gefährlicher sind die im späten Alter einsetzenden entzündlichen Gefäßverschlüsse bei den Arterien des äußeren Kopfes (Arteriitis temporalis). Diese Erkrankungen können plötzlich zu einer bilateralen Erblindung führen, häufig bleibt es bei einer monolateralen erheblichen Sehkraftminderung. Strategien zur Rehabilitation sind auch hier individuell auf das Krankheitsbild abzustimmen und müssen von Erkundungsbewegungen zur besseren Orientierung bis hin zum Ausgleich völliger Erblindung u. a. durch Mobilitätstraining ggf. im Rahmen medizinischer oder beruflicher Rehabilitation reichen.

14.1.6 Netzhautablösung

Netzhautablösungen sind selten ein bilaterales Ereignis. Sie führen zu einer temporären und manchmal auch langfristigen Sehkraftminderung eines Auges, selten beider Augen. Auch hier ist ein individuelles gutachterliches Verfahren zur Rehabilitation notwendig, um den genauen Rehabilitationsbedarf zu bestimmen.

14.1.7 Genetische Erkrankungen

Genetische Erkrankungen der Netzhautmitte führen zu ähnlichen Krankheitsbildern wie die Makuladegeneration, nur in erheblich früherem Lebensalter. Betroffen ist insbesondere die **Lese-, weniger die Orientierungsfähigkeit**. Andere Erkrankungen beginnen mit **Nachtblindheit** und benötigen damit ein Mobilitäts- und Orientierungstraining. Die Berufswahl ist sorgfältig auf die prognostizierte dauerhafte Sehfähigkeit abzustimmen. Unterstützende **Hilfsmittel** und Rehabilitationsbedarf, insbesondere bei der Bewältigung des Berufsalltags und auch der psychischen Bewältigung bei Sehverschlechterungen sind notwendig.

Die genetischen Erkrankungen der Netzhaut, wie z. B. die Retinopathia pigmentosa oder die Lebersche hereditäre Opticoneuropathie (LHON), führen typischerweise zur weitgehenden Erblindung mit einer Restsehkraft im zentralen Bereich (Flintenröhrengesichtsfeld) oder als Rest-Lichtwahrnehmung. Das Restsehen erlaubt ein minimales zentrales Erkennen, welches aber kein zusammenhängendes Erfassen von Texten und Gesichtern ermöglicht. Trotz teilweise noch gutem zentralem Sehen auf einem winzigen Gesichtsfeld (Flintenröhrengesichtsfeld) ist dies vielfach wie eine vollständige Erblindung zu behandeln und auch im medizinischen und beruflichen Rehabilitationsbedarf zu berücksichtigen.

14.1.8 Entzündliche Augenerkrankungen

Diese treten häufig im Rahmen von systemischen Autoimmunerkrankungen des rheumatischen Formenkreises auf. Ebenso kommen bei Sarkoidose und Multipler Sklerose (Enzephalopathia disseminata) derartige entzündliche Prozesse vor. Weiterhin findet man sogenannte infektassoziierte Entzündungen im Rahmen von Tbc, Lues oder Borreliose. Derartige Entzündungskrankheiten können zu schweren Beeinträchtigungen der Sehkraft führen.

14.1.9 Tumorerkrankungen

Die häufigste Tumorerkrankung am Auge ist das maligne Melanom der Aderhaut. Diese Tumorerkrankung führt meistens im Rahmen der Behandlung zum Verlust der Sehkraft des Auges oder in fortgeschritteneren Fällen zum Verlust des Auges. Auch hier sind entsprechende Rehabilitationsmaßnahmen, insbesondere psychoonkologische Ansätze notwendig (▶ Abschn. 9.3.3).

14.2 Besonderheiten bei der Rehabilitation

Tritt eine dramatische **Augenerkrankung in frühen Jahren** auf, verdient die Erkrankung unter individuellen Förderbedingungen im schulischen und außerschulischen Kontext besondere Aufmerksamkeit. Die Gestaltung der Schullaufbahn muss hier auf die Möglichkeiten der betroffenen Schüler und ihr Umfeld abgestimmt sein und notwendige Unterstützungen beinhalten (Degenhardt et al. 2016). Spezifische sonderpädagogische Förderung und die Verfügbarkeit adäquater Hilfsmittel sind sicherzustellen. Allein die Frage nach der geeigneten Schulform (Regelschule vs. Förderschule) lässt sich nicht immer eindeutig vorhersagen und bedarf ggf. im Verlauf einer Korrektur (▶ Kap. 45). Den Übergang von der Schule in den Beruf unterstützen Integrationsfachdienste (▶ Abschn. 43.3.4), um bei wichtigen Prozessen wie Praktikumsgestaltung, Berufswahl etc. zukunftssichernde Entscheidungen treffen zu können. Bei der Berufswahl muss auch die mittel- und langfristige Prognose der Seherkrankung mit einfließen, beim Ausbildungsort kann eine betriebliche Ausbildung bei Bedarf begleitend unterstützt werden, ggf. ist eine überbetriebliche Ausbildung in einem dafür spezialisierten Berufsbildungswerk (Chemnitz, Soest oder Stuttgart) angemessen (▶ Abschn. 39.4.2).

Spätsehgeschädigte Menschen müssen sich mit prinzipiell identischen Fragen auseinandersetzen, aufgrund der fortgeschrittenen Sozialisation erleben Betroffene jedoch die Beeinträchtigungen in ihrer Lebenswelt einschneidender, abhängig vom Ausmaß der Behinderung sowie dem beruflichen und familiären Status sowie der sozialen Einbettung und existenziellen Sicherung. Der Freundeskreis hat sich nach vielen Jahren gefestigt, es wurde eine Familie gegründet und ein bestimmter Lebensstandard erreicht. In kürzester Zeit wird im Grunde die komplette Existenz in Frage gestellt, und Fragen wie „Kann ich meinem gelernten Beruf weiter nachgehen?", „Wie organisiere ich meinen Alltag?", „Wie kann ich weiter

14

in meiner Freizeit meine Hobbies betreiben?", „Wie sichere ich meine wirtschaftliche Existenz?" stehen plötzlich im Mittelpunkt allen Geschehens.

Die Behinderung muss verarbeitet werden und es können psychische (z. B. Frustration, Angstzustände oder Depression) und somatische Belastungssymptome auftreten. 2000 stellte das Institut für Gesundheits-System-Forschung (Pfau et al. 2000; Statistisches Bundesamt 1998) fest, dass Blindheit und Sehbehinderung zu den chronisch degenerativen Krankheiten zählen, die das **Alltagsleben und die Lebensqualität** des Patienten zum Teil über viele Jahre und Jahrzehnte beeinflussen. Studien zeigen u. a. auf: „Blinde und Sehbehinderte weisen im Gegensatz zu Gehbehinderten und Gesunden eine verringerte emotionale Sicherheit, niedrigere Lebenszufriedenheit, erhöhte Depressivität, verringerte Kompetenz in Alltagsaktivitäten sowie ein geringeres Freizeitverhalten auf." Und: „… früherblindete Menschen sind im höheren Lebensalter besser adaptiert als spät im Leben Erblindete" (Pfau et al. 2000).

Der Großteil dieser Menschen leidet an einer **progredienten Augenerkrankung**, d. h., die Erkrankung entwickelt sich schleichend oder schubartig, sodass eine Verschlimmerung jederzeit eintreten kann und ein gutes Sehen in der Vergangenheit noch als Vergleichszustand präsent ist. Nicht zu wissen, wie sich das Sehen weiter entwickelt, ist für die Betroffenen besonders schwer zu kompensieren und bedarf deshalb immer wieder professioneller Unterstützung.

Im Jahr 2013 waren laut Statistischem Bundesamt (2016) rund 357.000 Personen von Blindheit und Sehbehinderung mit einem Grad der Behinderung (GdB, ► Kap. 47) > 50 betroffen. Circa 30 % davon befanden sich im erwerbsfähigen Alter, wobei der größte Anteil (rund 27 %) in der Altersgruppe der 45- bis 55-Jährigen liegt. Eine für den konkreten medizinischen und beruflichen Rehabilitationsbedarf ausreichend differenzierte Datenbasis für blinde und sehbehinderte Menschen in Deutschland ist derzeit nicht vorhanden. Verschiedene Schätzungen und Hochrechnungen aus anderen Ländern (für die Niederlande z. B. Limburg und Keunen 2009; für England: Slade 2014) sind aufgrund unterschiedlicher Klassifikationssysteme (kein GdB-Kriterium nach deutschem Sozialrecht) mit den Daten der Gesundheitsberichterstattung des Bundes nicht direkt vergleichbar.

Die Daten der Bundesagentur für Arbeit belegen hinsichtlich der **Teilhabe am Arbeitsleben** (Bundesagentur für Arbeit 2014), dass nur etwa 30 % der blinden Menschen im erwerbsfähigen Alter eine dauerhafte Beschäftigung auf dem allgemeinen Arbeitsmarkt innehaben. Einige weitere befinden sich in einer Ausbildung, Qualifizierung oder im Studium, die meisten beziehen eine Rente wegen voller Erwerbsminderung oder sind arbeitslos.

Es gibt Beispiele, bei denen nachweislich ein Verbleib oder die Rückkehr in den Beruf allein durch präventive Angebote, z. B. eine Hilfsmittelberatung, gelungen ist. Nicht selten ist jedoch eine **berufliche Neuorientierung** in einem für sehgeschädigte Menschen spezialisierten Berufsförderungswerk (Düren, Halle, Mainz, Würzburg) erforderlich, bei der – neben dem Umgang mit Hilfsmitteln, dem Erwerb lebenspraktischer Fertigkeiten und dem Training von Orientierung und Mobilität – eine Qualifizierung die Voraussetzung schafft, aufbauend auf dem Vor-Beruf oder durch eine komplette neue Berufswahl auch künftig am Arbeitsleben teilhaben zu können (► Abschn. 43.6). Dabei bestehen auch Möglichkeiten psychologischer Interventionen zur therapeutischen Behandlung der individuell erlebten Belastungssituation bis hin für sich daraus entwickelnde psychische Erkrankungen. Eine Studie der Humboldt-Universität Berlin (Högner 2015) belegt, „dass eine Umschulung im Rahmen der beruflichen Rehabilitation zu einer Wiedereingliederung blinder und sehbehinderter Menschen in den allgemeinen Arbeitsmarkt maßgeblich beiträgt."

Älteren Personen mit hochgradiger Sehbehinderung oder gar Erblindung stehen krankenkassenfinanzierte rehabilitative Angebote kaum zur Verfügung. Sie haben derzeit lediglich die Möglichkeit, ein Orientierungs- und Mobilitätstraining über die Krankenkasse zu erhalten. Seit 2006 wird zudem häufiger ein medizinisches Basistraining insbesondere für das Erlernen der Bewältigung von Alltagssituationen für hochgradig sehbehinderte oder blinde Menschen bewilligt. Schulungen und Trainings zur Wiedererlangung einer Lesefähigkeit oder zur Förderung einer Teilhabe an der Gesellschaft sind derzeit leider nicht förderfähig und Betroffene müssen die Kosten selbst tragen. Besonders dramatisch stellt sich die Situation nach einer Akuterkrankung dar, denn i. d. R. werden Betroffene mit einer Verordnung eines Blindenlangstocks entlassen, ohne dass sich eine medizinische Rehabilitation oder quartiersbezogene Betreuung anschließt. Die Folgen sind in vielerlei Hinsicht fatal, z. B. wenn der **unnötige Verlust der Selbstständigkeit** eine sonst überflüssige Heimunterbringung und Pflegebedarf bedingt.

Die wirklich großen und derzeit ungelösten Probleme bestehen bei Patienten, welche eine hochgradige Sehbehinderung, eine plötzliche oder eine schleichende Blindheit erfahren. Auf diese Gruppen zielt die aktuelle Entwicklung einer augenheilkundlichen medizinischen Rehabilitation. Derzeit sind vor allem Maßnahmen für akut Erblindete und Betroffene, welche erwartungsgemäß eine hochgradige Sehbehinderung erwerben werden, avisiert. Hier ist der Anteil derer, die akut ihren **Arbeitsplatz verlieren** und über Jahre **zwischen Krankschreibung und Berentung wanken**, sehr groß. Die Möglichkeiten der Rehabilitation werden aufgrund des typischerweise damit zusammenhängenden psychischen Zusammenbruchs nicht ausgeschöpft (▶ Abschn. 16.3). Daher setzen die aktuellen Bestrebungen zur Rehabilitation hier mit einer Kombination von psychosomatischen und sehbehinderten- bzw. blindentechnischen Maßnahmen an. Ziel ist in diesem frühen Stadium der Rehabilitation über eine gelungene Verarbeitung der Einschränkung und eine Kompensation durch spezifische Arbeitstechniken und adäquate Hilfsmittel die berufliche Re-Integration oder Neuausrichtung zu erreichen. Bei den akut einseitig Erblindeten können Techniken zur Entlastung, eine konsequente Aktivierung des verbleibenden Auges und der Schutz desselben zu einer schnelleren Wiedereingliederung führen. Defizite im Bereich des Farbsehens werden sehr individuell für die jeweilige Situation beurteilt. Häufig kann hier in Form von technischen Hilfsmitteln ausgeholfen werden. Bei Defiziten durch Nachtblindheit wird ein spezielles Mobilitätstraining empfohlen.

Erfahrungsgemäß lassen sich jedoch für alle Einschränkungsarten die günstigsten Effekte bezogen auf die Behinderungsverarbeitung und den Aufbau einer positiven Lebenshaltung durch ein Training im Setting einer Patientengruppe (im Sinne von **Peer-to-Peer-Erfahrung**) erzielen (vgl. ▶ Abschn. 21.2).

Weitere Informationen

Literatur

Bundesagentur für Arbeit/BA (Hrsg) (2014) Analyse des Arbeitsmarktes für schwerbehinderte Menschen. BA, Nürnberg

Degenhardt S, Gewinn W, Schütt ML (Hrsg) (2016) Spezifisches Curriculum für Menschen mit Blindheit und Sehbehinderung für die Handlungsfelder Schule, Übergang von der Schule in den Beruf und Berufliche Rehabilitation. BoD, Hamburg

Högner N (2015) Augenspiegel, Berufliche Wiedereingliederung von Menschen mit Sehbehinderung

Limburg H, Keunen JE (2009) Blindness and low vision in the Netherlands from 2000 to 2020 – modeling as a tool for focused intervention. Ophthalmic Epidemiol 16(6): 362–369

Pfau N, Kupsch S, Kern AO, Beske F (2000) Epidemiologie und sozioökonomische Bedeutung von Blindheit und Sehbehinderung in Deutschland. Institut für Gesundheits-System-Forschung, Kiel, S 150

Slade J (2014) Eye health data summary. A review of published data in England. UK vision strategy. https://www.rnib.org.uk/

Statistisches Bundesamt (Hrsg) (1998) Gesundheitsbericht für Deutschland. Metzler-Poeschel, Stuttgart

Hals-Nasen-Ohren-Heilkunde

Anette Weber, Roswitha Berger

© Springer-Verlag GmbH Deutschland, ein Teil von Springer Nature 2018
Bundesarbeitsgemeinschaft für Rehabilitation e.V. (BAR) (Hrsg.), *Rehabilitation*
https://doi.org/10.1007/978-3-662-54250-7_15

15.1 Häufige Krankheitsbilder und Funktionsstörungen

HNO-Erkrankungen führen häufig zu Kommunikationseinschränkungen, bedingt durch **Hörstörungen** oder **Beeinträchtigungen des Sprechens** und der Stimmbildung. Somit führt die Funktionseinschränkung (Hören, Sprechen) häufig auch zu einer deutlich eingeschränkten Teilhabe (sozial und beruflich) und sozialen Isolation.

15.1.1 Tumore

Vor allem maligne Tumore des oberen Aerodigestivtraktes (Kopf-Hals-Krebs) stellen eine der häufigsten Rehabilitationsindikationen des HNO-Bereiches dar (▶ Kap. 9). Sowohl durch die operative als auch die konservative Therapie wie Bestrahlung und Chemotherapie kommt es teilweise zu erheblichen funktionellen Einschränkungen wie Stimm-, Sprech- und Schluckstörungen, Bewegungseinschränkung des Kopfes, Halses und der Arme. Im fortgeschrittenen Stadium führt der Krebs zur Zerstörung der betroffenen Organe und Strukturen und streut sowohl in die anliegenden Lymphbahnen und -knoten als auch in die Blutbahn und somit in entfernte Organe wie Lunge und Leber. Die Therapie umfasst deshalb sowohl die lokale Entfernung des Krebses durch Operation und/oder Bestrahlung als auch die Verhinderung einer weiteren Streuung (Chemotherapie). Moderne Therapieregime und -strategien beachten die **notwendige Radikalität** unter Erhalt bzw. Wiederherstellung der Funktionalität. Dennoch lässt sich in den meisten Fällen eine Beeinträchtigung der Funktionalität nicht komplett vermeiden. Sozialmedizinisch stellen die **posttherapeutischen Funktionseinschränkungen** sowie die dadurch bedingte eingeschränkte Teilhabe (z. B. Kommunikation, Bewegungseinschränkungen) je nach Kontextfaktoren häufig die Indikation zur medizinischen Rehabilitation dar. Patienten, die aufgrund des fortgeschrittenen Tumorstadiums nur noch palliativ behandelt werden oder bei denen die Gefahr einer Tumorarrosionsblutung besteht, können meist nicht in einer Rehabilitationseinrichtung behandelt werden.

15.1.2 Hörstörungen

Hörstörungen stellen nicht nur eine Beeinträchtigung der Sinnesfunktion, sondern auch der Partizipation dar. **Gesprächssituationen** erfordern einen **konzentrativen Mehraufwand,** um die nicht verstandenen Worte durch kognitive Leistungen sinnhaft zusammenzufügen. Daraus resultiert häufig eine Erschöpfung, oft bis hin zur Arbeitsunfähigkeit. Menschen mit einer erworbenen höhergradigen einseitigen Schwerhörigkeit oder Ertaubung (z. B. im Rahmen eines Hörsturzes oder Unfalls) leisten ebenfalls einen konzentrativen Mehraufwand, insbesondere durch das fehlende **Richtungshören.** Da Hörstörungen in der Regel von außen nicht direkt sichtbar sind, erfahren die Betroffenen oft eine zusätzliche Belastung durch mangelnde Anerkennung und Berücksichtigung ihrer Behinderung in ihrem sozialen Umfeld. Häufig führen deshalb nicht die eigentliche Schädigung der Hörfunktion, sondern die dadurch bedingten Folgen wie psychovegetative Beschwerden, Ängste und depressive Verstimmung zur Rehabilitationsindikation (▶ Abschn. 16.3).

Bei Resthörigkeit oder völliger Ertaubung kann zur Wiederherstellung der Hörfunktion ein **Cochlea-Implantat** (ein Innenohrimplantat) eingesetzt werden, das durch elektrische Impulse zur Reizung des Hörnerven führt. Die damit gewonnenen Höreindrücke können von dem -Hörzentrum noch nicht spezifisch verarbeitet und interpretiert werden, sodass zunächst ein Geräuschchaos entsteht. Nur durch intensives Hörtraining wird es möglich, Geräusche zu unterscheiden und Worte zu verstehen. Wenn dies im Rahmen eines ambulanten Settings nicht zu erzielen ist, resultiert daraus häufig eine Frustration mit Depressivität. Sozialmedizinisch kann dies die Indikation einer stationären Rehabilitation ergeben.

Menschen mit **Tinnitus** (ein subjektiv empfundenes Geräusch ohne äußere Schallquelle) fühlen sich häufig sehr belastet durch den dauernden Ton, der teilweise zu erheblicher Minderung der Lebensqualität und Folgeerkrankungen führt (dekompensierter Tinnitus). Das Geräusch kann dabei so vorherrschend sein, dass andere Sinneseindrücke und Erlebnisse komplett in den Hintergrund treten. Es kommt zu Schlaf- und Konzentrationsstörungen, Unruhe, Nervosität mit resultierender Erschöpfung und Depressivität und sozialem Rückzug. Da es keine kausale Therapien für den Tinnitus gibt, sind die Betroffenen häufig sich selbst überlassen und somit im Umgang mit der Erkrankung oft überfordert. Ein dekompensierter Tinnitus mit den oben erwähnten Komorbiditäten und Beeinträchtigungen sowie längere oder gehäufte Arbeitsunfähigkeitszeiten sind aus sozialmedizinischer Sicht wesentliche Faktoren zur Indikationsstellung einer meist stationären Rehabilitationsmaßnahme.

15.1.3 Schwindel

Persistierender Schwindel mit **Gangunsicherheit und Sturzgefahr** oder gehäuft auftretende Schwindelattacken stellen eine weitere Rehabilitationsindikation dar. Die bei den Schwindelattacken erlebte Hilflosigkeit sowie die Angst vor der Reaktion der Umwelt (interpretiert das Schwanken und die Gangunsicherheit ggf. als Trunkenheit) können zu weiterem sozialen und beruflichen Rückzug mit der Entwicklung eines psychogenen Schwindels sowie Depressivität führen. Tätigkeiten, die mit Arbeiten mit Absturzgefahr oder an gefährlichen Maschinen einhergehen oder das Führen eines Fahrzeugs voraussetzen, können nicht durchgeführt werden, solange die Schwindelbeschwerden bestehen. Es besteht ein allgemeines Fahrverbot sowie insbesondere das Verbot des Personentransportes. Erst bei nachgewiesener Kompensation bzw.

teilweise erst nach mehrjähriger Schwindelfreiheit dürfen die o. g. Tätigkeiten wieder aufgenommen werden. Somit droht neben einer längeren Arbeitsunfähigkeit ggf. auch die Berufsunfähigkeit bzw. Minderung der Erwerbsfähigkeit (▶ Glossar). Hiervon sind insbesondere Patienten mit Morbus Menière betroffen. Hierbei kommt es zu gehäuften, meist nicht vorhersehbaren Schwindelattacken mit Übelkeit und Erbrechen sowie zusätzlichem Hörverlust und Tinnitus. Als ursächlich wird ein Überschuss an Innenohrflüssigkeit (Innenohrhydrops) angesehen. Bei länger bestehender Erkrankung ist der Hörverlust nicht mehr reversibel, sondern progredient, teilweise bis zur völligen Ertaubung auf der betroffenen Seite. Sehr häufig führt die Einschränkung der selbstständigen Aktivitäten zu Depressivität und Belastungsstörungen, wie z. B Angstzuständen. Zusätzliche belastende Faktoren, wie z. B. finanzielle Knappheit bedingt durch längere Arbeitsunfähigkeitszeiten oder mangelnder sozialer Support, können häufig zur Verstärkung der Symptomatik führen (▶ Abschn. 16.3).

Eine akute Suizidalität bei depressiven Störungen im Rahmen der o. g. Erkrankungen stellt eine Kontraindikation einer Rehabilitationsbehandlung dar. Diese konstituiert einen akutmedizinischen Handlungsbedarf.

In ◘ Tab. 15.1 finden sich die häufigsten Rehabilitationsindikationen im Hals-Nasen-Ohrenärztlichen Bereich.

◘ **Tab. 15.1** Häufige Rehabilitationsindikationen bei Hals-Nasen-Ohren-Erkrankungen

Diagnose	ICD 10	Teilhabebeeinträchtigungen durch …
Kehlkopfkrebs (Larynxkarzinom)	C32	Stimm-, Sprech-, Schluckstörungen, eingeschränkte Armabduktion
Rachenkrebs (Oropharynx-karzinom)	C10	Stimm-, Sprech-, Schluckstörungen, eingeschränkte Armabduktion
Schlundkrebs (Hypopharynx-karzinom)	C13	Stimm-, Sprech-, Schluckstörungen, eingeschränkte Armabduktion
Mundhöhlenkrebs (Mund-höhlenkarzinom)	C06	Stimm-, Sprech-, Schluckstörungen, eingeschränkte Armabduktion
Schwerhörigkeit	H90 H91	Erschöpfung, Depression, Angstzustände, häufige Arbeitsunfähigkeitszeiten, drohende Berufsunfähigkeit
Persistierender Schwindel	H81.2 H81.3	Erschöpfung, Angstzustände, lange/häufige Arbeitsunfähigkeitszeiten, drohende Berufsunfähigkeit
Dekompensierter Tinnitus	H93.1	Erschöpfung, Depression, Konzentrationsstörungen, Ein- und Durchschlafstörungen, lange/häufige Arbeitsunfähigkeitszeiten
Morbus Menière	H81.0	Erschöpfung, Depression, Angstzustände, lange/häufige Arbeitsunfähigkeitszeiten, drohende Berufsunfähigkeit

15.2 Besonderheiten bei der Rehabilitation

15.2.1 Rehabilitation bei Menschen mit Krebs des oberen Aerodigestivtraktes

Die bei Krebs betroffenen Organe und Strukturen wie Mundhöhle, Zunge, Mandeln, Gaumenbögen und Schlund sind maßgeblich am Schluckakt und größtenteils am Sprechen beteiligt. Operative (Teil-) Entfernungen von Mundboden, Zunge und Gaumen führen zu **Schluck- und Sprechstörungen** (eingeschränkte Artikulation) mit der Folge des Verschluckens in die Atemwege (Aspiration). Bei ausgeprägten Schluckstörungen muss zum Schutz der unteren Atemwege ein vorübergehender Luftröhrenschnitt durchgeführt und die Atemwege durch eine **geblockte Kanüle** vor eindringender Nahrung oder Speichel geschützt werden. Zur Aufrechterhaltung einer Ernährung erfolgt die Anlage einer perkutanen Magensonde (PEG). Durch die Bestrahlung des Mundrachenraumes kommt es zur dauerhaften Zerstörung der Speicheldrüsen, was zu trockenen Schleimhäuten führt. Somit kommt es durch die mangelnde Gleitfähigkeit der Schleimhaut insbesondere bei festen Speisen zu zusätzlichen Problemen beim Schlucken.

Moderne operative Techniken (Laserchirurgie) erlauben oftmals den Erhalt des Kehlkopfes bei Kehlkopfkrebs. Dennoch kommt es je nach Ausdehnung des Krebses zu Störungen der Stimmbildung, d. h. der Fähigkeit, einen Ton zu erzeugen. Somit ist die Kommunikationsfähigkeit erschwert oder eingeschränkt. Bei kompletter Entfernung des Kehlkopfes fehlt sowohl das stimmbildende Organ (Stimmlippen) als auch die Verbindung der Luftröhre zum Rachen, sodass die Luftröhre in einer **Halsöffnung (Tracheostoma)** endet. Die Atmung erfolgt dann dauerhaft über das Tracheostoma (permanentes Tracheostoma) und nicht mehr über Nase und Mund.

Bei fortgeschrittenen Tumoren oder bei bereits bestehender Streuung in die regionalen Lymphknoten erfolgt zusätzlich eine **Ausräumung** des Fett-, Binde- und Lymphgewebes entlang der großen Halsgefäße und des Kopfnickermuskels (Neck dissection). Dadurch kommt es zu Lymphabflussstörungen mit konsekutivem Lymphstau und Schwellung der Halsweichteile. Das Gewebe verhärtet, es entstehen Schmerzen und Bewegungseinschränkungen. Zusätzlich führt die Präparation entlang des Muskels und des Nervus accessorius (Nerv der Armhebermuskulatur) zur eingeschränkten Armabduktion (Armhebung über die Horizontale), was zu Einschränkungen der Selbstversorgung, wie z. B. An- und Ausziehen oder Durchführen der Körperhygiene, führt.

▪▪ **Spezifische Maßnahmen in der Rehabilitation von Betroffenen mit Krebs des oberen Aerodigestivtraktes**
▬ **Somatisch:**
▬ **Wiederherstellung bzw. Verbesserung des Schluckens und Sprechens** – unter logopädischer Anleitung (▶ Kap. 34) werden Schlucktechniken mit Nahrung unterschiedlicher Konsistenzen (flüssig, breiig, fest) geübt. Besonderer Wert wird dabei auf den Schutz der unteren Atemwege gelegt und das aktive Aushusten der in die Luftwege geratenen Nahrung trainiert
▬ **Verbesserung der Stimme nach Kehlkopfteilentfernung** – Aktivierung der verbliebenen bzw. neugebildeten Schleimhaut im Kehlkopf zur Tonerzeugung
▬ **Erlernen einer Ösophagusersatzstimme nach kompletter Kehlkopfentfernung** – Stimmerzeugung entweder über die Ructusstimme (Schlucken von Luft in Ösophagus, anschließend Auspressen der Luft über Ösophagus) oder mithilfe eines Shuntventils (Stimmprothese), über das bei verschlossenem Tracheostoma während der Exspiration Luft in den Ösophagus gelangt. Bei beiden Techniken kommt es zu Schwingungen von Schleimhautfalten des Ösophagus mit konsekutiver Tonerzeugung
▬ **Bei vorhandenem vorübergehendem Tracheostoma: Dekanülierung, Verschluss des Tracheostomas und Entfernung der Magensonde** – nach Schlucktraining und Ausschluss einer Aspiration. Dieses Ziel ist nicht durch alle Betroffenen zu erreichen
▬ **Lymphdrainage** – Aktivierung alternativer Lymphabflusswege, somit Verringerung der Halsschwellung
▬ **Schulter-Armtraining** – Optimierung der Beweglichkeit und bei inkompletter Wiederherstellung Erlernen von Hilfstechniken zur Kompensation der Bewegungseinschränkung

- **Edukativ:**
    - **Pflege des Tracheostomas und Umgang mit Hilfsmitteln** – die Betroffenen sollen selbstständig die benötigten Hilfsmittel einsetzen und reinigen
    - **Ernährungsberatung und ggf. Anleitung zum Umgang mit der Magensonde** – Beratung über die optimale Nahrungskonsistenz und -zusammenstellung
    - **Aufklärung über Krebsentstehung und -vermeidung** – Erläuterung des Zusammenhangs mit Nikotin- und Alkoholkonsum
- **Psychologisch:**
    - **Krankheitsbewältigung** – In Einzel- und Gruppengesprächen
- **Sozialrechtlich:**
    - **Aufklärung über Schwerbehindertenrecht** – ggf. Hilfestellung bei Antragstellung (▶ Kap. 47)
    - **Aufklärung über Teilhabeleistungen** – häufig lange Arbeitsunfähigkeiten und Berufsunfähigkeit (▶ Kap. 42 bis ▶ Kap. 46)
    - **Hilfestellung bei Hilfsmittelbeschaffung**
- **Beruflich orientiert:**
    - **Beratung über behinderungsgerechten Arbeitsplatz** – Tätigkeiten in Räumen über Zimmertemperatur sowie in sehr trockenen Arbeitsbereichen sollten vermieden werden (zusätzliches Anschwellen des Lymphödems und Austrocknen der Schleimhäute). Bei bestehendem Tracheostoma sollten aufgrund der fehlenden Bauchpresse keine Lasten über 15 kg angehoben werden. Überkopfarbeiten können bei Einschränkungen der Armbeweglichkeit nicht mehr durchgeführt werden
- **Nachsorge:**
    - Regelmäßige Nachsorgeuntersuchungen zum Ausschluss von Rezidiven (▶ Kap. 9.4)
    - Individuelle Zielvereinbarungen, wie z. B. Beendigung Alkohol- und Nikotinkonsum

15.2.2 Rehabilitation bei Menschen mit Hörstörungen

Die durch die Schwerhörigkeit bedingten Komorbiditäten wie Erschöpfung und Depressivität (▶ Abschn. 16.3) erfordern ein multimodales Behandlungskonzept, das nicht nur den kommunikativen Aspekt, sondern auch die psychologische Belastung berücksichtigt. Die spezifischen

Therapien werden jeweils durch abwechselnde sportliche Betätigungen gestützt. Damit hörgeschädigte Menschen an **Gruppentherapien oder Vorträgen** partizipieren können, werden technische Voraussetzungen wie eine **Funkanlage** (FM-Anlage) sowie Mikrofon, Lautsprecher und Kopfhörer benötigt. Entscheidend für eine erfolgreiche Teilhabe ist das Zusammenspiel zwischen medizinischer, beruflicher und sozialer Rehabilitation. Die beteiligten Leistungsträger und -erbringer sind besonders gefordert, eine nahtlose und individuell angepasste Rehabilitation sicherzustellen (▶ Abschn. 18.5).

Eine besondere Herausforderung stellt die Rehabilitation **hörgeschädigter Kinder** dar. Ein Verlust der auditiven Wahrnehmung führt nicht nur zur Sprachentwicklungsverzögerung, sondern auch zu verzögerter Intelligenzentwicklung sowie zu psychischen und psychosozialen Folgen bedingt durch die soziale Isolation bei fehlender Kommunikationsfähigkeit. Die frühzeitige Diagnose und (technische) Versorgung der Schwerhörigkeit ist für die Entwicklung des Kindes von entscheidender Bedeutung, da innerhalb der ersten Lebensmonate die Hörbahnreifung stattfindet. Dies stellen die gesetzlich vorgeschriebenen Hörscreeninguntersuchung bei Neugeborenen in geburtshilflichen Einrichtungen sicher. Für die weitere soziale Integration und Unterstützung ist eine berufsübergreifende Versorgung von Pädaudiologen, Pädagogen und Logopäden erforderlich.

- ■ ■ **Spezifische Maßnahmen in der Rehabilitation von hörgeschädigten Menschen**
- **Somatisch (Verbesserung der kommunikativen Fähigkeiten):**
    - **Optimierte technische Versorgung** – Überprüfung und ggf. Neueinstellung vorhandener Hörgeräte, Beratung über benötigte technische Hilfsmittel (Telefonverstärker, Lichtklingel, FM-Anlage etc.)
    - **Erlernen hörtaktischer Maßnahmen** – Mundabsehen, optimierte Sitzposition in Gesprächen
    - **Verbesserte Verarbeitung der Höreindrücke nach Einsatz eines Cochlea-Implantates** – intensives Einzeltraining im Wort- und Satzverstehen sowie Erkennen von Geräuschen
- **Edukativ:**
    - **Umgang mit Hörbehinderung** – Erlernen von offensivem Umgang mit der Hör-

behinderung, Gesprächspartner sollen auf die Beeinträchtigung aufmerksam gemacht werden
- **Umgang und Einsatz von beruflich und sozial benötigten Hilfsmitteln** – hörbehindertengerechtes Telefon, FM-Anlage, Lichtsignale und -klingel
- **Psychologisch:**
  - **Akzeptanz der Behinderung** – da Hörstörungen sozial oft als Stigma empfunden werden, werden Höreinschränkungen so lange wie möglich von den Betroffenen negiert
  - **Erlernen von Entspannungsverfahren** – der ständige konzentrative Mehraufwand erfordert regelmäßige Auszeiten zur Vermeidung einer Erschöpfung
- **Sozialrechtlich:**
  - Beratung über Schwerbehindertengesetz (SchwBG) (▶ Kap. 47)
  - Beratung über Teilhabeleistungen – z. B. Umschulungs- bzw. Weiterbildungsmaßnahmen bei Berufsunfähigkeit (▶ Kap. 42 bis ▶ Kap. 46)
- **Beruflich orientiert:**
  - Strategien und Arbeitsplatzgestaltung zur Verbesserung der Kommunikation – Schalldämmung, Positionierung des Schreibtisches, Lärmschutz
  - **Nachsorge:** Regelmäßige Hörkontrollen und Überprüfung der Hörgeräte bzw. des Cochlea-Implantates

- ■■ **Besonderheiten in der Rehabilitation hörgeschädigter Kinder**
- **Somatisch:** frühzeitige Diagnose, technische Versorgung
  - **Objektive Hörtestung** bei Säuglingen und Kleinkindern bis ca. zum 3. Lebensjahr (akustische Emissionen, BERA, Impendanzaudiometrie, visuell konditionierte Audiometrie)
  - **Subjektive Hörtestung** (Spielaudiometrie, ggf. spezifische Kinder-Sprachaudiometrie)
  - **Technische Versorgung** – beidseitige Hörgeräteversorgung ab dem 3.–5. Lebensmonat, Anpassung nur durch entsprechend geschultes Personal, in mehreren Sitzungen und in Anwesenheit der Eltern, Hörgeräte mit Audioeingang, Kontrollen und Neueinstellungen in kurzen zeitlichen Abständen

- **Bei Gehörlosigkeit oder Resthörigkeit** – beidseitige Versorgung mit Cochlea-Implantaten innerhalb der ersten beiden Lebensjahre
- **Technische Hilfsmittel** – Distanzmikrofon bei Schul- und Kindergartenbesuch, funklose Übertragungsanlage (ermöglicht störschallarme Teilhabe)
- **Frühförderung:** Entwicklungsmöglichkeiten müssen frühzeitig eingesetzt werden, um Entwicklungsrückstände zu vermeiden oder frühzeitig aufzuholen (▶ Abschn. 45.1). Spezielle Einrichtungen, die meist einem CI-Zentrum angegliedert sind, stehen zur Verfügung
  - Unterstützung durch Pädaudiologen, Pädagogen, Logopäden, Sozialpädagogen
  - Hörtraining, Stimm-, Sprech-, Sprachförderung, bei Kindern mit CI auch stationäre Behandlung möglich, Begleitung über Jahre
  - Elternbegleitung und -beratung
  - Unterstützung und Beratung über pädaudiologische Beratungsstellen
- **Besonderheiten der Integration in Kindergarten und Schule**
  - Raumgestaltung der Einrichtung – Schalldämmung, Verbesserung Raumakustik, Lichtverhältnisse optimieren (visuelle Kontrolle des Gehörten wichtig), ggf. drahtlose Funkanlage)
  - Optimale Unterstützung der Erzieher/Lehrer im Umgang mit den hörgeschädigten Kindern und technischen Hilfsmitteln (Mikrofon)
  - Visualisierung der Worte (Bilder, Schrift)
  - Sitz-/Spielplatz mit Blickkontakt zu Lehrern/Erziehern und Kindern

15.2.3 Rehabilitation bei chronischem Tinnitus

Da der Tinnitus nicht kausal zu behandeln ist, muss das vorrangige Ziel der verbesserte Umgang mit dem Tinnitus darstellen. Der Tinnitus soll für den Betroffenen nicht mehr so stark im Vordergrund stehen und lebensbestimmend sein, sondern soll durch erlernte Ablenkungstechniken in den Hintergrund treten. In einem multidisziplinären Behandlungsansatz werden sowohl Techniken zur Tinnitusbewältigung erlernt als auch Maßnahmen zur psychophysischen Stabilisierung durchgeführt (Sport und Entspannung). Bei zusätzlicher Schwerhörigkeit werden die gleichen Maßnahmen wie oben erwähnt durchgeführt. Chronischer Tinnitus und Hörstörungen können bei bestimmten Arbeitsplätzen bzw. beruflichen Tätigkeiten zu erheblichen Problemen führen. Hier sollte der Betriebsarzt frühzeitig mit einbezogen werden.

■ ■ **Spezifische Maßnahmen in der Rehabilitation von Menschen mit chronischem Tinnitus**
▬ **Somatisch:**
  ▬ **Verbesserter Umgang mit Tinnitus** – auditives Training zur Aufmerksamkeitsumlenkung und somit Habituation an den Tinnitus
  ▬ **Optimierte technische Versorgung** – bei Tinnitus sollte die Indikation zur Hörgeräteversorgung sehr frühzeitig erfolgen, da einerseits der Hörstress vermindert und andererseits Umgebungsgeräusche verstärkt werden und der Tinnitus unterdrückt wird
▬ **Edukativ:**
  ▬ **Aufklärung über Tinnitusentstehung und -verstärkung** – Vermeidung von Tinnitus verstärkenden Situationen, Erkennen von Maßnahmen zur Tinnitusminimierung
▬ **Psychologisch:**
  ▬ Erlernen von Entspannungsverfahren
  ▬ Austausch mit Gleichbetroffenen – erstmalig erfahren die Betroffenen ein Verständnis unter Mitmenschen
▬ Sozialrechtliche und beruflich orientierte Maßnahmen sowie Nachsorge wie bei Hörstörungen

15.2.4 Rehabilitation bei Menschen mit chronischem Schwindel und Morbus Menière

Vorrangiges Ziel der Rehabilitation bei chronischem Schwindel ist die Verbesserung der koordinativen Fähigkeiten durch Erlernen von Kompensationsmechanismen zur Wiederherstellung des Gleichgewichts. Im Rahmen der psychologischen Betreuung soll das Vertrauen in den eigenen Körper wiedererlangt und somit mehr Sicherheit im Umgang mit dem Schwindel erzielt werden. Allgemeine sportliche Betätigung sowie insbesondere das Tischtennis- und Badmintonspiel wirken

zusätzlich stabilisierend und fördern die koordinative Kompetenz. Bei bestimmten Berufen (wie z. B. Dachdecker, LKW-Fahrer) können sich Arbeitsplatzproblematiken ergeben, die bis zur notwendigen Umschulung im Rahmen einer beruflichen Rehabilitation führen können.

■ ■ **Spezifische Maßnahmen in der Rehabilitation von Menschen mit chronischem Schwindel und Morbus Menière**
▬ **Somatisch:**
  ▬ **Verbesserung der koordinativen Kompetenz** – Gleichgewichtstraining zur zentralen Kompensation des gestörten Gleichgewichtssinns
  ▬ **Verbesserung der medikamentösen Therapie** – bei Morbus Menière kann ein Versuch mit Betahistin zur Reduktion der Attackenfrequenz erfolgen
▬ **Edukativ:**
  ▬ **Krankheitsaufklärung** – Information über Entstehung des Schwindels sowie Möglichkeiten der zentralen Kompensation (Gehirn gleicht die gestörte Funktion durch andere Mechanismen wie Augenkontrolle oder propriozeptive Fähigkeiten [Wahrnehmung der Körperlage] aus)
  ▬ **Aufklärung über weitere Behandlungsmöglichkeiten bei Morbus Menière** – bei gehäuft auftretenden Attacken besteht die Möglichkeit der medikamentösen Ausschaltung des Gleichgewichtsnerven (N. vestibularis) entweder mittels intratympanal (im Mittelohr) appliziertem Gentamycin, Prednisolon oder Lidocain. Als operative Maßnahme kann die Freilegung und Schlitzung des Saccus endolymphaticus erfolgen. Dies soll eine Entlastung des Innenohrhydrops bewirken
▬ **Psychologisch:**
  ▬ **Erarbeiten von Strategien zur Krankheits- und Angstbewältigung** – es soll das Vertrauen in den eigenen Körper wiederhergestellt und somit die Wirkung des Gleichgewichtstrainings verbessert werden
  ▬ **Erlernen von Entspannungsverfahren**
  ▬ **Austausch mit Gleichbetroffenen** – die Betroffenen erfahren die Akzeptanz ihrer Beschwerden und erlangen die Erkenntnis, mit ihren Beschwerden nicht allein zu sein

- **Sozialrechtlich:**
  - Beratung über Schwerbehindertengesetz (SchwBG) (► Kap. 47)
  - Beratung über Teilhabeleistungen – z. B. Umschulung/Weiterqualifizierung bei Berufsunfähigkeit, Erwerbsunfähigkeitsrente bei Arbeitsunfähigkeit auf dem allgemeinen Arbeitsmarkt (► Kap. 42 bis ► Kap. 46)
- **Beruflich orientiert:**
  - **Aufklärung über Einschränkungen** – keine Arbeiten mit Absturzgefahr, an gefährlichen Maschinen, Fahrverbot, kein Personentransport
  - **Beratung zur bedarfsorientierten Arbeitsplatzumgestaltung**
  - **Beratung über behinderungsgerechte Tätigkeiten**
- **Nachsorge:**
  - Regelmäßiges selbstständiges Gleichgewichtstraining
  - Meiden von Dunkelheit – durch fehlende Augenkontrolle Verstärkung der Schwindelbeschwerden

Weitere Informationen

Internetlinks

Bundesverband für Kehlkopfoperierte (Kehlkopflose, Rachen- und Kehlkopfkrebserkrankte, Halsatmer). http://kehlkopfoperiert-bv.de/
Deutscher Schwerhörigenbund. https://www.schwer hoerigen-netz.de/
Deutsche Cochlea Implantat Gesellschaft. https://dcig.de/
Deutsche Tinnitus Liga. https://www.tinnitus-liga.de/
KIMM e. V. – Kontakte und Informationen zu Morbus Menière. https://www.kimm-ev.de/

Übergreifende Aspekte zur Reha-Indikation

Jürgen Bengel, Maren Bredehorst, Monika Dorn, Stefan Henniger, Norbert Lübke, Johannes Oepen, Miriam Rüsch, Gerhard Schmid-Ott, Matthias Schmidt-Ohlemann, Wolfgang Seger, Kadrije Steinbach, Günter Thielgen

© Springer-Verlag GmbH Deutschland, ein Teil von Springer Nature 2018
Bundesarbeitsgemeinschaft für Rehabilitation e.V. (BAR) (Hrsg.), *Rehabilitation*
https://doi.org/10.1007/978-3-662-54250-7_16

In diesem Kapitel wird das Thema Rehabilitation aus dem Blickwinkel der Indikation betrachtet. In Vertiefung zu den in den Kapiteln 1–15 beschriebenen rehabilitationsrelevanten Aspekten ausgewählter Indikationen beschäftigen sich die folgenden Abschnitte besonders mit Querschnittsthemen, über einzelne Indikationen bzw. Organsysteme hinaus. Auch mittels übergreifender Aspekte zur Reha-Indikation findet der Leser Zugang zu Informationen über Grundlagen und Leistungen der Rehabilitation. Das sind:

- Rehabilitation bei Kindern und Jugendlichen
- Geriatrische Besonderheiten der Rehabilitation
- Psychosoziale Belastungen und psychische Komorbidität
- Multimorbidität
- Chronische Schmerzen
- Ausgewählte körperliche und geistige Behinderungen

In den Unterkapiteln wird sozialmedizinisches Grundwissen für die übergreifenden Aspekte der Rehabilitation vermittelt. Der Leser erhält Kurzbeschreibungen der häufigsten Krankheitsbilder und eine jeweils übersichtliche Darstellung rehabilitationsrelevanter Faktoren.

Die einzelnen Abschnitte sind weitgehend einheitlich aufgebaut. Sie beschreiben:

- Die häufigsten Erkrankungen, die zur Durchführung einer Rehabilitation führen.
- Besonderheiten, die beim Zugang zur Rehabilitation, in der Rehabilitation und während der Nachsorge zu beachten sind.
- Maßnahmen der Rehabilitation und Rehabilitationsziele untergliedert in somatischer, edukativer, psychischer und sozialer Bereich.
- Funktionseinschränkungen, wie z. B. durch chronische Schmerzen, psychosoziale Belastungen, Immobilität, kognitive Einschränkungen.

Besondere Aspekte zu den Themen Kinder und Jugendliche, Alter, psychosoziale Belastungen, Multimorbidität, chronische Schmerzen und ausgewählte körperliche und geistige Behinderungen runden die Informationen ab. Dabei handelt es sich z. B. um spezielle Rehabilitationsbedarfe, personelle und apparative Ausstattung, Anpassung von Diagnostik und Therapie, Begutachtungskriterien oder die Einbindung von Interessenvertretungen. Im Fokus steht hier nicht nur die medizinische Rehabilitation, sondern auch die berufliche und die soziale Teilhabe.

16.1 Bei Kindern und Jugendlichen

Johannes Oepen, Maren Bredehorst

Leistungen zur Rehabilitation und Teilhabe für Kinder, Jugendliche und junge Erwachsene sind darauf gerichtet, die krankheitsbedingte Gefährdung oder Beeinträchtigung von **entwicklungsgemäßer Selbstbestimmung und Teilhabe** am Leben in der Gesellschaft zu beheben oder zu reduzieren. Einen wesentlichen Teil dieser Leistungen macht die stationäre medizinische Rehabilitation für Kinder und Jugendliche mit chronischen Erkrankungen aus. Sie sind in der Regel bereits lange in ambulanter Behandlung und müssen lernen, eigenverantwortlich – dem Entwicklungsstand entsprechend – mit sich und ihrer Erkrankung umzugehen. Die Rehabilitation kann ihre Entwicklung positiv unterstützen.

Neben Leistungen zur medizinischen Rehabilitation (▶ Kap. 42) können auch Leistungen zur Erziehung und Bildung (▶ Kap. 45), zur Teilhabe am Arbeitsleben (▶ Kap. 43) sowie zur sozialen Teilhabe (▶ Kap. 44) relevant sein.

16.1.1 Häufige Krankheitsbilder und Funktionseinschränkungen

Auch wenn die Ergebnisse des Kinder- und Jugendgesundheitssurvey (KiGGS Welle 1) zeigen, dass es der Mehrheit der Kinder gesundheitlich in Deutschland gut oder sehr gut geht, sind **chronische Gesundheitsprobleme** nicht selten. Sie bedürfen eines sorgfältigen Monitorings, um eine Verschlechterung, insbesondere aber begleitende Minderungen in Aktivitäten und Teilhabe frühzeitig zu erkennen und durch geeignete Interventionen abmildern zu können.

Laut der KiGGS-Erhebung von 2003 bis 2006 hatten 16,2 % (15,3–17,1) der 0- bis 17-jährigen Kinder und Jugendlichen ein lang andauerndes chronisches Gesundheitsproblem. Wobei hier zunächst differenziert werden muss, inwiefern daraus eine relevante Einschränkung im Alltag resultiert: Jedes fünfte davon betroffene Kind kann z. B. Dinge nicht tun, die jeweils Gleichaltrige tun können. Sowohl Schweregrad als auch altersgemäße Teilhabe müssen also für die Bedeutung von chronischen Krankheiten berücksichtigt werden. Bei den somatischen Erkrankungen sind Kinder und Jugendliche am häufigsten von obstruktiver Bronchitis (13,3 %), Neurodermitis (13,2 %) sowie Heuschnupfen (10,7 %) betroffen. Eine ärztlich diagnostizierte Skoliose wird bei 5,2 % und Asthma bronchiale bei 4,7 % der 0- bis 17-Jährigen beschrieben. Die Lebenszeitprävalenzen bei 7- bis 17-Jährigen sind für Migräne 5,0 % (4,4–5,7), für Epilepsien 1,2 % (0,9–1,6), für Diabetes 0,2 % (0,1–0,3) (Kamtsiuris et al. 2007).

Ein Kind kann viele Aktivitäten anfangs nur mit Hilfe bzw. in Interaktion mit den Bezugspersonen (► Abschn. 21.1) ausführen. Somit hängt der Erwerb vieler Aktivitäten mit Auswirkungen auf die Teilhabe von den **Kompetenzen, Einstellungen** und vom **Status der Bezugspersonen** ab, z. B. Bindungsverhalten, Erziehungsstil, Bildungsnähe, soziale Herkunft, Migrationshintergrund. Die umwelt- und personbezogenen Kontextfaktoren sind gerade im Kindes- und Jugendalter von maßgeblicher Bedeutung. Zudem ist die Anfälligkeit für bzw. Widerstandsfähigkeit gegen chronische Krankheit sowohl in der Person als auch im Kontext des Kindes angelegt. Dieses Denkmodell liegt dem SGB IX und der ICF (► Abschn. 37.3) zugrunde. Neben den medizinischen und psychosozialen Leistungen ist deshalb vor allem den flankierenden präventiven und gesundheitsfördernden Leistungen (Verminderung der Risikofaktoren, Verhaltensänderung, Aufbau von Ressourcen) eine hohe Bedeutung zuzumessen (► Kap. 41) (◘ Abb. 16.1).

Es zeigt sich im Krankheitsgeschehen bei Kindern und Jugendlichen eine Verschiebung von akuten zu chronischen Krankheiten sowie von somatischen zu psychischen und psychosomatischen Störungen. Die Problematik (Häufigkeit und Schweregrad) nimmt zu, je älter die Kinder werden; zunehmend sind dabei Mehrfacherkrankungen (► Abschn. 16.4) zu beobachten. Kinder aus sozial belasteten Familien oder mit Migrationshintergrund (► Abschn. 24.2) scheinen deutlicher gefährdet und betroffen als andere: In dieser Gruppe findet man eine Häufung von Risikofaktoren, Unfällen, Krankheit, Übergewicht, Umweltbelastungen, eine schlechtere gesundheitliche Versorgung und häufiger psychische Auffälligkeiten.

Bezogen auf die Rehabilitationsleistungen der Deutschen Rentenversicherung (► Abschn. 39.3) für Kinder und Jugendliche dominieren folgende Diagnosen bzw. Diagnosegruppen (GKV-Zahlen dazu liegen nicht vor):

- Psychische und Verhaltensstörungen (ohne organische Störungen) F90-F98, F40-F48, F80-F89, F59, F30-39 (s. unten, vgl. auch ► Kap. 4, ► Abschn. 16.3)
- Adipositas und sonstige Überernährung E66 (► Kap. 8)
- Asthma bronchiale J45 (► Kap. 7)
- Krankheiten der Haut/Unterhaut L0-L99 (v. a. Dermatitis und Ekzem L20-L30, Neurodermitis L28, seltenere Hautkrankheiten z. B. bullöse Dermatosen L10-L14) (► Kap. 13)
- Deformitäten der Wirbelsäule/des Rückens (Skoliosen M41, M. Perthes M91 u. a.) (► Kap. 2),

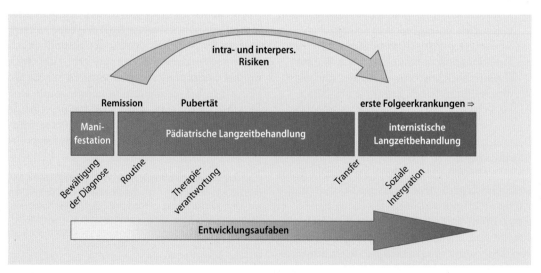

◘ **Abb. 16.1** Aufgaben und wesentliche Aspekte in der Langzeittherapie chronisch kranker Kinder und Jugendlicher (Nach Lange 2010)

- Krankheiten des Atmungssystems (ohne akute Infektionen), insbesondere Cystische Fibrose E 8, (aber auch unspezifische chronifizierte Erkrankungen mit Minderung von Aktivitäten und Teilhabe) (► Kap. 7)
- Diabetes mellitus E 10-E 14, insbesondere Typ 1 E 10 (► Kap. 8)
- Krankheiten des Nervensystems (z. B. Zerebralparesen) (► Kap. 6)

In geringerer Zahl wird Rehabilitation bei Krankheiten des Verdauungssystems (z. B. chronisch entzündliche Darmerkrankungen, Einkoten, Obstipation), entzündlichen Polyarthropathien (Gelenkerkrankungen) und Krankheiten der Niere/des Harnsystems von der Rentenversicherung erbracht. Auch Kinder und Jugendliche mit seltenen Erkrankungen können in spezialisierten Einrichtungen rehabilitiert werden.

Bei bösartigen Neubildungen (► Kap. 9) oder nach Transplantation wird die Leistung z. T. als familienorientierte Rehabilitation (FOR) angeboten (DRV 2016).

Bei den **psychischen Störungen** werden seitens der DRV vorrangig berichtet:

- Verhaltens- und emotionale Störungen F90-F98 (ca. 50 % der abgeschlossenen Leistungen):
  - Hyperkinetische Störungen F90
    Emotionale Störungen des Kindesalters F93
    Kombinierte Störungen des Sozialverhaltens und der Emotionen F92
    Störungen des Sozialverhaltens F91 u. a.
  - Neurotische, Belastungs- und somatoforme Störungen F40-F48:
    Reaktionen auf schwere Belastungen und Anpassungsstörungen F43
    Somatoforme Störungen (F45)
    andere Angststörungen F41 u. a.
  - Entwicklungsstörungen F80-F89:
    Entwicklungsstörungen des Sprechens und der Sprache F80
    kombinierte Entwicklungsstörungen F83
    Entwicklungsstörungen der motorischen Funktionen F82
    Entwicklungsstörungen schulischer Fertigkeiten F81
    tiefgreifende Entwicklungsstörungen F84 u. a.
- Verhaltensauffälligkeiten mit körperlichen Störungen F59
- Affektive Störungen F30-39

Besondere Bedeutung im Rehabilitationsalltag hat die psychische Situation, die in Zusammenhang mit einer körperlichen Erkrankung zu sehen ist (z. B. Therapieverweigerung als eine Folge der Änderungen im Alltag des Kindes, Ausgeschlossen-Sein oder sich ausgeschlossen fühlen von Aktivitäten mit Gleichaltrigen). Ein weiteres Feld der Psychosomatik ist die Kombination von chronischer Krankheit mit psychischen Belastungen als Folgediagnose oder als Zusatzdiagnose (Komorbidität, ► Abschn. 16.3).

16.1.2 Kriterien des Rehabilitationsbedarfs und Zugangswege

Bei Kindern und Jugendlichen erfolgt die Rehabilitation mit dem Ziel, **für den weiteren Lebensweg**, Schule, Ausbildung und Beruf **zu befähigen** – konkret auch die Krankheitsbewältigung zu unterstützen oder **Folgeschäden bzw. Folgeerkrankungen zu vermeiden** oder zu mildern. Die Kriterien Rehabilitationsbedürftigkeit, Rehabilitationsfähigkeit und Rehabilitationsprognose (siehe jeweils ► Glossar) sind bei Kindern und Jugendlichen entwicklungsgemäß zu prüfen.

Aufgrund der medizinischen und entwicklungsspezifischen Besonderheiten wird von vornherein eine Dauer von 4 Wochen für eine stationäre medizinische Rehabilitation angesetzt. Eine längere Dauer ist möglich, wenn das Rehabilitationsziel sonst nicht erreicht werden kann – dann ist von der Rehabilitationseinrichtung rechtzeitig ein ausführlich medizinisch begründeter Verlängerungsantrag zu stellen.

Wenn ein möglicher Rehabilitationsbedarf von Angehörigen, Freunden, Gesundheitsfachkräften, Betreuungspersonen oder Lehrkräften wahrgenommen wird, sollten sie einen Arztbesuch und ein entsprechendes Beratungsgespräch anregen.

Jeder niedergelassene Vertragsarzt ist dazu berechtigt, eine Rehabilitation sowohl zulasten der gesetzlichen Rentenversicherung als auch der gesetzlichen Krankenversicherung zu empfehlen bzw. zu verordnen. Es sind keine sozialmedizinischen oder sonstigen Zusatzqualifikationen dafür erforderlich.

Für die **ärztliche Indikationsstellung** wird empfohlen, ausgehend von der Anamnese und aktuellen medizinischen Befunden des Kindes oder Jugendlichen zunächst das individuelle Gesundheitsproblem (Gesundheitsstörung/Krankheit nach ICD-10, ▸ Glossar) einschließlich eventueller Risikofaktoren zu benennen. Für die sozialmedizinische Indikationsstellung bietet die ICF-CY (Children and Youth) altersentsprechende Kategorien. Zudem gilt es die **psychologisch-pädagogische Situation** zu klären: Hat eine somatische Erkrankung evtl. psychische Auswirkungen? Bestehen psychische, interaktionelle, erzieherische Probleme, die ihrerseits eine (psycho-)somatische Erkrankung auslösen, verstärken oder unterhalten können?

Die ärztliche Empfehlung bzw. Verordnung der Rehabilitation ist eine notwendige Voraussetzung. Den Antrag müssen jedoch die Eltern oder der junge Erwachsene selbst bei einem Rehabilitationsträger (v. a. Rentenversicherung und Krankenversicherung) stellen. Es kommt also wesentlich auf ein gutes Zusammenspiel von Eltern bzw. Erziehungsberechtigten, Arzt und Sozialversicherung an (▸ Abschn. 18.3).

Antworten auf die Frage „Wer macht was in welcher Abfolge?" gibt es im Wegweiser der BAR zur medizinischen Rehabilitation von Kindern Jugendlichen und jungen Erwachsenen und auf der Seite der BAR im ▸ Internet.

Grundsätzlich sind bei der Kinder- und Jugendlichen-Rehabilitation **keine Zuzahlungen** zu leisten (▸ Abschn. 21.4). In der Krankenversicherung besteht ab Vollendung des 18. Lebensjahres eine Zuzahlungspflicht. Unterhaltssichernde Leistungen anderer Sozialleistungsträger (ALG II, Sozialgeld) werden grundsätzlich für den Zeitraum des Aufenthaltes in der Rehabilitationseinrichtung weitergezahlt. Außerdem können berufstätige Eltern, die ein Kind aufgrund von Krankheiten pflegen oder es in die Rehabilitation begleiten müssen, von der Krankenversicherung pro Elternteil bis zu 10 Tage Kinderpflege-Krankengeld im Jahr erhalten. Der Anspruch für Alleinerziehende beträgt bis zu 20 Tage pro Kind und Jahr (▸ Abschn. 46.5).

16.1.3 Rehabilitationskonzepte für Kinder und Jugendliche

Kinder sind keine kleinen Erwachsenen – ihre Behandlung erfordert eine mehrdimensionale Betrachtungsweise und spezifische Rehabilitationskonzepte, selbst bis ins junge Erwachsenenalter hinein. Neben der kinder- und jugendmedizinischen Perspektive geht es dabei um die ange-

messene Würdigung der Probleme auf dem pädagogisch-psychologischen Gebiet. Je nach Intensität können diese Probleme einen eigenen „kinderpsychiatrischen Krankheitswert" erhalten. Für die Planung der Rehabilitation muss geklärt sein, welche **Bedürfnisse** des Kindes bzw. des Jugendlichen und welche **Ziele** zur Teilhabe (z. B. Entwicklung von Selbstständigkeit, Entdecken und Erforschen der Umwelt, Entwicklung eigener Fähigkeiten und Stärken) besonderes Gewicht haben sollen.

Dabei ist der familiäre und soziale Lebenskontext zu berücksichtigen (▸ Abschn. 23.3), der häufig eine entscheidende Rolle spielt bei Nutzung bzw. Nichtnutzung vorhandener ambulanter Ressourcen. Dies kann für den Entschluss zur stationären Leistung ausschlaggebend sein. Manchmal erscheint auch gerade das Herauslösen des Betroffenen aus dem sozialen Umfeld zielführend, wenn ungünstige psychosomatische und psychosoziale Prozesse im familiären und ambulanten Rahmen sich ansonsten nicht wesentlich beeinflussen lassen, oder wenn Familienkonstellation und -atmosphäre dem rehabilitativen Prozess entgegenstehen.

Die ganzheitliche Betrachtung umfasst dementsprechend die Frage, ob Bezugspersonen mit aufgenommen werden oder nicht. Die Mitaufnahme von erwachsenen Begleitpersonen ist grundsätzlich bis zum 10. Geburtstag möglich. Begleitpersonen sind dabei keine Patienten und in dem Sinne keine Empfänger ärztlich-psychologischer oder therapeutischer Leistungen. Sie werden aber je nach Thematik rehabilitationsbegleitend beraten und in Therapieentscheidungen einbezogen (▸ Abschn. 21.1).

Zur **Vorbereitung bzw. Nachbereitung der Rehabilitationsleistung** sind bei der Aufnahme und Entlassung eines Kindes oder Jugendlichen in der Regel zumindest Kontaktgespräche mit den Angehörigen/Bezugspersonen erforderlich. Ihre Unterstützung wird benötigt für die Orientierung, Adaptation und Bewältigung der entwicklungsgerechten Aufgaben im Behandlungsprozess – sowohl zu Hause als auch in der Rehabilitationseinrichtung. Durch gute Vorbereitung des Kindes oder Jugendlichen auf die Rehabilitation können erhebliche allgemeine Compliance-Probleme vermieden werden, die ansonsten eine besonders einfühlsame Hinführung zu den therapeutischen Abläufen nötig machen.

Mit Blick auf Alter und Entwicklungsstand sind folgende Besonderheiten zu berücksichtigen (BAR 2008):

16

- Bei Kindern und Jugendlichen dauern die Eingewöhnung und Anpassung (körperlich und psychosozial) bei den stationären Leistungen häufig länger als bei Erwachsenen.
- Die Trennung vom bisherigen Kontext (Elternhaus und Freunde) kann zunächst eine psychische Belastung bedeuten, die ggf. behutsam aufgearbeitet werden muss. Die Trennung kann aber auch wichtige Erkenntnisse für die Bewältigung von ungewohnten Situationen und Aufgaben bringen, um die Fähigkeiten und Fertigkeiten der Kinder und Jugendlichen sowie den Unterstützungsbedarf in der häuslichen Umgebung einschätzen zu können.
- Bei Kindern und Jugendlichen sind Untersuchungsprozesse z. B. wegen altersspezifischer Verhaltens- und Akzeptanzprobleme meist zeitaufwendiger als bei Erwachsenen.
- Die therapeutischen Abläufe müssen so gestaltet werden, dass sie den entwicklungsspezifischen Besonderheiten und der Belastbarkeit im Kindes- und Jugendalter entsprechen, die sich i. d. R. deutlich von Erwachsenen unterscheiden.
- Der für Kinder erforderliche Freiraum (auch ihr natürlicher Spieltrieb) muss beachtet werden, ebenso wie die entwicklungsangemessene Vermittlung von Orientierung im Alltag und daraus resultierende Anforderungen an die Kinder bzw. Jugendlichen.

Natürlich sind auch krankheitsspezifische, entwicklungs- und alltagsbezogene **Schulungen** zur Verbesserung des Selbstmanagements in der Rehabilitation vorgesehen. Für die Diagnosen Adipositas, Asthma bronchiale und Neurodermitis wurden von den Leistungsträgern Reha-Therapie-Standards für Kinder und Jugendliche entwickelt, die die Leistungsgestaltung mit Angaben zu Stundenanzahl und Inhalten weitgehend festlegen. Diese sind im ▶ Internet auf der Seite der Deutschen Rentenversicherung Bund verfügbar.

Der Rehabilitationsansatz geht also über das Erkennen, Behandeln und Heilen einer Krankheit hinaus und berücksichtigt die teilhabebezogenen physischen, psychischen und sozialen Belastungsfaktoren umfassend, mit Integration von Leistungen des medizinischen, pädagogischen und sozialen Sektors. Ortsgebundene Heilmittel oder Klimatherapie können ergänzende Aspekte bei der Auswahl der Rehabilitationseinrichtung sein.

Die in den Kliniken vertretenen Berufsgruppen richten sich nach Anforderungen, welche die Leistungsträger bezogen auf die rehabilitationsführenden Diagnosen definiert haben. Die ärztliche Leitung muss eine Facharztqualifikation für Kinder und Jugendliche (Fachärzte Kinder- und Jugendmedizin, für Kinder- und Jugendpsychiatrie und -psychotherapie u. a.), diagnosebezogene Zusatzqualifikationen und entsprechende Berufserfahrung aufweisen (▶ Kap. 27).

Im medizinischen Bereich gilt es, die ärztliche, physio-, ergo- und sprachtherapeutische, ernährungs- und bewegungstherapeutische sowie psychotherapeutische Versorgung zu verzahnen. Pflegekräfte und Erzieherinnen übernehmen die Betreuung im Stationsalltag. Lehrkräfte gewährleisten Basis-Schulunterricht in den Kernfächern Deutsch, Mathematik und Englisch (▶ Kap. 26).

Stationäre Rehabilitationsleistungen sind für Kinder und Jugendliche auch von Bedeutung, weil dort Voraussetzungen für erforderliche **gruppentherapeutische/gruppendynamische Prozesse** erfüllt werden können. Alle Aktivitäten im Stationsalltag, meist in Gruppensituationen – in der Stationsgruppe oder spezifischen Therapiestunden – werden genutzt, um die Aktivitäten der jungen Rehabilitanden mit ihren Begrenztheiten, aber auch Stärken einschätzen zu können. Dabei dient auch die Integration in die Stationsgruppe ("Milieutherapie") z. B. zur Bewältigung von Heimweh und Förderung von Sozialkontakten, für den Umgang mit entstehenden Spannungen und die Erarbeitung von Lösungsstrategien, etwa in einer "Jugendkonferenz". Auch Aktivitäten, die einfach nur Freude machen, sind ein wichtiger Teil des Lebens – mit und ohne chronische Krankheit.

Die Rehabilitation bei **Abhängigkeitserkrankungen** (▶ Kap. 5) von Kindern und Jugendlichen ist bisher nicht konkret entwickelt und spielt als Erstdiagnose in diesem Zusammenhang keine Rolle außerhalb der Kliniken für Kinder- und Jugendpsychiatrie. Ebenso werden Kinder und Jugendliche mit **Psychosen**, z. B. Schizophrenie, Borderline-Entwicklung und schweren Persönlichkeitsstörungen, bisher fast ausschließlich in Kliniken der Akutpsychiatrie für Kinder und Jugendliche behandelt – ambulant, tagesklinisch oder stationär (▶ Kap. 4). Dies geschieht vor allem, weil in der hier dargestellten medizinischen Rehabilitation mit dem Kriterium "Gruppenfähigkeit des Kindes" eine eher hohe Hürde besteht. Medizinische Akutbehandlungen erfolgen zulasten der gesetzlichen Krankenversicherung (ärztliche Leistungen, Psychotherapie, medizinische Teile der Frühförderung).

Die Maßnahmen der **Jugendhilfe** kommen hier oft über den Begriff der drohenden seelischen Behinderung ins Spiel, mit einer Stellungnahme durch einen Arzt für Kinder- und Jugendpsychiatrie und -psychotherapie, einen Kinder- und Jugendpsychotherapeuten oder einen Arzt bzw. Psychotherapeut mit besonderer Erfahrung (§ 35a SGB VIII, vgl. ▶ Abschn. 38.4.1 und ▶ Kap. 28). Leistungen sind z. B. soziale Rehabilitation und Unterstützung schulischer Bildung, heilpädagogische Maßnahmen und Leistungen bei „Auffangtatbestand", z. B. im Einzelfall vielleicht sogar „therapeutisches Bogenschießen" (▶ Kap. 44 u. ▶ Kap. 45). In Kombination sind psychosoziale und pädagogische Dienstleistungen möglich, z. B. Reit-/Hippotherapie, psychotherapeutisches Reiten.

16.1.4 Rückbegleitung und Nachsorge

Für chronisch erkrankte Kinder und Jugendliche ist die medizinische Rehabilitation ein Versorgungsbaustein neben vielen anderen. Die fachlich spezialisierten Rehabilitationseinrichtungen führen nicht nur Therapien, sondern gegebenenfalls auch eine erforderliche Rehabilitationsdiagnostik durch. In der alltagsnahen Situation der Stationsgruppe erproben sie, welche Ansätze für nachhaltige Verhaltensfortschritte geeignet scheinen.

Aus dem **Entlassungsbericht** (▶ Abschn. 20.1) der Einrichtung kann sich die Notwendigkeit weiterer Behandlungsschritte ergeben: Die Empfehlungen der Rehabilitationseinrichtung sollten in die nachfolgende ambulante Behandlung am Wohnort einfließen. Neben zielgerichteter Psychotherapie und ggf. Behandlung mit geeigneten Medikamenten können auch Aktivitäten empfohlen werden, wie z. B. Sport, regelmäßige Bewegung, Hobbies und soziale Gruppen, evtl. mit fachlicher Leitung.

Schwerstkranke Kinder und Jugendliche haben Anspruch auf sozialmedizinische Nachsorgemaßnahmen (finanziert durch die Krankenkasse), wenn dadurch der stationäre Aufenthalt verkürzt oder die anschließende ambulante ärztliche Behandlung gesichert werden kann. Zu diesem Zweck wird ein Hilfeplan erarbeitet und es werden unterstützende Gespräche mit den Eltern und Angehörigen geführt. Die Anbindung an ambulante Hilfen, weitere För-

der- und Rehabilitationseinrichtungen, Beratungsstellen und Selbsthilfegruppen wird angebahnt (▶ Kap. 20).

Wenn bereits vor der Rehabilitation **Schulprobleme** bestanden, sind die ersten Tage nach der Rückkehr eines Schülers aus der Klinik oft sehr bedeutsam für die weitere schulische Perspektive. Die Klassenlehrkraft, die zuständige Kliniklehrkraft und die Eltern sollten sowohl die Zusammenarbeit während der Rehabilitation als auch die Rückbegleitung in die Heimatschule gründlich besprechen. Hier empfiehlt es sich, neben dem behandelnden Arzt auch Sozial- bzw. Sonderpädagogen oder den schulpsychologischen oder schulärztlichen Dienst hinzuzuziehen (▶ Abschn. 45.3). Weitere Informationen zum Umgang mit chronischer Krankheit an Schulen bietet der Verein „Bildung und Gesundheit" im ▶ Internet.

Bei Jugendlichen und jungen Erwachsenen ist gemäß ihrer Bildungsphase der Übergang von der Schule in die Berufsausbildung oder die Berufsausübung selbst ein Thema für nachfolgende Trainings oder Hilfen und für die Beratung der Bezugspersonen (▶ Abschn. 43.3).

16.1.5 Rahmen der Rehabilitation und angrenzende Leistungen

Die Deutsche Rentenversicherung (DRV) und die gesetzliche Krankenversicherung (GKV) sind als Leistungs- und Kostenträger gleichrangig für die Erbringung stationärer Leistungen zur **medizinischen Rehabilitation** von Kindern und Jugendlichen zuständig (▶ Abschn. 18.2). Dies bedeutet auch, dass sie regelmäßig die Qualität derjenigen Einrichtungen überprüfen (Behandlungskonzepte, räumliche und personelle Ausstattung), mit denen sie Versorgungsverträge abschließen.

Eine stationäre medizinische Rehabilitation für Kinder und Jugendliche ist seit Ende 2016 in der Rentenversicherung nach § 15 SGB VI als Pflichtleistung eingestuft. Zudem kann nunmehr bei Kindern bis zum 10. Geburtstag in einer stationären medizinischen Rehabilitation eine erwachsene Begleitperson mitgesendet werden. Aufgehoben wurde die zuvor geltende Sperrfrist von 4 Jahren zur Wiederholung der stationären Rehabilitation. Auch eine ambulante medizinische Rehabilitation zulasten der Rentenversicherung wird ermöglicht – hierzu erarbeiten die Rentenversicherungsträger grundsätzliche Rahmenbedingungen. Die Fachgesellschaften DGSPJ und DGPRP (2007) haben bereits Rahmenempfehlungen zur ambulanten Rehabilitation von Kindern und Jugendlichen formuliert.

Weitere Träger der medizinischen Rehabilitation für Kinder und Jugendliche sind die gesetzliche Unfallversicherung (bei Schul- und Arbeitsunfällen inkl. Wegeunfällen) und die Träger der Kriegsopferversorgung und -fürsorge (soziale Entschädigung z. B. bei Impfschäden oder für Opfer von Gewalttaten). Auch die Sozialhilfe- und Jugendhilfeträger können Leistungen zur medizinischen Rehabilitation erbringen, sofern kein anderer Träger vorrangig zuständig ist (▶ Abschn. 18.2). Näheres zu den verschiedenen Leistungsträgern siehe auch die BAR-Seite zur „Kinderreha" im ▶ Internet.

Bei psychischen Erkrankungen und insbesondere bei Suchterkrankungen ergeben sich häufig Schwierigkeiten in der Abgrenzung zwischen Akutphase und Rehabilitation und in der Identifikation des zuständigen Trägers. Die Krankenbehandlung (ggf. Entzugsbehandlung) in kinder- und jugendpsychiatrischen Einrichtungen erfolgt grundsätzlich zulasten der gesetzlichen Krankenversicherung, während Rehabilitation für bestimmte Störungsbilder auch von der Rentenversicherung übernommen werden kann (s. ▶ Abschn. 16.1.1). Bei Suchterkrankungen (Entwöhnungsbehandlung, ggf. Adaptation) wird diese jedoch nur dann von der Rentenversicherung getragen, wenn der Jugendliche oder junge Erwachsene dort bereits selbst Beiträge zahlt.

Die Rehabilitation von Kindern und Jugendlichen und die Förderung ihrer Teilhabe umfassen eine Vielzahl von Leistungen, die über die (stationäre) medizinische Rehabilitation hinausgehen, z. B. auch Hilfestellungen, die eine optimale bzw. inklusive Beschulung und Berufsausbildung ermöglichen (▶ Abschn. 45.3). Für Kinder im Vorschulalter werden ambulante medizinische und heilpädagogische Leistungen als „**Komplexleistung Frühförderung**" (▶ Abschn. 45.1) miteinander verbunden

Bei schwersten Erkrankungen und Behinderungen bieten gemeinsame Aufenthalte in palliativ ausgerichteten Einrichtungen den Familien eine vorübergehende Entlastung und Unterstützung bei der Versorgung des Kindes. Voraussetzung der Krankenkasse als Leistungsträger ist hier, dass die Erkrankung die Lebenszeit des Kindes voraussichtlich begrenzen wird, auch wenn sie noch nicht das Endstadium erreicht haben muss.

Sofern im Zusammenhang mit der Betreuung oder Pflege eines Kindes gesundheitliche Belastungen der Eltern entstehen, kommt auch eine

Vorsorgeleistung für die Mutter oder den Vater in Betracht (über die Krankenversicherung, ▶ Abschn. 41.4). Kinder können zwar als Begleitpersonen in entsprechende Einrichtungen mitreisen; eine Behandlung und spezifische medizinische Versorgung ist für sie hier jedoch nur begrenzt möglich.

16.2 Im Alter: Geriatrische Besonderheiten

Norbert Lübke

16.2.1 Einführung

Rehabilitation von Menschen im höheren Alter zeichnet sich zunächst durch einen anderen primären Zielfokus aus als bei jüngeren Menschen. Geht es bei diesen in der Regel um den Erhalt oder Wiedergewinn der Erwerbsfähigkeit, stehen bei alten Menschen meist der **Erhalt von elementaren Aktivitäten des Alltags** wie Mobilität, körperliche Selbstversorgung (sich waschen, sich anziehen, die Toilette nutzen) oder Kommunikation im Vordergrund. Ziel ist es, die persönliche Selbstständigkeit zu erhalten oder wiederzugewinnen, gegebenenfalls auch nur deren Verlust zu verringern oder hinauszuzögern. Damit wird letztlich auch **Pflegebedürftigkeit** (▶ Abschn. 48.1) vermieden, gemindert oder eine Verschlimmerung verhütet – die große gesundheitspolitische Herausforderung der kommenden Jahrzehnte. Einhergehend mit dieser Verschiebung des rehabilitativen Zielfokus ist im Alter in den meisten Fällen statt der Rentenversicherung die gesetzliche Krankenversicherung Träger medizinischer Rehabilitationsleistungen (▶ Abschn. 39.3).

16.2.2 Der geriatrische Rehabilitand

Auch der Rehabilitand selbst ändert sich. Mit zunehmendem Alter nehmen seine funktionellen Reserven altersphysiologisch bedingt ab. Die Zahl chronischer Erkrankungen (▶ Abschn. 16.4) nimmt in der Regel zu. Seine Beeinträchtigungen beziehen sich immer häufiger auf verschiedene Aktivitäten. Viele von diesen Beeinträchtigungen sind durch mehrere Erkrankungen beeinflusst, die sich wechselseitig verstärken. Manche von ihnen sind besser, andere weniger oder gar nicht kurativ und/oder rehabilitativ beeinflussbar. Häufig sind im Alter sogenannte geriatrische Syndrome zu finden wie Schwindel, Fallneigung, Inkontinenz, Fehl- und Mangelernährung, kognitive und stimmungsmäßige Beeinträchtigungen (oft mit entsprechenden Verhaltensauffälligkeiten) oder diffuse Schmerzsyndrome. Typisch für diese Syndrome ist, dass oft mehrere Krankheiten, teilweise aber auch Folgen medizinischer Behandlung (etwa nicht berücksichtigte Medikamentenneben- und -wechselwirkungen) ursächlich beteiligt sind. Begleitet sind sie häufig noch von sensorischen Störungen des Sehens oder Hörens, der Sensibilität oder auch von Paresen (Lähmungen) oder muskulärer Schwäche – oft kombiniert im sogenannten Gebrechlichkeits- oder Frailty-Syndrom.

Den besonderen Herausforderungen und Risiken eingeschränkter funktioneller Reserven des geriatrischen Rehabilitanden entspricht das spezielle Konzept der geriatrischen Rehabilitation.

> **Grundsätzlich kommt ein Patient umso eher für eine zielgruppenspezifische „geriatrische" anstelle einer sonst üblichen indikationsspezifischen Rehabilitation in Betracht …**
> - je älter er ist (in der Regel sollte er über 70 Jahre alt sein, das Durchschnittsalter geriatrischer Rehabilitanden liegt aber eher um die 80 Jahre)
> - je höher der aktuelle Pflege-/Unterstützungsbedarf ist (mit Ausnahme der neurologischen Rehabilitation sind indikationsspezifische Rehabilitationseinrichtungen personell meist nicht auf hohe Pflegebedarfe eingestellt)
> - oder bei bereits vorbestehender Pflegestufe oder persönlichem Hilfebedarf
> - je multimorbider er ist, d. h. vor allem aus je mehr medizinischen Fachbereichen Erkrankungen vorliegen (indikationsspezifische Rehabilitationseinrichtungen sind in der Regel medizinisch nur auf ihr Indikationsgebiet spezialisiert)
> - je vielfältiger die vorliegenden Beeinträchtigungen sind und je weniger sie einer einzigen Diagnose/Krankheitsentität zuzuordnen sind (mit Ausnahmen der

> neurologischen Rehabilitation ist das Spektrum der therapeutischen Angebote in der Regel auf die jeweils typischen indikationsspezifischen Beeinträchtigungen fokussiert)
> - oder wenn begleitend kognitive Beeinträchtigungen vorliegen (indikationsspezifische Einrichtungen sind von der Qualifikation und der Erfahrung ihres Personals in der Regel nicht auf Menschen mit kognitiven Beeinträchtigungen eingestellt)

Insbesondere wenn keines der genannten Charakteristika für den jeweiligen Rehabilitanden zutrifft, können auch für alte Menschen prinzipiell auch alle indikationsspezifischen Rehabilitationsangebote in Betracht kommen. Dies gilt besonders, wenn die genannten Charakteristika für den jeweiligen Rehabilitanden im Alter (noch) nicht zutreffen.

16.2.3 Strukturierung geriatrisch-rehabilitativer Versorgung

Die geriatrisch-rehabilitativen Versorgungsstrukturen bergen **länderspezifische Besonderheiten**, die beispielsweise im Hinblick auf den Zugang zu entsprechenden Leistungen (siehe unten) zu berücksichtigen sind.

Dieser Umstand ist unter anderem darin begründet, dass die Geriatriekonzepte eines Teils der Bundesländer die geriatrische Rehabilitation als sogenannte „fallabschließende Behandlung" in Krankenhäusern mit geriatrischen Abteilungen verortet haben und gar (oder nahezu) keine geriatrischen Rehabilitationseinrichtungen vorhalten. Dieser Versorgungskonzeption zufolge sollen geriatrische Patienten ihre gesamte akutstationäre und (zumindest stationäre und ggf. teilstationäre) rehabilitative Behandlung aus einer Hand im Krankenhaus bekommen. Dies entspricht allerdings nicht der klassischen leistungsrechtlichen Abgrenzung von akuter Krankenhaus- und Rehabilitationsbehandlung. Im Wesentlichen gelten die Stadtstaaten Berlin, Bremen und Hamburg sowie die Flächenstaaten Brandenburg, Hessen, Sachsen-Anhalt, Schleswig-Holstein und Thüringen als Bundesländer, deren Geriatriekonzept weitgehend im Krankenhaus verankert ist. In Bundesländern mit dem „Krankenhauskonzept" ersetzen die geriatrischen Tageskliniken an den Krankenhäusern in der Regel die ambulanten geriatrischen Rehabilitationseinrichtungen. Ein gewisser Vorteil geriatrischer Rehabilitationserbringung in Krankenhausstrukturen kann in einer höheren Behandlungskontinuität, der Wohnortnähe und dem dort umfangreicher verfügbaren medizinischen Background liegen. Hinsichtlich des grundsätzlichen Behandlungskonzeptes unterscheidet sich die geriatrische Frührehabilitation (▶ Glossar) im Krankenhaus von der geriatrischen Rehabilitation in einer Rehabilitationsklinik nicht.

Ein besonderes, bisher – soweit überhaupt – nahezu ausschließlich geriatrisch verfügbares rehabilitatives Versorgungangebot stellt die **mobile Rehabilitation** dar (▶ Abschn. 42.1.1). Sie wurde als Leistungsform im Jahr 2007 explizit in § 40 (1) SGB V aufgenommen, steht bisher allerdings bundesweit nur in wenigen Einrichtungen zur Verfügung.[1] Mehrheitlich werden gegenwärtig Maßnahmen der mobilen Rehabilitation in der Häuslichkeit der Versicherten durchgeführt, aber auch zu einem knappen Drittel im Pflegeheim und einem kleinen Teil in der Kurzzeitpflege. Diese zugehende Rehabilitationsform ermöglicht eine besonders starke Orientierung an den konkreten Lebensumständen und Alltagserfordernissen des Rehabilitanden (▶ Abschn. 23.2) und oft eine intensivere Einbindung von Angehörigen oder Bezugspersonen in den Rehabilitationsprozess. Die Zugangsbeschränkungen zu diesem Angebot (s. unten) grenzen den Kreis hierfür infrage kommender Rehabilitanden allerdings so stark ein, dass auf dieser Basis auch in absehbarer Zeit kaum mit einem flächendeckenden Versorgungsangebot zu rechnen ist (Lübke und Schmidt-Ohlemann 2014).

16.2.4 Häufige Krankheitsbilder und Funktionsstörungen

Im Prinzip sind in der geriatrischen Rehabilitation fast alle Krankheitsbilder, die bei Menschen im höheren Alter zu finden sind, mit ihren entsprechenden Schädigungen und Beeinträchtigungen vertreten.

---

1 Mitte 2017 sind Mobile Geriatrische Rehabilitationseinrichtungen in Bamberg, Berlin, Bremen, Chemnitz; Coburg, Karlsruhe, Marburg, Mössingen, Wiesbaden, Woltersdorf und Würzburg tätig.

Häufigste Erkrankungen in der geriatrischen Rehabilitation

Es gibt aber durchaus Erkrankungen und Beeinträchtigungen, die in der Geriatrie eine besonders große Rolle spielen. Hierzu gehören alle Arten von Frakturen, am häufigsten die hüftnahen Frakturen, mit ihren vielfältigen Mobilitäts- und weiteren Aktivitätseinschränkungen. Aber auch degenerative Gelenkerkrankungen, ggf. mit elektiver Endoprothetik der Hüft- und Kniegelenke kommen in der geriatrischen Rehabilitation häufig vor. Etwas zurückgegangen sind die häufigen Schlaganfälle im hohen Alter, die teilweise auch in der neurologischen Rehabilitation behandelt werden, und Amputationen zum Beispiel bei diabetischer Angiopathie. Ebenso finden sich bei geriatrischen Patienten aber auch andere neurologische (M. Parkinson), kardiopulmonale (Herzinsuffizienz, koronare Herzkrankheit mit und ohne Herzinfarkt, chronisch-obstruktive Lungenerkrankungen) wie auch Tumor- und Stoffwechselerkrankungen mit daraus erwachsenden Beeinträchtigungen als rehabilitationsbegründende Hauptdiagnosen. Charakteristischer als diese Hauptdiagnosen ist für die geriatrische Rehabilitation allerdings das Nebeneinander verschiedener Erkrankungen mit multiplen, sich z. T. verstärkenden Behinderungen. Diese manifestieren sich oft in Form der oben genannten **geriatrischen Syndrome** (Sturzgefährdung, Inkontinenz, kognitive und depressive Verhaltensauffälligkeiten etc.). Häufig führen auch verzögerte Krankheitsverläufe mit einer längeren Immobilitätsphase zu dauerhaft drohender **Bettlägerigkeit**, teils verbunden mit neu aufgetretenen Dekubitalgeschwüren, oft gefördert durch zusätzliche Sensibilitätsstörungen, Schmerzen, Angst- und Unruhezuständen bis hin zum häufig erhöhten Risiko einer Delirentwicklung. Vielfach bestehende Schädigungen des Seh- und Hörvermögens schränken die Fähigkeiten alter Menschen, sich aus solchen Situationen ohne adäquate rehabilitative Unterstützung selbst befreien und bisherige Aktivitäten wieder aufnehmen zu können, zusätzlich ein. Mehrfachmedikationen, herabgesetzte Medikamententoleranz und **häufige Krankenhausbehandlungen** (Drehtüreffekte) zählen zu weiteren Merkmalen geriatrietypischer Multimorbidität.

Sozialmedizinische Beurteilungskriterien in der geriatrischen Rehabilitation

Grundsätzlich gelten auch für die geriatrische Rehabilitation die vier klassischen Rehabilitationsindikationskriterien: Rehabilitationsbedürftigkeit, Rehabilitationsfähigkeit, alltagsrelevante Rehabilitationsziele und eine hierfür hinreichend positive Rehabilitationsprognose (siehe jeweils ▶ Glossar). Hierzu gehört auch der Vorrang gegebenenfalls ausreichender Heilmittelverordnung (▶ Glossar), beispielsweise von Physiotherapie, Ergotherapie oder Logopädie – allerdings nur dann, wenn das Ziel auch durch derartige (Einzel-)Maßnahmen tatsächlich erreichbar erscheint. Dennoch gibt es für die geriatrische Rehabilitation eine Reihe formaler und informeller Besonderheiten.

Wenngleich nirgends explizit festgelegt, beziehen sich geriatrische Rehabilitationsleistungen weitgehend auf Aktivitäten des täglichen Lebens, d. h. der unmittelbaren körperlichen Selbstversorgung, Mobilität und Kommunikationsfähigkeit. In der Begutachtungs-Richtlinie Vorsorge und Rehabilitation spiegelt sich dies u. a. in dem Erfordernis eines **alltagsrelevanten Rehabilitationsziels** wider. Beispielhaft werden dort genannt: Erreichen der Stehfähigkeit, Erreichen des Bett-Rollstuhl-Transfers, Verbesserung der Rollstuhlfähigkeit, Erreichen des Toilettenganges/persönliche Hygiene, selbstständige Nahrungsaufnahme, selbstständiges An- und Auskleiden, Gehfähigkeit über mehrere Treppenstufen, Gehfähigkeit innerhalb und außerhalb der Wohnung, Tagesstrukturierung. Geriatrische Rehabilitation setzt damit in der Regel auf einem niedrigeren funktionalen Ausgangsniveau auf als dies – mit Ausnahme der neurologischen Rehabilitation – bei den meisten indikationsspezifischen Rehabilitationsmaßnahmen der Fall ist. Dort gelten auch für den alten Menschen häufig immer noch die selbstständige Fortbewegung auf dem Klinikflur und das selbstständige Aufsuchen der Therapien als Voraussetzung für Rehabilitationsfähigkeit. Entsprechend höher sind in der geriatrischen Rehabilitation allerdings auch die Aufwände an pflegerischer Unterstützung und die Anforderungen an ein funktionierendes Entlassmanagement (▶ Abschn. 42.7.1). Im Hinblick auf die oft begrenzteren Rehabilitationsziele bedarf es hier dennoch besonderer Aufmerksamkeit und Berücksichtigung der individuellen Kontextfaktoren entsprechend der ICF (▶ Abschn. 37.3).

Der geringeren Belastbarkeit und größeren Hilfsbedürftigkeit geriatrischer Patienten wird in der geriatrischen Rehabilitation auch formal Rechnung getragen. Es gelten im Verhältnis zur indikationsspezifischen Rehabilitation niedrigschwelligere Einschlusskriterien für die Rehabilitationsfähigkeit: Die **Vitalparameter** müssen stabil und die Begleiterkrankungen therapeutisch beherrschbar sein. Ferner muss der Rehabilitand physisch und psychisch in der Lage sein, mehrmals täglich über mindestens 15 min aktiv an rehabilitativen Maßnahmen teilzunehmen.

Ausschlusskriterien

In der Begutachtungs-Richtlinie Vorsorge und Rehabilitation sind für die geriatrische Rehabilitation auch spezielle Ausschlusskriterien formuliert. Neben fehlender Zustimmung und fehlender Belastbarkeit sind dort konkret Stuhlinkontinenz, Desorientiertheit, Weglauftendenz, erhebliche Störung der Hör- und Sehfähigkeit, Lage und Größe eines Dekubitus, Probleme am Amputationsstumpf sowie schwere psychische Störungen wie schwere Depression oder akute Wahnsymptomatik genannt. Alle diese „Ausschlusskriterien" sind allerdings nicht im Sinne einer Checkliste zu verstehen, bei der das Zutreffen eines dieser Symptome generell von einer Rehabilitation ausschließt. Sie gelten vielmehr explizit nur insoweit als Ausschlusskriterien, als sie in ihrer Ausprägung **tatsächlich eine aktive Teilnahme** an der Rehabilitationsmaßnahme **verhindern**. So lässt sich mancher Orientierungsstörung vieler geriatrischer Patienten durchaus mit markanten Symbolen in Gängen und an Türen begegnen, müssen Wundheilungsstörungen am Amputationsstumpf nicht vom Rollstuhltraining abhalten oder kann auch eine partielle Stuhlinkontinenz entweder direkt rehabilitativ trainiert oder so versorgt werden, dass andere Beeinträchtigungen rehabilitiert werden können.

Menschen mit kognitiven Beeinträchtigungen und Demenz

Nach GiB-DAT, einer großen deutschen geriatrischen Rehabilitationsdatenbank, weisen in der geriatrischen Rehabilitation ca. 40 % aller Rehabilitanden kognitive Beeinträchtigungen im Sinne von Auffälligkeiten in entsprechenden kognitiven Screeningtests auf. Kognitive Beeinträchtigungen sind in der geriatrischen Rehabilitation also häufig, sind allerdings nicht automatisch mit einer

Demenzdiagnose gleichzusetzen. Sie umfassen auch durch andere Erkrankungen bedingte Schädigungen oder potenzielle Vorstufen von Demenzerkrankungen, die deren Kriterien noch nicht in vollem Umfang erfüllen. In geriatrischen Rehabilitationseinrichtungen kann daher in der Regel von ausreichender pflegerischer und therapeutischer Erfahrung im Umgang und Zugang zu kognitiv beeinträchtigten Menschen ausgegangen werden. Ergebnisse der GiB-DAT-Datenbank zeigen, dass diese Rehabilitanden im Durchschnitt gegenüber kognitiv nicht beeinträchtigten zwar mit niedrigeren Werten in ihrem funktionalen Ausgangsniveau in die Rehabilitation kommen und diese auch auf einem niedrigeren Level verlassen, dass der erzielte Hinzugewinn aber in beiden Gruppen nahezu identisch ist (Lübke 2015).

Bei der Rehabilitation von Menschen mit Demenz ist hierbei allerdings zu unterscheiden, ob die Demenzerkrankung Nebendiagnose einer anderen, die Rehabilitationsmaßnahme begründenden Erkrankung/Beeinträchtigung ist, oder aber ob sie selbst die Rehabilitationsmaßnahme begründen soll. In der geriatrischen Rehabilitation geht es normalerweise primär um eine andere Rehabilitationsindikation, beispielsweise die verzögerte Mobilisierung nach einer Fraktur oder zusätzliche Beeinträchtigungen durch einen Schlaganfall. Die Demenz ist also eine **Nebendiagnose**. Handelt es sich bei den funktionellen Beeinträchtigungen um Aktivitäten, die der demenziell Erkrankte vorher noch beherrschte, stehen die Aussichten auf rehabilitative Erfolge, wie die Daten belegen, denen nicht demenziell erkrankter Rehabilitanden bei entsprechender therapeutischer Erfahrung und an die Schädigung angepassten Therapietechniken kaum nach. Zurückhaltender ist die Evidenzlage allerdings hinsichtlich rehabilitativer Maßnahmen zu bewerten, bei denen die Rehabilitation einer Demenzerkrankung selbst Ziel der Maßnahmen ist. Auch hierzu werden zwar zunehmend Maßnahmen stationärer medizinischer Rehabilitation konzipiert und angeboten. Ob das Setting einer zeitlich eng begrenzten Komplexbehandlung in einem fremden Umfeld hierfür aber geeignet ist und zu nachhaltigen Verbesserungen im Lebensalltag der Betroffenen beiträgt, ist derzeit noch nicht hinreichend belegt (Lübke 2014).

Letztlich ist für Menschen mit Demenz nochmals auf das bisher allerdings nur in einzelnen Regionen verfügbare Angebot mobiler geriatrischer Rehabilitation (MoGeRe, siehe oben) hinzuweisen. Neben einigen sehr speziellen Indikationen, die sich im Wesentlichen auf besondere technische Ausstattungen der Wohnung bei Sprach-, Seh- oder Hörstörungen beziehen, auf die der Rehabilitand angewiesen ist, kommt diese Form der zugehenden Rehabilitation im gewohnten Lebensumfeld vor allem für Menschen mit Demenz in Betracht. Zielgruppe sind dabei diejenigen, die einerseits noch nicht so schwer erkrankt sind, dass sich keine alltagsrelevanten Rehabilitationsziele mehr ergeben, die sich andererseits aber auch nicht mehr in einer geriatrischen Rehabilitationseinrichtung zurechtfinden, sondern dort **ohne ihre gewohnten räumlichen und sozialen Bezüge dekompensieren**, ängstlich oder aggressiv werden, möglicherweise vermehrt Psychopharmaka benötigen oder drohen, in ein Delir zu geraten. Typisches Beispiel wäre ein an fortgeschrittener Demenz erkrankter alter Mensch, der unter Aufsicht seines Ehepartners in der gemeinsamen Wohnung noch weitgehend selbstständig agiert, nach einer überstandenen Akuterkrankung mit vorübergehender deliranter Symptomatik aber schnell aus dem Krankenhaus entlassen wurde und nun deutlich unselbstständiger auf umfängliche Pflege seines Partners angewiesen ist. Hier bestehen prinzipiell gute Chancen auf den Wiedergewinn vorher noch möglicher Aktivitäten – allerdings mutmaßlich nur, wenn die rehabilitativen Maßnahmen im gewohnten Lebensumfeld und unter engem Einbezug des Partners erbracht werden. Steht in einem solchen Fall das Angebot einer MoGeRe nicht zur Verfügung, sollte zusammen mit der Krankenkasse und dem Hausarzt nach einer „zweitbesten Lösung" gesucht werden. Eventuell käme eine gemeinsame Aufnahme beider in einer Rehabilitationsklinik oder eine ersatzweise intensivere Verordnung kombinierter Heilmittel mit Hausbesuch in Betracht.

16.2.5 Besonderheiten geriatrischer Rehabilitation

Der besonderen Zielgruppe geriatrischer Rehabilitanden und den ihnen zur Verfügung stehenden unterschiedlichen Versorgungsstrukturen entsprechen einige Besonderheiten geriatrischer Rehabilitation sowie des Zugangs und der Nachsorge dieser Maßnahmen.

Charakteristika geriatrischer Rehabilitation

Um keine nicht augenscheinlichen Beeinträchtigungen zu übersehen, aber auch alle Ressourcen, auf die die rehabilitativen Maßnahmen und Zielsetzungen aufsetzen können, zu erfassen, steht am Anfang jeder geriatrischen Rehabilitation ein umfassendes **Assessment des funktionellen Status** (▶ Abschn. 18.1). Dies umfasst zumindest die Fähigkeiten zur körperlichen Selbstversorgung, die Mobilität, die Kognition und die Stimmung. Es sollten bei entsprechend auffälligem Screening aber auch weitere Sinnesfunktionen, sprachliche und andere Kommunikationsfähigkeiten sowie sogenannte instrumentelle Aktivitäten des täglichen Lebens wie z. B. Haushaltsverrichtungen einbezogen werden. Ergänzt wird dieses funktionale Assessment durch ein soziales Assessment, welches zumindest das soziale Umfeld, die Wohnsituation, bisherige häusliche und außerhäusliche Aktivitäten sowie vorbestehende Unterstützungs-, Pflege- und Hilfsmittelbedarfe umfasst. Generell ist der geriatrische Rehabilitand selten unabhängig von seinem Umfeld angemessen zu behandeln. Je ausgeprägter und vielfältiger die Beeinträchtigungen im Alter sind, umso ausgeprägter ist die Bedeutung von **Kontextfaktoren** wie sozialen Unterstützungspotenzialen, Faktoren des Wohnumfeldes oder Hilfsmitteln für den Erhalt oder Wiedergewinn von Aktivitäten und Teilhabe. Zumeist hat der geriatrische Rehabilitand bei Rehabilitationsantritt bereits umfängliche Erfahrungen in seiner kurativen und gegebenenfalls auch pflegerischen Versorgung gemacht und ist in aller Regel auch nach der Rehabilitation auf medizinische, teils auch pflegerische, therapeutische und soziale Weiterbetreuung angewiesen. Entsprechende Erfahrungen von „Vorversorgern" wie dem Hausarzt, betreuenden Angehörigen, eventuell bereits einbezogenen Pflegediensten oder Therapeuten mit dem Patienten sollten in die Behandlungsplanung einbezogen werden. Rehabilitationsziele werden nicht nur mit dem Patienten, sondern idealerweise auch mit den Personen abgestimmt, die ihn im Anschluss weiter betreuen. In diesem Sinne bezieht die geriatrische Rehabilitation oft nicht nur einen einzelnen Patienten, sondern teilweise sein ganzes Bezugssystem ein. Diese **sektorenübergreifende Behandlungsperspektive** begründet auch den oft hohen Stellenwert der Angehörigeneinbindung in Schulungs- und Beratungsangebote und das konkrete Handling des Patienten (▶ Abschn. 21.1). Geriatrische Rehabilitation sollte daher so wohnortnah wie möglich erfolgen.

Dem breiten Spektrum potenzieller Beeinträchtigungen entsprechend ist die geriatrische Rehabilitation **personell** sehr breit aufgestellt (▶ Kap. 26). Die ärztlich geriatrische Kompetenz ist entsprechend den Weiterbildungsanforderungen stark generalistisch ausgerichtet. Das Spektrum therapeutischer Angebote umfasst in der Regel neben Physiotherapie und Physikalischer Therapie, die Ergotherapie, Logopädie und Neuropsychologie. Eine herausragende Rolle kommt der aktivierend-therapeutischen Pflege und dem Sozialdienst zu. Die Pflege leistet wesentliche Beiträge zur Umsetzung des therapeutisch Angebahnten in konkrete Alltagsverrichtungen. Ebenso ist geriatrische Rehabilitation ohne die Organisation und formale Absicherung weiterführender Unterstützungsleistungen und kontextlicher Belange für die Rehabilitanden und ihre Angehörigen durch einen lokal gut vernetzten Sozialdienst kaum vorstellbar. In unterschiedlichem Umfang wird dieses geriatrische Team durch weitere Professionen wie Orthopädiemechaniker, Ernährungsberater, Seelsorge, Psychologen oder ehrenamtliche Betreuungsdienste ergänzt. In Tageskliniken und der ambulanten geriatrischen Rehabilitation gehört die Organisation eines **Fahrdienstes** zum regelhaften Angebot.

Aufgrund der erhöhten Anfälligkeit geriatrischer Rehabilitanden für akute Verschlechterungen ihres Gesundheitszustandes halten geriatrische Rehabilitationseinrichtungen eigenständig oder in Kooperation mit anderen Einrichtungen in der Regel auch ein beachtliches Spektrum an apparativen diagnostischen und therapeutischen Interventionsmöglichkeiten bereit. Dennoch kommt es in ca. 8 % aller geriatrischen Rehabilitationsmaßnahmen zu Rückverlegungen ins Krankenhaus.

Zugangswege zu geriatrischer Rehabilitation

Über 95 % aller geriatrischen Rehabilitationsmaßnahmen werden als Früh- und/oder Anschlussrehabilitation (▶ Glossar) im Rahmen einer akutstationären Krankenhausbehandlung eingeleitet. Weniger als 5 % erfolgen auf vertragsärztliche Antragsstellung (Meinck et al. 2014). Diese Daten werfen die Frage auf, ob vorhandene Rehabilitationspotenziale alter Menschen von den Vertragsärzten hinreichend erkannt werden. Sie ist umso dringlicher, als gerade die hausärztlich tätigen Vertragsärzte die individuelle Krankengeschichte und ihren Verlauf so lange und so gut überblicken wie kaum ein anderer Akteur des gesundheitlichen Versorgungssystems. Fallbeispiel 1 zeigt, wie wichtig Informationen darüber, welche Beeinträchtigungen, in welchem Umfang, seit wann bestehen und was bereits mit rehabilitativer Zielsetzung – gegebenenfalls wann und mit welchem Erfolg – unternommen wurde, für die Abschätzung möglicher Chancen einer Rehabilitationsmaßnahme sind:

Rehabilitationsprognose

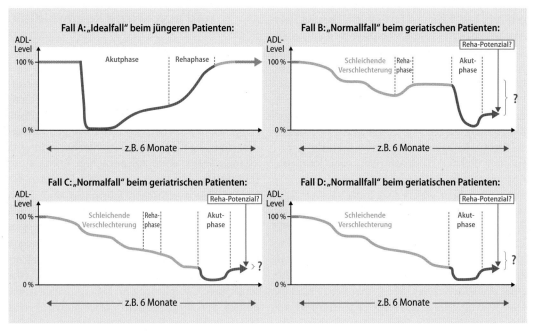

◼ **Abb. 16.2** Bedeutung der „Vorgeschichte" für die Rehabilitationsprognose. Fall A: „Idealfall" beim jüngeren Patienten; Fall B bis D: Verschiedene Verläufe des „Normalfalles"

Während man beim jüngeren, bisher gesunden Rehabilitanden (Fall A) im Idealfall von einem hohen Rehabilitationspotenzial ausgehen wird, ist eine Rehabilitationsprognose (▶ Glossar) bei älteren, in der Regel schon längere Zeit, oft durch schleichend zunehmende und verschiedene Beeinträchtigungen behinderte Patienten sicher schwerer zu treffen. Abgesehen von der Prognose der **zugrunde liegenden Erkrankungen** und des jeweils individuellen Rehabilitationsziels (▶ Glossar) hängt diese auch von der **Dauer der Beeinträchtigungen** und dem **Erfolg** eventueller zwischenzeitlicher **rehabilitativer Maßnahmen** ab. Wird man in Fall B günstigenfalls erwarten dürfen, dass der Rehabilitand sein präakutes funktionelles Level an Alltagsaktivität wieder erreicht, wird ein wesentlicher Rehabilitationserfolg im Beispielfall C eher nicht mehr zu erwarten sein, zumal wenn bereits – wie hier angenommen – ein früherer Rehabilitationsversuch ohne positives Ergebnis geblieben ist. Etwas günstiger wiederum könnte die Prognose im Fall D aussehen. Hier wäre zu fragen, ob nicht bereits seit Längerem ein Rehabilitationsversuch zur Vermeidung weiter zunehmender Pflegebedürftigkeit angezeigt gewesen wäre.

Wird der Bedarf für eine geriatrische Rehabilitationsleistung gesehen, sind für den entsprechenden Zugang die oben dargelegten landesspezifischen geriatrischen Versorgungsstrukturen zu berücksichtigen. Der Zugang in die geriatrische Anschlussrehabilitation nach einer Krankenhausbehandlung (mit oder ohne vorherige geriatrische Frührehabilitation) erfolgt – soweit im jeweiligen Bundesland entsprechende Strukturen vorhanden sind – auf dem hierfür üblichen Verfahrensweg (nur in Bayern gibt es für die geriatrische Anschlussrehabilitation ein gesondertes Anmeldeformular). In Bundesländern ohne eigenständige geriatrische Rehabilitationseinrichtungen erfolgt die geriatrische Rehabilitation als geriatrische frührehabilitative Komplexbehandlung „fallabschließend" im Krankenhaus. Hierzu wird gegebenenfalls auch in ein Krankenhaus, das diese Leistung anbietet, verlegt. Sie kann bei fortgesetztem rehabilitativem Bedarf in einer Tagesklinik als teilstationäre Behandlung fortgesetzt werden. Vertragsärzte können in diesen Bundesländern ihre geriatrischen Patienten faktisch am ehesten über eine **geriatrische Krankenhauseinweisung** einer stationären geriatrischen Rehabilitationsmaßnahme zuführen. Besteht kein stationärer Behandlungsbedarf, sollte das Vorgehen am besten telefonisch mit einer wohnortnahen geriatrischen Tagesklinik abgesprochen werden. Hierbei sind die „Einzugsgebiete" des jeweiligen Fahrdienstes zu berücksichtigen. In Bundesländern mit geriatrischen Rehabilitationseinrichtungen kann die **Antragstellung** auf eine geriatrische Rehabilitation nach dem inzwischen vereinfachten Antragsverfahren/-formular durch jeden Vertragsarzt erfolgen. Besonderer Wert sollte hierbei auf die Plausibilität des angestrebten alltagsrelevanten Rehabilitationsziels gelegt werden. Erscheint dieses entsprechend den Indikationsbeschränkungen für eine MoGeRe nur bei Erbringung der rehabilitativen Leistung im gewohnten Lebensumfeld mit hinreichend positiver Prognose erreichbar, sollte dies besonders vermerkt werden.

Nachsorge

Die beste Nachsorge besteht bei der geriatrischen Rehabilitation in einer guten „Vorsorge" im Sinne der von der Reha-Zielbestimmung bis zur Entlassungsplanung **sektorenübergreifenden Konzeption der Behandlung** mit enger Einbindung auch der vor- und nachbehandelnden Akteure des patientenindividuellen Versorgungssystems. Die sorgfältige Dokumentation der erzielten Behandlungsergebnisse und die rechtzeitige Sicherstellung der Fortführung erforderlicher Maßnahmen in der ambulanten Weiterversorgung sind Bestandteil dieser Zusammenarbeit.

Naturgemäß hängt die Dauerhaftigkeit geriatrischer Rehabilitationserfolge auch von vielen Faktoren ab, die außerhalb des Einflussbereichs der geriatrischen Rehabilitation liegen (z. B. die weitere Nutzung wiedergewonnener Aktivitäten oder die Qualität der kurativen medizinischen Weiterversorgung). Dennoch sprechen die Daten einer großen deutschen Follow-up-Studie mit über 850 dokumentierten Fällen zur Nachhaltig-

keit geriatrischer Rehabilitationsmaßnahmen für den weitgehenden Erhalt der erzielten Rehabilitationsergebnisse und der Rückkehr in das bevorzugte Wohnumfeld über den untersuchten Zeitraum von 6 Monaten (Tümena et al. 2011).

16.3   Psychosoziale Belastungen und psychische Komorbidität

Miriam Rüsch, Monika Dorn, Jürgen Bengel

Psychosoziale Belastungen und psychische Störungen sind häufige Begleiterscheinungen bei Patienten mit chronischen körperlichen Erkrankungen. Diese können körperliche Erkrankungen **mitverursachen**, sie können sie **verschlechtern** und sie können **Folge einer körperlichen Erkrankung** sein (Härter und Baumeister 2007). Patienten mit komorbiden psychischen Störungen sind durch das Vorliegen einer körperlichen und psychischen Symptomatik „doppelt belastet". Im Vergleich zu Patienten ohne komorbide psychische Störungen weisen Patienten mit psychischer Komorbidität erhöhte Morbiditäts- und Mortalitätsraten, eine schlechtere Compliance und Lebensqualität sowie höhere Versorgungskosten auf (Baumeister und Härter 2005). Ein frühzeitiges Erkennen und Behandeln der psychischen Belastungen und Störungen ist daher von großer Bedeutung.

16.3.1   Häufige Krankheitsbilder und Funktionseinschränkungen

Psychosoziale Belastungen somatisch erkrankter Rehabilitanden

Chronische körperliche Erkrankungen gehen mit einer Reihe möglicher Belastungsfaktoren einher. Dabei lassen sich Belastungen aufgrund der Erkrankung und ihrer Behandlung von Belastungen aufgrund von Veränderungen im alltäglichen Leben unterscheiden (▶ Übersicht).

Die Belastungen hängen von der Art, dem Schweregrad und dem individuellen Verlauf der Erkrankung ab. Insgesamt gelten Erkrankungen mit subjektiver und/oder objektiver Lebensbedrohung, Erkrankungen mit weitreichenden Lebensstiländerungen sowie Erkrankungen mit unkontrollierbarem und wenig vorhersagbarem Verlauf als besonders belastend.

Mögliche Belastungen bei körperlicher Erkrankung (modifiziert nach Krämer und Bengel 2016)

Belastungen aufgrund der Erkrankung und ihrer Behandlung

- Körperliche Beschwerden und Schmerzen
- Reduzierte körperliche Leistungsfähigkeit
- Dauerhaftes Fortbestehen der Erkrankung
- Objektive oder subjektive Lebensbedrohung
- Unkontrollierbarkeit und Unvorhersagbarkeit des Krankheitsverlaufs
- Annahme eigener Mitschuld an der Entstehung der Erkrankung
- Belastende therapeutische Maßnahmen mit ihren Nebenwirkungen
- Abhängigkeit vom medizinischen System

Belastungen aufgrund von Veränderungen im alltäglichen Leben

- Langdauernde Krankschreibungen
- (Temporäre) Hospitalisierungen
- Notwendigkeit neuer Aufgaben- und Rollenverteilung
- Verlust von Selbstversorgung und Autonomie
- Gefährdung der Erwerbstätigkeit
- Finanzielle Probleme und Statusverlust
- Stigmatisierende Reaktionen des Umfelds
- Veränderung des sozialen Netzes
- Verlust bisheriger Freizeitaktivitäten

einteilen. Vielmehr ist die Bewertung eines Bewältigungsstils immer auch vom Zeitpunkt bzw. der Krankheitsphase und von der Perspektive des Betrachters abhängig. Generell gelten Bewältigungsstrategien, die mit einem **aktiven Verhalten** und der **Mobilisierung** von sozialen und emotionalen Ressourcen verbunden sind, als günstiger. Passive Bewältigungsstrategien wie Resignation, Hoffnungslosigkeit oder sozialer Rückzug dagegen sind ungünstig. Vor allem ist ein breites Repertoire an Bewältigungsstrategien hilfreich.

Mögliche negative Belastungsfolgen bei körperlicher Erkrankung (modifiziert nach Krämer und Bengel 2016)

Psychische Belastungsfolgen

- Psychische Symptome, z. B. Selbstwertprobleme, Schuldgefühle, Abhängigkeitsgefühle, depressive Verstimmungen, Ängste
- Manifeste psychische Störungen, z. B. depressive Erkrankungen, Angsterkrankungen, Anpassungsstörungen

Verhaltensbezogene Belastungsfolgen

- Problematisches Krankheitsverhalten, z. B. geringe Compliance
- Gesundheitsschädigende Verhaltensmuster, z. B. Alkoholkonsum, Rauchen, Bewegungsmangel

Soziale und berufliche Belastungsfolgen

- Familiäre und partnerschaftliche Probleme, z. B. Konflikte, sexuelle Probleme
- Bedrohung der sozialen Beziehung und sozialer Rückzug
- Probleme mit der beruflichen (Re-)Integration

Je mehr und je schwerwiegendere Belastungsfaktoren vorliegen, desto wahrscheinlicher treten negative Belastungsfolgen auf. Das psychische Befinden, das Verhalten und die soziale und berufliche Situation können sich infolge der Belastungen negativ entwickeln (► Übersicht). Die psychischen Reaktionen auf Belastungen können dabei auf einem Kontinuum von einzelnen psychischen Beschwerden (z. B. depressive Verstimmungen) bis hin zu manifesten psychischen Störungen (z. B. depressive Störungen) reichen.

Die **Krankheitsbewältigung**, also die Art und Weise wie mit den krankheitsbedingten Belastungen umgegangen wird, hat einen Einfluss darauf, welche Belastungsfolgen entstehen. Die Strategien zur Krankheitsbewältigung lassen sich jedoch nicht in generell gute oder schlechte Strategien

Psychische Komorbidität bei somatisch kranken Rehabilitanden

Im Vergleich zu Gesunden haben Patienten mit einer chronischen körperlichen Erkrankung ein ca. zweifach **erhöhtes Risiko** für eine psychische Störung. Eine repräsentative, epidemiologische Untersuchung zur Prävalenz psychischer Belastungen und Störungen in der medizinischen Rehabilitation ergab, dass 38 % der Rehabilitanden zu Rehabilitationsbeginn psychisch belastet sind. Insgesamt erfüllte jeder fünfte Rehabilitand

(20,9 %) die Kriterien einer aktuellen psychischen Störung (Härter et al. 2007).

Zu den häufigsten psychischen Störungen bei chronischen körperlichen Erkrankungen zählen depressive Störungen, Angststörungen, somatoforme Störungen und Anpassungsstörungen. **Depressive Störungen** zeichnen sich vor allem durch Niedergeschlagenheit, Interessenverlust, verminderten Antrieb, Verlust von Selbstvertrauen, übermäßige Schuldgefühle, Schlafstörungen, Appetitveränderungen, Konzentrationsstörungen und nicht selten auch Suizidgedanken aus. Bei **Angststörungen** (z. B. spezifische Phobie, Agoraphobie, Panikstörung, generalisierte Angststörung) leiden die Betroffenen unter körperlichen und psychischen Angstsymptomen. Je nach Art der Angststörung können u. a. Panikattacken, Vermeidungsverhalten oder übermäßiges Besorgtsein im Vordergrund stehen.

Somatoforme Störungen beschreiben eine Gruppe von psychischen Störungen, die sich dadurch auszeichnen, dass körperliche Beschwerden bestehen, für die es keine oder keine ausreichende körperliche Ursache gibt. Besonders häufig sind dies somatoforme Schmerzstörungen. **Anpassungsstörungen** treten per Definition nach einem belastenden Lebensereignis auf, z. B. dem Beginn einer schwerwiegenden Erkrankung. Sie zeichnen sich vor allem durch depressive und/oder ängstliche Symptome aus, die in ihrer Anzahl, Intensität und Dauer nicht so stark ausgeprägt sind, dass die Kriterien für eine spezifische psychische Diagnose (z. B. depressive Störung oder Angststörung) erfüllt werden. Der Konsum von Alkohol, Medikamenten und anderen Suchtmitteln wird häufig als dysfunktionale Bewältigungsstrategie eingesetzt. Daraus können sich **Abhängigkeitserkrankungen** mit Symptomen wie körperlichen Entzugserscheinungen, Toleranzentwicklung und Vernachlässigung von anderen Lebensbereichen entwickeln.

16.3.2 Besonderheiten

Besonderheiten im Zugang zur Rehabilitation

Die Wahl der Rehabilitationseinrichtung sollte unter Berücksichtigung der psychischen Komorbidität erfolgen. Steht beispielsweise die psychische Störung im Vordergrund der Erwerbsgefährdung, kann die Zuweisung zu einer psychosomatischen Rehabilitation indiziert sein. Liegen sowohl somatische als auch psychische Funktionseinschränkungen vor, kann die Zuweisung zu einer **verhaltensmedizinisch orientierten Rehabilitation** (VOR) erfolgen. Eine frühzeitige Diagnostik der psychischen Beeinträchtigungen bzw. Störungen (Psychodiagnostik) im Vorfeld der Rehabilitation kann nicht nur im Hinblick auf eine passende Zuweisung, sondern auch für die Feststellung der Rehabilitationsfähigkeit (▶ Glossar) wichtige Hinweise geben.

Besonderheiten während der Rehabilitation
Diagnostik psychischer Belastungen und Störungen

Aufgrund der hohen Prävalenz psychischer Komorbiditäten und der damit verbundenen ungünstigen Prognose ist eine fundierte Psychodiagnostik von großer Bedeutung. Zur Optimierung der bisher ungünstigen Erkennungsraten psychischer Belastungen oder Störungen in der medizinischen Rehabilitation wurde ein Leitfaden für die Implementierung eines psychodiagnostischen **Stufenplans** entwickelt (Baumeister et al. 2011). Dieser empfiehlt ein **Eingangsscreening** zu Beginn einer Rehabilitation mit einem Selbstbeurteilungsinstrument, mit dem der Ausprägungsgrad der psychischen Belastung erfasst werden kann (▶ Abschn. 18.1). Das Screening dient dazu, diejenigen Patienten zu identifizieren, die mit hoher Wahrscheinlichkeit unter einer psychischen Störung leiden. Weiterer Vorteil ist, dass auch subsyndromale Ausprägungsgrade psychischer Störungen, die für die Betroffenen ebenfalls mit Leidensdruck und Folgeproblemen verbunden sein können, identifiziert werden können. Eine Übersicht über geeignete Screeninginstrumente für psychische Störungen bei körperlichen Erkrankungen (z. B. PHQ-9, HADS-D) findet sich in Baumeister (2016).

In einem zweiten Schritt sollten als positiv gescreente Rehabilitanden im Rahmen einer **vertieften Psychodiagnostik** weiter untersucht werden. Hierzu können kategoriale Verfahren wie z. B. standardisierte oder strukturierte klinische Interviews (z. B. SKID, DIPS) oder Diagnosechecklisten (IDCL) eingesetzt werden. Die Diagnosestellung sollte von qualifiziertem Fachpersonal erfolgen (Psychologische Psychotherapeuten, Kinder- und Jugendlichenpsychotherapeuten, Ärztliche Psychotherapeuten, Fachärzte für Psychiatrie

16

und Psychotherapie, Fachärzte für Psychosomatische Medizin und Psychotherapie, ggf. Psychologen und Ärzte in entsprechender Aus- und Weiterbildung unter qualifizierter Supervision, ▸ Kap. 27 bis ▸ Kap. 29). Die Empfehlungen des psychodiagnostischen Stufenplans können derzeit aufgrund von niedrigen Personalschlüsseln oder aufgrund von fehlendem Personal mit entsprechenden Qualifikationen in der somatischen Rehabilitation häufig (noch) nicht adäquat umgesetzt werden. Eine Umsetzung der Empfehlungen sollte zukünftig weiter vorangebracht werden.

Besonderheiten der Psychodiagnostik bei somatischen Erkrankungen

Ausgehend von einem somatischen Krankheitsverständnis können Patienten einer Diagnostik und Behandlung von psychischen Störungen eher ablehnend gegenüber stehen. Hier ist Sensibilität für **Stigmatisierungsängste** und eine Aufklärung über Sinn und Nutzen einer Psychodiagnostik nötig.

Eine weitere Herausforderung besteht in einer erschwerten Diagnostik von psychischen Störungen bei somatisch erkrankten Patienten aufgrund der **Überlappung** von psychischen und somatischen Symptomen. So treten beispielsweise Appetitmangel, Energieverlust und Schlafstörungen im Rahmen von depressiven Erkrankungen auf, können aber gleichzeitig Ausdruck pathophysiologischer Prozesse der körperlichen Erkrankung oder der Behandlungsfolgen sein (z. B. Energieverlust durch Chemotherapie). Ansätze und Empfehlungen zum Umgang mit dieser Problematik finden sich in Reuter und Härter (2007).

Zuweisung zu psychologischen, psychosozialen und psychotherapeutischen Maßnahmen

Die Abwägung möglicher psychologischer, psychosozialer oder psychotherapeutischer Behandlungsangebote sollte auf Basis der Ergebnisse der Diagnostik und in Absprache mit dem Patienten erfolgen.

Es lassen sich verschiedene Zielgruppen differenzieren, für die unterschiedliche psychologische, psychosoziale und psychotherapeutische Maßnahmen indiziert sind:

1. Somatisch Erkrankte ohne psychische Störung und ohne oder mit geringfügiger psychischer Belastung. Hier sind Interventionen wie Patientenschulungen oder Entspannungstraining zur Unterstützung der Krankheitsverarbeitung im Sinne einer ressourcenstärkenden Basisversorgung sowie ggf. die Anbindung an Selbsthilfegruppen indiziert.
2. Somatisch Erkrankte ohne psychische Störung, aber mit ausgeprägter psychischer Belastung. Hier wird zusätzlich psychologische Beratung empfohlen. Je nach Problemlage können auch Schmerz- oder Stressbewältigungstrainings indiziert sein und der psychologischen Beratung vorgezogen werden. Je nach Schweregrad der Belastung und Motivation kann für diese Gruppe eine verhaltensmedizinisch orientierte Rehabilitation sinnvoll sein.
3. Somatisch Erkrankte mit manifester psychischer Störung. Für diese Patienten kann eine Indikation für Psychotherapie und/oder Psychopharmakotherapie vorliegen. Ob eine psychotherapeutische oder medikamentöse Behandlung indiziert ist, richtet sich nach dem Schweregrad der psychischen Störung, dem Ausmaß der psychosozialen Belastung, der individuellen Lebenssituation, der Phase der Krankheitsbewältigung, der Therapiemotivation sowie der Präferenz des Betroffenen. Die verhaltensmedizinisch orientierte Rehabilitation ist insbesondere auf diese Zielgruppe abgestimmt.
4. Bei Patienten, bei denen die psychische Erkrankung im Vordergrund der Erwerbsgefährdung steht, kann die Zuweisung zu einer psychosomatischen Rehabilitation oder eine ambulante Psychotherapie indiziert sein.
5. Suchtrehabilitanden mit psychischen Komorbiditäten. Aufgrund der Häufigkeit psychischer Komorbiditäten (v. a. Angststörungen, Depression oder Persönlichkeitsstörungen) ist Psychotherapie häufig ein fester Bestandteil multimodaler Suchtrehabilitationsprogramme.

Bei der Maßnahmenplanung müssen immer auch die zeitlichen und personellen Ressourcen der Einrichtung mitberücksichtigt werden. Aufgrund der begrenzten Behandlungszeit im Rahmen einer medizinischen Rehabilitation liegt der Schwerpunkt häufig auf der Aufklärung, Motivierung und **Vorbereitung postrehabilitativer Behandlungsangebote** (z. B. ambulante Psychotherapie).

Behandlung psychischer Belastungen und Störungen im Rahmen der Rehabilitation

■■ Patientenschulungen

Patientenschulungen zählen zu den klassischen Basisbehandlungen in der Rehabilitation. Es handelt sich dabei um strukturierte, manualisierte und meist krankheitsspezifische Gruppenprogramme. Schulungen, bei denen psychische Erkrankungen im Vordergrund stehen, werden meist als Psychoedukation bezeichnet. Patientenschulungen sollen „die Betroffenen in die Lage […] versetzen, ihre Krankheit möglichst selbstständig und eigenverantwortlich zu bewältigen (Selbstmanagement), informierte Entscheidungen hinsichtlich der Gestaltung des eigenen Lebensstils und der Inanspruchnahme von Gesundheitsleistungen zu treffen (Empowerment) sowie in der Interaktion mit Professionellen im Gesundheitswesen möglichst gleichberechtigt mitzuwirken (partizipative Entscheidungsfindung)" (Faller und Meng 2016). Die Wirksamkeit von Patientenschulungen ist für viele chronische körperliche Erkrankungen belegt (Faller et al. 2011).

■■ Entspannungstraining

Neben Patientenschulungen zählen Entspannungstrainings zu den klassischen Basisbehandlungen in der Rehabilitation. In den Reha-Therapiestandards (▶ Abschn. 38.5.4) werden sie indikationsübergreifend als evidenzbasiertes Therapiemodul (ETM) empfohlen. Zu den am häufigsten eingesetzten Entspannungsverfahren zählen die Progressive Muskelrelaxation, Autogenes Training, Biofeedback und Achtsamkeitstrainings. Bezüglich der Indikationsstellung empfehlen van Dixhoorn und Küch (2016) das Anbieten von Einführungsveranstaltungen, in denen die möglichen Verfahren vorgestellt und ansatzweise praktisch erprobt werden und in deren Anschluss Patienten sich für das aus ihrer Sicht passendste Verfahren anmelden können. Ausführliche Informationen zu den verschiedenen Verfahren finden sich z. B. im Praxishandbuch Entspannungsverfahren (Petermann 2014).

■■ Psychologische Einzelgespräche

Bei ausgeprägter psychischer Belastung werden ergänzende psychologische Einzelgespräche empfohlen. Beispielhafte Problemlagen für Einzelgespräche können Trauer, Depressivität, Schmerz- und Krankheitsverarbeitung sowie Paarkonflikte,

berufliche Sorgen oder Ängste sein. Bei manifesten psychischen Störungen dienen die psychologischen Einzelgespräche neben einer ersten Unterstützung vor allem der Diagnostik und Dokumentation sowie der Motivierung und ggf. Vorbereitung einer weiterführenden Psychotherapie (▶ Kap. 28). Im Falle des Vorliegens komorbider psychischer Störungen können während der somatischen Rehabilitation auch weitere psychotherapeutische Einzelgespräche indiziert sein.

In der rehabilitationspsychologischen Praxis finden psychologische Interventionen aus verschiedenen Richtungen Anwendung. Neben kognitiv-verhaltenstherapeutischen Interventionen werden klientenzentrierte, tiefenpsychologische und systemische Interventionen sowie achtsamkeitsbasierte, ressourcenorientierte und gesundheitspsychologische Interventionen angewandt.

Die **Wahl der Intervention** muss dabei immer auch auf die folgenden Fragestellungen abgestimmt werden: Mit welchem Anliegen kommt die Person? Wie steht es um die Motivation und Veränderungsbereitschaft? Was ist angesichts der Dauer der Gespräche und des Settings realistisch? Was kann in der Rehabilitation, was sollte in der Nachsorge erfolgen?

Für die zentralen Indikationsbereiche (koronare Herzerkrankungen, Schlaganfall, chronische Rückenschmerzen, Diabetes mellitus Typ II und onkologische Erkrankungen) liegen evidenzbasierte, frei zugängliche Praxisempfehlungen für psychologische Interventionen in der Rehabilitation vor (siehe die Seite der Uniklinik Freiburg im ▶ Internet).

■■ Multimodale Programme und VOR

Die verhaltensmedizinisch orientierte Rehabilitation (VOR) ist eine spezifische, multimodale Behandlungsform innerhalb der medizinischen Rehabilitation. Sie beinhaltet komplexe psychologische Interventionen, die vorwiegend im Gruppensetting angesiedelt sind. Eine Indikation besteht für Patienten mit somatischen Erkrankungen, bei denen eine psychische Belastung bzw. komorbide psychische Störung vorliegt.

Im Rahmen der VOR können insbesondere Patienten mit einem zunächst eher somatisch geprägten Krankheitsverständnis sehr intensiv unterstützt werden, sich eine erweiterte Sichtweise der Beschwerden und vor allem der Behandlungsmöglichkeiten zu erschließen. Die VOR kann

16

somit als Bindeglied zwischen Somatik und Psychosomatik im Sinne einer empfehlenswerten Ergänzung der rehabilitativen Versorgung verstanden werden.

Die Behandlung nach dem Rahmenkonzept der Deutschen Rentenversicherung für VOR umfasst folgende Kernpunkte: die Gruppenbehandlung mit psychologischen, bewegungsbezogenen und ggf. weiteren indikationsspezifischen Therapieschwerpunkten, die interdisziplinäre Aufnahme inklusive Eingangsdiagnostik, interdisziplinäre Fallbesprechungen sowie Supervision.

Behandlungsmotivation

Patienten mit körperlichen Erkrankungen haben häufig ein somatisches **Krankheitskonzept**. Entsprechend ist ihre Behandlungserwartung häufig eher passiv und an medikamentöser Therapie orientiert, sodass nicht von vornherein eine Motivation zur Teilnahme und Mitarbeit an psychologischen oder psychotherapeutischen Behandlungsangeboten besteht. Gleichwohl handelt es sich bei der Behandlungsmotivation um ein veränderbares Merkmal. Zur Erhöhung der Veränderungsmotivation können zum einen Gesprächsstrategien der motivierenden Gesprächsführung sowie das transtheoretische Modell von Prochaska und DiClemente verwendet werden. Letzteres stimmt Interventionen auf das jeweilige Veränderungsstadium des Patienten ab. Bei vorhandener Veränderungsmotivation sollte der Fokus auf der Förderung von **volitionalen Kompetenzen** liegen (z. B. Handlungs- und Bewältigungsplanung zur Umsetzung der Motivation; Krämer und Göhner 2016).

Besonderheiten in der Nachsorge
Vorbereitung der Nachsorge während der Rehabilitation

Die Notwendigkeit von psychosozialen oder psychotherapeutischen Nachsorgemaßnahmen sollte im Einzelfall vom behandelnden Psychotherapeuten, Psychologen oder Arzt festgestellt, dokumentiert und mit dem Patienten besprochen werden (▶ Abschn. 20.1). Eine weiterführende psychotherapeutische Behandlung und/oder psychiatrische Behandlung ist insbesondere dann sinnvoll, wenn eine psychische Störung vorliegt, die im Rahmen der Rehabilitationsmaßnahme in der Regel nicht ausreichend behandelt werden kann. Bei subklinischer psychischer Belastung, bei psychosozialen Problemlagen, ungünstigem Krankheits- oder Be-

wältigungsverhalten hängt die Nachsorge-Entscheidung vom Erfolg der Rehabilitationsmaßnahme und der erreichten Stabilität ab.

Für die Nachsorge ist es wichtig, dass alle relevanten Informationen zur Diagnostik (Screening und ggf. vertiefte Psychodiagnostik) sowie zum Verlauf und zum Ergebnis der durchgeführten Interventionen vom behandelnden Psychotherapeuten oder Psychologen in einem „psychologischen Konsilbericht" zusammengefasst und dem ärztlichen **Entlassungsbericht** beigefügt werden (Worringen et al. 2016). Dabei sollten jedoch immer auch die Konsequenzen psychischer Diagnosen mitbedacht werden. Für die sozialmedizinische Beurteilung von Menschen mit psychischen Störungen stehen Leitlinien zur Verfügung (Deutsche Rentenversicherung Bund 2012).

Die Wahrscheinlichkeit einer postrehabilitativen **Weiterbehandlung** psychischer Komorbiditäten steigt, je umfassender ein Patient informiert ist und je konkreter diese vorbereitet ist. Die Patienten sollten sowohl Informationen über ihre psychischen Belastungen oder Störungen als auch Informationen zu verschiedenen Behandlungsansätzen erhalten. Sie sollen mitentscheiden, welches Behandlungsangebot am besten zu ihnen und zu ihrer Lebenssituation passt. Zur Vorbereitung sollten die Patienten wohnortnahe Adressen und Informationen zur Kostenübernahme erhalten. Insbesondere bei der Indikationsstellung zu einer ambulanten Psychotherapie ist es ratsam, die Patienten bei der Therapeutensuche zu unterstützen und über die Möglichkeit der psychotherapeutischen Sprechstunde zu informieren.

Psychosoziale Nachsorgeangebote

Zur ambulanten Nachsorge stehen die „klassischen" Versorgungsangebote zur Verfügung (▶ Kap. 20, ▶ Abschn. 42.7). Ambulante Psychotherapie sollte bei einer manifesten psychischen Störung in Anspruch genommen werden. Psychologische **Beratungsstellen** können bei Problemen mit der Krankheitsverarbeitung helfen. Auch **Selbsthilfegruppen** können bei der weiteren Bewältigung der Krankheit(sfolgen) im Alltag eine gute Unterstützungsmöglichkeit sein. Stehen sozialrechtliche Problemstellungen im Vordergrund, können die Patienten an ambulante Sozialberatungsstellen verwiesen werden. Darüber hinaus existieren strukturierte Nachsorgeprogramme der Rentenversicherung wie z. B. die intensivierte Rehabilitationsnachsorge (IRENA), die ein multimodales Nachsorgeangebot darstellt. Bei Vorliegen einer manifesten psychischen Komorbidität kann auch die psychosomatische Nachsorge (Psy-RENA) empfohlen werden. Dieses Nachsorgeangebot soll ab 2019 flächendeckend angeboten werden. In Pilotprojekten werden außerdem webbasierte Nachsorgeprogramme erprobt, die ortsunabhängig und kostengünstig zur Verfügung stehen.

16.4   Multimorbidität

Wolfgang Seger

Der überwiegende Anteil aller Leistungen zur medizinischen Rehabilitation wird als sogenannte indikationsspezifische Leistung erbracht. Es handelt sich dabei zum Beispiel um kardiologische Rehabilitation nach Herzinfarkt oder Herzoperationen, neurologische Rehabilitationsleistungen nach Schlaganfall, onkologische Rehabilitation bei und nach Krebserkrankungen oder orthopädische Rehabilitation bei Wirbelsäulenleiden oder Gelenkentzündungen sowie nach Frakturen und Gelenksersatz. Bei vielen chronisch kranken Menschen bestehen zwei oder noch mehr Krankheiten gleichzeitig. Sind lediglich vorrangig die Auswirkungen einer bestimmten Grunderkrankung zu rehabilitieren, werden diese als **„Komorbiditäten"** bezeichnet. Weitere Erkrankungen sind für die Rehabilitation nur dann von Bedeutung, wenn sie ebenfalls Auswirkungen auf die Teilhabe haben, andernfalls werden sie lediglich bei Notwendigkeit begleitend behandelt.

Bei der **„Multimorbidität"** resultieren anders als bei der „Komorbidität" die individuell zu rehabilitierenden Beeinträchtigungen und Teilhabestörungen aus dem Zusammen- und Wechselwirken aller sozialmedizinisch bedeutsamen Folgen der verschiedenen Erkrankungen. Eine „Leitkrankheit" steht für sich alleine somit nicht im Vordergrund. Von der „Multimorbidität" abzugrenzen sind multiple Beeinträchtigungen aufgrund verschiedener Störungen bei einer einzelnen auslösenden Erkrankung wie z. B. Schlaganfall. Denn diese können i. d. R. im Rahmen eines indikationsspezifischen, aber durchaus komplexen Rehabilitationsansatzes behandelt werden. Demgegenüber erfordert Multimorbidität i. d. R. integrative Konzepte von verschiedenen indikationsbezogenen Ansätzen.

Im allgemeinen (nicht geriatrischen) rehabilitativen Kontext wird Multimorbidität somit als das **Vorliegen von mindestens zwei chronischen Krankheiten mit sozialmedizinischer Relevanz** verstanden. Eine Krankheit ist chronisch, wenn sie mindestens ½ Jahr anhält/anhalten wird. Sie ist von sozialmedizinischer Relevanz, wenn sie für den betroffenen Menschen hinsichtlich seiner Funktionsfähigkeit im Sinne der ICF (▶ Glossar) für die Teilhabe im Hinblick auf seine persönliche Lebensgestaltung und sein Lebensumfeld bedeutsam ist.

Die sogenannte geriatrietypische Multimorbidität ist gekennzeichnet durch das Vorliegen von mindestens zwei mit strukturellen oder funktionellen Schädigungen einhergehenden behandlungsbedürftigen Erkrankungen. Diese korrelieren mit alltagsrelevanten Beeinträchtigungen von Aktivitäten i. S. e. geriatrischen Syndroms und sind mit einem vergleichsweise hohen Risiko für eine eingeschränkte Selbstständigkeit im Alltag (Beeinträchtigung der Teilhabe) behaftet.

16.4.1   Häufige Krankheitsbilder und Funktionseinschränkungen

Die das Leistungsvermögen beeinträchtigenden krankheits-/behinderungsbedingten Auswirkungen können bei vorliegender Multimorbidität zum Verlust der Selbstständigkeit und Autonomie führen. Diese Entwicklung nimmt mit dem Alter zu (▶ Abschn. 16.2) und führt zu einer verstärkten Inanspruchnahme medizinischer Versorgungsleistungen. Multimorbidität gilt daher als hoch signifikanter **Prädiktor der Versorgungskosten** und spielt nicht nur eine Rolle im rehabilitativen Leistungsgeschehen der gesetzlichen Krankenversicherung (und damit jenseits des Erwerbstätigenalters), sondern auch bei den für Leistungen zur Teilhabe im Erwerbsleben zuständigen Sozialleistungsträgern (▶ Abschn. 39.3). So ermittelte eine Befragung von beruflichen Rehabilitanden in Trägerschaft der Bundesagentur für Arbeit und im Rahmen der Ersteingliederung behinderter Menschen bei 31 % der Befragten eine bestehende Multimorbidität durch zwei oder mehr bestehende chronische Erkrankungen oder Behinderungen. Auch die Statistik der Deutschen Rentenversicherung über stationäre Leistungen zur medizinischen Rehabilitation und sonstige Leistungen zur Teilhabe am Arbeitsleben bestätigt die Bedeutung des Vorkommens

16

◘ Tab. 16.1 Orientierende Literaturauswertung zu Prävalenz und Folgen von Multimorbidität. (Aus Seger et al. 2016)

Multimorbidität in Bezug auf	Kontextsensitive Aussagen
Alter	Die Prävalenz von Multimorbidität steigt im Alter. Die Prävalenz von Multimorbidität im Alter ist deutlich höher als die Prävalenz der meisten, beim Älteren auftretenden singulären Krankheiten wie Herzinsuffizienz oder Demenz. Multimorbidität tritt in Wechselwirkung zu altersphysiologischen Einschränkungen der Körperfunktionen.
Gesundheitsbezogene Lebensqualität	Es besteht eine starke Korrelation zwischen Alter und Lebensqualität. Diese sinkt mit dem Alter bei zunehmender Krankheitslast. Physische, psychische und soziale Dimensionen gesundheitsbezogener Lebensqualität können im Einzelfall unterschiedlich betroffen sein, je nach individuellem Erleben und Empfinden.
Körperliche Einschränkungen	Vor allem Erkrankungen mit körperlichen Einschränkungen spielen für die gesundheitsbezogene Lebensqualität eine wichtige Rolle, insbesondere Muskel-Skelett-Erkrankungen als starker negativer Einflussfaktor. Kardiologische und zerebrovaskuläre Erkrankungen führen ebenfalls häufig zu starken Beeinträchtigungen der gesundheitsbezogenen Lebensqualität.
Mentale und psychische Aspekte	Psychische Komorbidität besitzt relevanten Einfluss auf mentale und physische Aspekte der Lebensqualität. Depression stellt einen stark negativen Faktor dar.
Funktionelle Einschränkungen	Negative Effekte auf die Lebensqualität korrelieren häufiger mit dem Ausmaß der funktionellen Einschränkungen, die sich nicht immer in der (medizinischen) Krankheitsschwere bzw. dem Mortalitätsrisiko widerspiegeln müssen. Vor allem die mit der Krankheit verbundene Schmerzintensität und daraus resultierende Einschränkungen in alltäglichen Situationen sind ausschlaggebend. Multimorbidität verstärkt beispielsweise bereits vorhandene Beeinträchtigungen der Funktionsfähigkeit bei Patienten mit rheumatischen Erkrankungen deutlich.
Kombination verschiedener Krankheitsbilder	Es bestehen additive wie substraktive Effekte, aber auch Synergieeffekte bei der Kombination verschiedener Krankheitsbilder für die verschiedenen Lebensqualitätsdimensionen.
Nutzung der Institutionen des Gesundheitswesens	Multimorbidität geht mit hohen Gesundheitsausgaben einher. Die Zahl der Krankheiten ist signifikant assoziiert mit der Zahl an Arztbesuchen/-kontakten innerhalb eines Jahres, der Zahl der insgesamt kontaktierten (Fach-)Ärzte, der Zahl der Verordnungen, Überweisungen, Krankenhauseinweisungen und -ausgaben, der Krankenhausverweildauer, der Notaufnahmen sowie der ungeplanten Wiedereinweisungen.
Pflegebedürftigkeit	Häufige und unumkehrbare Folge von Multimorbidität ist Ausdruck der mit dem Alter zunehmenden Vulnerabilität.
Sozialer Bezug	Angehörige niedriger sozialer Klassen werden durch Multimorbidität häufiger beeinträchtigt. Ein soziales Netzwerk spielt eine protektive Rolle.
Mortalität	Die Effekte von Multimorbidität auf Mortalität weisen kontroverse Ergebnisse auf.
Leitlinien	Das Fehlen von Leitlinien mit Multimorbiditätsbezug ist eher die Regel als die Ausnahme. Lediglich 5 von 477 Leitlinien der AWMF enthielten Aussagen zur Multimorbidität.
Erkenntnisstand zur Multimorbidität	Es herrscht Erkenntnismangel, da ältere, multimorbide Patienten tendenziell von klinischen Studien ausgeschlossen werden. Multimorbidität wird nicht nur durch die Aufzählung der Krankheitszahl erfasst, sie muss sich als Matrix verschiedener Faktoren verstehen: „physical functioning, mental well-being, social relationships, environmental factors as well as the influence exerted by multiple conditions and pathological states".

von Multimorbidität in der Rehabilitation auch für Versicherte im erwerbsfähigen Alter. Danach bezogen sich 2012 von 843.319 Leistungen lediglich 62.245 Leistungen auf Versicherte ohne zweite Diagnose bzw. 161.498 Leistungen auf Versicherte ohne dritte Diagnose. Als Zweit- bzw. Drittdiagnose rangierten insbesondere Erkrankungen des Muskel- und Skelettsystems und des Kreislauf-systems sowie psychische und Verhaltensstörungen. Eine Unterscheidung zwischen Ko- oder Multimorbidität wird in diesen Statistiken nicht vorgenommen (DRV Bund 2012).

◻ Tab. 16.1 zeigt die vielfältigen Beeinträchtigungen mit ihren komplexen Auswirkungen auf Teilhabe im Alltags- und Erwerbsleben, die oftmals mit einer Multimorbidität einhergehen.

16.4.2　Besonderheiten in der Rehabilitation

Kriterien des Rehabilitationsbedarfs

Die individuelle Bedarfserkennung der Rehabilitationsbedürftigkeit eines multimorbiden Patienten muss dort ansetzen, wo der Patient erstmals in Erscheinung tritt: beim behandelnden Arzt (▶ Abschn. 18.1). Nur so kann es gelingen, dass der multimorbide Patient schon in der **vertragsärztlichen Versorgung** hinsichtlich seiner Beeinträchtigungen, aber auch noch bestehenden Ressourcen ganzheitlich, also vor dem Hintergrund seiner person- und umweltbezogenen Lebensumstände betrachtet wird. Die daraus resultierenden Erkenntnisse und Bewertungen des behandelnden Arztes müssen vollständig in das Antragsformular oder den Befundbericht einfließen (▶ Abschn. 18.3). Insbesondere muss diesem auch zu entnehmen sein, ob die Person mindestens zwei Erkrankungen mit Auswirkungen im Alltag aufweist. Diese sollten konkret benannt werden. Dazu gehört nicht nur die Dokumentation der vorhandenen ICD-kodierten Diagnosen, sondern insbesondere die Dokumentation der Funktionsdiagnosen, also aller für den Versicherten relevanten Beeinträchtigungen, die den Rehabilitationsprozess potenziell beeinflussenden Krankheitsfolgen, einschließlich deren Wechselwirkungen unter Berücksichtigung umwelt- und personbezogener Faktoren (▶ Abschn. 37.3).

Die Kommunikation zwischen behandelndem Arzt und Rehabilitationsträger erfolgt in der Regel unter **Nutzung von Formularen**. Nur wenn die Multimorbidität mit einem entsprechenden Stellenwert aus den Verordnungsformularen ableitbar ist, können die Leistungsentscheidungen zur Festlegung von Art, Umfang, Dauer und Ort einer Rehabilitationsmaßnahme so gestaltet werden, dass die Besonderheiten einer beim Versicherten vorliegenden Multimorbidität und die daraus speziell abzuleitenden Schlussfolgerungen berücksichtigt werden können. Der ergänzende

Einsatz eines Selbstauskunftbogens mit Blick auf eine mögliche Multimorbidität kann hilfreich sein. Im Rahmen eines psychodiagnostischen Stufenplans der Deutschen Rentenversicherung kommen auch geeignete psychodiagnostische Screeninginstrumente ergänzend zum Einsatz, um eine vorliegende Psychomorbidität möglichst im Vorfeld einer Rehabilitationszuweisung erkennen zu können (Baumeister et al. 2011).

Ist dem Formular und/oder den ergänzenden Informationsquellen das Vorliegen von Multimorbidität zu entnehmen, dann klärt der Sachbearbeiter des Sozialleistungsträgers, ob er eine direkte Rehabilitationszuweisung veranlassen kann oder für seinen Leistungsentscheid eine ergänzende **sozialmedizinische Begutachtung** per Aktenlage oder mit persönlicher Befragung/Untersuchung des Versicherten benötigt (▶ Abschn. 27.2.4). Das Ziel ist nicht nur eine fachlich begründete sozialmedizinische Entscheidung über die notwendigen und erfolgversprechenden Rehabilitationsmaßnahmen, sondern insbesondere auch darüber, ob die Rehabilitation der verschiedenen sozialmedizinisch relevanten Krankheitskonstellationen hintereinander (i. S. e. Sukzessivrehabilitation) oder gleichzeitig (i. S. e. Simultanrehabilitation) erfolgen sollte oder müsste. Davon hängt wiederum ab, ob eine indikationsübergreifende (generalistisch mehrere medizinische Fachgebiete abdeckende) Rehabilitation, eine spezialisierte (indikationsspezifische) Rehabilitation und/oder eine integrative (verschiedene Indikationen integrierende) Rehabilitation erforderlich ist. Auch die altersabhängigen Kompensationspotenziale unterschiedlich betroffener Organsysteme und die Wechselwirkungen biologischer – normaler wie pathologischer – Prozessabläufe sind dabei individuell zu berücksichtigen. Die frühzeitige sach- und fachgerechte Erstellung eines Gesamt-Rehabilitationskonzepts für multimorbide Rehabilitanden ist das Ziel. Eine sorgfältige Abklärung kann zu einer Reduzierung von Fehleinweisungen beitragen.

Als Faustregel kann gelten:

> ❯ **Je vielfältiger und komplexer die Funktionsstörungs-, Aktivitäts- und Teilhabebeeinträchtigungen, umso höher der fachliche und organisatorische Abstimmungsbedarf über die Fächergrenzen hinweg.**

In Zweifelsfällen kann eine intensive Kooperation zwischen dem Rehabilitationsträger und der

Rehabilitationseinrichtung ein geeigneter Weg zur Optimierung der Rehabilitationszuweisung multimorbider Rehabilitanden sein. So kann die Vorabzuleitung von Unterlagen über multimorbide Rehabilitanden an die in eine nähere Wahl kommende Rehabilitationseinrichtung zur Sicherung einer multimorbiditätsadäquaten Rehabilitation beitragen.

Maßnahmen in der Rehabilitation

Die Betreuung multimorbider Patienten stellt an das Personal der Rehabilitationseinrichtung hohe Anforderungen. Von den behandelnden Ärzten und Therapeuten wird erwartet, dass sie die Notwendigkeit einer Versorgung über einen weiten Bereich unterschiedlicher Spezialdienste ggf. auch sektorenübergreifend erkennen und bewerten. Darüber hinaus müssen **komplexe Konsultationen** in einem überschaubaren Zeitraum zügig veranlasst und koordiniert werden. Deren Ergebnisse sind bei konkurrierenden Prioritäten ausgewogen zum Wohle der anvertrauten Versicherten zu gewichten, um die Erkenntnisse anschließend in eine rationale Rehabilitationsstrategie ärztlicher, therapeutischer, psychologischer und edukativer Maßnahmen mit einem Bündel **komplexer Interventionen** umsetzen zu können.

So kann die von einem Orthopäden für erforderlich gehaltene aktive Bewegungstherapie mit dem fehlenden Antrieb einer gleichzeitig vorliegenden Depression kollidieren. Wechselwirkungen und mögliche Kontraindikationen für die Verordnung von Antidepressiva stellen eine ebenso große Gefahr dar, wie sich möglicherweise widersprechende Behandlungs- und Verhaltensvorschläge von Ärzten und Therapeuten unterschiedlicher Fachrichtungen. Der Koordinierung und Planung von Behandlungsstrategien bzw. eines abgestimmten Therapiekonzeptes kommt bei multimorbiden Patienten somit eine besondere Bedeutung zu. Ein integrierendes Therapiekonzept muss all diese Aspekte berücksichtigen.

Idealerweise sollte der multimorbide Mensch von einer einzelnen Arztkonsultation zu verschiedenen Erkrankungen profitieren, beispielsweise beim gleichzeitigen Vorliegen einer kardiovaskulären Erkrankung und eines Diabetes mellitus. Dies muss auch bei einer indikationsbezogenen Rehabilitationsmaßnahme eines multimorbiden Rehabilitanden im notwendigen Umfang gewährleistet werden können. Damit ergeben sich nicht nur hohe Anforderungen an die **fachübergreifende Kompetenz** überwiegend fachgebietsspezifisch ausgebildeter und tätiger Ärzte und Therapeuten sowie deren Kompetenzerwerb und -erhalt durch entsprechende Fortbildungsmaßnahmen. Auch die organisatorischen Abläufe für eine Gewährleistung der integrativen Betreuung multimorbider Rehabilitanden im Hinblick auf Zeitabläufe, Terminkoordination, Konsultationsvielfalt und -häufigkeit sowie Abstimmungsbedarfe müssen bedacht werden.

Ein auf die indikationsspezifische Rehabilitationsdurchführung eingestelltes hochleistungsmedizinisches Rehabilitationszentrum muss sich zukünftig fachlich und organisatorisch mehr auch auf multimorbide Rehabilitanden einstellen. Die alleinige Fokussierung auf die Hauptindikation bei multimorbiden Rehabilitanden verhindert sonst die gezielte Berücksichtigung aller Facetten. Sie erhöht die Gefahr, dass durch die Konzentration auf eine Leitdiagnose wesentliche Aspekte weiterer Erkrankungen auch im Rehabilitationsgeschehen keine oder eine nur unzureichende Berücksichtigung finden. Hier ist vielmehr ein ganzheitlicher Ansatz erforderlich. Der Mensch ist als vollständige Einheit von Körper und Geist sowie als in ein Lebensumfeld eingebettetes Individuum zu behandeln und nicht als „Addition verschiedener Krankheiten".

Die Rehabilitationsdurchführung von der Aufnahme bis zur Entlassung (▶ Abschn. 19.1) setzt grundsätzlich ein fachübergreifend ganzheitliches Rehabilitationsverständnis aller beteiligten Ärzte und Therapeuten mit flexibler Anpassung und Abstimmung des Therapiemanagements an die Umstände der Multimorbidität voraus. Damit steigt der Aufwand von der Planung und Zielsetzung der Rehabilitation über die Feststellung der Vielzahl verschiedener Aktivitäts- und Teilhabe-Beeinträchtigungen und ihrer unterschiedlichen Ursachen bis hin zur Wahl möglicher und sinnvoller Interventionen. Eine besondere Bedeutung kommt der Integrationsleistung des behandelnden Arztes und der Therapeuten während der Rehabilitation zu. Sie wird ergänzt um eine abschließende sozialmedizinische Bewertung und Ergebnisniederlegung im **Entlassungsbericht** mit zugleich differenzierter Bewertung der einzelnen Komponenten der beeinträchtigten Funktionsfähigkeit sowie Zusammenführung dieser in einer Gesamtschau (▶ Abschn. 20.1). Diese Integrationsleistung kann durch fallbezogene Teamkonferenzen und rechtzeitige Weichenstellung notwendiger Konsiliarabstimmungen erbracht werden. Auch können regional Rehabilitationskliniken verschiedener Schwerpunktausrichtungen eine klinikträgerübergreifende Kooperation und personelle Vernetzung vereinbaren (▸ Kap. 26).

Bei spezifischen Fallgestaltungen kann sich die Notwendigkeit einer intensiven, **multimorbiditätsbezogenen Behandlung** (z. B. bei der Dialyse, bei bestimmten Formen der Chemotherapie, bei laufender intensiver Psychotherapie etc.) oder das Erfordernis wichtiger diagnostischer Maßnahmen ergeben, welche die **Rehabilitation nicht verhindern** sollten. In diesen Fällen kommen verstärkt ambulante Rehabilitationsformen in Betracht, da während solcher Rehabilitationsmaßnahmen eine intensive, multimodale Behandlung oft parallel zur Rehabilitation erfolgen kann. Auch wird eine konsiliare Einbindung von wohnortnah verfügbaren Vertragsärzten in Erwägung gezogen, wenn die Berücksichtigung der Multimorbidität die Möglichkeiten einer wohnortnah erforderlichen und dringend indizierten stationären Rehabilitation ansonsten sprengen würde (▸ Abschn. 39.2).

Nachsorge

Versicherte mit Multimorbidität stellen hohe Anforderungen an eine personenzentrierte, flexible, interdisziplinäre ambulante Versorgung im Anschluss an die Rehabilitation mit dem Ziel der Überführung des Rehabilitationserfolges in die individuelle Lebenswelt. Daher muss bei ihnen nach der Rehabilitationsmaßnahme ein breites Instrumentarium für die individuelle Gestaltung des eigenen Lebensbereiches zur Verfügung stehen. Die Nachsorgeempfehlungen im Rahmen des **Entlassmanagements** (▸ Abschn. 42.7.1) werden somit bei multimorbiden Rehabilitanden umfangreicher ausfallen und möglicherweise häufiger eine Inspektion des häuslichen Kontextes zur Beurteilung der fördernden und hemmenden Umweltfaktoren erfordern. So wäre es unverständlich, wenn der Patient in der Rehaklinik die dortigen Treppenstufen ohne Unterstützung überwinden kann, es jedoch vollkommen entgangen ist, dass die zu Hause um 2 cm höheren Treppenstufen in der Lebenswirklichkeit des Patienten ein unüberwindbares Hindernis darstellen. Gerade bei Rehabilitanden mit Multimorbidität können wegen multipler Aktivitäts- und Teilhabestörungen ggf. vor Entlassung ein **Hausbesuch** oder 2–3 Rehabilitationseinheiten zu Hause/vor Ort sinnvoll sein. Dies erfordert ein interdisziplinäres

Überleitungsmanagement mit dem Ziel der integrativen Gesamtschau unter Einbezug des behandelnden Arztes, erforderlichenfalls auch der nachversorgenden Pflegefachkraft. Auch die berufliche Wiedereingliederung und die erfolgreiche Teilhabe am Erwerbsleben können sich infolge Multimorbidität und damit einhergehender höherer Risiken schwierig gestalten. Bei vorliegender Multimorbidität kann u. a. die Einschaltung des Betriebsarztes im Einzelfall zielführend sein.

Fallbeispiel

Herr K. Müller, 53 Jahre alt, Programmierer von Beruf, leidet seit 5 Jahren an einer durch Schlaganfall entstandenen **Hemiplegie** (Halbseitenlähmung) und zieht sich sturzbedingt **ipsilateral** (auf derselben Körperseite) eine mediale Schenkelhalsfraktur zu (◻ Abb. 16.3). Er erhält eine **Hüftprothesenimplantation**. Der Entscheider über die Rehabilitationszuweisung muss berücksichtigen, dass aufgrund der Hemiplegie im Zeitverlauf mit Wahrscheinlichkeit Muskelatrophien und Sehnenverkürzungen aufgetreten sind. Damit liegt voraussichtlich eine spezielle therapeutische Problematik aufgrund geänderter Biomechanik der Hüfte vor. Der Krankengymnastik muss dann ggf. eine Wärmebehandlung, Elektrostimulation und/ oder Botoxinjektion vorangehen. Herr Müller benötigt bei sach- und fachgerechter Beurteilung vorausschaubar nach der akutstationären Versorgung u. a. ein die verschiedenen Krankheitsfolgen berücksichtigendes adaptiertes orthopädisches Rehabilitationsprogramm mit einer speziellen Physiotherapie auf neurophysiologischer Grundlage inklusive einer auf seine Körperschemastörung eingehende Ergotherapie. Er benötigt also insbesondere auch neurokompetente Therapeuten. Besondere Anforderungen an das Pflegepersonal bestehen darüber hinaus auch durch eine luxationsprophylaktische Lagerung in der Nacht. Die in der Rehaklinik bestehende pflegerische Versorgung mit üblicherweise maximal 1–2 Pflegefachkräften je Station sowie Versorgung mit einer Pflegefachkraft für die ganze Klinik in der Nacht lässt eine suffiziente pflegerische Betreuung dieses Menschen kaum zu. Die Krankengymnastin kommt in unserem Fall nach einigen Tagen zu ihrem behandelnden Rehabilitationsorthopäden und teilt diesem mit, dass sie gegen die Spastik nicht ankomme, die Nachtschwester hat nach Plan zwischenzeitlich 3-mal gewechselt und das Problem ist im pflegerischen Bereich gar nicht erst

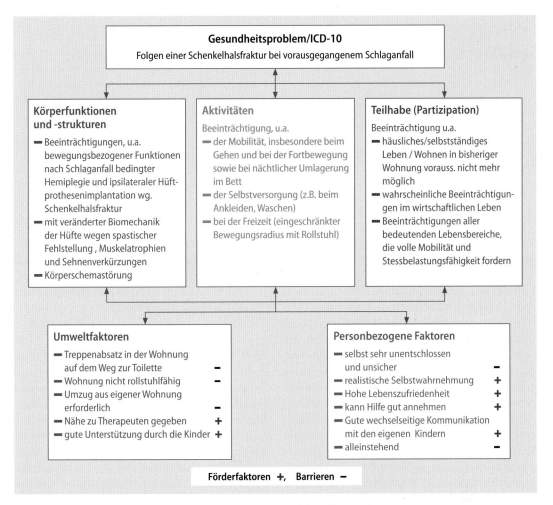

Gesundheitsproblem/ICD-10
Folgen einer Schenkelhalsfraktur bei vorausgegangenem Schlaganfall

Körperfunktionen und -strukturen

Beeinträchtigungen, u.a.
— Beeinträchtigungen, u.a. bewegungsbezogener Funktionen nach Schlaganfall bedingter Hemiplegie und ipsilateraler Hüftprothesenimplantation wg. Schenkelhalsfraktur
— mit veränderter Biomechanik der Hüfte wegen spastischer Fehlstellung, Muskelatrophien und Sehnenverkürzungen
— Körperschemastörung

Aktivitäten

Beeinträchtigung, u.a.
— der Mobilität, insbesondere beim Gehen und bei der Fortbewegung sowie bei nächtlicher Umlagerung im Bett
— der Selbstversorgung (z.B. beim Ankleiden, Waschen)
— bei der Freizeit (eingeschränkter Bewegungsradius mit Rollstuhl)

Teilhabe (Partizipation)

Beeinträchtigung u.a.
— häusliches/selbstständiges Leben / Wohnen in bisheriger Wohnung vorauss. nicht mehr möglich
— wahrscheinliche Beeinträchtigungen im wirtschaftlichen Leben
— Beeinträchtigungen aller bedeutenden Lebensbereiche, die volle Mobilität und Stessbelastungsfähigkeit fordern

Umweltfaktoren

— Treppenabsatz in der Wohnung auf dem Weg zur Toilette **-**
— Wohnung nicht rollstuhlfähig **-**
— Umzug aus eigener Wohnung erforderlich **-**
— Nähe zu Therapeuten gegeben **+**
— gute Unterstützung durch die Kinder **+**

Personbezogene Faktoren

— selbst sehr unentschlossen und unsicher **-**
— realistische Selbstwahrnehmung **+**
— Hohe Lebenszufriedenheit **+**
— kann Hilfe gut annehmen **+**
— Gute wechselseitige Kommunikation mit den eigenen Kindern **+**
— alleinstehend **-**

Förderfaktoren +, Barrieren —

Abb. 16.3 Fallstrukturierung nach ICF-Komponenten für die Rehabilitationsplanung

wahrgenommen worden. Wegen der Spastik ist also ein neurologisches Konsil erforderlich, der Neurologe kann aber erst in 3 Tagen kommen, ein Wochenende liegt dazwischen, eine der drei Wochen ist bereits (ineffektiv) vergangen. Wegen des hohen Behandlungsaufwandes ist oft auch noch eine Kostenklärung notwendig, da der allgemeine Pflegesatz die Besonderheiten der zunehmenden Zahl multimorbider Personen mit besonderem Behandlungsbedarf bisher meist nicht berücksichtigt.

Hier stellt sich insbesondere die Frage nach dem Gelingen einer sach- und fachgerechten, zum Beantragungszeitpunkt bereits erkennbar aufwendigeren Versorgung und der Vorbeugung des Scheiterns oder der Insuffizienz einer Rehabilitationsmaßnahme durch adäquates Versorgungsmanagement bereits **vor** Antritt sowie auch während und nach der Rehabilitation.

16.5 Chronische Schmerzen

Stefan Henniger, Kadrije Steinbach, Gerhard Schmid-Ott[2]

Chronische Schmerzerkrankungen gehören in den westlichen Industrieländern seit Jahrzehnten zu den häufigsten Erkrankungen überhaupt und verursachen einen hohen **individuellen Leidensdruck** sowie enorme **gesellschaftliche Kosten** in Form der Inanspruchnahme medizinischer Leistungen (ambulant, teilstationär, stationär bzw. akutmedizinisch, rehabilitativ) und indirekt aufgrund von Arbeitsunfähigkeit und Berentung. Während Akutschmerz stets als Sekundärphäno-

2 Frau Verena Linnenkamp sei sehr herzlich für die kompetente Unterstützung bei der Erstellung des Manuskripts gedankt.

□ Tab. 16.2 Klassifikation chronischer Schmerzen nach ICD-10 (dt. Version ab 2009)

Merkmal	ICD-10-Klassifikation	ICD-10-Kodierung
Primär und sekundär somatischer Schmerz	Somatische Krankheit bestimmt maßgeblich das Schmerzgeschehen	Entsprechend Grunderkrankung, z. B. Migräne, Arthrose
Primär somatischer, sekundär somatoformer Schmerz	Chronische Schmerzstörung mit somatischen und psychischen Faktoren	ICD-10: F45.41
Primär und sekundär nicht somatisch erklärbare chronische Schmerzen	Anhaltende somatoforme Schmerzstörung	ICD-10: F45.40
Sonderformen	z. B. Fibromyalgie-Syndrom	ICD-10: M79.7

men einer zu behandelnden körperlichen Störung verstanden werden muss, treten im Verlauf der Chronifizierung auch bei unterschiedlichen Schmerzursachen gemeinsame Charakteristika in den Vordergrund, die durchaus Züge eines eigenständigen Krankheitsbildes aufweisen. Diese „chronische Schmerzkrankheit" erfordert ein spezifisches therapeutisches Wissen und Vorgehen, welches nur in einem spezifischen Setting gelingen kann: Eine **multimodale und multiprofessionelle** Therapie, die sich der Besserung von **Aktivität und Teilhabe** im privaten, sozialen und beruflichen Rahmen widmet, ist bei diesem Krankheitsbild in besonderer Weise Grundvoraussetzung einer erfolgreichen Behandlung. Eine frühestmögliche rehabilitative Versorgung mit sozialmedizinischem Case-Management ist wünschenswert.

16.5.1 Häufige Krankheitsbilder und Funktionseinschränkungen

Schmerz ist nicht nur ein Symptom des Körpers: Das quantitative und qualitative Erscheinungsbild entsteht im Zusammenspiel komplexer körperlicher, psychischer und sozialer Faktoren, insbesondere im Fall der Chronifizierung. Als chronisch werden Schmerzen beschrieben, die (je nach Definition) länger als 3 oder 6 Monate bestehen. Zur Klassifikation chronischer Schmerzen gibt es mehrere Möglichkeiten. Analog zum weltweit anerkannten Diagnoseschlüssel ICD-10 (▶ Glossar) lassen sich chronische Schmerzen nach dem **Grad des erklärbaren somatischen Anteils** klassifizieren (□ Tab. 16.2).

❯ Schmerz ist eine unangenehme sensorische und emotionale Erfahrung, die mit tatsächlicher oder potenzieller Gewebeschädigung zusammenhängt oder mit den Worten einer solchen Schädigung beschrieben wird (IASP 1994).

Primär und sekundär somatischer Schmerz

Bei einer Vielzahl von Erkrankungen – z. B. onkologischen Prozessen, Arthrosen oder entzündlich-rheumatischen Erkrankungen – bestimmt ein nicht selten fortschreitender und destruierender Krankheitsverlauf das Schmerzgeschehen maßgeblich. Diese Kategorie betrifft grundsätzlich alle Schmerzen mit nachweisbarer und anhaltend beeinträchtigender organischer Störung. Von dieser leiten sich die entsprechenden Funktionsstörungen unmittelbar ab.

Primär somatischer, sekundär somatoformer Schmerz

Bei anderen Krankheitszuständen wiederum bieten initial eindeutig abgrenzbare körperliche Störungen (z. B. Ischialgien nach Bandscheibenvorfall) im Verlauf keine ausreichende Erklärung mehr für die Symptomausprägung (Kategorie 2: primär somatischer, sekundär somatoformer Schmerz). Diesem Verständnis der Schmerzgenese folgend wurde 2009 die Diagnose F45.41 in der deutschsprachigen ICD-10-Version eingeführt.

Eine chronische Schmerzstörung mit somatischen und psychischen Faktoren wird in der ICD-10 (F45.41) wie folgt definiert:

Im Vordergrund des klinischen Bildes stehen seit mindestens 6 Monaten bestehende Schmerzen in einer oder mehreren anatomischen Region(en), die ihren Ausgangspunkt in einem physiologischen Prozess oder einer körperlichen

Störung haben. Psychischen Faktoren wird eine wichtige Rolle für Schweregrad, Exazerbation (Fortschreiten mit Verschlechterung) oder Aufrechterhaltung der Schmerzen beigemessen, jedoch nicht die ursächliche Rolle für deren Beginn.

Häufigstes Beispiel dieser Form chronischer Schmerzen sind Rückenschmerzen. Die Prävalenz **chronischer Rückenschmerzen** in der deutschen Bevölkerung ist hoch, ihre Behandlungs- und sekundären Kosten ebenfalls (Greitemann et al. 2012). Mehr als 5 % aller Krankentage entfielen auf die Diagnose M54 „Rückenschmerzen", fast 10 % auf die Diagnosegruppe „Krankheiten der Wirbelsäule und des Rückens" M40-45 (TK-Gesundheitsreport 2015: 136). Das Chronifizierungsrisiko von Rückenschmerzen ist durch körperlich-seelische Wechselwirkungen bedingt und mit folgenden Faktoren assoziiert: depressive Stimmung, negative schmerzbezogene Kognitionen wie Schmerzkatastrophisieren („Diese Schmerzen bringen mich um!", „Durch die Schmerzen verliere ich alles!"), negative verhaltensbezogene Schmerzbewältigungsmuster (Vermeidungsverhalten, Schonverhalten oder eine „Durchhalten"-Einstellung), anhaltender Stress im Alltag und Beruf sowie subjektive Krankheitstheorien (Greitemann et al. 2012: 380). Hier kommt die Komplexität der möglichen Wechselwirkungen zum Vorschein, die die Entwicklung vom somatisch bedingten Schmerzerleben zur chronischen Schmerzstörung begünstigen können.

Auch die Funktionseinschränkungen zeigen kein ausschließlich von der organischen Primärerkrankung ableitbares Bild (► Kap. 2), sondern beziehen in der Regel psychische Aspekte mit Aktivitäts- und Teilhabestörungen aus dem depressiven Spektrum und aus dem Bereich der Somatisierungs- und Angststörung mit ein. In der überwiegenden Mehrheit der Fälle rechtfertigt die seelische Belastung und Symptomatik eine (oder mehrere) psychische Nebendiagnose(n).

Primär und sekundär nicht somatisch erklärbare chronische Schmerzen

Eine weitere Kategorie umfasst chronische Schmerzen ohne somatisch erklärbare Ursache und entspricht der ICD-10-Kodierung F45.40 „primär und sekundär nicht somatisch erklärbare chronische Schmerzen". Schwere, Chronizität und Komorbidität bestimmen die Funktionsein-

schränkungen und die (nicht minder ungünstige) sozialmedizinische Prognose. Definiert wird diese Diagnose in der ICD-10 wie folgt:

Die vorherrschende Beschwerde ist ein andauernder, schwerer und quälender Schmerz, der durch einen physiologischen Prozess oder eine körperliche Störung nicht hinreichend erklärt werden kann. Er tritt in Verbindung mit emotionalen Konflikten oder psychosozialen Belastungen auf, denen die Hauptrolle für Beginn, Schweregrad, Exazerbation oder Aufrechterhaltung der Schmerzen zukommt. Die Folge ist meist eine beträchtlich gesteigerte persönliche oder medizinische Hilfe und Unterstützung.

Sonderformen: Fibromyalgie-Syndrom, Chronic widespread pain

Die mit dem Begriff „Fibromyalgie" assoziierte Klassifikation des American College of Rheumatology hat sich klinisch etabliert (DIVS 2013). Hier wird der Schmerzausdehnung (fokal, regional, oligolokulär, multifokal) besondere Bedeutung beigemessen: Als „Chronic widespread pain" (CWP) gilt ein über 3 Monate bestehendes Beschwerdebild mit Auftreten von Schmerzen im Achsenskelett und in der rechten und linken Körperhälfte sowie oberhalb und unterhalb der Taille. Treten nach dem Ausschluss einer körperlichen Erkrankung zusätzlich zu diesen Schmerzen in mehreren Körperregionen nicht erholsamer Schlaf und eine anhaltende Müdigkeit sowie ein Schwellungs- und/oder Steifigkeitsgefühl in den Extremitäten oder im Gesicht auf, so sind die Kriterien für das Fibromyalgie-Syndrom (FMS) erfüllt (DIVS 2013; Häuser et al. 2010).

> ❯ Das Fibromyalgie-Syndrom ist in Ermangelung kausaler körperlicher Ursachen nicht als Krankheitsentität, sondern vielmehr als Endpunkt eines Kontinuums von körperlicher (inkl. Schmerzschwere und Anzahl der Schmerzorte) und seelischer Symptombelastung anzusehen (Häuser et al. 2009).

Das Funktionsniveau der Betroffenen zeigt sich je nach Schweregrad oft sowohl auf körperlicher als auch auf seelischer und sozialer Ebene massiv beeinträchtigt.

Multiaxiale Schmerzklassifikation (MASK)

Zur Beschreibung von Krankheitsstadien und zur wissenschaftlichen Erkenntnisgewinnung wurden weitere deskriptive Klassifikationen eingeführt, die zum Teil dem ICD-Ansatz kritisch gegenüberstehen. Mit der „Multiaxialen Schmerzklassifikation MASK" wurde zum Beispiel eine **detaillierte Klassifikation von Schmerzsymptomen** erschaffen, bei der somatische und psychische Symptome zusammen mit psychosozialen Kontextfaktoren gleichrangig erfasst werden (Hildebrand et al. 1992). Die Autoren kritisieren am ICD-Ansatz, dass er letztlich auf einem dichotomen Krankheitsmodell aufbaut und psychische Aspekte nur in Bezug auf den Grad des Ausschlusses körperlicher Faktoren berücksichtigt. Die MASK-Klassifikation setzt stattdessen eine 5-stellige Kodierung ein, die durch somatische und psychische Beschreibungsachsen ergänzt wird. Sie ist damit im Vergleich zum ICD-Diagnoseschlüssel aufwendiger in der Handhabung, kann aber Funktionseinschränkungen besser abbilden.

16.5.2 Besonderheiten

Das sich wandelnde Verständnis chronischer Schmerzen

Während die Funktionsweise des akuten Schmerzerlebens bereits von frühen (Neuro-)Anatomen beschrieben werden konnte, ist zum Verständnis chronischer Schmerzzustände ein neurophysiologisches Wissen erforderlich, das erst durch moderne bildgebende Verfahren entwickelt werden konnte und dem anhaltend große wissenschaftliche Aufmerksamkeit zuteil wird:

Akutschmerz wird über nozizeptive Bahnen vermittelt, die von peripheren Rezeptoren über aufsteigende Bahnen des Rückenmarkes bis zu den kontralateralen somatosensiblen Hirnarealen reichen (= laterales nozizeptives System). In Abgrenzung hierzu wurde festgestellt, dass chronischer Schmerz über die **Erregung eines Netzwerkes von Hirnmodulen** generiert wird, dessen Elemente auch bei der Verarbeitung emotionaler Erfahrungen, bei der Bildung und dem Abruf von Gedächtnisinhalten (Amygdala, Hippocampusregion), bei der Reizbewertung (präfrontaler Kortex) und bei der Lenkung von Aufmerksamkeit (ant. cingulärer Kortex) beteiligt sind. Entsprechend der IASP-Schmerzdefinition zeigt sich hier die enge Verbindung zwischen emotionalem Erleben und körperlicher Wahrnehmung auch im Rahmen neurophysiologischer Verarbeitungsprozesse.

Schmerz und chronischer Schmerz sind ausdrücklich keine ausschließlich sensorische Wahrnehmung, sondern eine **subjektive Erfahrung** und keinesfalls allein durch entweder somatische oder seelische Faktoren begründbar. Zunehmend wird die Vielfalt der sich im Verlauf einstellenden neurophysiologischen Veränderungen bei den Betroffenen sichtbar, die nicht zuletzt anhand neuroplastischer Veränderungen, darunter auch Untergang von Hirngewebe in potenziell schmerzhemmenden Hirnarealen, veränderter Kommunikation beteiligter Hirnareale, veränderter neuronaler Vernetzung sowie histologischer und biochemischer Veränderungen sowohl zentralnervös als auch peripher nachweisbar ist. Auf Basis von Untersuchungen von Wahrnehmungsschwellen bei Personen mit Fibromyalgie postulieren zum Beispiel Dohrenbusch (2001) bzw. Lautenbacher und Scheel (2013) das Vorhandensein einer **Hypervigilanz** (erhöhte Wachheit), die in Wirkung und Wechselwirkung mehrere negative Symptome hervorruft.

Im Schema wird Hypervigilanz als „Ergebnis veränderter Wahrnehmungs- und Bewertungsprozesse" (Dohrenbusch 2001: 39), die durch interne oder externe Reize angestoßen werden, aber im Regelkreis verstärkt werden, dargestellt. Daraus folgen eine erhöhte Druckempfindlichkeit und eine verstärkte Wahrnehmung von Signalen aus der Umwelt. Dies führt zu einer gesteigerten Erwartung negativer Empfindungen, zur Wahrnehmung vielfältiger körperlicher Symptome und zur verstärkten Wahrnehmung von Signalen aus dem Inneren des Körpers.

Besonderheiten in der Diagnostik

Grundlage der Diagnostik ist eine körperliche Untersuchung mit fachspezifischer bildgebender und/oder labormedizinischer Untersuchung. Eine gründliche Krankheitsanamnese schließt den Behandlungsverlauf und die modulierenden Bedingungen der Schmerzstärke inkl. Aktivitäts- und Teilhabeeinschränkungen sowie die Erhebung des sozialen Umfelds und der privaten und beruflichen Ressourcen der Patienten ein. Während der Behandlung sollte routinemäßig ein frühzeitiges Screening der häufigsten **psychischen Komorbiditäten**, v. a. auf depressive Störungen,

◘ Tab. 16.3 Messinstrumente

Instrument	Messbereich	Quelle
Patient Health Questionnaire PHQ-9	Depressive Kernsymptome	Kroenke, Spitzer, Williams 2001
Generalized Anxiety Disorder Assessment GAD-7	Angststörungen	Spitzer et al. 2006
SCL-27	Allgemeine Psychopathologie	Prinz et al. 2013
Gießener Beschwerdebogen GBB-R	Allgemeiner körperlicher Beschwerdeverlauf	Brähler, Hinz, Scheer 2008

Angststörungen und bei begründetem Verdacht auf Traumafolgestörungen, erfolgen (s. unten).

Neben der Abfrage der bisherigen Handlungsstrategien zur Steuerung oder Begrenzung der Schmerzstärke sollten das bestehende **Krankheitsmodell** und die Behandlungserwartungen exploriert werden, da diese den Ausgangspunkt der Behandlung darstellen (s. unten, vgl. auch ▶ Abschn. 16.3). Unrealistische Behandlungserwartungen und Idealisierungen des Behandlers oder seines Teams sollten frühzeitig erkannt werden. Die Klärung der zu erwartenden (und nicht selten begrenzten) Behandlungsfortschritte inkl. der ggf. bestehenden Begrenztheit therapeutischer Einflussnahme fördert die Adhärenz und beugt Enttäuschungen und damit vorzeitigen Therapieabbrüchen und einem (erneuten) Behandlerwechsel vor. Die Abwägung zwischen therapeutischen Möglichkeiten und dem Aufzeigen **therapeutischer Grenzen** sowie deren Vermittlung hat in der Behandlung chronischer Schmerzen eine erhebliche Bedeutung. Der Aufrechterhaltung der primärärztlichen Arzt-Patienten-Beziehung kommt eine besondere prognostische Wichtigkeit zu, da sie vor Fehlversorgung und insbesondere vor nicht zielführenden Prozeduren schützt, die nicht selten von Betroffenen aktiv eingefordert werden. Die Verhinderung von dysfunktionalem therapeutischem Aktionismus (im Sinne von eskalierenden invasiven Maßnahmen) wird als „quartäre Prävention" beschrieben.

Aufgrund der Bedeutung seelischer Faktoren im Chronifizierungsprozess sollte dem aktuellen Lebenskontext besondere Beachtung geschenkt werden. Wichtig sind hier familiäre Beziehungen im Lebensverlauf, insbesondere zu Partnern, Eltern, Kindern und Freunden (▶ Abschn. 23.3), aber auch berufliche Beziehungen, v. a. zu Vorgesetzten und engen Mitarbeitern, und der Arbeits-

kontext inkl. erhaltener oder verwehrter beruflicher Gratifikation, Degradierung oder Statusverlust, beruflicher Passung, Über- oder Unterforderung sowie Rollenkonflikten. Ferner ist eine biographische Anamnese inklusive der Beziehungen zu primären Bezugspersonen, vergangenen Partnerschaften, Life events und seelischen Traumatisierungen erforderlich. Die fachärztliche Untersuchung sollte ferner Persönlichkeitsstörungen bzw. -akzentuierungen und weitere spezifische seelische Störungen erfassen.

Sinnvoll kann außerdem die Einführung von **Schmerztagebüchern** inkl. Schmerzstärke im Tagesverlauf, emotionaler Selbstbeobachtung, körperlicher Aktivität und Medikamenteneinnahmeverhalten sein. Eine psychometrische Einordnung der Schmerzbelastung ist z. B. über das Mainzer Stadiensystem der Schmerzchronifizierung (Gerbershagen 1986; Gerbershagen et al. 2002), die Multiaxiale Schmerzklassifikation (MASK) oder den Pain disability index (PDI) (Dillmann et al. 1994) möglich.

Als Methode zur Quantifizierung von komorbiden depressiven Störungen, Ängsten oder allgemeiner Psychopathologie eignen sich verschiedene psychodiagnostische Messinstrumente. ◘ Tab. 16.3 enthält eine Auswahl.

Multimodal-multiprofessionelle Behandlungsgrundsätze

Therapieansätze sollten das bio-psycho-soziale Gesundheitsmodell der ICF (WHO 2005, vgl. ▶ Abschn. 37.3) berücksichtigen. Der holistische Ansatz der ICF bezieht sich auf somatische und psychische Aspekte der Gesundheit, auf psychosoziale Folgen der Krankheit und auf Rückkopplungseffekte mit Bedingungen der Umwelt, personbezogenen Faktoren, Einstellungen und Fähigkeiten. „Krankheitsexterne" Aspekte können die

Schmerzchronifizierung hemmen oder verstärken. Therapeutische Interventionen sollten daher aktive Bewältigungsstrategien zum Ergebnis haben, welche diese „krankheitsexternen" Faktoren berücksichtigen und ggf. aktivieren.

Behandlungspfade eröffnen sich initial über die Betrachtung betroffener Organsysteme und die Art der potenziellen Gewebeschädigung. Mithilfe der Beobachtung weiterer Faktoren aus der Umwelt und der Psyche können mögliche Zusammenhänge identifiziert werden, die funktionellen Schmerz („Ausdruck psychischer Beeinträchtigung") begünstigen (Becker et al. 2013). Zusammen mit dem Patienten sollte ein **individuelles Störungsmodell** entwickelt werden, das zum Ausgangspunkt einer gemeinsamen Zielsetzung gemacht werden kann. Zur Herstellung und Aufrechterhaltung eines Arbeitsbündnisses sollte zunächst das subjektive Krankheitsverständnis des Patienten aufgegriffen und um die fehlenden Aspekte des bio-psycho-sozialen Modells ergänzt werden. Häufig zeigt sich bereits an dieser Stelle eine deutliche Diskrepanz zwischen dem modernen Verständnis von der Verursachung chronischer Schmerzen und dem zumeist – und nicht selten ärztlich vermittelten – einseitig organfixierten Krankheitsmodell des Patienten. Eine verfrühte oder einseitig psychologisierende Krankheitsbetrachtung ist hier ebenso schädlich wie das Negieren offensichtlicher emotionaler Faktoren.

Die **medikamentöse Behandlung** erfolgt nach dem Stufenschema der WHO (World Health Organization 1996): Zuerst werden nichtopioide Analgetika, dann mittelpotente und dann – nur bei anhaltender frustraner Behandlung – hochpotente Opioide eingesetzt. Sofern angebracht, können physiotherapeutische, sportmedizinische (▶ Kap. 32, ▶ Abschn. 36.2.1) und psychoedukative Behandlungskonzepte angewendet werden. Psychoedukation dient der systematischen Vermittlung wissenschaftlich fundierter Grundlagen über das Erkrankungsbild und informiert über Wege zu dessen Bewältigung (▶ Kap. 28, ▶ Kap. 29). Insbesondere ein adäquates Schmerzmanagement in Form eines geplanten, bei einer sehr geringen Belastung unterhalb der Schmerzschublinie beginnenden und sich langsam weiter in der Belastung steigernden **körperlichen Trainings** und somit allmählicher Erhöhung der Schmerzschublinie (Butler und Moseley 2009) ist in diesem Kontext relevant. Realistische Zielvereinbarungen sind die Voraussetzung für eine nachhaltige Behandlung und fördern das Vertrauen in die Therapie. Es gilt auch, Akzeptanz dafür zu schaffen, dass der Preis einer langfristig verbesserten Funktionsfähigkeit ein zunächst erhöhtes Schmerzniveau sein kann.

❯ Eine langfristige Schmerzreduktion ist aufgrund der psycho-sozio-somatischen Wechselwirkungen nur durch eine Verbesserung der Funktionsfähigkeit zu erreichen.

Emotionale Aspekte der Schmerzerkrankung sind sowohl krankheitsfördernd, d. h. symptomverstärkend (Scham, Schuldgefühle, Enttäuschung), als auch krankheitsvorbeugend (positive Erlebnisse, Genuss, Zufriedenheit, soziale Unterstützung) und entsprechend zu bewältigen bzw. zu verstärken. Dysfunktionale Kognitionen (insbesondere Katastrophisieren) und behaviorale Aspekte, insbesondere Schonverhalten (fear avoidance, Bewegungsvermeidung aus der Erfahrung heraus, dass Schmerzen bei Bewegung verstärkt auftreten könnten), sind zu erkennen und zu bearbeiten. Körperliche Bewegung ist zu fördern, sowohl an schmerzfreien Tagen als auch an Tagen mit starken Schmerzen (unter Berücksichtigung von Grenzen). Die **Fähigkeit zur Aktivitätenregulation** (Einhalten einer funktionalen Balance zwischen Ruhe und Aktivität) sowie Entspannungsverfahren sollten in Bewegungsprogramme integriert werden. Zielführend ist die Behandlung, wenn sie die Patienten darin unterstützt, individuelle Selbstfürsorgestrategien zu erlernen und nachhaltig zu praktizieren.

Depressive Störungen, Angststörungen sowie Traumafolgestörungen kommen in ca. zwei von drei Fällen komorbid vor und werden ggf. medikamentös oder psychotherapeutisch behandelt. Eventuelle persönlichkeitsstrukturelle Defizite sollten analysiert werden: Schmerz und Schmerzverarbeitungsstrategien können manchmal die Persönlichkeit verändern („narzisstische Prothese" oder „Ersatzidentität"). Ein primärer oder sekundärer Krankheitsgewinn sollte aufgearbeitet, die Reintegration in das soziale Umfeld gefördert werden.

❯ Therapieziele sind vor allem:
- die Demonstration der Beeinflussbarkeit des Schmerzgeschehens durch die Betroffenen selbst
- die Internalisierung schmerzverändernder Kognitions- und Verhaltensmuster
- das Erlernen von Techniken zur Verminderung negativer Stressfolgen

- das Umsetzen angemessener Bewältigungsstrategien im Dreieck Körper – Gedanken – Gefühle im Alltag
- und damit die Reintegration und die Wiederherstellung der sozialen Teilhabe

Die Stärken der rehabilitativen Versorgung

Menschen mit chronischen Schmerzen haben unterschiedliche Möglichkeiten der medizinischen Versorgung. Liegt der Fokus noch auf der Ursachenfindung, so ist eine akutmedizinische Versorgung im Krankenhaus, in einer Schmerzambulanz oder einer stationären bzw. (seltener) einer teilstationären Schmerzklinik häufig die erste Wahl. Eine solche Behandlung wird von den Krankenkassen finanziert.

Für die Behandlung und das Management chronischer Schmerzen sind viele medizinische Berufsgruppen relevant, um die regelmäßige patientenbezogene Kommunikation zu unterstützen (▶ Kap. 26). Psychologische Psychotherapeuten, Physio- und Ergotherapeuten sowie Gesundheits- und Krankenpfleger bzw. Altenpfleger ergänzen die ärztliche Behandlung mit wesentlichen Eigenanteilen (siehe z. B. Expertenstandard Pflege DNQP 2015).

Wenn offensichtlich ist, dass eine kurative Behandlung nicht mehr infrage kommt, richtet sich der Blick vielmehr auf das **Krankheitsmanagement** sowie die Verbesserung der **Lebensqualität** und der krankheitsbedingten Funktionseinschränkungen. An dieser Stelle greifen die integralen Stärken des rehabilitativen Behandlungsansatzes: Im Gegensatz zur Akutversorgung steht bei der medizinischen Rehabilitation von Beginn an die Förderung der **Funktionsfähigkeit**, basierend auf dem bio-psycho-sozialen Modell der ICF, im Vordergrund.

Die rehabilitative Behandlung chronischer Schmerzen wird für Personen im arbeitsfähigen Alter bei Vorliegen der entsprechenden Voraussetzungen (z. B. medizinische Indikation bzw. Versicherungsrecht, ▶ Abschn. 18.2) u. a. durch Rentenversicherungsträger und Krankenkassen finanziert und findet vor allem in Kliniken für Erkrankungen des Muskel- und Skelettsystems (▶ Kap. 2) sowie für psychosomatische Erkrankungen (▶ Kap. 2), aber auch in Kliniken für rheumatische Erkrankungen statt. Chronische Schmerzen können indikationsunabhängig in allen Rehabilitationseinrichtungen multimodal und multiprofessionell behandelt werden, z. B. mit dem „Curriculum Chronischer Schmerz" der Deutschen Rentenversicherung Bund.

Die Wirksamkeit dieser multimodalen Behandlungsstrategien im Rehabilitationsbereich, die soziale, somatische und psychische Faktoren integrierend betrachten, ist empirisch belegt (z. B. Morfeld et al. 2010). Eine evidenzbasierte rehabilitative Behandlung beinhaltet die sozialmedizinische Kompetenz zur Beurteilung der Leistungsfähigkeit und ermöglicht damit die individuelle Förderung der **beruflichen Teilhabe** durch Leistungen zur Teilhabe am Arbeitsleben oder eine stufenweise berufliche Wiedereingliederung (▶ Abschn. 42.6). Das Ziel von Leistungen zur Teilhabe am Arbeitsleben ist der Erhalt des Arbeitsplatzes oder die Wiedereingliederung in den Arbeitsmarkt (▶ Kap. 43). Bei der Durchführung einer stufenweisen Wiedereingliederung geht es um eine schrittweise Aufnahme der zuletzt ausgeübten Tätigkeit nach längerer Arbeitsunfähigkeitszeit. Zur Stärkung des Rehabilitationserfolges können auch Nachsorgemaßnahmen wie z. B. Rehabilitationssport oder IRENA im Anschluss an die medizinische Rehabilitationsmaßnahme verordnet werden. Die Kosten der Nachsorgemaßnahme übernimmt in der Regel die Deutsche Rentenversicherung (▶ Abschn. 42.7).

Im Kontext der Nachsorge wird auch auf die Möglichkeit der Mitwirkung in Selbsthilfegruppen sowie auf Unterstützungsangebote wie die bundesweite Selbsthilfe-Kontaktstelle NAKOS.de hingewiesen. Die Teilnehmer einer Selbsthilfegruppe können einander gegenseitige Unterstützung bieten. Den Austausch unter ebenfalls Betroffenen empfinden viele Menschen als hilfreich und entlastend (▶ Abschn. 21.2).

Neben der Basistherapie kommt der **sozialmedizinischen Begutachtung** eine wichtige Funktion in der rehabilitativen Behandlung zu (▶ Abschn. 27.2.4): Während einerseits unberechtigte Wünsche nach Versorgung begrenzt werden müssen, können andererseits berechtigte versicherungsrechtliche Ansprüche mit der gründlichen Kenntnis einer mehrwöchigen multimodalen Behandlung sozialmedizinisch begründet dokumentiert werden. Die sozialmedizinische Einordnung und Abwägung kann im Einzelfall durch Symptomaggravation (Verschlimmerung der Symptome) oder -simulation eine besondere Herausforderung sein (Schneider et al. 2011; Widder et al. 2012). Ein transkultureller Kontext kann in der Behandlung und auch der sozialmedizinischen Begutachtung weitere Herausforderungen bieten (Göbber et al. 2009).

16.6   Ausgewählte körperliche und geistige Behinderungen

Matthias Schmidt-Ohlemann

Unter angeborenen und früh erworbenen körperlichen und geistigen Behinderungen ist zu verstehen, dass es Menschen gibt, die **von Geburt oder dem frühen Kindesalter** an erhebliche Funktionseinschränkungen aufweisen, die ihr Leben von Anfang an maßgeblich prägen und in der Regel zur Beeinträchtigung der Teilhabe führen. Sie benötigen deshalb nicht nur krankheitsspezifische Behandlung, sondern in den verschiedenen **Lebensabschnitten spezifische Behandlungs- und Rehabilitationsleistungen**, die auf die Verminderung der Funktionseinschränkungen, eine Vermeidung ihrer Verschlechterung und auf eine Förderung der Teilhabe zielen. Im Erwachsenenalter erworbene Funktionseinschränkungen und Teilhabebeeinträchtigungen können denen, die seit Kindheit bestehen, in vielen Hinsichten ähnlich sein, sodass einige Behandlungsmaßnahmen und Rehabilitationsleistungen beiden Gruppen gleichermaßen angeboten werden sollten. Es werden körperliche und geistige Behinderungen unterschieden. Daneben gibt es seelische und Sinnesbehinderungen, die nicht Gegenstand dieses Abschnitts sind (vgl. ► Kap. 4, ► Kap. 14, ► Kap. 15). Kommen mehrere Funktionseinschränkungen bzw. Behinderungen zusammen, wird von **Mehrfachbehinderung** gesprochen.

16.6.1   Häufige Funktionseinschränkungen

Körperliche Behinderungen

Sog. körperliche Behinderungen (► Glossar) umfassen eine große Zahl von ganz verschiedenen körperlichen Schädigungen, die in Wechselwirkung mit Kontextfaktoren zu Beeinträchtigungen der Aktivitäten und der Teilhabe führen können (► Abschn. 37.3).

Als Menschen mit Körperbehinderungen werden in einem engeren Sinne, oft im pädagogischen Kontext, Menschen bezeichnet, die von Geburt an oder zumindest schon im frühen Kindesalter auftretende körperliche Schädigungen aufweisen.

Dazu gehören u. a. infantile Zerebralparesen (Bewegungsstörungen, die auf einer Schädigung des zentralen Nervensystems beruhen), Gliedmaßen- und Wirbelsäulenfehlbildungen, Spina bifida (angeborene Spaltbildung des Wirbelkanals, oft mit Schädigung des Rückenmarks), Hydrozephalus (Erweiterung der Flüssigkeitsräume des Gehirns, sog. „Wasserkopf"), Muskeldystrophie (erblich bedingter, in der Regel fortschreitender Muskelschwund mit Muskelschwäche), spinale Muskelatrophie (erblich bedingte Muskelschwäche und -schwund wegen des Untergangs von Nerven im Bereich des Rückenmarks), Osteogenesis imperfecta (sog. Glasknochenkrankheit) u. v. a. Mit einigen dieser Schädigungen können kognitive Beeinträchtigungen verbunden sein.

Die Ursachen sind vielfältig: Neben genetischen Ursachen, z. T. im Rahmen definierter Syndrome, kommen Schädigungen während der Schwangerschaft, unter der Geburt, durch Infektionen, Traumen u. a. in Betracht.

Diese Personengruppe hat oft bereits im **Kindesalter** einen besonderen Bedarf an therapeutischen und anderen, die individuellen Kompetenzen und Ressourcen fördernden Leistungen, dem z. B. durch sozialpädiatrische Zentren, spezialisierte Abteilungen für Orthopädie, Neurochirurgie, Urologie etc., durch Heilmittel (► Glossar; Physiotherapie, Ergotherapie, Logopädie), technische Hilfen und Hilfsmittel (► Glossar) Rechnung getragen wird. Hinzu kommen pädagogische und andere fördernde Leistungen teils in besonderen Einrichtungen (Förderkindertagesstätten, Förderschulen), teils in inklusiver Form in Regeleinrichtungen (z. T. mit zusätzlichem Fachpersonal, Integrationshelfern, persönlicher Assistenz), teils in Form von Aktivitäten der Familie (► Kap. 45). Beim **Übergang in das Berufsleben** oder zur Aufnahme eines Studiums werden oft besondere Leistungen benötigt, z. B. persönliche Assistenz, Arbeitsassistenz, Förderung in Berufsbildungswerken (► Abschn. 43.3) usw.

Im weiteren Sinne werden unter körperlichen Behinderungen alle auf einer körperlichen Grundlage entstehenden Behinderungen subsumiert. Entsprechend § 1 Eingliederungshilfe-Verordnung gehören zu den körperlich wesentlich behinderten Menschen:

— Personen, deren Bewegungsfähigkeit durch eine Beeinträchtigung des Stütz- oder Bewegungssystems in erheblichem Umfange eingeschränkt ist,

16

- Personen mit erheblichen Spaltbildungen des Gesichts oder des Rumpfes oder mit abstoßend wirkenden Entstellungen vor allem des Gesichts,
- Personen, deren körperliches Leistungsvermögen infolge Erkrankung, Schädigung oder Fehlfunktion eines inneren Organs oder der Haut in erheblichem Umfange eingeschränkt ist,
- Blinde oder schwergradig Sehbehinderte,
- Personen, die gehörlos sind oder denen eine sprachliche Verständigung über das Gehör nur mit Hörhilfen möglich ist,
- Personen, die nicht sprechen können, Seelentaube und Hörstumme, Personen mit erheblichen Stimmstörungen sowie Personen, die stark stammeln, stark stottern oder deren Sprache stark unartikuliert ist.

Heute werden dazu auch Menschen mit erworbenen Hirnschädigungen gezählt, die neben körperlichen sehr häufig auch neuropsychologische Beeinträchtigungen (▶ Kap. 6) aufweisen.

Geistige Behinderungen

Der Begriff der geistigen Behinderung ist heute umstritten und wird gelegentlich durch den Begriff „Menschen mit Lernschwierigkeiten" oder „Menschen mit einer kognitiven Behinderung" ersetzt. Von einer geistigen Behinderung wird nur gesprochen, wenn diese **vor dem 18. Lebensjahr** aufgetreten ist. Später erworbene kognitive Beeinträchtigungen werden nicht als geistige Behinderung bezeichnet, sondern z. B. nach Hirnschädigung als neuropsychologische Symptome. Im höheren Alter treten kognitive Beeinträchtigungen im Rahmen einer Demenz oder als Folge altersassoziierter hirnorganischer Prozesse auf.

> Nach § 2 Eingliederungshilfe-Verordnung gilt: „Geistig wesentlich behindert im Sinne des § 53 Abs. 1 Satz 1 des Zwölften Buches Sozialgesetzbuch sind Personen, die infolge einer Schwäche ihrer geistigen Kräfte in erheblichem Umfang in ihrer Fähigkeit zur Teilhabe am Leben in der Gesellschaft eingeschränkt sind."

Da der Begriff „Schwäche der geistigen Kräfte" gesetzlich nicht näher bestimmt oder erläutert wird, bietet es sich an, auf die Erläuterungen der ICD-10 (▶ Glossar) sowie des Diagnostischen und statistischen Manuals Psychischer Störungen, 4. Revision (DSM IV) zurückzugreifen.

Nach der ICD-10 müssen neben einer Minderung der Intelligenz (IQ unter 70) auch Störungen in der Anpassung an die Anforderungen des alltäglichen Lebens vorhanden sein.

Nach dem DSM IV liegt eine bedeutsame und wesentliche Minderung intellektueller Fähigkeiten vor,

- wenn – anders als in der ICD-10 – ein IQ-Wert von unter 75 vorliegt,
- wenn erhebliche Einschränkungen der Anpassungsfähigkeit in mindestens zwei der folgenden Bereiche vorliegen: Kommunikation, eigenständige Versorgung, häusliches Leben, soziale/zwischenmenschliche Fertigkeiten, Nutzung öffentlicher Einrichtungen, Selbstbestimmtheit, funktionale Schulleistungen, Arbeit, Freizeit, Gesundheit und Sicherheit und
- wenn die Störung vor dem 18. Lebensjahr aufgetreten ist.

Die Ursachen von geistiger Behinderung sind vielfältig und reichen von genetischen, infektiösen, toxischen Ursachen bis zu Sauerstoffmangel des Gehirns und anderen Ursachen.

Mehrfache Behinderung

Unter mehrfacher Behinderung wird das Vorliegen mehrerer Einschränkungen auf der Struktur- und der Funktionsebene und zugleich bestehenden Beeinträchtigungen der Aktivitäten und Teilhabe verstanden. Im Kontext der Sonder- und Heilpädagogik sowie der Eingliederungshilfe wird mit der Verwendung des Begriffes „schwere Mehrfachbehinderung" das Vorliegen einer **komplexen körperlichen und geistigen Behinderung** zum Ausdruck gebracht, die eine umfassende und spezialisierte Förderung und Unterstützung erforderlich macht und in der Regel mit Pflegebedürftigkeit (▶ Abschn. 48.1), oft der Stufen II oder III, verbunden ist.

Multimorbidität

Körperliche und geistige Behinderungen können sich in Abhängigkeit von der Ursache und ggf. **Grundkrankheit verschlechtern** oder **gesundheitliche Komplikationen** bedingen, die selbst wieder kurativer oder weitergehender rehabilitativer Strategien bedürfen, so z. B. Dekubitus, Kontrakturen, Sprach- und Kommunikationsstörungen, Schluckstörungen, z. T. mit der Folge gehäufter Aspiration und nachfolgender Pneumonie, respiratorische Insuffizienz, Harn- und Stuhlinkontinenz, Obstipation, Osteoporose mit vermehrter Frakturanfälligkeit etc.

Menschen mit körperlichen und geistigen Behinderungen weisen zudem ein insgesamt deutlich erhöhtes Risiko für akute und chronische Erkrankungen auf. Dies gilt z. B. auch für das Auftreten psychischer Erkrankungen bei geistiger Behinderung. Deshalb ist bei der Gruppe der mehrfachbehinderten Menschen immer mit Multimorbidität (▶ Abschn. 16.4) zu rechnen. Da die Betroffenen häufig vorhandene Symptome nicht benennen können, ist stets nach dem Vorliegen evtl. vorhandener, verborgener Krankheiten zu suchen.

16.6.2 Besonderheiten im Hinblick auf Leistungen zur Teilhabe

Im Hinblick auf Leistungen zur Teilhabe gilt, dass diese erbracht werden, um bestehende Schädigungen und Funktionsstörungen und die damit verbundenen Behinderungen zu beseitigen, zu vermindern, eine Verschlimmerung zu verhüten oder ihre Folgen zu mildern (vgl. § 4 Abs. 1 Nr. 1 SGB IX). Zugleich gilt, dass diese auch erbracht werden, um bei bestehenden körperlichen Schädigungen bzw. Behinderungen die Teilhabe am Arbeitsleben, ein selbstständiges und selbstbestimmtes Leben, Unabhängigkeit von Pflege und die persönliche Entwicklung ganzheitlich zu fördern (vgl. § 4 Abs.1 Nr. 2–4).

Funktionsbezogene Feststellung des Bedarfes

Nach Art. 26 Abs. 1a) UN-Behindertenrechtskonvention (UN-BRK, ▶ Abschn. 37.1.1) sollen Leistungen zur Förderung der Teilhabe im frühestmöglichen Stadium einsetzen und auf einer multidisziplinären Bewertung der individuellen Bedürfnisse und Stärken beruhen; nach §§ 13, 14 SGB IX-2018 sind die Rehabilitationsträger dafür verantwortlich, dass die nach dem individuellen Bedarf voraussichtlich erforderlichen Leistungen funktionsbezogen festgestellt und schriftlich so zusammengestellt werden, dass sie nahtlos ineinander greifen.

Diese gesetzlichen Vorgaben stellen für die Rehabilitation von Menschen mit Behinderungen die Aufgabe, vor dem Einleiten von Leistungen den Bedarf im Hinblick auf mögliche und **relevante Ziele** festzustellen und für diese Personengruppe **geeignete Leistungen** zu identifizieren. Dazu ist die Verwendung des bio-psycho-sozialen

Modells der WHO (ICF) zielführend (▶ Abschn. 37.3). Das Modell ist deshalb so bedeutsam, da es gestattet, Schädigungen auf der Strukturebene und Beeinträchtigungen der Funktionen, der Aktivitäten und der Teilhabe getrennt und zugleich umfassend zu beschreiben, um individuelle Rehabilitationsziele und passgenaue Rehabilitationsleistungen zu definieren. Die Analyse eines möglichen Hilfebedarfes im Sinne eines **Assessments** (▶ Kap. 18.1) umfasst insbesondere:

- Die Beschreibung der zugrundeliegenden, langfristig bestehenden Gesundheitsstörung/Krankheit und zusätzlich der akuten Gesundheitsstörung in Form von Diagnosen, die nach der ICD-10 codiert werden können.
- Die Beschreibung und Auswahl möglicher kurativer Strategien zur Beseitigung/Verminderung der langfristigen, aber auch der akuten Gesundheitsstörungen, d. h. auf der Schädigungsebene, unter gleichzeitiger Berücksichtigung der Prognose im Hinblick auf Heilungs- und Besserungsmöglichkeiten, auf Lebensqualität, Gesundheitszustand, Selbstständigkeit, Teilhabe etc. So kann z. B. eine schwerwiegende Achsfehlstellung ggf. operativ korrigiert, eine orofaciale Dysfunktion (eine Fehlfunktion beim Sprech- oder Schluckakt) behandelt, eine muskuläre Schwäche oder eine respiratorische Insuffizienz (unzureichende Lungenfunktion) ggf. wesentlich gebessert werden.
- Die Beschreibung von Funktionseinschränkungen und möglicher Verminderungs-/Kompensationsstrategien durch medizinische Maßnahmen (einschließlich technischer Hilfen sowie durch Heilpädagogik und ggf. entsprechende Übungs- und Trainingsstrategien für den Alltag) sowohl im Hinblick auf akute und chronische Erkrankungen als auch auf die zugrundeliegende und langfristig bestehende Behinderung.
- Die Beschreibung von Beeinträchtigungen der Aktivitäten und der Teilhabe und möglicher Verminderungs-/Kompensationsstrategien durch medizinische Maßnahmen (einschließlich technischer Hilfen sowie durch pädagogische, schulische, bildungsbezogene, berufliche und soziale Strategien und Leistungen) sowie Erarbeitung individueller kurz-, mittel- und langfristiger Zielperspektiven.
- Fokussierung und Priorisierung der aktuell relevanten Problemlagen im Hinblick auf die

Auswahl möglicher kurz-, mittel- und langfristiger rehabilitativer Strategien und Leistungen.

— Dementsprechend Auswahl und Zusammenstellung kurativer und teilhabebezogener Leistungen und geeigneter Anbieter unter Beachtung der nicht modifizierbaren Funktionseinschränkungen sowie systematische Analyse der Modifikationsmöglichkeiten der Umwelt- und personbezogenen Faktoren (Barrierefreiheit, Hilfsmittel, Bildung etc.)

Erst aus einer **Analyse**, die zwischen den Bedarfen aus der langfristig bestehenden Behinderung, der aktuellen Begleitproblematik und interkurrenten und weiteren Erkrankungen sowie zwischen Schädigungen, Funktionseinschränkungen und Beeinträchtigung der Teilhabe differenziert und die jeweilige Prognose der Beeinträchtigungen einbezieht, lassen sich Kriterien für die Auswahl und die Gestaltung rehabilitativer Leistungen gewinnen.

Zur Auswahl geeigneter Leistungen, insbesondere aber zur Erstellung umfassender Assessments sind zum einen spezifische Beratungsangebote erforderlich (▶ Abschn. 40.1), zum anderen die Organisation solcher Assessments im Rahmen der Bedarfsfeststellung oder auch im Rahmen von Rehabilitationsleistungen selbst. Dazu können alle Leistungsanbieter in ihrem Tätigkeitsbereich von den Rehabilitationsträgern beauftragt werden (▶ Abschn. 38.5.4). Der niedergelassene Vertragsarzt und auch die Sachbearbeiter der Verwaltungen sind dazu in der Regel nicht in der Lage.

Besonderheiten im Zugang zur Rehabilitation

Damit Menschen mit Behinderungen einen Zugang zur Rehabilitation erhalten können, sind häufig besondere Voraussetzungen bei der Rehabilitationseinrichtung erforderlich. Deren Notwendigkeit ist vorher im Rahmen des Assessments (s. oben) abzuklären und näher zu bestimmen. Die Voraussetzungen sind für stationäre und ambulante Rehabilitationseinrichtungen oft unterschiedlich. Die **Auswahl einer geeigneten Rehabilitationseinrichtung** ist oft schwierig und führt nicht selten zu keinem positiven Ergebnis, außer bei der mobilen Rehabilitation (s. unten).

Im Einzelnen sind folgende Aspekte zu berücksichtigen:

— Weisen Rehabilitanden eine Mobilitätsbehinderung auf (z. B. Nutzung von Rollatoren, Rollstühlen etc., Hilfestellungen für die Mobi-

lität), ist die **Barrierefreiheit** (▶ Abschn. 24.3) Voraussetzung einer Aufnahme in die Einrichtung.

— Besteht **Pflegebedürftigkeit** (▶ Abschn. 48.1) muss vorab sichergestellt sein, dass die Rehabilitationseinrichtung diese Pflege gewährleisten kann. Gegebenenfalls ist eine Begleitung durch eine die Pflege gewährleistende Person sinnvoll.

— Wenn Menschen mit Behinderungen wegen der körperlichen Behinderung oder wegen kognitiver Beeinträchtigungen oder Verhaltensauffälligkeiten **Begleitung** durch vertraute Bezugspersonen oder Assistenten benötigen, ist die Begleitung vorher sicherzustellen, da eine solche Begleitung von den Rehabilitationseinrichtungen in der Regel nicht geleistet werden kann. Gegebenenfalls kann die Mitaufnahme einer Begleitperson aus medizinischen Gründen beantragt werden (▶ Abschn. 18.3). Eine Mitaufnahmepflicht für eine Begleitperson kann sich bei medizinischer Notwendigkeit ergeben (§ 2 Abs. 2 Nr. 3 Var. 1 KHEntgG, § 11 Abs. 3 Var. 1 SGB V), sodass eine Leistungspflicht des Krankenhauses und eine Finanzierungspflicht der Krankenkasse als Sozialleistungsträger bestehen. Diese Regelung zielt auf die Mitaufnahme von Angehörigen oder anderen privaten Bezugspersonen und begründet lediglich eine Ausgleichszahlung für Unterkunft und Verpflegung für die Begleitperson.

— Behinderte Menschen, die ihre Assistenz im Alltag im Rahmen des sog. Arbeitgebermodells sicherstellen (▶ Abschn. 44.3), können sowohl in Krankenhäusern als auch seit 2012 in Vorsorge- und Rehabilitationseinrichtungen weiterhin auf diese **Assistenz** zurückgreifen. Durch gesetzliche Änderungen im Jahr 2009 ist in § 11 Abs. 3 Var. 2 SGB V normiert, dass Versicherte, die ihre Pflege durch besonders von ihnen beschäftigte Personen nach § 66 Abs. 4 S. 2 SGB XII sicherstellen, bei Aufenthalt in einem Krankenhaus i. S. v. § 108 SGB V Anspruch auch auf die Mitaufnahme einer Pflegekraft haben. Gleiches gilt seit Ende 2012[3] für den Aufenthalt in Vorsorge- und Rehabilitationseinrichtungen i. S. v. § 107 Abs. 2 SGB V.

---

3 Gesetz zur Regelung des Assistenzpflegebedarfs in stationären Vorsorge- oder Rehabilitationseinrichtungen vom 20.12.2012, BGBl. I, S. 2789, in Kraft getreten am 28.12.2012.

- Ist eine Mitaufnahme einer Begleitperson erforderlich, ist ferner vorher zu klären, wie diese sich von ihren eigenen sonstigen Alltagsverpflichtungen, z. B. Versorgung minderjähriger Kinder oder anderer Pflegebedürftiger im Haushalt, oder von der eigenen Berufstätigkeit frei machen kann. Gegebenenfalls sind dazu **Unterstützungsleistungen**, z. B. Familienhilfe, Haushaltshilfe etc. erforderlich (▶ Abschn. 46.5).
- Auch muss vorher geklärt sein, in welchem Umfang die Rehabilitanden an den meist standardisierten **Rehabilitationsprogrammen**, z. B. den Gruppenangeboten, teilnehmen können bzw. ob die Behandlungen in ausreichender Zahl als Einzelbehandlungen angeboten werden können. Für einige Behinderungsbilder gibt es spezifische Angebote in spezialisierten Einrichtungen, z. B. für junge Menschen mit Muskeldystrophie. Menschen mit Zerebralparese können oft von Angeboten der neurologischen Rehabilitation profitieren. Es gibt auch eine stationäre Einrichtung der medizinischen Rehabilitation, die auf die Rehabilitation geistig behinderter Menschen spezialisiert ist.
- Findet sich keine geeignete stationäre Rehabilitationseinrichtung, ist zu prüfen, ob ggf. eine **ambulante Rehabilitation** wohnortnah möglich ist. So entfällt z. B. die nächtliche Versorgung in der Einrichtung.
- Findet sich keine geeignete ambulante Rehabilitationseinrichtung, ist zu prüfen, ob **mobile Rehabilitation** in Betracht kommt. Hier bestehen kaum Zugangsbarrieren, und in der Regel kann die Versorgung wie im regulären Alltag sichergestellt werden. Allerdings ist mobile Rehabilitation (▶ Abschn. 42.1) nur an wenigen Orten und meist nur als geriatrische Rehabilitation verfügbar, wenngleich Einrichtungen der mobilen geriatrischen Rehabilitation auch jüngere Menschen mit Behinderungen versorgen.

Im Rahmen der Zuständigkeitsklärung (▶ Abschn. 18.2) gilt im Besonderen zu klären, welche Rehabilitationsziele je nach Art und Schwere der Behinderung erreichbar sind. Dazu sind gerade in der Begutachung besondere Kenntnisse über die Bedarfe und die Rehabilitationspotenziale von Menschen mit Behinderungen erforderlich.

Besonderheiten in der Rehabilitation

Bei der Durchführung der medizinischen Rehabilitation für Menschen mit Behinderungen sind eine Reihe weiterer Besonderheiten (siehe oben, Zugang) zu beachten. Diese hängen stark von Art und Ausmaß der Beeinträchtigungen ab:

- Je nach kognitiver Kompetenz und Erfahrung des Rehabilitanden sind die Gruppenangebote in **einfacher Sprache** und in **einfachen Übungsformen** anzubieten. Hier kommen den Rehabilitanden Erfahrungen aus dem Sport oder anderen Gruppen zu Hause zugute.
- Sehr viel häufiger als bei sonstigen Rehabilitanden sind **Einzeltherapien** erforderlich.
- Die Behandlung der Personengruppe setzt häufig besondere **Qualifikationen** voraus, insbesondere in der Physiotherapie (▶ Kap. 32) ist bei Vorliegen einer zerebralen Bewegungsstörung meist eine Qualifikation nach Bobath oder Vojta erforderlich.
- Bei der **Schmerztherapie** sind Interaktionen mit der (übrigen) Medikation sowie Wirkungen auf die Begleitsymptome besonders zu beachten.
- Mehrfachbehinderte Menschen, insbesondere mit Querschnittlähmungen, benötigen penible **Hautkontrolle und -pflege**.
- Zum Schwimmen bzw. zur Nutzung des Bewegungsbades ist bei Inkontinenz eine **Inkontinenzschwimmhose** erforderlich, die von zu Hause mitgebracht werden muss.
- Verhaltensauffälligkeiten, Ängste und kognitive Beeinträchtigungen machen oft eine **Begleitung** auch während der Therapie erforderlich.
- Vorhandene und rehabilitationsrelevante **Hilfsmittel** (▶ Glossar) sind in die Rehabilitationseinrichtung mitzubringen. Insbesondere wird oft erwartet, dass während der Rehabilitation überprüft wird, ob die Hilfsmittel bedarfsgerecht und funktionsfähig sind. Kleinere Anpassungen sollten möglich sein.
- Neue Hilfsmittel sind ggf. auszuprobieren: Dies setzt Kooperation mit einem kompetenten Leitungsanbieter oder einen entsprechenden Fundus an Hilfsmitteln in der Einrichtung voraus.
- Die **begleitenden Bezugspersonen** sind ggf. einzuweisen und anzuleiten, z. B. im Hinblick auf die Bewegungsförderung (z. B. Laufen unter korrekter Nutzung eines Hilfsmittels,

z. B. Rollator, Gehwagen etc.), die Optimierung der Aktivitäten des täglichen Lebens (ADL), bei der Nahrungsaufnahme (Schlucktraining bei orofacialer Dysfunktion), beim Elektrorollstuhltraining etc.

- Für eine angemessene **Beschäftigung** außerhalb der Therapiezeiten ist Sorge zu tragen. Dies kann z. B. eine durchgehende Gruppenbetreuung erfordern.
- In vielen Fällen ist eine **Nachtwache** erforderlich, die die Rehabilitanden regelmäßig aufsucht.
- Für die Kommunikation mit nichtsprechenden Menschen sind seitens der Einrichtung Kenntnisse der **unterstützten Kommunikation** (UK) erforderlich. Die erstmalige oder verbesserte Nutzung von UK einschließlich moderner Steuerungs- und Kommunikationshilfen kann ein wesentliches Ziel von Rehabilitation sein.
- Die **Belastbarkeit** für die jeweiligen Übungsbehandlungen kann stark schwanken.
- Das **Gemeinschaftserlebnis** in einer Rehabilitationseinrichtung sollte dadurch gefördert werden, dass mehrere Personen zusammen rehabilitiert werden (Peer Group), sofern der Kontakt mit anderen Rehabilitanden nicht zu schwierig ist und sich soziale und kommunikative Barrieren nicht abbauen lassen.

Zusammengefasst benötigen viele Menschen mit körperlicher, geistiger oder mehrfacher Behinderung im Bereich der medizinischen Rehabilitation ein stark **individualisiertes Rehabilitationsprogramm** mit einem deutlich erhöhten Personalaufwand einschließlich persönlicher Zuwendung und Beschäftigung außerhalb der Therapiestunden. Dieses Angebot kann zurzeit von den Rehabilitationseinrichtungen nicht durchgängig bereitgestellt werden. In vielen Fällen könnte mobile Rehabilitation (▶ Abschn. 42.1) eine geeignete Form der Rehabilitation sein, die jedoch nicht flächendeckend verfügbar und nicht von jedem Rehabilitationsträger finanziert wird.

Bezüglich der **Leistungen zur Teilhabe am Arbeitsleben** ist für die Personengruppe der Menschen mit geistiger und körperlicher Behinderung vor allem auf die Angebote der Werkstätten für behinderte Menschen, die Berufsbildungs- und Berufsförderungswerke und andere spezialisierte Dienste und Einrichtungen (▶ Abschn. 39.4, ▶ Abschn. 43.7) zu verweisen. In diesen werden meistens auch medizinische Leistungen, die die Teilhabe am Arbeitsleben fördern oder sogar erst ermöglichen, angeboten.

Besonderheiten in der Nachsorge

Sofern diese Personengruppe überhaupt Leistungen der medizinischen Rehabilitation in Anspruch nimmt, bestehen im Hinblick auf die Nachsorge besondere Bedarfe, die im Rahmen des Entlassmanagements ermittelt und deren Erfüllung ggf. vorbereitet werden sollte (▶ Kap. 20, ▶ Abschn. 42.7.1). Da es sich in der Regel um Menschen handelt, die schon vor der Rehabilitation die spezielle Behinderung aufwiesen, kehren sie meist in ihr Versorgungssetting zurück. Die dort aktiven Akteure wie Hausärzte, Therapeuten, Hilfsmittelerbringer, pädagogische und andere Fachkräfte der Eingliederungshilfe benötigen Informationen aus der Rehabilitationseinrichtung für ihre weitere Arbeit, insbesondere über ggf. neu gewonnene Kompetenzen und neu erkannte Probleme und Lösungsoptionen, die im Alltag zu bearbeiten sind.

Besonders schwierig erweist sich der Umgang mit der notwendigen **Neuanschaffung/Änderung von Hilfsmitteln**, da die Rehabilitationseinrichtung häufig nicht wohnortnah gelegen ist und/oder mit dem bislang betreuenden Sanitätshaus nicht ausreichend zusammenarbeiten kann. Häufig werden Änderungen in Auftrag gegeben, die dann zu Hause nicht angemessen umgesetzt werden können oder aber im Alltag nicht brauchbar sind. Hier hat sich bewährt, dass der unmittelbare Kontakt mit dem für die Hilfsmittelversorgung zuständigen Arzt, Therapeuten oder Leistungserbringer gesucht wird, um die Anregungen möglichst unmittelbar zu übermitteln und ggf. zu begründen oder auch zu diskutieren. Auch sollte stets überprüft werden, ob die erforderlichen Leistungen zur Teilhabe bedarfsgerecht zur Verfügung stehen einschließlich der Zuerkennung eines Grads der Behinderung (GdB ▶ Kap. 47) oder eines Pflegegrades ▶ Abschn. 48.1). Auch sollte die Möglichkeit von Funktionstraining und Rehabilitationssport (▶ Abschn. 46.6) geprüft werden.

Eine Beurteilung der Werkstattfähigkeit durch die Rehabilitationseinrichtung oder auch der Betätigung auf dem ersten Arbeitsmarkt oder alternativer Beschäftigungsangebote erfordert Erfahrungen und ausreichende Kenntnisse über die Situation im Sozialraum und die dort vorhandenen Einrichtungen und Dienste. So kann z. B. vermieden werden, dass die Werkstattfähigkeit verneint wird, obwohl die örtliche WfbM für diese Personengruppe besondere Angebote vorhält, die eine Beschäftigung ermöglichen.

16.6.3 Fallbeispiel

In der Regel findet die medizinische Versorgung von Menschen mit geistiger, körperlicher oder mehrfacher Behinderung bzw. angeborenen und früh erworbenen Funktionseinschränkungen vor Ort statt und ist bereits in ein umfassendes Konzept der **Teilhabeförderung** eingebunden. Von der **medizinischen Rehabilitation** (▶ Kap. 42) werden hingegen intensivierte therapeutische Maßnahmen, z. B. nach einer Operation, nach einer Verschlechterung der Funktionen und Aktivitäten, eine Überprüfung des Behandlungskonzeptes und Anregungen für weitere Maßnahmen, die Fortschritte bei den Aktivitäten und der Teilhabe versprechen, erwartet. Ferner können Leistungen der medizinischen Rehabilitation geeignet sein, die betreuenden Personen zu entlasten (▶ Abschn. 21.1), insbesondere, wenn sie den Rehabilitanden nicht begleiten oder zumindest nicht durchgehend betreuen müssen, und dem Betroffenen neue Erfahrungen und Erlebnisse zu ermöglichen, die er sich nicht selbst verschaffen kann. Dennoch ist der Stellenwert der medizinischen Rehabilitation in den vorhandenen Angebotsformen für diese Personengruppe begrenzt. Bei vielen komplexen Problemstellungen kann eine einzelne Maßnahme medizinischer Rehabilitation allein nicht helfen, sondern entfaltet Wirkung nur innerhalb eines umfassenden Teilhabeplanes (▶ Abschn. 18.5). Ein **Beispiel** möge dies verdeutlichen:

Ein 14-jähriger Junge hat eine ausgeprägte **spastische Diparese** (spastische Lähmung mit vorwiegender Betroffenheit der Beine), wobei die **Gehperspektive** wegen der **schweren geistigen Behinderung** kritisch beurteilt wird. In Betracht kommt neben Physiotherapie und Orthesen eine zusätzliche Operation und/oder eine Behandlung mit Botulinumtoxin (Medikament zur lokalen Verminderung der Spastik) oder eine Intensivmaßnahme nach dem Petö-Konzept (spezielle pädagogisch orientierte Gruppenbehandlung) und/oder die Versorgung mit einem fremdkraftunterstützten Rollstuhl. Hier kann eine intensive stationäre Rehabilitationsmaßnahme u. U. klären, ob mit einer intensivierten Behandlung überhaupt noch Fortschritte erzielt werden können, die eine fremdkraftunterstützte Rollstuhlversorgung noch hinausschieben können oder nach einer operativen Behandlung helfen, den Operationserfolg zu sichern. Um hier hilfreich zu sein, bedarf es einer spezifischen Ausrichtung der Rehabilitationseinrichtung. Ausschlaggebend für die jeweiligen Entscheidungen werden aber die Alltagssituation und das Setting sein, in dem der Junge lebt.

Für Menschen mit in der Regel langfristig vorbestehender und im Alltag relevanter körperlicher, geistiger oder mehrfacher Behinderung bzw. angeborenen und früh erworbenen Funktionseinschränkungen sind also sehr spezifische Leistungen erforderlich. Im Einzelfall können sie natürlich auch von Leistungen zur Teilhabe profitieren, die primär für Menschen ohne solche vorbestehende Behinderung konzipiert sind.

Es ist schwierig, für diese Personengruppe, Einrichtungen zu finden, die ihren Bedarfen entsprechen, oder die notwendigen Leistungen für eine Teilnahme an Maßnahmen der medizinischen Rehabilitation zu organisieren. Nicht zuletzt die Indikationsspezifik der Rehabilitationsangebote, die vorwiegend stationäre Form mit hoher Behandlungsdichte innerhalb eines kurzen Zeitraumes, der hohe Pflegebedarf und das Angewiesensein auf vertraute Bezugspersonen, insbesondere bei fehlender sprachlicher Kommunikationsmöglichkeit, erschweren eine Aufnahme in vorhandene Einrichtungen.

Wohnortnahe, behinderungsgerechte Angebote für diese Personengruppe fehlen noch weitgehend. Für diese Personengruppe ist die Form der mobilen Rehabilitation oft besonders geeignet. Die Möglichkeiten der sozialpädiatrischen Zentren und der medizinischen Zentren für erwachsene Menschen mit Behinderung, die seit der Schaffung einer gesetzlichen Grundlage im Jahre 2015 entstanden sind, können medizinische Leistungen mit rehabilitativer Zielsetzung erbringen und die Teilhabe nachhaltig fördern, zumal dort auch nichtärztliche psychosoziale Leistungen angeboten werden.

Die Einrichtungen und Dienste der Behindertenhilfe, vorwiegend im Bereich der Eingliederungshilfe (▶ Abschn. 39.3.6), aber auch in den spezialisierten Einrichtungen und Diensten der pädagogischen, schulischen und beruflichen Rehabilitation (Kindertagesstätten, Schulen, Bereich berufliche Bildung der WfbM, Berufsförderungs- und Berufsbildungswerke und andere Einrichtungen, ▶ Abschn. 39.4), sollten über integrierte therapeutische und rehabilitationsmedizinische Kompetenz verfügen, um eine interdisziplinäre, medizinische und berufliche Aspekte integrierende, an rehabilitativen Zielen ausgerichtete Förderung der Teilhabe möglich zu machen. Die Möglichkeiten des Rehabilitationssports und des Funktionstrainings sowie des Rollstuhltrainings in Gruppen für Menschen mit körperlicher und geistiger Behinderung stehen als spezifische, ergänzende Leistung zur Rehabilitation vielerorts zur Verfügung.

Weitere Informationen

Weitere Informationen zu Abschnitt 16.1

Literatur

Bundesarbeitsgemeinschaft für Rehabilitation (BAR) (2017) Medizinische Rehabilitation für Kinder, Jugendliche und junge Erwachsene. Ein Wegweiser für Fachkräfte. https://www.bar-frankfurt.de/publikationen/

Bundesarbeitsgemeinschaft für Rehabilitation (BAR) (2008) Gemeinsames Rahmenkonzept der Gesetzlichen Krankenkassen und der Gesetzlichen Rentenversicherung für die Durchführung stationärer medizinischer Leistungen der Vorsorge und Rehabilitation für Kinder und Jugendliche. https://www.bar-frankfurt.de/publikationen/

Deutsche Rentenversicherung Bund (DRV) (2016) Statistik der Deutschen Rentenversicherung. Leistungen zur medizinischen Rehabilitation, sonstige Leistungen zur Teilhabe und Leistungen zur Teilhabe am Arbeitsleben der gesetzlichen Rentenversicherung im Jahre 2015. http://www.deutsche-rentenversicherung.de/cae/servlet/contentblob/238782/publicationFile/50128/statistikband_reha_2011.pdf

Kamtsiuris K, Atzpodien U, Ellert R, Schlack M, Schlaud (2007) Prävalenz von somatischen Erkrankungen bei Kindern und Jugendlichen in Deutschland. Bundesgesundheitsbl – Gesundheitsforsch – Gesundheitsschutz 50: 686–700

Deutsche Rentenversicherung Bund (DRV) (2016) Reha-Therapiestandards für Kinder und Jugendliche mit Asthma bronchiale, Adipositas, Neurodermitis. https://www.deutsche-rentenversicherung.de/Allgemein/de/Inhalt/3_Infos_fuer_Experten/01_sozialmedizin_forschung/downloads/quali_rehatherapiestandards/KiJu/rts_kinder_download.pdf?__blob=publicationFile&v=17

DGSPJ/DGPRP (2007) Allgemeine Rahmenempfehlungen zur ambulanten Rehabilitation von Kindern und Jugendlichen der Deutschen Gesellschaft für Sozialpädiatrie und Jugendmedizin und der Fachgesellschaft für Rehabilitation im Kindes- und Jugendalter. http://www.dgspj.de/wp-content/uploads/service-archiv-leitlinie-rahmenempfehlungen-reha-2007.pdf

Internetlinks

Bildung und Gesundheit e.V. – Schule und Krankheit: Wissen, was möglich ist. http://www.schuleundkrankheit.de/

Bundesarbeitsgemeinschaft für Rehabilitation (BAR) – Rehabilitation und Teilhabe von Kindern, Jugendlichen und jungen Erwachsenen. www.bar-frankfurt.de/kinderreha

Deutsche Rentenversicherung Bund (DRV) – Kinderrehabilitation - die Gesundheit der Kinder im Fokus. https://www.deutsche-rentenversicherung.de/Microsite/de/Inhalt/kinderreha.html

Deutsche Rentenversicherung Bund (DRV) – Bundesweit Rat und Hilfe: Servicetelefon zum Nulltarif. 0800 1000 4800: Mo- Do 7.30–19.30 Uhr, Fr 7.30–15.30 Uhr.

Deutsche Rentenversicherung Bund (DRV) – Rehabilitation für Kinder und Jugendliche: Informationen für Ärzte und Therapeuten. https://www.deutsche-rentenversicherung.de/Allgemein/de/Inhalt/3_Infos_fuer_Experten/01_sozialmedizin_forschung/downloads/sozmed/fachinfos_reha_rente/kinderreha.html

Deutsche Rentenversicherung Bund (DRV) – Formulare (Befundbericht und Honorarabrechnung). www.deutsche-rentenversicherung.de/reha-befundberichte

Kassenärztliche Bundesvereinigung (KBV) – Muster 61 (Verordnung von medizinischer Rehabilitation, auch für gesetzlich krankenversicherte Kinder und Jugendliche). http://www.kbv.de/media/sp/Muster61_Ansichtsexemplar.pdf

Kassenärztliche Bundesvereinigung (KBV) – Service für die Praxis: Verordnungen / Rehabilitation. http://www.kbv.de/html/rehabilitation.php

Kinder- und Jugendreha im Netz – Informationen über Rehabilitationseinrichtungen, Antragsformulare und Hinweis. http://www.kinder-und-jugendreha-im-netz.de/flyer-formulare-links/

Weitere Informationen zu Abschnitt 16.2

Literatur

Ernst F, Lübke N, Meinck M (2015) Kompendium Begutachtungswissen Geriatrie. Springer, Berlin Heidelberg

Gaertner T, Gansweid B, Gerber H, Schwegler F, Heine U (Hrsg) (2014) Die Pflegeversicherung – Handbuch zur Begutachtung, Qualitätsprüfung, Beratung und Fortbildung. de Gruyter, Berlin

Lübke N (2014) Rehabilitation bei Demenz? – Rehaziel und Qualifikation der Einrichtungen sind entscheidend. Recht und Praxis der Rehabilitation 1(4): 38–41

Lübke N (2015) Explorative Analyse vorliegender Evidenz zu Wirksamkeit und Nutzen von rehabilitativen Maßnahmen bei Pflegebedürftigen im Hinblick auf eine mögliche Anwendbarkeit im Rahmen der Feststellung des Rehabilitationsbedarfs bei der Pflegebegutachtung. G3-Gutachten im Auftrag des Medizinischen Dienstes des Spitzenverbandes Bund der Krankenkassen e. V. (MDS). Kompetenz-Centrum Geriatrie (KCG) beim MDK Nord (Hrsg.), Hamburg. https://www.mds-ev.de/fileadmin/dokumente/Publikationen/GKV/Rehabilitation/Gutachten_Reha_bei_Pflegebeduerftigkeit_KCG.pdf

Lübke N, Schmidt-Ohlemann M (2014) Recht, Praxis – und
Visionen für die Mobile Geriatrische Rehabilitation.
Recht und Praxis der Rehabilitation 1(4): 21–29
Meinck M, Lübke N, Polak U (2014) Rehabilitation vor
Pflegebedürftigkeit im Alter: eine Analyse anhand von
Routinedaten. Rehabilitation (Stuttg) 53(2): 74–80
Tümena T, Gaßmann KG, Trögner J (2011) Nachhaltigkeit
geriatrischer Rehabilitation in Bayern: GiB-DAT Follow-
Up-Studie. AFGiB – Ärztliche Arbeitsgemeinschaft zur
Förderung der Geriatrie in Bayern e. V. (Hrsg)

Internetlinks

Kompetenz Centrum Geriatrie des GKV Spitzenverbandes
und der MDK-Gemeinschaft – Geriatrisches Assessment. https://kcgeriatrie.de/assessments_in_der_
geriatrie/seiten/hintergrund.aspx
Kompetenz Centrum Geriatrie des GKV Spitzenverbandes
und der MDK-Gemeinschaft – Geriatrische Einrichtungen in Deutschland. https://kcgeriatrie.de/info-
service_geriatrie/seiten/einrichtungen.aspx
Kompetenz Centrum Geriatrie des GKV Spitzenverbandes
und der MDK-Gemeinschaft – Geriatrische frührehabilitative Komplexbehandlung. https://kcgeriatrie.de/
info-service_geriatrie/seiten/ops-kodes.aspx
Kompetenz Centrum Geriatrie des GKV Spitzenverbandes
und der MDK-Gemeinschaft – Geriatrische Versorgungsstrukturen in Deutschland. https://kcgeriatrie.
de/info-service_geriatrie/seiten/versorgungs
strukturen.aspx

Weitere Informationen zu Abschnitt 16.3

Literatur

Baumeister H (2016) Diagnostik und Indikationsstellung
bei psychischen Belastungen und Störungen.
In: Bengel J, Mittag O (Hrsg) Psychologie in der
medizinischen Rehabilitation. Ein Lehr- und Praxishandbuch (Aufl. 2016). Springer, Berlin Heidelberg,
S 39–49
Baumeister H, Jahed J, Vogel B, Härter M, Barth J, Bengel J
(2011) Diagnostik, Indikation und Behandlung von
psychischen Störungen in der medizinischen Rehabilitation (DIBpS): Ein Leitfaden zur Implementierung
eines psychodiagnostischen Stufenplans in der medizinischen Rehabilitation. DRV, Berlin
Baumeister H, Härter M (2005) Auswirkungen komorbider
psychischer Störungen bei chronischen körperlichen
Erkrankungen. Zeitschrift für Medizinische Psychologie
14 (4): 175–189
Deutsche Rentenversicherung Bund (2012) Leitlinien für
die sozialmedizinische Begutachtung – sozialmedizinische Beurteilung bei psychischen und Verhaltensstörungen. DRV, Berlin
Faller H, Meng K (2016) Patientenschulung. In: Bengel J,
Mittag O (Hrsg) Psychologie in der medizinischen
Rehabilitation. Ein Lehr- und Praxishandbuch (Aufl.
2016). Springer, Berlin Heidelberg, S 125–134
Faller H, Reusch A, Meng K (2011) DGRW-Update: Patientenschulung. Rehabilitation, 50 (05): 284–291
Härter M, Baumeister H (2007) Ätiologie psychischer
Störungen bei chronischen körperlichen Erkrankun-
gen. In: Härter M, Baumeister H, Bengel J (Hrsg) Psy-

chische Störungen bei körperlichen Erkrankungen.
Springer, Berlin Heidelberg, S 2–13
Härter M, Baumeister H, Reuter K, Jacobi F, Höfler M, Bengel
J et al (2007) Increased 12-month prevalence rates of
mental disorders in patients with chronic somatic
diseases. Psychotherapy and Psychosomatics 76 (6):
354–360
Krämer L, Bengel J (2016) Chronische körperliche Krankheit
und Krankheitsbewältigung. In: Bengel J, Mittag O
(Hrsg) Psychologie in der medizinischen Rehabilitation.
Ein Lehr- und Praxishandbuch (Aufl. 2016). Springer,
Berlin Heidelberg, S 25–36
Krämer L, Göhner W (2016) Handlungsplanung, Barrieren
und Barrierenmanagement. In: Bengel J, Mittag O
(Hrsg), Psychologie in der medizinischen Rehabilita-
tion. Ein Lehr- und Praxishandbuch (Aufl. 2016).
Springer, Berlin Heidelberg, S 115–124
Petermann F (Hrsg) (2014) Entspannungsverfahren.
Das Praxishandbuch, 5. Aufl. Beltz, Weinheim
Reuter K, Härter M (2007) Diagnostik psychischer Belastun-
gen und Störungen bei körperlichen Erkrankungen.
In: Härter M, Baumeister H, Bengel J (Hrsg) Psychische
Störungen bei körperlichen Erkrankungen. Springer,
Berlin Heidelberg
van Dixhoorn J, Küch D (2016) Entspannungsverfahren.
In: Bengel J, Mittag O (Hrsg), Psychologie in der medi-
zinischen Rehabilitation. Ein Lehr- und Praxishandbuch
(Aufl. 2016). Springer, Berlin Heidelberg, S 173–182
Worringen U, Kleinhans M, Schmucker D (2016) Psycholo-
gischer Bericht und Reha-Entlassungsbericht. In: Ben-
gel J, Mittag O (Hrsg) Psychologie in der medizinischen
Rehabilitation. Ein Lehr- und Praxishandbuch (Aufl.
2016). Springer, Berlin Heidelberg, S 83–92

Internetlinks

Deutsche Psychotherapeuten Vereinigung (DPtV). http://
www.deutschepsychotherapeutenvereinigung.de
Kassenärztliche Bundesvereinigung (KBV) – Arzt- und
Psychotherapeutensuche. http://www.kbv.de/html/
arztsuche.php
Bundesverband Deutscher Psychologinnen und Psychologen, Deutsche Psychologen Akademie – Psychotherapie Informationsdienst. http://www.psychotherapie-
suche.de
Universitätsklinikum Freiburg – Praxisempfehlungen für
psychologische Interventionen in der Rehabilitation.
https://www.uniklinik-freiburg.de/severa/praxisemp-
fehlungen.html

Weitere Informationen zu Abschnitt 16.4

Literatur

Baumeister H, Jahed J, Vogel B, Härter M, Barth J, Bengel J
(2011) Diagnostik, Indikation und Behandlung von
psychischen Störungen in der medizinischen Rehabilitation (DIBpS): Ein Leitfaden zur Implementierung
eines psychodiagnostischen Stufenplans in der medizinischen Rehabilitation. Deutsche Rentenversicherung Bund, Berlin
DRV Bund (2012) Statistik der Deutschen Rentenversicherung. Rehabilitation 2012 – Leistungen zur medizinischen Rehabilitation, sonstige Leistungen zur

Teilhabe und Leistungen zur Teilhabe am Arbeitsleben der gesetzlichen Rentenversicherung, Bd. 194, S 110, 112

Seger W, Cibis W, Deventer A, Grotkamp S, Lübke N, Schmidt-Ohlemann M, Schönle P, Schubert M (2016) Die Zukunft der medizinisch-rehabilitativen Versorgung im Kontext der Multimorbidität, Teil I und II, Gesundheitswesen, e-First: Teil 1: DOI: 10.1055/s-0042-108440, Teil 2: DOI: 10.1055/s-0042-108441

Weitere Informationen zu Abschnitt 16.5

Literatur

Becker A, Becker M, Engeser P (2013) S1-Leitlinie Chronischer Schmerz. AWMF-Registernr. 053/036. Gültig bis 2018
Brähler E, Hinz A, Scheer J (2008) Gießener Beschwerdebogen, 3. Aufl. Huber, Bern
Butler D, Moseley L (2009) Schmerzen verstehen, 2. Aufl. Springer, Berlin Heidelberg
Deutsche Rentenversicherung Bund (Hrsg) (2011) Sozialmedizinische Begutachtung für die gesetzliche Rentenversicherung, 7. aktualisierte Aufl. Springer, Berlin Heidelberg
Deutsches Institut für medizinische Dokumentation und Information (DIMDI) ICD-10-GM (2012) Internationale Statistische Klassifikation der Krankheiten und verwandter Gesundheitsprobleme, 10. Revision – German Modification
Dillmann U, Nilges P, Saile H, Gerbershagen HU (1994) Behinderungseinschätzung bei chronischen Schmerzpatienten. Schmerz 8: 100–110
Deutsche Interdisziplinäre Vereinigung für Schmerztherapie (DIVS)(2012) Definition, Pathophysiologie, Diagnostik und Therapie des Fibromyalgiesyndroms. AWMFRegisternr. 041/004. Gültig bis 2018
Deutsches Netzwerk für Qualitätsentwicklung in der Pflege (DNQP) (2015) Expertenstandard „Schmerzmanagement in der Pflege bei chronischen Schmerzen". Osnabrück: Hochschule Osnabrück
Dohrenbusch R (2001) Sind Fibromyalgie-Patienten hypervigilant? Der Schmerz 15: 38–47
Gerbershagen HU (1986) Organisierte Schmerzbehandlung – Eine Standortbestimmung. Internist 27: 459–469
Gerbershagen HU, Lindena G, Korb J, Kramer S (2002) Health-related quality of life in patients with chronic pain. Schmerz 16: 271–284
Göbber J, Gündel H, Henniger S, Kimil A (2009) Migration: Kulturelle Besonderheiten bei somatoformen Störungen. Nachdruck: Verhaltenstherapie & Psychosoziale Praxis 41 (1): 79–105
Häuser W, Schmutzer G, Brähler E, Glaesmer H (2009) A cluster within the continuum of biopsychosocial distress can be labeled „fibromyalgia syndrome" – evidence from a representative German population survey. J Rheumatol 36 (12): 2806–2812
Häuser W, Hayo S, Biewer W, Gesmann M, Kühn-Becker H, Petzke F, von Wilmoswky H, Langhorst J (2010) Diagnosis of fibromyalgia syndrome – a comparison of Association of the Medical Scientific Societies in Germany, survey, and American College of Rheumatology criteria. Clin J Pain 26: 505–511

Hildebrandt J, Pfingsten M, Maier C, Klinger R, Hasenbring M (1992) Zum Problem der Klassifikation chronischer Schmerzsyndrome. Multiaxiale Schmerzklassifikation MASK. Anästhesiol Intensivmed Notfallmed Schmerzther 27: 366–373
International Association for the Study of Pain (IASP) (1994) Classification of chronic pain. Descriptions of chronic pain syndromes and definitions of pain terms. IASP Press, Seattle
Karst M (2014) Das Schmerz-Buch. Neue Wege wagen. So können Schmerzen überwunden werden. Schlütersche Verlagsgesellschaft, Hannover
Kroenke K, Spitzer RL, Williams JB (2001) The PHQ-9. Validity of a brief depression severity measure. J Gen Intern Med 16: 606–613
Lautenbacher S, Scheel J (2013) Psychologische Risikofaktoren für die Entwicklung chronischer postoperativer Schmerzen. Frauenheilkunde up2date 7: 75–77
Morfeld M, Küch D, Greitemann B, Dibbelt S, Salewski C, Franke GH, Liebenau A (2010) Multimodale Interventionsprogramme in der Rehabilitation von Patienten mit chronischen Rückenschmerzen – Ein Vergleich. Rehabilitation 49: 66–79
Nobis HG, Rolke R, Graf-Baumann T (Hrsg) (2012) Schmerz – eine Herausforderung. Informationen für Betroffene und Angehörige. Springer, Berlin Heidelberg
Olausson P et al (2015) Protein alterations in women with chronic widespread pain. Scientific reports 5: 11894
Prinz U, Nutzinger DO, Schulz H, Petermann F, Braukhaus C, Andreas S (2013) Comparative psychometric analyses of the SCL-90-R and its short versions in patients with affective disorders. BMC Psychiatry 13: 104
Schneider W et al (2011) AWMF-Leitlinie zur Begutachtung psychischer und psychosomatischer Erkrankungen. AWMF – Registernr. 051/029 (www.awmf.org)
Spitzer RL, Kroenke K, Williams JB, Löwe B (2006) A brief measure for assessing generalized anxiety disorder: the GAD-7. Arch Intern Med 166 (10): 1092–1097
Techniker Krankenkasse. Gesundheitsreport (2015) Hamburg: Techniker Krankenkasse
Üçeyler N et al (2013) Small fibre pathology in fibromyalgia syndrome. Brain 136: 1857–1867
World Health Organization (WHO) (1996) Cancer pain relief. With a guide to opioid availability, 2. Aufl. World Health Organization, Genf
WHO – World Health Organization (2005) Internationale Klassifikation der Funktionsfähigkeit, Behinderung und Gesundheit ICF. World Health Organization, Genf
Widder B et al (2012) AWMF-Leitlinie für die ärztliche Begutachtung von Menschen mit chronischen Schmerzen – Registernr. 030/103 (www.awmf.org)
Wolfe F, Smythe HA, Yunus MB (1990) The American College of Rheumatology 1990 Criteria for the Classification of Fibromyalgia. Report of the Multicenter Criteria Committee. Arthritis Rheum 33: 160–172
Wolfe F, Clauw DJ, Fitzcharles MA, Goldenberg DL, Katz RS, Mease P, Russell AS, Russell IJ, Winfield JB, Yunus MB (2010) The American College of Rheumatology preliminary diagnostic criteria for fibromyalgia and measurement of symptom severity. Arthritis Care Res 62: 600–610

Internetlinks

Deutsche Rheuma-Liga Bundesverband. https://www.rheuma-liga.de/

Deutsche Schmerzgesellschaft. https://www.dgss.org/

Deutsche Schmerzhilfe. https://www.schmerzhilfe.de/

Deutsche Schmerzliga. https://schmerzliga.de//

Weitere Informationen zu Abschnitt 16.6

Literatur

Müller-Fehling N (2011) Mehrfachbehinderte Menschen. Fachlexikon der sozialen Arbeit, 7. Aufl.,hrsg. vom Dt. Verein für öffentliche und private Fürsorge. Nomos Verlag, Baden Baden

Schmidt-Ohlemann M (2015) Mobile Rehabilitation: Unentdecktes Land. f & w 12: 1094–1097

Schmidt-Ohlemann M (2015) Gesundheit und Rehabilitation in einem inklusiven Gemeinwesen. In: Degener T, Diehl E (Hrsg) Handbuch Behindertenrechtskonvention. bpb Schriftenreihe Bd. 1506, Bonn

Schmidt-Ohlemann M (2014) Medizinische Zentren für erwachsene Menschen mit geistiger oder mehrfacher Behinderung – ein neues Element der Gesundheitsversorgung im Koalitionsvertrag. Recht und Praxis der Rehabilitation 2: 26–39

Internetlinks

Bundesarbeitsgemeinschaft mobile Rehabilitation – vorhandene Standorte. http://www.bag-more.de/

Deutsche Gesellschaft für Medizin für Menschen mit geistiger oder mehrfacher Behinderung (DGMGB). http://www.aemgb.de/

Kinder- und Jugendreha im Netz. https://www.kinder-und-jugendreha-im-netz.de/

16

Reha-Prozess

Bedarf – Antragstellung – Durchführung – Nachsorge

Inhaltsverzeichnis

Allgemeine Hinweise zum Reha-Prozess

Michael Schubert, Sarah Viehmeier, Rainer Thimmel

© Springer-Verlag GmbH Deutschland, ein Teil von Springer Nature 2018
Bundesarbeitsgemeinschaft für Rehabilitation e.V. (BAR) (Hrsg.), *Rehabilitation*
https://doi.org/10.1007/978-3-662-54250-7_17

Die Sektion „Reha-Prozess" strukturiert relevante Informationen anhand des Verlaufs des **individuellen** Rehabilitationsprozesses von Rehabilitanden. Hierbei gliedert sich die Sektion in die **Prozessschritte** vor, in und nach der Rehabilitation. In den einzelnen Kapiteln erhält der Leser jeweils für diesen Prozessschritt relevante Informationen. Dabei werden die Aktivitäten der Akteure beschrieben, ohne den Rehabilitanden aus den Augen zu verlieren. Die Sektion spannt so den Bogen von der Erkennung des Bedarfs, der Antragstellung sowie der nachfolgenden Feststellung des Bedarfs und der Planung der Teilhabe über die Durchführung medizinischer, beruflicher oder sozialer Rehabilitationsleistungen bis hin zum Übergang in den Alltag des Rehabilitanden mit den sich anschließenden Nachsorgeleistungen. Prozessübergreifende Aspekte (Unterstützungsstrukturen, Wunsch- und Wahlrecht, finanzielle Aspekte, Persönliches Budget) werden zum Abschluss der Sektion gesondert beleuchtet und runden die Ausführungen damit ab.

Im Kapitel „Vor der Rehabilitation" erhält der Leser Informationen über **Voraussetzungen** der **und Wegen** zur Inanspruchnahme einer Rehabilitationsleistung. Dabei werden die wichtigsten Fragen vor einer Rehabilitation beantwortet: „Wie erkenne ich einen Rehabilitationsbedarf?", „Welcher Leistungsträger ist für die Erbringung der Rehabilitation zuständig?" und „Wie komme ich an eine Rehabilitationsleistung (Antragsstellung, Bedarfsfeststellung und Teilhabeplanung)?".

Das Kapitel „In der Rehabilitation" beinhaltet wesentliche Aspekte der **Durchführung und Erbringung** von Rehabilitationsleistungen. Die Ausführungen umfassen die Beschreibung von Leistungsarten mit ihren Leistungszielen und charakteristischen Merkmalen der Erbringung bei medizinischen Rehabilitationsleistungen, der sich hieran potenziell anschließenden Leistungen zur Teilhabe am Arbeitsleben sowie sozialer Teilhabeleistungen. Dabei wird ebenso ein Schwerpunkt auf die Übergänge bzw. Schnittstellen gelegt.

Die Ausführungen „Nach der Rehabilitation" beschreiben wesentliche Unterstützungsmaßnahmen im Anschluss an eine Rehabilitationsleistung, um deren **Erfolg** dauerhaft und **nachhaltig sichern** zu können.

In ihrer Gesamtheit verdeutlicht die Sektion den ganzheitlich-integrativen, komplexen und über die Möglichkeiten der Krankenbehandlung hinausreichenden Behandlungsansatz von Leistungen zur (medizinischen) Rehabilitation. Im Kontext von Leistungen zur Teilhabe ist die bewusste und konsequente Berücksichtigung körperlicher, geistiger, seelischer und sozialer Auswirkungen eines Gesundheitsproblems sowie der Einbezug von Kontextfaktoren und persönlichen Ressourcen die Voraussetzung für einen optimalen Behandlungs- und Rehabilitationserfolg. Hierbei ist bedeutsam, dass Leistungen zur Teilhabe häufig nur als ein – wenn auch prägender – Baustein im gesamten Rehabilitations- bzw. Therapieverlauf eines Rehabilitanden zu verstehen sind. Eine perspektivische Betrachtung aus Sicht des Lebensverlaufs zeigt, dass vor- und nachgelagerte Aktivitäten ebenso einen rehabilitativen Charakter haben können. Insgesamt kommt ihnen damit auch eine entsprechend große Bedeutung für den Erfolg bzw. die Umsetzung der Rehabilitationsziele zu, wenn am Ende eines Rehabilitationsprozesses die Wiedererlangung bzw. Stabilisierung von Gesundheit, die Sicherung der Erwerbsfähigkeit, die umfassende Teilhabe am gesellschaftlichen Leben oder auch eine qualitativ gute Pflege stehen soll.

Sinnvoll ist eine Einbettung von z. B. Leistungen zur medizinischen Rehabilitation bei chronischen Erkrankungen in eine **Gesamtstrategie ambulanter Behandler**. Denn Rehabilitationsleistungen stellen mit ihrem interdisziplinären und multimodalen Ansatz zwar zweifelsohne einen wichtigen Baustein der Versorgung dar. Jedoch sind den Möglichkeiten einer mehrwöchigen medizinischen Rehabilitationsleistung trotz des komplexen Therapieansatzes auch Grenzen gesetzt. Geeignete medizinisch-therapeutische Interventionen vor und nach einer Rehabilitation sind hierbei nicht selten unverzichtbar. Gerade da bei chronischen Erkrankungen teils zum Ende einer Rehabilitationsleistung erkrankungsbedingte Beeinträchtigungen fortbestehen, können in solchen Fällen therapeutische Leistungen der ambulanten Versorgung zu weiteren Verbesserungen oder Stabilisierungen der gesundheitlichen Situation beitragen. Hierbei ist es hinsichtlich ihres Beitrages zur „Re-Habilitation" von Rehabilitanden bzw. Patienten im Kern zweitrangig, ob erforderliche weitere Leistungen rechtlich den Leistungen zur Teilhabe zuzuordnen sind oder z. B. als Heilmittel aus dem Bereich der Krankenbehandlung stammen. Für ambulante Behandler stellen sich daher Fragen wie: Inwieweit kann eine Rehabilitationsleistung mein Instrumentarium ergänzen? Was soll mit Leistungen zur Teilhabe konkret erreicht werden?

Leistungen zur Teilhabe stehen folglich nicht isoliert im individuellen Rehabilitationsprozess, sondern sind immer auch **eingebettet in andere Leistungen und Kontexte**, beispielsweise akutmedizinischer Krankenbehandlung oder sozialer Unterstützungsleistungen. Die Sektion „Reha-Prozess" ist dementsprechend nicht „isoliert" zu betrachten. Sie steht, insbesondere im Sinne der Anschlussfähigkeit und Nachhaltigkeit von Leistungen, nicht für sich alleine in einer therapeutischen und rehabilitativen Gesamtschau. Umso wichtiger ist es, dass alle Akteure des individuellen Rehabilitationsprozesses ausreichend informiert sind, auch und vor allem gerade über eigene Leistungsbereiche hinaus. Die Sektion „Reha-Prozess" nimmt den Leser mit auf dem Weg durch die verschiedenen Rehabilitationsträger und Rehabilitationsleistungen, zeigt ihm gleichzeitig die Möglichkeiten und die Vielfalt, aber auch die eigenen Handlungs- und Kooperationsoptionen als Gesundheits- bzw. Rehabilitationsakteur auf.

Vor der Rehabilitation

Sarah Viehmeier, Michael Schubert, Rainer Thimmel

Unter Mitarbeit von Andreas Bahemann, Jörg Heinze, Matthias Siebert, Gracia Schade,
Theresa Unger, Birthe Hucke und Reto Schneider.

© Springer-Verlag GmbH Deutschland, ein Teil von Springer Nature 2018
Bundesarbeitsgemeinschaft für Rehabilitation e.V. (BAR) (Hrsg.), *Rehabilitation*
https://doi.org/10.1007/978-3-662-54250-7_18

18.1   Bedarf erkennen – Assessment und Screening

Fast 17 Mio. Menschen der erwachsenen Bevölkerung in Deutschland sind von einer gesundheitlichen Beeinträchtigung betroffen. Folgt aus der Erkrankung eine Einschränkung der Aktivität und eine Beeinträchtigung der Teilhabe, spricht man von einer Behinderung (► Glossar).

Im sozialrechtlichen Sinn sind Menschen behindert, wenn ihre körperliche Funktion, geistige Fähigkeit oder seelische Gesundheit mit hoher Wahrscheinlichkeit länger als 6 Monate von dem für das Lebensalter typischen Zustand abweichen und daher ihre Teilhabe am Leben in der Gesellschaft beeinträchtigt ist (§ 2 Abs. 1 SGB IX). Durch das Bundesteilhabegesetz und die damit einhergehende Reform des SGB IX (► Abschn. 37.1.2) wird der **Behinderungsbegriff** neu gefasst. Zukünftig orientiert sich dieser stärker an den Vorgaben der UN-Behindertenrechtskonvention (► Abschn. 37.1.1) und betont das Verständnis von Behinderung als Wechselwirkung zwischen einer Beeinträchtigung und Barrieren. Demnach zählen zu den Menschen mit Behinderungen Menschen, die körperliche, seelische, geistige oder Sinnesbeeinträchtigungen haben, die sie in Wechselwirkung mit einstellungs- und umweltbedingten Barrieren an der gleichberechtigten Teilhabe an der Gesellschaft mit hoher Wahrscheinlichkeit länger als 6 Monate hindern können. Eine Beeinträchtigung liegt vor, wenn der Körper- und Gesundheitszustand von dem für das Lebensalter typischen Zustand abweicht. Menschen sind von Behinderung bedroht, wenn eine Beeinträchtigung zu erwarten ist (§ 2 SGB IX-2018).

Rehabilitationsleistungen werden für behinderte und von Behinderung bedrohte Personen erbracht, um ihre Selbstbestimmung und ihre volle, wirksame und gleichberechtigte Teilhabe am Leben in der Gesellschaft zu fördern, Benachteiligungen zu vermeiden oder ihnen entgegenzuwirken (vgl. § 1 SGB IX).

Um zu klären, ob eine Rehabilitationsleistung in Frage kommt, ist folglich nicht die körperliche oder psychische Beeinträchtigung maßgeblich, sondern vielmehr die **Beeinträchtigung der Teilhabe** am gesellschaftlichen Leben.

Bevor eine Rehabilitationsleistung in Anspruch genommen werden kann, muss der Bedarf für eine solche Leistung erkannt werden. Das frühzeitige Erkennen eines potenziellen Rehabilitationsbedarfs ist eine wesentliche Voraussetzung, die benötigten Leistungen rechtzeitig einzuleiten und somit den größtmöglichen Erfolg zu sichern. Bei der Bedarfserkennung geht es folglich darum, einen **potenziellen Bedarf an Leistungen zur Teilhabe** frühzeitig, zielgerichtet und umfassend zu erkennen.

Die Bedarfserkennung ist gemeinsame Aufgabe der Rehabilitationsträger sowie einer Reihe weiterer Akteure. Da die Rehabilitationsträger aufgrund der ihnen vorliegenden Informationen selbst nicht alle Fälle erkennen können, in denen ein potenzieller Teilhabebedarf besteht, sind sie im Rahmen der Bedarfserkennung insbesondere auf die Mitwirkung folgender Akteure angewiesen:

- Die Menschen mit Behinderung oder drohender Behinderung selbst, ihre Angehörige und Personensorgeberechtigte,
- Akteure der medizinisch-therapeutischen Versorgung wie niedergelassene (Fach-)Ärzte, Ärzte in Krankenhäusern und teilstationären Einrichtungen, Betriebsärzte, Psychotherapeuten sowie Angehörige von Gesundheitsfachberufen,
- betriebliche Akteure wie Arbeitgeber, Schwerbehindertenvertretungen und Personal-/Betriebsräte und Mitarbeitervertretungen sowie
- Akteure im sozialen oder pädagogischen Kontext wie Betreuer, Sozialarbeiter, soziale Beratungsdienste, Lehrer, Jugendleiter und Erzieher sowie
- im Kontext der Selbstvertretung und Selbsthilfe von Menschen mit Behinderungen, die Selbsthilfegruppen/-organisationen und Interessenverbände der Menschen mit Behinderungen.

Die **Akteure der medizinisch-therapeutischen Versorgung** sind oft die ersten professionellen Akteure des Gesundheitssystems, die einen möglichen Bedarf an Leistungen zur Teilhabe erkennen können. Daher ist es (auch) deren Aufgabe, Menschen mit Behinderungen oder drohender Behinderung

- über geeignete Leistungen zur Teilhabe zu beraten,
- in ihrer Motivation und Mitwirkung zur Inanspruchnahme und aktiven Teilnahme an diesen Leistungen zu bestärken und
- bei Anhaltspunkten für einen Bedarf an Leistungen zur Teilhabe bei der Antragstellung

zu unterstützen oder eine Beratung zu veranlassen.

18.1.1 Anhaltspunkte für potenziellen Rehabilitationsbedarf

Anhaltspunkte für einen möglichen Bedarf an Leistungen zur Teilhabe ergeben sich bei Personen, auf die mindestens einer der nachfolgend aufgeführten Sachverhalte zutrifft:

a. Länger als 6 Wochen ununterbrochene oder wiederholte Arbeitsunfähigkeit innerhalb der letzten 12 Monate z. B. im Rahmen des Betrieblichen Eingliederungsmanagements
b. Bestehen einer chronischen körperlichen oder psychischen Erkrankung oder einer Multimorbidität bei Menschen jeden Alters
c. Wiederholte oder lang andauernde ambulante oder stationäre Behandlungen wegen derselben körperlichen oder psychischen Erkrankung; insbesondere dann, wenn durch eine Erkrankung eine Behinderung oder eine Gefährdung bzw. Minderung der Erwerbsfähigkeit droht
d. Gesundheitliche Beeinträchtigungen bei der Ausübung oder Aufnahme einer Erwerbstätigkeit sowie ein (drohender) krankheitsbedingter Arbeitsplatzverlust
e. Beantragung oder Bezug einer teilweisen oder vollen Erwerbsminderungsrente
f. (Möglicher) Eintritt oder Verschlimmerung einer Pflegebedürftigkeit
g. Besonders belastende Ausbildungs-, Arbeits- und Lebensbedingungen
h. Verschlimmerung oder sich neu ergebende Aspekte für eine mögliche Verbesserung des Leistungs- und Teilhabevermögens nach bereits in Anspruch genommener Teilhabeleistung
i. Gesundheitsstörung, der vermutlich eine psychische Erkrankung, eine psychosomatische Reaktion oder eine Suchtmittelabhängigkeit zugrunde liegt
j. Zustand nach traumatischen Erlebnissen.

Die unter Punkt b) sowie g) bis j) benannten Anhaltspunkte werden in Anlage 1 der Gemeinsamen Empfehlung Reha-Prozess konkretisiert (BAR 2014)

Aus fachlicher Sicht sind Leistungen zur Teilhabe dann angezeigt, wenn eine individuelle **Rehabilitationsbedürftigkeit** vorliegt. Die Person muss zudem **rehabilitationsfähig** sein und es muss ein Rehabilitationsziel mit einer positiven **Rehabilitationsprognose** formuliert werden können.

- Eine Person ist dann rehabilitationsbedürftig, wenn infolge einer Schädigung der physiologischen oder psychologischen Körperfunktionen und Körperstrukturen und/oder einer Beeinträchtigung der Aktivitäten unter Berücksichtigung von personbezogenen und Umweltfaktoren die Teilhabe an Lebensbereichen beeinträchtigt oder bedroht ist (▸ Abschn. 37.3).
- Der Begriff der Rehabilitationsfähigkeit bezieht sich auf die physische und psychische Verfassung des behinderten oder von Behinderung bedrohten Menschen (z. B. Belastbarkeit, Motivation bzw. Motivierbarkeit) für die Teilnahme an einer geeigneten Leistung zur Teilhabe. Rehabilitationsfähigkeit zielt folglich auf die Frage ab, ob eine Person fähig und willig ist, eine Rehabilitation in Anspruch zu nehmen.
- Die Rehabilitationsprognose ist eine auf das individuelle Rehabilitationsziel bezogene Wahrscheinlichkeitsaussage für den Erfolg der Leistung und über die Erreichbarkeit des festgelegten Ziels.

Die Feststellung der Rehabilitationsbedürftigkeit und der Rehabilitationsfähigkeit sowie eine positive Rehabilitationsprognose sind Voraussetzung für die Bewilligung und Durchführung von Leistungen zur Teilhabe.

18.1.2 Instrumente zur Erkennung möglicher Bedarfe

Neben den genannten Anhaltspunkten und Anzeichen, die auf einen potenziellen Teilhabebedarf hinweisen, ist die Nutzung von entsprechenden Instrumenten zur Erkennung bzw. zur Einschätzung eines ggf. bestehenden Teilhabebedarfs hilfreich. Nachfolgend werden fünf Instrumente beispielhaft vorgestellt:

■ ■ **Kurz-Checkliste zur (ärztlichen)[1] Einschätzung eines Rehabilitationsbedarfs**

Name   Checkliste für die ärztliche Einschätzung
eines Rehabilitationsbedarfs für die Bereiche
Somatik und Psychosomatik (▶ Internet)

Kurzbeschreibung   Die Checkliste stellt ein Instrument zur Prüfung des medizinischen Rehabilitationsbedarfs dar. Es wurde eine Checkliste
für somatische und eine für psychosomatische
(▶ Kap. 4) Erkrankungen entwickelt. Beide Checklisten erfassen jeweils die einzelnen Dimensionen
des Rehabilitationsbedarfs und unterstützen die
Behandelnden bei der Erkennung des Rehabilitationsbedarfs.

■ ■ **Instrument zur Beurteilung von Beeinträchtigungen der Ausübung von Aktivitäten
des täglichen Lebens (ADL)**

Name   Barthel-Index (▶ Internet)

Kurzbeschreibung   Dieses Instrument misst die
unmittelbaren körperlichen Selbstversorgungsfähigkeiten und gibt so Aufschluss über bestehende Beeinträchtigungen bei der Ausübung von
Aktivitäten des täglichen Lebens. Der Anwen-
dungsstandard hierzu ist das Hamburger Einstu-
fungsmanual. Solche Beeinträchtigungen können
dabei einen ersten Hinweis auf einen ggf. bestehenden Rehabilitationsbedarf geben. Der Barthel-
Index wurde nicht spezifisch für die Einschätzung
medizinischen Rehabilitationsbedarfs entwickelt,
wird aber häufig im Bereich neurologischer
Erkrankungen eingesetzt (▶ Kap. 6).

■ ■ **Kurz-Instrument zur Einschätzung gesund-
heitsbezogener beruflicher Aspekte**

Name   Screening-Instrument zur Einschätzung
des Bedarfs an medizinisch-beruflich orientierten
Maßnahmen in der medizinischen Rehabilitation
(SIMBO) (▶ Internet)

Kurzbeschreibung   Bei SIMBO handelt es sich
um einen Fragebogen zur Selbstauskunft der
Patienten. Er berücksichtigt 7 Kriterien der Beeinträchtigung beruflicher Teilhabe. Es handelt sich
um sozialmedizinische Parameter (Erwerbsstatus,

Arbeitsfähigkeit, Fehlzeiten im Jahr vor der Maßnahme), gesundheitsbezogene Beeinträchtigungen im Beruf, die subjektive berufliche Prognose,
berufsbezogene Therapiemotivation und das
Alter. Es existieren eine indikationsspezifische
Version für Erkrankungen des Muskel-Skelett-
Apparates (SIMBO-MSK) (▶ Kap. 2) und eine generische Version für chronische Erkrankungen im
Allgemeinen (SIMBO-C). SIMBO kann im Rahmen frühzeitiger Bedarfserkennung als indikationsspezifische und indikationsübergreifende
Variante zur Erkennung von Personen mit gesundheitsbezogenen beruflichen Problemlagen
dienen, woraus sich Hinweise auf ggf. spezifische
Therapiekonzepte in der medizinischen Rehabilitation ableiten. Bestehende gesundheitsbezogene
berufliche Problemlagen können auch auf ggf.
notwendige Leistungen zur Teilhabe am Arbeitsleben hindeuten.

■ ■ **Kurz-Screening-Instrument zur ersten
Einschätzung eines problematischen
Suchtmittelkonsums in der medizinischen
Versorgung**

Name   AUDIT – Alcohol Use Disorders Identification Test (▶ Internet)

Kurzbeschreibung   Der AUDIT-Test ist ein
Selbstauskunftsbogen mit 10 Fragen und wurde
im Auftrag der Weltgesundheitsorganisation
(WHO) entwickelt. Damit können alle Personen
ihre Beziehung zum Alkohol selbst beurteilen. Der
AUDIT-Test eignet sich auch für Arzt- und Psychotherapeutenpraxen und sozialmedizinische
Dienste im Rahmen der Anamnese zur Auf-
deckung bzw. ersten Abschätzung eines miss-
bräuchlichen oder abhängigen Alkoholkonsums
(▶ Kap. 5). Damit wird ihnen eine Vorbeugung,
frühzeitige Behandlung und Rehabilitation von
Alkoholproblemen ermöglicht.

■ ■ **Instrument zur Erfassung der Arbeitsfähig-
keit/Arbeitsbewältigung bei Erwerbstätigen**

Name   Work Ability Index (WAI) (▶ Internet)

Kurzbeschreibung   Der Work Ability Index
(WAI) wird auch als Arbeitsfähigkeitsindex oder
Arbeitsbewältigungsindex bezeichnet und ist ein
Messinstrument zur Erfassung der Arbeitsfähig-
keit von Erwerbstätigen. Beim WAI handelt sich
um einen Fragebogen, der entweder von den
Befragten selbst oder von Dritten, z. B. von dem

---

1   Die „Checkliste für die ärztliche Einschätzung eines
     Rehabilitationsbedarfs für die Bereiche Somatik und
     Psychosomatik" wird neben Ärzten in der Praxis insbe-
     sondere auch von Psychotherapeuten verwendet.

behandelnden Arzt, dem behandelnden Psychotherapeuten oder Betriebsärzten, ausgefüllt wird. Ziel der Anwendung in Betrieben ist die Förderung bzw. Erhaltung der Arbeitsfähigkeit der Beschäftigten. Der WAI unterscheidet sich von klassischen Fragebogeninstrumenten in dem Sinne, dass es sich hierbei um ein sehr heterogenes Konstrukt handelt, welches sich durch 10 Fragen aus unterschiedlichen Bereichen zusammensetzt. Der WAI ist in diesem Zusammenhang kein Messinstrument im herkömmlichen Sinne, sondern in erster Linie als Index oder Indikator zu verstehen. Er ist in engem Zusammenhang mit dem Konzept der Arbeitsfähigkeit anzuwenden, das die betrieblichen und individuellen Auswirkungen einer ganzheitlichen betrieblichen Betrachtung der Arbeitsfähigkeit skizziert. Aus dem WAI können Hinweise auf medizinische und berufliche Rehabilitationsleistungen erwachsen.

Mit dem Bundesteilhabegesetz werden die Rehabilitationsträger weiter in die Pflicht genommen, geeignete Maßnahmen zur frühzeitigen Erkennung des Rehabilitationsbedarfes bereitzuhalten und auf eine Antragstellung hinzuwirken. Hierzu sollen die Rehabilitationsträger insbesondere **barrierefreie Informationsangebote** zu Inhalten und Zielen von Leistungen zur Teilhabe sowie zur Inanspruchnahme dieser bereitstellen und vermitteln. Entsprechende Beratungsangebote sind einzurichten und vorzuhalten (sog. „Ansprechstellen", ▶ Abschn. 40.1).

18.2 Zuständigkeit klären

Für die Erbringung von Rehabilitationsleistungen kommen verschiedene Rehabilitationsträger in Frage (▶ Abschn. 39.3). Dies können nach § 6 SGB IX sein:

- Die gesetzlichen Krankenkassen
- Die Bundesagentur für Arbeit
- Die Träger der gesetzlichen Unfallversicherung
- Die Träger der gesetzlichen Rentenversicherung sowie die Träger der Alterssicherung für Landwirte
- Die Träger der Kriegsopferversorgung und die Träger der Kriegsopferfürsorge im Rahmen des Rechts der sozialen Entschädigung bei Gesundheitsschäden
- Die Träger der öffentlichen Jugendhilfe
- Die Träger der Sozialhilfe

Dabei kommt nicht jeder Rehabilitationsträger für jede Form der Teilhabeleistung in Frage, wie ◘ Tab. 18.1 zeigt.

Die Frage der Zuständigkeit richtet sich nach der individuellen **persönlichen Situation**, aber auch nach **versicherungsrechtlichen Vorgaben** der Rehabilitationsträger (▶ Abschn. 38.4.1). So kann zum Beispiel die Frage der Ursache einer Beeinträchtigung auch maßgeblich für die Frage der Zuständigkeit sein (beispielsweise im Bereich der Unfallversicherung als zuständiger Träger für alle möglichen Teilhabeleistungen nach einem anerkannten Arbeitsunfall). Neben sehr speziellen Voraussetzungen und Zuständigkeiten in besonderen Fällen gibt es aber auch einige Rehabilitationsträger, die für die Mehrzahl an Fällen zuständig sind.

❯ Wenngleich es für die Praxis hilfreich ist, wenn von vornherein der richtige Rehabilitationsträger mit einem Leistungsantrag adressiert wird, so ist es aber Aufgabe der Rehabilitationsträger, untereinander die jeweilige Zuständigkeit schnellstmöglich zu klären und den Antrag ggf. weiterzuleiten. Das heißt: Für Leistungsberechtigte ist die genaue Zuständigkeit innerhalb des Rehabilitationssystems letztendlich zweitrangig.

Im Einzelfall ist genau und individuell zu prüfen, welcher Rehabilitationsträger für die Erbringung welcher Teilhabeleistungen zuständig ist. Nachfolgende Ausführungen bieten sortiert nach den jeweiligen Leistungsgruppen erste Anhalts- und Orientierungspunkte, welcher Rehabilitationsträger potenziell zuständig sein kann.

18.2.1 Leistungsbereich der medizinischen Rehabilitation

Die Anhaltspunkte gelten, sofern vorstehende nicht erfüllt sind (d. h. es besteht z. B. keine Zuständigkeit der Rentenversicherung, wenn die Voraussetzungen der Unfallversicherung erfüllt sind).

- **Unfallversicherung:** Bei Vorliegen eines Arbeits-/Wegeunfalls im Rahmen einer versicherten Tätigkeit
- **Kriegsopferfürsorge/Kriegsopferversorgung/Soziale Entschädigung:** Ist die Ursache einer Behinderung ein Kriegs-,

◘ Tab. 18.1 Zuständigkeiten bei Leistungen zur Teilhabe nach Leistungsgruppen (§ 5 f. SGB IX)

Rehabilitationsträger	Leistungen zur medizinischen Rehabilitation	Leistungen zur Teilhabe am Arbeitsleben	Leistungen zur sozialen Teilhabe	Unterhalts-sichernde und andere ergänzende Leistungen	Leistungen zur Teilhabe an Bildung*
Gesetzliche Krankenversicherung	✓			✓	
Gesetzliche Rentenversicherung	✓	✓		✓	
Alterssicherung der Landwirte	✓			✓	
Gesetzliche Unfallversicherung	✓	✓	✓	✓	✓
Bundesagentur für Arbeit		✓		✓	
Träger der öffentlichen Jugendhilfe	✓	✓	✓		✓
Träger der Eingliederungshilfe	✓	✓	✓		✓
Träger der Kriegsopferversorgung und der Kriegsopferfürsorge	✓	✓	✓	✓	✓
Integrationsamt		✓			

* Die Leistungsgruppe „Teilhabe an Bildung" wird mit dem Bundesteilhabegesetz (BTHG) neu eingeführt und gilt ab 01.01.2018.

Wehr- oder Zivildienstschaden, eine Kriegsfolge, die Folge einer rechtswidrigen Gewalttat oder die Teilnahme an einer vorgeschriebenen oder empfohlenen Impfung?

— **Rentenversicherung:** Bei Vorliegen der persönlichen und versicherungsrechtlichen Voraussetzungen
  — **Persönliche Voraussetzungen:** Ist die Erwerbsfähigkeit gemindert oder gefährdet und besteht Aussicht auf Besserung durch eine medizinische Rehabilitation?
  — **Versicherungsrechtliche Voraussetzungen:**
    – Wartezeit von 15 Jahren ist erfüllt oder
    – Bezug einer Erwerbsminderungsrente oder
    – In den letzten 2 Jahren mindestens 6 Monate sozialversicherungspflichtig beschäftigt
— Krankenversicherung: Krankenversichert
— Jugendhilfe: Für seelisch behinderte Kinder und Jugendliche
— Sozialhilfe: Wenn kein anderer Träger vorrangig zuständig ist

Die Leistungen der Unfallversicherung sowie der Sozialen Entschädigung haben **Vorrang** vor denen anderer Träger. Liegt kein Arbeitsunfall oder ein sozialer Entschädigungsfall vor und ist die leistungsberechtigte Person erwerbstätig, ist in der Regel die Rentenversicherung der richtige Ansprechpartner für Leistungen der medizinischen Rehabilitation. Die Leistungen der Rentenversicherungen haben Vorrang vor Leistungen der Krankenkasse. Ist eine Person nicht erwerbstätig bzw. erfüllt sie (noch) nicht die versicherungsrechtlichen und persönlichen Voraussetzungen der Rentenversicherung, ist regelmäßig die Krankenversicherung zuständiger Rehabilitationsträger. Eine Ausnahme hiervon bildet der Bereich der onkologischen Rehabilitation (▶ Kap. 9). Hier ist die Rentenversicherung zuständiger Rehabilitationsträger für Rentner mit onkologischen Erkrankungen.

Ist eine Person nicht krankenversichert, kommt die Sozialhilfe als Rehabilitationsträger für medizinische Rehabilitationsleistungen in Frage. Da mittlerweile die meisten Personen in Deutschland krankenversichert sind, kommt der Sozialhilfe als Leistungsträger der medizinischen Rehabilitation eine eher geringere Bedeutung zu.

18.2.2 Leistungsbereich der Teilhabe am Arbeitsleben

Die Anhaltspunkte gelten, sofern vorstehende nicht erfüllt sind (d. h. es besteht z. B. keine Zuständigkeit der Rentenversicherung, wenn die Voraussetzungen der Unfallversicherung erfüllt sind).

- **Unfallversicherung:** Bei Vorliegen eines Arbeits-/Wegeunfalls
- **Kriegsopferfürsorge/Kriegsopferversorgung/Soziale Entschädigung:** Ist die Ursache einer Behinderung ein Kriegs-, Wehr- oder Zivildienstschaden, eine Kriegsfolge, die Folge einer rechtswidrigen Gewalttat oder die Teilnahme an einer vorgeschriebenen oder empfohlenen Impfung?
- **Rentenversicherung:**
  - Wartezeit von 15 Jahren ist erfüllt oder
  - Bezug einer Erwerbsminderungsrente oder
  - wenn ohne Leistungen zur Teilhabe am Arbeitsleben eine Rente wegen verminderter Erwerbsfähigkeit zu leisten wäre oder
  - wenn für eine voraussichtlich erfolgreiche Rehabilitation im unmittelbaren Anschluss an Leistungen zur medizinischen Rehabilitation durch den Rentenversicherungsträger auch Leistungen zur Teilhabe am Arbeitsleben erforderlich sind
- **Bundesagentur für Arbeit:**
  - Wenn eine Behinderung vorliegt und die Aussicht besteht, am Arbeitsleben teilzuhaben bzw. weiter teilzuhaben
  - Für Menschen mit Behinderung, die wegen Art oder Schwere ihrer Behinderung nicht, noch nicht, oder noch nicht wieder auf dem allgemeinen Arbeitsmarkt beschäftigt werden können und deshalb am Eingangsverfahren bzw. am Berufsbildungsbereich einer Werkstatt für behinderte Menschen teilnehmen
- **Jugendhilfe:** Für seelisch behinderte Kinder und Jugendliche

- **Sozialhilfe:** Wenn kein anderer Träger vorrangig zuständig ist

Wie bei den Leistungen zur medizinischen Rehabilitation sind auch bei Leistungen zur Teilhabe am Arbeitsleben Unfallversicherung und Soziale Entschädigung **vorrangig** zuständig. Bei erwerbstätigen Personen ist primär die Rentenversicherung der zuständige Rehabilitationsträger für Leistungen zur Teilhabe am Arbeitsleben. Werden die versicherungsrechtlichen Voraussetzungen der Rentenversicherung nicht erfüllt (Wartezeit von 15 Jahren) und schließt die berufliche Rehabilitation nicht an eine medizinische Rehabilitationsleistung der Rentenversicherung an, ist regelmäßig die Bundesagentur für Arbeit zuständig. Dies gilt vor allem für viele jüngere Menschen, die die versicherungsrechtlichen Voraussetzungen der Rentenversicherung nicht erfüllen. In diesen Fällen ist meist die Bundesagentur für Arbeit zuständig, da hier keine vorversicherungsrechtlichen Voraussetzungen zu erfüllen sind.

18.2.3 Leistungsbereich der sozialen Teilhabe

Die Anhaltspunkte gelten, sofern vorstehende nicht erfüllt sind (d. h. es besteht z. B. keine Zuständigkeit der Sozialhilfe, wenn die Voraussetzungen der Unfallversicherung erfüllt sind).

- **Unfallversicherung:** Bei Vorliegen eines Arbeits-/Wegeunfalls
- **Kriegsopferfürsorge/Kriegsopferversorgung (Soziale Entschädigung):** Ist die Ursache einer Behinderung ein Kriegs-, Wehr- oder Zivildienstschaden, eine Kriegsfolge, die Folge einer rechtswidrigen Gewalttat oder die Teilnahme an einer vorgeschriebenen oder empfohlenen Impfung?
- **Jugendhilfe:** Für seelisch behinderte Kinder und Jugendliche
- **Sozialhilfe:** Wenn kein anderer Träger vorrangig zuständig ist

Sofern kein Arbeitsunfall oder ein sozialer Entschädigungsfall vorliegt, ist im Bereich der sozialen Teilhabe grundsätzlich der Träger der Sozialhilfe zuständig. Bei seelisch behinderten Kindern und Jugendlichen ist der Träger der Jugendhilfe vorrangig zuständig.

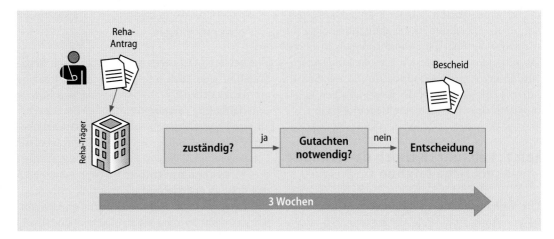

□ Abb. 18.1   Einfache Zuständigkeitsklärung

18.2.4 Leistungsbereich der Teilhabe an Bildung

Die Anhaltspunkte gelten, sofern vorstehende nicht erfüllt sind (d. h. es besteht z. B. keine Zuständigkeit der Sozialhilfe, wenn die Voraussetzungen der Unfallversicherung erfüllt sind).

— **Unfallversicherung:** Bei Vorliegen eines Arbeits-/Wegeunfalls
— **Kriegsopferfürsorge/Kriegsopferversorgung:** Ist die Ursache einer Behinderung ein Kriegs-, Wehr- oder Zivildienstschaden, eine Kriegsfolge, die Folge einer rechtswidrigen Gewalttat oder die Teilnahme an einer vorgeschriebenen oder empfohlenen Impfung?
— **Jugendhilfe:** Für seelisch behinderte Kinder und Jugendliche
— **Sozialhilfe:** Wenn kein anderer Träger vorrangig zuständig ist

Für den Bereich der Leistungen zur Teilhabe an Bildung gelten dem Grunde nach die gleichen Zuständigkeitsvoraussetzungen wie bei den Leistungen zur sozialen Teilhabe.

18.2.5 Zuständigkeitsklärung zwischen Rehabilitationsträgern

So unterschiedlich die Zuständigkeiten sind, so komplex gestaltet es sich in der Praxis, den für sich richtigen Ansprechpartner zu finden. Um dem Betroffenen die Zuständigkeitsklärung zu vereinfachen, hat der Gesetzgeber mit § 14 SGB IX ein

fristengebundenes Verfahren zur Zuständigkeitsklärung eingeführt:

Wird ein **Antrag** bei einem Rehabilitationsträger gestellt (▶ Abschn. 18.3), so hat dieser binnen 2 Wochen festzustellen, ob er für die beantragte Leistung zuständig ist. Ist er zuständig, so hat er den Rehabilitationsbedarf umgehend festzustellen (□ Abb. 18.1).

Stellt der Rehabilitationsträger fest, dass er für die beantragte Leistung nicht zuständig ist, muss er den Antrag unverzüglich an den nach seiner Auffassung zuständigen Rehabilitationsträger weiterleiten. Versäumt der Rehabilitationsträger seine Pflicht, den Antrag entsprechend weiterzuleiten, wird er – unabhängig seiner eigentlichen Zuständigkeit – zur Erbringung der Leistung verpflichtet.

Der zweitangegangene Rehabilitationsträger, dem der Antrag zugeleitet wird, muss unabhängig seiner tatsächlichen Zuständigkeit den Rehabilitationsbedarf feststellen. Er ist gesetzlich zur Zuständigkeit verpflichtet und kann den Antrag nicht ein weiteres Mal weiterleiten. Der Rehabilitationsbedarf ist durch den Träger unverzüglich festzustellen. Drei Wochen nach Eintragseingang muss eine Entscheidung über den Rehabilitationsbedarf vorliegen (□ Abb. 18.2).

Ist für die Bedarfsfeststellung ein Gutachten erforderlich, wird die Entscheidung innerhalb von 2 Wochen nach Vorliegen des Gutachtens getroffen (□ Abb. 18.3).

Für den Antragsteller wird so gewährleistet, dass – unabhängig davon, ob er den Antrag beim richtigen Träger gestellt hat – sein Antrag zügig bearbeitet wird und er schnell eine Entscheidung über die Leistung erhält.

18

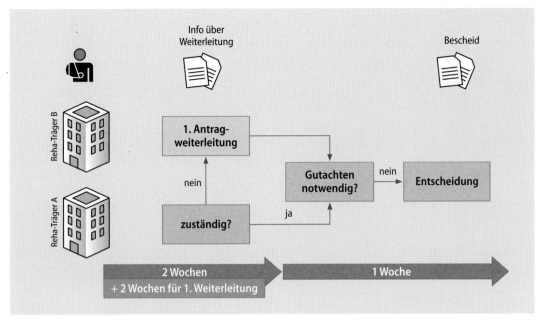

Abb. 18.2 Zuständigkeitsklärung mit Antragsweiterleitung

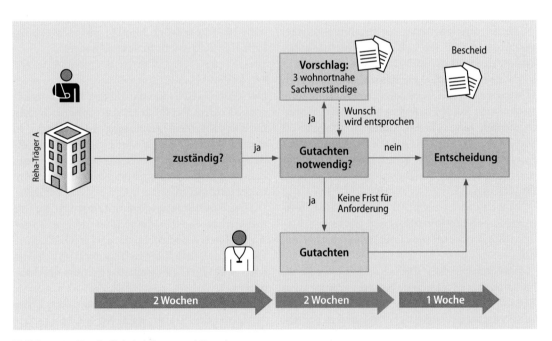

Abb. 18.3 Zuständigkeitsklärung und Gutachten

Zum 01.01.2018 gelten neue Regelungen zur Klärung der Zuständigkeit. Die neuen Regelungen sind konkreter, ausdifferenzierter und in weiten Teilen verbindlicher als die bisherigen Vorgaben (▶ Abschn. 38.4.4).

Grundsätzlich bestehen bleibt die Vorgabe, dass der Rehabilitationsträger, bei dem der Antrag eingeht, innerhalb von 2 Wochen klären muss, ob er für die Leistung zuständig ist und bei Nichtzuständigkeit den Antrag an den nach seiner Auffassung zuständigen Träger weiterleitet. Der zweitangegangene Rehabilitationsträger wird somit – wie bisher auch – zuständiger (zukünftig sogenannter „leistender") Rehabilitationsträger.

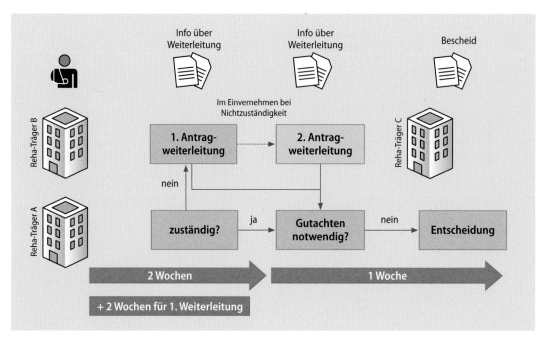

◘ Abb. 18.4   Zuständigkeitsklärung mit 2. Weiterleitung („Turbo-Klärung")

Ist der zweitangegangene Rehabilitationsträger insgesamt für die Leistung nicht zuständig, kann er den Antrag zwar kein weiteres Mal weiterleiten. Er hat aber die Möglichkeit, den Antrag im Einvernehmen mit dem nach seiner Auffassung zuständigen Rehabilitationsträger an diesen weiterzuleiten (sog. „Turbo-Klärung", § 14 Abs. 3 SGB IX-2018). Dies hat jedoch im Rahmen der bereits laufenden Fristen zu erfolgen und führt somit nicht zu einer Verlängerung des Verfahrens (◘ Abb. 18.4).

Steht nun der nach § 14 SGB IX-2018 **leistende Rehabilitationsträger** fest, gibt es verschiedene Möglichkeiten, wie dieser weiter vorzugehen hat:

Ist der nach § 14 SGB IX-2018 leistende Rehabilitationsträger für alle in Betracht kommenden Bedarfe nach seinem eigenen Leistungsgesetz zuständig, hat er den Bedarf umfassend zu prüfen. Er bleibt **alleinig zuständiger Rehabilitationsträger**. Die zeitlichen Fristen des § 14 SGB IX bleiben bestehen.

Geht der Antrag jedoch über die leistungsrechtlich verankerte Zuständigkeit des nach § 14 leistenden Rehabilitationsträgers hinaus, wurde die Verpflichtung konkretisiert, **andere Rehabilitationsträger mit einzubeziehen** und gegebenenfalls ihre Bedarfsfeststellung (► Abschn. 18.4) einzufordern und einen Teilhabeplan (► Ab-

schn. 18.5) zu erstellen. Hierbei gibt es zwei mögliche Konstellationen zu unterscheiden:

▪▪ Variante 1:
Der leistende Rehabilitationsträger kann entsprechend § 6 SGB IX (◘ Tab. 18.1) grundsätzlich nicht für alle relevanten Leistungen zuständig sein. In diesem Fall leitet er den Antrag insoweit an die Rehabilitationsträger weiter, die für die jeweiligen Bedarfe entsprechend zuständig sind (sog. „**Antragssplittung**" nach § 15 Abs. 1 SGB IX-2018).

Die **Koordinierungsverantwortung** für die rechtzeitige Entscheidung über den gesamten Antrag bleibt jedoch beim nach § 14 SGB IX-2018 leistenden Rehabilitationsträger. Ebenso hat er nach § 19 das Teilhabeplanverfahren durchzuführen.

Mögliches Beispiel: Eine Krankenkasse wird als leistender Träger nach § 14 SGB IX-2018 zuständig für einen Antrag auf medizinische Rehabilitationsleistungen. Der Antrag enthält auch Leistungen zur beruflichen Rehabilitation (LTA), für die die Krankenkasse weder grundsätzlich noch im vorliegenden Einzelfall zuständig sein kann. Folglich wird der LTA-Teil an den zuständigen LTA-Träger (z. B. Rentenversicherung) weitergleitet. Die Krankenkasse hat das Teilhabeplanverfahren durchzuführen und den LTA-Träger einzubinden.

▪ ▪ Variante 2:

Ist für eine umfassende Feststellung des Rehabilitationsbedarfs die Feststellung weiterer Rehabilitationsträger erforderlich und liegt keine Antragssplittung nach § 15 Abs. 1 SGB IX-2018 vor, hat der leistende Träger die anderen Träger zu **beteiligen** und ihre **Bedarfsfeststellungen einzufordern**.

Erfolgen die Bedarfsfeststellungen der beteiligten Träger nicht innerhalb der vorgegeben Fristen (2 Wochen nach Anforderung bzw. 2 Wochen nach Vorliegen eines Gutachtens, soweit erforderlich), stellt der nach § 14 SGB IX-2018 leistende Rehabilitationsträger den Rehabilitationsbedarf nach allen in Betracht kommenden Leistungsgesetzen umfassend fest. Die Kosten für Leistungen, für die andere Träger zuständig waren, sind dem leistenden Träger zu erstatten. Neben der ebenfalls hier bestehenden Koordinierungsverantwortung hat der nach § 14 SGB IX leistende Träger dann zusätzlich die Leistungsverantwortung.

Mögliches Beispiel: Ein Träger der Eingliederungshilfe wird als leistender Träger nach § 14 SGB IX-2018 zuständig für einen Antrag auf soziale Rehabilitation. Dieser Antrag enthält jedoch auch Leistungen der medizinischen Rehabilitation, für welche der Träger der Eingliederungshilfe zwar grundsätzlich zuständig sein kann, aber dies im vorliegenden Einzelfall nicht ist. Folglich ist der zuständige Träger für die medizinische Rehabilitation (z. B. die Krankenkasse) am Verfahren zu beteiligen. Der Träger der Eingliederungshilfe hat das Teilhabeplanverfahren durchzuführen und in diesem Rahmen die anderen Träger zu beteiligen. Kommen diese „beteiligten Träger" (hier die Krankenkasse) ihren gesetzlichen Pflichten nicht nach, kann der Träger der Eingliederungshilfe einen Leistungsbescheid für medizinische Rehabilitation erteilen und sich die Kosten von der Krankenkasse erstatten lassen.

Kann über den Antrag auf Leistungen zur Teilhabe nicht innerhalb einer **Frist von 2 Monaten nach Antragseingang** bei dem leistenden Rehabilitationsträger entschieden werden, ist der Träger verpflichtet, dem Leistungsberechtigten vor Ablauf der Frist die Gründe hierfür schriftlich mitzuteilen. Der Rehabilitationsträger muss in seiner **begründeten Mitteilung** genau festlegen, bis wann über den Antrag entschieden wird. Eine Fristverlängerung ist nur unter bestimmten Umständen in folgenden Umfängen möglich:

— Um bis zu 2 Wochen zur Beauftragung eines Sachverständigen für die Begutachtung infolge einer nachweislich beschränkten Verfügbarkeit geeigneter Sachverständiger,
— um bis zu 4 Wochen, soweit von dem Sachverständigen die Notwendigkeit für einen solchen Zeitraum der Begutachtung schriftlich bestätigt wurde und
— für die Dauer einer fehlenden Mitwirkung der Leistungsberechtigten, wenn und soweit den Leistungsberechtigten nach § 66 Abs. 3 des Ersten Buches schriftlich eine angemessene Frist zur Mitwirkung gesetzt wurde.

Erfolgt keine begründete Mitteilung oder ist der in der Mitteilung bestimmte Zeitpunkt der Entscheidung über den Antrag ohne weitere begründete Mitteilung des Rehabilitationsträgers abgelaufen, gilt die Leistung als genehmigt. Die leistungsberechtigte Person hat dann die Möglichkeit, sich die Leistung selbst zu beschaffen. Für die Erbringung der Leistung muss er in Vorlage treten. Der Rehabilitationsträger wird zur Erstattung der Aufwendungen verpflichtet.

18.3 Antrag stellen

Damit Rehabilitationsleistungen in Anspruch genommen werden können, muss beim zuständigen Träger in der Regel ein Antrag auf Leistungen zur Teilhabe gestellt werden (▶ Abschn. 38.3.1). Der Träger entscheidet dann auf der Grundlage der eingereichten Unterlagen, ob und welche Leistungen zur Teilhabe erforderlich sind. Eine Ausnahme des Antragsprinzips gibt es beispielsweise bei der gesetzlichen Unfallversicherung. Diese muss von Amts wegen tätig werden, wenn sie Kenntnis von Arbeitsunfällen oder Berufskrankheiten erlangt.

Für die unterschiedlichen Rehabilitationsleistungen gibt es bei den Trägern verschiedene Antragsformulare:

Im Bereich der **medizinischen Rehabilitation** muss das Vorliegen einer sozialmedizinischen Indikation durch einen Fach- oder Hausarzt (▶ Kap. 27) oder im Falle von Rehabilitationsleistungen für Menschen mit psychischen Erkrankungen durch einen Psychologischen Psychotherapeuten und Kinder- und Jugendlichenpsychotherapeuten (▶ Kap. 28) geprüft und belegt werden. Sinnvollerweise werden diese Anträge vom

Versicherten gemeinsam mit dem Arzt bzw. Psychotherapeuten gestellt. Für Rehabilitationsleistungen der Rentenversicherung ist das **Antragsformular G100** durch den Versicherten auszufüllen. Neben dem Formular G100, welches allgemein für alle Formen der Teilhabeleistungen gilt, sind durch den Versicherten je nach Teilhabeleistungen weitere Formulare der Rentenversicherung auszufüllen und zusammen einzureichen. Für die Erstellung von ärztlichen oder psychotherapeutischen Befundberichten und Gutachten gibt es extra Formulare, die beim Rentenversicherungsträger (auch im Internet) erhältlich sind. Informationen zu den Anträgen finden sich auf den Internetseiten der Rentenversicherung.

> **Praxistipp**
>
> Bei der Deutschen Rentenversicherung (▶ Internet) finden sich im Internet Formulare für
> - Versicherte unter Services → Formulare & Anträge → Versicherte, Rentner, Selbständige → Rehabilitation
> - Ärzte im Rehabilitationsverfahren unter Services → Formulare & Anträge → Ärzte → Reha-Verfahren

Für medizinische Rehabilitationsleistungen der Krankenkasse ist durch den Arzt oder Psychotherapeuten (im Falle von Leistungen für Menschen mit psychischen Erkrankungen) das **Verordnungsformular („Muster 61")** auszufüllen.

> **Praxistipp**
>
> Seit dem 01.04.2016 ist bei der Krankenkasse der „Antrag auf Antrag" (Muster 60) zur Prüfung des zuständigen Kostenträgers nicht mehr notwendig. Die Rehabilitationsverordnung erfolgt seitdem nur noch über das Formular Muster 61. Dieses wurde überarbeitet und vereinfacht. Dabei wurden die erforderlichen Angaben zu der Krankenbehandlung und den Kontextfaktoren reduziert und mehr Raum für differenzierte Angaben zur Beeinträchtigung der Aktivitäten und Teilhabe gelassen. Weitere Informationen bietet die Kassenärztliche Bundesvereinigung (▶ Internet).

Leistungen der medizinischen Rehabilitation können auch als **Anschlussrehabilitation/An-**schlussheilbehandlung (AR/AHB) erbracht werden. Die AHB ist eine Rehabilitationsleistung, die im unmittelbaren Anschluss (meist innerhalb von 14 Tagen) an eine Krankenhausbehandlung oder eine ambulante Operation erfolgt und zur Weiterbehandlung erforderlich ist (z. B. nach einem Herzinfarkt oder bei einem Schlaganfall oder einer Krebserkrankung). Mit dem Rehabilitationsträger kann mit Begründung auch ein späterer Beginn der Rehabilitationsmaßnahme vereinbart werden, die Rentenversicherung spricht dann von einer sogenannten Anschlussgesundheitsmaßnahme (AGM). Die AHB muss bereits im Krankenhaus über die Krankenhausärzte und die Sozialberatung beantragt werden (▶ Abschn. 48.2.5).

Im Falle von medizinischen Rehabilitationsleistungen zur **Langzeitentwöhnung** bei Abhängigkeitserkrankungen (▶ Kap. 5) durch die Rentenversicherung ist der Antrag gemeinsam mit einer Suchtberatungsstelle zu stellen. Die Suchtberatungsstelle stellt einen Sozialbericht für den Antrag aus. Ohne diesen ist eine Bewilligung der Leistung nicht möglich. Dies gilt jedoch nur bei Leistungen der Rentenversicherung. Ist die gesetzliche Krankenversicherung zuständiger Rehabilitationsträger, kann die Entwöhnungsbehandlung durch Ärzte oder Psychotherapeuten verordnet werden.

Auch bei Anträgen für Leistungen zur Teilhabe am Arbeitsleben und Leistungen zur sozialen Teilhabe ist ein ärztliches Gutachten bzw. eine ärztliche Verordnung erforderlich. Für alle Leistungsbereiche sollte der Antrag durch den Arzt belegte Angaben zur Rehabilitationsbedürftigkeit (auf Grundlage der ICF), Rehabilitationsfähigkeit sowie eine positive Rehabilitationsprognose enthalten (▶ Glossar).

> **Praxistipp**
>
> Durch das Zuständigkeitsverfahren nach § 14 SGB IX kann der Antrag auf Rehabilitation grundsätzlich bei jedem Rehabilitationsträger gestellt werden, da dieser verpflichtet ist, den Antrag innerhalb von 14 Tagen an den zuständigen Träger weiterzuleiten.

Leistungen zur Teilhabe können ambulant oder stationär, unter Umständen auch mobil (vor Ort zu Hause, ▶ Abschn. 42.1.1) erbracht werden. Bevor man einen Antrag stellt, gilt es zu klären, welche **Form der Leistungserbringung** gewünscht und benötigt wird. Bei stationären Rehabilitationsleistungen stellt sich die Frage, ob die Rehabilitation möglichst wohnortnah oder wohnortfern erbracht werden kann oder soll. Grundsätzlich besteht die Möglichkeit, dass der Leistungsberechtigte selbst eine Rehabilitationsklinik auswählt (► Abschn. 21.3). Diese ist bereits im Antrag zu nennen und die Wahl zu begründen. Andernfalls wird die Klinik vom Leistungsträger ausgesucht.

Hilfe bei der Wahl der richtigen Rehabilitationsklinik bieten verschiedene Online-Datenbanken:
- Für den Bereich der stationären medizinischen Rehabilitation: Rehastätten-Verzeichnis der BAR (► Internet)
- Für den Bereich der Leistungen zur Teilhabe am Arbeitsleben: Verzeichnis der Rehabilitations-Anbieter bei Rehadat (► Internet)

Wird der **Antrag abgelehnt**, erhält der Antragsteller einen schriftlichen Ablehnungsbescheid, in dem dargelegt wird,
- bis wann auf die Ablehnung reagiert werden kann (Widerspruchsfrist),
- aus welchem Grund der Antrag abgelehnt wurde.

In der Regel kann ein Widerspruch formlos innerhalb von einem Monat nach Erhalt der Ablehnung eingereicht werden (► Abschn. 38.4.8). Vor dem Verfassen des Widerspruchs sollte geprüft werden, mit welcher Begründung der Rehabilitationsträger den Antrag auf Rehabilitationsleistungen abgelehnt hat. Der Antragsteller hat ein Recht auf Akteneinsicht. Es kann hilfreich sein, sich die ärztliche Stellungnahme eines Gutachtens zusenden zu lassen. Darauf aufbauend kann man im Widerspruch noch einmal explizit begründen, warum die Rehabilitationsmaßnahme vonnöten ist und ggf. eine weitere ärztliche Stellungnahme hinzufügen.

18.4 Bedarfsfeststellung und sozialmedizinische Begutachtung

Nachdem ein Antrag auf Leistungen zur Teilhabe bei einem Rehabilitationsträger eingegangen ist, hat dieser den Rehabilitationsbedarf festzustellen. Der Bedarf kann durch den Träger selbst oder durch das Hinzuziehen weiterer Akteure ermittelt werden. Kann der Leistungsträger nicht auf der Grundlage der ihm bereits vorliegenden Erkennt-

nisse über die Leistungsgewährung entscheiden und sind für die Bedarfsfeststellung noch weitere Informationen erforderlich, **veranlasst der Rehabilitationsträger** die entsprechenden Aktivitäten. Dies kann beispielsweise das Einholen von bereits bestehenden Gutachten, Befundberichten oder anderen ärztlichen oder ggf. psychotherapeutischen Unterlagen oder die Beauftragung eines Gutachtens oder einer gutachterlichen Stellungnahme sein.

Ist für die Ermittlung des Rehabilitationsbedarfs die Einholung eines Gutachtens erforderlich, so hat der Rehabilitationsträger dem Leistungsberechtigten drei möglichst wohnortnahe Sachverständige vorzuschlagen, soweit nicht gesetzlich die Begutachtung durch einen sozialmedizinischen Dienst vorgesehen ist. Dabei ist dem Wunsch des Leistungsberechtigten Rechnung zu tragen. Der Träger hat sicherzustellen, dass er Sachverständige beauftragen kann, bei denen keine Zugangs- und Kommunikationsbarrieren bestehen. Der Sachverständige nimmt eine umfassende sozialmedizinische, bei Bedarf auch psychologische Begutachtung vor.

> **Praxistipp**
>
> Um Mehrfachbegutachtungen zu vermeiden, sollen Gutachten grundsätzlich so gestaltet sein, dass die erhobenen Befunde und Beurteilungen möglichst auch bei der Prüfung der Voraussetzungen für Leistungen anderer Rehabilitationsträger verwendet werden können. Zur Vereinheitlichung von Gutachten haben die Rehabilitationsträger gemeinsame Grundsätze für die Begutachtung in der Gemeinsamen Empfehlung „Begutachtung" vereinbart (BAR 2016).

Die Bedarfsfeststellung hat funktionsbezogen zu erfolgen. Konkret bedeutet dies, dass die Feststellung des Teilhabebedarfs nach dem der ICF zugrunde liegenden bio-psycho-sozialen Modell der WHO zu erfolgen hat (► Abschn. 37.3). Dabei werden die Komponenten der Funktionsfähigkeit in ihrer Wechselwirkung unter Beachtung des gesamten Lebenshintergrundes des Menschen mit Behinderung beschrieben.

Neben der Feststellung einer Behinderung oder einer chronischen Erkrankung durch eine sachverständige Person, kann auch der **Leistungsberechtigte selbst Auskunft** über seine Situation und sein persönliches Umfeld geben. Die Einbeziehung der individuellen Verhältnisse und Berücksichtigung persönlicher Wünsche sind dabei maßgeblich für die Bedarfsfeststellung. Die Bedarfsermittlung ist immer mit der leistungsberechtigten Person abzustimmen.

Als Ergebnis der **Bedarfsermittlung** erfolgt die Feststellung des Bedarfes (▶ Abschn. 38.4.5). Zur Deckung des Bedarfes sieht der Rehabilitationsträger verschiedene Leistungen vor. Wurden entsprechende Leistungen ausgewählt, erhält die leistungsberechtigte Person einen Bewilligungsbescheid über die Leistung.

18.5   Rehabilitation und Teilhabe planen

Die Bedarfe einer Person sind oftmals vielschichtig und komplex und lassen sich nicht immer nur einem Rehabilitationsträger und einer Leistungsgruppe zuordnen. Damit der Leistungsberechtigte die für ihn richtigen Leistungen erhält, sieht das SGB IX für die Rehabilitationsträger besondere Pflichten zur Zusammenarbeit während der Bedarfsfeststellung, Planung und Ausgestaltung der Leistungen vor (▶ Abschn. 38.4.5).

Erkennt der zuständige Rehabilitationsträger während der Bedarfsermittlung einen konkreten Teilhabebedarf, der über seine eigene Zuständigkeit hinausgeht, so hat er – unter Voraussetzung des Einverständnisses des Menschen mit Behinderung – die weiteren zu beteiligenden Rehabilitationsträger zu informieren. Werden dann mehrere **Leistungen unterschiedlicher Leistungsgruppen** (§ 5 SGB IX) erbracht oder sind **verschiedene Rehabilitationsträger** (§ 6 SGB IX) an der Leistungserbringung beteiligt, gelten für die Träger besondere Kooperationsgrundsätze. So ist der nach § 14 SGB IX leistende Rehabilitationsträger dafür verantwortlich, dass die beteiligten Rehabilitationsträger im Benehmen miteinander und in Abstimmung mit dem Leistungsberechtigten die nach dem individuellen Bedarf voraussichtlich erforderlichen Leistungen funktionsbezogen feststellen und schriftlich so zusammenstellen, dass sie nahtlos ineinander greifen. Die leistungsberechtigte Person soll so den Eindruck bekommen, alle Leistungen werden „wie aus einer Hand" erbracht. Die **Erstellung eines Teilhabeplans** ist ein wesentliches Mittel zur Erreichung einer einheitlichen Praxis und einer besseren Verzahnung von

Leistungen und somit zur Sicherung der Nahtlosigkeit bei der Leistungserbringung.

Ab 01.01.2018 werden nunmehr die Regelungen zur Teilhabeplanung neu und deutlich umfangreicher als bislang gesetzlich gefasst und damit verbindlicher ausgestaltet. Ein Teilhabeplan ist nun regelmäßig verbindlich anzufertigen. Wie bislang auch, ist eine Teilhabeplanung dann durchzuführen, wenn Leistungen verschiedener Leistungsgruppen oder mehrerer Rehabilitationsträger erforderlich sind (§ 19 Abs. 1 SGB IX-2018). Beim Teilhabeplanverfahren ist der nach § 14 SGB IX-2018 leistende Rehabilitationsträger dafür verantwortlich, dass er und die nach § 15 beteiligten Rehabilitationsträger im Benehmen miteinander und in Abstimmung mit dem Leistungsberechtigten die nach dem individuellen Bedarf voraussichtlich erforderlichen Leistungen hinsichtlich Ziel, Art und Umfang funktionsbezogen feststellen und schriftlich so zusammenstellen, dass sie nahtlos ineinander greifen (§ 19 Abs. 1 SGB IX-2018). Auf dieser Grundlage wird durch den leistenden Rehabilitationsträger der Teilhabeplan erstellt.

Der Teilhabeplan muss entsprechend § 19 Abs. 2 SGB IX-2018 relevante Aspekte zum Verwaltungshandeln dokumentieren und **beinhaltet folgende Informationen:**

1. den Tag des Antragseingangs beim leistenden Rehabilitationsträger und das Ergebnis der Zuständigkeitsklärung und Beteiligung nach den §§ 14 und 15,
2. die Feststellungen über den individuellen Rehabilitationsbedarf auf Grundlage der Bedarfsermittlung nach § 13,
3. die zur individuellen Bedarfsermittlung nach § 13 eingesetzten Instrumente,
4. die gutachterliche Stellungnahme der Bundesagentur für Arbeit nach § 54,
5. die Einbeziehung von Diensten und Einrichtungen bei der Leistungserbringung,
6. erreichbare und überprüfbare Teilhabeziele und deren Fortschreibung,
7. die Berücksichtigung des Wunsch- und Wahlrechts nach § 8, insbesondere im Hinblick auf die Ausführung von Leistungen durch ein Persönliches Budget,
8. die Dokumentation der einvernehmlichen, umfassenden und trägerübergreifenden Feststellung des Rehabilitationsbedarfs in den Fällen nach § 15 Abs. 3 Satz 2,
9. die Ergebnisse der Teilhabeplankonferenz nach § 20,

10. die Erkenntnisse aus den Mitteilungen der nach § 22 einbezogenen anderen öffentlichen Stellen und
11. die besonderen Belange pflegender Angehöriger bei der Erbringung von Leistungen der medizinischen Rehabilitation.

Der Teilhabeplan ist im Verlauf der Rehabilitation erforderlichenfalls anzupassen und fortzuschreiben (§ 19 Abs. 3 SGB IX-2018). Die Leistungsberechtigten werden in das Teilhabeplanverfahren weitreichend einbezogen. Gegenüber dem leistenden Rehabilitationsträger besteht ein Einsichtsrecht in den Teilhabeplan selbst.

Zur Abstimmung zwischen den Rehabilitationsträgern bei der Teilhabeplanung wird mit § 20 SGB IX-2018 die Möglichkeit einer **Teilhabeplankonferenz** neu gesetzlich eingeführt. Teilhabeplankonferenzen sollen den Rahmen der gemeinsamen Beratung zur Feststellung des (trägerübergreifenden) Rehabilitationsbedarfs unter Einbeziehung der relevanten Beteiligten bieten.

Weitere Informationen

Literatur

Bundesarbeitsgemeinschaft für Rehabilitation (BAR) (2014) Gemeinsame Empfehlung „Reha-Prozess". https://www.bar-frankfurt.de/publikationen/gemeinsame-empfehlungen/

Bundesarbeitsgemeinschaft für Rehabilitation (BAR) (2016) Gemeinsame Empfehlung „Begutachtung". http://www.bar-frankfurt.de/publikationen/gemeinsame-empfehlungen/

Bundesministerium für Arbeit und Soziales (BMAS) (2014) Teilhabebericht der Bundesregierung über die Lebenslagen von Menschen mit Beeinträchtigungen. https://www.bmas.de/SharedDocs/Downloads/DE/PDF-Publikationen/a125-13-teilhabebericht.html

Bundesministerium für Arbeit und Soziales (BMAS) (2017) Zweiter Teilhabebericht der Bundesregierung über die Lebenslagen von Menschen mit Beeinträchtigungen in Deutschland. http://www.bmas.de/DE/Service/Medien/Publikationen/a125-16-teilhabebericht.html

Dau D, Düwell J, Joussen J (Hrsg) (2014) Sozialgesetzbuch IX. Rehabilitation und Teilhabe behinderter Menschen. Handkommentar, 4. Aufl. Nomos Verlag, Baden-Baden

Deinert O, Welti F (Hrsg) (2014) Stichwortkommentar Behindertenrecht. Nomos Verlag, Baden-Baden

Deutsche Rentenversicherung (2013) Sozialmedizinisches Glossar der Deutschen Rentenversicherung. DRV-Schriften Bd. 81

Feldes W, Kohte W, Stevens-Bartol E (Hrsg) (2015) SGB IX. Sozialgesetzbuch Neuntes Buch. Rehabilitation und Teilhabe behinderter Menschen. Kommentar für die Praxis, 3. Aufl. Bund Verlag, Frankfurt

Knittel B (2015) SGB IX. Sozialgesetzbuch IX. Rehabilitation und Teilhabe behinderter Menschen und Allgemeines Gleichbehandlungsgesetz. Kommentar, 8. Aufl. Luchterhand Verlag, Köln

Luthe EW (Hrsg) (2015) Rehabilitationsrecht, 2. Aufl. Erich-Schmidt Verlag, Berlin

von Maydell B, Ruland F, Becker U (Hrsg) (2012) Sozialrechtshandbuch, 5. Aufl. Nomos Verlag, Baden-Baden

Internetlinks

AUDIT – Alcohol Use Disorders Identification Test. http://www.bundesaerztekammer.de/downloads/AlkAudit-Fragebogen.pdf

BAR - Rehastättenverzeichnis: https://www.bar-frankfurt.de/datenbanken-verzeichnisse/rehastaettenverzeichnis/

Barthel-Index. https://kcgeriatrie.de/Assessments_in_der_Geriatrie/Documents/barthel-index.pdf

Checkliste für die ärztliche Einschätzung eines Rehabilitationsbedarfs für die Bereiche Somatik und Psychosomatik. https://www.rehainfo-aerzte.de/de/Navigation/10_Reha-Bedarf/01_Rehabeduerftigkeit/01_rehabeduerftigkeit_index_node.html

Deutsche Rentenversicherung – Informationen für Versicherte zur Rehabilitation. https://www.deutsche-rentenversicherung.de/Allgemein/de/Navigation/2_Rente_Reha/02_Rehabilitation/Rehabilitation_node.html

Deutsche Rentenversicherung – Fachinformationen Rehabilitation. https://www.deutsche-rentenversicherung.de/Allgemein/de/Navigation/3_Infos_fuer_Experten/01_Sozialmedizin_Forschung/01_sozialmedizin/fachinfo_reha_node.html

Kassenärztliche Bundesvereinigung – Verordnen von Rehabilitation. http://www.kbv.de/html/23019.php.

Rehadat – Beratung und Hilfe bei der beruflichen Teilhabe behinderter Menschen. https://www.rehadat-adressen.de/de/

Screening-Instrument zur Einschätzung des Bedarfs an medizinisch-beruflich orientierten Maßnahmen in der medizinischen Rehabilitation (SIMBO). http://www.medizinisch-berufliche-orientierung.de/_downloads/SIMBO_MSK.pdf

Work Ability Index (WAI). http://www.arbeitsfaehig.com/de/wai-netzwerk-35.html

In der Rehabilitation

Michael Schubert, Sarah Viehmeier, Rainer Thimmel

Unter Mitarbeit von Andreas Bahemann, Jörg Heinze, Matthias Siebert, Gracia Schade, Theresa Unger, Birthe Hucke und Reto Schneider.

© Springer-Verlag GmbH Deutschland, ein Teil von Springer Nature 2018
Bundesarbeitsgemeinschaft für Rehabilitation e.V. (BAR) (Hrsg.), *Rehabilitation*
https://doi.org/10.1007/978-3-662-54250-7_19

Im Rahmen der Leistungen zur Teilhabe am Leben in der Gesellschaft werden ab 2018 fünf **Leistungsgruppen** unterschieden:

1. Leistungen zur medizinischen Rehabilitation (► Kap. 42),
2. Leistungen zur Teilhabe am Arbeitsleben (► Kap. 43),
3. Leistungen zur sozialen Teilhabe (► Kap. 44),
4. Leistungen zur Teilhabe an Bildung (seit 2018 neu) (► Kap. 45) und
5. unterhaltssichernde und andere ergänzende Leistungen (► Kap. 46).

Während die Leistungen der Ziffern 1 bis 4 singuläre Leistungen sein können, sind „unterhaltssichernde und andere ergänzende Leistungen" an eine bewilligte Leistung zur medizinischen Rehabilitation oder zur Teilhabe am Arbeitsleben gekoppelt (sog. „Hauptleistung").

Alle Leistungen zur Teilhabe sollen eben dieser, also der Teilhabe von Menschen mit Behinderungen, dienen. Gemeinsamer zugrunde liegender Ausgangspunkt der Leistungen ist eine biopsycho-soziale Betrachtung. Primär von Bedeutung ist hier bei nicht, wie in der Krankenbehandlung, die Erkrankung oder ICD-Diagnose, sondern die Auswirkungen einer Gesundheitsstörung (health conditions) auf die Körperstrukturen/-funktionen, Aktivitäten und gesellschaftliche Teilhabe einer Person. Solche Auswirkungen sind unter Berücksichtigung von Wechselwirkungen mit relevanten Kontextfaktoren hinreichend zu bestimmen. Denn eine Behinderung ist kein individueller Sachverhalt, sondern ergibt sich aus der negativen Interaktion von Individuum und Umwelt (► Abschn. 37.3). Dieser Logik folgend und zudem berücksichtigend, dass die Rehabilitation auch im engeren medizinischen Kontext verschiedenste Ansätze kennt, wird offenkundig, dass die Wege – und damit **Aspekte der Leistungsdurchführung** –, die gesellschaftliche Teilhabe von Menschen mit Behinderung zu unterstützen, nicht nur insgesamt, sondern auch innerhalb der verschiedenen Leistungsgruppen wesentlich verschieden sind.

19.1 Leistungen zur medizinischen Rehabilitation

Ziel von Leistungen zur medizinischen Rehabilitation ist,

- Behinderungen einschließlich chronischer Krankheiten abzuwenden, zu beseitigen, zu mindern, auszugleichen, eine Verschlimmerung zu verhüten oder
- Einschränkungen der Erwerbsfähigkeit und Pflegebedürftigkeit zu vermeiden, zu überwinden, zu mindern, eine Verschlimmerung zu verhüten sowie den vorzeitigen Bezug von Sozialleistungen zu vermeiden oder laufende Sozialleistungen zu mindern.

In Abgrenzung zu Leistungen der ambulanten oder stationären Krankenbehandlung ist bei Leistungen zur medizinischen Rehabilitation ihr **ganzheitlich**-integrativer und damit komplexer Behandlungsansatz prägend, „der weit über die organ- und symptombezogene Therapie hinausreicht" (DRV 2009, 23). Er berücksichtigt „körperliche[n], geistig-seelische[n] und soziale[n] Krankheitsfolgen, Kontextfaktoren, Krankheitsrisiken und persönlichen Ressourcen als Voraussetzung für einen optimalen Behandlungserfolg. Es geht nicht nur darum, funktionale Einschränkungen zu beseitigen, sondern auch eine angemessene Krankheitsverarbeitung zu unterstützen und gesundheitsgerechtes Verhalten zu fördern" (ebd.).

Häufig werden medizinische Rehabilitationsleistungen als **ganztägige Leistungen** über 3 Wochen entweder stationär oder ambulant erbracht. Sie sind zumeist an der jeweiligen medizinischen **Indikation** orientiert (z. B. Orthopädie, Kardiologie, vgl. ► Kap. 1). Abhängig von dieser und/oder der medizinischen Notwendigkeit ist auch eine längere Leistungsdauer möglich. So können beispielsweise medizinische Rehabilitationsleistungen für Menschen mit psychischen Erkrankungen – im Rahmen spezieller Angebote – auch eine Dauer von 12 Monaten umfassen.

Die einzelnen Leistungselemente in der medizinischen Rehabilitation werden aufbauend auf eine zumeist ärztliche Eingangsuntersuchung individuell geplant und durch ein multiprofessionelles Team aus Ärzten, Psychotherapeuten und Therapeuten (Physiotherapie, Ergotherapie etc., ► Kap. 26) erbracht. Hierbei spielt die Festlegung individueller **Rehabilitationsziele**, welche gemeinsam mit dem Rehabilitanden erfolgt, eine besondere Bedeutung.

Während stationäre Leistungen oftmals wohnortfern durchgeführt werden, ist für ganztägig ambulante Leistungen die Wohnortnähe charakteristisch. Das Angebot ganztägig ambulanter medizinischer Rehabilitationsleistungen unterscheidet sich inhaltlich nicht von den bislang etablierten stationären Leistungen und wurde in den letzten Jahren kontinuierlich ausgebaut.

> **Praxistipp**
>
> Für Mütter bzw. Väter oder Mutter- bzw. Vater-Kind steht ein spezielles Rehabilitationsangebot zur Verfügung.

Im Rahmen strukturierter Rehabilitations- und Therapiekonzepte mit **mehrdimensionaler und interdisziplinärer** Ausrichtung finden sich oftmals folgende Behandlungselemente: ärztliche und psychotherapeutische Behandlung, Heilmittel, Hilfsmittel, Belastungserprobung und Arbeitstherapie sowie medizinische, psychologische und pädagogische Hilfen (▶ Kap. 42).

Medizinische, psychologische und pädagogische Hilfen zum Erreichen der individuellen Rehabilitationsziele sind insbesondere

— Hilfen zur Unterstützung bei der Krankheits- und Behinderungsverarbeitung,
— Aktivierung von Selbsthilfepotenzialen,
— mit Zustimmung der Leistungsberechtigten Information und Beratung von Partnern und Angehörigen sowie von Vorgesetzten und Kollegen,
— Vermittlung von Kontakten zu örtlichen Selbsthilfe- und Beratungsmöglichkeiten,
— Hilfen zur seelischen Stabilisierung und zur Förderung der sozialen Kompetenz, unter anderem durch Training sozialer und kommunikativer Fähigkeiten und im Umgang mit Krisensituationen,
— Training lebenspraktischer Fähigkeiten,
— Anleitung und Motivation zur Inanspruchnahme von Leistungen der medizinischen Rehabilitation.

Hinsichtlich des gesetzlichen Leistungsziels der Sicherung, Erhaltung oder Wiederherstellung der Erwerbsfähigkeit wurden in den letzten Jahren verstärkt Konzepte der Integration beruflicher Aspekte in die medizinische Rehabilitation entwickelt und umgesetzt (**medizinisch-berufliche Orientierung**). Diese zielen auf

— Personengruppen mit spezifischen beruflichen Belastungen (z. B. im Baugewerbe) und/oder
— mit „besonderen beruflichen Problemlagen" (BBPL) und/oder

— mit einer deutlichen Diskrepanz zwischen beruflicher Leistungsfähigkeit und den Arbeitsanforderungen im bisherigen Berufsfeld." (DRV 2015a, 6)

> **Praxistipp**
>
> Informationen zur medizinisch-beruflichen Orientierung in der medizinischen Rehabilitation finden Sie auf der gleichnamigen Seite im ▶ Internet.

Zum Ende einer medizinischen Rehabilitationsleistung wird ein (ärztlicher) **Entlassungsbericht** erstellt, welcher u. a. Informationen zur Erkrankung, empfohlene sich anschließende Leistungen, eine sozialmedizinische Leistungsbeurteilung und Epikrise enthält. Dieser ist damit wesentliche Informationsquelle für nachfolgende Behandelnde und Therapeuten, insbesondere zur Planung und Umsetzung erforderlicher weiterer Leistungen der ambulanten Krankenbehandlung (▶ Abschn. 21.2; ▶ Abschn. 48.2.6).

Zu den finanziellen Aspekten wie Informationen zu Zuzahlungsregelungen für Leistungsberechtigte ▶ Abschn. 21.4.

Zusätzlich zur medizinischen Rehabilitationsleistung selbst können für Rehabilitanden unterhaltssichernde und ergänzende Leistungen wie Krankengeld, Fahrt-/Reisekosten, Haushaltshilfe u. a. erbracht werden (▶ Kap. 46).

19.2 Leistungen zur Teilhabe am Arbeitsleben

Ziel von Leistungen zur Teilhabe am Arbeitsleben (LTA) ist es, behinderten und von Behinderung bedrohten Menschen die Teilhabe am Arbeitsleben entsprechend ihrer Leistungsfähigkeit auf Dauer zu sichern. Erforderlich sind solche Leistungen dann, wenn eine nicht unerhebliche Beeinträchtigung der Erwerbsfähigkeit (▶ Glossar) droht oder bereits eingetreten ist und gleichzeitig die Aussicht besteht, sie durch die (individuellen) Teilhabeleistungen positiv zu beeinflussen.

Ob berufliche Rehabilitationsleistungen in Frage kommen und wer diese übernimmt, ist nicht zuletzt auch von bestimmten versicherungsrechtlichen Voraussetzungen abhängig, wie der Dauer der vorangehenden Beschäftigung, einer positiven Erwerbsprognose oder der vorangehenden Teilnahme an einer medizinischen Rehabilitation

Tab. 19.1 Ausgewählte Subziele und Leistungsarten bei Leistungen zur Teilhabe am Arbeitsleben

Leistungsziel innerhalb von LTA	Leistungsart, z. B.
Unterstützung der Arbeitsauf- nahme und der Berufsausübung auf einem konkreten Arbeitsplatz	Leistungen zur Erhaltung oder Erlangung eines Arbeitsplatzes wie – arbeitsplatzbezogene technische Arbeitshilfen (z. B. Hörgeräte) – Hilfen zur behinderungsgerechten Ausgestaltung bzw. Umgestaltung des Arbeitsplatzes (z. B. Hebe- oder Tragehilfen)
Berufliche Qualifizierung	Leistungen zur beruflichen Bildung wie – Qualifizierungsmaßnahmen der Fort- und Weiterbildung – berufliche Vollausbildungen (Erstausbildung, Umschulung)
Unterstützung der beruflichen Mobilität	Kfz-Hilfe (u. a. zum behinderungsspezifischen Umbau oder zum Erwerb eines Kfz)
Unterstützung der Teilhabe auf dem allgemeinen Arbeitsmarkt	Arbeitsassistenz, Unterstützte Beschäftigung, Budget für Arbeit (seit 2018)
Anreize zur Beschäftigung/Aus- bildung behinderter Menschen	Leistungen an Arbeitgeber (insbesondere Eingliederungs- oder Ausbil- dungszuschüsse)

(▶ Abschn. 18.2). Eine Arbeitsunfähigkeit oder ein Antrag auf Erwerbsminderungsrente sind weder Leistungsvoraussetzung noch Ausschlussgrund. Entscheidend ist die Beurteilung der aktuellen Leistungsfähigkeit.

Um das Ziel der Teilhabe am Arbeitsleben zu erreichen, können sehr unterschiedliche Leistungen mit jeweils verschiedenen Subzielen erbracht werden. In ▶ Tab. 19.1 werden einige ausgewählte Subziele und Leistungsarten vorgestellt (▶ Kap. 43).

> Die gesetzliche Grundlage für Leistungen zur Teilhabe am Arbeitsleben bildet nunmehr § 49 SGB IX-2018.

Die berufliche Qualifizierung im Rahmen **beruflicher Aus-, Fort- und Weiterbildung** stellt das zentrale Instrument der Förderung der Teilhabe am Arbeitsleben für behinderte und von Behinderung bedrohte Menschen dar. Denn für Menschen mit (und ohne) Behinderungen gilt berufliche Qualifikation als Schlüssel und gleichzeitig Voraussetzung für eine möglichst dauerhafte Erwerbsintegration. Eine Weiterqualifikation oder Umschulung bietet die Chance zur Kompensation gesundheitlicher Beeinträchtigungen (z. B. körperlicher Einschränkungen) durch einen Tätigkeitswechsel. Leistungen zur Teilhabe am Arbeitsleben für Menschen mit Behinderungen bewegen sich damit – anders als andere rehabilitative Maßnahmen – im „Spannungsfeld von Gesundheits-, Bildungs- und Arbeitsmarktpolitik" (Schmidt et al. 2006, 196), wobei es im Kern um die Sicherung

bzw. Realisierung der Partizipation am Erwerbsleben (Arbeitsmarktpolitik) von Rehabilitanden (Gesundheitspolitik) mittels spezifischer Leistungen (oftmals: Bildungspolitik) geht. Die Ermöglichung eines Tätigkeitswechsels für Menschen mit Behinderung zu einer anderen qualifizierten Tätigkeit ist oftmals das primäre Ziel beruflicher Rehabilitationsleistungen, um die erwerbsbezogene Teilhabe zu unterstützen oder zu ermöglichen.

Grundsätzlich beinhalten berufliche Qualifikationsleistungen neben der theoretischen Ausbildungsphase zumeist auch Praxisanteile, welche häufig arbeitsmarktnah und/oder betriebsintegriert durchgeführt werden. Dauer und Art der Erbringung von Qualifikationsleistungen hängen von der Zielstellung der Leistung und individuellen Gegebenheiten des Einzelfalls ab. Zwei typische Fälle sollen herausgegriffen werden:

▪▪ Modulare Qualifizierungen oder Fortbildungsmaßnahmen
Diese knüpfen oftmals an bestehende Berufsausbildungen an und erweitern berufliche Kompetenzen auf weitere Bereiche. Sie dauern oftmals mehrere Wochen bis einige Monate.

– Beispiel **Fortbildung**: Eine Altenpflegerin kann aufgrund einer orthopädischen Erkrankung ihre berufliche Tätigkeit in einer Pflegeeinrichtung nicht mehr ausüben. Mit einer Qualifizierung im kaufmännischen Bereich erwirbt sie u. a. Kompetenzen im Bereich Leistungsabrechnung und kann fortan in der Verwaltung von Pflegeeinrichtungen tätig werden.

■■ Berufliche Vollausbildungen

Diese sollen eine anerkannte abgeschlossene Berufsausbildung ermöglichen, wobei dies erstmalig (in Form beruflicher Ausbildung) oder durch Umschulung (im Bereich beruflicher Wiedereingliederung) erfolgen kann. Bei Umschulungen erfolgt die Qualifizierung in einem anderen als dem bisher ausgeübten Beruf, wenn dieser wegen bestehender oder drohender Behinderung nicht mehr ausgeübt werden kann. Die Dauer von Berufsausbildungen im Rahmen beruflicher Rehabilitation orientiert sich i. d. R. am üblichen Zeitrahmen. Umschulungen dauern bis zu 2 Jahre.

— Beispiel **erstmalige Berufsausbildung**: Ein Schulabgänger einer Schule mit „Förderschwerpunkt Lernen" benötigt aufgrund bestehender Lernschwierigkeiten ein besonderes Bildungsangebot, um erfolgreich einen Berufsabschluss zu erlangen. Hierfür werden in entsprechenden Einrichtungen verschiedene spezifische Berufsausbildungen angeboten (z. B. Ausbildungen zum Fachpraktiker für Bürokommunikation).

— Beispiel **Umschulung**: Ein Handwerker kann aufgrund eines Arbeitsunfalls seinen erlernten Beruf nicht mehr ausüben. Durch eine Umschulung in ein anderes Berufsfeld (z. B. zum Kaufmann für Büromanagement) werden Voraussetzungen für eine weitere erfolgreiche berufliche Tätigkeit geschaffen.

Eine berufliche Qualifizierung kann bei entsprechendem regionalem Ausbildungsangebot (ganztägig) ambulant, aber auch stationär, d. h. mit Internatsunterbringung, erfolgen. Anbieter beruflicher Rehabilitation (s. unten) sind bundesweit verteilt und bieten ein breites Leistungsspektrum. Insbesondere Angebote für Menschen mit besonderem Unterstützungsbedarf (z. B. aufgrund einer Seh- oder Hörbehinderung) sind aufgrund der Erforderlichkeit eines spezifischen Angebotsrahmens der Leistungen überregional konzentriert.

Gerade Bildungsleistungen geht eine spezifische **Ermittlung des jeweiligen Bedarfs** und der individuellen Vorstellungen, Interessen, Neigungen und Kompetenzen der Rehabilitanden voraus. Hierfür haben sich in der Praxis kürzere Leistungen wie Eignungsabklärung, Arbeitserprobung, Belastungserprobung, Berufsfindung oder Assessment entwickelt (▸ Abschn. 43.6.1).

— Beispiel **Arbeitserprobung**: Teilnehmer von Arbeitserprobungen können durch konkretes Ausprobieren typischer Tätigkeiten einen Beruf oder ein Berufsfeld kennenlernen (sogenannte „Klärung der beruflichen Eignung"). Die Arbeitsbedingungen werden dabei möglichst realistisch gestaltet. Die Arbeitserprobung wird von Arbeitspädagogen und Ergotherapeuten begleitet und dient der Abklärung der individuellen Eignung für den Beruf. Die Arbeitserprobung soll auch klären, welche LTA im Nachgang in Frage kommen können (z. B. Hilfen am Arbeitsplatz, unterstützende Hilfen in der Berufsschule).

— Beispiel **Belastungserprobung**: Die Belastungserprobung zählt streng genommen noch ins Leistungsfeld der medizinischen Rehabilitation, kann aber zugleich als Vorstufe zur beruflichen Rehabilitation verstanden werden. Sie kommt i. d. R. im Anschluss an eine medizinische Rehabilitation mit dem Ziel des Abgleichs bestehender Arbeitsanforderungen mit der individuellen Leistungsfähigkeit zum Tragen.

Aufbauend auf die individuelle Bedarfsfeststellung durch den Leistungsträger werden von diesem jeweils geeignete **Leistungserbringer** ausgewählt (▸ Abschn. 39.4.2). Neben freien Bildungsträgern können insbesondere folgende Anbieter in Betracht kommen:

— Berufsbildungswerke bieten insbesondere Leistungen mit dem Ziel der beruflichen Ausbildung

— Berufsförderungswerke bieten insbesondere Leistungen zur Wiedereingliederung

— Phase-II-Einrichtungen (medizinisch-berufliche Rehabilitation) bieten insbesondere „gekoppelte" medizinisch-berufliche Rehabilitationsleistungen mit der Möglichkeit zur rehabilitationsbegleitenden Akutbehandlung bei spezifischen Behinderungen, so z. B. infolge von Hirnverletzungen (▸ Kap. 47)

— „Einrichtungen zur Rehabilitation für psychisch Kranke und Behinderte" (RPK) bieten ein indikationsspezifisches Rehabilitationsangebot (▸ Kap. 4), bei welchem medizinische und berufliche Rehabilitationsleistungen „unter einem Dach" erbracht werden können.

— Berufliche Trainingszentren bieten ebenfalls berufliche Rehabilitationsleistungen für Menschen mit psychischen Behinderungen an.

— Werkstätten für Menschen mit Behinderungen (WfbM) bieten für Menschen, die – meist dauerhaft – aufgrund ihrer Behinderung nicht auf dem ersten Arbeitsmarkt beruflich tätig sein können, einerseits Leistungen zur beruflichen Bildung sowie andererseits dauerhafte Arbeitsplätze zur Realisierung der Teilhabe am Arbeitsleben. Kennzeichnend sind hier zusätzliche langfristige (arbeits-)pädagogische und psycho-soziale Unterstützungsleistungen (▶ Abschn. 43.7). Galt eine Beschäftigung in einer WfbM lange Zeit als berufliche Dauermaßnahme, ist es immer mehr das Ziel, Menschen aus den Werkstätten in den ersten Arbeitsmarkt zu integrieren. Hierzu könnten die Stärkung des Instruments der „Unterstützen Beschäftigung" sowie weitere Neuerungen im Rahmen des Bundesteilhabegesetzes (BTHG) – Stichwort „Budget für Arbeit", ▶ Abschn. 43.5 – beitragen.

Gänzlich anders stellt sich die Erbringungsrealität von primär **betrieblichen bzw. arbeitsplatzorientierten Leistungen** zur Teilhabe am Arbeitsleben dar. Neben verschiedensten individuell möglichen Sach- oder Geldleistungen (s. unten), können im Rahmen von LTA auch personenbezogene Dienstleistungen erbracht werden. Beispiele hierfür sind Arbeitsassistenz oder Berufsbegleitung, bei denen eine Fachkraft „direkt am Arbeitsplatz" unterstützt. Hier als Anbieter zu nennen sind insbesondere die Integrationsfachdienste (▶ Abschn. 39.4.2). Eine mögliche Leistungsform ist die Unterstützte Beschäftigung, welche im Kern aus einer individuellen betrieblichen Qualifizierung und sich daran anschließenden Berufsbegleitung besteht.

Informationen zum Instrument der Unterstützten Beschäftigung finden sich u. a. in der Gemeinsamen Empfehlung „Unterstützte Beschäftigung" (BAR 2010).

Ausgewählte **Sach- oder Geldleistungen** im Rahmen der Leistungen zur Teilhabe am Arbeitsleben (▶ Kap. 43):
- die „Kraftfahrzeughilfe" (Umrüstung/ Anschaffung eines behinderungsgerechten Fahrzeugs),
- den finanziellen Ausgleich für Verdienstausfälle des Rehabilitanden/der Begleitperson
- (Aufwendungen für Bildungsmaßnahmen, Vorstellung bei Arbeitgeber oder Träger usw.),
- die Kosten einer notwendigen Arbeitsassistenz für schwerbehinderte Menschen als Hilfe zur Erlangung eines Arbeitsplatzes,
- die Kosten für Hilfsmittel (zur Berufsausübung, LTA, Erhöhung der Sicherheit auf dem Arbeitsweg und am Arbeitsplatz),
- die Kosten technischer Arbeitshilfen,

- die Kosten der Beschaffung, der Ausstattung und der Erhaltung einer behinderungsgerechten Wohnung in angemessenem Umfang,
- Leistungen an Arbeitgeber wie Eingliederungszuschüsse.

Ein Bedarf an Leistungen zur Teilhabe am Arbeitsleben kann bereits während der medizinischen Rehabilitation sichtbar werden. Hier ist der jeweilige Rehabilitationsträger verpflichtet zu prüfen, ob durch geeignete Leistungen zur Teilhabe am Arbeitsleben die Erwerbsfähigkeit von Menschen mit Behinderungen oder von Behinderung bedrohten Menschen erhalten, gebessert oder wiederhergestellt werden kann. Diese Pflicht besteht gleichzeitig mit der Einleitung einer Leistung zur medizinischen Rehabilitation, während ihrer Ausführung und nach ihrem Abschluss, soweit es im Einzelfall geboten ist (§ 11 SGB IX, § 10 SGB IX-2018).

Durch eine entsprechende frühzeitige, insbesondere auch berufsbezogene und psychosoziale Diagnostik, Belastungserprobung und Eignungsabklärung kann die medizinische Rehabilitation als ein wichtiger möglicher **Zugangsweg** für LTA verstanden werden. Beispiele für einen solchen Bedarf wären
- die Gefährdung des bisherigen Arbeitsplatzes aus gesundheitlichen Gründen sowie
- das Erkennen beruflicher Problemlagen.

Zusätzlich zur beruflichen Rehabilitationsleistung selbst können für Rehabilitanden unterhaltssichernde und ergänzende Leistungen wie Krankengeld, Fahrt-/Reisekosten, Haushaltshilfe u. a. erbracht werden (▶ Kap. 46).

19.3   Leistungen zur sozialen Rehabilitation

Leistungen zur sozialen Rehabilitation (vor 2018: „Leistungen zur Teilhabe am Leben in der Gemeinschaft") verfolgen das **Ziel**, Menschen mit Behinderungen die Teilhabe am Leben in der Gesellschaft zu ermöglichen und/oder zu sichern. Hierzu gehört, Leistungsberechtigte zu einer möglichst selbstbestimmten und eigenverantwortlichen Lebensführung im eigenen Wohnraum sowie in ihrem Sozialraum zu befähigen oder sie hierbei zu unterstützen (§ 76 SGB IX-2018).

Folgende Leistungen kommen im Einzelnen in Betracht (▶ Kap. 44):
- **Leistungen für Wohnraum** werden erbracht, um Rehabilitanden ein möglichst selbstbe-

stimmtes, eigenverantwortliches Leben und Wohnen „zu Hause" zu ermöglichen. Sie umfassen Leistungen für die Beschaffung, den Umbau, die Ausstattung und die Erhaltung von behinderungsgerechtem, barrierefreiem Wohnraum sowie die Übernahme von Umzugskosten. Entsprechende Wohnungshilfen gewährt bei schwerbehinderten Menschen auch das Integrationsamt (▶ Kap. 47).

– Zur selbstbestimmten und eigenständigen Bewältigung des Alltags einschließlich tagesstrukturierender Maßnahmen werden **Assistenzleistungen** erbracht. Hierbei handelt es sich z. B. um die Übernahme bzw. Begleitung der Rehabilitanden bei der Haushaltsführung bis hin zur Gestaltung sozialer Beziehungen. Es wird Hilfe bei der persönlichen Lebensplanung gegeben, die Teilhabe am gemeinschaftlichen und kulturellen Leben wird unterstützt sowie Anregungen für die Freizeitgestaltung einschließlich sportlicher Aktivitäten gegeben. Insbesondere wird von Fachkräften qualifizierter Assistenz auch darauf geachtet, dass ärztliche bzw. ärztlich verordnete Leistungen „richtig" ankommen.

– **Heilpädagogische Leistungen** umfassen alle Maßnahmen, die zur Entwicklung des Kindes und zur Entfaltung seiner Persönlichkeit beitragen, einschließlich psychologischer, sonderpädagogischer und psychosozialer Leistungen. Sie schließen auch die Beratung der Erziehungsberechtigten ein.

– Es können auch **Leistungen zur Betreuung in einer Pflegefamilie** bzw. durch eine Pflegeperson übernommen werden, bei minderjährigen Kindern ist die Zustimmung des Jugendamtes erforderlich.

– Zu den Leistungen, die auf **Erwerb und Erhaltung lebenspraktischer Kenntnisse und Fähigkeiten** zielen, gehören Beratungen zur selbstständigen Haushaltsführung, Vorbereitung auf das Arbeitsleben, Training der Kommunikationsfähigkeit oder das sichere Bewegen im Straßenverkehr. Die Leistungen umfassen auch die blindentechnische Grundausbildung.

– **Leistungen zur Förderung der Verständigung** werden erbracht, um Menschen mit Hör- und Sprachbehinderungen die Verständigung mit der Umwelt, z. B. durch Gebärdensprachdolmetscher oder andere geeignete Kommunikationshilfen, zu ermöglichen oder zu erleichtern.

– **Leistungen zur Mobilität** umfassen Leistungen zur Beförderung, insbesondere durch einen Beförderungsdienst, und Leistungen für ein Kraftfahrzeug („KFZ-Hilfe"). Letztere erhalten diejenigen, denen die Nutzung öffentlicher Verkehrsmittel aufgrund der Art und Schwere ihrer Behinderung nicht zumutbar ist. Sie schließen Leistungen zur Beschaffung und den Betrieb eines Kraftfahrzeugs ein.

– Soziale Teilhabeleistungen umfassen auch **Hilfsmittel**. Sie sollen eine durch die Behinderung bestehende Einschränkung einer gleichberechtigten Teilhabe am Leben in der Gemeinschaft (technisch) ausgleichen. Hierzu gehören insbesondere auch „barrierefreie" Computer. Die Leistungen umfassen auch eine notwendige Unterweisung im Gebrauch der Hilfsmittel und deren Wartung.

Aus der Zielstellung und den genannten Leistungen ergibt sich, dass diese zum Teil vor Ort im Sozialraum der Leistungsberechtigten erbracht werden. Sofern es sich um personenbezogene Dienstleistungen im Rahmen von Assistenzleistungen handelt, haben diese oft aufsuchenden Charakter. Assistenzleistungen dienen beispielsweise der selbstbestimmten und eigenständigen Bewältigung des Alltags, einschließlich der Tagesstrukturierung, und werden durch Fachkräfte nicht selten im Rahmen einer psycho-sozialen Betreuung und Begleitung für Menschen mit psychischen Beeinträchtigungen im Sozialraum (z. B. der eigenen Wohnung) erbracht.

Häufigster Träger solcher Leistungen ist die Eingliederungshilfe für Menschen mit Behinderung. Häufigste Leistung im Rahmen der Leistungen zur sozialen Rehabilitation sind Hilfen zum selbstbestimmten Leben in **betreuten Wohnmöglichkeiten**; d. h. Leistungen für Menschen, die aufgrund der Art und Schwere einer (z. B. geistigen, körperlichen oder seelischen) Behinderung besondere Unterstützung bei der Lebensführung benötigen.

Für die Erbringung von Leistungen zur sozialen Teilhabe ist charakteristisch, dass diese häufig **längerfristig** bis dauerhaft erforderlich sind. So werden, abhängig von der Erforderlichkeit des jeweiligen Einzelfalls, Assistenzleistungen oder Hilfen zum selbstbestimmten Leben in betreuten Wohnmöglichkeiten teils über viele Jahre erbracht.

Wie in der medizinischen und beruflichen Rehabilitation ist auch die Leistungserbringung bei der sozialen Rehabilitation durch entsprechende Leistungsziele und eine professionelle Leistungsplanung hinterlegt, welche kontinuierlich überprüft und ggf. fortgeschrieben werden. Die persönlichen Wünsche, Vorstellungen und Ziele der Leistungsberechtigten sind bei der Leistungsdurchführung von besonderer Bedeutung. Beispielsweise liegt es bei Assistenzleistungen bei den Leistungsberechtigten, über die konkrete Gestaltung der Leistungen hinsichtlich Ablauf, Ort und Zeitpunkt der Inanspruchnahme zu entscheiden (§ 78 SGB IX-2018).

Weitere Informationen

Literatur

Bundesarbeitsgemeinschaft für Rehabilitation (BAR) (2010) Gemeinsame Empfehlung „Unterstützte Beschäftigung". http://www.bar-frankfurt.de/publikationen/gemeinsame-empfehlungen/

Deutsche Rentenversicherung Bund (DRV) (2009) Rahmenkonzept zur medizinischen Rehabilitation in der gesetzlichen Rentenversicherung. http://www.deutsche-rentenversicherung.de/cae/servlet/contentblob/207036/publicationFile/2127/rahmenkonzept_medizinische_reha.pdf

Deutsche Rentenversicherung Bund (DRV) (2015a) Medizinisch-beruflich orientierte Rehabilitation. Anforderungsprofil zur Durchführung der Medizinisch-beruflich orientierten Rehabilitation (MBOR) im Auftrag der Deutschen Rentenversicherung. http://www.deutsche-rentenversicherung.de/cae/servlet/contentblob/207024/publicationFile/50641/mbor_datei.pdf

Deutsche Rentenversicherung Bund (DRV) (2015b) Der ärztliche Reha-Entlassungsbericht. Leitfaden zum einheitlichen Entlassungsbericht in der medizinischen Rehabilitation der Gesetzlichen Rentenversicherung. http://www.deutsche-rentenversicherung.de/Allgemein/de/Inhalt/3_Infos_fuer_Experten/03_oeffentliche_verwaltung_versaemter/05_Reha_301/03_reha_301_standard/Leitfaden_Entlassungsbericht.pdf?__blob=publicationFile&v=6

Medizinischer Dienst des Spitzenverbandes Bund der Krankenkassen (MDS) (2016): Begutachtungs-Richtlinie Vorsorge und Rehabilitation. https://www.gkv-spitzenverband.de/krankenversicherung/rehabilitation/richtlinien_und_vereinbarungen/richtlinien_und_vereinbarungen.jsp

Schmidt C, Froböse I, Schian H-M (2006) Berufliche Rehabilitation in Bewegung: Herausforderungen und Perspektiven. In: Rehabilitation 45: 194-202.

Internetlinks

Berufliche Orientierung in der medizinischen Rehabilitation. http://www.medizinisch-berufliche-orientierung.de/

19

Nach der Rehabilitation

Rainer Thimmel, Michael Schubert, Sarah Viehmeier

Unter Mitarbeit von Andreas Bahemann, Jörg Heinze, Matthias Siebert, Gracia Schade,
Theresa Unger, Birthe Hucke und Reto Schneider.

© Springer-Verlag GmbH Deutschland, ein Teil von Springer Nature 2018
Bundesarbeitsgemeinschaft für Rehabilitation e.V. (BAR) (Hrsg.), *Rehabilitation*
https://doi.org/10.1007/978-3-662-54250-7_20

20.1 Grundlagen der Rehabilita-tionsnachsorge – Prinzip der Nachhaltigkeit

In der Rehabilitation sind persönliche Ressourcen mobilisiert und Fähigkeiten wieder aufgebaut worden. Nun gilt es, diese **Rehabilitationserfolge** über die Beendigung der Rehabilitation hinaus zu **verstetigen**. Ziel ist die langfristige berufliche und soziale Integration des Rehabilitanden, also die Teilhabe im häuslichen Umfeld und am Arbeitsleben. Damit dies gelingt, müssen Mobilität und Selbstversorgung sichergestellt werden. Dabei ist der individuelle Lebenshintergrund immer zu berücksichtigen. Hinsichtlich der Nachhaltigkeit der Rehabilitation stellen sich allen beteiligten Akteuren der medizinisch-therapeutischen Versorgung, also niedergelassenen Ärzten, Ärzten in Krankenhäusern und in Rehabilitationseinrichtungen, Betriebsärzten, Psychotherapeuten sowie Angehörigen von Gesundheits(fach)berufen (▶ Kap. 25–36), wie z. B. Physiotherapeuten, Ergotherapeuten, Logopäden, Diätassistenten usw., nachfolgende **zentrale Fragen**:

- Wie lässt sich eine wohnortnahe Rehabilitationsnachsorge umsetzen?
- Wie lassen sich Erfolge der (medizinischen) Rehabilitation sichern und ggf. weiter ausbauen?
- Welche Anforderungen bestehen im privaten und ggf. beruflichen Umfeld?
- Welche Barrieren müssen berücksichtigt werden?
- Welche Ressourcen lassen sich beim Rehabilitanden aktivieren?

Präventive und gesundheitsfördernde Strategien können die Nachhaltigkeit der Nachsorgeeffekte unterstützen. Sie stellen dabei auf dauerhafte Veränderungen des Lebensstils ab. Voraussetzung ist, dass diese durch verhaltensbedingte Faktoren beeinflusst werden können. Eine strukturierte Nachsorge soll positive Effekte der Rehabilitation stabilisieren und individuelle gesundheitsbezogene Verhaltens- und Lebensstiländerungen in den Alltag übertragen. Um die Rehabilitationsziele zu erreichen, ist eine wohnortnahe und berufsbegleitende Fortführung der in der eigentlichen Rehabilitation begonnenen Therapien angezeigt. Ziel ist es insbesondere, **Selbsthilfepotenziale** (Hilfe zur Selbsthilfe) zu aktivieren.

Dazu gehören (DRV 2009):
- die weitere Verbesserung noch eingeschränkter Fähigkeiten,
- die Verstetigung von Lebensstiländerungen,
- die Verstärkung der Selbstwirksamkeitseffekte,
- der nachhaltige und überprüfbare Transfer des Gelernten in den Alltag sowie
- die Förderung der persönlichen und sozialen Kompetenz.

Ressourcenorientierung und das Verständnis vom selbstbestimmt und eigenverantwortlich handelnden Rehabilitanden charakterisieren das Leitbild einer modernen Rehabilitation. In der Rehabilitation bedeutet dies für die Patienten, einen adäquaten, aktiven und selbstbestimmten Umgang mit der Gesundheits- bzw. Teilhabeproblematik zu erlernen und vor allem nach der Rehabilitation in den Alltag zu übertragen. Dazu müssen die Rehabilitanden zu Experten in eigener Sache („Selbstmanagement") „ausgebildet" werden und zum Treffen selbstbestimmter, informierter Entscheidungen („Empowerment") befähigt werden.

Für die Aufgabe gesundheitshinderlicher Gewohnheiten bzw. die Einübung **gesundheitsförderlicher Lebensweisen** ist die Eigeninitiative der Betroffenen Grundvoraussetzung. Dies schließt ebenso mit ein, dass sie die Erkrankung bzw. Behinderung „annehmen", Funktionseinschränkungen und Schmerzen zu bewältigen suchen, einen gesundheitsbewussten Lebensstil erlernen möchten und gesünder mit Stress umzugehen versuchen. Änderungsbereitschaft und potenzielle „Erfolgsquote" sind dabei u. a. abhängig von nachfolgenden Punkten:

- Alter und Geschlecht
- aktueller Gesundheitszustand
- persönliche Situation
- soziale Unterstützung
- intellektuelle und gesundheitliche Leistungsfähigkeit, Gesundheitskompetenz
- Einschätzung des (zukünftigen) Leistungsvermögens
- positive Erwartungshaltung
- Fachkompetenzen
- Schlüsselkompetenzen
- berufliche Situation
- betriebliche Rahmenbedingungen
- spezifische Ausbildungs- bzw. Arbeitsmarktbedingungen

- Einschätzung der Erwerbsausübung/-fähigkeit
- Arbeitszufriedenheit.

Für den **beruflichen und sozialen** Rehabilitations- und Reintegrationserfolg spielen damit personen- und soziokulturelle, motivationale sowie betriebliche und arbeitsmarktpolitische Faktoren eine große Rolle. Die Integration von umwelt- und arbeitsplatzbezogenen Maßnahmen der Gesundheitsförderung und Prävention kann dazu beitragen, den Krankheitsverlauf positiv zu beeinflussen und die Versorgung von Menschen mit chronischen Erkrankungen zu optimieren. Hierfür sind technische und personelle Unterstützungsstrukturen wie berufsbezogene Arbeits(platz)-Anpassungen (▶ Abschn. 43.4) oder der Austausch über die Erkrankung oder Behinderung mit den Behandlern, der Familie, den Freunden und Kollegen hilfreich („soziale Unterstützung"). Letzteres setzt einen „geschützten Rahmen" und die Zustimmung der betroffenen Person voraus.

Übergänge organisieren – Entlassmanagement, Case-Management & Co.

Für einen optimalen Übergang in die „Nachrehaphase" müssen bereits während der Rehabilitation die Weichen gestellt werden. Im Bereich der medizinischen Rehabilitation obliegt die Verantwortung zur Einleitung der strukturierten Rehabilitationsnachsorge im Wesentlichen der Rehabilitationseinrichtung (▶ Abschn. 42.7). Diese stellt nach Abschluss der medizinischen Rehabilitation den Nachsorgebedarf fest. Die Empfehlungen der Rehabilitationseinrichtungen nehmen damit für die Nachsorgemaßnahmen eine Schlüsselfunktion ein. Begünstigend für eine nachhaltige Wirkung ist ein Fall- bzw. Case-Management über die Rehabilitation hinaus. Dies kann ein regelmäßiger Baustein eines ganzheitlichen Rehabilitationsmanagements sein.

Ein individuell abgestimmtes (personenzentriertes) **Fall- bzw. Case-Management** ist z. B. dann angezeigt, wenn sich während der Rehabilitation abzeichnet, dass die Erwerbsfähigkeit von allein nicht ausreichend verbessert werden kann oder spezifische Unterstützungsbedarfe bestehen. Dies kann die Benennung einer Ansprechperson bedeuten bzw. eine intensivere Betreuung beinhalten. Hier kann auch die Einbindung der Selbsthilfe sinnvoll sein. Der Kontakt sollte spätestens zum Ende der Rehabilitation hergestellt sein.

Rehabilitanden einer stationären medizinischen Rehabilitation in Trägerschaft der gesetzlichen Krankenversicherung haben Rechtsanspruch auf ein **Entlassmanagement** (§ 40 Abs. 2 SGB V). Schnittstellen gibt es auch hinsichtlich einer möglichen nachfolgenden pflegerischen Versorgung (▶ Abschn. 20.4.2). Voraussetzung für die Durchführung ist die (schriftliche) Einwilligung des Rehabilitanden. Liegt diese vor, ist bereits aus der stationären Rehabilitation heraus die anschließende medizinische Weiterversorgung (Nachsorge) durch die Rehabilitationseinrichtung (Organisationspflicht), ggf. unter Einbindung der Krankenkassen (Unterstützungspflicht), einzuleiten. Dabei verbleibt das Wahlrecht des nachstationären Leistungserbringers beim Rehabilitanden („keine Zuweisung"). Leistungen zur Rehabilitationsnachsorge erbringen Krankenkassen gemäß § 43 SGB V.

Nach § 31 Abs. 1 Nr. 1 SGB VI können **nachsorgende Leistungen** zulasten der Rentenversicherung verordnet werden, ebenso **Rehabilitationssport und Funktionstraining** nach § 44 Abs. 1 Nr. 3 und 4 SGB IX. Die Einleitung und Verordnung erfolgt auch hier durch die Rehabilitationseinrichtung, Rehabilitationsfachberater der DRV können den Übergang und den weiteren Rehabilitationsweg begleiten. Näheres regelt ein Rahmenkonzept der DRV zur Rehabilitationsnachsorge.

Bei Rehabilitationsfällen mit komplexem Heilbehandlungsbedarf aufgrund von Arbeitsunfällen und Berufskrankheiten übernehmen Rehabilitationsmanager der DGUV das gesamte Fallmanagement. Eine Lotsenfunktion kommt zudem dem von der DGUV ermächtigten Durchgangsarzt zu.

Formeller Ausgangspunkt für nachsorgende Leistungen in Folge einer medizinischen Rehabilitation ist der **Rehabilitationsentlassungsbericht**. Die in ihm skizzierten Leistungen informieren die weiterbehandelnden Ärzte bzw. Psychologen, die Patienten sowie die Rehabilitationsträger. Der vollständige Rehabilitationsentlassungsbericht kann dem (weiter)behandelnden Arzt nur mit Zustimmung des Patienten ausgehändigt werden. Der weiterbehandelnde Arzt hat die Aufgabe, die im Entlassungsbericht empfohlenen Leistungen mit dem Patienten zu besprechen und die notwendigen Maßnahmen einzuleiten. Im Falle einer sich anschließenden beruflichen Wiedereingliederung ist es sinnvoll, wenn der Entlassungsbericht – in Absprache mit den ausstellenden bzw. weiterbehandelnden Ärzten – auch dem betriebsinternen Integrationsteam (Betriebsarzt, betriebliche Sozialberatung, BEM-Team) zur Verfügung gestellt wird. Ergänzend bieten Integrationsberater (des Integrationsfachdienstes) technische Beratung sowie Bildungs- bzw. Qualifizierungs-Know-how bei betrieblichen Eingliederungsprozessen an (▶ Abschn. 20.3).

Nach der Rehabilitation können zudem Probleme beim **Übergang in die Häuslichkeit** auftreten. Eventuell ist der Wohnraum nicht barriere-frei und muss daher – wenn finanziell und/oder situativ möglich – angepasst bzw. umgebaut werden. Auch ist zu klären, ob pflegerische Hilfen notwendig sind. Hier kommen Krankenkassen-leistungen wie häusliche Krankenpflege oder eine Haushaltshilfe oder auch Kurzzeit- und Lang-zeitpflege (Pflegeversicherung) in Frage (▶ Ab-schn. 20.4.2). Hier können auch Rehabilitations-fachberater (z. B. der Rentenversicherung) über eine individualisierte Fallsteuerung unterstützen.

20.2   Gesundheitliche Nachsorge

Zu den Nachsorgeleistungen im Anschluss an eine medizinische Rehabilitation zählen insbesondere **Sportangebote** im weiteren sowie Rehabilita-tionssport und Funktionstraining im engeren Sinne. Letztere werden nach einheitlichen Grund-sätzen (trägerübergreifend) durchgeführt.

Folgende Nachsorgeelemente bzw. ambulante **Therapiemaßnahmen** sind ebenso von Bedeu-tung und können durch die Rehabilitationsein-richtung „empfohlen" werden:

- Physiotherapie, inkl. erweiterter ambulanter Physiotherapie (EAP)
- Ergotherapie
- Sport- und Bewegungstherapie, inkl. Muskelaufbautraining/medizinischer Trainingstherapie
- Logopädie
- Ernährungsberatung
- Psychotherapie
- psychologische Gruppenarbeit (Stress, Suchtmittel, Übergewicht)
- neuropsychologisches Training
- beratende Unterstützung bei Problemen am Arbeitsplatz

Im Bereich der Rentenversicherung sind die nachsorgen-den Rehabilitationsleistungen gestärkt worden. Mit § 17 enthält das SGB VI nun eigene Regelungen zu nachgehen-den Leistungen im Anschluss von Leistungen zur Teil-habe.

Eine längerfristige (niedrigschwellige) Begleitung zielt auf die weitere Motivierung und Förderung des Selbstmanagements des Rehabilitanden. In dieser Phase gewinnen damit Interventionen an Bedeutung, die auf die Vermittlung von Wissen und auf langfristige **Lebensstiländerungen** ab-zielen, so die

- Vermittlung von krankheitsspezifischem Wissen,
- Reduzierung von Risikofaktoren und Stärkung von Schutzfaktoren,
- Einleitung bzw. Begleitung einer erforder-lichen Lebensstiländerung (Bewegung, Ernährung u. a.) sowie das
- Erlernen und Anwenden von Strategien zur Bewältigung von Schmerzen, Stress oder Konflikten.

Motivierung und Gesundheitsbildung erfolgen über (indikations- und zielgruppenspezifische) Patientenschulungen (▶ Abschn. 21.2). Auch die Informationsvermittlung über Psychoedukation spielt an dieser Stelle des Reha-Prozesses eine große Rolle, um das Verstehen von Gesundheits- und Krankheitsprozessen im Rahmen der Krank-heitsbewältigung zu fördern. Gleichzeitig ist das **Arbeits- und Lebensumfeld** des Rehabilitanden in den Blick zu nehmen und ggf. anzupassen, z. B. durch die

- Bereitstellung von Hilfsmitteln, technischen Hilfen und persönlicher (Arbeits-)Assistenz,
- Veränderung oder Anpassung der beruflichen Qualifikation durch entsprechende Aus-, Fort- und Weiterbildung oder auch
- Unterstützung bei der Erlangung eines neuen bzw. beim Erhalt des bisherigen Arbeitsplatzes.

Der Frage, inwieweit der Rehabilitand im Anschluss an eine medizinische Rehabilitation wieder arbeits- oder erwerbsfähig ist, kommt eine große Bedeu-tung zu. Unter **Erwerbsfähigkeit** selbst ist die Fähigkeit des Menschen mit (drohender) Behinde-rung zu verstehen, seinen bisherigen Beruf oder seine bisherige Erwerbstätigkeit entsprechend seiner Leistungsfähigkeit weiter ausüben oder eine andere zumutbare Beschäftigung aufnehmen zu können. Auch Personen, die auf eine Arbeitsassis-tenz oder technische Arbeitshilfen angewiesen sein können, sind erwerbsfähig. Teilhabeleistungen dienen nun dazu, die Erwerbsfähigkeit zu erhalten und ggf. zu verbessern, um schlussendlich den Arbeitsplatz zu erhalten („Arbeitsplatzgefähr-dung") oder wiederzuerlangen. Dabei ist es erklär-tes Ziel, den Rehabilitanden in seinen angestamm-ten Beruf zurückzubringen, zumindest jedoch einen seine Leistungsfähigkeit ausschöpfenden Arbeitsplatz zu erlangen (◻ Tab. 20.1).

Wird der Rehabilitand als arbeitsunfähig ent-lassen, kann er über eine stufenweise Wiederein-

20

◻ Tab. 20.1 Im Rahmen des ärztlichen Entlassungsberichtes nach medizinischer Rehabilitation vorzuneh-mende kategoriale Beurteilung des zeitlichen Umfangs, in dem eine berufliche Tätigkeit ausgeübt werden kann

Zeitlicher Umfang	… in Bezug auf die letzte sozialversicherungspflich-tige Tätigkeit	… in Bezug auf eine berufliche Tätigkeit auf dem allge-meinen Arbeitsmarkt insgesamt (entsprechend dem individuellen positiven und negativen Leistungsver-mögen)
6 Stunden und mehr		z. B. zutreffend
3 bis unter 6 Stunden	z. B. zutreffend	
Unter 3 Stunden		

gliederung schrittweise und leistungsbezogen zu-rück in den Betrieb geführt werden (▶ Abschn. 20.3). Ein sozialmedizinisches, betriebsnahes In-strument zur „Messung" der Arbeitsfähigkeit über den sozialrechtlichen Bezug (Arbeitsunfähigkeits-bescheinigung) hinaus ist der Arbeitsfähigkeits-index, der auf der Grundlage eines Fragebogens bestimmt wird und eine gute Vorhersagekraft be-sitzt (▶ Abschn. 18.1.2). Ist (sogar) die Prognose für den Erhalt der Erwerbsfähigkeit (aktuell) negativ, ist u. U. auch ein Antrag auf eine Erwerbsminderungs-rente (▶ Glossar) angezeigt, der beim zuständigen Rentenversicherungsträger gestellt werden kann.

20.2.1 Beispiel „Ambulante neuro-logische Rehabilitation"

Das folgende, ausführlicher geschilderte Beispiel der ambulanten Nachsorgephase in der neurologi-schen Rehabilitation (▶ Kap. 6) soll die Bedeutung dieses Rehabilitationsabschnitts für die Genesung und die Eingliederung der Rehabilitanden heraus-stellen:

Nach einer erworbenen Hirnschädigung (z. B. Schlaganfall) kann es neben Lähmungen und Sprachstörungen zu Veränderungen in den Berei-chen Denken, Verhalten sowie emotionales Erle-ben kommen. Dies beeinflusst die Krankheitsver-arbeitung und -bewältigung. Die Rehabilitanden müssen oft über einen langen Zeitraum persönlich und therapeutisch begleitet werden. Hier setzt die ambulante neurologische Rehabilitation bzw. Krankenbehandlung mit rehabilitativem Charak-ter an. Besondere Bedeutung kommt auch hier dem Heilmittelbereich zu.

„Vergleiche Empfehlungen zur medizinisch-beruflichen Rehabilitation in der Neurologie (BAR 2014) sowie zur Phase E der neurologischen Rehabilitation (BAR 2011)"

▪▪ **Erfolgsfaktoren/Erkenntnisse zur Teilhabe bei erworbenen Hirnschädigungen**
  ▬ Hinführung zu körperlich aktivem Lebensstil
  ▬ körperlich und kognitiv verhaltensorientierte Inhalte
  ▬ Motivationstraining
  ▬ Ausdauertraining (2- bis 3-mal pro Woche für 30–45 Minuten), Gangtraining, Lauf-bandtraining, Krafttraining, (überwachtes) häusliches Einzeltraining
  ▬ Herstellen von Fahrtauglichkeit durch Redu-zierung kognitiver und kommunikativer Defizite sowie (technischen) Ausgleich senso-motorischer Defizite (durch technische Umrüstungen)
  ▬ Kombinationen aus Physiotherapie, Ergo-therapie, Logopädie, Neuropsychologie

Die **Phase E der neurologischen Rehabilitation** ist definiert als die Behandlungs- und Rehabilita-tionsphase nach Abschluss der medizinischen Rehabilitation, als Übergang zu Leistungen zur Teilhabe am Arbeitsleben (LTA, ▶ Kap. 43) bzw. zu nachgehenden Leistungen. Sie dient der Stabilisie-rung und weiteren Kompensation von Funktions-defiziten und Behinderungen. „Phase E-Einrich-tungen" sind auf die nachhaltige häusliche, soziale und berufliche Wiedereingliederung spezialisiert. Die beteiligten Rehabilitationsträger stimmen ge-meinsam mit dem Rehabilitanden die erforderli-chen Leistungen ab.

Übergreifende Ziele der Rehabilitations-phase E sind
  ▬ eine selbstständige Lebensführung,
  ▬ die berufliche Wiedereingliederung,
  ▬ die Krankheitsbewältigung,
  ▬ eine Verbesserung der Selbstwahrnehmung und Akzeptanz sowie
  ▬ die Annahme von Hilfe,

die durch eine möglichst wohnortnahe neurologische Behandlung sowie eine therapeutische Begleitung während einer möglichen stufenweisen Wiedereingliederung (StW) unterstützt werden können. Durch die Begleitung können Arbeitsprozesse und -abläufe für den Rehabilitanden besser strukturiert werden. Weiterhin sollte abgeklärt werden, ob eine Rente wegen teilweiser Erwerbsminderung (wenn das Leistungsvermögen des Rehabilitanden eine mehr als sechsstündige Tätigkeit nicht zulässt (❏ Tab. 20.1), oder auch ein Antrag auf Schwerbehinderung (beim Integrationsamt, ▶ Kap. 47) angezeigt sind.

Die Rehabilitationsphase E obliegt der Leitung und Verantwortung eines Neurologen, Neurochirurgen oder Neuropädiaters mit der Zusatzbezeichnung Rehabilitationswesen oder Sozialmedizin. Im Rehabilitationsteam, das sich aus Ärzten und nichtärztlichen Fachkräften zusammensetzt, wird die (nachfolgende) Rehabilitationsplanung koordiniert. Es kooperiert mit niedergelassenen Ärzten, Rehabilitationskliniken, Akutkrankenhäusern, Integrationsfachdiensten, dem öffentlichen Gesundheitsdienst, Sozialstationen, Selbsthilfegruppen sowie Einrichtungen der beruflichen Rehabilitation und der Pflege (▶ Kap. 26).

20.2.2 Besondere Nachsorgeformen

Die Deutsche Rentenversicherung als Rehabilitationsträger (▶ Abschn. 39.3.3) finanziert verschiedene strukturierte Rehabilitationsnachsorgeangebote. Das „Rahmenkonzept zur Reha-Nachsorge der Deutschen Rentenversicherung" benennt bundesweit anerkannte und überregional verbreitete Rehabilitationsnachsorgeprogramme, welche in Abhängigkeit von dem konkreten Nachsorgebedarf im Einzelfall in Anspruch genommen werden können. Je nach Bedarf und Indikation stehen folgende Rehabilitationsnachsorgeangebote als Kernangebot zur Verfügung:

- Intensivierte Rehabilitationsnachsorge IRENA (multimodal)
- Rehabilitationsnachsorge RENA (unimodal):
  - Trainingstherapeutische Rehabilitationsnachsorge (T-RENA)
  - Rehabilitationsnachsorge bei psychischen Erkrankungen (Psy-RENA)
  - Rehabilitationsnachsorge bei Abhängigkeitserkrankungen (Sucht-Nachsorge)
- Rehabilitationssport und Funktionstraining

Zu den besonderen Nachsorgeformen siehe auch „Rahmenkonzept zur Reha-Nachsorge der Deutschen Rentenversicherung" (DRV 2009)

Mit dem Rahmenkonzept IRENA wurde eine intensivierte multimodale Rehabilitationsnachsorge etabliert. IRENA verfolgt gegenüber den unimodalen Nachsorgeaktivitäten ein umfassenderes, interdisziplinäres Konzept. Inhaltlich liegt der Schwerpunkt auf Sport- und Bewegungstherapie. Es werden **berufsbegleitend** 24 bis maximal 36 Termine durchgeführt. Für jeden IRENA-Termin ist eine Zeitdauer von 90 bis 120 Minuten vorgesehen. Voraussetzung ist, dass der Rehabilitand über ein mindestens dreistündiges Leistungsvermögen verfügt (❏ Tab. 20.1). IRENA ist ein ambulantes Gruppenangebot und wird von vielen ambulanten und stationären medizinischen Rehabilitationseinrichtungen angeboten. Es ist vom Arzt in der Rehabilitationsklinik zu verordnen.

IRENA kann grundsätzlich für **alle Indikationsbereiche** (▶ Kap. 1) in Frage kommen und ist laut Rahmenkonzept indiziert, wenn mehrere der folgenden Aufgaben der Rehabilitationsnachsorge im Anschluss an die medizinische Rehabilitation erfüllt werden sollen:

- Verbesserung fortbestehender funktionaler oder kognitiver Einschränkungen
- Stabilisierung von Lebensstil- und Verhaltensänderungen
- Unterstützung bei der Übertragung der in der vorausgehenden Rehabilitation vermittelten Strategien in den Alltag (z. B. bei geringer Selbstwirksamkeit)
- Strukturierte Unterstützung bei spezifischen Problemen am Arbeitsplatz oder bei der beruflichen Wiedereingliederung

20.2.3 Elemente des „Neuen Credo" (ehemals „Musternachsorgeplan")

Das „Neue Credo" baut auf einem Nachsorgekonzept für den Bereich Muskel- und Skeletterkrankungen (▶ Kap. 2) auf, ist aber prinzipiell auf andere Indikationen übertragbar, da es eher einer Nachsorge-„Philosophie" entspricht. Darin wird Nachsorge als ein integraler Baustein einer ganzheitlich betrachteten Rehabilitation gesehen. Damit weitet sich der Rehabilitationszeitraum deutlich über die eigentliche „Akut-Reha-Phase" aus. Kennzeichen, Instrumente bzw. Arbeitshilfen des „Neuen Credo" sind:

- Ausweitung der Rehabilitationsklinik-Verantwortung auf ein Jahr
- Rehabilitationsaufenthalt ist zugleich „Schulungs- und Trainingsphase"
- Nachsorge wird fester Bestandteil der Rehabilitation
- Förderung des Prinzips der Eigenwirksamkeit (Verstetigung eines gesundheitsbewussten Lebensstils – insbesondere Bewegung)
- Führen eines Beobachtungshefts, Selbstbeobachtung/Reflexion der Rehabilitationsangebote/Rehabilitations(-Nachsorge)-Plan
- Führen von Bewegungstagebüchern (zum Ausfüllen nach der Rehabilitation)
- Installation eines Nachsorgebeauftragten (klinikeigene Psychologen oder Physiotherapeuten)

20.2.4 Telemedizinische Nachsorgeangebote

Die Entwicklung des Internets und der Smartphone-Technologie einerseits sowie die breite Verfügbarkeit dieser Geräte auch in einer älter werdenden Bevölkerung andererseits haben die Zahl der Konzepte telemedizinischer Anwendungen, auch in der Nachsorge, ansteigen lassen. Ein **interaktives Trainingsprogramm für zu Hause** nennt sich DigiTrain. Es ist ein Angebot einer gesetzlichen Krankenkasse (▶ Abschn. 39.3.1) und in Zusammenarbeit mit einer Rehabilitationsklinik sowie der Fraunhofer-Gesellschaft entwickelt worden. Es fokussiert auf Patienten mit chronischen Rückenschmerzen und sieht eine Nachbetreuungsphase von 3 Monaten nach Rehabilitationsentlassung vor. Gezielte Aktivierung von körperlichen Aktivitäten steht im Vordergrund und baut auf in der Rehabilitation erlernten Übungen auf. Die Kosten werden im Rahmen der „ergänzenden Leistungen zur Rehabilitation" durch die Krankenkasse übernommen. Es bestehen darüber hinaus aber auch andere internetbasierte Nachsorgeangebote der Rehabilitationsträger.

20.2.5 „Eigenständige" Nachsorgeleistungen

Der Rehabilitand steht nicht zuletzt nach der UN-Behindertenrechtskonvention (▶ Abschn. 37.1.1) im Mittelpunkt des Rehabilitationsgeschehens und wird als eigenverantwortlich handelnder Akteur (und Experte) in eigener (Rehabilitations-) Angelegenheit und für seine Gesundheit gesehen. Auch das oben aufgeführte „Neue Credo" richtet sich an dieser Maßgabe aus. Die Aufnahme von Sportangeboten in Vereinen, über die Volkshochschule, in Fitnessstudios oder in Eigenregie, wird teilweise auch finanziell unterstützt im Rahmen von Gesundheitsförderungsangeboten der Krankenkassen.

■■ Unterstützung durch Selbsthilfegruppen bzw. gegenseitige Beratung durch Betroffene

Eine wichtige „Anschlussqualität" beinhaltet die Einbeziehung von Selbsthilfegruppen (▶ Abschn. 21.2). Selbsthilfe ist mittlerweile zu einem wichtigen, unterstützenden Eckpfeiler im Gesundheitswesen allgemein und der Nachsorge im Speziellen geworden. Gegenseitige soziale Unterstützung wird von der Stressforschung als Gesundheitsgewinn gewertet. Selbsthilfegruppen sind i. d. R. indikationsspezifisch und regional aufgestellt. Informationen hierzu erteilen die regionalen Selbsthilfekontaktstellen sowie die nationale Kontaktstelle für Selbsthilfegruppen (NAKOS, ▶ Internet). Die Kontaktstellen sind Ansprechpartner für Interessierte und Profis und bieten Beratung, Unterstützung und Vermittlung. Auch Institutionen, Einrichtungen, Ärzte und Therapeuten können sich an sie wenden.

■■ Fortsetzung medizinischer Behandlung

Ein weiteres Anwendungsfeld der Rehabilitationsnachsorge ist die ambulante ärztliche Weiterversorgung (▶ Abschn. 48.2.6). Dies betrifft z. B. eine ggf. notwendige medizinische Wundversorgung. Beispielsweise ist in der Phase unmittelbar nach der Entlassung häufiger auch eine unterstützende psychosomatische Weiterversorgung geboten, wobei von den ärztlichen Fachgebieten insbesondere die Indikationsbereiche der Orthopädie und der Psychosomatik adressiert sind (▶ Abschn. 16.3). Spezielle Online-Angebote können gerade in der Psychosomatik helfen, die Zeit bis zum Start eines ambulanten Behandlungsangebotes zu überbrücken. Grundsätzlich ist eine (nachgehende) fachärztliche Prüfung des Nachsorgebedarfs wesentlich.

▪▪ Versorgung mit Heil- und Hilfsmitteln

Ein mit der medizinischen Behandlung in Verbindung stehender Bereich der Nachsorge ist die (Weiter)Versorgung mit Heil- und Hilfsmitteln. Den Rahmen für den verordnenden Arzt bilden die Heil- und Hilfsmittelverzeichnisse der Krankenkassen, die auf den entsprechenden Richtlinien des Gemeinsamen Bundesausschusses (▶ Glossar) fußen. Die Empfehlungen des Rehabilitationsentlassungsberichtes sind (mit Ausnahme bei Rehabilitationssport und Funktionstraining) zu prüfen und gemeinsam mit dem Patienten zu besprechen. Physiotherapie (▶ Kap. 32), Ergotherapie (▶ Kap. 33) oder Logopädie (▶ Kap. 34) sind Bestandteil der Leistungen zur Teilhabe. Physiotherapie stellt dabei das am häufigsten verordnete Heilmittel dar. Inhaltlicher Schwerpunkt der ambulanten Therapiemaßnahmen ist, neben weiteren Funktionsverbesserungen, der konkrete Bezug zum häuslichen und beruflichen Alltag der Patienten und die Stärkung der Eigenverantwortung durch Eigenübungsprogramme u. Ä. Auch bei Pflegebedürftigen ist eine Bedarfsermittlung im Hinblick auf mögliche **Teilhabeförderung** unter Einbezug der Heilmittel geboten. Im Rahmen einer wohnortnahen Rehabilitation kommt hier der mobilen Rehabilitation, als Leistungsform der ambulanten medizinischen Rehabilitation, in Zukunft eine besondere Rolle zu (▶ Abschn. 41.2).

Hilfsmittel können verordnet werden, um den Erfolg einer Heilbehandlung oder Rehabilitationsmaßnahme zu sichern bzw. eine Behinderung im täglichen Leben auszugleichen. Die **„Anleitung" zum Gebrauch der Hilfsmittel** ist in die Verordnung eingeschlossen. Ein Training mit Hilfsmitteln kann auch, je nach Hilfsmittel, durch Physiotherapie (z. B. Prothesengehtraining), Ergotherapie (z. B. Haushaltstraining/Arbeitsplatztraining) oder Logopädie (z. B. Kommunikationsgerätetraining) ergänzt werden.

Das „Gesetz zur Stärkung der Heil- und Hilfsmittelversorgung" (HHVG – Bundestags-Drucksache 18/10186; in Kraft getreten: 2017) soll insbesondere die Wahlmöglichkeiten der Versicherten stärken und Informations- und Beratungsangebote über Leistungsansprüche und Versorgungsmöglichkeiten verbessern.

20.3 Berufliche Eingliederung

20.3.1 Stufenweise Wiedereingliederung (StW)

Die stufenweise Wiedereingliederung (StW) dient dazu, den arbeitsunfähigen Beschäftigten nach länger andauernder schwerer Krankheit schrittweise wieder an die volle Arbeitsbelastbarkeit an seinem bisherigen Arbeitsplatz heranzuführen. Der behandelnde Arzt trifft die Feststellung, ob die **bisherige Tätigkeit teilweise ausgeübt werden** kann. Sie ist sinnvoll und erfolgreich vor allem für Rehabilitanden mit ungünstiger Erwerbsprognose, die bestenfalls zuvor eine medizinisch-berufsorientierte Rehabilitation (MBOR ▶ Abschn. 42.6) durchlaufen haben. Sie kann aber grundsätzlich bei allen schweren und/oder chronischen Erkrankungen sinnvoll und indiziert sein. Während der StW ist der Rehabilitand weiterhin arbeitsunfähig. Die StW wird als „Arbeitsversuch" auch von der Rentenversicherung getragen. Statt Krankengeld (GKV) wird hier Übergangsgeld gezahlt. Es besteht weiterhin Anspruch auf zusätzliche Leistungen der Rehabilitationsträger, wenn diese ärztlich verordnet wurden. Die StW kann durch eine begleitende Betreuung und Behandlung optimiert werden. So bieten begleitende Kliniksozialdienste Sprechstunden bzw. (telefonische) Nachsorgetermine an. Auch Integrationsfachdienste unterstützen hier. Sie können auch an der Gestaltung und Einleitung des Verfahrens beteiligt sein. StW ist immer dann angezeigt, wenn

- der Rehabilitand wenig Zutrauen in seine Rückkehr zum Arbeitsplatz zeigt,
- im Vorfeld der Rehabilitation längere Fehlzeiten vorlagen oder
- eine negative Erwerbsprognose besteht.

Formale Zugangsvoraussetzungen:
- Das sozialmedizinische Risiko ist erhöht.
- Der Rehabilitand war zu Rehabilitationsbeginn berufstätig.
- Er wurde arbeitsunfähig bzw. als für mindestens 3 Stunden (für seine letzte Tätigkeit) belastbar entlassen.

Die gesetzliche Grundlage der StW bildet mit der Umsetzung des BTHG § 44 SGB IX-2018.

Für praxisnahe Informationen siehe Arbeitshilfe „Stufenweise Wiedereingliederung in den Arbeitsprozess" (BAR 2015).

20.3.2 Betriebliches Eingliederungsmanagement (BEM)

BEM ist ein betriebsnahes Instrument, das Arbeitgeber dazu verpflichtet, Beschäftigten, die innerhalb von 12 Monaten länger als 6 Wochen arbeitsunfähig waren, eine zeitnahe Unterstützung bei der **Rückkehr an den Arbeitsplatz** anzubieten (▶ Abschn. 43.4.1). Für den Beschäftigten ist dieses Angebot freiwillig. BEM umfasst im Prinzip alle betrieblichen und überbetrieblichen Maßnahmen, die der Arbeitsunfähigkeit entgegenwirken bzw. die Arbeits- und Beschäftigungsfähigkeit verbessern helfen. Solche Anpassungsmaßnahmen können organisatorische Maßnahmen, (ergonomische) Arbeitsgestaltungsmaßnahmen, Veränderungen am Aufgabenzuschnitt oder des Arbeitszeitregimes (Dauer, Lage, Arbeitsintensität) oder auch der Teamzusammenstellung (Zusammenarbeit) sein.

Eine Verknüpfung zur vom Arbeitgeber verpflichtend durchzuführenden Gefährdungsbeurteilung nach dem Arbeitsschutzgesetz ist sinnvoll. Neben den betrieblichen Akteuren wie Betriebsrat oder Schwerbehindertenvertretung kommt daher **Betriebsärzten** eine wichtige Funktion zu. Sinnvoll ist es, in einem Netzwerk aus Betrieb, Rehabilitationseinrichtung, außerbetrieblichen Akteuren, Integrationsamt und -fachdiensten sowie behandelnden Ärzten zu handeln. Studien zufolge kommt einer Einbindung eines professionellen Beraters eine Schlüsselrolle bei der erfolgreichen beruflichen Eingliederung zu. Die Deutsche gesetzliche Unfallversicherung (DGUV) bietet eine zertifizierte Qualifizierung zum Disability Manager (**BEM-Koordinator**) an. Er kann wichtige Beratungsimpulse zu möglichen Leistungen zur Teilhabe sowie besonderen Hilfen im Arbeitsleben in den BEM-Prozess einbringen.

Die gesetzliche Grundlage für BEM bildet mit der Umsetzung des BTHG § 167 SGB IX-2018.

20.3.3 Leistungen zur Teilhabe am Arbeitsleben (LTA) – Berufliche Rehabilitation

Nach einer medizinischen Rehabilitationsmaßnahme kommen häufig Leistungen zur Teilhabe am Arbeitsleben in Betracht. Diese schließen sich hierbei zwar an die medizinische Rehabilitation an, sind aber als eigene Leistungen zu verstehen. Entsprechende Ausführungen hierzu finden sich unter ▶ Abschnitt 19.2 und ▶ Kap. 43.

Als besonders geeignet hat sich gerade bei Leistungen zur Teilhabe am Arbeitsleben die Einbeziehung des Betriebsarztes bewährt (die Zustimmung des Rehabilitanden vorausgesetzt). So können LTA-Leistungen von diesem auch eingeleitet werden, wenn ein entsprechender Bedarf bezüglich der Erwerbsfähigkeit eines Beschäftigten gesehen wird. Einige Rentenversicherungsträger haben auch spezielle Präventionsprogramme (▶ Abschn. 41.5) zur Sicherung der Erwerbsfähigkeit entwickelt, die gemeinsam mit Rehabilitationskliniken und Betriebsärzten durchgeführt werden können. Die Zusammenarbeit zwischen niedergelassenen Ärzten, Betriebsärzten und Rehabilitationskliniken kann gerade im Rahmen des BEM relevant sein. Im Rahmen dieser Wiedereingliederung prüft er die nachhaltige Wirkung der Maßnahmen am Arbeitsplatz, adaptiert diese gegebenenfalls und veranlasst weitere Maßnahmen (Feststellung weiteren Teilhabebedarfs).

Aufgaben des Betriebsarztes im Reha-Prozess:

- Feststellung des Rehabilitationsbedarfs und Beratung des Patienten
- Erstellung des Befundberichtes und Arbeitsplatzprofils
- Beratung der Rehabilitationseinrichtung hinsichtlich des Ziels der Rehabilitation
- Koordination der Wiedereingliederung am Arbeitsplatz
- Nachgehende Beurteilung des Rehabilitationsergebnisses hinsichtlich weiterer Teilhabebedarfs (bei Arbeitswiederaufnahme des Patienten und 6 Monate nach Rehabilitationsende)

Näheres siehe Kooperationsvereinbarung und Handreichung „Einbindung von Betriebs- und Werksärzten in den Rehabilitationsprozess" (Deutsche Rentenversicherung Nord 2017)

Bei beruflichen Fragestellungen, oder falls kompensatorische Leistungen geplant sind (LTA, die sich auf die Anpassung des bisherigen oder eines neuen Arbeitsplatzes an die verminderte Leistungsfähigkeit der Betroffenen beziehen), sollte eine **Kontaktaufnahme mit dem Arbeitgeber** sowie dem zuständigen Betriebsarzt erfolgen, die Zustimmung des Rehabilitanden vorausgesetzt. Hierüber ist auch ein Zugang zu arbeitsplatzbezogenen Dokumenten wie Tätigkeitsbeschreibung,

Gefährdungsbeurteilung, berufliches Anforderungsprofil usw. gegeben.

Auswahl möglicher Beratungs-, Vermittlungs- und Finanzleistungen beruflicher Teilhabe mit Blick auf eine Beschäftigung
- Beratung zur Umgestaltung des Arbeitsplatzes
- Technische Arbeitshilfen
- Arbeitsassistenz (Hilfestellung bei der Arbeitsausführung)
- Mobilitätshilfen (Personenbeförderung, ÖPNV) zur Erreichung des Arbeitsplatzes
- Kraftfahrzeughilfe (Kraftfahrzeughilfeverordnung)
- Vermittlungsunterstützende Leistungen (z. B. Trainingsmaßnahmen, Mobilitätshilfen, Probebeschäftigung, Arbeitshilfen)
- Unterstützte Beschäftigung

Näheres siehe Arbeitshilfen „Stufenweise Wiedereingliederung in den Arbeitsprozess" (BAR 2015) sowie „Arbeitsgestaltung durch Technik" (BAR 2014)

▪▪ **Verbindungen zwischen beruflicher und sozialer Rehabilitation**

Im Rahmen von Leistungen zur Teilhabe am Arbeitsleben können in Ergänzung auch Leistungen zur sozialen Rehabilitation erbracht werden. Die Leistungen spezialisierter Bildungsträger bieten über das Instrument der Sozialpädagogik verschiedene Bildungsmaßnahmen, Sozialtrainings, Gruppenarbeit und Einzelhilfe an, um die persönliche Entwicklung des Erwerbs sozialer und lebenspraktischer Kompetenzen zu unterstützen. Die Integrationsberatung unterstützt insbesondere junge Menschen bei der Arbeitsuche und bietet Arbeitgebern vor Ort umfassende Beratung und Unterstützung, um eine modern ausgerichtete berufliche Rehabilitation und Integration sicherzustellen (vgl. Jugendberufsagenturen, ▶ Abschn. 43.3.4).

20.4   Soziale Teilhabe

20.4.1   Soziale Ressourcen – Bedeutung sozialer Netzwerke

Das soziale Netzwerk stellt eine wichtige gesundheitliche Ressource im Reha-Prozess dar. Positive soziale Beziehungen sorgen für eine bessere gesundheitliche Anpassung und einen gesünderen Lebensstil. Umgekehrt geht ein Fehlen sozialer Unterstützung mit einem erhöhten Mortalitätsrisiko einher. Verwandte, Freunde und Kollegen als in der Regel emotional bedeutsame und potenziell stabilisierende Personen können für eine **Ressourcenstärkung** des Rehabilitanden sorgen, immer vorausgesetzt, die Beziehungsqualität (Kontakthäufigkeit, emotionale Nähe) ist gut.

Leistungen zur sozialen Teilhabe werden erbracht, um eine gleichberechtigte Teilhabe am Leben in der Gemeinschaft zu ermöglichen oder zu erleichtern. Anzustreben ist die Sicherung einer nachhaltigen, möglichst vernetzten Rehabilitationsversorgung im Alltag und im Lebensumfeld des Rehabilitanden. Hierzu gehört u. a., Rehabilitanden zu einer möglichst selbstbestimmten und eigenverantwortlichen Lebensführung im eigenen Wohnraum und in ihrer gewohnten Umgebung zu befähigen bzw. zu unterstützen. Leistungen zur sozialen Rehabilitation können bereits im Vorfeld, z. T. begleitend oder im Anschluss an andere Rehabilitationsleistungen in Betracht kommen. Als **eigenständige Leistungen** finden sich entsprechende Ausführungen unter ▶ Abschn. 19.2 und ▶ Kap. 44.

Soziale Teilhabe macht nicht an der Haustür halt. Neben der Rückkehr in den Kreis der Familie, zu Nachbarn und Freunden beinhaltet soziale Teilhabe auch die Möglichkeit, sich wieder am Leben in der öffentlichen Gemeinschaft zu beteiligen. So können Besuche von Freizeitgruppen/ Vereinen oder kulturellen Veranstaltungen gefördert werden. Das Leistungsspektrum reicht von Hilfen bei Fahrten zum Erreichen des „Kulturziels" (z. B. über eine finanzielle Beförderungshilfe oder eine persönliche Begleitung) bis hin zum geeigneten Internetanschluss. Mögliche Leistungen richten sich individuell an den Bedürfnissen des Rehabilitanden aus und sind daher nicht abschließend im Gesetz geregelt.

20.4.2   Pflege

Ziel der medizinischen Rehabilitation ist es auch, Pflegebedürftigkeit zu vermeiden oder zu mildern. Personen, die nach einer Rehabilitation einen Langzeitpflegebedarf aufweisen (und ihre betreuenden Pflegekräfte), sind in ihrem Zuhause, ihrem Wohnumfeld, ihrer Gemeinde und in Pflegeeinrichtungen auf eine unterstützende und barrierefreie (▶ Abschn. 24.3) Struktur angewiesen. Die Pflegeversicherung benennt daher auch Angehörige, Nachbarn und Selbsthilfegruppen als relevante Pflegeakteure. Pflege zu organisieren ist nicht nur Aufgabe der Pflegekassen (▶ Abschn. 48.1). Leistungen für Langzeitpflegebedürftige werden ggf. auch durch Träger der Sozialhilfe, der Unfallversicherung und der sozialen Entschädigung finanziert. Wie dies vor Ort zu organisieren ist, darüber entscheiden Länder und Kommunen maßgeblich mit. Niedrigeschwellige Zugangsmöglichkeiten zu Pflegeeinrichtungen sind damit ein Stück **kommunale Daseinsvorsorge**. Auf der örtlichen Ebene können Pflegestützpunkte eine trägerübergreifende Beratung und ein entsprechendes Fallmanagement bieten. Sie bieten auch Beratung hinsichtlich einer Pflegebedürftigkeitseinstufung (Pflegegrade) an.

Nähere Informationen zu den Pflegestärkungsgesetzen siehe gleichnamige Seite (▶ Internet) des Bundesministeriums für Gesundheit.

Für Rehabilitanden mit schwerer neurologischer Erkrankung (▶ Kap. 6), aber auch für durch andere Erkrankungen funktionell schwerstgeschädigte Menschen, bei denen aufgrund ihrer Schädigungen vorübergehend oder auf Dauer kein weiterer Rehabilitationsfortschritt zu verzeichnen ist, ist die **aktivierende (Langzeit-)Pflege** ein wichtiges Angebot. Im neurologischen Indikationsbereich wird dies in der Rehabilitationsphase F geleistet. Erstes Nachsorgeziel ist es, den bis dahin im Reha-Prozess erzielten funktionellen Zustand zu erhalten und Nachfolgekomplikationen zu vermeiden. Je nach Schwere des Zustands und der psychosozialen Situation kann die Langzeitpflege oder -betreuung in der häuslichen Umgebung durch Angehörige unter Mitwirkung von ambulanten Diensten oder stationär erbracht werden. Die entsprechenden finanziellen Rahmenbedingungen sind zu beachten. Läuft die Überleitung in das häusliche Umfeld systematisch ab, kann eine Aufnahme in ein Pflegeheim hinausgezögert oder vermieden werden. Für solche Patienten, wie auch für deren betreuende Angehörige, sind – neben körperlicher Aktivität – aktive Informationsvermittlung und Schulung essenziell. In der vertragsärztlichen Nachsorge und Langzeitversorgung wird den betroffenen Patienten vorwiegend Physiotherapie (▶ Kap. 32) verordnet.

Eine **Kurzzeitpflege** kann Patienten ein weiterhin notwendiges Zeitpolster für eine Gesundheitsstabilisierung und Angehörigen Zeit für die Planung notwendiger „Überleitungsmaßnahmen" in die Häuslichkeit verschaffen. So kann nach einem Krankenhausaufenthalt wegen eines Oberschenkelhalsbruches und einer sich anschließenden geriatrischen Rehabilitation, bei der die Schwerpunkte in der Mobilisierung sowie der Therapie postoperativer (häufig auch von der Narkose herrührender) psychischer Symptome liegen, der Übergang in die Häuslichkeit über eine dreiwöchige Kurzzeitpflege „gleitender" gestaltet werden. In der Kurzzeitpflege kann neben einer Stabilisierung des Rehabilitationsprozesses auch die Befähigung zur Selbstversorgung (Ernährung, Körperpflege, Stuhlgang, Medikation) weiter trainiert werden. Während dieser Zeit können Angehörige eine entsprechende häusliche und ambulante Weiterversorgung organisieren oder barrierefreie Umbauten in Angriff nehmen. Bei schwierigen Fällen ist u. U. auch eine anschließende Langzeitpflege angezeigt. Beratende Unterstützung bieten hier wiederum vor allem die Pflegestützpunkte der Landkreise, die Sozialdienste der Kliniken sowie die Pflegekassen (s. oben bzw. ▶ Abschn. 21.2).

Weitere Informationen

Literatur

Bundesarbeitsgemeinschaft für Rehabilitation (2016) Nachhaltigkeit von Leistungen zur Rehabilitation und Teilhabe. Handlungsempfehlungen. https://www.bar-frankfurt.de/fileadmin/dateiliste/publikationen/empfehlungen/downloads/HENachhaltigkeit 20161011.web.pdf

Bundesarbeitsgemeinschaft für Rehabilitation (BAR) (2015a) Arbeitshilfe Stufenweise Wiedereingliederung in den Arbeitsprozess https://www.bar-frankfurt.de/publikationen/arbeitshilfen/

Bundesarbeitsgemeinschaft für Rehabilitation (BAR) (2015b) Arbeitshilfe Arbeitsplatzgestaltung durch Technik. https://www.bar-frankfurt.de/publikationen/arbeitshilfen/

Bundesarbeitsgemeinschaft für Rehabilitation (BAR) (2014) Phase E der neurologischen Rehabilitation. Empfehlungen. https://www.bar-frankfurt.de/publikationen/rahmenempfehlungen/

Bundesarbeitsgemeinschaft für Rehabilitation (BAR) (2011) Empfehlungen zur medizinisch-beruflichen Rehabilitation in der Neurologie. https://www.bar-frankfurt.de/publikationen/rahmenempfehlungen/

Bundesministerium für Arbeit und Soziales (BMAS) (2016) Schritt für Schritt zurück in den Job. Betriebliche Eingliederung nach längerer Krankheit – was Sie wissen müssen. http://www.bmas.de/DE/Service/Medien/Publikationen/a748-betriebliche-eingliederung.html

Deutsche Rentenversicherung Bund (DRV) (2015) Der
    ärztliche Reha-Entlassungsbericht. Leitfaden zum
    einheitlichen Entlassungsbericht in der medizinischen
    Rehabilitation der Gesetzlichen Rentenversicherung.
    http://www.deutsche-rentenversicherung.de/Allge-
    mein/de/Inhalt/3_Infos_fuer_Experten/03_oeffent-
    liche_verwaltung_versaemter/05_Reha_301/03_
    reha_301_standard/Leitfaden_Entlassungsbericht.
    pdf?__blob=publicationFile&v=6
Deutsche Rentenversicherung Bund (DRV) (2017) Rahmen-
    konzept zur Nachsorge http://www.deutsche-renten-
    versicherung.de/Allgemein/de/Inhalt/3_Infos_fuer_
    Experten/01_sozialmedizin_forschung/downloads/
    konzepte_systemfragen/konzepte/rahmenkonzept_
    reha_nachsorge.pdf?__blob=publicationFile&v=7

Internetlinks

Bundesministerium für Gesundheit - Pflegestärkungs-
    gesetz. https://www.pflegestaerkungsgesetz.de/

Übergreifende Aspekte zum Reha-Prozess

Rainer Thimmel, Michael Schubert, Sarah Viehmeier

Unter Mitarbeit von Andreas Bahemann, Jörg Heinze, Matthias Siebert, Gracia Schade, Theresa Unger, Birthe Hucke und Reto Schneider.

© Springer-Verlag GmbH Deutschland, ein Teil von Springer Nature 2018
Bundesarbeitsgemeinschaft für Rehabilitation e.V. (BAR) (Hrsg.), *Rehabilitation*
https://doi.org/10.1007/978-3-662-54250-7_21

21.1 Angehörige

Zum Lebensumfeld des Rehabilitanden zählen die sozialen Kontakte zu (familiär) eng verbundenen und vertrauten Menschen. Angehörige sorgen für eine psychosoziale Stärkung der Betroffenen und haben damit eine wichtige Rolle im Rahmen der Bewältigung von Krankheit bzw. der Krankheitsfolgen. Sie können unterstützend auf die Verstetigung von Lebensstiländerungen wirken, aber auch zu einer Beibehaltung von bisherigen Routinen beitragen. Sie stehen damit auch ein Stück weit für den realen Lebenshintergrund, der bei der Übertragung der Rehabilitationserfolge in den Alltag zu beachten ist.

Wer auf die Unterstützung von Ehepartnern, Freunden oder Verwandten zählen kann, lebt gesünder und hat bessere Chancen auf Genesung. Das Sterblichkeitsrisiko kann bis zu 50 % geringer sein gegenüber Alleinstehenden. Soziale Nähe ist dabei überlebenswichtiger als Sport oder gesunde Ernährung. Patienten benötigen nach Operationen Studien zufolge weniger Schmerzmittel, wenn sie sich auf den Beistand von Familienangehörigen und Freunden verlassen können.

In Rehabilitationseinrichtungen gibt es inzwischen vielfach **Konzepte für die Zusammenarbeit** mit den Angehörigen der Rehabilitanden. Die Angebote reichen von Informationsveranstaltungen, über Beratungsgespräche bis hin zur Einbeziehung in die Therapie- oder Pflegesituation. Auch die Situationsbewältigung der Angehörigen kann hier ein Thema sein.

Eine Begleitung des Rehabilitanden durch einen Angehörigen ist oftmals möglich, in vielen Fällen auch gewünscht. Angehörige werden auch an der Erstellung und Durchführung des Rehabilitationsplanes beteiligt und nehmen an Therapiebausteinen teil. Der Einbezug von Angehörigen in die Rehabilitation trägt zum Erfolg der Maßnahme bei. Auch aus medizinischen Gründen kann eine **Rehabilitationsbegleitperson** (Elternteil, Kind …) angezeigt sein. In diesen Fällen übernimmt der Rehabilitationsträger die Kosten. Andernfalls müssen Kost und Logis selbst getragen werden (▶ Abschn. 21.4). Die begleitende Person kann auch selbst medizinisch-therapeutische Maßnahmen in Anspruch nehmen, wenn der behandelnde Arzt eine entsprechende Verordnung ausstellt.

Von Beginn an sollten auch die Zeit nach der Rehabilitation und die Umsetzung der Verhaltens-änderung im privaten und beruflichen Lebenskontext thematisiert werden. Hier hilft die Kommunikation über die Erkrankung oder Behinderung unter Einschluss von Behandlern, Familie, Freunden und Kollegen.

Angehörige sind auf Dauer oft selbst einem erheblichen **Gesundheitsrisiko** ausgesetzt, insbesondere aufgrund der psychischen Belastungen. Dies betrifft z. B. Angehörige von Krebskranken oder Depressionspatienten. Pflegende Angehörige sind häufiger als der Durchschnitt von Bluthochdruck, Schlafstörungen, Depressionen, Ängsten und Infektionskrankheiten betroffen. Auch ist ihr Risiko, einen Herzinfarkt zu erleiden, deutlich erhöht, insbesondere dann, wenn eine demente Person zu betreuen ist. Gleichzeitig erhalten Angehörige selbst nur wenig Aufmerksamkeit.

Gesetzliche Krankenkassen, Unfallversicherungträger oder etwa Wohlfahrtsverbände haben hierauf reagiert und bieten gerade für **pflegende Angehörige** verschiedene Präventionskonzepte an (▶ Abschn. 41.2). So gibt es seit mehreren Jahren vielfältige Angebote, die sich speziell an die Zielgruppe der pflegenden Angehörigen (im Sozialgesetzbuch als „nicht erwerbsmäßig Pflegende" bezeichnet) chronisch kranker oder behinderter Menschen bzw. an Multiplikatoren wie Pflegeberatungsstellen oder ambulante Pflegedienste oder stationäre Pflegeeinrichtungen richten. Diese reichen von speziellen Pflegekursen für Angehörige, die ein professionelleres und achtsameres Pflegen vermitteln, über Seminare zum Gesundheitsschutz für Multiplikatoren bis hin zu Stressreduktionskursen (z. B. meditative Übungen nach Jon Kabat-Zinn) oder Handlungshilfen für die Tagesstrukturierung. Auch der Ausbau von individuellen Hilfsnetzwerken und die Unterstützung durch professionelle Rehabilitations- oder Pflegeberater ist Teil des Unterstützungsangebots (▶ Abschn. 48.1.3).

Zusammengefasst sind verschiedene Entlastungsangebote für pflegende Angehörige (nach DGUV, 2016):

— ambulanter Pflegedienst
— Tages- und Nachtpflege
— Kurzzeit- und Ersatzpflege
— Begleitmöglichkeit des zu pflegenden Angehörigen bei eigener Rehabilitation
— Betreuung bei erhöhtem Pflegebedarf (Demenz)
— Pflegeschulung zuhause
— Pflegekurs

- Rehabilitations- und Pflegeberatung durch Pflegekasse, Pflegestützpunkt bzw. „Ansprechstellen" der Rehabilitationsträger sowie „ergänzende unabhängige Teilhabeberatung" (Strukturen im Aufbau)
- Selbsthilfegruppe

21.2 Beratungs- und Unterstützungsangebote

Beratung und Unterstützung benötigen potenzielle Rehabilitanden insbesondere bei der Beantragung von Rehabilitationsleistungen, für die Organisation sowie zu den Modalitäten der Finanzierung (z. B. Fahrtkosten, Zuzahlungen). In diesen Fragen können sich Antragsteller und Ärzte an die Krankenkasse oder einen anderen Sozialversicherungsträger wenden (▶ Abschn. 39.3). Diese sind zur allgemeinen Auskunft und Unterstützung verpflichtet.

Unterstützungsangebote im Rehabilitationsprozess

- Gemeinsame Servicestellen der Rehabilitationsträger (auslaufend)
- Vernetzte Ansprechstellen (aufzubauen gemäß BTHG)
- Rehabilitationsberatung durch einzelne Rehabilitationsträger
- Ergänzende unabhängige Teilhabeberatung (aufzubauen gemäß BTHG)
- Betroffenen-/Behindertenverbände
- Sozialdienste
- Wohlfahrtsverbände
- Sozialverbände wie VdK oder SoVD
- Vereine für Sozialpsychiatrie
- Psychosoziale Beratungsstellen
- Bündnisse gegen Depression
- Pflegestützpunkte
- Pflegeberatung der Pflegekassen
- Kommunale Pflegeberatung (aufzubauen gemäß PSG III)
- Fachstellen für Demenz
- Suchtberatungsstellen
- Schuldnerberatungsstellen
- Verbraucherzentralen
- (Unabhängige) Patientenberatung
- Rechtsberatung (Fachanwalt für Sozialrecht)

- Gewerkschaft/DGB-(Sozial-)Rechtsberatung
- Sozialrechtsberatung der Arbeitnehmerkammern (Bremen und Saarland)
- EAP (employee assistance program – psychosozialer Beratungsdienst für Mitarbeiter)
- Vernetzung/Kooperationen mit Fachkliniken
- Beratungsgutscheine (Kooperation mit Psychologen/Fachkliniken)
- Selbsthilfegruppen/„Peer to Peer"-Beratung (Betroffene beraten Betroffene)
- Selbsthilfekontaktstellen
- Schwerbehindertenvertretung
- Betriebs- bzw. Personalrat, Mitarbeitervertretung
- Jugend- und Auszubildendenvertretung
- BEM/BEM-Koordinator
- Frauen-/Gleichstellungsbeauftragte
- Betriebsarzt/arbeitsmedizinische Dienste bzw. Zentren
- Gesundheitsamt

Neben der Beratung zu den Beantragungsmodalitäten, der Organisation und den finanziellen Bedingungen einer Rehabilitation dienen Unterstützungsangebote insbesondere auch der langfristigen Sicherung des Rehabilitationserfolgs. Hierbei ist die Kooperation und Zusammenarbeit mit diversen Rehabilitationsträgern, Rehabilitations- und sozialen Beratungsdienstleistern oder auch der Selbsthilfe gefragt, die entsprechende Hilfeleistungen übernehmen (▶ Abschn. 39.5). Hierfür kommen beispielsweise in Frage:

- Beratungs- und Vermittlungsdienste der Bundesagentur für Arbeit bzw. der Jobcenter
- Beauftragung eines Integrationsfachdienstes (IFD) bzw. Job Coachings
- Firmenservice der gesetzlichen Rentenversicherung
- Rehabilitationsmanagement, Peer-Beratung und Vermittlungsangebote („DGUV Job") der gesetzlichen Unfallversicherung
- Sozialdienste in medizinischen, beruflichen und sozialen Rehabilitationseinrichtungen
- Soziales (familiäres) Umfeld (Angehörige)
- Selbsthilfegruppen, -organisationen und -kontaktstellen

Sozialdienste

Sozialdienste sind neben den Auskunfts- und Beratungsstellen der Rehabilitationsträger wichtige Ansprechpartner im Zusammenhang mit Prävention und Leistungen zur medizinischen Rehabilitation, zur Teilhabe am Arbeitsleben und zur sozialen Teilhabe. Sozialdienste unterstützen damit die Rehabilitationsträger bei der Erfüllung von Ansprüchen von Menschen mit Behinderung. Dabei leiten Sozialdienste frühzeitig notwendige Schritte ein und kommen zum Ende der Rehabilitation mit allen Akteuren zusammen. Soweit eine notwendige Anschlussförderung durch die Integrationsämter die Feststellung der Eigenschaft als schwerbehinderten Menschen erfordert, unterstützen sie auch bei der Beantragung. Sozialdienste werden von Kirchen, Kommunen, Wohlfahrtsverbänden, Trägern der freien Jugendhilfe oder Betrieben getragen.

Zur Zusammenarbeit mit Sozialdiensten haben die Rehabilitationsträger die Gemeinsame Empfehlung „Sozialdienste" vereinbart (BAR 2016).

■■ **Wo finden sich Sozialdienste?**
— Im Krankenhaus
— In ambulanten und stationären Rehabilitationseinrichtungen
— In weiteren, indikations-/zielgruppenspezifischen Beratungsstellen (behinderte/chronisch kranke Menschen, Krebs, Sucht, sozialpädiatrische Zentren, sozialpsychiatrische Dienste)
— In Werkstätten für behinderte Menschen
— Im betrieblichen Kontext (betriebliche Sozialberatung)

■■ **Welche Aufgaben nehmen Sozialdienste im Rahmen des Reha-Prozesses wahr?**
— Sie informieren und beraten den Menschen mit Behinderung und seine Angehörigen in sozialen, persönlichen, finanziellen und sozialrechtlichen Fragen. Sie leisten Unterstützung für den betroffenen Menschen bei der Bewältigung der Folgen von Krankheit und Behinderung. Sie informieren z. B. über adäquate Rehabilitationsmöglichkeiten und den Weg ihrer Beantragung. Sozialdienste regen Leistungen zur Teilhabe an und leiten diese in Abstimmung mit den Rehabilitationsträgern ggf. ein (▶ Abschn. 38.4.2).
— Sie leisten professionelle Hilfe und unterstützen, fördern und begleiten Menschen mit unterschiedlichen Schwierigkeiten, damit

diese ihre eigenen Ressourcen für ein selbstbestimmtes Leben nutzen können.
— Sie erarbeiten mit den Betroffenen Perspektiven und arbeiten dabei eng mit allen am Reha-Prozess Beteiligten zusammen (Rehabilitationsträger, behandelnde Ärzte, Leistungserbringer, Arbeitgeber, SHG, Angehörige) und organisieren weitergehende (nachsorgende) Maßnahmen (z. B. Einleitung von häuslicher Versorgung, ambulanter oder stationärer Pflege, Kurzzeitpflege, betreutem Wohnen sowie Kontakten zu Selbsthilfegruppen).
— Sie unterstützen den Reha-Prozess und regen bei Bedarf weiterführende (nachsorgende) Teilhabeleistungen an bzw. weisen die Rehabilitationsträger auf weitere Angebote des Sozialdienstes hin/oder beziehen diese mit ein. Sie leisten damit wichtige Schnittstellenarbeit.

Selbsthilfegruppen (SHG)/ „Peer to Peer"-Beratung

Auch Selbsthilfe kann – insbesondere bei frühzeitiger Kontaktaufnahme schon während des Rehabilitationsaufenthalts – einen wichtigen Beitrag zur Reintegration der Rehabilitanden leisten. Sie ist damit ein wichtiger Baustein in der Rehabilitation und im Hinblick auf die Zeit nach der Rehabilitation. Selbsthilfegruppen können Unterstützung und Hilfestellung bei der **Bewältigung einer chronischen Erkrankung** geben und durch den gegenseitigen Austausch von Erfahrungen dazu beitragen, dass die Erfolge der Rehabilitation auch langfristig erhalten bleiben. SHG sind freiwillige Zusammenschlüsse von Menschen auf örtlicher/regionaler Ebene, deren Aktivitäten sich auf die gemeinsame Bewältigung von Krankheiten und/oder Behinderungen, psychischen oder sozialen Problemen richten, von denen sie selbst oder ihre Angehörige betroffen sind. SHG sind häufig indikationsspezifisch organisiert. Unterstützt werden die SHG von **Kontaktstellen**, die regional aufgestellt sind und damit auch Ansprechpartner für weitere (Gesundheits-)Berufe sind. Ein bekanntes Beispiel dafür sind die Herzsportgruppen bei koronaren Herzerkrankungen. Auf der Seite der Nationalen Kontaktstelle für Selbsthilfegruppen (NAKOS, ▶ Internet) gibt es vielfältige Informationsmaterialien und Hinweise auf Datenbanken mit Selbsthilfeadressen bundesweit. Die NAKOS-Publikationen werden in der Regel kostenfrei abgegeben. Fachleuten geben sie Orientierungshilfen zur Zusammenarbeit mit Selbsthilfegruppen. Neben der Nationalen Kon-

21

taktstelle sind auch in jedem Bundesland regionale Kontaktstellen angesiedelt.

Patientenschulungen

Oft gestaltet sich der Übergang vom stationären Rehabilitationsaufenthalt in die Alltagsroutine als schwierig. In der Regel werden begonnene Verhaltens- und Lebensstiländerungen im Alltag nicht mehr oder nicht mehr ausreichend weiter verfolgt. Rehabilitationsmotivation und -ziele verblassen. Patientenschulungen stellen eine bedeutende Methode zur Förderung der **Gesundheitskompetenzen** dar und nehmen somit aus gesundheitlichen Gründen eine entscheidende Rolle im Behandlungs- bzw. Reha-Prozess ein. Patientenorientierung zielt darauf, die Wünsche und Bedürfnisse der Rehabilitanden im Reha-Prozess und bei Entscheidungen über Therapien angemessen zu berücksichtigen. Lebensstiländerung erfordert Wissen, Motivation, günstige Einstellungen und Handlungsfertigkeiten, wie sie bei Patientenschulungen vermittelt werden. Sie zielen auf die Bewältigung von chronischen Erkrankungen und sollen Patienten befähigen, mehr Eigenverantwortung für ihr Gesundheitsverhalten zu übernehmen. Sie können die körperliche Belastbarkeit erhöhen bzw. zu einer gesunden Ernährung beitragen. Aufgrund ihrer nachgewiesenen Wirksamkeit sind sie zentraler Bestandteil in der medizinischen Rehabilitation bei chronischer Erkrankung. So haben Studien gezeigt, dass z. B. bei Diabetes Typ II Patientenschulungen genauso effektiv sind wie orale Antidiabetika.

Wiederholte Schulungen und eine kontinuierliche ärztliche Betreuung können damit zur Reduktion von Komplikationen und Folgeerkrankungen beitragen. Eine intensive **Rehabilitationsnachsorge** (▶ Abschn. 42.7) oder ggf. auch die Einbindung in **Disease Management-Programme** können zusätzlich stabilisierend auf das psychische Befinden von Rehabilitanden wirken. In vielen Städten gibt es mittlerweile eigene Zentren für Patientenschulungen. Sie sind meist multidisziplinär (Ärzte, Psychologen, Ergotherapeuten, Ernährungsfachkräfte, Pflegekräfte) aufgestellt und arbeiten nach speziell ausgearbeiteten didaktischen Konzepten (▶ Kap. 26). Die Trainer sind entsprechend qualifiziert. Teilnehmerorientierung, kognitive Aktivierung und Übungen stehen im Zentrum der Schulungen. Sie richten sich jeweils an den indikationsspezifischen Qualitätsstandards der medizinischen Fachgesellschaften aus.

Übergang in die Pflege/ Pflegestützpunkte

Ist ein Übergang von einer Rehabilitationsklinik in die häusliche Pflege notwendig, muss auch diese Phase entsprechend vorbereitet werden (▶ Abschn. 48.1). Wichtig ist hierbei, dass Angehörige für diesen Fall geschult werden. Hier bieten sich spezielle Pflegetrainer oder Pflegekurse an, die beispielsweise über die **Pflegekassen** angeboten werden. Die Beratung beinhaltet ebenso die (anschließende) Einbeziehung eines ambulanten Pflegedienstes.

Pflegestützpunkte sind ein kostenloses, gesetzlich verankertes **Beratungsangebot**, das in der Regel auf Landkreisebene angesiedelt ist. Sie werden gemeinsam von Kranken- und Pflegekassen sowie kommunalen Trägern getragen und stehen für eine kompetente Beratung „aus einer Hand". Sie informieren über wichtige medizinische und pflegerische Angebote in der jeweiligen Region. Sie wenden sich gezielt an behinderte, ältere und pflegebedürftige Menschen und deren Angehörige. Die Pflegeberater koordinieren alle Möglichkeiten der Versorgung im Pflegefall und orientieren sich dabei an den Wünschen und Bedürfnissen der Betroffenen.

Mögliche Frage- bzw. Hilfestellungen der Pflegeberatung:

- Antragstellung
- Haushaltshilfen, hauswirtschaftliche Dienste
- Betreutes Wohnen, barrierefreies Wohnen
- Pflegekosten, Finanzierungshilfen
- Auswahl einer Rehabilitations-/Pflegeeinrichtung
- Auswahl von ambulanten Pflegediensten
- Information zu verschiedenen Pflegeformen
- Unterstützungsangebote für Angehörige

Unfälle, Berufskrankheiten, Schwerbehinderung

Ein Unfall am Arbeitsplatz oder auf dem Weg zur oder von der Arbeit, der mit einer Arbeitsunfähigkeit von mehr als drei Tagen verbunden ist, muss vom Arbeitgeber innerhalb von drei Tagen nach Kenntnisnahme an die Unfallversicherung (▶ Abschn. 39.3.4) gemeldet werden. Den Verdacht auf eine Berufskrankheit müssen Ärzte, Krankenkassen oder Arbeitgeber ebenfalls dort anzeigen. Zudem haben auch Betroffene selbst, wie auch Verwandte, Kollegen sowie Betriebs- und Personalräte das Recht, eine Berufskrankheit bei dem für den Betrieb oder die Dienststelle zuständigen

Unfallversicherungsträger zu melden und können dem Betroffenen hier beratend zur Seite stehen.

Für die Belange von Menschen mit anerkannter Schwerbehinderung sind die Integrationsämter zuständig, soweit begleitende Hilfen im Arbeitsleben in Frage kommen (▸ Kap. 47).

Integrationsfachdienste (IFD)

IFD beraten und begleiten (schwer-)behinderte und von einer Behinderung bedrohte Menschen mit besonderem psychosozialem Unterstützungsbedarf sowie deren Arbeitgeber bei allen Fragen rund um die Beschäftigung (▸ Abschn. 43.4.3). Nimmt ein Arzt mit einem IFD Kontakt auf, werden zunächst Zuständigkeit und Kooperationsmöglichkeiten abgeklärt. Die Beratung oder Integrationsbegleitung erfolgt **im Auftrag** der Integrationsämter (bei Schwerbehinderten) oder im Auftrag der Rehabilitationsträger. So können die Leistungen der IFD durch alle Rehabilitationsträger „eingekauft" werden. Ziel ist es, Menschen mit Behinderungen auf geeignete Arbeitsplätze zu vermitteln oder Arbeitsverhältnisse zu sichern und damit die Teilhabe am Arbeitsleben nachhaltig zu ermöglichen. Zur Sicherung der Arbeitsverhältnisse kommt auch die Lösung betrieblicher Konfliktlagen in Betracht. Hier können IFD-Mitarbeiter als Mediatoren handeln oder BEM-Prozesse mit begleiten. Auch **technische Beratungsleistungen** (behindertengerechte Arbeitsplatzgestaltung) werden in Zusammenarbeit mit dem technischen Beratungsdienst der Integrationsämter erbracht. Sie pflegen sowohl eine enge Zusammenarbeit mit Betriebs- und Personalräten sowie den Schwerbehindertenvertretungen als auch zu Leistungsträgern und können hier entsprechend unterstützen und qualifizieren.

> Gesetzliche Grundlagen zu den IFD finden sich in §§ 192–198 SGB IX-2018 sowie § 185 SGB IX-2018 „Aufgaben der Integrationsämter".

Die Aufgaben der IFD lassen sich in Vermittlungs- und Begleitungsdienstleistungen differenzieren (◘ Tab. 21.1).

Auch berufsbegleitende Leistungen der „Unterstützten Beschäftigung" (§ 55 SGB IX-2018) zählen zum Leistungsportfolio der IFD. Sie übernehmen in diesem Rahmen den Part der beruflichen Begleitung bzw. des Job Coachings, der sich an eine vorausgehende individuelle betriebliche Qualifizierungsphase anschließt.

◘ Tab. 21.1 Vermittlungs- und Begleitungsdienstleistungen der IFD

Vermittlung	Berufsbegleitung
Erarbeitung realisierbarer Ziele	Begleitung und Training am Arbeitsplatz
Akquise eines geeigneten Arbeitsplatzes	Beratung bei Veränderung der Arbeitsorganisation/-bedingungen
Vorbereitung auf den Arbeitsplatz	Beratung/Verhandlung mit verschiedenen Betriebsebenen
6-monatige Stabilisierungsphase (nach Vermittlung)	

Betriebliche Sozialberatung/ Betriebliche Sozialarbeit (BSA)

Betriebliche Sozialberatung ist eine freiwillige Leistung des Arbeitgebers, die insbesondere in größeren Betrieben vorgehalten wird. Kleine und mittelgroße Betriebe können sich diese Leistung „hinzukaufen", z. B. über einen betriebsmedizinischen Dienst. Betriebliche Sozialberatung steht für eine unbürokratische Hilfestellung bei **Krisen- und Belastungssituationen** und eine zeitnahe Intervention vor Ort, in der Regel im Betrieb selbst. Sie richtet sich an Beschäftigte sowie deren Angehörige, an Vorgesetzte und Führungskräfte, indem sie über Belastungssituationen aufklärt und im Einzelfall familiäre oder andere private Ressourcen in den Eingliederungsprozess einbindet. Sie kann damit ein Baustein des betrieblichen Eingliederungsmanagements sein (▸ Abschn. 20.3.2). Ein großer Vorteil besteht im niedrigschwelligen Zugang zum Beratungsangebot vor Ort. Im Vordergrund stehen die Vorbeugung und Reduzierung arbeitsbedingter und persönlicher Belastungen, die Gesundheitsförderung sowie die Förderung der betrieblichen Kommunikationsfähigkeit in schwierigen Situationen. Betriebliche Sozialarbeiter beraten Mitarbeiter bei familiären Schwierigkeiten, persönlichen Problemen (Familien-/Eheprobleme, finanzielle Probleme, Sucht) sowie betrieblichen Belastungen.

Unterstützende Rolle der Betriebsärzte

Im Hinblick auf Leistungen zur Teilhabe am Arbeitsleben sind Arbeits- und Betriebsmediziner

21

als Experten besonders gefordert. Sie kennen die Arbeitsplätze und die mit diesen verbundenen Anforderungen; sie bekommen die gesundheitlichen Probleme der Beschäftigten bzw. deren Auswirkungen auf das Arbeitsleben zur Kenntnis; sie können die Vorgaben aus der Rehabilitation für die betriebliche Eingliederung und Nachsorge bzw. für den Betrieb „übersetzen"(▶ Abschn. 20.2). Sie sollten prüfen, ob die Empfehlungen zur Teilhabe am Arbeitsleben (Rehabilitationsentlassungsbericht) auch nach arbeitsmedizinischen Kriterien zumutbar und umsetzbar sind. Gegebenenfalls ist eine Arbeitsplatzanpassung an das **individuelle Leistungsvermögen** vorzunehmen. Die **Arbeitsbedingungen** sind entsprechend festzustellen und abzuschätzen. Die Gefährdungsbeurteilung stellt dabei das zentrale Präventionsinstrument dar. An dieser Stelle haben Betriebsmediziner die betrieblichen Akteure, insbesondere den Arbeitgeber, zu beraten (▶ Abschn. 41.2.2). Aber auch Betroffene selbst können sich direkt an den Betriebsarzt wenden. Das gibt das Arbeitsschutzgesetz vor. Die Rolle des Betriebsmediziners wird durch das neue Präventionsgesetz gestärkt. Sie erhalten ein höheres Maß an Mitwirkung und Gestaltungsfreiheit. Zudem können sie Rehabilitationsleistungen anstoßen und verordnen. Erste Vereinbarungen von Rentenversicherungsträgern mit dem Verband der Betriebs- und Werksärzte zur Optimierung der Zusammenarbeit liegen vor. Ziel ist es, berufliche Belastungsaspekte zu erfassen und deren Kenntnis für die Planung und Steuerung der Rehabilitation bzw. Nachsorge (etwa zur Adaption des Arbeitsplatzes) zu nutzen. Betriebsärzte haben also eine zentrale **Steuerfunktion** im Hinblick auf die Wiedereingliederung. Sie stehen für Vernetzung von medizinischer, beruflicher und sozialer Rehabilitation unter betrieblichem Blickwinkel. Vernetzungsarbeit ist wesentlicher Baustein einer gelingenden Eingliederung und unterstützender Nachsorge. Auf betrieblicher Ebene können Betriebsarzt, Unternehmensführung und Betriebsrat über gemeinsame **Arbeitsplatzbegehungen**, z. B. mit den technischen, psychologischen oder ärztlichen Beratern von Rehabilitationsträgern oder Integrationsämtern, den Wiedereingliederungsprozess unterstützen. Überbetrieblich sollten Arbeitsmediziner auch andere Arztgruppen im Auge haben (▶ Kap. 27). Eine gute Zusammenarbeit von behandelnden Ärzten, Betriebsärzten und ärztlichen Gutachtern, speziell bei den Trägern, kann erheblich zur Beschleunigung der Rehabilitationsverfahren und zur Verzahnung der Maßnahmenarten beitragen. Der Hausarzt kennt die psychosozialen Verhältnisse des Patienten gut, während der behandelnde Facharzt schon früh Folgen einer chronischen Erkrankung und einen möglichen Rehabilitationsbedarf identifizieren kann.

21.3 Wunsch- und Wahlrecht

Mit dem Wunsch- und Wahlrecht (§ 8 SGB IX-2018) haben behinderte und von Behinderung bedrohte Menschen im Bereich der Leistungen zur Teilhabe besondere Beteiligungsrechte (▶ Abschn. 38.4.6). Ziel des Wunsch- und Wahlrechtes ist es, die Partizipation zu stärken und den Betroffenen eine eigenverantwortliche Gestaltung ihrer Lebensräume zu ermöglichen. So haben die Rehabilitationsträger bei der Entscheidung über die Leistung und bei der Ausführung dieser **berechtigten Wünschen** der Leistungsberechtigten zu entsprechen.

Darüber hinaus sind neben den Wünschen auch die persönliche Lebenssituation, das Alter, das Geschlecht, die Familie sowie die religiösen und weltanschaulichen Bedürfnisse der Leistungsberechtigten zu berücksichtigen (§ 8 Abs. 1 S.2 SGB IX-2018). Den besonderen Bedürfnissen behinderter Mütter und Väter bei der Erfüllung ihres Erziehungsauftrages sowie den besonderen Bedürfnissen behinderter Kinder wird Rechnung getragen (§ 8 Abs. 1 S.3 SGB IX-2018).

Dem Wunsch- und Wahlrecht kommt insbesondere bei der **Wahl der Rehabilitationseinrichtung** eine große Bedeutung zu. Leistungsberechtige Personen haben mit dem Wunsch- und Wahlrecht die Möglichkeit, ihre Rehabilitationseinrichtung selbst auszuwählen (▶ Abschn. 18.4). Grundsätzlich ist dem Wunsch der leistungsberechtigten Person bei der Wahl der Rehabilitationseinrichtung zu entsprechen. Wünsche der Leistungsberechtigten können nur dann abgelehnt werden, wenn es Rechtsvorschriften gibt, die ihnen entgegenstehen. Die Wünsche müssen sich im Rahmen des Leistungsrechts und der mit ihm verfolgten Ziele bewegen. **Kollidieren** die Wünsche **nicht** mit den Pflichten der Rehabilitationsträger (beispielsweise dem Grundsatz der Wirtschaftlichkeit und Sparsamkeit), muss den Wünschen Rechnung getragen werden. Wird den Wünschen nicht entsprochen, muss der Träger dies durch einen Bescheid begründen.

Dem Wunsch nach einer bestimmten Rehabilitationseinrichtung oder einem konkreten Rehabilitationsdienst werden häufig Wirtschaftlichkeitsgesichtspunkte entgegengehalten. Dementsprechend sollte die Wahl einer Rehabilitationseinrichtung gut begründet werden. Eine Abweichung von einem berechtigten Wunsch aufgrund des Wirtschaftlichkeitsgebots ist nur in Ausnahmefällen aus Effizienzgründen möglich.

21.4   Finanzielle Aspekte

Zuzahlungen

Bei **medizinischen Rehabilitationsmaßnahmen** müssen in der Regel Zuzahlungen geleistet werden. Davon ausgenommen sind Maßnahmen der Berufsgenossenschaften bzw. Unfallkassen. Je Rehabilitationstag fällt eine Zuzahlung in Höhe von 10 Euro an, maximal für 6 Wochen. Erfolgt die stationäre Rehabilitation im unmittelbaren Anschluss an eine Krankenhausbehandlung (Anschlussheilbehandlung zulasten der Rentenversicherung), reduziert sich die Zuzahlungsdauer auf 2 Wochen. Vorangegangene Zuzahlungsleistungen für Rehabilitationsmaßnahmen werden angerechnet. Damit sind diejenigen Personen, die bereits für 6 Wochen im Kalenderjahr zu einer Rehabilitationsmaßnahme oder einem Krankenhausaufenthalt zugezahlt haben, befreit.

Im Bereich der Krankenversicherung muss für die Anschlussrehabilitation nach häuslicher Krankenpflege, einer ambulanten Operation oder einer Krankenhausbehandlung höchstens für 28 Tage eine entsprechende Zuzahlung geleistet werden. Eine entsprechende Reduzierung der Zuzahlungsdauer und damit der Gesamtbelastung gilt ebenso für bestimmte Indikationen wie Entwöhnungsbehandlungen oder geriatrische Rehabilitationsmaßnahmen.

Bei **Heilmitteln** und häuslicher **Krankenpflege** müssen vom Rehabilitanden 10 % der Kosten sowie 10 Euro je Verordnung selbst übernommen werden.

■■ Befreiungsregelungen/Belastungsgrenze

Unter bestimmten Voraussetzungen können Patienten von Zuzahlungen ganz oder teilweise befreit werden. Bei Kinderheilbehandlungen ist keine Zuzahlung zu leisten. Befreit sind auch junge Erwachsene über 18 Jahren, wenn die Rentenversicherung der Eltern zahlt. Zu beachten ist, dass die Regelungen von Kranken- und Rentenversicherung teilweise unterschiedlich sind. Daher

sollte vorab mit dem Sozialversicherungsträger geklärt werden, welche (finanziellen) Belastungen auftreten können. Bei Krankenkassenzuzahlungen für eine Rehabilitation, Soziotherapie, häusliche Krankenpflege, Haushaltshilfe oder Heil- und Hilfsmitteln wie etwa Hörhilfe, Rollstuhl oder Gehhilfe gilt eine **individuelle Belastungsgrenze** von 2 % des zur Verfügung stehenden Bruttoeinkommens. Es gelten entsprechende Freibeträge. Ein Antrag auf Zuzahlungsbefreiung muss bei der Krankenkasse gestellt werden.

Für Menschen mit einer chronischen Erkrankung gibt es eine Sonderregelung. Für diesen Personenkreis liegt die Belastungsgrenze bei 1 % der Bruttoeinnahmen zum Lebensunterhalt. Als chronisch krank gilt, wer
- entweder eine Pflegebedürftigkeit der Pflegegrade 3 oder höher hat oder
- einen Grad der Behinderung (▶ Abschn. 38.2.1) von mindestens 60 oder eine Minderung der Erwerbsfähigkeit von 60 % aufweist oder
- auf eine kontinuierliche medizinische Versorgung angewiesen ist.

Die Krankenkassen helfen bei der genauen Berechnung der Bruttoeinnahmen und der gültigen Belastungsgrenze. Online bieten sie Zuzahlungsrechner zur Ermittlung der Belastungsgrenze an. Auskünfte gibt es ebenso direkt beim Bundesministerium für Gesundheit, auch als barrierefreies Angebot (▶ Internet). Dieses hält auch ein „Infoblatt zu den Zuzahlungsregelungen der gesetzlichen Krankenversicherung" vor.

Bezieher von Hilfen zum Lebensunterhalt bzw. von Grundsicherung können sich auf Antrag von der Zuzahlung befreien lassen. Dies können auch Rehabilitanden der gesetzlichen Rentenversicherung, wenn eine unzumutbare finanzielle Belastung vorliegt. Antragsformulare und Informationen zur Belastungsgrenze erhält man beim Rentenversicherungsträger.

Für **Leistungen zur Teilhabe am Arbeitsleben** und bei ambulanten (auch ganztägigen) Rehabilitationsleistungen der Rentenversicherung ist keine Zuzahlung zu leisten. Vollständig von Zuzahlung befreit sind auch Übergangsgeldbezieher, unabhängig von der Höhe dieser Leistung, sofern nebenher kein Erwerbseinkommen bezogen wird (▶ Abschn. 46.1.3). Für Nachsorgeleistungen sind ebenfalls keine Zuzahlungen zu leisten.

Welche Leistungen werden übernommen?

Bei einer stationären Rehabilitationsmaßnahme werden fast alle Kosten vom Rehabilitationsträger übernommen. Dazu gehören die ärztliche Behandlung, die Ausgaben für Heilmittel wie Physiotherapie oder für Hilfsmittel wie Rollstühle. Mögliche Mehrkosten für Hilfsmittel sind vom Betroffenen dagegen selbst zu tragen. Übernommen werden weiterhin die Kosten für Unterkunft, Verpflegung und An- bzw. Abreise. Im Rahmen der Rehabilitationsnachsorge zahlt die Rentenversicherung auch einen Fahrtkostenzuschuss von 5 Euro je Therapietag, ein Anspruch auf Übergangsgeld besteht dann jedoch nicht. Höhere Kosten entstehen dem Patienten bei einer ambulanten Rehabilitationsmaßnahme der Krankenversicherung. Übernommen werden auch hier Ausgaben für medizinische Leistungen. Für Unterkunft und Verpflegung erhält der Patient einen Zuschuss.

Während der ganztägigen Heilbehandlungsmaßnahmen zulasten der Rentenversicherung besteht für den Rehabilitanden weiterhin Anspruch auf **Entgeltfortzahlung**. Ist dieser bereits aufgebraucht, kann **Übergangsgeld** gezahlt werden, bei anderen Trägern der medizinischen Rehabilitation alternativ auch **Kranken- oder Verletztengeld** (▶ Abschn. 46.1). Finanzielle Hilfen gibt es außerdem für Umschulungen und andere berufsfördernde Leistungen, wenn der frühere Beruf nicht mehr ausgeübt werden kann oder der alte Arbeitsplatz angepasst werden muss. Gegebenenfalls kann über eine Teilförderung auch eine höherwertige (und potenziell kostenintensivere) Umschulung übernommen werden. Neben der Übernahme der Reisekosten besteht bei Kindern unter 12 Jahren oder mit einer Behinderung unter bestimmten Voraussetzungen Anspruch auf eine Haushaltshilfe bzw. Übernahme der Kinderbetreuungskosten. Auch hier gelten die Zuzahlungsregelungen. Es kann auch ein Anspruch auf Mitnahme eines Kindes an den Rehabilitationsort auf Kosten des Trägers bestehen (s. unten).

> **Ergänzende Leistungen und Leistungen zum Lebensunterhalt**
> Leistungen zur medizinischen Rehabilitation und zur Teilhabe am Arbeitsleben werden ergänzt durch
> - Krankengeld, Versorgungskrankengeld, Verletztengeld, Übergangsgeld, Ausbildungsgeld oder Unterhaltsbeihilfe (je nach Rehabilitationsträger),
> - Beiträge und Beitragszuschüsse zur Krankenversicherung, zur Unfallversicherung, zur Rentenversicherung, zur Bundesagentur für Arbeit, zur Pflegeversicherung,
> - Übernahme von Reisekosten sowie von
> - Betriebs- oder Haushaltshilfen und Kinderbetreuungskosten.
>
> Dabei sind auch Kombinationen denkbar und möglich. Ziel ist immer der soziale Schutz von Menschen mit Behinderungen oder von Behinderung bedrohten Menschen bei Krankheit oder Pflege während der Teilnahme an medizinischen Rehabilitationsleistungen oder Leistungen zur Teilhabe am Arbeitsleben. Ausführliche Informationen siehe
> ▶ Kap. 46.

Menschen mit Behinderungen haben auch Anspruch auf Übergangsgeld für den Zeitraum, in dem ihre berufliche Eignung abgeklärt oder eine Arbeitserprobung durchgeführt wird. Auch nach Abschluss einer medizinischen Rehabilitation können Verletztengeld, Versorgungskrankengeld oder Übergangsgeld bis zum Beginn weiterer LTA-Leistungen gezahlt werden, wenn weiterhin Arbeitsunfähigkeit besteht, aber kein Anspruch auf Krankengeld oder die Aufnahme einer Beschäftigung (noch) nicht zumutbar ist. Auch für weitere Leistungen im Rahmen der beruflichen Rehabilitation werden ergänzende Leistungen zur Sicherung des Lebensunterhalts erbracht, so gerade für **junge Menschen** mit Behinderungen (Ausbildung, berufsvorbereitende Maßnahmen, Job Coaching) in Form von Ausbildungs- oder Unterhaltsbeihilfen. Können (ergänzende) berufliche Rehabilitationsleistungen aus gesundheitlichen Gründen für eine gewisse Zeit nicht in Anspruch genommen werden, wird Übergangsgeld und Unterhaltsbeihilfe weitergezahlt. Sind die „Reha-Absolventen" arbeitslos, können Übergangsgeld und Unterhaltsbeihilfe auch während der Arbeitslosigkeit weitergezahlt werden. Ist im unmittelbaren Anschluss an Leistungen zur medizinischen Rehabilitation eine stufenweise Wiedereingliederung erforderlich (▶ Abschn. 20.3.1), wird das Übergangsgeld bis zu deren Ende weitergezahlt. Über die Höhe, Anrechnungsbedingungen und Zahlungsdauer dieser Lohnersatzleistungen geben die einzelnen Rehabilitationsträger Auskunft.

▪▪ Reisekosten

Als Reisekosten werden die erforderlichen Fahrt-, Verpflegungs- und Übernachtungskosten übernommen, die im Zusammenhang mit der Ausführung einer Leistung zur medizinischen Rehabilitation oder zur Teilhabe am Arbeitsleben (z. B. für die Feststellung der beruflichen Eignung oder während einer Arbeitserprobung) entstehen (▶ Abschn. 46.3). Zu den Reisekosten gehören auch die Kosten

- für besondere Beförderungsmittel (spezialisierte Fahrdienste für Rehabilitationsbeförderungen),
- für eine wegen der Behinderung erforderliche Begleitperson (einschließlich der Übernahme eines möglichen Verdienstausfalls),
- für Kinder, deren Mitnahme an den Rehabilitationsort erforderlich ist, weil ihre anderweitige Betreuung nicht sichergestellt ist,
- für den erforderlichen Gepäcktransport sowie
- für Familienheimfahrten oder Kosten für Besuchsfahrten von Angehörigen.

▪▪ Haushalts- oder Betriebshilfe und Kinderbetreuungskosten

Haushaltshilfe (▶ Abschn. 46.5) oder Betriebshilfe (▶ Abschn. 46.4) wird geleistet, wenn

- den Leistungsempfängern wegen der Ausführung einer Leistung zur medizinischen Rehabilitation oder einer Leistung zur Teilhabe am Arbeitsleben die Weiterführung des Haushalts nicht möglich ist,
- eine andere im Haushalt lebende Person den Haushalt nicht weiterführen kann und
- im Haushalt ein Kind lebt, das bei Beginn der Haushaltshilfe noch nicht 12 Jahre alt ist, oder wenn das Kind eine Behinderung hat und auf Hilfe angewiesen ist.

Alternativ besteht die Möglichkeit, Kinder mitzunehmen und vor Ort unterzubringen. Die Kosten hierfür werden bis zu einem bestimmten Höchstbetrag übernommen.

▪▪ Nachteilsausgleich

Schwerbehinderte Menschen erhalten einen sogenannten Nachteilsausgleich als (finanziellen) Ausgleich behinderungsbedingter Nachteile oder Mehraufwendungen (▶ Kap. 47). Sie werden unabhängig von der Ursache der Behinderung gewährt und richten sich allein an der jeweiligen funktionellen Alltagseinschränkung aus. Auskünfte erteilt das Integrationsamt (▶ Internet).

▪▪ Unentgeltliche Beförderung im ÖPNV

Für schwerbehinderte Personen trägt der Bund die Aufwendungen für die unentgeltliche Beförderung im öffentlichen Personennahverkehr (auch in Verkehrsverbünden) sowie im Fernverkehr für die Begleitperson und das Gepäck. Für den übrigen Nahverkehr übernehmen die Länder die Kosten (▶ Abschn. 47.4.3).

Weitere Informationen bietet das Bundesministerium für Arbeit und Soziales auf seiner Seite „Einfach teilhaben" (▶ Internet).

21.5 Persönliches Budget

Anstelle von Sach- oder Dienstleistungen können Leistungen zur Teilhabe auch in Form eines Persönlichen Budgets erbracht werden. Mit dem Persönlichen Budget erhalten behinderte und von Behinderung bedrohte Menschen die Möglichkeit, ihren Bedarf an Teilhabeleistung in eigener Verantwortung und Gestaltung zu decken. Die Leistungsberechtigten erhalten die Leistungen als **individuell bedarfsgerecht bemessenen Geldbetrag** und können dafür die benötigten Dienst- oder Sachleistungen in eigener Verantwortung beschaffen.

Das Persönliche Budget wird in der Regel als Leistung in Geld ausgeführt, in begründeten Einzelfällen kann die Leistung auch durch Gutscheine erbracht werden. Dabei handelt es sich nicht um eine herkömmliche Geldleistung im Sinne des Sozialleistungsrechts. Die leistungsberechtige Person organisiert mit dem Budget die Bedarfsdeckung selbst und ist nicht mehr auf laufende Entscheidungen von Rehabilitationsträgern oder Vorgaben des Leistungserbringungsrechts angewiesen.

Das Persönliche Budget kann von einem oder von mehreren **Rehabilitationsträgern und/oder den Pflegekassen und Integrationsämtern** erbracht werden. Beim Persönlichen Budget handelt es sich um keine eigenständige Sozialleistung, sondern um eine besondere Form der Erbringung der Leistung.

Seit 2008 enthält das SGB IX einen Rechtsanspruch auf das Persönliche Budget. Auf Antrag sind Leistungen zur Teilhabe als Persönliches Budget zu erbringen. Ein Rechtsanspruch auf ein Persönliches Budget setzt einen Anspruch auf budgetfähige Leistungen voraus.

Budgetfähige Leistungen sind alle Formen der Teilhabeleistungen, also

- Leistungen zur medizinischen Rehabilitation
- Leistungen zur Teilhabe am Arbeitsleben
- Leistungen zur Teilhabe am Leben in der Gemeinschaft

Darüber hinaus sind auch **weitere erforderliche Leistungen** der Krankenkassen und Pflegekassen, Leistungen der Träger der Unfallversicherung bei Pflegebedürftigkeit sowie Hilfe zur Pflege der Sozialhilfe budgetfähig, wenn sie sich auf alltägliche und regelmäßig wiederkehrende Bedarfe beziehen und als Geldleistungen oder durch Gutscheine erbracht werden können.

Damit Leistungen zur Teilhabe in Form des Persönlichen Budgets erbracht werden können, muss die leistungsberechtigte Person einen **Antrag** stellen. Wie bei jeder Leistungsbewilligung ist auch bei der Bewilligung der Erbringung einer Leistung in Form des Persönlichen Budgets durch den Leistungsträger zu prüfen, inwieweit die Person einen rechtlichen Anspruch auf die Leistung hat (▶ Abschn. 38.4.1). Das Persönliche Budget bemisst sich auf der Grundlage des individuell festgestellten Bedarfes. Im Zuge der Bedarfsermittlung gilt es entsprechend zu prüfen, welche Leistungen der medizinischen, beruflichen oder sozialen Rehabilitation, welche Pflegeleistungen und welche Beratungs- und Unterstützungsleistungen der Antragsteller benötigt.

Bei einem trägerübergreifenden Persönlichen Budget wird der nach § 14 SGB IX zuständige Rehabilitationsträger (▶ Abschn. 18.2) **beauftragter Träger** und führt das Verfahren für alle Leistungsträger. Nach einem Antrag auf das Persönliche Budget hat der beauftragte Träger unverzüglich den Bedarf zu ermitteln und innerhalb 2 Wochen zu klären, welche weiteren Rehabilitationsträger zu beteiligen sind. Diese sind von ihm zu unterrichten. Die unterrichteten Träger haben ebenfalls binnen 2 Wochen Stellung zum Bedarf, der Höhe des Persönlichen Budgets, dem Inhalt der Zielvereinbarung und dem Beratungs- und Unterstützungsbedarf zu beziehen. Diese Stellungnahmen werden vom beauftragten Träger zusammen mit den anderen beteiligten Leistungsträgern sowie der betroffenen Person in einem trägerübergreifenden Verfahren beraten. Ist der Bedarf festgestellt, haben die beteiligten Träger binnen einer Woche das auf sie fallende Teilbudget festzustellen. Der Beauftragte erlässt dann den Verwaltungsakt und erbringt das Budget. In der Regel wird das Persönliche Budget durch einen monatlich im Voraus ausgezahlten Geldbetrag erbracht.

Bundesteilhabegesetz (BTHG)

Die Ausführung von Leistungen in Form Persönlicher Budgets, der Inhalt Persönlicher Budgets sowie das Verfahren und die Zuständigkeit der beteiligten Leistungsträger werden konkret in der Budgetverordnung (BudgetV – Verordnung zur Durchführung des § 17 Abs. 2–4 SGB IX) geregelt. Die Budgetverordnung tritt zum 01.01.2018 außer Kraft. Die Regelungen finden sich dann in § 29 SGB IX.

Voraussetzung für die Erbringung der Leistung als Persönliches Budget ist das Abschließen einer **Zielvereinbarung** zwischen Leistungsträger und Leistungsberechtigtem. Die Zielvereinbarung dient dazu, die Verwendung des Persönlichen Budgets so zu steuern, dass die festgelegten Teilhabeziele erreicht werden können. Sie enthält mindestens Regelungen über:

- die Ausrichtung der individuellen Förder- und Leistungsziele,
- die Erforderlichkeit eines Nachweises für die Deckung des festgestellten individuellen Bedarfs sowie
- die Qualitätssicherung.

Praxistipp

Die Zielvereinbarung sollte über die Ziele und nicht über die Mittel zur Zielerreichung geschlossen werden, da gerade die Mittel zur Zielerreichung beim Persönlichen Budget individuell und selbst bestimmt werden.

Die Zielvereinbarung wird in der Regel zusammen mit dem Budget für 2 Jahre durch einen Verwaltungsakt bewilligt. Aus wichtigem Grund kann durch den Leistungsberechtigten und durch den Träger die Zielvereinbarung und die Erbringung als Budget gekündigt werden.

Weitere Informationen

Literatur

Bundesarbeitsgemeinschaft für Rehabilitation (BAR) (2009) Handlungsempfehlungen Trägerübergreifende Aspekte bei der Ausführung von Leistungen durch ein Persönliches Budget. https://www.bar-frankfurt.de/publikationen/rahmenempfehlungen/

Bundesarbeitsgemeinschaft für Rehabilitation (BAR) (2016) Gemeinsame Empfehlung „Integrationsfachdienste" http://www.bar-frankfurt.de/publikationen/gemeinsame-empfehlungen/

Bundesarbeitsgemeinschaft für Rehabilitation (BAR) (2016) Gemeinsame Empfehlung „Sozialdienste". http://www.bar-frankfurt.de/publikationen/gemeinsame-empfehlungen/

Bundesministerium für Arbeit und Soziales (2018) Das trägerübergreifende Persönliche Budget. http://www.bmas.de/SharedDocs/Downloads/DE/PDF-Publikationen/a722-pers-budget-normalesprache.pdf?__blob=publicationFile&v=3

Internetlinks

Bundesministerium für Gesundheit – Bürgertelefon. https://www.bundesgesundheitsministerium.de/service/buergertelefon.html

Bundesministerium für Arbeit und Soziales – Einfach teilhaben. http://www.einfach-teilhaben.de/DE/StdS/Home/stds_node.html

Integrationsämter. https://www.integrationsaemter.de

Nationale Kontakt- und Informationsstelle zur Anregung und Unterstützung von Selbsthilfegruppen (NAKOS) https://www.nakos.de/

Ergänzende unabhängige Teilhabeberatung (EUTB) https://www.teilhabeberatung.de/

21

Lebenslagen

Arbeit – Familie – Wohnen – Freizeit

Inhaltsverzeichnis

Allgemeine Hinweise zum Lebenslagenkonzept in der Rehabilitation

Günter Thielgen

Lebenslagen bilden die tatsächliche Lebenswirklichkeit von Menschen mit Behinderungen ab und orientieren sich nicht an bestimmten Träger- und Leistungsgrenzen.

Um die **individuellen Handlungsspielräume** und -fähigkeiten von Menschen mit Behinderungen von der Antragstellung bis zur Nachsorge zu ermitteln, sind je nach Lebenslage teilhaberelevante Faktoren und Fragestellungen zu berücksichtigen. Gleichzeitig bestehen Wechselwirkungen zwischen den Lebenslagen, beispielsweise dahingehend, dass das soziale Netz eine wesentliche Rolle bei der Selbstversorgung spielt.

In den folgenden Kapiteln erhält der Leser einen Zugang zu den Inhalten (Rehabilitationsgrundlagen, Rehabilitationsleistungen) über verschiedene Lebenslagen, in denen sich der Patient/Mensch mit Behinderung befinden kann.

Der Lebenslagenansatz ist nicht neu, gewinnt aber sozialpolitisch und wissenschaftlich immer mehr an Bedeutung, beispielsweise durch den Teilhabebericht sowie die Armuts- und Reichtumsberichterstattung der Bundesregierung. Vorteil und Anspruch des Ansatzes liegen auf der **Fokussierung auf den Menschen** in seiner persönlichen Lebenslage und nicht eingeordnet in Gesetzessysteme, Sozialleistungen und Maßnahmen.

Der Leser erhält Informationen über das Konstrukt Lebenslage und die Relevanz der jeweiligen Lebenslage für die Rehabilitation bzw. für Menschen mit Behinderungen.

Was sind fördernde und hemmende Teilhabefaktoren?

Welche Kriterien sind für die Beurteilung von Rehabilitationsbedarf und Rehabilitationsfähigkeit relevant?

Darüber hinaus wird der Bezug zum bio-psycho-sozialen Modell sowie der ICF und ihren Kontextfaktoren hergestellt. Konkret heißt das, personbezogene und umweltbezogene Kontextfaktoren in der Rehabilitationsbegutachtung zu berücksichtigen und die **Rehabilitationsziele** an der individuellen Lebenslage auszurichten.

Aspekte der **Barrierefreiheit** zu den Lebenslagen sind jeweils zusätzlich in einem Abschnitt aufgeführt.

Bedeutung ausgewählter Lebenslagen für die Rehabilitation

Sebastian Bönisch, Elke Cosanne, Claudia Hornberg, Brigitte Sellach, Ivonne Wattenberg

© Springer-Verlag GmbH Deutschland, ein Teil von Springer Nature 2018
Bundesarbeitsgemeinschaft für Rehabilitation e.V. (BAR) (Hrsg.), *Rehabilitation*
https://doi.org/10.1007/978-3-662-54250-7_23

23.1 Lebenslagenansatz

Ivonne Wattenberg, Brigitte Sellach, Claudia Hornberg

■■ **Entwicklung und Verwendung**

Der Lebenslagenansatz aus der Sozialpolitikforschung und den Gesundheitswissenschaften (Voges et al. 2003; Engels 2013), erweitert um die Geschlechterperspektive (Sellach et al. 2004), hat durch die Armuts- und Reichtumsberichterstattung der Bundesregierung wissenschaftlich und sozialpolitisch an Bedeutung gewonnen. So wurde er beispielsweise als theoretisches Analyseinstrument den Teilhabeberichten der Bundesregierung zugrunde gelegt, ebenso wie in der dem ersten Bericht vorgelagerten und von den Autorinnen mitbetreuten *Vorstudie zur Neukonzeption des Behindertenberichtes* (Hornberg et al. 2011) oder in der Analyse der Daten des Mikrozensus zu Lebenslagen von behinderten Frauen in Deutschland (Libuda-Köster und Sellach 2009).

Um die Lebenssituationen von Menschen mit Behinderungen, auch im Vergleich zu Menschen ohne Behinderungen, umfassend nach potenziell diskriminierenden Merkmalen (wie Alter, Geschlecht, ethnische Herkunft) sowie Sozialstrukturmarkern (wie Bildungsstand und Einkommensverhältnissen) beurteilen zu können, bietet das Konzept Möglichkeiten einer differenzierten Analyse. So können mit dem Lebenslagenansatz die Wechselwirkungen verschiedener Faktoren der strukturellen Lebensverhältnisse und der subjektiven Handlungsmöglichkeiten in verschiedenen Lebensbereichen von Individuen und sozialen Gruppen theoretisch gefasst werden.

Glatzer und Hübinger (1990) haben die **Lebenslage** definiert als einen multidimensionalen individuellen Handlungsrahmen mit diversen **Handlungsspielräumen**, die von einer Vielzahl von individuell nicht beeinflussbaren äußeren bzw. strukturellen Merkmalen der Existenz begrenzt werden. Auf unterschiedlichen Handlungsebenen sind das z. B. **Spielräume** für Versorgung und Einkommen, Kontakte und Kooperation oder Lernen und Erfahrung. Enders-Dragässer und Sellach (1999) haben die Geschlechterdimension in den Ansatz eingeführt, um die Unterschiedlichkeit der Lebensverhältnisse und Handlungsoptionen von Männern und Frauen aufgrund der gesellschaftlich strukturierten geschlechtlichen Arbeitsteilung in den einzelnen Handlungsspielräumen abbilden zu können. So kann auch die für weibliche und männliche Individuen gleichermaßen bedeutsame Frage der Familie, der sozialen Bindungen und Beziehungen in die Analyse integriert werden, ebenso die Auswirkungen von Versorgungsverpflichtungen bzw. Versorgungserwartungen in sozialen Beziehungen. Mit dieser Erweiterung ist auch die Bedeutung von Gewaltbedrohung und Erfahrung von Gewalt im Leben von Frauen, Männern und Kindern einbezogen.

In der **Lebenslage** sind daher sowohl die ökonomischen und objektiven als auch die nicht-ökonomischen, immateriellen und subjektiven Dimensionen individueller Handlungsspielräume enthalten, wie sie für Möglichkeiten, aber auch Grenzen persönlichen Handelns bestimmend sind. Die **objektiven Determinanten** von Lebenslagen sind in der Mehrzahl individuell eher nicht steuerbar (z. B. die Höhe tariflicher Entgelte, die Regelsätze der Leistungen zum Lebensunterhalt nach SGB II und SGB XII). Steuerbar ist jedoch, inwieweit der individuelle Handlungsrahmen bzw. die jeweiligen Handlungsspielräume ausgeschöpft oder gar erweitert werden können. Insofern ist die Einbeziehung von **subjektiven Entscheidungs- und Handlungselementen** in das Konzept, also der individuellen Strategien von Steuerung und Bewältigung im Lebensverlauf, zentral (Enders-Dragässer und Sellach 2005).

■■ **Lebenslagenansatz und Behinderung**

Mit dem um Geschlecht und Lebenslaufperspektive erweiterten **Lebenslagenansatz** wird auch an das Verständnis von „Behinderung" entsprechend der ICF angeknüpft (▶ Abschn. 37.3.4). Behinderung im Sinne der WHO ist gefasst als „formaler Oberbegriff zu Beeinträchtigungen der Funktionsfähigkeit unter expliziter Bezugnahme auf Kontextfaktoren" (DIMDI 2005, S. 5). Diese umfassen Umweltfaktoren, also „fördernde oder beeinträchtigende Einflüsse von Merkmalen der materiellen, sozialen und einstellungsbezogenen Welt" (DIMDI 2005, S. 5). Damit wird die Bedeutung von Einschränkungen in den Teilhabe- und Verwirklichungschancen hervorgehoben, die im Wesentlichen von außen und durch gesellschaftliche und strukturelle Barrieren gesetzt werden. Mit dem Lebenslagenansatz gelangen diese gesellschaftlich zu verantwortenden, strukturellen Dimensionen von Beeinträchtigungen und Diskriminierungen zusätzlich zu den individuellen körperlichen, geistigen, seelischen und gesundheitlichen Dimensionen von Behinderung in den Blick. Alle diese Dimen-

23

sionen realisieren sich vor dem jeweiligen biographischen Hintergrund vor allem auf der alltäglichen Handlungsebene und werden als Begrenzungen von Handlungsspielräumen erfahren.

Das Ausmaß der Teilhabeverwirklichung in der Gesellschaft kann somit daran bemessen werden, inwiefern Menschen mit Beeinträchtigungen Zugang zu den einzelnen Teilbereichen (Bildungs- und Gesundheitssystem, Arbeits- und Wohnungsmarkt etc.) haben (Beck und Greving 2012). Dabei lässt sich Teilhabe bzw. Inklusion zum einen im Kontrast zu Ausgrenzung bzw. Exklusion beschreiben (z. B. [fehlende] Teilhabe am Arbeitsleben) und zum anderen als Grad der Teilhabe, z. B. unterschiedliche Beschäftigungsformen in Werkstätten für Menschen mit Behinderungen, über Integrationsfirmen und als unterstützte Beschäftigung bis hin zu nicht geförderter Beschäftigung auf dem allgemeinen Arbeitsmarkt (Engels 2016).

Die Vorteile des Lebenslagenansatzes liegen in seiner Vielschichtigkeit. Die Heterogenität der Teilhabesituation von Menschen mit Behinderungen und Beeinträchtigungen können ebenso abgebildet werden wie subjektive Einstellungen und persönliche Sichtweisen. Er ermöglicht außerdem die Ableitung von Inklusions- und Exklusionsprozessen im Zeitverlauf der Lebensphasen. Durch die Kombination bzw. parallele Betrachtung der geschlechtsdifferenten Handlungsmöglichkeiten und Inklusion in den Bereichen Familie, soziales Netz, Bildung, Ausbildung, Erwerbsarbeit und Einkommen, Gesundheit etc. können somit typische **Teilhabekonstellationen** von Menschen mit Beeinträchtigungen dargestellt werden. Zudem kann gezeigt werden, wie Risikofaktoren in mehreren Teilhabefeldern kumulieren oder aber durch Ressourcen in anderen Dimensionen der Lebenslage kompensiert werden können (BMAS 2016).

Zusammengefasst erfüllt die Analyse der Lebensverhältnisse von behinderten und gesundheitlich beeinträchtigten Frauen und Männern im Kontext des Lebenslagen-/Lebensphasenansatzes alle Anforderungen an die konzeptionell notwendige Neuorientierung der gesellschaftlichen Teilhabe von Menschen mit Behinderung: sie ist orientiert an den individuellen und den gesellschaftlich-strukturellen Aspekten von Behinderung und geht über die sozialrechtliche Grundlage hinaus. Sie ist zudem durch die Einbettung in den Lebenslagenansatz in höherem Maße für eine ausdifferenzierte Erfassung unterschiedlicher Lebenssituationen von Frauen und Männern mit Behinderungen unter Einbeziehung der Geschlechterdifferenz sowie verschiedener anderer individueller und lebenslaufspezifischer Faktoren geeignet. Zusätzlich er-

laubt der Ansatz eine genauere Identifizierung von Inklusions-/Exklusionsmechanismen und -prozesse und bezieht neben materiellen auch immaterielle Dimensionen von Behinderung, Lebensqualität und Diskriminierung mit ein.

23.2   Alltägliche Lebensführung

Sebastian Bönisch, Elke Cosanne[1]

Ob Teilhabe gelingt, hängt im Wesentlichen davon ab, in welchem Maß die alltägliche Lebensführung selbstbestimmt gestaltet werden kann. Als zentrale Bereiche der alltäglichen Lebensführung zählen Wohnen, öffentlich zugänglicher Raum, Mobilität, Kommunikation und Information.

Im Lebenslagenansatz umfasst die alltägliche Lebensführung grundsätzlich alle Bereiche, von der Berufstätigkeit über das Wohnen, die Pflege sozialer Kontakte bis hin zu Bildungs- und Freizeitaktivitäten. Da viele Aspekte in den weiteren Abschnitten dieses Kapitels beschrieben werden, fokussiert dieser Abschnitt in Anlehnung an den Teilhabebericht der Bundesregierung insbesondere die Bereiche Wohnen, Mobilität und Information.

Die Anforderungen an das **Wohnumfeld** können je nach Lebens- und Gesundheitsphasen sehr unterschiedlich sein. So herrscht beispielsweise im höheren Lebensalter grundsätzlich eher eine höhere Verbundenheit mit der gewählten Wohnform, der Wohnung und dem Wohnumfeld vor. Die Wohnmobilität nimmt mit dem Alter ab. Viele Menschen wünschen sich auch bei Eintreten und Vorhandensein von gesundheitlichen Einschränkungen den Verbleib im bekannten Wohnumfeld.

Barrierefreie **Mobilität** ist für Menschen mit Behinderung oftmals von sehr viel größerer Bedeutung im Vergleich zu Personen ohne Behinderung. Dabei zählen zur Mobilität die Fortbewegung zu Fuß (mit oder ohne Hilfsmittel) und die Fortbewegung mit einem privaten oder öffentlichen Transportmittel (BMAS 2016). Nicht selten geht das Vorliegen einer Erkrankung, z. B. bei chronischen Erkrankungen, mit einer stärkeren Frequentierung von Dienstleistungen einher, wie ambulante Rehabilitationszentren, medizinische Versorgung, was eine hohe Mobilität abverlangt. Auch bringen manche Einschränkungen und/oder Barrieren einen höheren Zeitaufwand mit

---

1   Unter Mitarbeit von Ivonne Wattenberg, Brigitte Sellach, Claudia Hornberg und Eva Buchholz.

sich für das Zurücklegen von Strecken, z. B. Umwege wegen nicht barrierefrei gestalteter Umwelt (▶ Abschn. 24.3). Verbunden mit Schwierigkeiten bei der Mobilität ist oft auch ein erhöhter finanzieller Aufwand, z. B. Bezahlung für Begleitpersonen, Nutzung von Fahrzeugen.

Für viele Menschen mit und ohne Behinderungen ist gerade die Erwerbstätigkeit ein bestimmendes Merkmal einer selbstständigen Lebensführung, hier ergeben sich also unmittelbare Wechselwirkungen zu anderen Lebensbereichen wie „Erwerbsarbeit und materielle Lebenssituation" (▶ Abschn. 23.5) Weitere Informationen zu „Alltägliche Lebensführung" siehe ▶ Internet.

23.2.1 Fördernde und hemmende Faktoren

Unter dem Aspekt der Teilhabe bedeuten Mobilität und Wohnen für die alltägliche Lebensführung, inwieweit Menschen miteinander in Kontakt treten können, sich austauschen sowie ihren Alltag zu Hause gewährleisten können. Für Menschen mit Behinderungen besteht ein großes Risiko der Einschränkung von Handlungsspielräumen, wenn die realen Bedingungen eine Erreichbarkeit, Zugänglichkeit und Nutzbarkeit für kulturelle, soziale, berufliche und medizinische Infrastruktur erschweren oder nicht möglich machen (z. B. Wohnen im ländlichen Raum oder das Fehlen von barrierefreien Zugängen).

Mögliche Barrieren im **Wohnumfeld** liegen nach dem Teilhabebericht der Bundesregierung im Zugang zum Haus oder zur Wohnung und innerhalb des Wohnbereichs, wie z. B. zum Sanitärbereich. Dazu gehört auch der Zugang zu wohnungsbezogenen Freiräumen wie Balkon/Terrasse oder Garten.

Weitaus höhere Hindernisse beschreibt der Teilhabebericht bei Zugang und Nutzbarkeit des öffentlichen Raums durch Menschen mit Behinderung. Dazu gehören u. a. vielfach nicht stufenfrei erreichbare Gebäude und Bahnsteige oder Straßen, Plätze und öffentliche Toiletten, die für Menschen mit Mobilitätseinschränkungen nur schwer nutzbar sind (BMAS 2016). Solange diese weiterhin bestehen, hemmen sie eine selbstbestimmte alltägliche Lebensführung deutlich.

In den Bereichen Wohnen und Mobilität ist ein wichtiger Teilhabefaktor die ermöglichte **Haushaltsführung**, die laut Teilhabebericht meist von Frauen übernommen wird und damit eine geschlechtsspezifische Besonderheit der Lebenslage darstellt (BMAS 2016). Gerade für Frauen gehört dazu eine geeignete (barrierefreie) Ausstattung der Wohnung für ein selbstständiges Bewirtschaften sowie die notwendige Mobilität, um das Einkaufen und z. B. die Kinderbetreuung zu gewährleisten.

Für ein selbstbestimmtes Leben ist auch die **Information und Kommunikation** ein wesentlicher Faktor alltäglicher Lebensführung. Gerade bei Menschen mit sensorischer Beeinträchtigung (Seh- und Hörbeeinträchtigung) sieht der Teilhabebericht der Bundesregierung noch Handlungsbedarf (BMAS 2016). Erst die Zugänglichkeit und Nutzbarkeit von entsprechenden Informations- und Kommunikationswegen lässt z. B. das Wählen des Wohnumfelds oder das Auffinden und Nutzen öffentlicher Gebäude und Verkehrsmöglichkeiten zu (z. B. durch akustische und taktile Ausstattung). Aber auch darüber hinaus gilt es, Informationen zielgruppengerecht zugänglich zu machen (z. B. in Leichter Sprache), um eine gesellschaftliche Teilhabe zu ermöglichen (◻ Tab. 23.1; vgl. auch ▶ Abschn. 24.3.1).

23.2.2 Teilhabeleistungen

Bei der Erschließung und Auswahl von Leistungen ist von zentraler Bedeutung, ob und welche Unterstützungsleistungen die Person aus ihrem individuellen Umfeld benötigt, um ihre alltägliche Lebensführung selbstbestimmt realisieren zu können. Dabei können zum einen Anpassungen der Umwelt inkl. des Umfeldes sinnvoll und hilfreich sein, z. B. bauliche Änderungen oder eine reduzierte vorübergehende Arbeitszeit von Angehörigen. Zum anderen können Anpassungsleistungen auch auf Änderungen der Person abzielen, z. B. eine Erweiterung des Handlungsrepertoires oder Veränderung des Verhaltens beabsichtigen.

▪▪ Mobilitätshilfen

Ist das Nutzen, Beschaffen oder auch der Umbau eines Kraftfahrzeugs für mobilitätsbeeinträchtigte Personen notwendig, können Finanzierungshilfen vom zuständigen Rehabilitationsträger gewährt werden. Voraussetzung ist in der Regel, dass der Ausbildungs- oder Arbeitsplatz nur mit Hilfe eines Kraftfahrzeugs erreicht werden kann (▶ Abschn. 43.4.2).

23

◻ **Tab. 23.1**   Mögliche Faktoren der Lebenslage zur Einschränkung/Förderung der Teilhabe

Teilhabean-forderungen	Konkretisierung
Wohnen	– Wahlmöglichkeit des Wohnortes und der Wohnform – Zugänglichkeit und angemessene Nutzbarkeit (z. B. Stufen, Türbreite, Größe) der eigenen Wohnung (einschließlich des unmittelbaren Wohnumfeldes, z. B. Nachbarschaft) – Sensorische Ausstattung (z. B. Akustiksteuerungen bei Blindheit) – Ausstattung der Wohnung für eine selbstständige Bewirtschaftung (z. B. Utensilien zur alltäglichen Haushaltsführung oder Räume zur Betreuung von Kindern), Gestaltungsmöglichkeiten des Wohnraums (z. B. Umbaumaßnahmen, Einbau von Hilfsmitteln)
Infrastruktur	– Vorhandensein, Auffindbarkeit und Zugänglichkeit zu Dienstleistungen, einschließlich öffentlicher Gebäude – Vorhandensein einer wohnungsnahen sozialen, kulturellen Infrastruktur – Vorhandensein physischer Barrieren (z. B. Treppen) – Vorhandensein sensorischer Hilfen (z. B. optische, taktile Warnsignale) – Vorhandensein/Schaffen von Rückzugsräumen – Auffindbarkeit/Ausleuchten von Wegen – Vorhandensein/Erreichen von Einkaufsmöglichkeiten und ggf. (Kinder-)Betreuungsmöglichkeiten – Weglänge (kurze/barrierefreie Wege = förderlich) – Verfügbarkeit, Erreichbarkeit des öffentlichen Verkehrsraums/des Nahverkehrs
Mobilität	– Gehvermögen, Koordinationsvermögen – Orientierungsfähigkeit/-hilfen – Angemessene Verfügbarkeit von Assistenzen und technischen Hilfsmitteln – Gegebenheiten des öffentlichen Verkehrs, z. B. Niederflurbusse, barrierefreie Haltestellen – Anforderung an die Mobilität zur selbstständigen Haushaltsführung, z. B. Einkaufen, Begleitung von Kindern zur Schule
Kommunikation und Information	– Grad der Informiertheit über Erkrankung und Auswirkungen – Zugänglichkeit von Informations- und Kommunikationsmedien – Möglichkeit und Kompetenz, mit Personen, Institutionen und Dienstleistern zu kommunizieren

Zudem können im Rahmen der Eingliederungshilfe Fahrdienste in Frage kommen, wenn eine wesentliche Behinderung vorliegt (► Abschn. 44.8).

Um die Nutzung des öffentlichen Nahverkehrs zu erleichtern, kann das Vorhandensein eines Schwerbehindertenausweises einen Nachteilsausgleich und eine Teilhabeerleichterung mit sich bringen (► Kap. 47).

■■ **Wohnen**

Falls eine Änderung der Wohnform notwendig ist oder wird, können Beratungs- und/oder Unterstützungsleistungen für ambulante oder stationäre betreute Wohnformen in Betracht kommen. Je nach individuellem Hilfe- und Änderungsbedarf reicht die Angebotspalette der Beratungsdienste und Akteure von Wohnungsbaugesellschaften (z. B. bei Wohnungswechsel ohne Unterstützungsbedarf), über Pflegestützpunkte und Anbieter für finanzielle Unterstützungsleistungen (z. B. Schuld-nerberatungsstellen, kommunale Anlaufstellen) bis hin zu Anbietern von betreuten Wohnformen (seniorengerechtes Servicewohnen, Senioren-/Altenheime). Für die Leistungsprüfungen und -gewährungen sind u. a. die rechtlichen Vorgaben der Eingliederungshilfe (► Kap. 44) und ggf. bei Pflegebedürftigkeit auch nach dem SGB XI (► Abschn. 48.1) relevant.

Vor allem durch Leistungen, die eine vollstationäre Versorgung notwendig erscheinen lassen, kann das Selbstbestimmungsrecht der Person besonders berührt sein. Eine eingehende Beratung ist vor der Veranlassung von Maßnahmen erforderlich. Dies trifft beispielsweise für die Unterbringung in eine Kurzzeitpflege, ein Altenheim oder ein Hospiz zu. Neben den massiven Änderungen der alltäglichen Lebensführung und der Selbstbestimmung und -entfaltung können Änderungen der Wohnform auch Auswirkungen auf weitere finanzielle Leistungen (z. B. Sozialhilfe ► Abschn. 48.3) haben.

Individuelle Beratung

Mit dem primären Ziel, die selbstbestimmte Lebensführung zu ermöglichen, stehen verschiedene Beratungs- und Unterstützungsangebote (▶ Abschn. 21.2) zur Verfügung. Das können Sozialdienste in Kliniken sein, aber auch Beratungsstellen, Pflegestützpunkte und Ergotherapeuten sowie weitere Angebote, die sich zum Teil regional unterscheiden. Bei allen Maßnahmen ist das Wunsch- und Wahlrecht zu beachten, wodurch ein Höchstmaß an Partizipation erreicht werden soll (▶ Abschn. 21.3). Ebenfalls miteinzubeziehen sind Angehörige und Bezugspersonen (▶ Abschn. 21.1), für die neben der Beratung auch Schulungen in Frage kommen können (▶ Abschn. 40.4).

23.2.3 Praxisrelevante Fragestellungen

Um die Teilhabeanforderungen möglichst individuell zu ermitteln, können im Bereich der alltäglichen Lebensführung folgende Fragestellungen vor, in und nach der Rehabilitation hilfreich sein:

Wohnen

– Bringt die akute Veränderung des Gesundheitszustands oder Behinderung eine Schwierigkeit in der Nutzung der bisherigen Wohnung mit sich (z. B. Aufsuchen oder Verlassen der Wohnung, Treppen steigen)?
– Könnten eine Beratung (z. B. Wohn- oder Pflegeberatung, ergotherapeutische Beratung zur Integration in das häusliche und soziale Umfeld) und/oder eine Anpassung innerhalb oder im Zugang zur Wohnung hilfreich sein (z. B. Rampe, Haltegriffe, Treppenlift)?
– Welche Unterstützung durch Hilfs- oder Heilmittel könnten vorübergehend oder dauerhaft hilfreich sein zur Teilhabeverwirklichung in der eigenen Wohnung, z. B. als Unterstützung zur Selbstversorgung (Duschhocker, Haltegriff in Dusche, Toilettensitzerhöhung) oder zur eigenständigen Haushaltsführung (z. B. Greifhilfe, Einkaufs- oder Betreuungshilfen)?
– Welche Unterstützung durch Heilmittel und weitere Unterstützungsdienste könnten vorübergehend oder dauerhaft hilfreich sein zur Teilhabeverwirklichung, z. B. durch Funktions- oder Kompensationstraining,

Beratungsdienste, Essen auf Rädern, Haushaltshilfen?
– Kann vor Beginn der Rehabilitationsleistung eine vorübergehende Entlassung in das gewohnte Wohnumfeld ohne Anpassungen erfolgen?
– Ist das Einschalten ambulanter Dienstleistungserbringer (Pflegedienst, Beratungsdienste, ambulante Physio-/Ergotherapie, Fahrdienste, Palliativdienste) sinnvoll oder notwendig?
– Ist eine vorübergehende teilstationäre oder stationäre Hilfe erforderlich (z. B. Kurzzeitpflege, Verhinderungspflege, Tagesstätte, Tagesklinik, betreute Wohneinrichtungen)?

Infrastruktur/Zugang zu öffentlichem Raum

– Welche Faktoren, Akteure und Gewohnheiten sind für die alltägliche Lebensführung der Person derzeit bedeutsam?
  – medizinische Infrastruktur (z. B. Häufigkeit des Aufsuchens des/der Haus- und Fachärzte, Rehasport, Apotheken, Kliniken)
  – kulturelle Infrastruktur (z. B. religiöse Stätten wie Kirchen, Tempel, Friedhof; Ausüben musischer oder kreativer Hobbies, Sport)
  – soziale Infrastruktur (z. B. Aufsuchen von Familienmitgliedern oder Freunden; Aufsuchen von Selbsthilfegruppen oder Vereinen)
  – öffentliche Gebäude/Infrastruktur (z. B. regelmäßiges oder einmaliges Aufsuchen von Behörden/Verwaltung zur Aufrechterhaltung der eigenen Existenzsicherung, Beantragung von einmaligen oder dauerhaften Hilfen)
– Ist weiterhin ein Zugang zur gewohnten und/oder auch neu zu erschließenden Infrastruktur problemlos gegeben?
– Sind wegen oder infolge der Erkrankung bzw. Behinderung sowie deren Auswirkung auf die Lebensgestaltung neue Angebote zu erschließen? Falls ja: Welche Unterstützung ist zur Erschließung erforderlich?
– Gibt es Verpflichtungen/Rollen in der alltäglichen Lebensführung, die derzeit vorübergehend nicht mehr umsetzbar sind (z. B. Pflege eines Angehörigen, Versorgen von Kindern, Ausüben ehrenamtlicher Tätigkeiten)?

23

▪▪ Mobilität

- Ist das Gehvermögen durch die Behinderung eingeschränkt? Falls ja, wie genau (z. B. konditionelle Einschränkung, Gangsicherheit beeinträchtigt, selbständiges Fortbewegen vorübergehend oder dauerhaft nicht mehr möglich)?
- Könnten Hilfsmittel hilfreich sein (z. B. Gehbock, Gehstock, Rollator, Rollstuhl, audiovisuelle Hilfen)? Ist eine Hilfestellung/Anleitung zur Nutzung, Auswahl und Anschaffung des Hilfsmittels erforderlich/sinnvoll?
- Ist möglicherweise Betreuung erforderlich (z. B. ambulant betreut in der eigenen Wohnung oder in einer Wohngemeinschaft sowie betreuten Wohneinrichtungen)?
- Ist eine funktionierende Mobilität über die alltägliche Lebensführung hinaus auch für das Ausüben der Erwerbstätigkeit, das Herstellen eines Existenzminimums oder das Erschließen anderer Lebensbereiche notwendig?

▪▪ Kommunikation und Information

- Ist für die einfache und problemlose Kommunikation mit der Person eine Unterstützung sinnvoll/notwendig und wenn ja: Wie sieht diese aus (z. B. Vorhandensein und Funktionalität eines Hörgeräts, sprachliche Übersetzung durch Angehörige, professionelle Dolmetscher; Gebärdensprachdolmetscher; technische Hilfen/Kommunikationsgeräte, Anwesenheit von bestimmten Personen wie Angehörigen, rechtlichen Betreuern)?
- Ist die Kommunikation wegen der (Auswirkungen der) Erkrankung vorübergehend/ dauerhaft eingeschränkt?
- Kann durch das Hinzuziehen von speziellen Dienstleistungen eine Kommunikation erleichtert und gefördert werden (z. B. Logopäden, Information über Vorhandensein von speziellen Angeboten für Patientenschulungen)?
- **Für Menschen mit kognitiven Einschränkungen:** Liegen Informationen in leichter Sprache (▶ Abschn. 40.1) vor, die für die erkrankte Person und/oder den Angehörigen hilfreich sein könnten?
- **Für Menschen mit Migrationshintergrund:** Reicht das Verständnis der deutschen Sprache aus oder liegen Informationen in der eigenen Sprache vor?

- **Bei drohendem Verlust oder massiver Änderung in der Kommunikationsfähigkeit, Aufnahme- und/oder Konzentrationsfähigkeit:** Ist der Hinweis auf Interessensverbände und/oder Selbsthilfegruppen (z. B. bei massiven Sinneseinschränkungen der Augen, der Ohren, des Sprachvermögens) angezeigt? Liegt eine Vorsorgevollmacht oder Betreuungsverfügung vor? Sollte ggf. zu diesen Themen eine Beratung erfolgen?
- **Bei Kindern/Jugendlichen/jungen Erwachsenen:** Besteht derzeit noch Schulpflicht? Falls ja: Sind für die Einleitung und/oder Inanspruchnahme oder nach Beendigung einer Rehabilitationsleistung Absprachen, Hilfen hilfreich/erforderlich? Ist der Zugang zu Bildungseinrichtungen erschwert (Schule, Ausbildung, Hochschule, Uni) und falls ja: Wie könnte dieser erleichtert werden?

23.3   Familie und soziales Netz

Sebastian Bönisch, Elke Cosanne[2]

Unter Familie und soziales Netzwerk werden Kinder, Eltern, Großeltern, Lebenspartner, Enkel, weitere Verwandte, Freunde, Nachbarn, Arbeitskollegen und Bekannte gefasst. Soziale Netzwerke sind vielfältig ausgestaltet, Unterschiede bestehen beispielsweise in der Qualität, Bedeutung, Menge und Häufigkeit der Beziehungen, die Menschen zu anderen Menschen haben.

Gerade die Familie und partnerschaftliche Beziehungen stellen eine wichtige Teilhaberessource durch die gegenseitige Unterstützung dar. Sie können bei positiver Ausprägung wesentliche psychosoziale Bedürfnisse erfüllen, z. B. nach Wertschätzung, sozialer Anerkennung und Geborgenheit. Nicht zuletzt werden meist gerade in diesem sozialen Gefüge Hilfeleistungen bei vorhandenen Beeinträchtigungen sowie im Pflege- und Krankheitsfall geleistet. Die Familie und das soziale Netz können auf der einen Seite identitätsstiftend wirken und bestimmte Rollen und Aufgaben übernehmen. Auf der anderen Seite kann das soziale Umfeld auch belastende, einengende, identitätsgefährdende und damit sogar pathogene Wirkung haben. Zum sozialen Umfeld gehören

---

2   Unter Mitarbeit von Ivonne Wattenberg, Brigitte Sellach, Claudia Hornberg und Eva Buchholz.

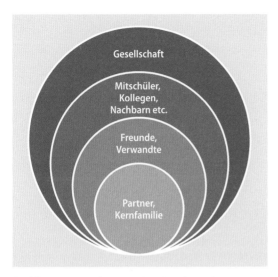

◘ Abb. 23.1 Soziale Kreise. (Aus BMAS 2016)

über die Familie hinaus auch weitere soziale Kreise (◘ Abb. 23.1).

Im Teilhabebericht der Bundesregierung wird konstatiert, dass Menschen mit Behinderungen im Alter zwischen 30 und 64 Jahren vergleichsweise häufiger alleine leben, dass sie seltener verheiratet sind, weniger Partnerschaften und auch weniger Kinder haben als Menschen ohne Behinderungen (BMAS 2016). Bei Kindern mit Beeinträchtigungen ist – insbesondere im Alter von 14 bis 17 Jahren – festzustellen, dass diese deutlich häufiger mit nur einem Elternteil zusammenleben als Kinder ohne Beeinträchtigungen (BMAS 2016). Das Vorliegen einer Behinderung stellt nicht nur die betreffende Person, sondern auch sein soziales Netzwerk vor erhöhte Anforderungen.

Wenige oder fehlende soziale Beziehungen werden häufig als Einschränkung der individuellen Handlungsfähigkeit und -ressourcen erlebt. Selbst wenn es, so der Teilhabebericht der Bundesregierung, keinen unmittelbaren Bedeutungszusammenhang zwischen einem kleinen sozialen Netzwerk und einer geringeren Teilhabeverwirklichung gäbe, falle die subjektive Bewertung deutlich anders aus. Von Relevanz für die Chancen zur Verwirklichung der Teilhabe seien daher nicht nur objektive Merkmale, sondern auch die subjektive Bewertung und Zufriedenheit sowie die wechselseitige Betrachtung des sozialen Netzwerks. Der Teilhabebericht zieht aus diesem Grund die Schlussfolgerung, dass mangelnde soziale Bindungen eine Teilhabe erschweren können.

Der Lebensbereich Familie und soziales Netz gestaltet sich für Männer und Frauen sehr unterschiedlich. So fänden laut Teilhabebericht soziale Netzwerke für Männer meist im öffentlichen Raum statt, während Frauen diese im häuslichen Umfeld pflegen. Außerdem wird in dem Bericht der Bundesregierung darauf hingewiesen, dass Frauen mit Behinderung überdurchschnittlich häufig alleinstehend leben (BMAS 2016). Sowohl in der Analyse möglicher Teilhabefaktoren als auch in Frage kommender Rehabilitationsleistungen sind daher geschlechtsspezifische Aspekte mitzuberücksichtigen. Weitere Informationen zu „Familie und soziales Netz" siehe ▶ Internet.

23.3.1 Fördernde und hemmende Faktoren

Für die professionelle Arbeit ist die Beantwortung der folgenden Fragen für den Lebensbereich „Familie und soziales Netz" wichtig, um Ansatzpunkte für individuelle Beratung und Unterstützung zu erhalten:

- Welche subjektiven und/oder objektiven Auswirkungen hat die Erkrankung/Behinderung auf das soziale Netzwerk?
- Wie beeinflussen das soziale Netzwerk im Gesamten sowie einzelne Personen die gesundheitliche und psychosoziale Situation des potenziellen Rehabilitanden im Positiven und Negativen?
- Welche Einflussmöglichkeiten oder sogar -notwendigkeiten bestehen für die Rehabilitanden sowie für die professionelle Arbeit? Durch welche Intervention könnte eine Förderung und Unterstützung erwirkt werden und wie könnten einzelne Maßnahmen gestaltet sein und erschlossen werden?

In ◘ Tab. 23.2 werden mögliche lebenslagenbezogene Faktoren genannt, die einschränkend oder fördernd auf die Teilhabe wirken können (vgl. auch ▶ Abschn. 24.3.2).

23.3.2 Teilhabeleistungen

Für die professionelle Beratung und Begleitung ist es besonders wichtig, für den Menschen mit (drohender) Behinderung und deren Angehörige den Zugang zu Teilhabeleistungen durch individuell angemessene Interventionen zu initiieren oder zu fördern. Auf verschiedenen Ebenen sind die Familie und das soziale Netz miteinzubeziehen.

23

◼ **Tab. 23.2**   Mögliche Faktoren der Lebenslage zur Einschränkung/Förderung der Teilhabe

Teilhabeanforderungen	Konkretisierung
Qualität der Beziehungen	**Zusammensetzung des sozialen Netzwerks:** Ein wesentlicher Fokus ist die Beantwortung der Frage, welche der Netzwerkpartner förderlich und welche eher hemmend auf die Verwirklichung der Teilhabechancen und -leistungen wirken. – Menge/Anzahl der Beziehungen: Auch wenn viele Beziehungen vorliegen, ist dies nicht in jedem Fall besser, als wenn wenige Beziehungen bestehen. Sind es wenige Beziehungen, erhalten diese stärkere Bedeutung. Von besonders positiver Relevanz sind dabei die Kontakte, die von Vorurteilsfreiheit und Akzeptanz geprägt sind. – Personen des sozialen Netzwerks im Einzelnen: Wesentlich ist die Beantwortung der Frage, welche Bedürfnisse durch wen/wie viele abgedeckt werden können (z. B. Familie, Bekannte, Freunde). Sind es Einzelpersonen oder kennen sich alle auch untereinander? Räumliche Verteilung/Erreichbarkeit? **Gestaltung der Beziehungen:** Die Aspekte Haushaltsgröße (Ein-Personen- oder Mehrpersonenhaushalt), Kontakthäufigkeit, Intensität der Beziehungen, Rollen, Statusmerkmale und Verantwortlichkeiten sind u. a. von Bedeutung: Bestehen Verantwortlichkeiten oder Abhängigkeiten zu anderen Personen, z. B. ist der Rehabilitand gleichzeitig Pflege- oder Versorgungsperson einer anderen? Sofern in einem Mehrpersonenhaushalt eine Versorgungssituation gegeben ist (z. B. Rehabilitandin ist Mutter von minderjährigen Kindern), kann eine akute und kurz-/mittelfristige Situationsklärung erforderlich sein, um den Genesungsprozess sowie Rehabilitationsleistungen zu erschließen. Wodurch sind die einzelnen Beziehungen gekennzeichnet (z. B. gegenseitige/einseitige Hilfen, Vertrauen und Akzeptanz)? **Freiwilligkeit der Beziehungen:** Bestehen die Beziehungen aus eigener Überzeugung, Freiwilligkeit, Wahl? Insbesondere Menschen, die in Einrichtungen leben, sind in der Privatsphäre eingeschränkt und suchen sich die Kontaktpersonen nicht selbst aus.
Zugang zum sozialen Netzwerk	Wie gut sind die für den Rehabilitanden bedeutsamen Bezugspersonen zu erreichen? Gibt es infolge der Funktionsbeeinträchtigung eine negative Veränderung in der Erreichbarkeit des Netzwerks? Falls ja: Welche?
Zufriedenheit und Veränderbarkeit der jeweiligen Indikatoren	Die subjektive Zufriedenheit mit der Gestaltung und mit der Einflussnahme auf die Gestaltung der Kontakte spielt für die Teilhabe eine große Rolle. Von Interesse ist die Erörterung der Einschätzung, ob es Einflussmöglichkeiten und Handlungsspielräume aus Sicht des Rehabilitanden gibt, um Veränderungen bei Unzufriedenheit zu erwirken.

▪▪ Soziales Umfeld als wesentlicher Einflussfaktor

Manchmal ergeben sich innerhalb des familialen und sozialen Netzwerks positive oder ungünstige Kumulationen individueller Ressourcen und Funktionsstörungen. So nimmt die Gefahr der Isolation eher zu, wenn ein Alleinlebender mit fehlenden regionalen Kontakten, einem eher negativen Selbstbild und niedrigem Aktivitätsniveau an einer Depression erkrankt oder an einer Funktionsstörung, die eine massive Mobilitätseinschränkung mit sich bringt. Mit Hilfe einer ICF-orientierten Fallstrukturierung können anhand des bio-psycho-sozialen Modells die personbezogenen und umweltbezogenen Faktoren sowohl fördernd als auch hemmend wirken (s. indikationsspezifische Fallbeispiele ► Kap. 2 bis ► Kap. 15). In der Praxis wird das Modell beispielsweise genutzt in der sozialmedizinischen Begutachtung und Beurteilung, vor und in der Rehabilitation.

▪▪ Angehörige als Unterstützung

Falls infolge einer Erkrankung Angehörige (► Abschn. 21.1) zukünftig Unterstützungsleistungen wahrnehmen, kann der Hinweis auf Kurse für pflegende Angehörige oder Patientenschulungen hilfreich sein (► Abschn. 40.4). Dies stärkt die eigenen Selbsthilfekräfte, den eigenen Handlungsspielraum und beugt Überlastungssituationen sowie Unter- oder Fehlversorgung vor. Je nach Grad der Hilfe- und/oder Pflegebedürftigkeit ist eine Beratung zu und ggf. Erschließung von (Pflege-)Hilfsmitteln und Pflege- und weiteren Unterstützungsleistungen zu erwägen. Im Falle der Ausgestaltung der Unterstützungsrolle durch

Angehörige sind je nach Umfang des Hilfebedarfs finanzielle Leistungen (z. B. Pflegegeld, Haushaltshilfe) denkbar (▶ Abschn. 46.5, ▶ Abschn. 48.1, ▶ Abschn. 48.3).

■■ **Betreuung von Bezugspersonen**

Falls die erkrankte Person gleichzeitig eine Pflege-/Betreuungsperson für andere ist (z. B. Versorgung von Kindern, eines Elternteils, des Partners) ist abzuwägen, ob für die Erschließung und Auswahl einer Rehabilitationsleistung Besonderheiten zu berücksichtigen sind, wie beispielsweise die Mitnahme eines Angehörigen bei der Durchführung einer medizinischen Rehabilitation. Je nach individueller Situation könnte auch eine zwischenzeitliche Versorgung des Angehörigen (z. B. Kurzzeitpflege, Kinderbetreuung) für die Dauer der Rehabilitation notwendig sein.

■■ **Geschlechtsspezifische Angebote**

Männer und Frauen (er)leben soziale Beziehungen, Familie und Partnerschaften häufig sehr unterschiedlich. Lebensumstände, wie z. B. die Zuständigkeit für die Haushaltsführung oder Kinderbetreuung, bedürfen gezielter Ansprachen und Hilfen. Auch Themen wie (Allein-)Versorger der Familie zu sein, geringeres Selbstwertgefühl als Hausfrau oder Hausmann sowie häusliche Gewalt erfordern ggf. professionelle Beratung, Schutz und Fürsorgeleistungen. Hinzu kommt die Berücksichtigung gleichgeschlechtlicher Ansprechpartner, falls notwendig.

■■ **Beispielhafte Leistungen und Maßnahmen zur Förderung von sozialen Beziehungen**

Sofern infolge einer Erkrankung die Fähigkeit und Möglichkeit zur Kontaktaufnahme und -pflege des sozialen Netzwerks eingeschränkt ist (z. B. bei eingeschränkter Mobilität, Belastbarkeit, Sehfähigkeit, Hörvermögen), können als Unterstützung je nach Funktionsstörung und Bedarf z. B. notwendig werden:

— Verordnung von Physiotherapie, Ergotherapie oder Logopädie zur Stärkung der eigenen Fähigkeiten zur Kontaktknüpfung (▶ Kap. 32, ▶ Kap 33, ▶ Kap. 34)
— Hinweis auf Fahrdienste, um den Zugang zum sozialen Netzwerk weiterhin zu ermöglichen
— Hinweis auf (technische) Hilfsmittel (beispielsweise zur Förderung einer Kommunikation) sowie Bedingungen zur

Inanspruchnahme der Kraftfahrzeughilfe (▶ Abschn. 44.7 und 44.8)
— Hinweis auf Nachteilsausgleiche im Rahmen des Schwerbehindertenrechts (▶ Kap. 47)
— Hinweis auf Psychotherapie und/oder andere psychologische und psychosoziale Unterstützungen (je nach Erkrankung und personalen Ressourcen z. B. Psychiater, Psychotherapeut, Psychoonkologe, Suchtberater, Coaching), wenn die eigene psychische Verfassung an der Beziehungsaufnahme massiv hindert und beispielsweise zunehmende Isolation droht. Entsprechende Hilfen können das Selbstbewusstsein stärken und die individuelle Handlungsfähigkeit (wieder)herstellen (▶ Kap. 28, ▶ Kap. 29, ▶ Kap. 30).
— Hinweis auf mögliche Auswirkungen auf Kontakte (Abbruch bzw. Veränderungen), sofern beispielsweise mit dem Gesundheitsproblem eine Verbreitungsgefahr einhergeht.
— Hinweis auf mögliche Auswirkungen auf die Sexualität und Familienplanung durch Gesundheitsstörungen.

Eine Funktionsstörung kann auch der Auslöser sein, um neue Kontakte zu erschließen. Beispielsweise kann der Hinweis auf und die Kontaktaufnahme zu Selbsthilfe- und Interessensverbänden (▶ Abschn. 42.7.4) sowie Peer-Counseling für den Gesundungsprozess und die Stärkung und Ausweitung der Bewältigungsstrategien hilfreich sein. Auch ist die verstärkte Erschließung von Freizeitaktivitäten (▶ Abschn. 45.5) und Strategien zur Gesundheitsförderung (z. B. durch Rehabilitationssport, Präventionskurs im Bereich Stressbewältigung, Ernährung) denkbar. Dadurch kann auch eine Erweiterung des sozialen Netzwerkes initiiert werden.

23.3.3 **Praxisrelevante Fragestellungen**

Um die Teilhabeanforderungen möglichst individuell zu ermitteln, können im Bereich der Familie und dem sozialen Netz folgende Fragestellungen vor, in und nach der Rehabilitation hilfreich sein:

— Welche Rollen, Verantwortlichkeiten und Statusmerkmale hat die Person inne, z. B. Alleinerziehende, Pflegende, Mutter/Vater, Selbstständige?

23

— Ergibt sich durch die Erkrankung oder Behinderung im sozialen Netzwerk eine Gefahr für die Gesundheit einer anderen Person, z. B. für ein minderjähriges Kind oder einen pflegebedürftigen Angehörigen? Falls ja: Welche Person des sozialen Netzwerks ist zu benachrichtigen? Ist darüber hinaus ein professioneller Dienst hilfreich (z. B. Sozialdienst) bzw. ggf. auch zwingend einzuschalten, z. B. Jugendamt?

— Sind bei der erkrankten/behinderten Person Hinweise auf körperliche Gewalt erkennbar, die eine besondere Intervention erforderlich machen, z. B. Einschaltung eines Krisendienstes, Besuchsregelungen während eines stationären Aufenthaltes im Krankenhaus oder einer Rehabilitationsklinik?

— Falls durch die Funktionsstörung/Behinderung Unterstützungsleistungen erforderlich werden: Welche sind dies genau? Ist es möglich und sinnvoll, diese über eine Person des sozialen Netzwerks bereitzustellen? Welche Anforderungen sind damit verbunden? Welche Folgen hätte dies für die Beziehungsgestaltung? Sind zum Schutz und zur Erhaltung der Selbsthilfekräfte vielleicht professionelle Unterstützungsleistungen erforderlich?

23.4 Bildung und Ausbildung

Sebastian Bönisch, Elke Cosanne[3]

Als Voraussetzung für Teilhabe am Arbeitsleben sowie am Leben in der Gemeinschaft kommt der Bildung eine zentrale Bedeutung zu. Darunter fällt die individuelle Aneignung von Fähigkeiten und Fertigkeiten, der Erwerb von Wissen und Handlungskompetenzen sowie von schulischen und beruflichen Abschlüssen. Ist der Zugang zu Bildung und Bildungschancen erschwert, kann das weitreichende Konsequenzen auf alle anderen Lebenslagen haben. Beschäftigungs- und Einkommenschancen, Wohnverhältnisse, die Teilhabe am sozialen und kulturellen Leben sowie der Gesundheitszustand sind eng verknüpft mit der individuellen Bildung.

Im Teilhabebericht der Bundesregierung wird deutlich, dass Menschen mit Behinderungen durchschnittlich ein schlechteres Bildungsniveau haben als Menschen ohne Behinderung. Das liegt nicht nur an den oftmals schlechteren Bildungschancen bei Vorliegen einer Behinderung. Sondern zudem tragen Menschen mit ungünstigen Bildungsvoraussetzungen und entsprechender beruflicher Tätigkeit ein höheres Risiko, behindert zu werden, als Menschen mit einem besseren Bildungsniveau (BMAS 2016).

Auch im Lebensbereich Bildung und Ausbildung ist eine Differenzierung nach Geschlecht erforderlich. Auch wenn bei Kindern und Jugendlichen davon ausgegangen werden kann, dass sie entsprechend gleichberechtigt gefördert werden, zeigen sich bei Erwachsenen Unterschiede (BMAS 2016). Zum Beispiel nehmen Frauen weniger häufig als Männer an langfristigen Fort- und Weiterbildungsmaßnahmen teil. Ein Grund dafür könnten auch die Familienpflichten sein, z. B. Kinder betreuen zu müssen und daher nicht an beruflichen Rehabilitationsmaßnahmen teilnehmen zu können.

Teilhabe an Bildung bedeutet, gleichberechtigt Bildung wahrnehmen zu können und zu wollen. Bildungsorte müssen für Menschen mit Beeinträchtigungen zugänglich sein. Lernangebote und lernförderliche Umgebungen gilt es den Bedürfnissen und Besonderheiten der Lernenden anzupassen. Um das zu erreichen, sind nicht nur bauliche und räumliche Barrieren zu beseitigen, sondern dazu müssen insbesondere Beziehungen, Lernkulturen, Lernzugänge und Lerninhalte so gestaltet sein, dass sie den besonderen Bedürfnissen von Menschen mit verschiedenen Beeinträchtigungen Rechnung tragen (Abbau sozialer Barrieren).

Die Lebenslage Bildung und Ausbildung fokussiert nicht nur die vorschulische, schulische und berufliche Bildung, sondern nimmt auch das lebenslange Lernen in den Blick. Darunter fallen z. B. Fort- und Weiterbildungsangebote, die im gesamten Lebensverlauf zusätzliches Wissen und Fähigkeiten fördern können. Weitere Informationen zu „Bildung und Ausbildung" siehe ▶ Internet.

23.4.1 Fördernde und hemmende Faktoren

Ein wesentlicher fördernder und hemmender Faktor ist der Zugang zu Bildungsorten (◨ Abb. 23.2). Diese lassen sich unterscheiden in:

— **Formale Bildungsorte:** Bildungs- und Ausbildungseinrichtungen mit dem Ziel, anerkannte Abschlüsse zu erwerben, wie z. B. Schule, Hochschule, Ausbildungsbetrieb.

---

3   Unter Mitarbeit von Ivonne Wattenberg, Brigitte Sellach, Claudia Hornberg und Eva Buchholz.

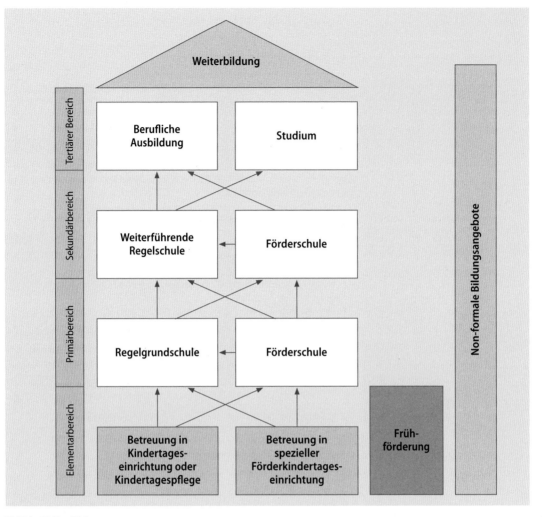

◘ Abb. 23.2 Bildungsorte

- **Non-formale Bildungsorte:** Ohne einen Bildungsabschluss anzustreben, können Bildungsangebote z. B. in Kindertageseinrichtungen, Frühförderzentren, Kunst-, Musik- oder Volkshochschulen sowie Betrieben stattfinden.
- **Informelle Lernwelten:** Abseits von Institutionen werden Wissen und Kompetenz in alltäglichen Lebenszusammenhängen selbstständig angeeignet, wie z. B. in Familien- Jugend- und Gleichaltrigengruppen, offener Kinder- und Jugendarbeit sowie Vereinen.

Je verknüpfter die jeweiligen Bildungsorte sind und je individueller die Übergänge gestaltet sind, desto förderlicher sind die Bildungsbedingungen. Um Barrieren in der Teilhabe an Erziehungs-, Sozialisations- und Lernerfahrung zu mindern,

werden gerade bei Menschen mit Beeinträchtigungen zusätzliche Unterstützungsangebote notwendig.

Gerade die Einmündung in das formale Bildungssystem, d. h. der Schulbeginn sowie die jeweiligen Übergänge zwischen Primär-, Sekundär- und Tertiärbereich sind richtungsweisend für die Schullaufbahn und entscheidend für die Teilhabe, den späteren Beruf und das spätere Einkommen. Ebenfalls ist die frühzeitige Erkennung von Förderbedarf maßgebend, um teilhabefördernde pädagogische und therapeutische Maßnahmen entweder in speziellen Bildungsinstitutionen oder als zusätzliche Unterstützungsangebote wahrzunehmen.

Neben der strukturellen Anforderung, Zugang zu Bildungsangeboten zu schaffen, sind auch die persönlichen Fähigkeiten und Motivationslagen

23

◨ Tab. 23.3   Mögliche Faktoren der Lebenslage zur Einschränkung/Förderung der Teilhabe

Teilhabeanforderungen	Konkretisierung
Zugang zu Bildungsorten und -angeboten	Um eine Teilhabe zu ermöglichen, muss zunächst der Zugang zu Bildungs- orten und -angeboten vorliegen oder ermöglicht werden. Dazu gehören u. a.: – Vorhandene Informationen über Bildungsformen und -angebote – Persönliche Fähigkeiten und Fertigkeiten – Barrierefreiheit (Infrastruktur, bauliche Gegebenheit, Raumqualität und -angebote, technische Ausstattung) – Entfernung zu Bildungsorten sowie die persönliche Mobilität – Vorhandene Unterstützung durch das soziale Umfeld oder auch profes- sionelle Assistenz/Betreuung
Eignung und Barrierefreiheit der Bildungsorte und -angebote	Je nach individuellen Fähigkeiten und Fertigkeiten sowie ggf. Beeinträchti- gungen sind die Angebote individuell abzuwägen: – Lern- und Bildungskonzepte – Bauliche Gegebenheiten und technische Ausstattung – Erreichbarkeit – Betreuungs- und Assistenzmöglichkeiten (auch von zu betreuenden Kindern oder Angehörigen) – Finanzielle Beteiligung
Schulabschluss	Ein wesentlicher Faktor für die Teilhabe an Bildung und Ausbildung ist der vorhandene Schulabschluss. Das bestätigt der Teilhabebericht der Bundes- regierung: Je geringer der Schulabschluss und je schwerer die Beeinträch- tigung, desto geringer ist die Chance auf berufliche und soziale Teilhabe im Erwachsenenalter.
Sonderpädagogischer Förderbedarf	Damit Beeinträchtigungen abgemildert oder vermieden werden können, ist laut Teilhabebericht eine frühzeitige Erkennung von Förderbedarfen wesentlich (BMAS 2016). Nur so können geeignete pädagogische und thera- peutische Maßnahmen ergriffen werden. Faktoren sind: – Lernschwierigkeiten und Kompensationsstrategien (z. B. Vermeidung, Überlesen/Überhören, Hilfe durch soziales Umfeld) – Erschwerende Beeinträchtigungen (kognitiv, körperlich) und/oder die Gefahr, diese zu entwickeln
Soziodemographische Daten	Lern- und Bildungseignung sind eng mit den jeweiligen sozialen Faktoren verknüpft. Diese sind beim Zugang und der Auswahl geeigneter Bildungs- angebote und -orte zu berücksichtigen: – Alter – Geschlecht – Migrationshintergrund – Milieu – Soziale Einbindung
Selbstverantwortung und Mit- gestaltung	Selbst wenn Bildungschancen bestehen und Bildungsorte niederschwellig erreichbar sind, ist zur Verwirklichung selbstbestimmter Teilhabe ein hohes Maß an Eigeninitiative erforderlich. Dazu gehören die Fähigkeit und die eigene Motivation, Bildungsangebote wahrzunehmen und selbstverantwortlich aus- zugestalten. Faktoren, die das maßgeblich mit beeinflussen, sind u. a.: – Sprach-/Sprech-, Hör-, Lesefähigkeit – Weitere persönliche Fähigkeiten und Fertigkeiten – Psychische Verfassung, Motivation und Eigeninitiative – Kulturelle und familiäre Einstellung zu Bildung – Grad der Freiwilligkeit sowie Verpflichtung

entscheidend für die Teilhabe an Bildung. Je nach individuellem Können und Wollen werden Bildungschancen unterschiedlich angenommen und zur Selbstverwirklichung genutzt.

In ◻ Tab. 23.3 werden mögliche lebenslagenbezogene Faktoren genannt, die einschränkend oder fördernd auf die Teilhabe wirken können (vgl. auch ▸ Abschn. 24.3.3).

23.4.2 Teilhabeleistungen

▪▪ Frühe Hilfen, Frühförderstellen und Sozialpädiatrische Zentren (SPZ)

Die Frühen Hilfen bieten im Rahmen der Kinder- und Jugendhilfe Beratungs- und Unterstützungsangebote für Familien mit Kleinkindern. Hier geht es vor allem um die Schaffung eines vernetzten Präventions- und Hilfesystems, das dazu beitragen kann, frühzeitig und bedarfsgerecht zu unterstützen sowie Fehlentwicklungen vorzubeugen. Ist bei Kindern und Jugendlichen eine Beeinträchtigung zu erwarten oder bereits vorhanden, kann eine Untersuchung und Behandlung von Kindern und Jugendlichen im Kontext ihres sozialen Umfeldes, einschließlich der Beratung und Anleitung von Bezugspersonen, vorgenommen werden (▸ Abschn. 41.3).

Die Früherkennung, Behandlung und Förderung von Kindern kann durch familien- und wohnortnahe Dienste und spezialisierte Einrichtungen erbracht werden. Je nach länderspezifischen Gegebenheiten können das Frühförderstellen und/oder Sozialpädiatrische Zentren sein (▸ Abschn. 45.1).

▪▪ Kindertageseinrichtungen und Kindertagespflege

Kinder ab Vollendung des ersten Lebensjahres bis zum dritten Lebensjahr haben einen Anspruch auf Frühförderung in Einrichtungen der Kindertagesbetreuung und Kindertagespflege. Sie können integrativ oder heilpädagogisch spezialisiert sein. Als Ort der frühkindlichen Bildung kommt den Einrichtungen eine große Bedeutung für die spätere schulische Entwicklung zu.

▪▪ Förderschulen

Kann nicht oder mit nicht ausreichendem Erfolg in Regelschulen unterrichtet werden, können Förderschulen in Betracht kommen. Mit dem gleichen Bildungsauftrag wie allgemeinbildende Schulen, sind sie auf die Förderung und Betreuung von körperlich, geistig und seelisch beeinträchtigten und gefährdeten Kindern ausgerichtet. Neben einem höheren personellen Schlüssel und angepassten Lern- und Betreuungskonzepten bieten sie zudem die notwendigen Pflege- und Assistenzleistungen (▸ Abschn. 45.3).

▪▪ Ausbildungsberufe für Menschen mit Beeinträchtigungen

Wenn eine reguläre Ausbildung in einem anerkannten Ausbildungsberuf nicht möglich ist, kann für Menschen mit einem besonderen Förderbedarf eine Fachpraktikerausbildung in Frage kommen, mit angepassten Ausbildungsregeln und reduzierten Anforderungen. Hinzu kommt die Möglichkeit einer begleitenden betrieblichen Ausbildung, die neben der üblichen Betreuung zusätzlichen Assistenzbedarf im Unternehmen übernimmt. Neben allgemeinen betrieblichen Ausbildungen bestehen für Menschen mit Beeinträchtigungen auch alternative Angebote einer außerbetrieblichen Ausbildung in Berufsbildungswerken (BBW) oder vergleichbaren Einrichtungen (▸ Abschn. 43.3).

▪▪ Hochschulbildung

Das Deutsche Studentenwerk bietet hierzu die Informations- und Beratungsstelle „Studium und Behinderung". Neben zahlreichen Informationen im ▸ Internet wird auch ein ständig aktualisiertes und umfangreiches Handbuch angeboten. Zur Bildung an Hochschulen siehe ▸ Abschn. 45.4.

▪▪ Berufliche Umschulungsmöglichkeiten

Wenn durch eine (drohende) Beeinträchtigung ein Beruf nicht mehr ausgeübt werden kann und die Erwerbsfähigkeit gefährdet ist, können Leistungen zur Teilhabe am Arbeitsleben (▸ Kap. 43) in Frage kommen. Diese werden häufig schon im Rahmen der medizinischen Rehabilitation eingeleitet (▸ Abschn. 42.5) und gehen von der finanziellen Unterstützung des Arbeitgebers über die Förderung innerbetrieblicher Umsetzung bis zu betrieblicher Weiterbildung und Umschulung.

▪▪ Lebenslanges Lernen und Erwachsenenbildung

Über die reguläre Schul-, Aus- und Hochschulbildung sind auch Fort- und Weiterbildungsangebote Teil der formalen Bildung und substanziell für das lebenslange Lernen, für Menschen mit und

23

ohne Behinderung. Darüber hinaus stellt die Erwachsenenbildung eine Art non-formale Bildung dar, die zusätzliches, nicht zwingend berufsqualifizierendes Wissen miteinbezieht. Dies hat für die gesellschaftliche Teilhabe (▶ Abschn. 23.7) eine hohe Relevanz. Angebote der Erwachsenenbildung werden neben den Volkshochschulen von einer großen Anzahl an Bildungsträgern bereitgestellt.

23.4.3 Praxisrelevante Fragestellungen

Um die Teilhabeanforderungen möglichst individuell zu ermitteln, können im Bereich der Bildung und Ausbildung folgende Fragestellungen vor, in und nach der Rehabilitation hilfreich sein:

▪▪ **Erkennung Ermittlung von Förderbedarf**
- Sind körperliche, geistige oder seelische Beeinträchtigungen vorhanden? Oder sind diese zu erwarten?
- Wie ist der Entwicklungsstand im Vergleich zu Gleichaltrigen?
- Zeigen sich Lernschwierigkeiten? Deuten bestimmte Kompensationsstrategien (z. B. Vermeidung, Überlesen/Überhören, Hilfe durch das Umfeld) auf Beeinträchtigungen?
- Sind bereits Frühe Hilfen bzw. Beratungsangebote zur besseren Erkennung von Frühförderbedarf in Anspruch genommen worden?

▪▪ **Zugang zu geeigneten Bildungsangeboten**
- In welcher räumlichen Nähe befinden sich diese? Wie mobil ist die Person?
- Gibt es Unterstützung durch das soziale Umfeld?
- Wie ist der Informationsstand über geeignete Angebote und kann dieser durch Beratung unterstützt werden?
- Welche Zugangsvoraussetzungen bestehen? Wie ist die persönliche Eignung und Präferenz?
- Welche barrierefreien Anforderungen stellen sich an einen Bildungsort (bauliche Gegebenheiten und technische Ausstattung bzw. Hilfsmittel)?
- Gibt es möglicherweise zusätzliche, spezielle personelle Förderangebote z. B. durch Inklusionshelfer, Therapeuten, Sonderpädagogen?

▪▪ **Persönliche Eignung und Neigung**
- Welche sprachlichen und kognitiven Fähigkeiten liegen vor? Sind fähigkeitsbedingte Hemmnisse zu berücksichtigen, wie z. B. fehlende Sprachkenntnisse bis zu Analphabetismus?
- Welche persönlichen Fähigkeiten, Fertigkeiten und Vorstellungen können bei in Frage kommenden Bildungsangeboten gefördert und genutzt werden?
- Liegt ausreichend Motivation, Eigenverantwortung und psychische Stabilität für die Inanspruchnahme von Bildungsmöglichkeiten vor? Wie lässt sich diese ggf. fördern?
- Gibt es familiäre und kulturelle Faktoren, die eine Wahrnehmung von Bildungschancen fördern oder hemmen?
- Wie stark ist die Freiwilligkeit und der verpflichtende Charakter der Bildungsmöglichkeiten (z. B. Schulpflicht, aber auch Berücksichtigung des Wunsch- und Wahlrechts)?

▪▪ **Berufsausübung ist durch die Beeinträchtigung gefährdet**
- In welcher Art und in welchem Umfang ergibt sich die Beeinträchtigung? Ist diese durch Rehabilitationsmaßnahmen (z. B. Rehabilitationssport, medizinische Rehabilitation, ambulante Heilmittel) zu verhindern bzw. abzuschwächen?
- Gibt es Unterstützungsmöglichkeiten im Unternehmen, wie z. B. technische und personelle Hilfen, innerbetriebliche Umsetzungsmöglichkeiten? Ist der Betriebsarzt eingebunden? Wurde ein betriebliches Eingliederungsmanagement (BEM) bereits in Anspruch genommen? Könnte eine finanzielle Unterstützung des Arbeitgebers durch einen Rehabilitationsträger oder Integrationsfachdienst hilfreich sein? Könnten Maßnahmen wie Jobcoaching sinnvoll sein?
- Für eine in Frage kommende Umschulung:
  - Welche beruflichen Bereiche sind beeinträchtigungsbedingt auszuschließen?
  - Welche Schul- und Bildungsabschlüsse sind vorhanden? Welche berufliche Erfahrung?
  - Gibt es Präferenzen sowie persönliche Fähigkeiten und Fertigkeiten in anderen beruflichen Bereichen? Wie ist die Markteinschätzung, hier später eine freie Stelle zu erhalten?

23.5 Erwerbsarbeit und materielle Lebenssituation

Sebastian Bönisch, Elke Cosanne[4]

Arbeit in Form der Erwerbstätigkeit nimmt einen hohen Stellenwert für die selbstständige Lebensführung ein, indem sie meist existenzsichernd wirkt und finanzielle Handlungsspielräume eröffnet. Im Umkehrschluss werden bei Einschränkungen der beruflichen Teilhabe u. a. psychische und somatische Belastungen, familiäre Probleme sowie soziale Rückzugstendenzen beobachtet.

Definitorisch lassen sich zwei Aspekte unterscheiden, die gleichzeitig in der Lebenssituation unmittelbar im Zusammenhang stehen:

1. Erwerbstätigkeit und Arbeitslosigkeit: Eine regelmäßige Form von Arbeit kann sich stabilisierend und zufriedenstellend auswirken, durch die zeitliche Strukturierung des Tages sowie das Ermöglichen von sozialen Kontakten. Unter Arbeit bzw. Beschäftigung kann der Arbeitsmarkt, ein Ehrenamt, Haushalt oder Familie verstanden werden. Hier ist jedoch ausschließlich eine Erwerbsarbeit auf dem Arbeitsmarkt gemeint, weitere Beschäftigungsformen (z. B. auch sportliche Betätigung) werden unter dem Lebensbereich „Gesellschaftliches Leben" beleuchtet. Als Erwerbstätigkeit versteht man auch die Beschäftigung in gesonderten Einrichtungen wie den Werkstätten für Menschen mit Behinderung (WfbM). Besteht keine Erwerbstätigkeit und damit Arbeits- bzw. Erwerbslosigkeit, droht die Abhängigkeit von Sozialleistungen, was die materielle Situation bis zur Lebensführung erheblich prägt.

2. Erwerbseinkommen und materielle Situation: Unmittelbar im Zusammenhang mit der Erwerbstätigkeit steht das dadurch erzielte Erwerbseinkommen, das in der Regel die materielle Situation von Menschen mit und ohne Behinderungen ausmacht. Wirtschaftliche Sorgen bis zur Armutsgefährdung bestimmen die Zufriedenheit und beeinflussen andere Lebenslagen wie die alltägliche Lebensführung oder die Gesundheit. Neben dem Erwerbseinkommen zählen auch weitere Einkommens- und Vermögensquellen zur materiellen Situation.

Artikel 27 der UN-BRK beschreibt das Recht von Menschen mit Behinderungen auf Arbeit. Dazu gehört „die Möglichkeit, den Lebensunterhalt durch Arbeit zu verdienen, die in einem offenen, integrativen und für Menschen mit Behinderungen zugänglichen Arbeitsmarkt und Arbeitsumfeld frei gewählt oder angenommen wird."

Der Teilhabebericht der Bundesregierung weist darauf hin, dass Menschen mit Beeinträchtigungen 2013 deutlich seltener erwerbstätig waren (49 %) als Menschen ohne Beeinträchtigungen (80 %). So liege die Arbeitslosenquote von Menschen mit einer anerkannten Behinderung fast auf dem doppelten Niveau (13,4 %) im Verhältnis zur allgemeinen Arbeitslosenquote (8,6 %). Ein weiterer Unterschied bestehe zwischen Männern und Frauen, z. B. bei der Erwerbstätigenquote. Noch erheblicher wirke aber die geringere Erwerbsbeteiligung der Menschen mit Migrationshintergrund, unabhängig davon, ob eine Beeinträchtigung vorliege.

Ist eine Erwerbsfähigkeit nicht gegeben oder wesentlich eingeschränkt, können im Falle einer (drohenden) Beeinträchtigung Leistungen zur beruflichen Rehabilitation (▶ Kap. 43) beantragt werden. Weitere Informationen zu „Erwerbsarbeit und materielle Situation" siehe ▶ Internet.

23.5.1 Fördernde und hemmende Faktoren

Bevölkerungsanalysen zeigen, dass die berufliche Teilhabe von Menschen mit Beeinträchtigungen am Arbeitsleben eingeschränkt ist und ein höheres Risiko besteht, (dauerhaft) arbeitslos zu werden. Menschen mit Behinderungen befinden sich häufiger in prekären, wenig gesicherten Arbeitsverhältnissen, haben eine geringere berufliche Qualifikation und müssen zur Erlangung eines Arbeitsplatzes häufig den Wohnort wechseln (BMAS 2016). Daraus lassen sich Kriterien ableiten, die auf die Teilhabe fördernd oder hemmend wirken.

In ◻ Tab. 23.4 werden mögliche lebenslagenbezogene Faktoren genannt, die einschränkend oder fördernd auf die Teilhabe wirken können (vgl. auch ▶ Abschn. 24.3.4).

---

4 Unter Mitarbeit von Ivonne Wattenberg, Brigitte Sellach, Claudia Hornberg und Eva Buchholz.

23

◻ **Tab. 23.4**   Mögliche Faktoren der Lebenslage zur Einschränkung/Förderung der Teilhabe

Teilhabeanforderungen	Konkretisierung
Umfang der Erwerbstätigkeit	– Tatsächliche Wochenarbeitszeit (einschließlich Überstunden) – Festlegung bzw. Flexibilität der Arbeitszeit – Umfang an Dienstreisen und Außeneinsätzen – An- und Abreise zur Arbeitsstätte
Qualität der Erwerbstätigkeit	– Belastungsfaktoren (physische und psychische) – Grad an Verantwortung – Arbeitszufriedenheit (mit Arbeitsumwelt und -inhalt) – Arbeitsbedingungen (Bezahlung, Sicherheit und Gesundheit, örtliche und tätigkeitsbezogene Flexibilität, Mobilitätsanforderungen innerhalb des Betriebes)
Berufliches Qualifikationsniveau	– Schulabschluss und Bildungsniveau – Berufsqualifizierende Abschlüsse, Weiterbildungen und Zertifikate – Weitere Fertigkeiten und Fähigkeiten (z. B. Sprachkenntnisse) – Berufliche Erfahrungen und Nachweise – Kompetenzen von außerhalb der beruflichen Tätigkeit (aus Ehrenamt, Familie, Verein, …)
Berufsbiographie	– Anzahl an Arbeitsverhältnissen und Minijobs – Länge der beruflichen Erfahrung – Vielseitigkeit versus Spezifizierung – Tätigkeits- und Fähigkeitsmix (z. B. Kombination mehrerer Qualifikationen sowie beruflicher Erfahrungen)
Erwerbslosigkeit	– Dauer – Häufigkeit – Freiwilligkeit
Sicherheit des Arbeitsverhältnisses	– Vertragliche Regelung – Befristung – Schwerbehindertenstatus – Marktsituation des Unternehmens
Jobwechsel	– Erfahrungen im Jobwechsel und Bewerbungsverfahren – Zeitspanne seit der letzten Einstellung – Auswahl-, Einstellungs- sowie Beschäftigungsbedingungen – Grad der Notwendigkeit bzw. Freiwilligkeit (Länge der Erwerbslosigkeit, materielle Situation, gefordert versus selbst ausgewählt)
Materielle Situation	Die objektive und subjektiv empfundene Höhe des Einkommens und Vermögens bestimmt maßgeblich die individuelle Teilhabe. Die materielle Situation kann fördernd und hemmend auf Parameter wirken, wie Selbstbestimmung, Zufriedenheit, Status und Gesundheit. Dazu gehören u. a. die privaten sowie in der jeweiligen Lebensgemeinschaft vorhandenen – Erwerbseinkommen – Sozialleistungen – Weitere Einkommensquellen (z. B. Mieteinkünfte) – Geldvermögen und weitere Besitztümer (z. B. Haus)
Wohnungswechsel	– Häufigkeit – Wohnlage
Psychosoziale Situation	Gerade psychosozialen Belastungen (▶ Abschn. 16.3) und psychische Störungen (▶ Kap. 4) beeinflussen die Erwerbsfähigkeit und -tätigkeit erheblich. Entsprechende Belastungssituationen und Anzeichen von Symptomen sind frühzeitig abzuklären, um (Wieder-)Eingliederungsmaßnahmen nicht zu gefährden
Lebensalter	Zahlreiche Statistiken weisen darauf hin, dass mit steigendem Alter die Erwerbstätigenquote abnimmt sowie die Wiederaufnahme einer Arbeitstätigkeit sich schwieriger gestaltet. Das Lebensalter darf im Kontext beruflicher Teilhabe allerdings nicht isoliert betrachtet werden, sondern immer im Zusammenhang mit den bereits genannten Faktoren, wie z. B. dem Qualifikationsniveau sowie der Berufsbiographie
Vorliegen einer anerkannten (Schwer-) Behinderung	Der Teilhabebericht zeigt deutlich, dass eine anerkannte Behinderung – zumindest statistisch gesehen – ein Teilhabehindernis darstellt (BMAS 2016)

23.5.2 Teilhabeleistungen

■■ Teilhabe auf dem allgemeinen Arbeitsmarkt

Bei drohender oder vorhandener Behinderung bietet das Rehabilitationssystem bereits im Zugang zum allgemeinen Arbeitsmarkt Unterstützung. Das können Leistungen zur Ausbildung oder Weiterbildung, Aufnahme und Aufrechterhaltung einer Beschäftigung und Arbeitsförderung sein. Zudem können Grundsicherung für Arbeitssuchende und weitere Eingliederungsleistungen in Frage kommen, wie z. B. Einstiegsgeld, Leistungen zur Eingliederung Selbstständiger, Arbeitsgelegenheiten, Förderung von Arbeitsverhältnissen, freie Förderung sowie kommunale Eingliederungsleistungen (▶ Kap. 43).

■■ Medizinische Rehabilitation und beruflicher Wiedereinstieg

Im Rahmen einer stationären und/oder ambulanten medizinischen Rehabilitationsmaßnahme sind berufliche und finanzielle Kontextfaktoren mit einzubeziehen. Die jeweilige (berufliche) Anforderung beeinflusst das Rehabilitationsziel, die Rehabilitationsmaßnahmen und die sozialmedizinische Beurteilung der Erwerbsfähigkeit am Ende einer medizinischen Rehabilitation. Leistungen zur Teilhabe am Arbeitsleben (wie z. B. berufliche Anpassungen und Umschulungen, finanzielle Ausgleichszahlungen an den Arbeitgeber) und weitere nachgehende Leistungen (z. B. stufenweise Wiedereingliederung) sind bereits während der medizinischen Rehabilitation abzuwägen und ggf. zu organisieren (▶ Abschn. 42.5).

Auch ohne eine vorherige medizinische Rehabilitation können bei vorhandener Beeinträchtigung und/oder längerer Arbeitsunfähigkeit berufliche Wiedereingliederungsmaßnahmen in Frage kommen (▶ Abschn. 43.4.1).

■■ Werkstätten für behinderte Menschen (WfbM)

Ist durch die Behinderung eine Tätigkeit auf dem allgemeinen Arbeitsmarkt nicht möglich, so hält die Eingliederungshilfe sogenannte Werkstätten für Menschen mit Behinderung (WfbM) vor (▶ Abschn. 43.7).

Um den Übergang von der WfbM auf den allgemeinen Arbeitsmarkt zu ermöglichen, werden zusätzlich Arbeitsmarktprogramme und Konzepte (z. B. Inklusions- oder Integrationsprojekte) angeboten, die meist regional bzw. bundeslandspezifisch geregelt sind. Ein in diesem Zusammenhang wichtiges Konzept und rechtlich fixierte Rehabilitationsleistung ist die sogenannte **Unterstützte Beschäftigung**. Durch individuelle Unterstützung, die bis zur Qualifizierung geht, soll eine bezahlte Tätigkeit auf dem allgemeinen Arbeitsmarkt ermöglicht oder langfristig gesichert werden (▶ Abschn. 43.4.3).

■■ Weitere Formen der Beschäftigungsfähigkeit

Beschäftigung ist mehr als nur der Beruf. Um eine Teilhabe (wieder-)herzustellen, sind auch Formen der Betätigung wie Sport, ehrenamtliches Engagement, kulturelle Aktivitäten und Alltagsbewältigung zu berücksichtigen. Das trifft nicht nur auf Personenkreise wie Hausfrauen bzw. Hausmänner und Rentner zu, die keinen Beruf mehr ausüben, sondern letztlich auf alle Menschen. Um eine Beschäftigungsfähigkeit durch rehabilitative Maßnahmen wiederherzustellen, sind auch Teilhabebereiche außerhalb der Arbeitswelt in den Blick zu nehmen. Das gilt sowohl in der medizinischen Rehabilitation (▶ Kap. 42) als auch in der Überlegung in Frage kommender sozialer Teilhabeleistungen (▶ Kap. 44) sowie ergänzender Leistungen (▶ Kap. 46).

■■ Finanzielle Unterstützungsleistungen

Bei Krankheit oder Beeinträchtigung sind Einkommensersatzleistungen notwendig, um den Erwerbsausfall auszugleichen. Neben der gesetzlich geregelten Entgeltfortzahlung von 6 Wochen und dem Krankengeld bietet das Rehabilitationssystem weitere Ersatzleistungen, die je nach zuständigem Rehabilitationsträger abweichen können (z. B. Übergangsgeld, Verletztengeld). Meist liegen die Ersatzleistungen unter dem vollen Entgeltniveau (z. B. Übergangsgeld bei ca. 68 %). Zudem sind die finanziellen Unterstützungsleistungen auf insgesamt 72 Monate (1,5 Jahre) in einem Zeitkorridor von 3 Jahren befristet. Danach kann es zu einer sogenannten „Aussteuerung" der Krankenkasse kommen (▶ Abschn. 46.1).

23.5.3 Praxisrelevante Fragestellungen

Um die Teilhabeanforderungen möglichst individuell zu ermitteln, können im Bereich der

23

Erwerbsarbeit und der materiellen Lebenssituation folgende Fragestellungen vor, in und nach der Rehabilitation hilfreich sein:

■■ **Erwerbsarbeit**
▬ Welche beruflichen Anforderungen bestehen?
 ▬ Physisch: Schweres Heben, schweres Tragen, Lärm, Hitze, Gerüche, Bedienung von Maschinen/Geräten, Fahrzeugbedienung etc.
 ▬ Zeitlich: Länge (Überstunden? Stundenumfang?) und Abstand (Schichtarbeit, Nachtarbeit)
 ▬ Psychisch: Zeit- und Leistungsdruck, Arbeitsunterbrechungen, ständige Erreichbarkeit, Über- oder Unterforderung
 ▬ Kognitiv: Zeitdruck, Konzentrations- und Gedächtnisanforderung, Unsicherheit, organisatorische Abläufe, Unterbrechungen, Verantwortung etc.
 ▬ Sozial: Verhältnis zu Kollegen/Vorgesetzen (bis zu Mobbing)
 ▬ Arbeitsplatz(un)sicherheit

Hinweis: Eine entsprechende Gefährdungsbeurteilung der individuellen Arbeitstätigkeit kann z. B. im Rahmen des Betrieblichen Eingliederungsmanagements (BEM) oder der Unfallversicherung/Krankenversicherung vorgenommen werden (▶ Abschn. 20.3.2).
▬ Führen die beruflichen Anforderungen zu Einschränkungen der Teilhabe (z. B. durch physische Bedingungen)?
▬ Können mit einer vorhandenen Einschränkung der Teilhabe (z. B. in Folge einer Behinderung, Krankheit) die jetzige Arbeit fortgesetzt werden bzw. die beruflichen Anforderungen erfüllt werden?
▬ Welche beruflichen Wiedereingliederungsleistungen kommen in Frage? Welche externen Akteure könnten mit einbezogen werden (z. B. Integrationsfachdienst, Rehabilitationsträger, weitere Beratungsdienste)?
▬ Ist die Einbeziehung des Arbeitgebers notwendig? Zu welcher Zeit und in welcher Form (z. B. um Anforderungen zu klären, eine Wiedereingliederung zu organisieren)?

■■ **Materielle Lebenssituation**
▬ Welchen Einfluss haben die Einschränkungen der Teilhabe auf die finanzielle Situation (z. B. Lohnausfall)?

▬ Wie ist die Einkommens- und Vermögenssituation? Wie wird sie erlebt?
▬ Welche finanziellen Ausgleichsleistungen können während und nach einer Rehabilitation in Anspruch genommen werden?

23.6 Gesundheit

Sebastian Bönisch, Elke Cosanne

Die UN-Behindertenrechtskonvention, das bio-psycho-soziale-Modell und die ICF legen ein breites Verständnis von Gesundheit zugrunde. Dieses geht weit über das rein biomedizinische Verständnis hinaus und bezieht neben dem Gesundheitsproblem auch die subjektive Bewertung, den individuellen und umweltbezogenen Kontext der Person und Auswirkungen auf die Lebensgestaltung, die Aktivität und Teilhabe ein (▶ Abschn. 37.3).

Die gesundheitliche Verfassung eines Menschen sowie die Chancen zur Verwirklichung der Teilhabe beeinflussen sich wechselseitig: Eine positive oder negative Wirkung auf Aktivitäten und Teilhabe kann beispielsweise durch Ausdauer und Kondition, die geistige Flexibilität, die (un-)eingeschränkte Mobilität oder das gesundheitsbewusste Verhalten vorliegen. Denn dadurch kann eine soziale Teilhabe oder eine Teilhabe am Arbeitsleben erleichtert oder erschwert werden. Gleichzeitig beeinflusst eine hohe oder niedrige Zufriedenheit mit der eigenen Teilhabeverwirklichung die Lebensqualität und den Gesundheitszustand (z. B. nimmt die Bewilligung/Ablehnung einer Rehabilitationsmaßnahme maßgeblich Einfluss auf die gesundheitliche Verfasstheit).

> Menschen mit Behinderung dürfen nicht von Angeboten der allgemeinen Gesundheitsversorgung ausgeschlossen werden. So fasst Artikel 25 Satz 1 der UN-BRK das Recht „auf das erreichbare Höchstmaß an Gesundheit ohne Diskriminierung aufgrund von Behinderung".

Für den Lebensbereich Gesundheit werden im Teilhabebericht der Bundesregierung als objektive Kriterien u. a. herangezogen:
▬ die Häufigkeit von Arztbesuchen,
▬ die Anzahl der Krankheitstage sowie
▬ der Zugang zu gesundheitsbezogenen Dienstleistungen (BMAS 2016).

Menschen mit Beeinträchtigungen würden im Vergleich zu Menschen ohne Beeinträchtigungen durchgängig in allen Altersgruppen häufiger einen Arzt aufsuchen und gäben auch mehr Krankheitstage an. Schon allein aus diesem Grund ist der Zugang zu den und die konkrete Ausgestaltung der ärztlichen und weiteren gesundheitsbezogenen und psychosozialen Dienstleistungen in der Bedeutung nicht hoch genug einzuschätzen. Auch die subjektive Einschätzung des eigenen Gesundheitszustands sowie das Gesundheitsbewusstsein und -verhalten spielen eine Rolle für die Rehabilitation und Teilhabe von Menschen mit (drohender) Behinderung. Positive und negative Wechselwirkungen können bestehen zwischen Erkrankungsverlauf und eigenem Verhalten, Erleben des Gesundheitszustands und Einschätzung und Motivation zur Veränderbarkeit. Weitere Informationen zu „Gesundheit" siehe ▶ Internet.

23.6.1 Fördernde und hemmende Faktoren

Die Ausgestaltung des Gesundheitssystems und der Zugang zu den gesundheitsbezogenen Dienstleistungen spielt für den Lebensbereich Gesundheit eine große Rolle für Menschen mit (drohender) Behinderung. Allerdings hätte nach dem Teilhabebericht beispielsweise nur jede fünfte Allgemeinarztpraxis rollstuhlgerechte Praxisräume. Neben der Erreichbarkeit der Dienstleistungen spiele auch die Nutzbarkeit der Behandlungs- und Beratungsangebote eine Rolle. Auch diesbezüglich gäbe es auf unterschiedlichsten Ebenen Handlungsbedarf, z. B. bei der Flexibilität des Untersuchungsmobiliars, das bei Weitem nicht für alle Menschen mit Behinderung nutzbar ist, oder bei der verständlichen Aufbereitung von Informationen. Zudem liegt die Vermutung nahe, dass eine regelmäßige und verstärkte Inanspruchnahme von Gesundheitsleistungen mit einem höheren Kostenaufkommen für die Betreffenden verbunden ist. Auch wenn notwendige Gesundheitsleistungen unabhängig vom Einkommen jeder Person grundsätzlich zugänglich sein müssten, ist die Gefahr einer Benachteiligung durch Barrieren, z. B. verstärkte monetäre Belastung, mögliche emotionale Hemmnisse, mangelnde Zugänglichkeit sowie mangelnde Individualisierung und Nutzungsmöglichkeit des Angebots, deutlich zu konstatieren. Auch Wahlmöglichkeiten und die Selbstbestim-

mung von Menschen mit Behinderungen sind durch die begrenzte Zugänglichkeit und Nutzbarkeit von Dienstleistungen eingeschränkt.

Aus diesem Grund gilt es, ein Maximum an Patientenorientierung sicherzustellen. Zur Patientenzentrierung gehört insbesondere, die Patienten als Experten in eigener Sache anzuerkennen, insbesondere in Hinblick auf geäußerte Beschwerden, Bedürfnisse, Wünsche, Ängste und die gesundheitsbezogenen Dienstleistungen in gemeinsamer Absprache hieran auszurichten.

Mit gesundheitsbezogenen Dienstleistungen können Haus- und/oder Fachärzte sowie andere Berufsgruppen und Leistungserbringer für präventive, kurative oder rehabilitative Angebote gemeint sein (z. B. Physiotherapeut, Ergotherapeut, Anbieter für Rehabilitationssport, Psychotherapeut, psychosoziale Beratungsstellen, Selbsthilfegruppen). Insbesondere für Menschen, die in der Mobilität oder Kognition eingeschränkt sind, sowie multimorbide, chronisch kranke und sinnesbeeinträchtigte Menschen können Hindernisse bei der Zugänglichkeit von gesundheitsbezogenen Dienstleistungen und damit Beeinträchtigungen der Teilhabe entstehen.

In ◘ Tab. 23.5 werden mögliche lebenslagenbezogene Faktoren genannt, die einschränkend oder fördernd auf die Teilhabe wirken können (vgl. auch ▶ Abschn. 24.3.5).

23.6.2 Teilhabeleistungen

Bei Gesundheitsproblemen, dem Gesundheitsbewusstsein, -verhalten und der subjektiven Bewertung der Gesundheit spielen mehrdimensionale positive und negative Wechselwirkungen eine Rolle. In der Praxis bildet das **bio-psychosoziale Modell** eine ideale Matrix, um die unterschiedlichen Faktoren (z. B. Gesundheitsproblem, personbezogene und umweltbezogene Faktoren) abzubilden. Eine ICF-orientierte Fallstrukturierung wird häufig in der sozialmedizinischen Begutachtung vorgenommen, die beispielsweise in der Ermittlung von Rehabilitationsbedarf eine Rolle spielt. Meist wird dieser vor allem **indikationsspezifisch** betrachtet (▶ Kap. 2 bis ▶ Kap. 16).

Häufig sind Gesundheitsprobleme nicht nur isoliert vorhanden, sondern es bestehen verschiedene in Wechselwirkungen mit der jeweiligen Lebenssituation entstandene Probleme, die sich zudem gegenseitig beeinflussen (z. B. bei Adiposi-

23

◼ Tab. 23.5 Mögliche Faktoren der Lebenslage zur Einschränkung/Förderung der Teilhabe

Teilhabeanforderungen	Konkretisierung
Inanspruchnahme von allgemeinen und speziellen gesundheitsbezogenen Dienstleistungen	Konkret können für die Inanspruchnahme von gesundheitsbezogenen Dienstleistungen folgende Aspekte bedeutsam sein: – tatsächlicher Bedarf – Häufigkeit des Aufsuchens – Gründe für eine Nicht-Inanspruchnahme (Welche Barrieren bestehen? Welche Einflussmöglichkeiten gibt es für wen?) – Zugänglichkeit (z. B. örtlich, räumlich, Information und Kommunikation, Geeignetheit des Portfolios an Angeboten) – geeignete Ausstattung (Qualifizierung des Personals, z. B. fachlich, sozial, Ausdrucksweise, Sprachbarrieren; Geeignetheit des Untersuchungsmobiliars, z. B. bei Besonderheiten des Rehabilitanden in der Größe, im Gewicht, in der Beweglichkeit, in der Auffassungsgabe)
Subjektive Bewertung der Patientenorientierung im Behandlungssetting	– Wird das Wunsch- und Wahlrecht in diagnostischen und therapeutischen Entscheidungen berücksichtigt? – Wie wird die Barrierefreiheit/Zugänglichkeit der Behandlung vom Patienten eingeschätzt? – Ist die „Arzt-Patienten-Kommunikation" respektvoll, wertschätzend und auf Augenhöhe? Fühlt der Patient sich ernstgenommen? – Gibt es ein funktionierendes Beschwerdemanagement in der Praxis/Einrichtung? – Wie wird die Qualität der Behandlung eingeschätzt? – Allgemeine Zufriedenheitsbewertungen (mit dem Arzt, der Behandlung, der Praxis/Einrichtung, der Beratung, Passgenauigkeit der Behandlung, sonstige nicht erfasste Aspekte etc.)
Anzahl der Krankheitstage	Eine hohe Anzahl an Krankheitstagen kann ein Indiz dafür sein, dass die Teilhabe am Arbeitsleben durch die gesundheitliche Situation beeinträchtigt ist.
Subjektive Bewertung des Gesundheitszustands	Die Veränderbarkeit des Erlebens und Bewertens sowie die Bedeutung für den Einzelnen sind relevant für die Teilhabeverwirklichung.
Gesundheitsbewusstsein und -verhalten	– Häufigkeit der Inanspruchnahme von Vorsorgeuntersuchungen – Vorliegen und Häufigkeit positiver oder negativer Verhaltensweisen, z. B. Rauchen, Drogenkonsum, sportliche Aktivitäten, Bewegung, Ernährung – Kompetenz, mögliche Einschränkungen und Unterstützungsbedarfe sachgerecht und zielführend zu kommunizieren
Kenntnis der eigenen Rechte	– Kenntnis über Beschwerdemöglichkeiten, Empowerment-Angebote, rechtliche Beratungsmöglichkeiten vor Ort – Kenntnis über Patientenverfügungen, Vorsorge- und Betreuungsvollmachten etc. Eine Kenntnis hinsichtlich Beschwerdemöglichkeiten und auch Klagemöglichkeiten kann dazu beitragen, dass Patienten sich für ihre Rechte einsetzen (z. B. Anspruch auf benötigte Leistungen durchsetzen)

tas, Diabetes, Anorexie, Depressionen). Diese Wechselwirkungen und damit die individuelle Lebenssituation gilt es bei einer (medizinischen) Rehabilitation zu berücksichtigen. So unterscheiden sich beispielsweise Gesundheitsprobleme und Bewältigungsstrategien je nach Lebensalter erheblich, sowohl bei **Kindern und Jugendlichen** (▶ Abschn. 16.1) als auch **im Alter** (▶ Abschn. 16.2) sind Besonderheiten zu beachten. Eine gesellschaftlich zunehmende Gesundheitsproblematik, die in alle Lebensbereiche Auswirkungen hat, sind

psychische und psychosomatische Probleme, die im Rahmen einer Rehabilitation sowohl Hauptindikationen sein können (▶ Kap. 4) als auch eine mitzubehandelnde Komorbidität ▶ Abschn. 16.3). Liegen mehrere Erkrankungen bzw. Gesundheitsprobleme vor, spricht man von **Multimorbidität** (▶ Abschn. 16.4), die mit zunehmendem Alter deutlich zunimmt.

Um Gesundheitsprobleme im individuellen Kontext (Lebenswelten) im Vorfeld zu vermeiden sowie frühzeitig zu erkennen, bietet das Gesundheits- und Sozialsystem Maßnahmen zur **Vorsorge und Prävention** (▶ Kap. 41). Deuten sich bereits gesundheitliche Probleme und damit Teilhabeeinschränkungen an, gilt es, durch **Information, Beratung und ggf. Schulung** frühzeitig in Frage kommende Rehabilitationsleistungen abzuklären (▶ Kap. 40). Ebenso ist zu klären ob z. B. **ambulante Heil- und Hilfsmittel** (▶ Abschn. 42.3) ausreichen oder eine **akutmedizinische Leistung** (▶ Abschn. 48.2) sowie eine **stationäre medizinische Rehabilitationsleistung** (▶ Kap. 42) notwendig sind. Eventuell sind durch die gesundheitliche Störung auch **soziale Teilhabeleistungen** notwendig, wie z. B. Wohnungshilfen oder Hilfen im Alltag (▶ Kap. 44). Eine Besonderheit bilden die sogenannten **Disease-Management-Programme**, die bei bestimmten chronischen Erkrankungen ein leistungsbereichsübergreifendes Versorgungskonzept anbieten (▶ Kap. 42).

Führt die Gesundheitsstörung zu langfristigen Einschränkungen der Partizipation/Teilhabe, sollte die **Anerkennung einer Schwerbehinderung** geprüft werden (▶ Kap. 47). Ist die Selbstversorgung eingeschränkt (▶ Abschn. 23.2), können auch **pflegerische Leistungen** (▶ Abschn. 48.1, ▶ Abschn. 24.1) in Frage kommen, die ambulant und stationär erbracht werden können.

23.6.3 Praxisrelevante Fragestellungen

Um die Teilhabeanforderungen möglichst individuell zu ermitteln, können im Bereich der Gesundheit folgende Fragestellungen vor, in und nach der Rehabilitation hilfreich sein:

– Welchen Zusammenhang hat das Gesundheitsproblem mit den personbezogenen und umweltbezogenen Kontextfaktoren (bio-psycho-soziales Modell)?
– Welche Auswirkungen hat das Gesundheitsproblem auf die Partizipation und die individuelle Teilhabe (bio-psycho-soziales Modell)?
– Wie gut sind Patienten über den eigenen Gesundheitszustand informiert? Sind Informations- und Beratungsangebote ausgeschöpft?
– In welchem Maß kann eine Beeinflussung der gesundheitlichen Situation durch Änderungen im Gesundheitsbewusstsein und im Gesundheitsverhalten in positiver oder negativer Weise erreicht werden? Sind Vorsorge- und Präventionsangebote ausgeschöpft?

– In welchem Maß kann eine Beeinflussung der gesundheitlichen Situation durch Änderungen in Behandlungs- bzw. praxisbezogenen Parametern in positiver oder negativer Weise erreicht werden (Beispiele: „Arzt-Patienten-Kommunikation", Umsetzung von „Patientenzentrierung", Qualitätssicherung, Beschwerdemanagement)?
– Welches Gesundheitsproblem steht im Vordergrund für z. B. eine indikationsspezifische Rehabilitation? Sind weitere Gesundheitsprobleme (z. B. bei der Auswahl einer geeigneten Rehabilitationseinrichtung) zu berücksichtigen? Werden die Wünsche des Rehabilitanden hinsichtlich der Therapie und Versorgung vom behandelnden Arzt berücksichtigt? Sind die erforderlichen Rehabilitationsleistungen für den Rehabilitanden örtlich und räumlich erreichbar?
– Wie gut sind Patienten über ihre Rechte informiert und befähigt (Stichwort: Empowerment), diese wahrzunehmen oder ggf. einzuklagen? Inwiefern kennen Patienten Möglichkeiten des Patientenschutzes (Patientenverfügungen, Vorsorge- und Betreuungsvollmachten etc.) oder haben einen entsprechenden Unterstützungsbedarf?
– Wie gut sind Patienten über Beschwerdemöglichkeiten bei Unzufriedenheit mit der medizinischen Versorgung informiert (relevant z. B. bei mangelnden Mitsprachemöglichkeiten in der Behandlung, wenn das Wunsch- und Wahlrecht nicht wahrgenommen werden kann, wenn Leistungen abgelehnt werden, bei Stigmatisierungs- und Diskriminierungserfahrungen, bei Misshandlungserfahrungen, bei vermuteten Behandlungsfehlern)?
– Welche Bedeutung hat die Inanspruchnahme von Dienstleistungen für den Betreffenden, z. B. zwingend für das Überleben (beispielsweise bei Dialyse, parenteraler Ernährung) oder für die Lebensqualität und die Alltagsgestaltung (z. B. Schmerzmedikation)?
– Inwieweit sind längerfristig oder gar andauernd oder wiederkehrend therapeutische Maßnahmen der Physio- und Ergotherapie oder Logopädie notwendig?
– Welche Bedeutung hat eine evtl. Hilfeverweigerung von Dienstleistungen für das Überleben (z. B. bei schwerer psychischer Erkrankung, Suizidalität aber Verweigerung

23

sedierender Medikamente durch den Arzt) und die Alltagsgestaltung (z. B. Verweigerung psychiatrischer häuslicher Krankenpflege, Soziotherapie)?

23.7   Gesellschaftliches Leben

Sebastian Bönisch, Elke Cosanne[5]

Unter gesellschaftliche Teilhabe lassen sich die Bereiche Freizeit, Sport, Kultur, Tourismus, Erholung sowie politische und öffentliche Teilhabe fassen.

Zu einer selbstbestimmten Gestaltung des gesellschaftlichen Lebens gehören vor allem nicht zweckgebundene oder fremdbestimmte Tätigkeiten. Menschen mit und ohne Beeinträchtigungen haben **Freizeitbedürfnisse** nach Entspannung, Erholung, Abwechslung, Zerstreuung, Kommunikation, Geselligkeit, Information, Bildung und Bewegung. Mit einem breiten Spektrum an kulturellen und sportlichen Aktivitäten werden darüber hinaus identitäts- und gemeinschaftsstiftende Wirkungen entfaltet. Das Angebotsspektrum reicht von Fernseh-, Film- und Theatervorstellungen, Museen, Bibliotheken, über Ausflüge, Reisen und Tourismus bis zu sämtlichen sportlichen Aktivitäten.

> In Artikel 30 der UN-BRK ist die rechtliche Gewährleistung zur Teilhabe am kulturellen Leben sowie an Erholung, Freizeit und Sport formuliert. Deutschland als Vertragsstaat hat den Zugang zu Freizeitorten und Aktivitäten zu gewährleisten, behinderungsspezifische Aktivitäten anzubieten als auch kreatives, künstlerisches und intellektuelles Potenzial zu fördern und zu unterstützen.

Fasst man unter gesellschaftliches Leben auch die **politische und öffentliche Teilhabe**, kommt dem Gemeinwesen eine hohe Bedeutung zu. Die Interessen von Menschen mit Beeinträchtigungen müssen sowohl in der Öffentlichkeit als auch in der Politik mitberücksichtigt werden.

Das geht über eine Informiertheit über politische Themen und Strukturen hinaus. Dazu gehört auch die Partizipation/Beteiligung an Wahlen, politischen Prozessen sowie zivilgesellschaftlichen

bzw. öffentlichen Initiativen, Netzwerken, Vereinen, Verbänden und Kirchen.

Dieser Anspruch leitet sich aus Artikel 29 der UN-BRK ab, demzufolge die Teilhabe am politischen und öffentlichen Leben sicherzustellen ist. Um Menschen mit Behinderungen die Mitwirkung an politischen und öffentlichen Angelegenheiten zu ermöglichen, sind zudem Akteure (z. B. Behindertenbeauftragte) und Organisationen (z. B. Selbsthilfeverbände) etabliert worden, die die Rechte von Menschen mit Behinderungen auf regionaler und überregionaler Ebene vertreten. Weitere Informationen zu „Gesellschaftliches Leben" siehe ▶ Internet.

23.7.1   Fördernde und hemmende Faktoren

Beeinträchtigungsbedingt können verschiedene kulturelle und sportliche Aktivitäten eingeschränkt sein, wenn z. B. Freizeitorte nicht selbstständig erreichbar oder nutzbar sind. Damit eine selbstbestimmte Freizeitgestaltung möglich ist, gilt es zunächst, Freizeitgewohnheiten und -interessen in Erfahrung zu bringen und gleichzeitig im jeweiligen Sozialraum ausreichend zugängliche Dienstleistungen und Angebote zur Verfügung zu stellen.

In ◘ Tab. 23.6 werden mögliche lebenslagenbezogene Faktoren genannt, die einschränkend oder fördernd auf die Teilhabe wirken können (vgl. dazu auch ▶ Abschn. 24.1 und ▶ Abschn. 24.2).

23.7.2   Teilhabeleistungen

Damit zielgerichtete Angebote und der jeweilige Hilfebedarf ermittelt werden können, ist zunächst eine **individuelle Bedarfserhebung** notwendig. Das gilt nicht nur für den Bedarf an medizinischer und beruflicher Rehabilitation, sondern auch den Bedarf an sozialen Teilhabeleistungen. Sowohl bei körperlichen Beeinträchtigungen als auch kognitiven Einschränkungen sind die individuellen Fähigkeiten und Interessen mit zu berücksichtigen, um in Frage kommende Freizeitaktivitäten zu ermitteln.

Im Rahmen der Eingliederungshilfe können zum einen **Hilfen zur Teilhabe am gemeinschaftlichen und kulturellen Leben** sowie andere **Leistungen zur Teilhabe am Leben in der Gemein-**

---

5   Unter Mitarbeit von Ivonne Wattenberg, Brigitte Sellach, Claudia Hornberg und Eva Buchholz.

◻ Tab. 23.6 Mögliche Faktoren der Lebenslage zur Einschränkung/Förderung der Teilhabe

Teilhabeanforderungen	Konkretisierung
Vorhandensein eines Hobbys	(Regelmäßige) Freizeitaktivitäten geben Aufschluss über den Grad der persönlichen und gesellschaftlichen Teilhabe: – Kulturelle und sportliche Interessen und Fähigkeiten – Zugänglichkeit im lokalen Freizeitbereich – Häufigkeit bestimmter Freizeitaktivitäten
(Regionaler) Zugang zu Freizeitaktivitäten	Die regionalen Freizeitstrukturen beeinflussen erheblich die persönliche und gesellschaftliche Teilhabe: – Vielfalt (behindertengerechter) kultureller und sportlicher Angebote – Zugängliche Informationen über die Angebote und zusätzliche Dienstleistungen – Anbindung und Möglichkeit zur Nutzung von (öffentlichen) Verkehrsmitteln
Eingebundensein in Vereine oder Ehrenamt	Ehrenamtliche Aufgaben zu übernehmen oder in einem festen Gruppengefüge wie einem Verein eingebunden zu sein, kann die Teilhabe positiv beeinflussen. Voraussetzung dafür sind: – Information zu und Zugänglichkeit von Vereinsangeboten und Ehrenämtern – Zufriedenheit mit dem Eingebundensein
Persönliche Fähigkeiten	Die körperlichen, geistigen und seelischen Ressourcen gehen einher mit der Anzahl möglicher Freizeitaktivitäten: – Notwendigkeit von technischen Hilfsmitteln (z. B. audiovisuelle Hilfsmittel, Mobilitätshilfen) – Angewiesenheit auf personelle Assistenz und Unterstützung (z. B. durch körperliche oder geistige Beeinträchtigung) – Örtliche Flexibilität durch z. B. Fähigkeit, öffentliche Verkehrsmittel nutzen zu können – Künstlerische und musische Fähigkeiten (Musizieren, Tanzen, Theater spielen, Malen, Fotografieren) spielen eine große Rolle bei der Entwicklung eines kulturellen Interesses und der Teilhabemöglichkeiten in diesen Bereichen
Soziale Netzwerke	Geselligkeit und Erholung hängen im hohen Maße von der sozialen Einbindung des Einzelnen ab: – Vorhandene Kontakte in Familie, Freundes- und Bekanntenkreis – Häufigkeit der Kontaktaufnahme und gemeinsamer Aktivitäten – Beständigkeit/Regelmäßigkeit der sozialen Kontakte
Finanzielle Möglichkeiten	Freizeitaktivitäten im kulturellen und sportlichen Bereich sind häufig mit finanziellem Ressourceneinsatz verbunden. Dazu gehören auch Ausflüge und Urlaubsreisen sowie die Anfahrtskosten zu einem Hobby. Je nach finanziellen Ressourcen steigen die Möglichkeiten an Freizeitaktivitäten
Lebensalter	Mit steigendem Alter sinken statistisch gesehen die Anzahl der Freizeitaktivitäten und die soziale Einbindung. Für eine gesellschaftliche Teilhabe steigt der Bedarf an Unterstützung und zielgerichteten Angeboten
Teilhabe am politischen Leben	– Zufriedenheit mit Demokratie und politischem/öffentlichem System (regional, überregional) – Ausübung des aktiven Wahlrechts – Strukturen politischer Mitbestimmung – Zivilgesellschaftliches Engagement, wie z. B. ehrenamtliche Tätigkeit

schaft beantragt werden (▶ Kap. 44). Ziel ist, den Besuch von Veranstaltungen oder Einrichtungen zu ermöglichen, die der Geselligkeit, Unterhaltung und kulturellen Zwecken dienen (▶ Abschn. 45.5). Dazu gehören auch das Bereitstellen von Hilfsmitteln und die Förderung von Begegnungen mit nicht beeinträchtigten Menschen, wenn wegen der Art und Schwere der Beeinträchtigung eine gesellschaftliche Teilhabe ansonsten nicht möglich ist.

Als ergänzende Rehabilitationsleistungen können **Rehabilitations- und Behindertensport** wahrgenommen werden (▶ Abschn. 46.6). Hierbei handelt es sich um sportliche Gruppenangebote, die unter ärztlicher Betreuung stattfinden. Daran

23

angelehnt bieten viele **Selbsthilfegruppen und Vereine** bestimmte Sportangebote an, die oft auf ein bestimmtes Krankheitsbild oder mit einem Schwerpunkt stattfinden, so z. B. Herzsportgruppen (▶ Abschn. 39.7). Die Angebote sind vor allem für mobilitäts- und aktivitätseingeschränkte Menschen geeignet. Eine regelmäßige sportliche Betätigung hat unmittelbar Wechselwirkung zur Lebenslagedimension Gesundheit (▶ Abschn. 23.6) und Wohlbefinden. Je frühzeitiger hier angesetzt wird, desto eher lassen sich Beeinträchtigungen vermeiden bzw. eine Verschlimmerung verhüten.

Im Bereich **Kultur und Tourismus** stehen meist verschiedene (regionale) Projekte und Aktivitäten zur Verfügung. Das geht von vergünstigten Eintritten über zusätzliche Kommunikations- und Mobilitätshilfen bis zu gezielten barrierefreien Angeboten und Dienstleistungen.

Da gesellschaftliche Teilhabe mit der Einbindung in soziale Netzwerke einhergeht, spielen **Angehörige und Bezugspersonen** eine große Rolle (▶ Abschn. 21.1). Bereits bei der individuellen Bedarfsermittlung sollten sie einbezogen werden. Die Förderung, soziale Kontakte aufzubauen und zu pflegen, kann entscheidend dazu beitragen, langfristig eine gesellschaftliche Teilhabe sicherzustellen.

Da bei erheblichen Beeinträchtigungen eine zusätzliche Erholung notwendig ist, wurde als Nachteilsausgleich bei einer vorliegenden Schwerbehinderung ein **Zusatzurlaub von 5 Tagen** gesetzlich festgelegt (▶ Kap. 47).

Für die Teilhabe an der Öffentlichkeit sollen **elektronische Medien und Rundfunk barrierefrei** zur Verfügung stehen. Die Anforderungen an ein barrierefreies Internet sowie die Etablierung barrierefreier Angebote im öffentlich-rechtlichen Rundfunk ist in verschiedenen Richtlinien geregelt (▶ Abschn. 24.3).

Auf politischer Ebene sind zahlreiche **Interessenvertretungen und Organisationen** vorhanden, die partizipative Prozesse in allen Lebensbereichen ermöglichen sollen. Darunter Behindertenbeauftragte, Selbsthilfeverbände oder z. B. die Bundesfachstelle Barrierefreiheit.

- Bei Schwierigkeiten in der Kommunikation: Was wissen Angehörige und Bezugspersonen? Was lässt sich aus der Vergangenheit herausfinden (z. B. durch Biographiearbeit)?
- Welcher Unterstützungsbedarf besteht?
- Welche persönlichen Ressourcen sind vorhanden (nicht nur körperlich und geistig, sondern auch finanziell)?
- Welche Ressourcen aus dem sozialen Netzwerk sind vorhanden?

■ ■ **Zugänglichkeit und Vielfalt der Angebote**
- Welche bedarfsgerechten Angebote für Menschen mit Behinderungen gibt es (vor Ort)?
   - Sport: u. a. von Vereinen, Selbsthilfegruppen, Deutscher Behindertensportverband (DBS), Deutscher Olympischer Sportbund (DOSB)
   - Kultur: u. a. TV, Kino, Konzert- und Tanzorte, Clubs und Bars, Museen, Bibliothek
   - Tourismus: u. a. Reise-, Ausflugs- und Urlaubsangebote von Städten, Kommunen, Vereinen
- Wie ist die örtliche Erreichbarkeit der Angebote?
- Welche finanziellen Unterstützungsmöglichkeiten/Vergünstigungen gibt es?

■ ■ **Partizipation und Interessenvertretung**
- Sind politische und zivilgesellschaftliche Mitwirkungsmöglichkeiten vorhanden (Parteien, Vereine, Verbände, kirchliche Organisationen, soziale Dienste etc.)?
- In welchen Organisationen können Interessen und Meinungen öffentlich geäußert werden?
- Steht ein freier Zugang zu Printmedien, Hörfunk, Fernsehen, Internet zur Verfügung? Sind z. B. audiovisuelle Kommunikationshilfen vorhanden?

23.7.3 Praxisrelevante Fragestellungen

■ ■ **Individueller Bedarf und Interesse**
- Welche Freizeitbedürfnisse und Interessen liegen vor?

Weitere Informationen

Weitere Informationen zu Abschnitt 23.1

Beck I, Greving H (2012) Lebenslage und Lebensbewältigung. Bd. 5 des Enzyklopädischen Handbuches der Behindertenpädagogik: Behinderung, Bildung, Partizipation. Stuttgart
Bundesministerium für Arbeit und Soziales (BMAS) (2013–2016) Teilhabebericht der Bundesregierung über die

Lebenslagen von Menschen mit Beeinträchtigungen. Teilhabe – Beeinträchtigung – Behinderung. Bonn

Enders-Dragässer U, Sellach B (1999) Der „Lebenslagen-Ansatz" aus der Perspektive der Frauenforschung. Zeitschrift für Frauenforschung 4/99: 56–66

Enders-Dragässer U, Sellach B (2005) Frauen in dunklen Zeiten. Persönliche Berichte vom Wohnungsnotfall: Ursachen – Handlungsspielräume – Bewältigung. Eine qualitative Untersuchung zu Deutungsmustern und Lebenslagen bei Wohnungsnotfällen von Frauen. Zielgruppen- und Bedarfsforschung für eine integrative Wohnungs- und Sozialpolitik im Forschungsverbund Wohnungslosigkeit und Hilfen in Wohnungsnotfällen. Eigenverlag, Frankfurt am Main

Engels D (2016) Teilhabebericht der Bundesregierung über die Lebenslagen von Menschen mit Beeinträchtigungen 2016. Entwurfsfassung, S 14

Engels D (2013) Artikel „Lebenslagen". In: Grunwald K, Horcher G, Maelicke B (Hrsg) Lexikon der Sozialwirtschaft. Nomos, Baden-Baden, S 615–618

Glatzer W, Hübinger W (1990) Lebenslagen und Armut. In: Döring D, Hanesch W, Huster EU (Hrsg) Armut im Wohlstand. Suhrkamp, Frankfurt am Main

Hornberg C, Schröttle M, Degener T, Sellach B, Assmann C, Bürmann C, Steinkühler N, Wattenberg I, Libuda-Köster A (2011) Vorstudie zur Neukonzeption des Behindertenberichtes. http://www.bmas.de/DE/Service/Publikationen/Forschungsberichte/Forschungsberichte-Teilhabe/fb-fb408-vorstudie-zur-neukonzeption-des-behindertenberichtes.html

Libuda-Köster A, Sellach B (2009) Lebenslagen behinderter Frauen in Deutschland – Auswertung des Mikrozensus 2005. Bundesministerium für Familie, Senioren, Frauen und Jugend: Berlin. https://www.bmfsfj.de/bmfsfj/service/publikationen/lebenslagen-behinderter-frauen-in-deutschland/81778

Sellach B, Enders-Dragässer U, Libuda-Köster A (2004) Geschlechtsspezifische Besonderheiten der Zeitverwendung – Zeitstrukturierung im theoretischen Konzept des Lebenslagen-Ansatzes. In: Statistisches Bundesamt: Alltag in Deutschland. Analysen zur Zeitverwendung. Forum der Bundesstatistik Bd. 43. Wiesbaden, S 67–85

Voges W, Jürgens O, Maurer A, Meyer E (2003) Methoden und Grundlagen des Lebenslagenansatzes. Endbericht im Auftrag des BMGS. Bremen

Weitere Informationen zu Abschnitt 23.2

Literatur

Bundesarbeitsgemeinschaft für Rehabilitation (BAR) (2012) Die 10 Gebote der Barrierefreiheit. https://www.bar-frankfurt.de/publikationen/

Bundesministerium für Arbeit und Soziales (BMAS) (2016) Teilhabebericht der Bundesregierung über die Lebenslagen von Menschen mit Beeinträchtigungen. Bonn

Bundesministerium für Arbeit und Soziales (BMAS) (2013) Teilhabebericht der Bundesregierung über die Lebenslagen von Menschen mit Beeinträchtigungen. Teilhabe – Beeinträchtigung – Behinderung. Bonn

Internetlinks

Bundeskompetenzzentrum Barrierefreiheit (BKB) – Infothek zur Barrierefreiheit. http://www.barrierefreiheit.de/infothek.html

Bundesministerium für Arbeit und Soziales (BMAS) – Einfach teilhaben / Bauen und Wohnen. http://www.einfach-teilhaben.de/DE/StdS/Bauen_Wohnen/bauen_wohnen_node.html

Bundesministerium für Arbeit und Soziales (BMAS) – Einfach teilhaben / Mobilität und Freizeit. http://www.einfach-teilhaben.de/DE/StdS/Mobilitaet/mobilitaet_node.html

Bundesarbeitsgemeinschaft für Rehabilitation (BAR) – Rehabilitation in Leichter Sprache. http://www.bar-frankfurt.de/leichte-sprache/

Wheelmap – Rollstuhlgerechte Orte. https://wheelmap.org

Weitere Informationen zu Abschnitt 23.3

Literatur

Bundesministerium für Arbeit und Soziales (BMAS) (2016) Teilhabebericht der Bundesregierung über die Lebenslagen von Menschen mit Beeinträchtigungen. Bonn

Bundesministerium für Arbeit und Soziales (BMAS) (2013) Teilhabebericht der Bundesregierung über die Lebenslagen von Menschen mit Beeinträchtigungen. Teilhabe – Beeinträchtigung – Behinderung. Bonn

Internetlinks

Bundesministerium für Arbeit und Soziales (BMAS) – Einfach teilhaben / Kindheit und Familie. http://www.einfach-teilhaben.de/DE/StdS/Kindheit_Familie/kindheit_familie_node.html

Deutsche Rentenversicherung (DRV) – Familie und Kinder. http://www.deutsche-rentenversicherung.de/Allgemein/de/Navigation/1_Lebenslagen/03_Familie_und_Kinder/FamilieUndKinder_node.html

Weitere Informationen zu Abschnitt 23.4

Literatur

Bundesministerium für Arbeit und Soziales (BMAS) (2016) Teilhabebericht der Bundesregierung über die Lebenslagen von Menschen mit Beeinträchtigungen. Bonn

Bundesministerium für Arbeit und Soziales (BMAS) (2013) Teilhabebericht der Bundesregierung über die Lebenslagen von Menschen mit Beeinträchtigungen. Teilhabe – Beeinträchtigung – Behinderung. Bonn

Internetlinks

Bundesagentur für Arbeit (BA) – Schule, Ausbildung und Studium. https://www.arbeitsagentur.de/schule-ausbildung-und-studium

Bundesarbeitsgemeinschaft der Integrationsämter und Hauptfürsorgestellen (BIH) – ABC Behinderung und Beruf. https://www.integrationsaemter.de/Fachlexikon/77c52/index.html

Bundesministerium für Arbeit und Soziales (BMAS) – Einfach teilhaben / Ausbildung und Arbeit. http://www.einfach-teilhaben.de/DE/StdS/Ausb_Arbeit/ausb_arbeit_node.html

23

Bundesministerium für Arbeit und Soziales (BMAS) –
   Einfach teilhaben / Schule und Studium. http://www.
   einfach-teilhaben.de/DE/StdS/Schule_Studium/
   schule_studium_node.html
Deutsche Rentenversicherung (DRV) – Ausbildung. http://
   www.deutsche-rentenversicherung.de/Allgemein/
   de/Navigation/1_Lebenslagen/01_Ausbildung/
   ausbildung_node.html
Deutsches Studentenwerk – Studium und Behinderung.
   http://www.studentenwerke.de/de/behinderung
REHADAT – Kooperative und integrative Ausbildungen.
   http://www.rehadat-bildung.de/de/Arbeitgeber/
   Ausbildungsformen/Kooperative-Ausbildung/

Weitere Informationen zu Abschnitt 23.5
Literatur
Bundesministerium für Arbeit und Soziales (BMAS) (2016)
   Teilhabebericht der Bundesregierung über die Lebens-
   lagen von Menschen mit Beeinträchtigungen. Bonn
Bundesministerium für Arbeit und Soziales (BMAS) (2013)
   Teilhabebericht der Bundesregierung über die Lebens-
   lagen von Menschen mit Beeinträchtigungen. Teilhabe
   – Beeinträchtigung – Behinderung. Bonn

Internetlinks
Bundesagentur für Arbeit (BA) – Arbeitslos und Arbeit
   finden. https://www.arbeitsagentur.de/arbeitslos-
   und-arbeit-finden
Bundesanstalt für Arbeitsschutz und Arbeitsmedizin (BauA)
   – Gefährdungsbeurteilung. https://www.baua.de/de/
   Themen-von-A-Z/Gefaehrdungsbeurteilung/Gefaehr-
   dungsbeurteilung.Html
Bundesarbeitsgemeinschaft der Integrationsämter und
   Hauptfürsorgestellen (BIH) – ABC Behinderung und
   Beruf. https://www.integrationsaemter.de/Fach-
   lexikon/77c52/index.html
Bundesarbeitsgemeinschaft für Rehabilitation (BAR) –
   Betriebliches Eingliederungsmanagement (BEM).
   https://www.bar-frankfurt.de/rehabilitation-und-teil-
   habe/betriebliches-eingliederungsmanagement/
Bundesarbeitsgemeinschaft für Rehabilitation (BAR) –
   Unterstützte Beschäftigung. https://www.bar-frankfurt.
   de/rehabilitation-und-teilhabe/traegeruebergreifende-
   zusammenarbeit/unterstuetzte-beschaeftigung/
Bundesministerium für Arbeit und Soziales (BMAS) – Einfach
   teilhaben / Ausbildung und Arbeit. http://www.ein-
   fach-teilhaben.de/DE/StdS/Ausb_Arbeit/ausb_arbeit_
   node.html
Bundesministerium für Arbeit und Soziales (BMAS) – Einfach teilhaben / Finanzielle Leistungen. http://www.
   einfach-teilhaben.de/DE/StdS/Finanz_Leistungen/
   finanz_leistungen_node.html
Deutsche Rentenversicherung (DRV) – Start ins Berufsleben. http://www.deutsche-rentenversicherung.de/
   Allgemein/de/Navigation/1_Lebenslagen/02_Start_
   ins_Berufsleben/StartInsBerufsleben_node.html

Weitere Informationen zu Abschnitt 23.6
Literatur
Bundesministerium für Arbeit und Soziales (BMAS) (2016)
   Teilhabebericht der Bundesregierung über die Lebens-
   lagen von Menschen mit Beeinträchtigungen. Teilhabe
   – Beeinträchtigung – Behinderung. Bonn
Bundesministerium für Arbeit und Soziales (BMAS) (2013)
   Teilhabebericht der Bundesregierung über die Lebens-
   lagen von Menschen mit Beeinträchtigungen. Teilhabe
   – Beeinträchtigung – Behinderung. Bonn
GKV-Spitzenverband (2016) Eckpunkte des GKV-Spitzen-
   verbandes und der Verbände der Krankenkassen auf
   Bundesebene für die mobile indikationsspezifische
   Rehabilitation vom 05.04.2016. https://www.
   gkv-spitzenverband.de/krankenversicherung/rehabili-
   tation/mobile_rehabilitation/mobile_reha.jsp

Internetlinks
Bundesarbeitsgemeinschaft für Rehabilitation (BAR) – Verzeichnis von stationären Einrichtungen der medizinischen Rehabilitation. http://www.bar-frankfurt.de/
   datenbanken-verzeichnisse/rehastaettenverzeichnis/
   rehastaetten-suche/
Bundesarbeitsgemeinschaft für Rehabilitation (BAR) –
   ICF-Praxisleitfäden. http://www.bar-frankfurt.de/
   publikationen/icf-praxisleitfaeden/
Bundesarbeitsgemeinschaft Mobile Rehabilitation. http://
   www.bag-more.de/
Bundesministerium für Arbeit und Soziales (BMAS) – Einfach teilhaben / Gesundheit und Pflege. http://www.
   einfach-teilhaben.de/DE/StdS/Gesundh_Pflege/
   gesundh_pflege_node.html
Bundesministerium für Gesundheit (BMG) – Online-Rat-
   geber Krankenversicherung. https://www.bundes-
   gesundheitsministerium.de/themen/krankenver-
   sicherung/online-ratgeber-krankenversicherung.html
Deutsches Institut für Medizinische Informatik (DIMDI)
   – Bio-psycho-soziales Modell, ICF. http://www.dimdi.
   de/static/de/klassi/icf/ oder https://www.dimdi.de/
   static/de/klassi/icf/kodesuche/index.htm
Medizinischer Dienst des Spitzenverbandes Bund der
   Krankenkassen (MDS) – Reha vor und bei Pflege.
   https://www.mds-ev.de/themen/rehabilitation/
   reha-vor-und-bei-pflege.html
REHADAT – Hilfsmittel und Hilfsmittelversorgung.
   https://www.rehadat-hilfsmittel.de/de/
REHADAT – ICF-Lotse. http://www.rehadat-icf.de

Weitere Informationen zu Abschnitt 23.7
Literatur
Bundesministerium für Arbeit und Soziales (BMAS) (2016)
   Teilhabebericht der Bundesregierung über die Lebens-
   lagen von Menschen mit Beeinträchtigungen. Teilhabe
   – Beeinträchtigung – Behinderung. Bonn
Bundesministerium für Arbeit und Soziales (BMAS) (2013)
   Teilhabebericht der Bundesregierung über die Lebens-
   lagen von Menschen mit Beeinträchtigungen. Teilhabe
   – Beeinträchtigung – Behinderung. Bonn

Internetlinks
Tourismus für Alle Deutschland e. V. (NatKo) – http://natko.de/

Übergreifende Aspekte zum Lebenslagenkonzept in der Rehabilitation

Patrick Brzoska, Vjenka Garms-Homolová, Oliver Razum, Volker Sieger, Günter Thielgen

© Springer-Verlag GmbH Deutschland, ein Teil von Springer Nature 2018
Bundesarbeitsgemeinschaft für Rehabilitation e.V. (BAR) (Hrsg.), *Rehabilitation*
https://doi.org/10.1007/978-3-662-54250-7_24

24

Günter Thielgen

Lebenslagen bilden die tatsächliche Lebenswirklichkeit von Menschen mit Behinderung ab und orientieren sich nicht an bestimmten Träger- und Leistungsgrenzen.

Um die individuellen Handlungsspielräume und -fähigkeiten von Menschen mit Behinderung von der Antragstellung bis zur Nachsorge zu ermitteln, sind je nach Lebenslage teilhaberelevante Faktoren und Fragestellungen zu berücksichtigen. Gleichzeitig bestehen Wechselwirkungen zwischen den Lebenslagen, beispielsweise dahingehend, dass das soziale Netz eine wesentliche Rolle bei der Selbstversorgung spielt.

In diesem Kapitel erhält der Leser einen Zugang zu den Inhalten (Rehabilitationsgrundlagen, Rehabilitationsleistungen) über Lebenslagen, in denen sich der Patient/Mensch mit Behinderung befinden kann. Dabei geht es in diesem Kapitel um übergreifende Aspekte zum Lebenslagenkonzept in der Rehabilitation, die in allen bzw. mehreren Lebenslagen eine Rolle spielen oder spielen können. Beschrieben werden die **Besonderheiten**, die für **pflegebedürftige Menschen** und Menschen mit **Migrationshintergrund** in ihren jeweiligen Lebenslagen zu beachten sind. Darüber hinaus wird das für alle Lebenslagen grundlegende **Querschnittsthema Barrierefreiheit** beleuchtet. Zudem werden die spezifischen Barrieren für Menschen mit Behinderung behandelt.

Diese und die spezifischen Teilhabeeinschränkungen und -möglichkeiten für pflegebedürftige Menschen und Menschen mit Migrationshintergrund werden vor dem Hintergrund der Einordnung in das Rehabilitationssystem auf ihre Relevanz in der Praxis thematisiert.

Mit Blick auf die Zielgruppe werden Schwierigkeiten und Möglichkeiten im Sozialleistungssystem sowie Anlaufstellen und Schnittstellen von Leistungsstrukturen beschrieben. Darüber hinaus werden Herausforderungen für die unterschiedlichen Gesundheitsberufe vor, nach und in der Rehabilitation erörtert.

24.1   Pflege

Vjenka Garms-Homolová

Menschen, die ihre Unabhängigkeit bei Selbstpflege, eigenständiger Versorgung und Teilhabe an sozialen Beziehungen allmählich oder plötzlich verlieren, geraten in eine besondere Lebenslage. Fortan sind sie auf Hilfen und Pflege von anderen Menschen angewiesen, die entweder berufsmäßig pflegen oder (viel häufiger) die es informell tun. Das sind in der Regel weibliche Familienangehörige. Seit 1995 können betroffene Menschen Leistungen der „Pflegeversicherung" (SGB XI) beanspruchen. Die Einzelheiten des Anspruchs, der Bewilligungsbedingungen und Leistungserbringung sind im SGB XI – Soziale Pflegeversicherung geregelt (vgl. auch Abschnitt V/1 dieses Bandes). Im SGB XI wird auch der Begriff „Pflegebedürftigkeit" definiert (§ 14, Absatz 1, SGB XI):

> „Pflegebedürftig im Sinne dieses Buches sind Personen, die wegen einer körperlichen, geistigen oder seelischen Krankheit oder Behinderungen für die gewöhnlichen und regelmäßig wiederkehrenden Verrichtungen im Ablauf des täglichen Lebens auf Dauer, voraussichtlich für mindestens sechs Monate, in erheblichem oder höherem Maße (§ 15) der Hilfe bedürfen".

24.1.1   Pflegebedürftigkeit – Leistungsanspruch und Stigma

Die Anerkennung als „pflegebedürftig" begründet den individuellen Leistungsanspruch und definiert seinen Umfang. Je nach Einstufung in fünf Pflegegrade erhält die anspruchsberechtigte Person entweder einen **Geldbetrag**, um ihre spezielle Lebenslage zu vereinfachen und ihre Unterstützer und Pflegepersonen eigenständig zu entlohnen. Oder sie erhält **Pflegeleistungen**, zu denen die persönliche Pflege, einfache Behandlungsmaßnahmen, Verrichtungen der Haushaltsführung und eine Reihe weiterer Hilfen gehören. Im bewilligten zeitlichen Umfang werden solche „Sachleistungen" in der Wohnung der anspruchsberechtigten Person (also ambulant) oder in einer stationären Einrichtung erbracht (▶ Abschn. 48.1).

Seit der Einführung der Pflegeversicherung machte der Begriff „pflegebedürftig" eine eigenartige Entwicklung durch: Aus einem „technischen Begriff des Leistungsrechts" wurde ein „soziales Label" beziehungsweise ein stigmatisierendes „Etikett" (Goffmann 2003), das jeder Person aufgedrückt wird, sobald ihr Anspruch auf Pflege, Hilfe oder Pflegegeld bewilligt wird. Im alltäglichen Umgang „verschwindet" ein solcher Mensch mit allen seinen Ressourcen, Potenzialen und Schwächen hinter diesem Label: Er wird nur noch als „Pflegefall" angesehen. Damit **reduzieren sich seine Teilhabechancen**. Seine Rechte, Wünsche und an ihn gerichteten Erwartungen von Mitmenschen werden durch die Brille des Labels „Pflegebedürftigkeit" betrachtet und häufig verzerrt. Durch den Prozess der „Stigmatisierung" und „Etikettierung", dessen Wirkung von der Soziologie und Psychologie umfassend erforscht wurde, wird die Identität der Menschen mit Pflegebedarf nachhaltig beschädigt. Das äußert sich unter anderem auch darin, dass sie nicht nur von anderen als abhängig angesehen werden. Sie selbst übernehmen diese Bewertungen, unterschätzen die eigenen ihnen verbleibenden Fähigkeiten und verhalten sich konform mit der ihnen zugewiesenen Rolle als „Pflegebedürftiger".

Die Anerkennung des Pflegebedarfs und die Zuweisung von Leistungen wurden durch den neuen Pflegebedürftigkeitsbegriff verändert (siehe Zweites Pflegestärkungsgesetz/PSG II). Die Beurteilung des Leistungsanspruchs fokussiert nicht mehr ausschließlich auf Defizite, sondern auch auf die Fähigkeiten für persönliche Hygiene, Ernährung und Bewältigung besonderer Anforderungen, die aus Erkrankungen resultieren. Das neue „Beurteilungsinstrument zur Einschätzung des Hilfebedarfs" orientiert sich an bewährten Instrumenten (vgl. ADL-Index/Activities of Daily Living, ursprünglich Katz et al. 1970; und IADL – Instrumental Activity of Daily Living – ursprünglich Lawton und Brody 1969 und viele weitere). Das neue Konzept erweitert den Kreis der Leistungsberechtigten und kann dazu beitragen, **stigmatisierende Sichtweisen** von Menschen mit Pflegebedarf zu reduzieren.

24.1.2 Gesellschaftliche Relevanz der Zielgruppe

Die Anzahl von Personen mit Pflegebedarf wird zurzeit auf 2,63 Mio. geschätzt. 1,25 Mio. Menschen erhalten eine Geldleistung, weil sie durch Angehörige oder selbstgewählte Pflegepersonen gepflegt werden, die so geringfügig entlohnt werden können. 616.000 Menschen werden von Mitarbeitern ambulanter Pflegedienste zu Hause versorgt. Pflegeheime und weitere stationäre

Langzeitpflegeeinrichtungen pflegen 764.000 Menschen (BMG 2016).

Das Auftreten des Pflegebedarfs hat komplexe Ursachen. Zu diesen gehören körperliche, psychische und/oder hirnorganische Erkrankungen und deren Folgen. Zusammen mit sozialen Faktoren, einer ungünstigen Umwelt und risikoreichen sozialen Lebenslagen reduzieren sie die Selbstversorgungsfähigkeit. Ein wichtiger Risikofaktor ist das hohe und höchste Alter. In diesem Lebensabschnitt häufen sich chronische Erkrankungen, welche die Selbstständigkeit beeinträchtigen. 83 % der leistungsberechtigten Personen mit Pflegebedarf sind 65 Jahre alt oder älter, 37 % sind 85 Jahre oder älter (Statistisches Bundesamt 2015).

Ein erheblicher Anstieg des Pflegebedarfs wird prognostiziert (Rothgang 2004; Bertelsmann-Stiftung 2012). Es ist richtig, dass die absolute Zahl der Menschen mit Pflegebedarf im Zuge des Anstiegs der Lebenserwartung und der damit steigenden Zahl alter (besonders hochaltriger) Menschen wächst. Die Prognosen sind allerdings unsicher, besonders weil sich eine Reduktion des Vorkommens funktionaler Beeinträchtigungen in höheren Altersgruppen abzuzeichnen beginnt (Christensen et al. 2009). Seit einigen Jahren sinken offensichtlich auch die Inzidenz und Prävalenz von Alzheimerkrankheit und von anderen Demenz-Erkrankungen (Satizabal et al. 2016; Langa et al. 2008) – Entwicklungen, die offenbar auf die erfolgreiche Prävention von Herz-Kreislauf-Erkrankungen zurückzuführen sind. Die herausragenden **Möglichkeiten von Rehabilitation** sind in diesem Zusammenhang noch überhaupt **nicht ausgeschöpft**.

24.1.3 Besonderheiten von Menschen mit Pflegebedarf im Kontext der Rehabilitation

Trotz ihrer Heterogenität weist die Gruppe der Menschen mit Pflegebedarf eine Reihe gemeinsamer Charakteristika auf:
- **Multimorbidität**, die Gleichzeitigkeit mehrerer Erkrankungen (Komorbiditäten). Ein Mensch gilt als „multimorbide", wenn er zwei und mehr „aktive" Erkrankungen hat, die eine Behandlung oder Monitoring erfordern, eventuell lebensbedrohlich werden können und körperliche sowie kognitive Funktionsfähigkeit beeinflussen. Die durchschnittliche

Anzahl von „Komorbiditäten" wird für alte Menschen mit Pflegebedarf mit 4,8 angegeben (▶ Abschn. 16.4).

❯ Komorbiditäten komplizieren und erschweren den Rehabilitationsprozess. Er wird weniger „vorhersagbar" und planbar. Klinische Pfade gelten als häufig ungeeignet für Menschen mit Pflegebedarf.

— **Polypragmasie:** Den Menschen mit Pflegebedarf werden parallel mehrere Medikamente verordnet. Diese sind selten aufeinander abgestimmt. Gefährlich sind Interaktionen dieser Mittel, schwer kalkulierbare Reaktionen des alternden Organismus und medikamentös verursachte Beeinträchtigungen der körperlichen und geistigen Funktionen. Medikamente können den Verlauf und das Ergebnis aller Rehabilitationsmaßnahmen wesentlich beeinflussen.

❯ Vor Beginn des Rehabilitationsprozesses und in seinem Verlauf soll die Notwendigkeit verordneter und selbstgekaufter (verordnungsfreier) Medikamente unbedingt überprüft werden. Alle Mitglieder des Rehabilitationsteams sollen das Medikationsprogramm des Rehabilitanden kennen. Die PRISKUS-Liste und weitere evidenzbasierte Checklisten (Holt et al. 2010) helfen, eine potenziell unangemessene Medikation zu identifizieren und ggf. abzusetzen.

— **Schmerzen** (▶ Abschn. 16.5): Die Prävalenz (Krankheitshäufigkeit) von Schmerzen ist in der Population mit Pflegebedarf sehr hoch. Betroffen sind mehr als 50 % der Bewohnerinnen und Bewohner stationärer Pflegeeinrichtungen (Proctor und Hirdes 2001), nach einer deutschen Studie sogar 64,3 % (Schütz et al. 2011). Eine vergleichbar hohe Prävalenz findet sich bei Klienten ambulanter Pflege, da keine signifikanten Prävalenzunterschiede nach Pflegesettings identifiziert werden konnten (Patel et al. 2009). Drei Viertel der Schmerzbetroffenen leiden unter multiplen Schmerzen. Für die Rehabilitation ist die Feststellung wichtig, dass Schmerzen, speziell wenn sie chronisch sind, in der Regel mit Beeinträchtigungen der Bewegungsfähigkeit verbunden sind. Bewegungsbeeinträchtigungen manifestieren sich bei Schmerzpatienten um 72 % häufiger als bei den Menschen, die

zwar einen Pflegebedarf, aber keine Schmerzen haben.

❯ Bei potenziellen Rehabilitanden müssen die Schmerzen unbedingt in Betracht gezogen werden. Ein zuverlässiges Schmerzassessment soll am Anfang und im Verlauf der Rehabilitation durchgeführt werden. Die Motivation der Betroffenen ist durch Schmerzen stark reduziert. Deshalb erfordert sie eine dezidierte Aufmerksamkeit und viele unterstützende Gespräche. Schmerzen müssen behandelt werden, sind aber kein Grund zum Ausschluss von Rehabilitationsmaßnahmen.

— **Beeinträchtigung des funktionalen Status (Disability):** Neben der Einschränkung in der Unabhängigkeit bei Grundverrichtungen gehören auch der Verlust sozialer Rollen und Einbußen bei liebgewonnenen Aktivitäten zur Beeinträchtigung des funktionalen Status. Dennoch behalten Menschen mit Pflegebedarf noch viele Fähigkeiten, auf denen die Rehabilitation aufbauen kann. Bestimmte Aktivitäten (z. B. Gehen außerhalb der Wohnung) sind meistens früher beeinträchtigt als etwa die selbstständige Nahrungsaufnahme oder das Telefonieren. Gerade in der Praxis der Medizinischen Dienste der Krankenversicherung (MDK) gilt es, bei der Beurteilung der Pflegebedürftigkeit eine zuverlässige Einschätzung des funktionalen Status vorzunehmen. Nur so werden auch verbleibende Potenziale berücksichtigt, denn oft trauen sich Antragsteller aus Furcht vor Ablehnung nicht, zu zeigen, was sie noch können (▶ Abschn. 20.4, ▶ Abschn. 48.1).

❯ Funktionsbeeinträchtigungen sind ein wesentlicher Risikofaktor für progressiven Abbau, Hospitalisierung, Heimunterbringung, Mortalität und Kostenanstieg im Gesundheitswesen. Rehabilitationsmaßnahmen können hier vorbeugend wirken. Eine umfassende und neutrale – das heißt von der Beurteilung der SGB-XI-Ansprüche abgekoppelte – Beurteilung des funktionalen Status ist notwendig. Die Kenntnis der Früh- und Spätverluste ist für die Erarbeitung des Rehabilitationskonzepts unerlässlich, da Rehabilitationsmaßnahmen bei Fähigkeiten der Menschen mit Pflegebedarf ansetzen sollten, die am längsten erhalten geblieben sind.

━ **Gebrechlichkeit/Frailty** ist ein Zustand der höchsten Verwundbarkeit. Sie zeichnet sich durch die Akkumulation von typischen Problemen aus: ungewollter Gewichtsverlust, Unterernährung, Appetitlosigkeit, funktionale Beeinträchtigungen, wiederholte Stürze, Angst vor Sturz und Unsicherheit beim Gehen sowie verringerte Widerstandsfähigkeit bei Infekten und Stress. Die Häufigkeit von Frailty wird auf 40 % der 80-Jährigen und Älteren geschätzt (Fried et al. 2004). Heute gelten gebrechliche Menschen als rehabilitierbar, doch ist die Rehabilitationsdurchführung sehr anspruchsvoll. Ein sorgfältiges Screening, das im „Pre-frail-Stadium" durchgeführt wird, ist erforderlich, um die Menschen zu finden, die von Rehabilitationsmaßnahmen profitieren können. Häufige Unterbrechungen des Rehabilitationsprozesses aufgrund von Zustandsverschlechterung sollen einkalkuliert werden.

❯ Gebrechliche Menschen sind von der Rehabilitation nicht von vornherein auszuschließen, wobei eine langfristige Maßnahmenplanung angezeigt ist. Erforderlich ist ein stark individualisiertes Vorgehen mit intensiver medizinischer Beobachtung, die darauf abzielt, Stressoren und Risiken aufzuspüren und zu vermeiden (Dekompensation von Erkrankungen und Verletzungen, Hospitalisation, physiologische Abbauspirale). Unterstützung der kognitiven, psychischen und sozialen Funktionsfähigkeit ist neben körperlicher Förderung unerlässlich.

━ **Kognitive Beeinträchtigung** bringt Risiken für den Erfolg der Rehabilitation mit sich. Doch können Menschen mit leichten bis mittleren kognitiven Verlusten von Rehabilitation sehr profitieren (siehe z. B. bei Graff et al. 2006). Eine genaue Differenzialdiagnostik ist hier notwendig, weil die Erfolgschancen bei einzelnen Krankheitsbildern extrem variieren. Nach derzeitigem Kenntnisstand profitieren Alzheimerpatienten von aeroben Übungen und Gehprogrammen. Positiv erweist sich die Koppelung körperlicher Übungen mit Musik und kognitivem Training

und Unterstützung sozialer Funktionen wie auch alltäglicher (automatisierter) Verrichtungen.

❯ Bei Menschen mit kognitiven Beeinträchtigungen soll die Rehabilitation vorzugsweise in gewohnter Umgebung stattfinden, um zusätzliche Umstellungen zu vermeiden. Das setzt Sicherheitsmaßnahmen und Bereitstellung geeigneter Hilfsmittel voraus. Die Aufklärung und „das Mitnehmen" von Angehörigen und anderen Pflegepersonen ist wichtig: Sie sollen an den Sinn der Rehabilitation glauben.

24.1.4 Ziele der und Anforderungen an die Rehabilitation von Menschen mit Pflegebedarf

Die Hauptziele der Rehabilitation von Menschen mit Pflegebedarf sind:
━ Erhaltung der Mobilität (▶ Abschn. 23.2)
━ Erhaltung der Selbstversorgung (bei der alltäglichen Lebensführung (▶ Abschn. 23.2)

Nicht nur Erfahrungsberichte, sondern empirisch einwandfreie Resultate zeigen, dass die Mobilität eine der wichtigsten Voraussetzungen für die soziale Integration und Teilhabe ist. Wer sich nicht bewegen kann, der hat es schwer, aktiv nach sozialen Kontakten zu suchen und diese nach Wunsch und Bedarf frei zu gestalten.

Eine klare Abgrenzung von Rehabilitation und Prävention gibt es bei Menschen mit Pflegebedarf nicht (▶ Kap. 41). Vielmehr wirkt jede Rehabilitation auch als eine Prävention weiterer Verschlechterungen der allgemeinen und funktionalen Gesundheit, speziell im Bereich der Kognition. Der Grundsatz „Vorrang der Rehabilitation vor Pflege" (§ 5 und § 31, SGB XI) bedeutet deshalb nicht, dass Menschen, die schon einen Hilfe- und Pflegebedarf aufweisen, für die Rehabilitation nicht infrage kommen. Dem ist nicht so (▶ Abschn. 48.1).

❯ Der Zugang zur Rehabilitation darf sich nicht an dem administrativen Begriff der Pflegebedürftigkeit orientieren, sondern an dem tatsächlichen Zustand jeder Person, auch der, die schon professionell oder von Angehörigen gepflegt wird. Auch in diesem

24

Fall hat die Feststellung des Rehabilitationsbedarfs hohe Bedeutung. Selbst in der Begutachtung der Pflegebedürftigkeit ist der Rehabilitationsbedarf abzufragen.

Am Anfang des Rehabilitationsprozesses steht ein umfassendes, ressourcenorientiertes Assessment (▶ Abschn. 18.1). Neben dem gesamten Status und dem Lebenskontext des potenziellen Rehabilitanden sollten die frühere Situation, intakte Fähigkeiten und Stärken sowie der Grad von Beeinträchtigungen vor dem Ereignis, das zur Rehabilitation geführt hat, beurteilt werden. Studien zeigen, dass sie den Verlauf und Erfolg der angedachten Maßnahmen besser voraussagen als der gegenwärtige Zustand. Zum Assessment gehört auch die Hilfediagnostik, das heißt die Erhebung der Unterstützung, die nach der Beendigung der Rehabilitationsmaßnahme benötigt wird. Diese schließt manuelle und soziale Unterstützung genauso ein wie Umweltveränderungen adaptivtechnischer Art (▶ Kap. 20).

24.1.5 Schnittstellen zwischen unterschiedlichen Sozialleistungssystemen und Settings

- **SGB V:** Grundsätzlich haben Menschen mit Pflegebedarf Anspruch auf Rehabilitationsmaßnahmen (§ 31 SGB XI). Bereits bei der ersten Begutachtung vor der Anerkennung der Pflegebedürftigkeit soll der Medizinische Dienst der Krankenversicherung (MDK) die Rehabilitationsmaßnahmen empfehlen, sofern diese indiziert und zumutbar sind. Das Ziel ist es hier, die Pflegebedürftigkeit abzuwenden. Die Kosten soll allerdings die Krankenkasse nach SGB V übernehmen. Praxiserfahrungen und Analysen zeigen, dass sich in der geteilten Zuständigkeit zwischen Pflegekassen (SGB XI) und Krankenkassen (SGB V) viele Probleme verbergen.
- **SGB XII:** Menschen mit Behinderungen haben grundsätzlich Anspruch auf Eingliederungshilfe und Pflege nach SGB XII (▶ Abschn. 48.3). Sobald sie allerdings ins Rentenalter kommen, verschlechtern sich die Zugangschancen zu Rehabilitationsleistungen nach SGB XII: Mit der Vollendung des 65. Lebensjahres werden sie häufig nur als

„pflegebedürftig" (im Sinne SGB XI) eingestuft und sehen sich mit den gleichen Problemen konfrontiert wie alle anderen „Pflegebedürftigen" – dieses trotz der Bemühungen um Angleichung im Rahmen der Pflegestärkungsgesetze (BEB 2009).

- **SGB IX:** Bisher sind Pflegekassen nach dem SGB IX keine Rehabilitationsträger, sodass Menschen mit Pflegebedarf im Rehabilitationsrecht benachteiligt sind. Für sie gilt damit weder der im SGB IX verankerte Teilhabebegriff noch der „umfassende Umweltbezug" (Welti 2009, vgl. ▶ Abschn. 38.1 und ▶ Abschn. 38.2). Doch ist es notwendig, dieser Personengruppe den gleichen Anspruch zuzugestehen wie allen anderen Versicherten: Menschen mit Pflegebedarf müssten bei Vorhandensein eines Rehabilitationsbedarfs eine auf Teilhabe ausgerichtete Rehabilitationsleistung erhalten.

24.1.6 Stellenwert des Pflegeberufs im koordinierten interdisziplinären Team

Die besten Rehabilitationsergebnisse für pflegebedürftige Menschen kann ein koordiniertes interdisziplinäres Team erzielen, zu dem Pfleger, Ärzte, Sprachtherapeuten, Physio-/Ergotherapeuten, Sozialarbeiter, Psychologen und Psychotherapeuten (▶ Kap. 27–36), eventuell auch Angehörige der Rehabilitanden, gehören (▶ Abschn. 21.1). Für die Wirksamkeit der Teamarbeit gibt es gute wissenschaftliche Evidenz. Eine bloße Multidisziplinarität, die darauf angelegt ist, dass verschiedene Berufsgruppen nebeneinander arbeiten, ist weniger wirksam und effizient. „Koordiniert" heißt, dass die Angehörigen verschiedener Disziplinen **gemeinsam** die **Rehabilitationsziele entwickeln**, die disziplinspezifischen **Maßnahmen aufeinander abstimmen**, deren Durchführung koordinieren und das Ergebnis gemeinsam nach **einheitlichen Kriterien evaluieren** (▶ Kap. 26). Koordinierte Teamarbeit zeichnet sich ferner durch gemeinsame Verantwortungsübernahme, offene Kommunikation, Respekt gegenüber der jeweils anderen Disziplin und durch „Aushandlungen" von Zuständigkeiten und Aufgaben aus.

Gegenwärtig findet man diese koordinierte Teamarbeit vor allem in stationären Einrichtungen der **geriatrischen Rehabilitation** (▶ Abschn. 16.2), welche die Patienten für rund 3–4 Wochen behandeln (geriatrische Früh- oder postakute Rehabilitation). Gerade bei Menschen mit Pflegebedarf, die (Langzeit-)Pflege zu Hause oder im Heim erhalten und ambulant beziehungsweise teilstationär rehabilitiert werden sollen, ist der Teamansatz bislang eher eine Ausnahme. Vielmehr treffen wir „Solo-Auftritte" von Physiotherapeuten oder Ergotherapeuten an.

Internationale Studien weisen Pflegekräften jedoch eine zentrale Position im Rehabilitationsteam zu. Ihnen ist der Rehabilitand am besten bekannt, weil sie mit ihm mehr Zeit verbringen als alle anderen Berufsgruppen. Deshalb sind sie prädestiniert, die Koordination der Rehabilitationsschritte für Klienten ambulanter Langzeitpflege und Heimbewohner zu übernehmen. Sie sind auch mit den alltäglichen funktionalen Anforderungen vertraut, die an diese Menschen nach der Beendigung der Rehabilitationsmaßnahme gestellt werden. In der Regel kennen sie die psychosoziale Situation und das soziale Umfeld, aus denen oft unheilvolle Routinen resultieren, die den progressiven Abbau befördern könnten.

Das SGB XI fordert eine **aktivierende Pflege** (§§ 28, 2, 11). In stationären Einrichtungen wird diese im bestimmten Umfang angeboten (Garms-Homolová und Theiss 2013). Am häufigsten und beim größten Teil der Bewohner finden Kommunikationstraining und Selbstpflegetraining statt. Andere Maßnahmen (Gehübungen, Ess- und Schlucktraining, Transferübungen, Training der Bewegung im Bett) sind seltener und werden bei maximal einem Drittel der Bewohner durchgeführt. Nach Meinung von Experten hat die aktivierende Pflege bisher noch einen geringen Stellenwert in der Rehabilitation – konzeptionell, praktisch und rechtlich. Dies sollte sich ändern.

Merkposten für die Rehabilitation von Menschen mit Pflegebedarf
- Professionelle Akteure der Behandlung, Versorgung und Pflege und die Medizinischen Dienste der Krankenversicherung sowie die Menschen mit Pflegebedarf und ihre Angehörigen sollten systematisch und verständlich über die zur Verfügung stehenden Rehabiliationsleistungen für Menschen mit Pflegebedarf und ihre Wirksamkeit informiert werden.
- Eine generelle Verwendung der Ausdrücke „Pflegebedürftige" und „Pflegefall" wirkt stigmatisierend und diskriminierend. Diese Begriffe sollten ebenso wenig verwendet werden wie die überkommene Bezeichnung „der Behinderte".
- Rehabilitation für Menschen mit Pflegebedarf wirkt nicht nur, sondern ist auch kostensparend (Lübke und Raspe 2015).
- Die zeitgemäße Rehabilitation von Menschen mit Pflegebedarf darf sich nicht auf stationäre Einrichtungen beschränken, sondern sollte gemeindenah stattfinden. Die Forderung: „Nicht nur im Krankenhaus, sondern im gewohnten Kontext!" gilt insbesondere für Menschen mit sich abzeichnenden kognitiven Einbußen.
- Die Kompetenz von Hausärzten soll gesteigert werden, weil sie die „Gatekeeper" sind, die den Menschen mit Pflegebedarf den Zutritt zur Rehabilitation öffnen können.
- Die Rolle der Pflege im Rehabilitationsverfahren soll klarer umrissen werden. Pflegekräfte brauchen mehr Wissen und Kompetenz, um sich in den Rehabilitationsprozess einzubringen und um ihre teilweise kritische Haltung gegenüber der Rehabilitation und Förderung von Menschen mit Pflegebedarf aufzugeben.

24.2 Migration

Patrick Brzoska, Oliver Razum

24.2.1 Menschen mit Migrationshintergrund in Deutschland

Mit insgesamt über 18,5 Mio. Menschen hat ein großer und zunehmender Teil der Bevölkerung Deutschlands einen Migrationshintergrund. Es handelt sich hierbei um Menschen, die selbst oder deren Eltern aus einem anderen Land nach Deutschland zugewandert sind. Die Bevölkerung mit Migrationshintergrund ist sehr heterogen und umfasst Menschen unterschiedlicher Kultur, Reli-

24

gion, Ethnie, Sprache und Aufenthaltsdauer. Menschen türkischer Herkunft und (Spät-)Aussiedler, vor allem aus Polen und der ehemaligen Sowjetunion, sind mit je ca. 3 Mio. die beiden größten Bevölkerungsgruppen mit Migrationshintergrund. Da die Migration ein sehr dynamisches Phänomen ist, verändert sich die Bevölkerung mit Migrationshintergrund und damit auch die Bevölkerung Deutschlands kontinuierlich. Hierzu trägt auch der Zuzug von Geflüchteten und Asylsuchenden maßgeblich bei. In der Rehabilitation und anderen Bereichen des Gesundheitssystems geht das mit Herausforderungen einher, die bewältigt werden müssen, um für alle Menschen in Deutschland eine bedarfs- und bedürfnisgerechte Versorgung zu gewährleisten.

Die Gesundheit von Menschen ist einerseits durch physische, psychische und soziale Einflussfaktoren geprägt, denen sie im Laufe ihres Lebens ausgesetzt sind. Andererseits spielen der Zugang zu angemessenen Gesundheitsdiensten, deren Inanspruchnahme sowie die Behandlungsqualität eine wichtige Rolle für die Erhaltung oder Wiederherstellung der Gesundheit.

24.2.2 Migration und Gesundheit

Gesundheitliche Einflussfaktoren können sich über den Lebenslauf betrachtet zwischen Menschen mit und ohne Migrationshintergrund unterscheiden. Menschen mit Migrationshintergrund weisen in Deutschland beispielsweise einen im Durchschnitt geringeren sozioökonomischen Status auf. Menschen, die selbst zugewandert sind, haben zusätzlich die belastenden Erfahrungen der Migration hinter sich und waren in ihrem Herkunftsland womöglich negativen Einflussfaktoren wie Armut, Naturkatastrophen und Gewalt ausgesetzt. Die unterschiedliche **Verteilung gesundheitlicher Einflussfaktoren** trägt dazu bei, dass sich Menschen mit und ohne Migrationshintergrund in ihrer Gesundheit unterscheiden. Bestimmte chronische Krankheiten wie Diabetes mellitus Typ 2 (▶ Kap. 8) sowie psychische Erkrankungen (▶ Kap. 4) kommen bei Menschen mit Migrationshintergrund im Durchschnitt häufiger oder in jüngerem Alter (▶ Abschn. 16.1) vor als in der Mehrheitsbevölkerung. Menschen mit Migrationshintergrund arbeiten außerdem öfter in Berufen, in denen sie hohen psychischen und physischen Belastungen ausgesetzt sind. Dies wirkt

sich nachteilig auf die arbeitsbezogene Gesundheit aus und spiegelt sich in höheren Arbeitsunfall-, Berufskrankheiten- und Erwerbsminderungsquoten sowie in höheren Arbeitsunfähigkeitszeiten wider (▶ Abschn. 23.5). Menschen mit Migrationshintergrund sind zudem häufig Stigmatisierung und Diskriminierung ausgesetzt, die sich ebenfalls negativ auf die Gesundheit auswirken können (▶ Abschn. 23.7).

24.2.3 Inanspruchnahme und Ergebnisse rehabilitativer Versorgung

Vor dem Hintergrund durchschnittlich höherer beruflicher Belastungen und einer im Hinblick auf bestimmte Erkrankungen höheren Krankheitslast spielt die medizinische Rehabilitation (▶ Kap. 42) für Menschen mit Migrationshintergrund eine wichtige Rolle. Dennoch nimmt diese Bevölkerungsgruppe Maßnahmen der medizinischen Rehabilitation deutlich **seltener** als die Mehrheitsbevölkerung **in Anspruch**. Ähnliches gilt für Leistungen zur Teilhabe am Arbeitsleben (▶ Kap. 43). Diese Unterschiede bestehen auch weiterhin, wenn für den Einfluss demographischer und sozioökonomischer Faktoren kontrolliert wurde, die ebenfalls die Inanspruchnahme beeinflussen. Auch rechtliche Hürden können die geringe Inanspruchnahme nicht erklären, denn Menschen mit Migrationshintergrund haben die gleichen sozialrechtlichen Ansprüche auf Nutzung von Rehabilitation wie Menschen ohne Migrationshintergrund (dies gilt allerdings nicht für Geflüchtete und Asylsuchende; s. unten).

Aber nicht nur die Inanspruchnahme unterscheidet sich zwischen beiden Bevölkerungsgruppen. Auch die **Ergebnisse** rehabilitativer Versorgung fallen bei Menschen mit Migrationshintergrund **ungünstiger** aus. Das wird an zahlreichen Outcomeparametern deutlich, beispielsweise einer geringeren beruflichen Leistungsfähigkeit nach der Rehabilitation, einer geringeren selbstwahrgenommenen Wirksamkeit sowie in einem höheren Risiko, nach und trotz der Rehabilitation erwerbsgemindert zu werden. Die Rehabilitandenbefragung der Deutschen Rentenversicherung zeigt zudem, dass manche Menschen mit Migrationshintergrund, vor allem Rehabilitanden türkischer Staatsangehörigkeit (viele Daten der Gesundheitsberichterstattung erlauben nur eine nach Staatsangehörigkeit differenzierte Auswertung), mit ihrer Versorgung deutlich unzufriedener sind. Auch diese Unterschiede sind unabhängig vom Einfluss demographischer und sozioökonomischer Merkmale sowie unterschiedlicher Diagnoseprofile und weisen auf Defizite in der Versorgung hin. Potenziale, die die Rehabilitation zur Sicherung gesellschaftlicher und gesundheitlicher Teilhabechancen hat, werden bei Menschen mit Migrationshintergrund bisher nicht vollständig genutzt.

24.2.4 Barrieren in der Versorgung

Menschen mit Migrationshintergrund begegnen im Rehabilitationssystem zahlreichen Barrieren, die sich sowohl nachteilig auf die Inanspruchnahme der Versorgung als auch auf den Versorgungsprozess auswirken können. So können es eingeschränkte Kenntnisse der deutschen **Sprache** schwierig machen, sich mit Personal in Versorgungseinrichtungen zu verständigen. Das kann sowohl die Diagnostik als auch die Behandlung deutlich erschweren, z. B. in Anamnesegesprächen oder Schulungen. Auch Informationsdefizite und eine eingeschränkte Kompetenz, Gesundheitsinformationen zu nutzen und zu verstehen (Health Literacy), können sich sowohl vor als auch während und nach der Rehabilitation hinderlich auswirken.

Der Versorgungsprozess kann aber nicht nur durch mangelnde sprachliche Verständigungsmöglichkeiten negativ beeinflusst werden. Auch **Versorgungserwartungen** von Menschen mit Migrationshintergrund, die von Versorgungseinrichtungen nicht ausreichend berücksichtigt werden, können mit Konflikten und Unzufriedenheit in der Versorgung einhergehen. Diese Erwartungen betreffen zum Beispiel den Wunsch der Behandlung durch Personen des eigenen Geschlechts oder die (räumliche) Möglichkeit, der eigenen Spiritualität nachgehen zu können oder das Angebot von Speisen, die eigenen Essensgewohnheiten entsprechen. Sehen Menschen ihre Bedürfnisse in Einrichtungen nicht ausreichend berücksichtigt, kann sich das auch in Vorbehalten niederschlagen, die dazu führen, dass sie das Versorgungsangebot gar nicht erst nutzen.

Zugangs- und Wirksamkeitsbarrieren müssen beseitigt werden, um Menschen mit Migrationshintergrund eine nutzerorientierte Versorgung in der Rehabilitation zu ermöglichen. Das wird zukünftig noch wichtiger als heute, denn auch die Bevölkerung von Menschen mit Migrationshintergrund, die aktuell im Durchschnitt noch deutlich jünger als die Mehrheitsbevölkerung ist, altert. Mit zunehmender Alterung (▶ Abschn. 16.2) steigt daher auch die Wahrscheinlichkeit gesundheitlicher Einschränkungen in dieser Bevölkerungsgruppe, die adäquat behandelt werden müssen, um die Arbeitsfähigkeit zu erhalten und gesellschaftliche Teilhabechancen zu sichern.

Menschen mit Migrationshintergrund mit einem geregelten Aufenthaltsstatus in Deutschland haben über die gesetzliche Krankenversicherung die gleichen **sozialrechtlichen Ansprüche** auf Gesundheitsversorgung wie Menschen ohne Migrationshintergrund. Geflüchteten und Asylsuchenden steht in aller Regel hingegen in den ersten 15 Monaten ihres Aufenthaltes nur eine eingeschränkte Versorgung im Rahmen des Asylbewerberleistungsgesetzes zu. Ihre Gesundheitsversorgung ist in aller Regel durch § 4 des Asylbewerberleistungsgesetzes (AsylbLG) auf die Behandlung von akuten Erkrankungen und Schmerzen (sowie Schwangerschaft/Geburt und Impfungen) beschränkt. In dieser Zeit ist ihnen der Zugang zur Rehabilitation so gut wie verwehrt. Gerade bei Geflüchteten ist der Bedarf an rehabilitativen Maßnahmen, bedingt durch die teilweise sehr traumatischen Erfahrungen der Flucht und die damit häufig einhergehenden Traumafolgestörungen, jedoch sehr hoch.

> Eine Möglichkeit zur Behandlung und Rehabilitation von z. B. traumatischen Störungen besteht über den sogenannten „Öffnungsparagraphen" § 6 AsylbLG. Dies setzt jedoch voraus, dass die betroffenen Geflüchteten zunächst Zugang zu einem Arzt erhalten – in vielen Kreisen und Städten müssen sie dazu zunächst einen Behandlungsschein von der Sozialbehörde besorgen. Dann muss der behandelnde Arzt über den § 6 AsylbLG Bescheid wissen und bereit sein, eine Zusage zur Kostenübernahme einzuholen.

Diese heute bestehenden Einschränkungen bei Zugang und Ansprüchen lassen befürchten, dass zukünftig in dieser Gruppe besonders hohe Rehabilitationsbedarfe bestehen werden. Vor noch größeren Schwierigkeiten stehen undokumentierte Migranten (Menschen ohne Papiere), da sie riskieren, beim Kontakt zum Gesundheitssystem

24

Behörden auf sich aufmerksam zu machen und damit ihren Aufenthalt in Deutschland zu gefährden. Auch diesen Bevölkerungsgruppen muss ein gleichberechtigter und niedrigschwelliger Zugang zur Rehabilitation (wie auch zur Gesundheitsversorgung im Allgemeinen) ermöglicht werden. Die bestehenden rechtlichen Hürden insbesondere durch den § 4 AsylbLG müssen umgehend beseitigt werden – ein Schritt, der nicht nur ethisch geboten, sondern auch ökonomisch sinnvoll ist, wie Studien zeigen.

24.2.5 Umsetzung einer nutzerorientierten Versorgungsgestaltung

Alle Menschen in Deutschland (mit und ohne Migrationshintergrund) haben Anspruch auf eine Gesundheitsversorgung, die ihrem Bedarf und ihren Bedürfnissen entspricht. Um eine solche nutzerorientierte Versorgung zu gewährleisten, reicht es nicht, nur kulturspezifische Angebote und Maßnahmen für einzelne Bevölkerungsgruppen mit Migrationshintergrund bereitzustellen. Hierzu zählen zum Beispiel fremdsprachige Informationsmaterialien, Gebetsräume und ein Angebot an Speisen, die gemäß kulturellen Vorschriften zubereitet wurden.

Die regelmäßig aktualisierte Broschüre „Das kultursensible Krankenhaus. Ansätze zur interkulturellen Öffnung", herausgegeben von der Beauftragten der Bundesregierung für Migration, Flüchtlinge und Integration, liefert hierzu „Best Practice"-Beispiele. Sie umfassen Erfahrungen von Kliniken mit Dolmetsch- und mehrsprachigen Informationsmaterialien und -veranstaltungen, mit Fort-, Aus- und Weiterbildungsangeboten (beispielsweise in interkultureller Handlungskompetenz), mit Betreuungs- und Unterstützungsangeboten für bestimmte Bevölkerungsgruppen, mit Selbsthilfegruppen sowie mit einem migrationssensiblen internen Qualitätsmanagement und migrationssensibler Öffentlichkeitsarbeit.

Kulturspezifische Angebote und Maßnahmen, die sich gezielt an einzelne Bevölkerungsgruppen mit Migrationshintergrund richten, etwa eine Rehabilitationsklinik speziell für türkeistämmige Patienten, sind nicht zielführend. Solche Maßnahmen stellen zwar einen unabdingbaren Teil einer nutzerorientierten Versorgung für Menschen unterschiedlicher Herkunft dar. Sie allein können eine flächendeckende nutzerorientierte Versorgung für die Bevölkerung mit Migrationshintergrund aber nicht gewährleisten, da kleinere Bevölkerungs-

gruppen mit Migrationshintergrund dabei in der Regel unberücksichtigt bleiben. Auch Menschen mit Migrationshintergrund, die in Regionen mit einem kleinen Teil zugewanderter Bevölkerung leben, können häufig in Einrichtungen der Gesundheitsversorgung nicht von kulturspezifischen Angeboten profitieren. Solche Angebote neigen außerdem dazu, einen starken Fokus auf die Rolle kultureller und religiöser Faktoren zu setzen. Barrieren und Probleme in der Versorgung werden so schnell kulturalisiert und zu deren Überwindung stereotype und ethnozentristische Lösungsstrategien eingesetzt. Die Bedeutung kultureller und religiöser Aspekte im Versorgungsprozess ist jedoch individuell sehr unterschiedlich. Ebenso wird hierdurch auch die Rolle vernachlässigt, die andere **Merkmale von gesellschaftlicher Verschiedenheit** wie Geschlecht und sozioökonomischer Status für Bedürfnisse und Bedarfe in der Versorgung haben. So sind beispielsweise auch ein höheres Alter, männliches Geschlecht und ein ungünstiger sozioökonomischer Status mit einer geringeren Versorgungszufriedenheit, unerfüllten Versorgungserwartungen und teilweise auch einem geringen Rehabilitationserfolg assoziiert – jeweils unabhängig vom Migrationshintergrund.

Eine an den Bedürfnissen von Nutzern ausgerichtete Versorgung lässt sich daher nur über eine stärkere Sensibilität der Vielfalt der Bevölkerung gegenüber realisieren. Ansätze wie **Diversity Management** können dieses leisten, indem sie entsprechende Rahmenbedingungen in Versorgungseinrichtungen schaffen. Teil einer solchen Diversitätsstrategie ist es beispielsweise, Erwartungen an die Versorgung einschließlich der Bedeutung kultureller und religiöser Aspekte spätestens im Rahmen des Anamnesegesprächs zu erheben und gemeinsam mit Patienten zu besprechen, wie diese erfüllt werden können. Entsprechende Einrichtungsleitbilder können einen Beitrag dazu leisten, dass die Vielfalt der Bevölkerung nicht als Hindernis, sondern als Chance in der Versorgung angesehen wird. Dies kann Diskriminierung vorbeugen und die Offenheit gegenüber Menschen unterschiedlicher Kultur und Herkunft fördern.

Praxistipp

Qualifizierte Kulturmittler- und Sprachmittler können zudem helfen, Konflikte und Missverständnisse im Versorgungsprozess zu vermeiden. Sie sind gegenüber Laienübersetzern, z. B. Angehörige oder Klinikmitarbeiter ohne eine entsprechende Qualifikation im Dolmetschen, zu präferieren, die bei der Übersetzung therapeutischer Sachverhalte oftmals überfordert sein können. Auf sprachlicher Ebene hat sich außerdem die Verwendung einfacher Sprache und die Nutzung sprachunabhängiger (auf Bildern und Piktogrammen basierender) Patientenleitsysteme etabliert.

Sind bestimmte Erwartungen für Einrichtungen aus therapeutischen Erwägungen oder wegen fehlender Ressourcen nicht erfüllbar, sollten die Gründe hierfür mit Rehabilitanden besprochen werden, um die Akzeptanz für die Versorgungsleistungen in der angebotenen Form zu erhöhen.

Neben einer diversitätssensiblen Versorgungspraxis setzt eine nutzerorientierte Versorgung auch eine **niedrigschwellige** Versorgungsstruktur voraus. Im Bereich der Rehabilitation muss insbesondere die Schnittstelle zwischen hausärztlicher (▶ Kap. 27) und rehabilitativer Versorgung optimiert werden, die entscheidend für einen bedarfsgerechten Zugang zur Rehabilitation ist (▶ Kap. 18). Versorgungspfade, Fallmanagement sowie ambulante, aufsuchende oder telemedizinische Versorgungsstrukturen können hierzu ebenfalls einen wichtigen Beitrag leisten. Aber auch die Rehabilitationsnachsorge sowie der Übergang von der Rehabilitation in die Häuslichkeit oder Pflege weisen Optimierungspotenziale auf (▶ Kap. 20). Außerdem muss das Training in diversitätssensibler **Handlungskompetenz** Einzug in die Aus-, Fort- und Weiterbildung im Bereich der Rehabilitation halten. Diversity Management bedeutet also nicht ein einseitiges Entgegenkommen der Anbieter gegenüber ihrer Klientel mit Migrationshintergrund. Zum Diversity Management gehört vielmehr ein fortlaufender Diskussionsprozess mit allen Nutzern. Dabei geht es einerseits um das, was an Veränderungen möglich ist, ohne Menschen mit anderen Diversitätsmerkmalen übermäßig einzuschränken. Andererseits muss ausgelotet werden, wo es dabei Grenzen gibt und in welcher

Hinsicht auch ein Entgegenkommen der Nutzer erwartet werden kann.

❯ Das Gesundheitssystem muss der gesamten Bevölkerung eine nutzerorientierte Versorgung zur Verfügung stellen. In der Rehabilitation besteht hier noch Verbesserungsbedarf, da insbesondere Menschen mit Migrationshintergrund auf Barrieren stoßen. Diese behindern sowohl den Zugang zur Versorgung als auch den Versorgungsprozess, was mit einer eingeschränkten Versorgungszufriedenheit und ungünstigen Versorgungsergebnissen einhergehen kann. Diese Barrieren abzubauen, trägt entscheidend dazu bei, die sozialen, beruflichen und gesundheitlichen Teilhabechancen von Menschen mit Migrationshintergrund zu fördern. Hierbei ist es entscheidend, sensibel für die individuelle Bedeutung kultureller und religiöser Aspekte im Versorgungsprozess zu sein und gleichzeitig die Bedeutung weiterer Diversitätsmerkmale nicht zu vernachlässigen.

24.3 Barrierefreiheit

Volker Sieger

Barrierefreiheit ist für Menschen mit Behinderungen oftmals Grundvoraussetzung für eine gleichberechtigte Teilhabe am gesellschaftlichen Leben. Durch eine barrierefrei gestaltete Umwelt eröffnen sich Teilhabechancen, zugleich kann fehlende oder unzureichende Barrierefreiheit Teilhaberisiken hervorrufen oder verstärken.

„Barrierefrei sind bauliche und sonstige Anlagen, Verkehrsmittel, technische Gebrauchsgegenstände, Systeme der Informationsverarbeitung, akustische und visuelle Informationsquellen und Kommunikationseinrichtungen sowie andere gestaltete Lebensbereiche, wenn sie für Menschen mit Behinderungen in der allgemein üblichen Weise, ohne besondere Erschwernis und grundsätzlich ohne fremde Hilfe auffindbar, zugänglich und nutzbar sind." (§ 4 BGG)

Diese umfassende Definition des Behindertengleichstellungsgesetzes (BGG) verdeutlicht, dass Barrierefreiheit als **Voraussetzung für Teilhabe** praktisch alle Lebensbereiche betrifft. Darüber hinaus spiegelt sich auch in der UN-Behinderten-

24

rechtskonvention – nicht nur, aber insbesondere durch Artikel 9 – der Umstand wider, „wie wichtig es ist, dass Menschen mit Behinderungen vollen Zugang zur physischen, sozialen, wirtschaftlichen und kulturellen Umwelt, zu Gesundheit und Bildung sowie zu Information und Kommunikation haben, damit sie alle Menschenrechte und Grundfreiheiten voll genießen können".

Gleichzeitig ist offenkundig, dass beim Thema Barrierefreiheit stets auch die individuellen Beeinträchtigungen berücksichtigt werden müssen. Zwar wird man bei der vorausschauenden Herstellung von Barrierefreiheit, d. h. für einen **unbekannten Nutzerkreis**, stets auf technische Regelwerke zurückgreifen müssen. Barrierefreiheit für die **Einzelperson** kann aber nur vom Resultat her bewertet werden. So ist beispielsweise die Stufenlosigkeit für Menschen mit Gehbeeinträchtigungen essenziell, während sie für Menschen mit Sehbeeinträchtigungen nachgeordnet ist. Für letztgenannten Personenkreis stehen Orientierung, Information und Kommunikation im Vordergrund. Schließlich ist zu berücksichtigen, dass für die Herstellung barrierefreier Verhältnisse auch geeignete technische oder tierische Hilfsmittel sowie Assistenzpersonen oder Dolmetscher notwendig sein können.

Im Kontext der Rehabilitation bedeutet dies, dass nicht nur die **Rehabilitationsangebote selbst** barrierefrei sein und vermittelt werden müssen, sondern die gesamte **Lebenslage der Rehabilitanden** bei entsprechenden Maßnahmen in Betracht gezogen werden muss. Eine allein unter dem Blickwinkel der jeweiligen Rehabilitationsmaßnahme erfolgende Sicht auf das Thema kann ansonsten zu Misserfolgen bei der Wiedereingliederung führen. Vorstellbar wäre etwa eine erfolgreiche Rehabilitationsmaßnahme im beruflichen Umfeld, die durch eine erschwerte Erreichbarkeit des Arbeitsplatzes aufgrund von Mobilitätsbarrieren konterkariert wird. Denkbar wäre z. B. auch eine erfolgreiche medizinische Rehabilitationsmaßnahme, die durch fehlende Zugänglichkeit und Nutzbarkeit der örtlichen Gesundheitsversorgungseinrichtungen zunichte gemacht wird.

24.3.1 Alltägliche Lebensführung

Entscheidend für die Bewältigung des Alltags und für eine selbstbestimmte Lebensführung (▶ Abschn. 23.2) sind die Lage und Beschaffenheit der

eigenen Wohnung und des unmittelbaren Wohnumfeldes (Straßen und Wege, Einkaufsmöglichkeiten, Gesundheitsversorgung, Kultur- und Dienstleistungsangebote etc.) sowie die Nutzbarkeit der Angebote des öffentlichen Personenverkehrs.

■ ■ Wohnen und Wohnumfeld

Über die Anzahl ganz oder teilweise barrierefreier Wohnungen in Deutschland liegen keine Daten vor. Vergleicht man aber alleine den Bestand und den prognostizierten Bedarf an altersgerechten Wohnungen, d. h. Wohnungen mit z. B. stufenfreiem Zugang, bodengleicher Dusche und ausreichenden Bewegungsflächen, wird die Problematik in diesem Bereich deutlich. Einem Bestand von rund 700.000 altersgerechten Wohnungen (Stand 2013) steht ein prognostizierter Bedarf von ca. 2,9 Millionen im Jahr 2030 gegenüber (BMAS 2016). Diese Zahlen sollen hier nur als Indikator dienen, um zu verdeutlichen, dass Teilhabeeinschränkungen für Menschen mit unterschiedlichen Beeinträchtigungen oftmals bereits in den eigenen vier Wänden beginnen.

Speziell beim Thema Wohnen spielt zudem der große Anteil an Bestandswohnungen eine Rolle. Durch den Umstand, dass mehr **Wohnungen** für Menschen mit unterschiedlichen Beeinträchtigungen um- als neu gebaut werden, findet seit Jahren ein Diskurs darüber statt, wie wesentliche Qualitätsmerkmale hinsichtlich der Barrierefreiheit dargestellt werden können, auch wenn eine modernisierte Wohnung nicht den allgemein anerkannten Regeln der Technik in diesem Bereich entspricht. So haben sich neben dem Begriff der Barrierefreiheit Begrifflichkeiten wie „altersgerecht" oder „barrierearm" etabliert. Im Gegensatz zum Begriff der Barrierefreiheit sind sie nicht mit einem klar definierten technischen Standard unterlegt. Gleichwohl ist einer sogenannten altersgerechten oder barrierearmen Wohnung immanent, dass barrierereduzierende Maßnahmen durchgeführt wurden, die je nach vorhandener Beeinträchtigung durchaus ein barrierefreies und selbstbestimmtes Wohnen ermöglichen können.

Über die Beschaffenheit, d. h. Barrierefreiheit, des **Wohnumfeldes** liegen überhaupt keine relevanten Daten vor. Ungeachtet aller kommunalen Bemühungen, barrierefreie Straßen und Wege zu schaffen, können zu hohe Borde an Straßenüberquerungen, ungeeignete Bodenbeläge auf Gehwegen oder eine fehlende barrierefreie Signalisierung an Fußgängerampeln für Menschen mit Behinderungen zu unüberwindbaren Hindernissen bei der Bewältigung des Alltags führen. Auch die fehlende Zugänglichkeit von Geschäften oder die nicht vorhandene Möglichkeit, sich über die dort angebotenen Waren zu informieren bzw. die Kommunikation mit Verkäufern aufzunehmen, können zu Teilhabeeinschränkungen führen.

■■ Mobilität/Öffentlicher Verkehr

Die persönliche Mobilität ist Voraussetzung für gesellschaftliche Teilhabe. Diese kann durch ein eigenes Kraftfahrzeug, ggf. mit einer auf die jeweilige Beeinträchtigung abgestimmten technischen Anpassung, gewährleistet werden oder durch öffentliche Verkehrsmittel.

Bei der Nutzbarkeit der Angebote des öffentlichen Personennah- und -fernverkehrs ist insbesondere ein Gefälle zwischen **Stadt und Land** zu verzeichnen. Während das Gros der innerörtlich eingesetzten Busse und Straßenbahnen barrierefrei zugänglich und auch für Menschen mit Sinnesbeeinträchtigungen nutzbar ist, stellt sich die Situation in ländlichen Regionen oftmals anders dar. Nicht nur ist hier die Taktdichte bisweilen unbefriedigend, was alle Bevölkerungsgruppen betrifft, sondern auch der Anteil an barrierefreien Verkehrsmitteln bleibt deutlich hinter dem im städtischen Bereich zurück. Bei der Mobilität im Bahnverkehr besteht ein vergleichbares Bild. Während die Servicezeiten des Personals, das Menschen mit Behinderungen beim Ein- und Ausstieg behilflich ist, an größeren Bahnhöfen zumindest von 6:00 Uhr bis 22:30 Uhr reichen, ist dies im ländlichen Raum zumeist nicht der Fall. Hinzu kommt der Umstand, dass sich gerade im ländlichen Bereich kleinere Bahnhöfe mit geringem Fahrgastaufkommen befinden, die überhaupt nicht barrierefrei zugänglich und nutzbar sind.

■■ Kommunikation

Für die alltägliche Lebensführung ist keineswegs nur die Barrierefreiheit der baulichen und Verkehrsinfrastruktur von Bedeutung. Auch die fehlende oder unzureichende Nutzbarkeit alltäglicher **Informations- und Kommunikationsmedien** führt zu Teilhabeeinschränkungen. So sind beispielsweise zahllose Angebote und Plattformen im Internet für Menschen mit Seh- oder Hörbeeinträchtigungen nicht nutzbar. Erschwerend kommt

die nicht vorhandene Barrierefreiheit vieler mobiler Endgeräte hinzu. Als Indikator für den Ausschluss sinnesbehinderter Menschen von der deutschen Medienlandschaft kann der Sachverhalt dienen, dass im Jahr 2015 insgesamt 96 % der TV-Angebote der acht größten Privatsender für Menschen mit Hörbeeinträchtigungen nicht untertitelt waren (BMAS 2016).

Gleichwohl gibt es diverse Hilfsmittel und Softwarelösungen, mit denen beeinträchtigungsspezifisch ein barrierefreies Informieren und Kommunizieren erleichtert oder ermöglicht werden kann.

24.3.2 Familie und soziales Netz

Zahlreiche Facetten des Themas Barrierefreiheit sowie vorhandener Teilhabeeinschränkungen im Bereich der alltäglichen Lebensführung spiegeln sich, vollständig oder gebrochen, auch in anderen Lebensbereichen wider.

Betrachtet man etwa den Bereich der Familie und des sozialen Netzes (▶ Abschn. 23.3), so ist offenkundig, dass sowohl die unzureichende Barrierefreiheit des Wohnraums sowie des Wohnumfeldes als auch die eingeschränkte Nutzbarkeit von Informations- und Kommunikationsmedien entsprechende Auswirkungen nach sich ziehen können.

Fehlende oder unzureichende Barrierefreiheit kann für die **Interaktion** im familiären und weiteren sozialen Umfeld für die jeweils betroffenen Personen zu Ausgrenzung und damit zu Teilhabeeinschränkungen oder -risiken führen. Denn das Ausmaß und die Qualität familiärer und sonstiger sozialer Beziehungen ist ja nicht nur vom Grad der Barrierefreiheit in den eigenen vier Wänden und in deren Umfeld abhängig, sondern auch davon, entsprechende Kontakte außer Haus aufnehmen zu können. Insofern verfügt der oben skizzierte Mangel an barrierefreiem Wohnraum noch über eine andere Dimension. Selbst wenn der diesbezügliche Bedarf mittelfristig gedeckt werden könnte, sagt dies noch nichts darüber aus, inwieweit familiäre und andere soziale Kontakte daran scheitern, dass solche aufgrund fehlender Barrierefreiheit kaum außerhalb der eigenen Wohnung bzw. des eigenen Wohnumfeldes geknüpft und gepflegt werden können.

Angesichts der zunehmenden gesellschaftlichen Bedeutung **sozialer Medien** ist zu berücksichtigen, dass auch fehlende oder unzureichende Barrierefreiheit solcher Medien unweigerlich zu Teilhabeeinschränkungen im sozialen Austausch führt.

> ❯ Generell ist zu konstatieren, dass sich das Knüpfen und Pflegen sozialer Kontakte bei Menschen mit Behinderungen schwieriger darstellt als bei Menschen ohne Behinderung. Besonders ausgeprägt ist dies bei Personen mit einem anerkannten Grad der Behinderung (GdB) von 90 oder 100. So sind bei knapp einem Viertel dieser Personengruppe deutliche Einsamkeitsgefühle festzustellen (BMAS 2016).

24.3.3 Bildung und Ausbildung

Bildung und Ausbildung sind für alle Menschen essenzielle Faktoren in Bezug auf ihre spätere berufliche und gesellschaftliche Stellung (▶ Abschn. 23.4). Unzweifelhaft geht die Tendenz hin zu einer inklusiven Beschulung von Kindern mit Behinderungen.

Im Zusammenhang von Bildung und Ausbildung können, je nach Beeinträchtigung, unterschiedliche Barrieren auftreten, die inklusive Ansätze konterkarieren. Für den Erfolg einer inklusiven Ausbildung besitzen neben entsprechenden fachlichen Qualifikationen der Lehrkräfte Unterrichtsmaterialien in Brailleschrift bzw. einem barrierefreien elektronischen Format oder in Leichter Sprache ebenso eine große Bedeutung wie beispielsweise Gebärdensprachdolmetscher, induktive Höranlagen, die vorhandene Akustik in Räumen oder unterstützende Assistenzkräfte.

Praxistipp

Neben Didaktik und Materialien entscheidet vielfach die bauliche und technische Barrierefreiheit darüber, ob Menschen mit Behinderungen eine inklusive Bildung und Ausbildung erfahren können oder nicht.

Entsprechende Strukturdaten zur baulichen und technischen Barrierefreiheit liegen allerdings nicht vor, sodass der Grad der Barrierefreiheit in deutschen Schulen und Ausbildungsstätten kaum ermittelbar ist. Untersuchungen im Bereich der Hochschulen legen allerdings die Vermutung nahe,

dass existierende bauliche und technische Barrieren nach wie vor eine bedeutende Rolle für Teilhabeeinschränkungen in der Bildung und Ausbildung spielen (BMAS 2016). Gleichwohl lässt sich z. B. für das Studium über eine entsprechende Seite im ▶ Intenet in Erfahrung bringen, welche Bildungsinstitutionen Menschen mit Behinderungen unterstützen, welche Förderungen es für mobilitäts- und kommunikationseingeschränkte Studierende gibt sowie welche (technischen) Hilfs- und Arbeitsmittel zur Verfügung stehen.

24.3.4 Erwerbsarbeit und Einkommen

Über die Erwerbsquote von Menschen mit einem anerkannten Grad der Behinderung liegen entsprechende Daten vor. Inwieweit dieser Personenkreis aufgrund fehlender oder unzureichender Barrierefreiheit von einer Erwerbstätigkeit ausgeschlossen oder zu einer anderen Tätigkeit als der gewünschten bzw. mit der eigenen Qualifikation einhergehenden gedrängt wird und/oder Einbußen beim Einkommen erleiden muss, ist allenfalls punktuell zu analysieren (▶ Abschn. 23.5).

Grundsätzlich existieren allerdings rechtliche Regelungen (§ 3a ArbStättV, § 81 SGB IX), aus denen sich für Beschäftigte der Anspruch auf eine entsprechend ihrer Beeinträchtigung **barrierefrei angepasste Arbeitsumgebung** ergibt. Dies geht einher mit der finanziellen Unterstützung des Arbeitnehmers bzw. des Unternehmens für die Gestaltung des Arbeitsplatzes bzw. die Ausstattung mit Hilfsmitteln entsprechend der vorliegenden Beeinträchtigung. Dabei wird unterschieden zwischen den „Leistungen zur Teilhabe am Arbeitsleben" (§ 33 SGB IX), der „begleitenden Hilfe im Arbeitsleben" (§ 102 SGB IX) sowie der „Förderung zur Teilhabe schwerbehinderter Menschen am Arbeitsleben" (SchwbAV) (vgl. ▶ Kap. 43 und ▶ Kap. 47).

Inwieweit allerdings fehlende oder unzureichende Barrierefreiheit von Betrieben bereits den Berufswunsch oder die Wahl eines entsprechenden Unternehmens, bei dem man sich bewerben möchte, einschränken, ist nicht bekannt. Rechtliche Regelungen zur barrierefreien Gestaltung von Betrieben, vergleichbar mit denen für öffentlich zugängliche Gebäude, existieren nicht.

Durch die zunehmende Digitalisierung der Arbeitswelt spielt neben der baulichen die Barrierefreiheit entsprechender **Arbeitsprozesse** eine zunehmende Rolle. Durch komplexere, schnellere und stärker visualisierte Prozesse werden tendenziell mehr Barrieren auf- als abgebaut. Folgerichtig liegt die Erwerbsquote von Menschen mit einer anerkannten Behinderung in den Branchen der Informations- und Kommunikationstechnologie, der hochwertigen Technik und der Spitzentechnologie etwa ein Drittel niedriger als bei Menschen ohne anerkannte Behinderung (BMAS 2016).

24.3.5 Gesundheit

Über den Stand der Barrierefreiheit im Gesundheitswesen (▶ Abschn. 23.6) sind nur wenige Daten vorhanden. Eine bundesweite Befragung (Selbstauskunft) der Stiftung Gesundheit kommt zu dem Ergebnis, dass nur 11 % der Arzt-, Zahnarzt- und Psychotherapeutenpraxen ausgewählte Kriterien der Barrierefreiheit erfüllen. Dieser Befragung zufolge sind immerhin 21 % der Praxen ebenerdig oder mit Aufzug zugänglich (BMAS 2016). Inwieweit Krankenhäuser und andere stationäre gesundheitliche Angebote barrierefrei gestaltet sind, ist nicht bekannt.

Gleichwohl gelten für **Einrichtungen der Gesundheitsversorgung** prinzipiell die entsprechenden bauordnungsrechtlichen Regelungen der Bundesländer und als technisches Regelwerk DIN 18040-1 (Barrierefreies Bauen – Planungsgrundlagen – Teil 1: Öffentlich zugängliche Gebäude).

Unabhängig von der Gesamtanzahl entsprechender Praxen ist ein großes Gefälle zwischen Stadt und Land zu verzeichnen. In zahlreichen ländlichen Regionen, insbesondere in den östlichen Bundesländern, ist aufgrund fehlender oder unzureichender Barrierefreiheit keine wohnortnahe hausärztliche Versorgung für Menschen mit Behinderungen gegeben. Über die fachärztliche Versorgung liegen keinerlei Erkenntnisse vor.

❯ Barrierefreiheit betrifft nicht nur die Zugänglichkeit ambulanter oder stationärer Angebote im Gesundheitswesen. Ebenso sind die technische Ausstattung sowie die Möglichkeit der Aufklärung der Patientinnen und Patienten von Belang.

Zwar ist nicht definiert, unter welchen Umständen eine bestimmte technische Ausstattung bzw. Apparatur barrierefrei ist. Alleine der Umstand, dass bei o. g. Befragung nur 3 % der Praxen angeben, flexible Untersuchungsmöbel zu haben, lässt allerdings darauf schließen, dass Menschen mit Behinderungen mit großen Teilhabeeinschränkungen auf diesem Feld konfrontiert sind.

Im Hinblick auf eine sachgerechte Aufklärung und die Möglichkeit der gleichberechtigten **Kommunikation** zwischen Patienten und den Behandelnden können unter dem Gesichtspunkt der Barrierefreiheit verschiedene Aspekte, je nach vorliegender Beeinträchtigung, eine Rolle spielen. So sind beispielsweise Aufklärungsbroschüren neben der gedruckten Form auch in einem für Menschen mit Sehbeeinträchtigung zugänglichen, d. h. lesbaren Format zur Verfügung zu stellen. Menschen mit Lernschwierigkeiten bzw. einer geistigen Beeinträchtigung benötigen für eine adäquate Aufklärung Informationen in Leichter Sprache. Für gehörlose Patienten kann eine barrierefreie Information und Kommunikation in der Regel nur mithilfe von Gebärdensprache sichergestellt werden. Und für Menschen mit Hörbeeinträchtigungen wiederum ist oftmals das Vorhalten einer induktiven Höranlage in der entsprechenden Gesundheitseinrichtung Voraussetzung für die barrierefreie und gleichberechtigte Kommunikation.

Weitere Informationen

Weitere Informationen zu Abschnitt 24.1

Literatur

Bertelsmann Stiftung (Hrsg) (2012) Themenreport Pflege 2030. Was ist zu erwarten, was ist zu tun? https://www.bertelsmann-stiftung.de/de/publikationen/publikation/did/themenreport-pflege-2030/

Bundesministerium für Gesundheit (BMG) (Hrsg) (2016) Zahlen und Fakten zur Pflegeversicherung. http://www.bmg.bund.de/themen/pflege/zahlen-und-fakten-zur-pflegeversicherung.html

Bundesverband evangelische Behindertenhilfe (BEB) (2009) Verhältnis von Teilhabeleistungen nach SGB IX/XII zu Leistungen zur Pflege nach SGB XI für Menschen mit Behinderungen im Alter und mit Pflegebedarf. Ein Positionspapier. https://beb-ev.de/files/pdf/stellungnahmen/2009-07_positionspapier_eingliederungshilfe_pflege.pdf

Fried LP, Ferrucci L, Darer J, Williamson JD, Anderson G (2004) Untangling the concepts of disability, frailty, and comorbidity; implications for improving targeting and care. Journal of Gerontology, medical Sciences 59(3): 255–263

Garms-Homolová V, Kardorff E v, Theiss K, Meschnig A, Fuchs H (2009) Teilhabe und Selbstbestimmung von Menschen mit Pflegebedarf. Konzepte und Methoden. Mabuse Verlag, Frankfurt am Main

24

Garms-Homolová V, Theiss K (2013) Aktivierung und Mobilisierung von Menschen mit Schlafstörungen. In: Garms-Homolová V, Flick U (Hrsg) Schlafstörungen im Alter. Risikofaktoren und Anforderungen an Behandlung und Pflege. Hogrefe, Göttingen, S 163–180

Graff MJI, Vernooij-Dasssen MJM, Thijssen M, Dekker J, Hoefnagels WHL, Olde Rikkert MGM (2006) Community based occupational therapy for patients with dementia and their care givers: randomized control trial. BMJ online. doi:10.1136/bmj.39001.6888843.BE

Goffman E (2003) Stigma: über Techniken der Bewältigung beschädigter Identität. Suhrkamp, Frankfurt am Main

Holt S, Schmiedl S, Thürmann PA (2010) Potentially inappropriate medications in the elderly: The PRISCUS list. Deutsches Ärzteblatt International 107: 543–551

Katz S, Downs TD, Cash HR, Grotz RC (1970) Progress in Development of the index of ADL. Gerontologist 10 (1): 20–30

Langa KM, Larson EB, Karlawish JH, Cutler DM, Kabeto MU, Kim SY, Rosen AB (2008) Trends in prevalence and mortality of cognitive impairment in the United States: Is there evidence of a compression of cognitive morbidity? Alzheimer's & Dementia 4: 134–144

Lawton MP, Brody EM (1969) Assessment of older people: Self-maintaining and instrumental activities of daily living. The Gerontologist 9 (3): 179–186

Lübke N, Raspe HH (2015) Gutachten: Explorative Analyse vorliegender Evidenz zu Wirksamkeit und Nutzen von rehabilitativen Maßnahmen bei Pflegebedürftigen im Hinblick auf die Anwendbarkeit im Rahmen der Feststellung des Rehabilitationsbedarfs bei der Pflegebegutachtung. Hamburg: MDK Kompetenz Zentrum Geriatrie. https://www.mds-ev.de/fileadmin/dokumente/Publikationen/GKV/Rehabilitation/Gutachten_Reha_bei_Pflegebeduerftigkeit_KCG.pdf

Patel KV, Guralnik JM, Dansie EJ, Turk DC (2013) Prevalence and impact of pain among older adults in United States: Findings from 2011 National Health and Aging Trends Study. Pain 154(12): 1–22. DOI: 10.1016/j.pain.2013.07.029

Rothgang H (2004) Demographischer Wandel und Pflegebedürftigkeit in Nordrhein-Westfalen. Gutachten für die Enquétekommision „Situation und Zukunft der Pflege in NRW", Endbericht. Bremen. https://www.landtag.nrw.de/portal/WWW/GB_I/I.1/EK/EKALT/13_EK3/Gutachten/Demographischer_Wandel_Pflegebeduerftigkeit.pdf

Satzibal CL, Beiser AS, Chouraki V, Chene G, Dufouil C, Seshadri S (2016) Incidence of dementia over three decades in the Framingham Heart Study. N Engl J Med 374: 523–532

Schüz B, Dräger D, Richter S, Kummer K, Kuhlmey A, Tesch-Römer C (2011) Autonomie trotz Multimorbidität im Alter – Der Berliner Forschungsverbund AMA. Z Gerontol Geriat 44 (Suppl 2): 9–25. DOI 10.1007/s00391-011-0248-4

Statistisches Bundesamt (2015): Pflegestatistik 2013. Pflege im Rahmen der Pflegeversicherung - Deutschlandergebnisse. https://www.destatis.de/DE/Publikationen/Thematisch/Gesundheit/Pflege/PflegeDeutschlandergebnisse5224001159004.pdf?__blob=publication-File

Welti F (2009) Das Rehabilitationsrecht in der Praxis der Sozialleistungsträger. LIT Verlag Dr. W. Hopf, Berlin

Sozialgesetzbuch (SGB) - Elftes Buch (XI) – Soziale Pflegeversicherung. Zuletzt geändert 18.07.2017. https://www.gesetze-im-internet.de/sgb_11/BJNR101500994.html

Zweites Pflegestärkungsgesetz/PSG II – https://www.bundesanzeiger-verlag.de/betreuung/aktuelles/pflegeversicherung-20162017-das-psg-ii-und-psg-iii.html

Weitere Informationen zu Abschnitt 24.2

Literatur

Beauftragte der Bundesregierung für Migration, Flüchtlinge und Integration (2015) Das kultursensible Krankenhaus. Ansätze zur interkulturellen Öffnung. Berlin. https://www.bundesregierung.de/Content/Infomaterial/BPA/IB/Das_kultursensible_Krankenhaus_09-02-2015.pdf;jsessionid=B3FD3845BE7B00D-3C5AA56A12E284773.s3t1?__blob=publication-File&v=18

IBrzoska P, Razum O (2015) Erreichbarkeit und Ergebnisqualität rehabilitativer Versorgung bei Menschen mit Migrationshintergrund. Bundesgesundheitsblatt – Gesundheitsforschung – Gesundheitsschutz 58: 553–559

Pfannstiel MA (2014) State of the Art von Maßnahmen und Instrumenten zum Management der Patienten- und Mitarbeiterdiversität im Krankenhaus. In: Bounken RB, Pfannstiel MA, Reutschl AJ (Hrsg) Dienstleistungsmanagement im Krankenhaus II. Prozesse, Produktivität, Diversität. Springer Gabler, Wiesbaden, S 381–427

Razum O, Zeeb H, Meesmann U, Schenk L, Bredehorst M, Brzoska P, Dercks T, Glodny S, Menkhaus B, Salman R, Saß AC, Ulrich R (2008) Migration und Gesundheit. Berlin: Robert Koch-Institut

Schott T, Razum O (Hrsg) (2013) Migration und gesundheitliche Ungleichheit in der Rehabilitation. Beltz Juventa, Weinheim

Weitere Informationen zu Abschnitt 24.3

Literatur

Bundesministerium für Arbeit und Soziales (BMAS) (2016) Teilhabebericht der Bundesregierung über die Lebenslagen von Menschen mit Beeinträchtigungen. Teilhabe – Beeinträchtigung – Behinderung. Bonn

Internetlinks

Barrierefrei studieren. http://www.barrierefrei-studieren.de

Bundesfachstelle Barrierefreiheit. https://www.bundesfachstelle-barrierefreiheit.de

Gesundheitsberufe

Ärzte und weitere Gesundheitsberufe in und um die Rehabilitation

Inhaltsverzeichnis

Allgemeine Hinweise zu Gesundheitsberufen in der Rehabilitation

Günter Thielgen

© Springer-Verlag GmbH Deutschland, ein Teil von Springer Nature 2018
Bundesarbeitsgemeinschaft für Rehabilitation e.V. (BAR) (Hrsg.), *Rehabilitation*
https://doi.org/10.1007/978-3-662-54250-7_25

25

In und um die Rehabilitation ist eine interprofessionelle Zusammenarbeit von Gesundheitsberufen unerlässlich, um die Wechselwirkungen zwischen Gesundheitsproblemen, Körperstrukturen und -funktionen, Aktivitäten, Teilhabe und Kontextfaktoren angemessen zu berücksichtigen.

Zunächst wird im folgenden Kapitel der Begriff Interprofessionalität erläutert, die grundlegende Bedeutung der Interprofessionalität in der Rehabilitation herausgestellt und die Anforderungen an die Akteure beschrieben. Dabei werden strukturelle Ansatzpunkte für die interprofessionelle Zusammenarbeit dargestellt.

Der Beitrag Interprofessionalität bildet die Klammer der folgenden berufsbezogenen Beiträge, vermittelt den interprofessionellen **Grundgedanken** und gibt praxisrelevante Beispiele.

Der Leser erhält Informationen über die eigene **berufliche Rolle** und die anderer Gesundheitsberufe im Reha-Prozess (vor, in und nach der Rehabilitation). Dabei geht es um das professionelle Selbstverständnis, den beruflichen Auftrag und die Ziele der ausgewählten Professionen bzw. Gesundheitsberufe, die am und mit Menschen arbeiten. Zu dem jeweiligen Setting (medizinische, berufliche und soziale Rehabilitation bzw. vor, in und nach der Rehabilitation), den Zielgruppen, Aufgaben und Verantwortungsbereichen werden unter anderem folgende Fragen erörtert:

- Was ist die Aufgabenstellung der jeweiligen Berufsgruppe?
- Wo ist die jeweilige Berufsgruppe im Reha-Prozess verortet?
- Wie funktioniert der Zugang zu den Angeboten und Dienstleistungen der Profession?

Neben den ausgewählten Gesundheitsberufen (Ärzte, Psychotherapeuten, Psychologen, Sozialarbeiter/Sozialpädagogen, Gesundheits- und Pflegefachkräfte, Physiotherapeuten, Egotherapeuten, Logopäden und Oecotrophologen) bieten die Kapitel Informationen zu weiteren Gesundheitsberufen, die im Kontext der Rehabilitation relevant sind. Dabei handelt es sich um Berufsgruppen, die beratend, behandelnd und betreuend mit und am Menschen im Rehabilitationsgeschehen tätig sind, wie Heilpädagogen, Sonderpädagogen, Heilerziehungspfleger, Inklusionshelfer, weitere Therapeuten und medizinisch-technische Berufe.

Die Kapitel bieten dem Leser die Möglichkeit, über die jeweiligen Professionen einen Zugang zu vertiefenden Informationen über Leistungen und Grundlagen der Rehabilitation zu erhalten.

Interprofessionalität in der Rehabilitation

Sibylle Kraus, Rainer Koch

© Springer-Verlag GmbH Deutschland, ein Teil von Springer Nature 2018
Bundesarbeitsgemeinschaft für Rehabilitation e.V. (BAR) (Hrsg.), *Rehabilitation*
https://doi.org/10.1007/978-3-662-54250-7_26

26

In und um die Rehabilitation ist eine interprofessionelle Zusammenarbeit von Gesundheitsberufen weit verbreitet und zumindest teilweise strukturell verankert: Rehabilitationsteams in Kliniken und Einrichtungen, interprofessionelle Entlassungspfade, teamorientierte Fallbesprechungen und weitere Ansätze. Nicht nur der Sachverständigenrat zur Begutachtung der Entwicklung im Gesundheitswesen erkennt das Potenzial von interprofessioneller Zusammenarbeit. Auch im Altenbericht 2017 wird festgestellt, dass die **disziplin- und sektorenübergreifende Kooperation** methodisch und konzeptionell relevant ist in der Diagnostik und Intervention – insbesondere bei geriatrischen Patienten (▶ Abschn. 16.2). Gefordert wird die Förderung einer zielgenauen, den individuellen Bedürfnissen und Präferenzen der Patienten gerecht werdenden Fallsteuerung und eine institutionalisierte Zusammenarbeit zwischen Ärzten und kooperierenden Professionen. Interprofessionelle Zusammenarbeit wird weiter gefordert werden; Settings, in denen dieses Bewusstsein bereits implementiert ist, können eine Vorbildfunktion für die standardisierte Umsetzung in weiteren Bereichen übernehmen.

26.1 Was bedeutet Interprofessionalität?

Um den aus der ganzheitlichen Sichtweise resultierenden Anforderungen gerecht zu werden, ist eine interprofessionelle Zusammenarbeit erforderlich. Auch im Kontext der ICF (▶ Abschn. 37.3) ist die Zusammenarbeit aller Gesundheitsberufe, die mit und an dem Menschen arbeiten, zielführend. Denn nur so lassen sich neben den biographischen, sozialen, kulturellen und materiellen Lebensbedingungen gleichfalls die Wechselwirkungen zwischen den Ebenen Gesundheitsproblem, Körperstrukturen und -funktionen, Aktivitäten, Teilhabe und den Kontextfaktoren optimal berücksichtigen.

> **❯** Interprofessionalität bedeutet, dass Fachleute aus unterschiedlichen Disziplinen und Professionen koordiniert und eng aufeinander abgestimmt zusammenarbeiten. Dies führt zu einer Steigerung der Qualität der Versorgung und kosteneffizienteren Nutzung der Ressourcen.

Oberstes Ziel interprofessioneller Zusammenarbeit ist der **Nutzen für die Patienten**. „Angehörige unterschiedlicher Berufsgruppen mit unterschiedlichen Spezialisierungen, beruflichen Selbst- und Fremdbildern, Kompetenzbereichen, Tätigkeitsfeldern und unterschiedlichem Status (arbeiten) im Sinne einer sich ergänzenden qualitativ hochwertigen, patientenorientierten Versorgung unmittelbar zusammen (…) damit die spezifischen Kompetenzen jedes einzelnen Berufes für den Patienten (optimal) nutzbar gemacht werden" (Kälble 2004).

Mitglieder eines interprofessionellen Teams begegnen sich auf Augenhöhe und engagieren sich für die **gemeinsame Entscheidungsfindung** in der Gesundheitsversorgung. Sie bringen jeweils ihre unterschiedliche, aber gleichrangige Form des Wissens ein.

Der Teamprozess ist charakterisiert durch eine gemeinsame übergeordnete Zielformulierung mit daraus abgestimmten Etappenzielen, gemeinsamer Interventionsplanung und regelmäßigen Zwischenevaluationen. Ansätze, Denkweisen oder Methoden verschiedener Fachrichtungen werden genutzt und eingebunden. Je nach Aufgabe übernimmt in interprofessionellen Teams die jeweils dafür am besten qualifizierte Person/Berufsgruppe die Verantwortung/Führung.

▪▪ Voraussetzungen

Interprofessionelle Teamarbeit muss sowohl von den fachlichen Leitungsebenen wie auch von der Unternehmensleitung nachhaltig sowie partnerschaftlich „gelebt" werden. Die Initiierung eines gemeinsamen Teambildungsprozesses ist erforderlich, damit das Bewusstsein für die Notwendigkeit und Sinnhaftigkeit teamorientierter Rehabilitationsarbeit „erfahrbar" gemacht werden kann.

Dies erfordert bei allen Beteiligten einen Blick über die eigenen Berufsgrenzen hinaus. Individuelle bzw. berufsgruppenspezifische Sichtweisen sind zu relativieren und in einen Verständigungsprozess über Fachgrenzen hinaus zu integrieren.

Sorgen um ggf. mögliche „Entprofessionalisierung" müssen angesprochen und im Team und auf Organisationsebene reflektiert werden.

Um dieses Bewusstsein zu erreichen, ist der Aufbau einer einheitlichen konzeptionellen Rahmenstruktur erforderlich, die insbesondere den Erwerb **interprofessioneller Kernkompetenzen** (Wissen und Erfahrungen) in Ausbildung, Fort-

und Weiterbildungen und Praxis regelt. Dies beinhaltet z. B. die grundsätzliche Öffnung von Fort- und Weiterbildungsangeboten eines Trägers für alle Berufsgruppen oder die grundsätzliche gleichberechtigte Beteiligung aller betroffenen Berufsgruppen bei der Projektierung und Konzipierung neuer Angebote, prozessualer oder baulicher Veränderungen o. Ä. Weiterhin muss das Selbstverständnis wachsen, dass berufliche Partner sich als gleichwertige Akteure verstehen und dass Interprofessionalität im beruflichen Alltag praktiziert wird.

Ferner müssen Regelungen zu Entscheidungskompetenz und Verantwortlichkeiten in Bezug auf die Behandlung und Betreuung der Patienten festgelegt werden.

Auch wenn zunächst ein höherer Aufwand zu verzeichnen ist, ist interprofessionelle Zusammenarbeit letztendlich effizienter, da zahlreiche Übermittlungsprobleme bei abteilungs- und berufsgruppenbezogenen Schnittstellen wegfallen.

26.2 Strukturelle Ansatzpunkte für interprofessionelle Zusammenarbeit

Angesichts der demographischen Entwicklung und der damit verbundenen Herausforderungen nicht nur im Gesundheitswesen werden strukturelle Anforderungen für eine interprofessionelle Zusammenarbeit immer dezidierter beschrieben und implementiert (vgl. ▶ Abschn. 38.1).

Im Folgenden werden **Beispiele** aufgezeigt:

26.2.1 Konzept zur Prozessverbesserung in der Patientenversorgung durch Kooperation und Koordination zwischen den Gesundheitsberufen

Die im Jahr 1989 gegründete **„Konferenz der Fachberufe im Gesundheitswesen bei der Bundesärztekammer"** widmet sich der Verbesserung der Kommunikation und Kooperation der Gesundheitsberufe und erkannte frühzeitig die verbesserte Vernetzung der Sektoren und Koordination zwischen den Leistungserbringern als zentrale und dringliche Herausforderungen des deutschen Gesundheitswesens. Nachdem der

Sachverständigenrat für die Begutachtung der Entwicklungen im Gesundheitswesen in seinem Jahresgutachten 2007 „Kooperation und Verantwortung" eine veränderte Aufgabenteilung der Berufe gefordert hatte, entwickelte eine Arbeitsgruppe ein Konzept zur Prozessverbesserung mit dem Ziel, den **transsektoralen Prozess ambulant – stationär – ambulant** zu verbessern und damit einen Gewinn an Qualität und Zeit für den Patienten, eine verbesserte Koordination unter den Berufsgruppen und den Sektoren und die Schaffung einer neuen Vertrauens- und Zusammenarbeitskultur zwischen den Professionen zu erreichen.

In der Broschüre der Konferenz (2010) werden am Beispiel eines sektorenübergreifenden Prozesses bei der Behandlung eines multimorbiden pflegebedürftigen Patienten die „ideale" Kooperation im Sinne des koordinierten Versorgungsmanagements sowie die Aufgaben/Zuständigkeiten der beteiligten Berufsgruppen dargestellt (vgl. ▶ Abschn. 16.4 und ▶ Abschn. 24.1).

26.2.2 Vorgaben zur Abrechnung der sog. Komplexpauschalen in der Krankenhausbehandlung somatisch erkrankter Patienten

Der Operationen- und Prozedurenschlüssel (DIMDI 2017) sieht Folgendes unter Ziffer 8-55 **Frührehabilitative Komplexbehandlung** vor (vgl. ▶ Abschn. 48.2):

„Behandlung durch ein geriatrisches Team unter fachärztlicher Behandlungsleitung (Zusatzweiterbildung oder Schwerpunktbezeichnung im Bereich Geriatrie erforderlich).
Standardisiertes geriatrisches Assessment zu Beginn der Behandlung in mindestens 4 Bereichen (Mobilität, Selbsthilfefähigkeit, Kognition, Emotion) und am Ende der geriatrischen frührehabilitativen Behandlung in mindestens 2 Bereichen (Selbständigkeit, Mobilität).
Soziales Assessment zum bisherigen Status in mindestens 5 Bereichen (soziales Umfeld, Wohnumfeld, häusliche/außerhäusliche Aktivitäten, Pflege-/Hilfsmittelbedarf, rechtliche Verfügungen).
Wöchentliche Teambesprechung unter Beteiligung aller Berufsgruppen einschließlich der fachärztlichen Behandlungsleitung mit wochenbezogener Dokumentation bisheriger Behandlungsergebnisse und weiterer Behandlungsziele."

26

26.2.3 Zertifizierungsvorgaben

Auszüge aus Zertifizierungskriterien **„Stroke Unit"** **(SU)** der Deutschen Schlaganfall-Gesellschaft (vgl. ▶ Kap. 6):

„SU-Team […]:
Tgl. fallbasierte Teambesprechungen
Regelmäßige organisatorische Teambesprechungen mit Protokoll"

Auszüge aus Vorgaben zum Qualitätssiegel des Bundesverbands **Geriatrie** (vgl. ▶ Abschn. 16.2):

„5.3. Rolle, Verantwortlichkeiten und Befugnisse in der Organisation […]:
Sind Verantwortlichkeiten und Befugnisse durch die oberste Leitungsebene angemessen geregelt und bekannt gemacht?
Gibt es ein übergeordnetes zentrales, berufsübergreifendes Gremium mit enger Einbindung der obersten Leitungsebene?"

Auszüge aus Zertifizierungsvorgaben der Deutschen Gesellschaft für **Hämatologie und Onkologie** (vgl. ▶ Kap. 9):

„VI Interaktionen und Aufgaben der ambulanten und stationären Versorgung […]
Die interdisziplinäre Koordination durch die ambulante und stationäre Abteilung umfasst
insbesondere die Planung folgender Maßnahmen:
a) Operative und/oder strahlentherapeutische Behandlung
b) Diagnostik und Therapie zusätzlicher Krankheiten
c) Supportive Therapie (z. B. Schmerztherapie, Ernährungsberatung, Physiotherapie, Transfusionen)
d) Psychoonkologische Betreuung
e) Palliativmedizinische Betreuung
f) Betreuung im Hospiz
8. Zur umfassenden Betreuung des Krebskranken durch die ambulante und stationäre
Abteilung gehört auch die Einleitung und/oder Koordination von Maßnahmen der Rehabilitation und Nachsorge wie
a) Psychosoziale Betreuung des Patienten und seiner Familie
b) Hinzuziehung komplementärer Dienste
c) Häusliche Krankenpflege
d) Mitwirkung bei der Einleitung und Durchführung der medizinischen, sozialen und
beruflichen Rehabilitation
e) Erstellen eines Nachsorgeplans"

26.2.4 Konzeptionelle Vorgaben

Auszug aus der Arbeitshilfe für die **Rehabilitation von Schlaganfallpatienten** (Bundesarbeitsgemeinschaft für Rehabilitation 1998):

„6.2.3 Das Reha-Team
Um die angestrebten globalen und partiellen Rehabilitationsziele (6.2.1 und 6.2.2) auf körperlicher, psychischer und sozialer Ebene zu erreichen, müssen alle Therapeuten nach einem einheitlichen Therapiekonzept für jeden einzelnen Patienten handeln, um divergierende und damit verunsichernde Maßnahmen zu vermeiden.
Dies kann nur erreicht werden, wenn die verschiedenen Disziplinen wirklich als Team zusammenarbeiten und auch den Patienten integrieren, damit er nicht nur als Objekt einer „Front" von Therapeuten gegenübersteht.
Bei den möglichen Kooperationsformen hat sich als Optimum die „teamorientierte Kooperation" bewährt, mit wechselseitigem Informationsaustausch der Teammitglieder und gemeinsamen, institutionalisierten Teambesprechungen und Fallkonferenzen („interdisziplinäre Teamstruktur"), um die Therapie kontinuierlich zu begleiten. So wird der Rehabilitationsplan individuell und stadiengerecht (vgl. 6.2.4) abgestimmt und auch mit dem Patienten besprochen. Um dieses Ziel zu erreichen, sind gegenseitiges Verständnis und detaillierte Kenntnisse über die einzelnen Disziplinen nötig, die durch gemeinsame Fortbildungen zu fördern sind."

26.2.5 Gesetzliche Vorgaben

Beispiel Entlassmanagement

In § 3 des sog. Rahmenvertrages über ein Entlassmanagement beim Übergang in die Versorgung **nach Krankenhausbehandlung** nach § 39 Abs. 1a S. 9 SGB V (Rahmenvertrag Entlassmanagement) zwischen dem GKV-Spitzenverband als Spitzenverband Bund der Krankenkassen und als Spitzenverband Bund der Pflegekassen, Berlin, der Kassenärztlichen Bundesvereinigung, Berlin und der Deutschen Krankenhausgesellschaft e. V., Berlin, wurden folgende ab 01.10.2017 geltende Anforderungen für Akutkrankenhäuser festgelegt:

„Das Krankenhaus stellt ein standardisiertes Entlassmanagement in multidisziplinärer Zusammenarbeit sicher und etabliert schriftliche, für alle Beteiligten transparente Standards (z. B. für die Pflege: Expertenstandard Entlassungsmanagement in der Pflege). Multidisziplinäre Zusammenarbeit beinhaltet für die Belange dieses Vertrages die Zusammenarbeit von Ärzten/psychologischen Psychotherapeuten, Pflegepersonal, Sozialdienst, Krankenhausapothekern und weiteren am Entlassmanagement beteiligten Berufsgruppen. Die Verantwortlichkeiten im multidisziplinären Team müssen verbindlich geregelt werden. Die Krankenhäuser informieren über ihr Entlassmanagement in ihrem Internetauftritt."

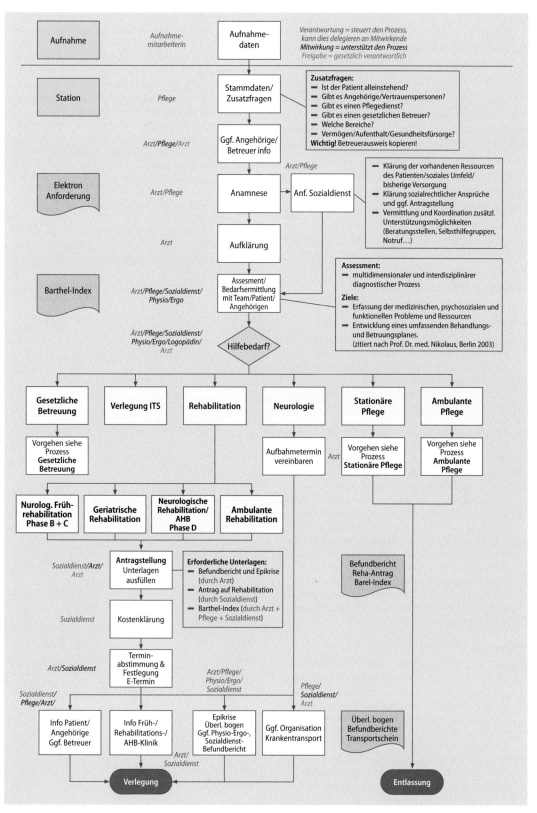

◻ Abb. 26.1 Prozess „Entlassmanagement neurologisch-geriatrische Patienten", Alexianer Krankenhaus Hedwigshöhe

26

Gem. § 40 Abs. 2 SGB V gelten die Regelungen des § 39 Abs. 1a entsprechend auch für **stationäre Rehabilitationskliniken** – allerdings nur für Rehabilitanden, die im Rahmen des § 40 SGB V ihre Rehabilitation absolvieren, d. h. wenn die gesetzliche Krankenversicherung Rehabilitationsträger ist. Die konkrete Umsetzung ist in einem separaten Rahmenvertrag mit den maßgeblichen Interessenvertretern der Rehabilitationskliniken geregelt (vgl. ▶ Abschn. 38.4.2).

◻ Abb. 26.1 zeigt die konkrete Umsetzung der Verantwortlichkeiten je Berufsgruppe wie auch im Gesamtprozess am Beispiel des Entlassmanagements des Alexianer-Krankenhauses Hedwigshöhe bei neurologisch-geriatrischen Patienten.

Weitere Informationen

Literatur

Bundesarbeitsgemeinschaft für Rehabilitation (BAR) (1998) Arbeitshilfe für die Rehabilitation von Schlaganfallpatienten. https://www.bar-frankfurt.de/publikationen/

Bundesarbeitsgemeinschaft für Rehabilitation (BAR) (2016) ICF Praxisleitfaden 2 - Medizinische Rehabilitationseinrichtungen. https://www.bar-frankfurt.de/publikationen/

Deutsche Gesellschaft für Neurologie (DGN) (2012) Multiprofessionelle neurologische Rehabilitation in: Leitlinien für Diagnostik und Therapie in der Neurologie. https://www.dgn.org/leitlinien/archiv-leitlinien

Kälble K (2004) Berufsgruppen- und fachübergreifende Zusammenarbeit – theoretische Klärungen. In: Kaba-Schönsten L,Kälble K (Hrsg) Interdisziplinäre Kooperation im Gesundheitswesen Frankfurt/Main, S 29–41

Konferenz der Fachberufe im Gesundheitswesen bei der Bundesärztekammer (2010) Prozessverbesserung in der Patientenversorgung durch Kooperation und Koordination zwischen den Gesundheitsberufen, Berlin. http://www.bundesaerztekammer.de/file admin/user_upload/downloads/FachberufeProzess verbesserung201111.pdf

Internetlinks

Bundesamt für Gesundheit (BAG) der Schweizerischen Eidgenossenschaft – Förderprogramm „Interprofessionalität im Gesundheitswesen". https://www.bag. admin.ch/bag/de/home/themen/strategien-politik/ nationale-gesundheitspolitik/foerderprogramme-der-fachkraefteinitiative-plus/foerderprogramme-interprofessionalitaet.html

Bundesverband Geriatrie – Auditcheckliste Qualitätssiegel Geriatrie für Akuteinrichtungen. http://www.bv-geriatrie.de/qualitaet/qualitaetssiegel-geriatrie

Deutsches Institut für Medizinische Dokumentation und Information (DIMDI) –Klassifikationen,Terminologien und Standards / Operationen- und Prozedurenschlüssel (OPS). https://www.dimdi.de/static/de/klassi/ops/ index.htm

Deutsche Gesellschaft für Hämatologie und Onkologie – Zertifizierungen. https://www.onkologie-zertifizierung. de/web/verfahrensanweisungen-und-formulare

Deutsche Krankenhausgesellschaft (DKG) – Umsetzungshinweise Entlassmanagement. https://www.dkgev.de/ dkg.php/cat/42/aid/24431/title/Umsetzungshinweise_ Entlassmanagement

Deutsche Schlaganfall-Gesellschaft (DSG) – Zertifizierungs kriterien für Stroke Units. http://www.dsg-info.de/ stroke-units/zertifizierungsantraege--zertifizierungs kriterien.html

GKV Spitzenverband – Entlassmanagement Rahmenvertrag. https://www.gkv-spitzenverband.de/krankenversicherung/krankenhaeuser/entlassmanagement/ entlassmanagement.jsp

Ärzte

Andreas Bahemann, Klaus Edel, Jörg Heinze

© Springer-Verlag GmbH Deutschland, ein Teil von Springer Nature 2018
Bundesarbeitsgemeinschaft für Rehabilitation e.V. (BAR) (Hrsg.), *Rehabilitation*
https://doi.org/10.1007/978-3-662-54250-7_27

27.1   Was sind Ärzte?

Ärzte haben als Angehörige eines freien Heilberufs die Aufgabe, Krankheiten zu erkennen und zu heilen, Beschwerden zu lindern und das Leben zu verlängern. In Zusammenarbeit mit verschiedenen Gesundheitsberufen sind sie präventiv, kurativ und rehabilitativ tätig, z. B. in folgenden ambulanten und stationären Settings:
- Niedergelassene Arztpraxis (Allgemein- und Facharzt)
- Medizinische Versorgungszentren (MVZ)
- Krankenhaus
- Rehabilitationseinrichtung
- Sozialversicherung und Verwaltung (z. B. Krankenkasse, Rentenversicherung, Gesundheitsamt)

Im gesamten Spektrum des Gesundheitssystems (Prävention, Akutbehandlung, Rehabilitation, Pflege) übt der Arzt eine Brückenfunktion aus. Um ein geeignetes Versorgungsarrangement für den Patienten zu organisieren, muss er mit den Zielen, Aufgaben sowie der Zugangssteuerung in jedem Versorgungsbereich vertraut sein. Neben der originären Patientenbehandlung übernimmt er damit zunehmend die Lotsenfunktion für eine optimale Verzahnung der einzelnen Versorgungsbereiche (BAR 2016).

Gleichzeitig erfordert das über die Krankheitsaspekte hinausgehende Aufgabenspektrum ein abgestimmtes Handeln zwischen den einzelnen Berufen und Institutionen. Die Zusammenarbeit zwischen Ärzten und weiteren Gesundheitsberufen in der Patientenbehandlung, sowohl vor einer Rehabilitationsmaßnahme als auch danach, ist immer mit einer engen Zusammenarbeit verbunden (▶ Kap. 26). Dabei ist die **International Classification of Functioning, Disability and Health** (ICF ▶ Glossar) hier die berufsgruppenübergreifende Sprache und der Grundgedanke der Rehabilitation, als „umfassendes Verständnis von Krankheit und Gesundheit im Sinne des biopsycho-sozialen Modells"(DRV Bund 2015). Die ICF kennzeichnet im Besonderen die rehabilitative ärztliche Tätigkeit, ob in der Rehabilitationsbedarfserkennung, Leistungsdurchführung oder gutachterlichen Tätigkeit (▶ Abschn. 37.3).

27.2   Wo findet man Ärzte im Reha-Prozess?

Als Ansprechpartner vor, während und nach der Rehabilitation übernehmen Ärzte meist die Rolle, den Reha-Prozess zu lenken und zu gestalten und so den Rehabilitanden mit ihrem sozialmedizinischen Fachwissen zu begleiten (DRV Bund 2015). Sie gehen somit nicht nur der ärztlichen Behandlung nach, sondern nehmen eine ganzheitliche Begleitungsfunktion wahr. Dies gilt sowohl für medizinische als auch für berufliche oder soziale Rehabilitationsmaßnahmen (vgl. ▶ Kap. 18–20).

27.2.1   Im Rehabilitationszugang

Jörg Heinze

An der unmittelbaren Schnittstelle zu dem Patienten, seinem Lebensumfeld und seiner Vorgeschichte ist der Arzt für die Erkennung von möglichem Bedarf an Leistungen zur Rehabilitation verantwortlich und nimmt die Einschätzung der Rehabilitationsbedürftigkeit, -fähigkeit und -prognose (▶ Glossar) vor. Der Arzt muss dabei – unabhängig ob im ambulanten oder stationären Bereich – vor einer Rehabilitationsmaßnahme in der Gesamtschau der vorliegenden Funktionsstörungen sowohl körperliche als auch seelische Faktoren und die damit verbundenen Kontextfaktoren (umwelt- und personbezogen) in eine Entscheidung für oder gegen eine bestimmte Rehabilitationsmaßnahme einbinden. Dazu gehört auch, dass der Arzt den für zuständig gehaltenen Sozialleistungsträger (▶ Abschn. 18.2) der Maßnahme in Zusammenarbeit mit dem Patienten in Form der partizipativen Entscheidungsfindung (PEF) benennt und ggf. involviert, um die richtigen und notwendigen Antragsunterlagen für eine Rehabilitationsmaßnahme zu wählen.

Bei einer medizinischen Rehabilitationsmaßnahme muss der Arzt über die Fachrichtung der Einrichtung (**Indikation**) wie auch über die eventuell notwendige (klimatische) Umgebung für eine erfolgreiche Rehabilitationsmaßnahme befinden und dies in einem Rehabilitationsantrag bzw. einer Rehabilitationsverordnung sozialmedizinisch begründen.

Ist der Arzt als Haus- oder Facharzt tätig, erfolgt die Rehabilitationsverordnung über gesonderte Formulare (▶ Abschn. 18.3). Nach einer akutstationären Behandlung – z. B. Operation im Krankenhaus – ist der Krankenhausarzt für die sozialmedizinische Befundung zuständig.

27.2.2 In der Rehabilitations-einrichtung

Klaus Edel

Die ärztliche Tätigkeit in einer Rehabilitationseinrichtung konzentriert sich neben der Behandlung auch auf die Auswirkungen von Krankheit und die vielschichtigen Beeinträchtigungen (Krankheitsfolgen), wie z. B. der Kommunikation, Mobilität, Selbstversorgung oder auch Berufstätigkeit. Über das gesundheitliche Problem hinaus sind die Einschränkungen der Teilhabe unter Berücksichtigung des gesamten Lebenshintergrundes (z. B. Bezugspersonen, berufliche Belastung, Wohnumfeld) in die Therapie, Betreuung und spätere Nachsorge vom Arzt miteinzubeziehen.

Therapieziele und -planung

Anhand des bio-psycho-sozialen Modells (▶ Abschn. 37.3) gilt es, die Aspekte der Gesundheitsstörung und Teilhabestörung zu erfassen, um für die Rehabilitationsmaßnahme teilhaberelevante Ziele zu definieren. Hierzu sind die notwendigen sozialmedizinischen Befunde zu sichten und eine ausführliche Anamnese (u. a. Medikation, soziale Anamnese, Berufsanamnese) zu erstellen. Dabei sind Kontextfaktoren (z. B. welche konkreten Anforderungen müssen für eine berufliche Teilhabe erreicht werden?) und individuelle Rehabilitationsziele in einem partizipativen Prozess mit dem Patienten zu definieren. Anhand der erhobenen Befunde wird ein aktiver Therapieplan erstellt, der auf die individuellen Bedürfnisse des Rehabilitanden abgestimmt sein muss (Schupp 2000). Die Aufklärung des Patienten über seine Mitwirkungspflicht bei der Krankheitsbewältigung muss Inhalt des Aufnahmegespräches sein. Der Arzt muss dem Patienten den Sinn und die Wirkungsweise der wichtigsten Therapien erläutern. Der Arzt sollte in der Lage sein, die aktuelle Motivationslage zu erkennen, um den Patienten weder zu über- noch zu unterfordern.

Die Besprechung im Rehabilitationsteam

Zur interdisziplinären Besprechung von Patienten werden regelmäßige Fallkonferenzen oder auch Rehabilitationsteam-Konferenzen (▶ Kap. 26) durchgeführt. Hier werden die (ärztlichen) Befunde und der Rehabilitationsverlauf diskutiert. Das Rehabilitationsteam ist aufgefordert, den Therapieplan ggf. zu ergänzen. Äußert der Patient krankheitsbedingte Beschwerden im Laufe seiner Rehabilitation, erfolgt über Visite und Untersuchung eine Anpassung des Rehabilitationskonzeptes. Zusammengefasst kommen dem Rehabilitationsteam folgende Aufgaben zu: Koordination Rehabilitationsassessment, -ziele, -plan, Kontrolle, Feedback, Anpassung und Dokumentation des Rehabilitationsverlaufs.

Betreuung während der Rehabilitation

Die ärztliche Betreuung des Patienten setzt sich kontinuierlich über die Zeit der Rehabilitation fort. Der Patient wird mindestens einmal wöchentlich vom Arzt visitiert. Bei auftretenden Komplikationen sind weitere Visiten vorzusehen. In der Visite erfolgt die Erfolgsbeurteilung anhand der bisherigen Therapieziele. Wenn notwendig, werden die medikamentöse Therapie, die therapeutischen, edukativen, psychosozialen und diätetischen Maßnahmen angepasst.

Durchführung von Einweisungen und Schulungen im Rahmen der Rehabilitation: Die Schulungen sollten sich am Krankheitsbild des Patienten orientieren. Bei multimorbiden Patienten (▶ Abschn. 16.4) ist die Teilnahme an mehreren Schulungsmodulen notwendig. Der Arzt trägt die Ergebnisse aus den Schulungen zusammen, die er als positive oder negative Rückmeldungen vom Schulungsteam bekommt.

Die Entlassungsplanung

Der Arzt ist verantwortlich für die Sicherstellung einer sachgerechten Anschlussversorgung, unabhängig ob es um eine Entlassung nach Hause geht oder z. B. eine Verlegung in eine Pflegeeinrichtung. Im Rahmen der Entlassungsplanung sind weitergehende Medikation und Therapie, Beurteilung der Arbeits- und Erwerbsfähigkeit, Maßnahmen zur beruflichen und Wiedereingliederung, weiterer Hilfebedarf, Pflegestufe, Hilfsmittelversorgung etc. abzuklären. Diese Angaben sind in den **Entlassungsbericht** mitaufzunehmen

(▶ Abschn. 20.1, ▶ Abschn. 48.2.6). Der weitergehende Versorgungsbedarf ist in Absprache mit dem Sozialdienst zu organisieren und mit den Nachversorgern zu koordinieren. Zudem sind auf die Rehabilitationsmaßnahme aufbauende Behandlungsschritte (z. B. Nachsorgeprogramme) mit dem Patienten zu besprechen und einzuleiten.

27.2.3 Nach der Rehabilitation (Nachsorge)

Nach einer durchgeführten Rehabilitationsmaßnahme muss der weiterbehandelnde Arzt die weiterführenden, darauf aufbauenden Behandlungsschritte (z. B. Nachsorgeprogramme) mit dem Patienten besprechen und einleiten (▶ Kap. 20).

27.2.4 In der sozialmedizinischen Begutachtung

Andreas Bahemann

Ärzte spielen im Reha-Prozess noch eine weitere bedeutende Rolle. Sie sind sozialmedizinisch in der Begutachtung tätig, z. B. bei Sozialversicherungen.

Die sozialmedizinische Begutachtung erfolgt u. a. bei der Entscheidung über Rehabilitationsleistungen. Vom Sozialversicherungsträger sind nicht nur versicherungsrechtliche Voraussetzungen zu prüfen, sondern auch sozialmedizinische (persönliche). Dazu gehören neben medizinischen Befunden auch die Berücksichtigung der biographischen, beruflichen und sozialen Anamnese – ganz im Sinne der ICF und dem bio-psycho-sozialen Modell (▶ Abschn. 37.3) –, die letztlich als umfassende **sozialmedizinische Leistungsbeurteilung** die **Entscheidungsgrundlage** für den jeweiligen Rehabilitationsträger bilden. Die Aufgabe der sozialmedizinischen Sachaufklärung und gutachterlichen Stellungnahme obliegt einem sozialmedizinischen Sachverständigen bzw. einem ärztlichen Gutachter.

In der „Sozialversicherungsmedizin" gibt es tausende hauptberuflich beschäftigte Sozialmediziner, die nach der Weiterbildungsordnung qualifiziert sind (siehe Regelungen der Bundesärztekammer im ▶ Internet). Diese sind beschäftigt insbesondere bei den Trägern der gesetzlichen Rentenversicherung (Deutsche Rentenversicherung, DRV), den Medizinischen Diensten der Krankenversicherung (MDK) und im Ärztlichen Dienst der Bundesagentur für Arbeit (BA). Verschiedene Träger kooperieren auch auf vertraglicher Basis mit externen Ärzten.

Verschiedene Bücher des **Sozialgesetzbuches** (SGB) sind hier eine wesentliche rechtliche Grundlage für die Begutachtung (▶ Abschn. 38.4.5).

Nach dem Grundsatz „Reha vor Rente" nehmen Sozialmediziner für die Rentenversicherung wie auch für die Arbeitslosenversicherung gutachterlich Stellung dazu, ob zumutbare Möglichkeiten der medizinischen Therapie (ambulant und/oder stationär) ausgeschöpft wurden, bevor eine Empfehlung zur ambulanten oder stationären medizinischen Rehabilitation gegeben werden kann. Bevor Leistungen zur Teilhabe am Arbeitsleben gutachterlich angeraten werden, ist meist zu prüfen, ob auch die Möglichkeiten der medizinischen Rehabilitation angemessen genutzt wurden.

Nach SGB X „Sozialverwaltungsverfahren und Sozialdatenschutz" gilt gemäß § 96:

Ärztliche Untersuchungen, psychologische Eignungsuntersuchungen:

(1) Veranlasst ein Leistungsträger eine ärztliche Untersuchungsmaßnahme oder eine psychologische Eignungsuntersuchungsmaßnahme, um festzustellen, ob die Voraussetzungen für eine Sozialleistung vorliegen, sollen die Untersuchungen in der Art und Weise vorgenommen und deren Ergebnisse so festgehalten werden, dass sie auch bei der Prüfung der Voraussetzungen anderer Sozialleistungen verwendet werden können. Der Umfang der Untersuchungsmaßnahme richtet sich nach der Aufgabe, die der Leistungsträger, der die Untersuchung veranlasst hat, zu erfüllen hat. Die Untersuchungsbefunde sollen bei der Feststellung, ob die Voraussetzungen einer anderen Sozialleistung vorliegen, verwertet werden.

(2) Durch Vereinbarungen haben die Leistungsträger sicherzustellen, dass Untersuchungen unterbleiben, soweit bereits verwertbare Untersuchungsergebnisse vorliegen. Für den Einzelfall sowie nach Möglichkeit für eine Vielzahl von Fällen haben die Leistungsträger zu vereinbaren, dass bei der Begutachtung der Voraussetzungen von Sozialleistungen die Untersuchungen nach einheitlichen und vergleichbaren Grundlagen, Maßstäben und Verfahren vorge-

nommen und die Ergebnisse der Untersuchungen festgehalten werden. Sie können darüber hinaus vereinbaren, dass sich der Umfang der Untersuchungsmaßnahme nach den Aufgaben der beteiligten Leistungsträger richtet; soweit die Untersuchungsmaßnahme hierdurch erweitert ist, ist die Zustimmung des Betroffenen erforderlich.

(3) Die Bildung einer Zentraldatei mehrerer Leistungsträger für Daten der ärztlich untersuchten Leistungsempfänger ist nicht zulässig.

Schwerpunktmäßig ist der Medizinische Dienst der Krankenkassen (MDK) durch die gesetzliche Krankenversicherung zur medizinischen Rehabilitation beauftragt (▶ Kap. 42), der Ärztliche Dienst der Bundesagentur für Arbeit für Leistungen zur Teilhabe am Arbeitsleben (▶ Kap. 43) und die gesetzliche Rentenversicherung für beides (medizinische und berufliche Rehabilitation).

Stellungnahmen zu „Reha-Aspekten" gibt es aber nicht nur bei direkter Nachfrage der Auftraggeber dazu. In § 159 SGB III (maßgeblich speziell für die BA) „Ruhen bei Sperrzeit" heißt es: „Hat die Arbeitnehmerin oder der Arbeitnehmer sich versicherungswidrig verhalten, ohne dafür einen wichtigen Grund zu haben, ruht der Anspruch für die Dauer einer Sperrzeit."

Versicherungswidriges Verhalten kann vorliegen, wenn die oder der Arbeitslose das Beschäftigungsverhältnis gelöst und dadurch vorsätzlich oder grob fahrlässig die Arbeitslosigkeit herbeigeführt hat. Sozialmedizinisch kann selbstverständlich nicht die Rechtmäßigkeit einer Kündigung („Arbeitsaufgabe") beurteilt werden. Wenn aber wichtige gesundheitliche Gründe für die Aufgabe des Beschäftigungsverhältnisses ärztlicherseits festgestellt werden, können sich auch daraus Fragen zur beruflichen Rehabilitation (▶ Kap. 43) ergeben.

Aus dem Beispiel wird deutlich, dass es oft enge Zusammenhänge gibt zwischen Sozialrecht und Sozialmedizin. Für Beratung wie Begutachtung müssen stets die eigenen **medizinisch-fachlichen Grenzen** beachtet werden. Erst recht dürfen keine juristischen und/oder im engeren Sinn berufskundlichen Feststellungen getroffen werden. Sozialmediziner nutzen oft fachärztliche Unterlagen (Befunde, Bescheinigungen, Gutachten etc.). Die sozialmedizinische Umsetzung wie zum Beispiel Ableitung eines positiven und nega-

tiven Leistungsbildes kann dann ggf. auch zusammenfassend erfolgen. Praktisch tätige Sozialmediziner haben also eine besonders verantwortungsvolle Rolle an der Schnittstelle zwischen Medizin und Recht. Sie klären fachlich unabhängig medizinische Fragen z. B. im Zusammenhang mit einer beantragten Sozialleistung (▶ Abschn. 18.3); dabei beraten sie die Auftraggeber und ersetzen nicht deren Entscheidung.

Weitere Informationen

Literatur

Bundesarbeitsgemeinschaft für Rehabilitation (BAR) (2016) ICF-Praxisleitfaden 2 – Medizinische Rehabilitationseinrichtungen. https://www.bar-frankfurt.de/publikationen/

Deutsche Gesellschaft für Neurologie (DGN) (2008) Leitlinien der DGN 2008 – Multiprofessionelle neurologische Rehabilitation. http://www.dgn.org/images/red_leitlinien/LL_2008/archiv/ll08kap_094.pdf

Deutsche Gesetzliche Unfallversicherung (DGUV) (2014) Das Reha-Management der Deutschen Gesetzlichen Unfallversicherung. Handlungsleitfaden. http://www.dguv.de/medien/inhalt/reha_leistung/teilhabe/reha-manager/handlungsleitfaden.pdf

Deutsche Rentenversicherung Bund (DRV) (2015) Der ärztliche Reha-Entlassungsbericht. https://www.deutsche-rentenversicherung.de/Allgemein/de/Inhalt/3_Infos_fuer_Experten/03_oeffentliche_verwaltung_versaemter/05_Reha_301/03_reha_301_standard/Leitfaden_Entlassungsbericht.pdf?__blob=publicationFile&v=6

Deutsche Rentenversicherung Bund (DRV) (2015) Medizinische Rehabilitation – ein attraktiver Arbeitsplatz für Ärztinnen und Ärzte. https://www.deutsche-rentenversicherung.de/Allgemein/de/Inhalt/3_Infos_fuer_Experten/01_sozialmedizin_forschung/downloads/med_reha__arbeitsplatz_fuer_aerzte.html

Deutsche Rentenversicherung Bund (DRV) (2010) Positionspapier Rehabilitation 2010. https://www.deutsche-rentenversicherung.de/Allgemein/de/Inhalt/3_Infos_fuer_Experten/01_sozialmedizin_forschung/downloads/konzepte_systemfragen/konzepte/Positionspapier_Reha_2010.pdf?__blob=publicationFile&v=4

Diehl R, Gebauer E, Groner A (2012) Kursbuch Sozialmedizin. Deutscher Ärzte-Verlag, Köln

Nüchtern E, von Mittelstaedt G (2015) Sozialmedizin: Unabhängig und fair in der Begutachtung. www.aerzteblatt./lit0115

Nüchtern E, Bahemann A et al (2015) Soziale Sicherheit braucht Sozialmedizin – Selbstverständnis von Ärztinnen und Ärzten in der sozialmedizinischen Begutachtung und Beratung. Das Gesundheitswesen 77(08/09): 580–585

Schupp W, Ackermann H (2000) Konzept der Behandlungs- und Rehabilitationskette nach Schlaganfall (Neurologisches Phasen-Modell). Z Allgemeinmed 76: 173–177

27

Sozialgesetzbuch (SGB) Drittes Buch (III) – Arbeits-
    förderung. Zuletzt geändert17.07.2017. https://www.
    gesetze-im-internet.de/sgb_3/BJNR059500997.html

Internetlinks

Berufsgenossenschaft für Gesundheitsdienst und Wohl-
    fahrtspflege. https://www.bgw-online.de/
Berufsverband der Rehabilitationsärzte Deutschlands e. V.
    https://www.bvprm.de/
Berufsverband der Sozialversicherungsärztinnen und -ärzte
    Deutschlands e. V. http://www.bsdonline.de/
Berufsverband Deutscher Internisten e. V. https://www.
    bdi.de/
Bundesärztekammer – (Muster-)Weiterbildungsordnung.
    http://www.bundesaerztekammer.de/aerzte/aus-
    weiter-fortbildung/weiterbildung/muster-weiterbil-
    dungsordnung/
Deutsche Rentenversicherung Bund (DRV) – Serviceseite
    für niedergelassene Ärzte über die Leistungen der
    gesetzlichen Rentenversicherung im Bereich medi-
    zinische und berufliche Rehabilitation. https://www.
    rehainfo-aerzte.de/
Deutscher Hausärzteverband e. V. https://www.hausaerzte
    verband.de/

Psychotherapeuten

Dietrich Munz, Ulrike Worringen, Ulrich Clever

In Zusammenarbeit mit Theresa Unger und Annegret Schoeller.

© Springer-Verlag GmbH Deutschland, ein Teil von Springer Nature 2018
Bundesarbeitsgemeinschaft für Rehabilitation e.V. (BAR) (Hrsg.), *Rehabilitation*
https://doi.org/10.1007/978-3-662-54250-7_28

28

28.1   Was sind Psychotherapeuten?

Psychotherapie in Deutschland ist eine heilkundliche Tätigkeit zur Feststellung, Heilung oder Linderung von Krankheiten, bei denen Psychotherapie indiziert ist. Indiziert ist Psychotherapie in der Regel bei **psychischen Erkrankungen**. Die Weltgesundheitsorganisation (WHO) hat in einem Kapitel der Internationalen Klassifikation der Erkrankungen (ICD; ► Glossar) einen Katalog mit anerkannten psychischen Erkrankungen herausgegeben (ICD-Code F00-F99, siehe ► Internet). Psychotherapie ist auch bei körperlichen Erkrankungen indiziert, bei denen psychische Faktoren eine wesentliche Rolle spielen, z. B. beim Krankheitsverlauf (u. a. Krebs- oder kardiologische Erkrankungen). Abgegrenzt wird die Ausübung der Psychotherapie von psychologischen Tätigkeiten (► Kap. 29), die insbesondere die Aufarbeitung und Überwindung arbeitsbezogener oder familiärer Problemstellungen oder sonstige Zwecke außerhalb der Heilkunde zum Gegenstand haben (§ 1 Abs. 3 Satz 3 PsychThG).

Psychotherapeut ist eine gesetzlich geschützte Berufsbezeichnung. „Psychotherapeut" dürfen sich nur drei Berufsgruppen nennen: Ärztliche Psychotherapeuten, Psychologische Psychotherapeuten und Kinder- und Jugendlichenpsychotherapeuten (§ 1 Abs. 1 PsychThG).

28.1.1   Ärztliche Psychotherapeuten (ÄP)

Ärztliche Psychotherapeuten (ÄP) entstammen verschiedenen Facharztgruppen. Das sind zunächst sogenannte P-Fachärzte, also Ärzte für Psychiatrie und Psychotherapie, Psychosomatische Medizin und Psychotherapie sowie Kinder- und Jugendpsychiatrie und -psychotherapie. Sie haben nach dem Universitätsstudium und der ärztlichen Approbation eine mindestens fünfjährige Weiterbildung im jeweiligen Fachgebiet abgeschlossen. Im Weiteren können Fachärzte aus allen Gebieten, die die Zusatzweiterbildung „Psychotherapie – fachgebunden" erworben haben, Psychotherapie im Sinne der Vorbeugung, Erkennung und indikationsbezogenen Behandlung von Erkrankungen ihres jeweiligen Gebietes erbringen, die durch psychosoziale Faktoren und Belastungsreaktionen mitbedingt sind. Schließlich können Fachärzte mit Zusatzweiterbildung „Psychoanalyse" Krank-

heiten, denen unbewusste seelische Konflikte zugrunde liegen, psychoanalytisch behandeln.

Im Rahmen der Weiterbildung spezialisieren sich alle Fachärzte auf eines der drei sogenannten **Richtlinienverfahren**: Analytische Psychotherapie, Tiefenpsychologisch fundierte Psychotherapie oder Verhaltenstherapie. Die psychotherapeutische Tätigkeit von ÄP ist allerdings nicht auf diese Richtlinienverfahren begrenzt, sondern bedient sich darüber hinaus evidenzbasierter störungsorientierter Methoden und störungsübergreifend eingesetzter Techniken, eingebettet in den ärztlichen Wissenskontext über bio-psychosoziale und psychosomatische Zusammenhänge. Diese werden in Inhalt und Dosis der Schwere und Akuität der behandelten Erkrankungen als auch dem wechselnden und zum Teil geringen Funktionsniveau der behandelten Patienten angepasst. Ärztliche Psychotherapie wird auf dem Boden der ärztlich-naturwissenschaftlichen Grundausbildung oft in einen Gesamtbehandlungsplan eingebaut und kann mit **medikamentösen** sowie **sozialtherapeutischen Interventionen kombiniert** werden.

Im Sinne einer gestuften Versorgung erbringen Hausärzte und Fachärzte Leistungen der „psychosomatischen Grundversorgung" als Basisdiagnostik und psychotherapeutische Basisversorgung für Patienten mit psychischen und psychosomatischen Störungen in der Primärversorgung.

28.1.2   Psychologische Psychotherapeuten (PP)

Psychologische Psychotherapeuten (PP) haben zunächst ein Psychologiestudium (Diplom/Master) an einer Universität abgeschlossen und dann nach einer drei- bis fünfjährigen, staatlich geregelten **psychotherapeutischen Ausbildung** die Approbation als Psychologischer Psychotherapeut erhalten. PP dürfen berufsrechtlich Kinder, Jugendliche und Erwachsene behandeln. Im Rahmen der gesetzlichen Krankenversicherung dürfen sie Kinder und Jugendliche aber nur dann behandeln, wenn sie dafür eine Zusatzqualifikation erworben haben.

28.1.3 Kinder- und Jugendlichen-psychotherapeuten (KJP)

Kinder- und Jugendlichenpsychotherapeuten (KJP) sind auf die Behandlung von Kindern und Jugendlichen bis zur Vollendung des 21. Lebensjahres spezialisiert (§ 1 Abs. 2 PsychThG). Sie haben zunächst ein Pädagogik- oder Sozialpädagogikstudium an einer Universität oder Fachhochschule oder ein Psychologiestudium absolviert und danach eine drei- bis fünfjährige, staatlich geregelte psychotherapeutische Ausbildung speziell für die Altersgruppe der Kinder und Jugendlichen mit der Approbation abgeschlossen.

Im Rahmen ihrer Ausbildung spezialisieren sich PP und KJP auf ein **Psychotherapieverfahren**, wofür sie nach Abschluss der Ausbildung die Fachkunde erhalten. Ausgebildet werden kann in den Psychotherapieverfahren, die vom Wissenschaftlichen Beirat Psychotherapie (siehe ▶ Internet) als **wissenschaftlich anerkannt** worden sind. Das sind aktuell Verhaltenstherapie, Tiefenpsychologisch fundierte Psychotherapie, Analytische Psychotherapie, Systemische Psychotherapie und Gesprächspsychotherapie.

PP und KJP unterliegen den Regelungen des Psychotherapeutengesetzes. Danach ist Psychotherapie „jede mittels wissenschaftlich anerkannter psychotherapeutischer Verfahren vorgenommene Tätigkeit zur Feststellung, Heilung oder Linderung von Störungen mit Krankheitswert, bei denen Psychotherapie indiziert ist". Da PP und KJP mögliche körperliche Ursachen psychischer Störungen nicht selbst feststellen können, müssen sie diese im Behandlungsverlauf von einem Arzt abklären lassen (§ 1 Abs. 3 PsychThG). Sie dürfen keine Medikamente verordnen. Dazu arbeiten sie mit Ärzten zusammen.

28.2 Wie funktioniert der Zugang zu Psychotherapeuten?

28.2.1 Ambulante Psychotherapie

Viele ÄP, PP und KJP sind ambulant in eigener Praxis tätig. Patienten können ÄP, PP und KJP direkt, d. h. ohne Überweisungsschein aufsuchen, soweit Patienten im Rahmen einer gesetzlichen Krankenversicherung und entsprechend der **Psychotherapie-Richtlinie** behandelt werden. Um mit gesetzlichen Krankenkassen abrechnen zu dürfen, brauchen ÄP, PP und KJP eine vertragsärztliche und vertragspsychotherapeutische Zulassung (§ 95 Abs. 1 SGB V). Die gesetzliche Krankenkasse bezahlt nur bestimmte Psychotherapieverfahren: Analytische Psychotherapie, Tiefenpsychologisch fundierte Psychotherapie, Verhaltenstherapie (die sogenannten Richtlinienverfahren) sowie Neuropsychologische Therapie und Maßnahmen der psychosomatischen Grundversorgung. Die wichtigsten Regelungen zur psychotherapeutischen Versorgung durch niedergelassene ÄP, PP und KJP finden sich in der Psychotherapie-Richtlinie des Gemeinsamen Bundesausschusses (G-BA 2016) und in der Psychotherapie-Vereinbarung zwischen Kassenärztlicher Bundesvereinigung und GKV-Spitzenverband (KBV 2017).

Die gesetzlichen Krankenkassen sind dazu verpflichtet, für eine notwendige Behandlung der Versicherten zu sorgen. Ist die Krankenkasse dazu nicht in der Lage, z. B. weil die Wartezeit auf eine ambulante Psychotherapie zu lang ist, kann der Versicherte sich die Leistung selbst beschaffen und seine Krankenkasse muss die entstandenen Kosten erstatten („Kostenerstattungsverfahren", § 13 Abs. 3 SGB V). Eine selbst beschaffte Leistung kann die psychotherapeutische Behandlung in einer Privatpraxis sein.

ÄP, PP und KJP können auch privat Krankenversicherte behandeln. Dafür müssen sie keine Kassenzulassung haben. Es bedarf lediglich der Approbation (§ 1 Abs. 1 PsychThG, § 2 Abs. 1 BÄO). Die Leistungen der privaten Krankenversicherung sind nicht einheitlich geregelt. Meist erstattet sie nur die Kosten für Behandlungen im Richtlinienverfahren. Für Beamte übernimmt die Beihilfe einen Teil der Kosten für die psychotherapeutische Behandlung durch vertragsärztlich und vertragspsychotherapeutisch zugelassene ÄP, PP und KJP (§ 18 Abs. 1 BBhV).

Ist ein Patient nicht krankenversichert und kann die Kosten nicht selbst tragen, kann die Finanzierung einer Psychotherapie auch beim Sozialamt beantragt werden (§ 48 SGB XII). Patienten können die Kosten für eine Psychotherapie auch selbst tragen. Die Kosten der Behandlung richten sich nach der Gebührenordnung für Ärzte bzw. Psychotherapeuten.

ÄP, PP und KJP sind ambulant aber nicht nur in eigener Praxis, sondern z. B. auch in medizinischen Versorgungszentren, psychotherapeutischen Ambulanzen in Krankenhäusern oder an Hochschulen sowie in Beratungsstellen tätig.

28

28.2.2 Stationäre Psychotherapie

ÄP, PP und KJP sind auch in der stationären Behandlung psychischer Erkrankungen tätig – in Krankenhäusern für Psychiatrie und Psychotherapie, Krankenhäusern für Kinder- und Jugendlichenpsychiatrie und -psychotherapie, Krankenhäusern für Psychosomatische Medizin und Psychotherapie und Allgemeinkrankenhäusern mit entsprechenden Fachabteilungen. Außerdem sind sie in somatischen Krankenhäusern im Rahmen von Konsiliar- und Liaisondiensten tätig, um die dort tätigen Ärzte mit ihrer Expertise für die Diagnostik und Behandlung, beispielsweise zusätzlich vorliegender psychischer Erkrankungen, zu unterstützen. ÄP, PP und KJP sind auch in Einrichtungen der Rehabilitation tätig (▶ Abschn. 39.4).

28.3 Wo findet man Psychotherapeuten im Reha-Prozess?

28.3.1 Vor der Rehabilitation

Vor einer geplanten ambulanten oder stationären Rehabilitationsmaßnahme bedarf es einer Abklärung der Indikation wegen einer psychischen Erkrankung. Falls indiziert, kann der behandelnde Arzt die medizinische Rehabilitation nach SGB V (gesetzliche Krankenversicherung) verordnen.

> Handelt es sich um eine psychotherapeutische Rehabilitation kann die Verordnung einer medizinischen Rehabilitation nach dem SGB V nicht nur vom Arzt vorgenommen werden, sondern auch durch die behandelnde PP und KJP. Das gilt mit der am 9. Juni 2017 in Kraft getretenen Rehabilitationsrichtlinie des Gemeinsamen Bundesausschusses (G-BA 2017).

Die gesetzliche Rentenversicherung fordert keine ärztliche Verordnung im eigentlichen Sinne. Der Versicherte stellt einen Rehabilitationsantrag, dem ein ärztlicher Befundbericht bzw. ein Gutachten beigefügt wird, der vom behandelnden Arzt – und ggf. ergänzend vom behandelnden PP und KJP bzw. einer Suchtberatungsstelle – erbracht werden kann.

28.3.2 Während der Rehabilitation

Psychosomatische Rehabilitation und Rehabilitation von Abhängigkeitserkrankungen

Zielgruppe der psychosomatischen Rehabilitation und der Rehabilitation von Abhängigkeitserkrankungen sind Versicherte mit einer meist chronischen psychischen Erkrankung, im Speziellen im Falle der Suchtrehabilitation einer Abhängigkeitserkrankung, deren Erwerbsfähigkeit durch die Erkrankung gefährdet oder gemindert ist (▶ Kap. 4, ▶ Kap. 5). In der psychosomatischen Rehabilitation und in der Rehabilitation von Abhängigkeitserkrankungen arbeiten ÄP und PP in **allen Funktionsebenen**. Ein Facharzt für Psychiatrie und Psychotherapie oder Psychosomatische Medizin und Psychotherapie trägt die medizinische Gesamtverantwortung für den Rehabilitationsprozess. Er wird vertreten von einem entsprechend qualifizierten Facharzt. ÄP und PP arbeiten in beiden Indikationsbereichen als **Bezugstherapeuten**. Sie führen Einzel- und Gruppenpsychotherapien durch und sind maßgeblich an der sozialmedizinischen Leistungsbeurteilung zum Ende der Rehabilitation beteiligt.

Somatische Rehabilitation

Zielgruppe der somatischen Rehabilitation sind Versicherte, deren Erwerbsfähigkeit durch eine körperliche Erkrankung gefährdet oder gemindert ist. Als Komorbidität können jedoch psychische Störungen auftreten (▶ Abschn. 16.3), zu deren fachgerechter Erkennung und Beurteilung die Expertise eines ÄP, PP – und im Falle der Behandlung von Kindern und Jugendlichen eines KJP oder eines PP mit Zusatzqualifikation zur Behandlung von Kindern und Jugendlichen (▶ Abschn. 16.1) – notwendig ist.

In somatischen Rehabilitationseinrichtungen mit **verhaltensmedizinisch orientierten Konzepten**, deren Zielgruppe somatisch erkrankte Versicherte mit einer psychischen Komorbidität sind, arbeiten ÄP und PP – und im Falle von Kindern und Jugendlichen KJP oder PP mit einer entsprechenden Zusatzqualifikation – regelhaft als Bezugstherapeuten. Sie verantworten die psychodiagnostische Abklärung und bringen ihre psychotherapeutische Kompetenz in das Gesamtbehandlungskonzept ein (z. B. durch Fortbildung von Mitarbeitern). Sie führen psychotherapeutische **Einzel- und Gruppentherapien** durch.

In den übrigen somatischen Rehabilitations-einrichtungen arbeiten ÄP, PP und KJP nicht regelhaft. Hier bedarf es ggf. eines psychoso-matischen oder psychiatrischen Konsils, um die psychische Komorbidität abzuklären. Ist die psy-chische Komorbidität von sozialmedizinischer Bedeutung, soll ggf. eine weitere psychosoma-tische oder psychiatrische Begutachtung im Ent-lassungsbericht empfohlen werden.

Neurologische Rehabilitation

In der neurologischen Rehabilitation (Zielgruppe vgl. ▶ Kap. 6) arbeiten ÄP, PP und KJP nicht regelhaft. Zur Abklärung der psychischen Komor-bidität wird im Zweifelsfall ein psychosomatisches oder psychiatrisches Konsil eingeholt. In einigen neurologischen Rehabilitationseinrichtungen haben die dort tätigen Neuropsychologen eine Approbation und können die entsprechende psy-chische Differenzialdiagnostik durchführen.

Rehabilitation von Kindern und Jugendlichen

In den psychosomatischen Abteilungen in der Kin-der- und Jugendlichenrehabilitation (Zielgruppe vgl. ▶ Abschn. 16.1) finden sich ÄP auf Leitungs-ebene und KJP sowie PP mit Zusatzqualifikation zur Behandlung von Kindern und Jugendlichen als Bezugstherapeuten. Neben der psychotherapeuti-schen Tätigkeit haben ÄP auch die medizinische Gesamtverantwortung, wobei sie immer von Pä-diatern unterstützt werden. KJP und PP mit ent-sprechender Zusatzqualifikation sind in einigen Rehabilitationseinrichtungen in der psychothera-peutischen Abteilungs- oder Teamleitung tätig.

Berufliche Rehabilitation

Wird eine berufliche Qualifizierung an einem Berufsförderungswerk durchgeführt (▶ Abschn. 43.6), steht der psychologische Dienst neben sei-ner diagnostischen Tätigkeit auch für Einzelge-spräche oder Gruppenangebote zur Verfügung. Im psychologischen Dienst der Berufsförderungs-werke arbeiten PP. Auch in den Phase-II-Rehabi-litationseinrichtungen arbeiten PP, die Leitung im Indikationsbereich Psychiatrie hat aber ein Fach-arzt für Psychiatrie und Psychotherapie. Die be-ruflichen Trainingszentren (BAG BTZ) werden in der Regel von PP geleitet, die dort aber vor allem diagnostisch arbeiten. Auch bei freien Trägern von Trainingsmaßnahmen für psychisch Kranke ar-beiten sehr häufig PP (▶ Abschn. 19.2).

Rehabilitation psychisch Kranker

In den Rehabilitationseinrichtungen für psychisch kranke Menschen (RPK) ist der leitende Arzt Facharzt für Psychiatrie und Psychotherapie. Weitere ÄP und PP arbeiten zumeist sozialpsy-chiatrisch und psychoedukativ (▶ Abschn. 42.1.2).

Soziale Rehabilitation

Mit dem Ziel der sozialen Rehabilitation besteht die Möglichkeit, eine psychotherapeutische Mit-behandlung im Rahmen von Komplexleistungen durchzuführen (▶ Abschn. 19.3, ▶ Kap. 44). Die psychotherapeutische Mitbehandlung kann aus-schließlich durch einen ÄP, PP und im Falle von Kindern und Jugendlichen von einem KJP oder einem PP mit entsprechender Zusatzqualifikation erfolgen.

28.3.3   Nach der Rehabilitation

Die psychosomatische Rehabilitationsnachsorge der Rentenversicherung wird ausschließlich durch ÄP und PP für erwachsene Rehabilitanden durch-geführt. Sie findet sowohl im Einzel- als auch im Gruppensetting statt (▶ Abschn. 20.2.2). Auch Rehabilitanden, bei denen nach einer somatischen Indikation eine Rehabilitation durchgeführt wurde, können bei Vorliegen einer psychischen Komorbidität im Einzelfall dieses Nachsorgepro-gramm wahrnehmen. Die Rehabilitationsnach-sorge bei Abhängigkeitserkrankungen erfolgt im Auftrag der Renten- oder Krankenversicherung ebenfalls im Rahmen von Einzel- und Gruppenge-sprächen durch ÄP, PP sowie suchttherapeutisch qualifizierte Psychologen und Sozialarbeiter (▶ Kap. 29, ▶ Kap. 30). Zudem wird nicht selten nach einer psychosomatischen oder verhaltens-medizinisch orientierten Rehabilitation als Wei-terbehandlung eine ambulante Psychotherapie empfohlen (▶ Abschn. 28.2.1).

28.4   Fallbeispiel

Beispiel für eine fachgerechte Diagnostik und sozialmedizinische Beurteilung einer **psychi-schen Fähigkeitsstörung** in der **orthopädischen Rehabilitation**:

28

Eine 52-jährige Krankenschwester wurde wegen Knie- und Schulterschmerzen in einer verhaltensmedizinisch orientierten orthopädischen Rehabilitationsklinik behandelt. Die Patientin berichtete von anhaltender Erschöpfung, schweren Schlafstörungen und beruflichen Belastungen. Daher wurde ein psychosomatisches Konsil veranlasst. Hierbei erzählte die Patientin von einer acht Jahre zurückliegenden depressiven Episode aufgrund der Versetzung als Krankenschwester auf eine psychiatrische Station. Die depressive Episode wurde psychiatrisch behandelt und die Patientin wurde im Rahmen einer beruflichen Wiedereingliederung auf eine andere Station versetzt.

Aufgrund einer gynäkologischen OP, die dazu führte, dass die Patientin nicht mehr schwer heben durfte, wurde sie nach zwei Jahren erneut auf die psychiatrische Station rückversetzt. Seitdem arbeitete sie dort. Die Patientin berichtete, dass die Arbeit auf der psychiatrischen Station sie sehr belaste. In den vergangenen zwölf Monaten sei sie aufgrund ihrer psychischen Beschwerden acht Wochen arbeitsunfähig gewesen. Sie fühle sich dem Schichtdienst, dem häufigen Stationswechsel, der häufigen Arbeit an den Wochenenden und der nicht geregelten Pausenzeit nicht mehr gewachsen, versuche jedoch den Anforderungen dennoch standzuhalten.

Es wurde eine rezidivierende depressive Störung und eine Schlafstörung diagnostiziert. Die **sozialmedizinische Beurteilung** erbrachte, dass die Patientin aufgrund der depressiven Symptomatik nicht in der Lage war, fachgerecht mit psychisch kranken Patienten auf einer psychiatrischen Station umzugehen. Für die zuletzt ausgeübte Tätigkeit als Krankenschwester in der Psychiatrie wurde ein Leistungsvermögen von sechs Stunden und mehr festgestellt, wobei die Leistungsfähigkeit der Patientin als erheblich gefährdet eingeschätzt wurde. Der wechselnde Schichtdienst wurde als nicht leidensgerecht bewertet. Zur Erhaltung der Leistungsfähigkeit seien geregelte Arbeitszeiten sowie der Verzicht auf Nachtschicht unabdingbar. Die orthopädischen Beeinträchtigungen seien auf dem Arbeitsplatz ebenso zu berücksichtigen. Die Rehabilitandin wurde aufgrund des psychosomatischen Konsils arbeitsunfähig entlassen.

Zur **Weiterbehandlung** wurde ihr das Einsetzen einer schlafanstoßenden Medikation abhängig vom Schlafverhalten unter Alltagsbedingungen sowie ggf. eine weiterführende Diagnostik im Schlaflabor empfohlen. Auch eine ambulante Psychotherapie sollte dringend durchgeführt werden. Außerdem wurde die Prüfung von Leistungen zur Teilhabe im Sinne einer innerbetrieblichen Umsetzung angeregt.

Weitere Informationen

Literatur

Best D, Gerlach H, Mittelstaedt E, Munz D, Stellpflug M, Wittmann L (2008) Approbiert, was nun? Berufseinstieg für Psychologische Psychotherapeuten und Kinder- und Jugendlichenpsychotherapeuten. Psychotherapeutenverlag, Heidelberg
Bundespsychotherapeutenkammer (2013) Kostenerstattung. Ein Ratgeber für psychisch kranke Menschen. http://www.bptk.de/fileadmin/user_upload/Publikationen/BPtK_Infomaterial/Kostenerstattung/Kostenerstattung_dt.pdf
Bundespsychotherapeutenkammer (2014) Wege zur Psychotherapie. http://www.bptk.de/fileadmin/user_upload/Publikationen/BPtK_Infomaterial/Wege_zur_PT/BPtK-Broschuere_Wege_zur_Psychotherapie_neu.pdf
Bundespsychotherapeutenkammer (2014) BPtK-Studie „Versorgung psychisch kranker Menschen in der medizinischen Rehabilitation". Ergebnisse einer Befragung der in medizinischen Rehabilitationseinrichtungen angestellten Psychotherapeuten. Berlin
Deutsche Rentenversicherung Bund (2015) Verhaltensmedizinisch orientierte Rehabilitation. Rahmenkonzept der Deutschen Rentenversicherung für die verhaltensmedizinisch orientierte Rehabilitation (VOR). Berlin
Deutsche Rentenversicherung Bund (2015) Klassifikation therapeutischer Leistungen in der medizinischen Rehabilitation. Berlin
Deutsche Rentenversicherung Bund (2014) Strukturqualität von Reha-Einrichtungen – Anforderungen der Deutschen Rentenversicherung. Stationäre medizinische Reha-Einrichtungen. Berlin
Deutsche Rentenversicherung Bund (2011) Psychische Komorbidität – Leitfaden zur Implementierung eines psychodiagnostischen Stufenplans in der medizinischen Rehabilitation. Berlin
Deutsche Rentenversicherung Bund (2013) Psychologische Interventionen. Praxisempfehlungen für psychologische Interventionen in der Rehabilitation: Chronische Rückenschmerzen und Koronare Herzerkrankung. Berlin
Deutsche Rentenversicherung Bund (2015) Rahmenkonzept zur Reha-Nachsorge der Deutschen Rentenversicherung. Berlin
Deutsche Rentenversicherung Bund (2015) Reader Psychologie. Aktuelle Informationen zur psychologischen Arbeit in der medizinischen Rehabilitation. Berlin
Gemeinsamer Bundesausschuss(G-BA) (2016): Richtlinie über die Durchführung der Psychotherapie (Psychotherapie-Richtlinie), zuletzt geändert am 24.11.2016. https://www.g-ba.de/informationen/richtlinien/20/

Gemeinsamer Bundesausschuss (G-BA) (2017): Richtlinie über Leistungen zur medizinischen Rehabilitation (Rehabilitations-Richtlinie), zuletzt geändert 16.03.2017. https://www.g-ba.de/downloads/62-492-1418/RL-Reha_2017-03-16_iK-2017-06-09.pdf

Herpertz S, Herpertz St, Schaff C, Roth-Sackenheim C, Falkai P, Henningsen P, Holtmann M, Bergmann F, Langkafel M (2011) Studie zur Versorgungsforschung: Spezifische Rolle der Ärztlichen Psychotherapie. http://www.bundesaerztekammer.de/fileadmin/user_upload/downloads/aerztliche-psychotherapie-herpertz.pdf

Heuft G, Freyberger H, Schepker R (2014) Ärztliche Psychotherapie – Vier-Ebenen-Modell einer Personalisierten Medizin – Epidemiologische Bedeutung, historische Perspektive und zukunftsfähige Modell aus Sicht von Patienten und Ärzten. Stuttgart

Kassenärztliche Bundesvereinigung (KBV) (2017) Vereinbarung über die Anwendung von Psychotherapie in der vertragsärztlichen Versorgung (Psychotherapie-Vereinbarung) vom 02. Februar 2017. http://www.kbv.de/media/sp/2017_04_01_Psycho_Vereinbarung_DAe.pdf

Kruse J, Herzog W (2012) Studie zur ambulanten psychosomatischen/psychotherapeutischen Versorgung in der kassenärztlichen Versorgung in Deutschland – Formen der Versorgung und ihre Effizienz. http://www.kbv.de/media/sp/Gutachten_Psychosomatik_Zwischenbericht.pdf

Stellpflug MH (2013) Psychotherapeutenrecht – Berufs- und vertragsarztrechtliche Fragen, 2. Aufl. Psychotherapeutenverlag, Heidelberg

Internetlinks

ICD-Codes – Psychische und Verhaltensstörungen. http://www.icd-code.de/icd/code/F00-F99.html

Wissenschaftlicher Beirat Psychotherapie – anerkannte Verfahren. http://www.wbpsychotherapie.de/

Psychologen

Heiner Vogel

© Springer-Verlag GmbH Deutschland, ein Teil von Springer Nature 2018
Bundesarbeitsgemeinschaft für Rehabilitation e.V. (BAR) (Hrsg.), *Rehabilitation*
https://doi.org/10.1007/978-3-662-54250-7_29

Anfang der 1970er Jahre wurden die ersten Psychologen in Rehabilitationskliniken, die damals noch Kurkliniken hießen, eingestellt (Doubrawa 1976; Vogel 1988, 1995). Ihre Einbeziehung in die Behandlungskonzepte war ein deutliches Zeichen für die zunehmende medizinische Durchdringung der klassischen Kurkonzepte und die allmählich sich vollziehende Metamorphose der klassischen Kur zur modernen medizinischen Rehabilitation (Gerdes 1992).

Die Anzahl der Psychologen in den Kur-/Rehabilitationskliniken wuchs rasch, und schon Anfang der 1990er Jahre wurde ihre Zahl auf 1000 geschätzt (Vogel 1995), das Statistische Bundesamt geht im Jahr 2014 von 5000 Psychologen in Rehabilitationskliniken aus (Statistisches Bundesamt 2014). Die fachlichen Grundlagen wurden Ende der 1980er Jahre bereits im Handbuch von Koch et al. (1988) zusammengestellt. Im Rahmen der konzeptionellen Ausarbeitung der medizinischen Rehabilitation durch die Reha-Kommission der Deutschen Rentenversicherung wurde der Psychologie in der Rehabilitation ein unverzichtbarer Platz zugewiesen (Verband Deutscher Rentenversicherungsträger 1992). Psychologen sind Experten für **Lebensstiländerung und Krankheitsbewältigung** – den zentralen Themen in der medizinischen Rehabilitation. Sie sind ebenfalls Fachleute für die Beurteilung von **Leistungsfähigkeit und Motivationsförderung**, was weitere Aufgaben in der Rehabilitation nach sich zieht, und letztlich wird ihre fachlich-wissenschaftliche Expertise in vielen Einrichtungen gerne gesehen, um die konzeptionelle Gestaltung der Rehabilitation weiterzuführen, das Qualitätsmanagement sachgerecht zu gestalten und klinikinterne Abläufe zu unterstützen. Inzwischen gibt es auch eine fachspezifische Weiterbildung für Psychologen in der Rehabilitation, die für die hier erforderlichen Kompetenzen umfassende und sehr fundierte Grundlagen zusammenfasst (Bengel et al. 2014).

Viele Psychologen in den Rehabilitationseinrichtungen sind auch als Psychotherapeuten approbiert. Die Abgrenzung der Aufgaben beider Berufe im Alltag ist wegen dieser personellen Überschneidungen nicht immer leicht – sie ist aus formalen Gründen allerdings notwendig. Der wesentliche Unterschied zwischen Psychologen und Psychotherapeuten besteht darin, dass Psychotherapeuten befugt sind, psychische Erkrankungen zu diagnostizieren und zu behandeln (▶ Kap. 28).

Im Übrigen hat sich auch die Berufsgruppe der Psychologen differenziert. Seit der Bologna-Reform gibt es auch Bachelor-Psychologen, für die sich eigene Tätigkeitfelder entwickeln werden, und in vielen Einrichtungen werden die Psychologen durch Psychologisch-technische Assistenten oder andere Assistenzkräfte unterstützt (▶ Abschn. 36.2.7). Auch hier wird sich im Laufe der Zeit stärker klären, welche Aufgaben von diesen Kräften verantwortlich übernommen werden können. Der Beruf selbst ist in den letzten Jahren auch differenziert worden. Einerseits haben mit dem Bologna-Prozess die Bachelor- und Masterpsychologieabschlüsse, die teils sehr unterschiedliche Kompetenzen und Inhalte abdecken, den früheren verhältnismäßig homogenen Diplomabschluss abgelöst. In der Rehabilitation wird überwiegend ein Masterabschluss in Psychologie erwartet, aber prinzipiell sind auch Psychologen mit Bachelorabschluss denkbar, die bestimmte, klar definierte Trainings- oder Schulungsaufgaben übernehmen, etwa Gesundheitsbildung, Entspannungstrainings oder standardisierte Psychodiagnostik.

Mit dem Psychotherapeutengesetz von 1999 wurden die beiden neuen Berufe des Psychologischen Psychotherapeuten und des Kinder- und Jugendlichenpsychotherapeuten geschaffen. Hierdurch kam es in gewisser Weise zu einer Abtrennung eines Teils der früheren Tätigkeiten der Psychologen, die nunmehr den Psychotherapeuten vorbehalten sind, da sie eine heilberufliche Approbation voraussetzen.

29.1   Was sind Psychologen?

29.1.1   Aufgaben von Psychologen

Die Aufgaben und Tätigkeiten der Psychologen in der medizinischen Rehabilitation lassen sich in mehrere vorrangige Bereiche unterscheiden. Die nachfolgende Darstellung bezieht sich zunächst auf das Feld der medizinischen Rehabilitation bei somatischen Hauptindikationen, da hier die meisten Psychologen in der Rehabilitation tätig sind (vgl. ausführlicher Bengel und Mittag 2016). Die Ausführungen sind aber ohne Weiteres auf andere Rehabilitationsfelder zu übertragen – hier müssen dann jeweils etwas andere Schwerpunkte gesetzt werden.

Klinisch-psychologische Einzelberatung

In der klinisch-psychologischen Einzelberatung geht es um individuelle Probleme der Krankheitsbewältigung oder der Bewältigung psychischer Belastungen, die im Zusammenhang mit der Rehabilitationsbehandlung von Bedeutung oder relevant geworden sind. Sie erfolgt in Anlehnung an psychotherapeutische, insbesondere kurzzeittherapeutische Handlungsansätze, ist aber von Psychotherapie im engeren Sinne abzugrenzen. Diese ist (ärztlichen oder psychologischen) Psychotherapeuten oder Psychotherapeuten in Ausbildung unter Supervision vorbehalten (▶ Kap. 28). Viele Leistungseinschränkungen und Belastungen, die sich vorrangig körperlich äußern, haben psychische Ursachen und/oder auch schwerwiegende, behandlungsbedürftige psychische Auswirkungen. Die besondere Konstellation der medizinischen Rehabilitation, die Erfahrungen in vertrauten Gruppen von Mitpatienten und auch der Abstand vom gewohnten Alltag bieten dem Rehabilitanden oft die innere Freiheit, diese Zusammenhänge im Rahmen psychologischer **Einzelgespräche** zu reflektieren. Angesichts der zeitlich begrenzten Möglichkeiten einer Rehabilitationsmaßnahme in somatischen Rehabilitationskliniken, in der selten mehr als 3–4 psychologische Gespräche möglich sind, ist die Motivierung zu Psychotherapie oder anderen geeigneten längerfristigen psychosozialen Interventionen – im Anschluss an die Rehabilitationsmaßnahme – häufig schon ein wichtiges Ziel dieser Beratung. In vielen Fällen können aber auch in wenigen psychologischen Gesprächen wichtige Impulse zum veränderten Umgang mit sich, zur Neubewertung von Problemen und zur Wiedergewinnung realistischer Perspektiven vermittelt werden.

Gesundheitsbildung – Patientenschulung

Patientenschulung und Gesundheitsbildung sind zunehmend wichtigere Bausteine in der medizinischen Rehabilitation, an der idealerweise verschiedene Berufsgruppen beteiligt sind. Psychologen haben hier in der Regel wegen ihrer spezifischen Ausbildung eine besondere Rolle. Dabei geht es um die Konzeption und die Umsetzung von patientenorientierten und in der Regel **gruppenbasierten** Schulungsseminaren, die im Wesentlichen auf Empowerment und Selbstmanagement gerichtet sind. Im besten Fall orientieren sich diese an evalu-ierten und manualisierten indikationsspezifischen Schulungskonzepten. Häufig sind diese an den spezifischen Bedarf der jeweiligen Klinik anzupassen. Ergänzend werden Seminarveranstaltungen oder störungsübergreifende, krankheitsunabhängige Gruppenangebote zu relevanten **psychologischen oder Gesundheitsthemen** durchgeführt (Training sozialer Kompetenz, Nichtrauchertraining, Stressbewältigung, Genusstraining u. v. a.).

Da die mit der Gesundheitsbildung und Patientenschulung angestrebten Verhaltens- und Einstellungsänderungen zu den zentralen Aufgaben der Rehabilitation gehören, wird sie umso erfolgreicher umgesetzt werden, je besser es einerseits gelingt, alle Mitglieder des therapeutischen Teams an der Gesundheitsbildung und Patientenschulung zu beteiligen. Andererseits sollten die Themen und Inhalte der Gesundheitsbildung und Patientenschulung auch ihre Fortsetzung in allen anderen Behandlungsbausteinen und Beratungen der Klinik finden, sodass diese für den Rehabilitanden umso überzeugender vermittelt werden können (▶ Abschn. 21.2, ▶ Abschn. 40.4).

Psychodiagnostik – Leistungsdiagnostik

Die differenzierte Diagnostik psychischer Belastungen, von Leistungseinschränkungen, -fähigkeiten und -potenzialen sowie anderer psychologischer Eigenschaften, die im Zusammenhang mit dem Rehabilitationsauftrag relevant sind, gehört zu den originären psychologischen Aufgaben (▶ Abschn. 18.1). Sorgfältige psychodiagnostische **Gespräche** werden durch klassische psychologische **Assessments** (z. B. Fragebögen, Testverfahren) ergänzt, deren Ergebnisse sodann auf Basis weiterer Informationen aus dem diagnostischen Gespräch, der Vorgeschichte und weiterer Befunden zu einem Ergebnis zusammengefügt und mit Blick auf die Fragestellung interpretiert werden. Häufig geht es um die Frage der **Prognosestellung** im Zusammenhang mit der sozialmedizinischen Begutachtung oder um die geeigneten Empfehlungen für den weiteren Unterstützungsbedarf eines Rehabilitanden. Die Diagnostik psychischer Störungen im engeren Sinn ist jedoch Psychotherapeuten und Ärzten vorbehalten (▶ Kap. 28).

Fort- und Weiterbildung anderer Berufsgruppen

Eine Rehabilitationseinrichtung arbeitet umso erfolgreicher, je besser es gelingt, dass alle Mitarbeiter in gleicher Weise die Lebensstiländerung der Rehabilitanden unterstützen und einen **partizipativen gesundheitsförderlichen** Behandlungsansatz realisieren. **Teamarbeit** und die gemeinsame, abgestimmte Förderung von Selbstmanagement des Rehabilitanden durch alle Mitarbeiter stellen wichtige Ziele und Inhalte der klinikinternen Fort- und Weiterbildung dar, bei der der Psychologe eine wesentliche Funktion wahrnimmt. Als Experte für Gesprächsführung, für Motivation und Verhaltensänderung kommt ihm die regelmäßige Aufgabe zu, in klinikinternen Schulungen entsprechende Grundlagen und Basiskompetenzen zu vermitteln.

Forschung, Evaluation, Konzeptentwicklung, Qualitätssicherung

Entsprechend ihrer wissenschaftlich-methodischen Grundausbildung übernehmen Psychologen in den meisten Rehabilitationseinrichtungen auch Aufgaben bei der Konzeptentwicklung, der Evaluation sowie beim Qualitätsmanagement und der Qualitätssicherung in der Klinik.

29.1.2 Psychologen in der beruflichen Rehabilitation

In Berufsförderungswerken, in Berufsbildungswerken (▶ Abschn. 39.4.2) und weiteren Rehabilitationseinrichtungen mit beruflicher Orientierung stellen Psychologen einen wesentlichen Teil des Mitarbeiterteams dar. Sie sind hier in der Regel zumindest in der Aufnahmediagnostik mit jedem Rehabilitanden befasst und insbesondere für das **Rehabilitationsassessment** zuständig (▶ Abschn. 43.6.1). Hierbei geht es um die sorgfältige Feststellung der Interessen, Ziele und Voraussetzungen des Rehabilitanden sowie die Prüfung seiner Passung zu einem geeigneten Ausbildungs- oder Umschulungsberuf. Auch bei Problemen oder Fragen zum Ablauf der Rehabilitation arbeiten Psychologen eng mit den anderen Fachdiensten zusammen und sind als Ansprechpartner beteiligt, um gemeinsam mit dem Rehabilitanden **Hilfestellung oder Klärung** zu erarbeiten. In der Regel werden eine Vielzahl von Angeboten als Einzel- und als Gruppenangebot vorgehalten, die dazu dienen, den Integrationserfolg zu sichern, aktuelle Probleme im Rehabilitationsablauf zu bearbeiten oder persönliche Belastungen, die während der Rehabilitation aufgetreten sind, zu klären. Dazu gehören neben Lern- und Leistungstrainings und Angeboten zur Bewältigung von Prüfungsängsten auch Beratungen in persönlichen Krisensituationen.

29.2 Wie funktioniert der Zugang zu Psychologen?

In der medizinischen Rehabilitation erfolgen das Aufnahmegespräch und weitergehende „Fallführung" durch den Stationsarzt. Häufig erhalten die Rehabilitanden zu Beginn auch regelmäßig ein psychosoziales Screening auf psychische Belastungen, Bewältigungsprobleme oder entsprechende Beratungsbedarfe. Sollte sich im Aufnahmegespräch oder im Screening ein entsprechender Bedarf zeigen, oder auch auf besonderen eigenen Wunsch hin, erhalten die Rehabilitanden einen Termin bei einem Psychologen, der dann evtl. auch weitere Termine vereinbart.

29.3 Wo findet man Psychologen im Reha-Prozess?

Psychologen haben sich in der Rehabilitation inzwischen als tragender Bestandteil des Mitarbeiterteams fest etabliert. Ihre Aufgabenbereiche werden im Spektrum der Rehabilitation immer wichtiger, weil die Bedeutung der Lebensstiländerung als übergreifendes Rehabilitationsziel (▶ Glossar) immer stärker erkannt wird und sich dieses in den Inhalten und Aufgaben der Rehabilitation und demensprechend auch in den (Personal-)Strukturen niederschlagen muss.

Wichtige Entwicklungen der letzten Jahre, wie die **systematische Bedarfsfeststellung** (durch Screenings), die stärkere Orientierung am Konzept der **funktionalen Gesundheit** (ICF, vgl. ▶ Abschn. 37.3) und – in der medizinischen Rehabilitation – die nachhaltige Aufwertung der **beruflichen Orientierung** und die Qualifizierung, d. h. die strukturelle Aufwertung und die inhaltliche Ausdifferenzierung der **Patientenschulung**, bedeuten nicht nur stärkere Anforderungen an die psychologischen Kollegen, sondern auch gute Chancen, die eigenen Fachkompetenzen in der Arbeit darzustellen und sich im Team der Einrichtung besser zu profilieren.

Neben der psychologischen Beratung und der Gesundheitsbildung/Patientenschulung (vgl. ▶ Kap. 40) sind sie immer häufiger auch in der Begutachtung/Leistungsdiagnostik tätig.

29.4 Fallbeispiel

Maria Müller, 55 Jahre, Verkäuferin in einem Drogeriegeschäft, kommt wegen Rückenbeschwerden (HWS) und **„allgemeiner Erschöpfung"** bei Adipositas zur **orthopädischen Rehabilitation**. Sie ist seit 36 Jahren verheiratet mit einem 5 Jahre älteren Verwaltungsangestellten. Die beiden erwachsenen Kinder sind längst aus dem Haus. Die Ehe wird als stabil beschrieben, allerdings sei die große Liebe längst vorbei. Vor ca. 15 Jahren habe sie den beruflichen Wiedereinstieg geschafft. Seitdem sie damals ganztags beschäftigt wurde, hätten die beiden sich zunehmend entfremdet. Sie wisse, dass ihr Mann erhebliche Belastungen in seiner Firma habe, über die er aber nicht spreche. Und so wolle sie ihn auch nicht mit ihren eigenen Sorgen belasten. Ihre Kinder würden ihre Probleme, die sie mit den eigenen Kindern oder in der Partnerschaft hätten, nur mit ihr besprechen. Neben der Berufstätigkeit unterstütze sie noch ihre ältere Tochter, die halbtags arbeiten müsse, aber zwei kleinere Kinder habe und nach ihrer Trennung vor zwei Jahren allein lebe. Sie selbst sei in ihrem Geschäft, einem Filialbetrieb, inzwischen längst die erfahrenste Kraft, allerdings sei sie auch die einzige Ganztagskraft und werde von ihrem Bezirksleiter deshalb quasi als Filialleiterin für alles, was passiere, verantwortlich gemacht, aber sie habe formal keinerlei Besserstellung und auch keine bessere Vergütung als die anderen Verkäuferinnen. Insbesondere leide sie darunter, dass der Druck des Controllings und die zentralen Umsatzvorgaben in den letzten Jahren immer stärker erhöht worden seien. Die Stimmung unter den Verkäuferinnen sei über die Jahre immer kälter geworden – alle würden nur noch an sich denken, inzwischen herrsche ein frostiges Klima und sie sei schon verspannt, wenn sie an das Geschäft denke.

Der eigentlich eher verschlossenen Patientin, die sich im ärztlichen Aufnahmegespräch die psychische Belastung nicht anmerken ließ, wird aufgrund eines auffälligen Wertes im psychosozialen Screening vom Stationsarzt ein psychologisches Beratungsgespräch angeboten, was sie eher skeptisch annimmt.

Die psychologischen **Beratungsgespräche** dienen dann einer Klärung der komplexen Problematik und der Entwicklung eines Zusammenhangsmodells zwischen den verschiedenen Belastungsfaktoren. Die Patientin erhält auf diese Weise eine Art Außensicht auf die chronische Über-

lastungssituation und kann erfahren, dass diese Problemstrukturierung ihr bereits eine erste emotionale Entlastung bietet.

Ergänzend nimmt sie einerseits am Entspannungstraining teil, um die häufigen Verspannungszustände besser wahrzunehmen und gegensteuern zu können. Andererseits nimmt sie an der Stressbewältigungsgruppe teil und lernt Belastungen besser zu analysieren und eigene Veränderungsmöglichkeiten zu untersuchen bzw. neue Bewältigungsstrategien kennenzulernen.

Die im Rahmen der Rehabilitation möglichen vier Gespräche werden sowohl partnerzentriert als auch lösungsorientiert geführt. Sie werden ergänzt durch insgesamt acht Stunden psychologische **Trainings-/Gruppenarbeit** mit stark psychoedukativem Anteil. Speziell in den Einzelgesprächen ist das Ziel zum einen, dass die Patientin kleine, bereits realistische Veränderungen selbst in Angriff nimmt, zum anderen aber auch, dass sie positive Erfahrungen mit problemorientierten Beratungsgesprächen macht und dann im Nachgang zur Rehabilitation motiviert ist, sich selbst um eine Beratung oder psychotherapeutische Hilfe, die ihr bei der Konfliktlösung hilft, zu bemühen.

Weitere Informationen

Literatur

Bengel J, Mittag O (Hrsg) (2016) Psychologie in der medizinischen Rehabilitation. Ein Lehr- und Praxishandbuch. Springer, Berlin. DOI 10.1007/978-3-662-47972-8_1

Bengel J, Gall H, Grande G, Küch D, Mittag O, Schmucker D, Spijkers W, Arling V, Jahed J, Lutze B, Morfeld M (2014) Aus-, Fort- und Weiterbildung „Psychologie in der Rehabilitation". Rehabilitation 53: 124–130

Doubrawa R (1976) Probleme und Aufgabe der Kurpsychologie. Psychologische Rundschau 27: 176–188

Gerdes N (1992) Kur und Rehabilitation: Eine kritische Bestandsaufnahme aus soziologischer Sicht. In: Verband Deutscher Rentenversicherungsträger (Hrsg) Modelle der Rehabilitation – psychologischer und gesellschaftlicher Kontext. Band 5 der Reihe „Klinische Psychologie in der Rehabilitationsklinik". Selbstverlag, Frankfurt a. M., S 11–22

Koch U, Lucius-Hoehne G, Stegie R (Hrsg) (1988) Rehabilitationspsychologie. Springer, Berlin Heidelberg

Statistisches Bundesamt (2014) Verzeichnis der Krankenhäuser und Vorsorge- oder Rehabilitationseinrichtungen in Deutschland. Wiesbaden: Statistisches Bundesamt

Statistische Ämter des Bundes und der Länder (2016) Verzeichnis der Krankenhäuser und Vorsorge- und Rehabilitationseinrichtungen in Deutschland. Stand 31.12.2014. Statistisches Bundesamt, Wiesbaden

Verband Deutscher Rentenversicherungsträger (Hrsg) (1992) Bericht der Reha-Kommission des Verbandes Deutscher Rentenversicherungsträger – Empfehlungen zur Weiterentwicklung der medizinischen Rehabilitation in der gesetzlichen Rentenversicherung. Selbstverlag, Frankfurt a. M.

Vogel H (1988) Zum Selbstverständnis des Klinischen Psychologen in der Rehabilitationsklinik. In: Verband Deutscher Rentenversicherungsträger (Hrsg) Klinische Psychologen und Ärzte als Team in der Rehabilitationsklinik, Bd. 2 der Reihe „Der Psychologe in der Rehabilitationsklinik". Verband Deutscher Rentenversicherungsträger, Frankfurt a. M., S 47–68

Vogel H (1995) Die berufspolitische Situation der Psychologen in Rehabilitationskliniken. Mitteilungen der LVA Württemberg 87(4): 184–1

29

Sozialarbeiter/ Sozialpädagogen

Ingo Müller-Baron, Elisabeth Woiton

© Springer-Verlag GmbH Deutschland, ein Teil von Springer Nature 2018
Bundesarbeitsgemeinschaft für Rehabilitation e.V. (BAR) (Hrsg.), *Rehabilitation*
https://doi.org/10.1007/978-3-662-54250-7_30

30.1   Was sind Sozialarbeiter/ Sozialpädagogen?

30.1.1   Professionelle Soziale Arbeit

„In jeder Gesellschaft entstehen soziale Probleme, die von den Betroffenen aus eigener Kraft nicht bewältigt werden können. Aus dem Verfassungsgebot der Würde des Menschen und der sozialen Gerechtigkeit ergibt sich die Verpflichtung, Angebote zur Verhütung, Minderung und Bewältigung von Problemen und Notständen zu machen (…)" (DBSH-Berufsbild Sozialer Arbeit 2008).

Allgemein betrachtet sind Sozialarbeit und Sozialpädagogik zwei spezifisch in Deutschland gewachsene Fachrichtungen, die eine gesellschaftlich organisierte professionelle Hilfe durch ausgebildete Fachkräfte anbieten und sich in vielen verschiedenen Arbeitsfeldern im Gesundheits- und Sozialwesen konkretisieren. Historisch setzt der klassische sozialarbeiterische Zugang an der **Sicherung der soziomateriellen Grundlagen** vor dem Hintergrund sozialer Gerechtigkeit an. Der sozialpädagogische Zugang zur Lebenswelt betroffener Menschen fokussiert die individuellen Probleme der Lebensbewältigung, d. h. ihre **Lebensführung und -situation**. Da beide Aspekte kaum voneinander zu trennen sind, wurden die Entwicklungslinien fachlich und wie international üblich unter der Bezeichnung Soziale Arbeit (Social Work) zusammengefasst und mündeten seit der Einführung der Bachelor- und Masterstudiengänge in dem integrierten Studiengang „Soziale Arbeit".

Soziale Arbeit stellt Menschen in ihrer sozialen Lebenswelt zwischen subjektiver Lebenssituation und sozioökonomischer Lebenslage in den Mittelpunkt (Mühlum und Gödecker-Geenen 2003, S. 25; Röh 2009, S. 27). Sozialarbeiter und Sozialpädagogen werden damit am Schnittpunkt zwischen **Individuum und Umwelt bzw. Gesellschaft** tätig. Ausgangspunkt für die Profession ist also immer ein soziales Problem, das sowohl eine individuelle als auch eine umweltbedingte Dimension hat. „Soziale Arbeit befasst sich danach vorrangig mit Personen und sozialen Systemen in Problemsituationen oder prekären Lebenslagen, die aus eigener Kraft nicht bewältigt werden können" (Mühlum und Gödecker-Geenen 2003, S. 21).

> ❯ Das Ziel gesundheitsbezogener Sozialer Arbeit, zu der auch die Soziale Arbeit im Bereich Rehabilitation und Teilhabe gehört, ist demzufolge die Förderung sozialer Teilhabe von erkrankten oder von Erkrankung bedrohten und behinderten Menschen und ihren Bezugspersonen in ihrer Lebenswelt sowie die Verhinderung und Bewältigung sozialer Probleme, die aus gesundheitlichen Beeinträchtigungen entstehen bzw. zu gesundheitlichen Störungen führen (DVSG 2015).

30.1.2   Aufgabenstellung der Sozialen Arbeit

Akute und chronische Erkrankungen, Unfälle und sonstige gesundheitliche Beeinträchtigungen sind in der Regel mit Fragestellungen verbunden, die über medizinische Aspekte hinausgehen und entsprechende psychosoziale Beratung, Begleitung und Unterstützung erfordern. Viele Menschen in einer gesundheitlich beeinträchtigten Situation haben teilweise einen hohen **psychosozialen** und **sozialrechtlichen** Beratungs- und Unterstützungsbedarf. So stellen beispielsweise onkologische (▶ Kap. 9), neurologische (▶ Kap. 6) und psychische (▶ Kap. 4) Erkrankungen, viele Unfallfolgen oder eine notwendige Transplantation schwerwiegende Erkrankungen dar, die neben den körperlichen Auswirkungen auch große psychische und soziale Belastungen mit sich bringen und die persönliche, familiäre, berufliche und soziale Situation erheblich verändern können.

Vor diesem Hintergrund bietet Soziale Arbeit Leistungen an, die in erheblichem Maße dazu beitragen, Krankheit und Krankheitsfolgen anzunehmen, zu verarbeiten und das Leben damit möglichst **selbstbestimmt** zu organisieren. Eine Kernaufgabe Sozialer Arbeit im Gesundheitswesen ist die psychosoziale und sozialrechtliche Beratung und Begleitung sowohl beim Zugang zu Rehabilitations- und Teilhabeleistungen als auch im gesamten Rehabilitationsprozess (▶ Abschn. 21.2). Mithilfe einer ganzheitlichen Betrachtungsweise im Sinne des bio-psycho-sozialen Gesundheitsmodells unterstützt die Soziale Arbeit bei der Krankheitsbewältigung und zielt auf die Wiedergewinnung von Autonomie in der alltäglichen Lebensführung ab. Merkmale dabei sind, dass die Beratung und der Zugang neutral, niedrigschwellig und ressourcenorientiert erfolgen.

In Anlehnung an die Produkt- und Leistungsbeschreibung der Deutschen Vereinigung für Soziale Arbeit im Gesundheitswesen e. V. (DVSG e. V.) beinhaltet das Aufgabenspektrum der gesundheitsbezogenen Sozialen Arbeit verschiedene Interventionen im psychosozialen, sozialen und wirtschaftlichen Bereich; außerdem ist sie für die Sicherstellung der ambulanten und stationären Nachsorge (▶ Kap. 20) verantwortlich.

Darunter zählen Hilfen bei Problemen im sozialen Umfeld einschließlich der Familie/Beziehung, Unterstützungsleistungen bei existenziellen Krisen und zur wirtschaftlichen Sicherung und eine umfassende Beratung über sozialrechtliche Ansprüche.

30.1.3 ICF-Bezug der Sozialen Arbeit

Entsprechend der beschriebenen Aufgabenstellung ist das bio-psycho-soziale Modell der ICF (▶ Abschn. 37.3) für Soziale Arbeit im Gesundheitswesen handlungsleitend, nicht zuletzt auch deshalb, weil die theoretischen Grundlagen der Sozialen Arbeit mit ihrer ganzheitlichen Betrachtungsweise nahtlos anschlussfähig zu diesem Modell sind. Das bio-psycho-soziale Modell ermöglicht es, den **medizinischen und den sozialen Zugang zu Behinderung** (und chronischer Erkrankung) zu integrieren. Unter einem rein medizinischen Blickwinkel ist Behinderung eine negative Wechselwirkung zwischen einer Person mit einem Gesundheitsproblem und ihrer Funktionsfähigkeit. Entsprechend der ICF ist es darüber hinaus zwingend, auch die negative und positive Wechselwirkung zwischen einer Person mit gesundheitlichen Einschränkungen und ihren Kontextfaktoren auf die Teilhabe in allen für sie wichtigen Lebensbereichen zu betrachten. „Behinderung in diesem Sinne ist also nicht linear als Folge einer bestimmten Krankheit oder Schädigung zu verstehen, sondern wird erst – vermittelt über die Kontextfaktoren Umwelt und persönliche Faktoren – zu einer möglichen Behinderung im Sinne einer eingeschränkten Aktivität bzw. Teilhabe" (Röh 2009, S. 56). Damit ist der klassische Zugang der Sozialen Arbeit zu Behinderung umschrieben.

30.2 Wie funktioniert der Zugang zu Sozialarbeitern/ Sozialpädagogen?

30.2.1 Zugang zur Rehabilitation

Da Soziale Arbeit „(…) in allen Handlungsfeldern der Gesundheitsversorgung und des Gesundheitswesens stattfindet" (Igl 2014), ist der Zugang zu sozialarbeiterischen und sozialpädagogischen Leistungen nicht einheitlich beschreibbar und je nach Setting unterschiedlich. Je nach Bereich und Konzept werden Sozialarbeiter und Sozialpädagogen automatisch oder auf Anforderung anderer Berufsgruppen tätig. Sie können aber von betroffenen Menschen und ihren Angehörigen bei Bedarf auch immer selbst aufgesucht werden.

All diese beschriebenen Zugänge erfolgen insbesondere in **Krankenhäusern**. In erster Instanz werden Rehabilitationsbedarfe durch die behandelnden Stationsärzte an den Sozialdienst (▶ Abschn. 21.2) gemeldet. Sozialarbeiter und Sozialpädagogen weisen aber auch selbst auf Rehabilitationsansprüche einzelner Patienten hin – sowohl gegenüber den Patienten und deren Bezugspersonen selbst als auch gegenüber anderen Berufsgruppen wie Ärzten. In einigen medizinischen (z. B. onkologisch zertifizierten) Zentren erfolgt eine Rehabilitationsberatung automatisch während einer onkologischen Erstberatung, auf die jeder Patient mit einer onkologischen Erstdiagnose Anspruch hat. Viele Patienten und deren Bezugspersonen kommen darüber hinaus in Eigeninitiative auf den Sozialdienst zu.

Innerhalb der **Medizinisch-beruflichen Orientierung** in der Rehabilitation (MBOR ▶ Abschn. 42.6) ist eine intensive Sozialberatung wesentlicher Baustein des Rehabilitationsprozesses und zielt auf eine Verbesserung der beruflichen Eingliederungschancen ab (BAR 2001, Deutsche Akademie für Rehabilitation e. V., Deutsche Vereinigung für Rehabilitation e. V.). In Rehabilitationskliniken, die das MBOR-Konzept umsetzen, erhalten alle Rehabilitanden mit sogenannten besonderen beruflichen Problemlagen (BBPL) automatisch Einzelberatungen durch klinikinterne Sozialarbeiter und/oder durchlaufen soziale Gruppenangebote zur beruflichen Orientierung sowie Gesundheitsedukation.

Sozialarbeitern und Sozialpädagogen muss bei der Bedarfserkennung, medizinische Rehabilitationsmaßnahmen betreffend, eine Schlüsselposition zugesprochen werden (▶ Abschn. 18.1). Sozialarbeiter und Sozialpädagogen eruieren die Voraussetzungen und Bedarfe für eine medizinische Rehabilitation innerhalb eines umfassenden Beratungsgespräches. Dadurch werden viele Patienten und deren Bezugspersonen erst auf ihre Rehabilitationsansprüche aufmerksam.

30.2.2 Zugang vor und nach der Rehabilitation

Im Rahmen der gesetzlichen Regelungen übernimmt Soziale Arbeit das Schnittstellenmanagement zwischen Sektoren, Leistungsträgern und Leistungserbringern, Abteilungen und Berufsgruppen sowie die Vernetzung von Leistungen aus unterschiedlichen Bereichen. Sie sichert durch eine qualitative psychosoziale und sozialrechtliche Beratung im Zusammenwirken mit dem betroffenen Menschen, seinem sozialen Umfeld und dem Rehabilitationsteam die passgenaue Anschlussversorgung auf der Einzelfallebene.

Eine sektorenübergreifende Patientenversorgung und die **Vernetzung** aller Akteure und Leistungen sind zentrale Aspekte der Diskussionen um Verbesserungen im Gesundheitswesen. Insbesondere der **Übergang** von der Akutbehandlung (▶ Abschn. 48.2) in die medizinische Rehabilitation ist dabei ein wesentlicher Aspekt. Der Gesetzgeber hat daher sowohl im Rehabilitationsrecht als auch im Kranken- und Pflegeversicherungsrecht umfassende Regelungen getroffen, damit betroffene Menschen ihr Recht auf entsprechende Sozialleistungen trotz des gegliederten sozialen Sicherungssystems mit seinen vielfältigen Schnittstellen wahrnehmen können. Diese beinhalten Teilhabe-, Versorgungs- und Entlassungsmanagementaufgaben (▶ Abschn. 20.1, ▶ Abschn. 40.2), die maßgeblich durch Soziale Arbeit im Gesundheitswesen wahrgenommen werden.

Der Zugang zur medizinischen Rehabilitation erfolgt in der Regel durch **Antragstellung** während der Akutbehandlung. Daher kommt der Beratung zu Fragen der medizinischen Rehabilitation im Anschluss an einen Krankenhausaufenthalt sowie der Unterstützung bei der Beantragung und Organisation der medizinischen Rehabilitationsmaßnahme eine besondere Bedeutung zu und bildet einen Schwerpunkt der Sozialen Arbeit im Gesundheitswesen. Durch den enormen Entlassungsdruck und die sich stetig verkürzenden

Verweildauern im Krankenhaus erfolgt die Beratung und Organisation von Rehabilitations- und Teilhabeleistungen aber auch zunehmend im ambulanten Bereich. Auch die Ambulantisierung der medizinischen Behandlung trägt zu dieser Entwicklung bei. Der Unterschied dabei ist, dass in Akutkrankenhäusern ein relativ systematischer Zugang zum Sozialdienst erfolgt und Rehabilitationsleistungen demnach schnell und ohne großen Aufwand für den Patienten selbst eingeleitet werden können. Insbesondere beim von der Deutschen Rentenversicherung Bund entwickelten Direkteinweisungsverfahren für Anschlussheilbehandlungen/Anschlussrehabilitationen (AHB/AR ▶ Abschn. 18.3) übernimmt der Sozialdienst des Akutkrankenhauses die Organisation des unmittelbaren Übergangs aus der Akutbehandlung in die medizinische Rehabilitation. Aber auch bei anderen Kostenträgern wie gesetzlichen und privaten Krankenversicherungen, Unfallkassen und anderen Rentenversicherungsträgern (▶ Abschn. 39.3) organisiert der Sozialdienst die Rehabilitationsmaßnahmen für Betroffene entsprechend dem jeweiligen **Einleitungsverfahren**.

Im ambulanten Bereich fehlt dagegen ein ähnlicher zielgerichteter Zugang, wie er in Akutkliniken vorgehalten wird. Betroffene Menschen und ihre Bezugspersonen müssen sich in der Regel selbst an ambulante gesundheitsbezogene Beratungsstellen oder niedergelassene **Haus- und Fachärzte** wenden. Eine besondere ambulante Leistung ist die auf vertragsärztliche Verordnung veranlasste Soziotherapie. An der spezifischen ambulanten Versorgungsleistung für Menschen mit schweren psychischen Störungen ist auch die Soziale Arbeit beteiligt (▶ Kap. 4, ▶ Abschn. 42.7.3).

Aufgrund der großen Bedeutung, die die Rehabilitationsträger den Sozialdiensten bei der Umsetzung des Rechts von Menschen mit Behinderung auf umfassende Teilhabe beimessen, wurde gemäß § 13 Abs. 2 Nr. 10 SGB IX eine gemeinsame Empfehlung über die Zusammenarbeit mit Sozialdiensten und vergleichbaren Stellen geschlossen (BAR 2016).

Nach Beendigung der Rehabilitationsmaßnahme können Patienten weiterhin stark von der Sozialen Arbeit profitieren. Oft können Betroffene nach einem Akutereignis und einer anschließenden Rehabilitationsmaßnahme noch nicht in ihren gewohnten Alltag zurückkehren bzw. es sind aufgrund der vorhandenen Behinderung/Erkrankung weitere Bedarfe vorhanden, die im Anschluss bearbeitet werden müssen. Sozialarbeiter und

Sozialpädagogen in Rehabilitationskliniken vermitteln dabei an weiterführende Stellen wie Selbsthilfegruppen, Suchtberatungs- und Schuldnerberatungsstellen, sodass die betroffenen Menschen stets einen Ansprechpartner bei anfallenden Fragestellungen haben. Weiterhin stellen sie die **Nachsorge** sicher, indem sie jegliche Unterstützungsleistungen für den ambulanten oder stationären Bereich organisieren, beispielsweise den Übergang in strukturierte Nachsorgeprogramme wie IRENA (▶ Abschn. 42.7).

Maßnahmen zur Berufsförderung (▶ Kap. 43) stellen einen weiteren wesentlichen Schwerpunkt dar, an denen die Soziale Arbeit beteiligt ist. Sozialarbeiter und Sozialpädagogen unterstützen die Rehabilitanden bei erforderlichen **beruflichen Veränderungsprozessen** wie Umschulungen, Weiterbildungen, Arbeitsplatzumgestaltungen, betriebsinternen Umsetzungen oder aber einer Rentenbeantragung in Berufsförderungswerken, Beruflichen Rehabilitationen, Beratungsstellen usw. Dabei berücksichtigen sie stets die gesamte soziale Situation des Betroffenen und versuchen, die behinderten oder (chronisch) erkrankten Menschen ganzheitlich in allen Bereichen bestmöglich zu unterstützen.

30.3 Wo findet man Sozialarbeiter/Sozialpädagogen im Reha-Prozess?

Sozialarbeiter und Sozialpädagogen sind in allen Phasen des Rehabilitationsprozesses beteiligt und von daher in nahezu allen Einrichtungen und Diensten vor, während und nach der Rehabilitation zu finden, dazu gehören u. a.:

- Krankenhäuser
- Einrichtungen der medizinischen und beruflichen Rehabilitation
- Pflegeeinrichtungen
- Ambulante Dienste
- Beratungsstellen und Selbsthilfebüros
- Behörden und Institutionen

30.4 Fallbeispiel

Herr Walter, 58 Jahre alt, Maler von Beruf.

Bei Herrn Walter wurde aufgrund eines Zigarettenkonsums vor einigen Jahren eine COPD (chronisch obstruktive Lungenerkrankung) dia-gnostiziert. Über die Jahre hinweg hat sich die Erkrankung zunehmend verschlechtert. Aufgrund einer Exazerbation, einer akuten Verschlechterung der COPD, wurde Herr Walter in eine pneumologische Fachabteilung ins **Krankenhaus** eingewiesen und behandelt. Herr Walter klagt über massive Beschwerden wie Atemnot, Husten und Auswurf. Ihm fällt es zunehmend schwerer, auch bei leichteren Anstrengungen, alltägliche Dinge zu verrichten und den Arbeitsalltag zu überstehen.

Die Ärzte empfehlen Herrn Walter aufgrund der ausgeprägten Symptomatik, eine **pneumologische Rehabilitation** durchzuführen. Sie schalten den Sozialdienst des Krankenhauses für eine umfassende Beratung ein.

Im Erstkontakt gilt es, Herrn Walter zunächst über verschiedene Rehabilitationsformen, deren Rahmenbedingungen und Ablauf sowie Ziele zu informieren und mit ihm gemeinsam die geeignete Rehabilitationsform zu eruieren. Dies schließt die Prüfung einer Rehabilitationsfähigkeit (▶ Glossar) des Patienten mit ein. In diesem Zusammenhang wird Herr Walter über den Grundsatz „ambulant vor stationär" sowie sein vorhandenes Wunsch- und Wahlrecht bzgl. der Rehabilitationsklinik (§ 9 SGB IX) aufgeklärt. Auch Informationen über erforderliche Zuzahlungen und die wirtschaftliche Sicherung während des Rehabilitationsprozesses (z. B. Beantragung von Übergangsgeld) sind in dem Beratungsprozess mit eingeschlossen. Da sich Herr Walter für die Durchführung einer Rehabilitationsmaßnahme entschlossen hat, werden folgende Schritte in die Wege geleitet:

- Eruierung des Kostenträgers (DRV Berlin-Brandenburg)
- Aufnahme das Rehabilitations-/AHB-Antrages
- Eruierung des gewünschten Rehabilitationsbeginns und der gewünschten Rehabilitationsklinik (Herr Walter wünscht eine Direktverlegung in die Rehabilitationsklinik)
- Einholung des medizinischen Befundberichtes (auszufüllen durch den behandelnden Arzt)
- Antragstellung beim Kostenträger
- Terminreservierung in der Rehabilitationsklinik
- Einholung der Kostenübernahme vom Kostenträger
- Klärung des Transportes in die Rehabilitationsklinik

30

Bezüglich der eingeleiteten Rehabilitationsmaßnahme gilt es, den Behandlungsprozess von Herrn Walter stets im Auge zu behalten, um auf Änderungen (z. B. Verlängerung des Krankenhausaufenthaltes und die damit erforderliche Änderung des Rehabilitationstermins) reagieren zu können. Dafür sind eine intensive multiprofessionelle Zusammenarbeit und der regelmäßige Austausch mit allen beteiligten Berufsgruppen unausweichlich.

Die Beratung des Rehabilitanden sollte sich jedoch nicht rein auf eine Rehabilitationsberatung beschränken. Aufgrund der vorhandenen Erkrankung und den daraus resultierenden Funktionseinschränkungen ist es die Aufgabe des Sozialdienstes, Herrn Walter über alle vorhandenen Leistungsansprüche zu beraten und ihn ggf. bei der Antragstellung zu unterstützen. Dabei gilt es, den Patienten ganzheitlich in seiner bio-psychosozialen Situation zu betrachten.

Da Herr Walter aufgrund der vorhandenen Luftnot sowohl in seiner beruflichen Tätigkeit als auch in der alltäglichen Lebensführung eingeschränkt ist, sollte eine psychosoziale Beratung erfolgen. Das Ziel ist es, Herrn Walter trotz der vorhandenen Funktionseinschränkungen zu unterstützen, neue Lebensperspektiven zu entwickeln und mit seiner Erkrankung leben zu lernen.

Im nächsten Schritt gilt es, zu eruieren, welchen **Unterstützungsbedarf** Herr Walter hat, um seinen Alltag bestmöglich bestreiten zu können. Ein wichtiger Aspekt ist die Beratung und Antragstellung auf Schwerbehinderung und die damit verbundenen möglichen Nachteilsausgleiche. Auch die finanzielle Sicherung spielt bei Herrn Walter eine wesentliche Rolle. Die Absicherung im Krankheitsfall mittels Lohnfortzahlung, Krankengeld, Übergangsgeld während der Rehabilitationsmaßnahme muss gegeben und Herr Walter umfassend informiert sein, um alle erforderlichen Schritte in die Wege leiten zu können.

Aufgrund der geplanten Direktverlegung in die Rehabilitationsklinik ist die **Nachsorge** durch den Sozialarbeiter/Sozialpädagogen in der Rehabilitationsklinik sicherzustellen. Diese beinhaltet u. a. die Überprüfung der Voraussetzungen für den Erhalt von Pflegeleistungen nach SGB XI, die Abklärung einer erforderlichen Haushaltshilfe nach SGB V sowie die Beratung und Organisation erforderlicher Hilfsmittel (▶ Glossar). Mithilfe der Rehabilitationsmaßnahme konnte die Selbststän-

digkeit und körperliche Leistungsfähigkeit verbessert werden, sodass Herr Walter aktuell nicht auf einen Rollator oder aber Sauerstoffkonzentrator angewiesen ist. Auch die Voraussetzungen für den Erhalt eines Pflegegrades sind nicht gegeben. Herr Walter äußert aber den Wunsch, Unterstützung bei der Reinigung der Wohnung und beim Einkaufen zu erhalten, da ihm schwere körperliche Tätigkeit nicht mehr gelingt. Der Sozialarbeiter/Sozialpädagoge stellt daher einen Antrag auf Haushaltshilfe bei der gesetzlichen Krankenversicherung.

Da die COPD auf den Zigarettenkonsum von Herrn Walter zurückzuführen ist und die Ärzte ihm angeraten haben, schnellstmöglich mit dem Rauchen aufzuhören, verweist der Sozialarbeiter/ Sozialpädagoge den Patienten an eine Suchtberatungsstelle. Um die körperliche Leistungsfähigkeit bestmöglich zu wahren, wird für den Rehabilitanden das IRENA-Nachsorgeprogramm bei der Deutschen Rentenversicherung beantragt. Der Sozialarbeiter/Sozialpädagoge bespricht darüber hinaus die **berufliche Situation**. Herr Walter möchte sehr gerne seine Tätigkeit als Maler fortführen. Ihm ist aber bewusst, dass er den starken Farbgerüchen nicht dauerhaft ausgesetzt werden kann. Daher strebt er an, mit seinem Arbeitgeber zu sprechen, ob es eine Möglichkeit gibt, das Unternehmen auch in anderer Form zu unterstützen. Der Sozialarbeiter/Sozialpädagoge verweist als Unterstützung an das Integrationsamt. Sollte eine betriebsinterne Umstrukturierung nicht möglich sein, ist Herr Walter bestrebt, einen Antrag auf Erwerbsminderungsrente (▶ Glossar) zu stellen. Eine Umschulung kommt für ihn aufgrund seines Alters nicht mehr in Frage. Aufgrund der endenden Zuständigkeit des Sozialarbeiters/ Sozialpädagogen mit dem Rehabilitationsende erhält Herr Walter weiterführende Informationen und Kontaktdaten zu Rentenberatungsstellen.

Weitere Informationen

Literatur

Bundesarbeitsgemeinschaft für Rehabilitation (BAR) (2001) Berufsbezogene Maßnahmen in der medizinischen Rehabilitation – bisherige Entwicklungen und aktuelle Perspektiven. Frankfurt am Main, S 6–9

Bundesarbeitsgemeinschaft für Rehabilitation (BAR) (2016) Gemeinsame Empfehlung nach § 13 Abs. 2 Nr. 10 SGB IX über die Zusammenarbeit mit Sozialdiensten und vergleichbaren Stellen. https://www.bar-frankfurt.de/ publikationen/

Deutsche Akademie für Rehabilitation e. V., Deutsche Vereinigung für Rehabilitation e. V. (2012) Weiter-entwicklung der beruflichen Rehabilitation auf Basis der Empfehlungen der wissenschaftlichen Fachgruppe RehaFutur unter Beteiligung der Akteure Projekt zur Koordination des Entwicklungsprozesses. Abschluss-bericht. http://www.rehafutur.de/fileadmin/DOWN LOADS/Publikationen/RehaFutur_EP_Abschluss bericht.pdf

Deutscher Berufsverband für Soziale Arbeit (2008) Berufs-bild für Sozialarbeiter/innen und Sozialpädagoen/innen (mit den Abschlüssen Diplom, Bachelor, Master). http://www.dbsh.de/fileadmin/downloads/Berufsbild. Vorstellung-klein.pdf

Deutsche Vereinigung für Soziale Arbeit im Gesundheits-wesen e. V. (2015): Qualifikationskonzept Gesundheits-bezogene Soziale Arbeit – QGSA der Deutschen Vereinigung für Soziale Arbeit im Gesundheitswesen (DVSG). http://dvsg.org/fileadmin/dateien/08Service/Downloads/2015Qualifikationsprofil.pdf

Igl G (2014) Voraussetzungen und Anforderungen an die rechtliche Regulierung von Aufgaben und Tätigkeiten der Sozialen Arbeit im Gesundheitswesen. Ergebnisse eines Gutachtens für die Deutsche Vereinigung für Soziale Arbeit im Gesundheitswesen e. V. (DVSG). http://dvsg.org/fileadmin/dateien/07Publikationen/06Rechtsexpertise/Igl%20Zusammenfassung%20 Gutachten%202014-01-10%20Version%20final.pdf

Mühlum A, Gödecker-Geenen N (2003) Soziale Arbeit in der Rehabilitation. Ernst Reinhardt-Verlag, München

Röh D (2009) Soziale Arbeit in der Behindertenhilfe. Ernst Reinhardt-Verlag, München

Internetlinks

Deutsche Vereinigung für Soziale Arbeit im Gesundheits-wesen (DVSG). http://dvsg.org/

Deutsche Gesellschaft für Soziale Arbeit (DGSA). https://www.dgsa.de/

Deutsche Gesellschaft für Soziale Arbeit in der Suchthilfe (DG SAS). http://www.dgsas.de/

Deutscher Berufsverband für Soziale Arbeit (DBSH). https://www.dbsh.de/

Gesundheits- und Pflegefachkräfte[1]

Adelheid von Spee

1   Die aktuelle Bezeichnung lautet nach dem Pflegeberufereformgesetz (Juni 2017) „Pflegefachfrau/Pflegefachmann".

© Springer-Verlag GmbH Deutschland, ein Teil von Springer Nature 2018
Bundesarbeitsgemeinschaft für Rehabilitation e.V. (BAR) (Hrsg.), *Rehabilitation*
https://doi.org/10.1007/978-3-662-54250-7_31

31.1   Was sind Gesundheits- und Pflegefachkräfte

Die Berufsgruppe der Pflege stellt eine qualitative pflegerische Versorgung für die Gesellschaft an den verschiedenen Orten, d. h. in Akut- und Rehabilitationskliniken, in der häuslichen Pflege sowie der stationären Langzeitpflege, sicher. Zunehmend findet professionelle Pflege auch mit Themen der Gesundheitsförderung und Prävention außerhalb der Institutionen des Gesundheitswesens statt. Die professionelle Pflege richtet sich mit ihrer eigenverantwortlichen **Versorgung und Betreuung** laut des „International Council of Nurses" (ICN) an Menschen in allen Lebensphasen, an einzelne Personen, an Familien oder Lebensgemeinschaften, an Gruppen und soziale Gemeinschaften in allen Lebenssituationen (Settings). Dies geschieht allein oder in Kooperation mit anderen Berufsangehörigen. Weiter heißt es: „Pflege schließt die **Förderung der Gesundheit**, Verhütung von Krankheiten und die Versorgung und Betreuung kranker, behinderter und sterbender Menschen ein. Weitere Schlüsselaufgaben der Pflege sind Wahrnehmung der Interessen und Bedürfnisse (Advocacy), Förderung einer sicheren Umgebung, Forschung, Mitwirkung in der Gestaltung der Gesundheitspolitik sowie im Management des Gesundheitswesens und in der Bildung" (ICN o. D.). Pflege gründet stets auf einer empathischen Beziehung zwischen zu den zu begleitenden Menschen und den Pflegenden. Diese ermöglicht, gemeinsam die Ressourcen und Potenziale zu ermitteln, Ziele und Maßnahmen festzulegen und im Pflegeprozess abzubilden. Die Pflegenden unterstützen im engen **Austausch mit dem Patienten**, ausgehend von dessen Zielen, die Pflegeprozesssteuerung. Sie setzen die geplanten Maßnahmen um und passen den Pflegeprozess den situativen Veränderungen an. Das professionelle pflegerische Handeln basiert auf Evidenz und ist nachvollziehbar. Es berücksichtigt körperliche, psychische, spirituelle, lebensweltliche sowie soziokulturelle, alters- und geschlechtsbezogene Aspekte. Im Sinne eines doppelten Expertentums werden das Erfahrungswissen des Patienten und das Erfahrungswissen der Pflegenden ausgetauscht, reflektiert und im pflegerischen Handeln einbezogen. Zusätzlich richtet sich das professionelle pflegerische Handeln nach ethischen Richtlinien. Das Pflegeberufereformgesetz formuliert als pflegerische Vorbehaltstätigkeiten in Absatz 2

§ 4 die Feststellung des Pflegebedarfs, die Pflegeprozesssteuerung und die Qualitätssicherung und die Qualitätsentwicklung in der Pflege. Aufgaben der professionell Pflegenden sind laut den Ausbildungszielen des Gesetzes(PflBG Teil 2 Abschnitt 1 § 5 e und f) auch die „(e) Beratung, Anleitung und Unterstützung von zu pflegenden Menschen bei der individuellen Auseinandersetzung mit Gesundheit und Krankheit sowie bei der Erhaltung und Stärkung der **eigenständigen Lebensführung und Alltagskompetenz** unter Einbeziehung ihrer sozialen Bezugspersonen." Zusätzlich geht es um die „(f) Erhaltung, Wiederherstellung, Förderung, Aktivierung und Stabilisierung individueller Fähigkeiten der zu Pflegenden insbesondere im Rahmen von Rehabilitationskonzepten (…)".

Zur Umsetzung dieser Ziele wird auf folgende Pflegekonzepte mit möglichen Überschneidungen zurückgegriffen:

- Aktivierende Pflege
- Rehabilitative Pflege
- Therapeutische Pflege
- Palliative Pflege

Der Selbstständigkeitsgrad und die Motivation des Menschen mit Pflegebedarf legen fest, welche Pflegekonzepte sinnvoll verzahnt einzusetzen sind (vgl. ▶ Abschn. 24.1).

31.1.1   Aktivierende Pflege

Das Konzept der „aktivierenden Pflege" befähigt den Betroffenen selbst aktiv, im Rahmen seiner Möglichkeiten, seine Selbstständigkeit zu erhalten und auszubauen. Dieses Konzept wird oft mit dem Bild beschrieben: „Pflegen mit den Händen in den Hosentaschen". Die „aktivierende Pflege" setzt eine realistische **Ressourcen- und Potenzialanalyse** voraus, und der betroffene Mensch muss es selbst als sinnvoll und erstrebenswert betrachten. Die aktivierende Pflege in der Rehabilitation zeichnet sich durch die Mitarbeit und Mitgestaltung des Rehabilitationsprozesses durch den Betroffenen und seine Angehörigen aus. Defizitorientierte Menschenbilder aufseiten des Betroffenen oder aufseiten der Pflegenden verhindern die Umsetzung einer „aktivierenden Pflege".

31.1.2 Rehabilitative Pflege

Rehabilitative Pflege geht über die aktivierende Pflege hinaus. In der Rehabilitation ist die Berufsgruppe der Pflege Mitglied im **therapeutischen Team**. Hier werden unter Leitung des Arztes die Rehabilitationsziele festgelegt. Rehabilitative Pflege orientiert sich an den zusammen mit den Berufsgruppen der Ärzte, Psychologen, Physio- und Ergotherapeuten und Logopäden vereinbarten Rehabilitationsmaßnahmen. Die Pflege verstetigt die im therapeutischen Kontext erlernten Fertigkeiten im Alltag. So werden beispielsweise in der Physio- oder Ergotherapie erlernte Bewegungen (▶ Kap. 32, ▶ Kap. 33) in **Alltagssituationen** trainiert. Der Umgang mit den **Hilfsmitteln** im Alltag und die dazu gehörende Beratung aller Beteiligten sind auch Aufgaben der Pflegenden. Die rehabilitative Pflege befähigt konsequent zur Selbstständigkeit. Sie ist stets person- und teilhabeorientiert. Sie gibt Assistenz und ist nicht fürsorgemotiviert. Die rehabilitative Pflege verortet sich sowohl in der akuten Versorgung im Bereich der Frührehabilitation sowie in der postakuten Versorgung der Anschlussrehabilitation als auch in der sogenannten gemeindenahen rehabilitativen Versorgung (Gutenbrunner 2012).

31.1.3 Therapeutische Pflege

Therapeutische Pflege begleitet die Rehabilitanden bei ihren zahlreichen Lernprozessen. Sie gestaltet diese durch **Beratung und strukturierte Anleitung**. So lernt ein Diabetiker, der neu auf Insulin eingestellt worden ist, das Handling des Injizierens und der Selbstbeobachtung z. B. der Haut im Bereich der Injektionsstelle, die Fußpflege usw. mit den jeweiligen Handlungsempfehlungen. Ergänzend werden auch die Angehörigen mit einbezogen. Für die therapeutische Pflege werden zumeist Pflegende mit speziellen Zusatzqualifikationen eingesetzt.

31.1.4 Palliative Pflege

Das Konzept der Palliativen Pflege hat die Symptomkontrolle zum Ziel. Hier geht es darum, nicht zuletzt durch ein fundiertes Schmerzmanagement eine **bestmögliche Lebensqualität** für den Patienten zu erreichen. Die palliative Pflege setzt dann ein, wenn eine kurative und rehabilitative Pflege nicht mehr ausreichend zielführend ist. Sie orientiert sich stets an den Bedürfnissen des Patienten und seiner Lebenswelt. Es geht bei der palliativen Pflege immer darum, das Leiden zu lindern und die Lebensqualität des Patienten zu erhalten und zu fördern.

31.2 Wie funktioniert der Zugang zur Pflege?

Die Berufsgruppe der Pflegenden findet sich sowohl in den ambulanten, klinischen und stationären Versorgungsformen. Sie ist die Berufsgruppe, die den größten Zeitraum für die Patienten zur Verfügung steht. Die Pflegenden sind zumeist die ersten Ansprechpartner für die Patienten und ihre Angehörigen und übernehmen oft Vermittlungs- und Lotsenaufgaben.

31.2.1 Pflege im Akutkrankenhaus

Nach Aufnahme in ein Akutkrankenhaus gemäß § 11 SGB V begleiten und unterstützen Gesundheits- und Krankenpflegende die Patienten von der Aufnahme bis zur Entlassung (▶ Abschn. 48.2). Sie übernehmen die Krankenbeobachtung, führen eigene Assessments durch und steuern den Pflegeprozess. Sie sichern die **Basispflege** der Patienten und setzen ärztliche Anordnungen wie z. B. Medikamentengabe oder auch Wundversorgungen um. Durch Beratung und Anleitung befähigen sie die Patienten und ggf. die Angehörigen zu einem sicheren Umgang mit den gesundheitlichen Herausforderungen. Im Rahmen des Entlassungsmanagements nach § 39 Abs. 1a SGB V übernehmen die Pflegenden möglichst frühzeitig die Vorbereitung auf die Weiterversorgung. Sie unterstützen beim Aufbau des Pflegenetzwerkes und beteiligen sich an der Hilfsmittelversorgung. Spezifisch weitergebildete Pflegende sichern mit aktuellem Expertenwissen eine profunde **Fachpflege** entsprechend der jeweiligen Abteilung. Zusätzlich haben Akutkrankenhäuser übergeordnete Pflegeexperten, wie z. B. Wund-, Stoma- und Kontinenz-, Demenz- oder Schmerzexperten, die von allen Stationen angefordert werden können.

31.2.2   Pflege in der Rehabilitation

In der medizinischen Rehabilitation (§ 40 SGB V sowie § 26 SGB IX) sind die Pflegenden Teil des therapeutischen Teams (▶ Abschn. 19.1). Sie sind in stationären Rehabilitationseinrichtungen ständiger Ansprechpartner für die Patienten, da sie 24 Stunden vor Ort sind. Die Pflegenden geben, ausgehend vom gemeinsam vereinbarten Rehabilitationsziel, Hilfestellungen bei der Alltagsbewältigung der Patienten. Sie übernehmen die verordnete **spezielle Pflege**, wie z. B. Wundverbände, Vitalwertkontrollen, Medikamentengabe. Zusätzlich koordinieren sie die **organisatorischen Abläufe** mit den beteiligten Akteuren der Rehabilitation. Durch Beratung und Anleitung befähigen sie die Patienten und ggf. die Angehörigen, die notwendigen Genesungsschritte zu gehen und die Situation nach der Rehabilitationsmaßnahme vorzubereiten.

31.2.3   Ambulante Pflege

Der ambulante Pflegedienst übernimmt zugelassen durch einen Versorgungsvertrag nach § 72 SGB XI die **Basispflege** des Patienten. Hierzu zählt beispielsweise die Unterstützung bei der Körperpflege oder der Ausscheidung, die Mobilisation oder auch die Prophylaxe. Zusätzlich hat der ambulante Pflegedienst einen Vertrag nach § 132a Abs. 2 SGB V mit den gesetzlichen Krankenkassen und kann von diesen bewilligte Leistungen **spezieller Pflegen** abrechnen. Zu den ärztlich verordneten und von den Kostenträgern bewilligten speziellen Pflegen zählt beispielsweise die Sicherstellung der Medikamentengabe, Vitalwertkontrollen, Wundversorgung oder auch die Anleitung und Schulung des Patienten und ggf. der Angehörigen. Die spezielle Pflege bedarf eigener Qualifikation und wird überwiegend durch Pflegefachkräfte ausgeführt. Die Pflegenden unterstützen zu fest vereinbarten Terminen die Pflege **in der Häuslichkeit** und tragen zu deren Stabilisierung und Qualitätssicherung bei. Die ambulante Pflege wird ärztlich verordnet und hat die Wiedererlangung der Selbstständigkeit des Patienten und dessen möglichst langes Verbleiben in den eigenen vier Wänden zum Ziel (vgl. ▶ Abschn. 48.1).

31.3   Wo findet man Gesundheits- und Pflegefachkräfte im Rehabilitationsprozess?

31.3.1   Vor der Rehabilitation

Bereits in der akuten Aufnahmesituation bahnen Gesundheits- und Pflegefachkräfte durch rehabilitative Pflegekonzepte, wie z. B. das Bobath-Konzept, die Kinästhetik oder auch die basale Stimulation, den Rehabilitationsprozess an. In diesen Konzepten geht es zentral um **Wahrnehmungsförderung und Bewegungsanbahnung**. Es geht darum, den Lernprozess der Alltagsbewältigung Schritt für Schritt zu aktivieren oder auch zu reaktivieren (vgl. ▶ Abschn. 6.3). Durch Beratung und Anleitung fördern Pflegende die Selbstpflegefähigkeit der Erkrankten. Da die Pflegenden den Patienten über den ganzen Tag hinweg begleiten, sind sie auch an der ihn betreffenden Einschätzung des Rehabilitationspotenzials und der Motivation beteiligt.

31.3.2   In der Rehabilitation

In der Rehabilitation befähigt die Pflege den Patienten, durch fachspezifische Pflegekonzepte zu einer möglichst großen Selbstständigkeit zu kommen. Hier geht es um das **Trainieren alltagsrelevanter Fähigkeiten** und Fertigkeiten. Die in den Therapien erlernten Fähigkeiten werden durch die Pflegenden in den Alltagssituationen geübt und fortgesetzt (vgl. ▶ Kap. 42). So findet das Sprechtraining durch die Pflegenden mit einem Menschen mit Aphasie ergänzend zur Logopädie (▶ Kap. 34) in allen Alltagssituationen statt, um ein Verstummen des Patienten zu verhindern. Dem erlernten Nichtgebrauch von Funktionen oder Fähigkeiten, z. B. das Nichteinbeziehen der plegischen Körperhälfte bei neurologisch erkrankten Menschen, wirken Pflegende durch rehabilitative Pflegekonzepte entgegen. Das Ermöglichen der Teilhabe am gesellschaftlichen und beruflichen Leben ist auch Ziel des rehabilitativen Pflegens. Hierzu befähigen gezielte Patienten- und Angehörigenberatungen und Schulungen. In der rehabilitativen Pflege geht es um das **Entwickeln von Perspektiven** und das Ermutigen zum nächsten Schritt Richtung Eigenständigkeit ggf. trotz Handicap. Es gilt in den Krisen auf diesem Weg Halt und Trost zu geben und die Erfolge des Erreichten sichtbar zu machen. Gemeinsam mit anderen Berufsgruppen werden notwendige **Hilfsmittel**, wie z. B. Rutschbrett oder Anziehhilfen, erprobt und trainiert. Innerhalb des Entlassungsmanagements übernehmen die Pflegenden die Pflegeüberleitung. Sie befähigen die Familie zum sicheren Umgang mit der neuen Situation des Erkrankten. Hierbei helfen Wochenendbeurlaubungen des Patienten mit anschließender Reflexion. Die nachsorgenden Dienste werden über die Bedarfe des Patienten vorab durch die Pflegenden aus der Rehabilitation informiert. Dabei gilt es, Versorgungsbrüche zu verhindern und eine passgenaue Reintegration ins selbstständige Leben sicherzustellen.

31.3.3 Nach der Rehabilitation

Nach der Rehabilitation unterstützen Pflegende ggf. bei der Verstetigung des Rehabilitationserfolges. Durch ambulante Pflege werden die wiedererlernten oder verfeinerten Fähigkeiten zur Alltagsbewältigung erhalten oder ausgebaut. Der angemessene Gebrauch von Hilfsmitteln wird begleitet und die notwendige Unterstützung für die Reintegration in den Alltag und die Teilhabe geleistet (▶ Abschn. 48.1).

31.4 Fallbeispiel

Frau Stefan, 56 Jahre alt, verheiratet, zwei Kinder, beide sind bereits ausgezogen und wohnen 600 km entfernt von ihren Eltern. Herr und Frau Stefan leben in einer Vier-Zimmer-Eigentumswohnung in der ersten Etage. Die Wohnung ist über eine Treppe erreichbar. Bis zum **Akutereignis** war Frau Stefan als Grundschullehrerin tätig. Frau Stefan ist bei der Aufnahme in der Rehabilitationsklinik in einem leicht reduzierten Allgemeinzustand. Sie hat bei einer Größe von 167 cm und 109 kg einen BMI von 39,08. Ihre Gehstrecke beträgt 20 m, dann zeigt sich eine deutliche Belastungsdyspnoe.

Vorgeschichte: Nach einem vierwöchigen antibiotisch behandelten bronchialen Infekt geht Frau Stefan erneut zum Hausarzt mit einer zunehmenden Belastungsdyspnoe und erheblich reduzierter Kraft. Der Hausarzt veranlasst eine sofortige Aufnahme im Krankenhaus mit dem Verdacht einer kardialen Dekompensation. Die Diagnostik erbrachte massive Pleuraergüsse beidseits sowie Anzeichen für einen **Myokardinfarkt**. Nach einer Akutbehandlung im Krankenhaus kam es zur Verlegung in die stationäre **kardiologische Rehabilitation**. Durch diesen Rehabilitationsaufenthalt soll die kardiale Leistungsfähigkeit von Frau Stefan weitgehend wiederhergestellt werden. Es gilt, das selbstständige Leben und den beruflichen Wiedereinstieg zu ermöglichen und durch Sekundärprävention weitere Risiken zu reduzieren. Frau Stefan erlernt Bewältigungsstrategien und präventive Maßnahmen zur Gewichtsreduktion und Stressregulation. Bereits im Akutkrankenhaus wurde mit der Frühmobilisation begonnen. Es wurde niedrigschwellig die Ausdauer, Koordination und Flexibilität gefördert. Durch Einzel- und Gruppenangebote wird die **Mobilisation** in der Rehabilitationsklinik strukturiert fortgesetzt. Die pflegerische Aufgabe in der kardiologischen Rehabilitation besteht in der intensiven Krankenbeobachtung. Hierdurch können frühzeitig kardiale Symptome wie Atemnot, Angina pectoris, Ödeme und Schwindel erkannt werden. Dies ist bei Frau Stefan von hoher Bedeutung, da ihre Leistungskurve Schritt für Schritt gesteigert wird. Die Umsetzung der **medikamentösen Therapie**, die Vitalwertkontrolle und das Notfallmanagement sind weitere Aufgaben der rehabilitativen Pflege. Die Pflegenden begleiten und unterstützen Frau Stefan bei den Aktivitäten des Alltags und fördern ihre Selbsthilfe. Durch Gespräche ermutigen sie Frau Stefan, wieder Selbstsicherheit zu gewinnen und geduldig auch ihre Grenzen anzuerkennen. Sie leiten sie an zur selbstständigen **Vitalwertkontrolle** und Einschätzung der Werte. Die in der Ernährungsberatung gesetzten Impulse werden in Gesprächen mit Frau Stefan durch die Pflegenden aufgegriffen und unterstützt. Die Pflegenden sind Teil des therapeutischen Teams und ermöglichen, die in den Therapien erworbenen Fortschritte in die Alltagssituationen umzusetzen. Im Übergang von der stationären Rehabilitation in die Häuslichkeit beraten die Pflegenden unter Einbeziehung der Angehörigen zur Gestaltung des nächsten Genesungsabschnittes. Sie nehmen Ängste und beteiligen sich am Aufbau des nachstationären Hilfenetzwerkes.

Weitere Informationen

Literatur

Bundesgesundheitsministerium (2016) Entwurf zum Pflegeberufegesetz. https://www.bundesgesundheitsministerium.de/fileadmin/Dateien/3_Downloads/Gesetze_und_Verordnungen/GuV/P/160308_Pflegeberufsgesetz.pdf

DBfK (2013) Pflege in der Rehabilitation. Ein Positionspapier der Bundesarbeitsgruppe Rehabilitation, Prävention und Beratung im Berufsverband für Pflegeberufe. https://www.dbfk.de/media/docs/download/Allgemein/Rehabilitation_heute_2013.pdf

Deutsche Gesellschaft für Medizinische Rehabilitation (2008) Positionspapier „Pflege in der Rehabilitation". Die Schwester Der Pfleger 7/2008

Grote A, Thiele H, (2014) Rehabilitation. Kohlhammer, Stuttgart

Gutenbrunner C, Egen C (2012) Barrieren abbauen: Rehabilitation als Menschenrecht. Niedersächsisches Ärzteblatt 85 (5):10–12

International Council of Nurses (ICN) (o.D.) Ethik-Kodex. http://www.icn.ch/about-icn/icn-definition-of-nursing/

Krohwinkel M (2008) Rehabilitierende Prozesspflege am Beispiel von Apoplexiekranken, 3. Aufl. Huber, Bern

Schmidt R, Thiele H, Leibig A (Hrsg) (2012) Pflege in der Rehabilitation. Medizinische Rehabilitation und Pflegeinterventionen. Kohlhammer, Stuttgart

Internetlinks

Deutscher Berufsverband für Altenpflege e. V. (DBVA). http://www.dbva.de/

Deutscher Berufsverband für Pflegeberufe (DBfK). https://www.dbfk.de/

Deutscher Pflegerat e. V. Bundesarbeitsgemeinschaft Pflege- und Hebammenwesen. http://www.deutscher-pflegerat.de/

Ev. Fach- und Berufsverband für Pflege und Gesundheit e. V. (EFAKS). http://www.efaks.de/

Katholischer Pflegeverband e. V.. http://www.kathpflege-verband.de/

Verband der Schwesternschaften vom DRK e. V.. https://www.rotkreuzschwestern.de/

31

Physiotherapeuten

Stefanie Fimm, Esther Vielitz, Martina Traut

© Springer-Verlag GmbH Deutschland, ein Teil von Springer Nature 2018
Bundesarbeitsgemeinschaft für Rehabilitation e.V. (BAR) (Hrsg.), *Rehabilitation*
https://doi.org/10.1007/978-3-662-54250-7_32

32.1   Was sind Physiotherapeuten?

32.1.1   Selbstverständnis und Auftrag

Physiotherapie setzt sich aus dem griechischen Wort *physis* für Natur bzw. natürlich und dem Wort *therapeia* für Behandlung, Wartung, Pflege zusammen.

Umgangssprachlich sowie in der Literatur werden die Begriffe Physiotherapie, Krankengymnastik und Bewegungstherapie synonym verwendet. Korrekt ist die Anwendung des Begriffs „Physiotherapie", da dieser 1994 anstatt der Bezeichnung Krankengymnastik eingeführt wurde.

Physiotherapie gehört zu den Heilmitteln (▶ Glossar) und ist Bestandteil der Krankenbehandlung (§ 27 SGB V). Außerdem gehört der Beruf zu den Gesundheitsfachberufen. Physiotherapie ist eine medizinische Leistung; in der Regel sind Physiotherapeuten weisungsgebunden und arbeiten auf ärztliche Anordnung (ausgenommen ist der Präventionsbereich).

Physiotherapie findet in nahezu allen Fachbereichen der Medizin Anwendung. Physiotherapeuten arbeiten präventiv, kurativ, palliativ und im Sinne der Rehabilitation. Physiotherapie stellt eine sinnvolle **Ergänzung zur medikamentösen und operativen Krankheitsbehandlung** dar und nutzt hierfür Maßnahmen

- der Bewegungstherapie,
- manuelle Anwendungen,
- physikalische Anwendungen,
- kommunikative und pädagogische Kompetenzen.

Der typische therapeutische Prozess gliedert sich dabei in: Befunderhebung, Erstellung eines Therapieplans, Intervention und Evaluation.

Die physiotherapeutische Befundaufnahme und Behandlung orientiert sich an dem bio-psycho-sozialen Modell der ICF (▶ Abschn. 37.3), die den funktionalen Gesundheitszustand eines Menschen vor dem Hintergrund seiner personenbezogenen und Umweltfaktoren betrachtet.

Die Therapie nimmt Einfluss auf strukturelle Veränderungen des menschlichen Körpers, auf Funktionseinschränkungen und auf Einschränkungen der Aktivitäten und der Teilhabe des Menschen an der Gesellschaft. Physiotherapie behandelt überwiegend nicht die medizinische Diagnose, sondern deren Leitsymptome, die sich auf das Bewegungssystem, die Funktion der inneren Organe, die Bewegungsentwicklung und -kontrolle sowie auf das Verhalten und Erleben des Patienten beziehen können (◘ Abb. 32.1). Meist werden in der Therapie mehrere Wirkorte mit unterschiedlicher Betonung gleichzeitig angesteuert (Hüter-Becker 2013).

Bei der Erstellung eines individuellen Therapieplans (vgl. ▶ Abschn. 18.5) orientiert sich der Therapeut an den Ressourcen des Patienten. Dies setzt ein diagnostisches und auf Clinical Reasoning (Denk-, Handlungs- und Entscheidungsprozesse für ein bestmögliches Vorgehen in Diagnostik und Therapie) basierendes Denken und Handeln der Therapeuten voraus. Die Auswahl geeigneter Therapiemaßnahmen für den Patienten erfolgt nach ausführlicher Befundaufnahme auf Grundlage der bestehenden internen und externen Evidenz (Expertenwissen und internationale Studienlage).

Als natürliches Heilverfahren nutzt die Physiotherapie die Adaptionsmechanismen des Menschen und betrachtet hierbei seine **Belastung und Belastbarkeit** aus der bio-psycho-sozialen Perspektive (sog. mehrdimensionales Belastungs-/Belastbarkeitsmodell).

In der Therapie geht es darum,

- die Belastbarkeit des Menschen auf seine Belastungen des Alltags abzustimmen (z. B. Beweglichkeit und Muskelkraft nach einer Verletzung wiederherzustellen),
- die Belastungen des Alltags auf die Belastbarkeit des Menschen abzustimmen (bei reduzierter struktureller Belastbarkeit) und
- ihn in seiner Autonomie zu stärken.

Grundsätzliche Ziele der Physiotherapie sind das Wiedererlernen verlorengegangener Funktionen, die Wiedereingliederung und Partizipation in allen Belangen des täglichen Lebens mit maximaler Selbstständigkeit und Lebensqualität.

Die Therapie soll den Menschen trotz eventuell verbleibender funktioneller Defizite zu optimaler Alltagskompetenz und größtmöglicher Teilhabe (▶ Glossar) am Leben befähigen.

Um die Zielsetzung der Therapie an die individuelle Lebenssituation des Menschen auszurichten, ist diese mit dem Patienten abzustimmen (▶ Kap. 23).

32

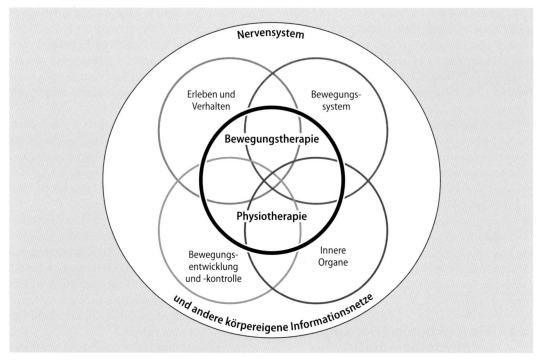

◧ Abb. 32.1 „Neues Denkmodell" der Physiotherapie/Wirkorte der Physiotherapie. (Aus Hüter-Becker 2013)

32.1.2 Voraussetzungen und Qualifikation

Die Ausbildung zum Physiotherapeuten ist eine bundesweit einheitlich geregelte 3-jährige schulische Ausbildung, die an staatlich anerkannten Berufsfachschulen durchgeführt wird. Daneben besteht die Möglichkeit, Physiotherapie an Hochschulen zu studieren.

Die Ausbildung basiert auf der Ausbildungs- und Prüfungsverordnung für Physiotherapeuten (PhysTh-APrV). Sie gliedert sich in theoretischen und praktischen Unterricht sowie in praktische Ausbildungsabschnitte verschiedener Fachgebiete. Sie umfasst

- medizinisches Grundlagenwissen (u. a. Anatomie, Physiologie, allgemeine Krankheitslehre),
- physiotherapeutisches Grundlagenwissen (u. a. angewandte Physik und Biomechanik, Bewegungslehre, Berufsrecht, Befund- und Untersuchungstechniken),
- Krankheitslehre in den medizinischen Fachgebieten Innere Medizin, Orthopädie/ Traumatologie, Neurologie, Psychiatrie, Gynäkologie und Geburtshilfe, Pädiatrie, Dermatologie, Geriatrie, Rheumatologie,

Arbeitsmedizin und Sportmedizin sowie entsprechende therapeutische Behandlungsmöglichkeiten in diesen Fachgebieten,
- spezifische therapeutische Techniken/Therapieformen (u. a. Manuelle Therapie, Bobath, Medizinische Trainingstherapie, Atemtherapie, Entspannungstechniken, Gangschule, Massage, Elektrotherapie, Hydro- und Balneotherapie).

Eine staatliche Prüfung, bestehend aus einem schriftlichen, mündlichen und praktischen Teil, bildet den Berufsabschluss. Bei Bestehen der Examensprüfung erhält der Absolvent die Berechtigung, die Berufsbezeichnung Physiotherapeut zu tragen.

Ein Studium der Physiotherapie ist an deutschen Hochschulen seit 2001 möglich. Aktuell existieren drei unterschiedliche Studiengangsmodelle: ausbildungsintegrierte, berufsbegleitende und primärqualifizierende Studiengänge. Ein grundständiges Studium der Physiotherapie mit Bachelorabschluss umfasst 7 Semester.

In den Studiengängen werden Ausbildungsinhalte vertieft und erweitert. Weitere Schwerpunkte sind wissenschaftliches Arbeiten und evidenzbasierte Praxis, ökonomische, soziologische, gesundheitspolitische, juristische und pädagogische Grundlagen. Master-Studiengänge bieten weitere Spezialisierungen mit verstärkt wissenschaftlichem Ansatz in verschiedenen Fachrichtungen (z. B. Orthopädie, ▶ Kap. 2, Pädiatrie, ▶ Abschn. 16.1, Neurologie, ▶ Kap. 6, Sportphysiotherapie) und entsprechenden Behandlungskonzepten.

Neben Ausbildung und Studium werden zahlreiche Fort- und Weiterbildungen zu speziellen **Behandlungskonzepten** und Therapiemaßnahmen angeboten, z. B.:

- Muskuloskelettal: Manuelle Therapie, McKenzie, Mulligan, Cyriax
- Neurophysiologische Konzepte: Bobath, PNF, Voijta
- Manuelle Lymphdrainage
- Gerätegestützte Krankengymnasik, Medizinische Trainingstherapie, Sportphysiotherapie

32.2 Wie funktioniert der Zugang zur Physiotherapie?

Der gesetzlich krankenversicherte Patient hat ein grundsätzliches Recht auf Krankenbehandlung, welche unter anderem die Versorgung mit Arznei-, Verband-, Heil- und Hilfsmitteln, die Krankenhausbehandlung und Leistungen zur medizinischen Rehabilitation (▶ Kap. 42) umfasst (§ 27 SGB V). Als Teil der Krankenbehandlung sind Physiotherapeuten in der Akutversorgung, in der Rehabilitation, in der Nachsorge sowie im ambulanten Bereich tätig.

Des Weiteren sind Physiotherapeuten in der Prävention und in der betrieblichen Gesundheitsförderung tätig.

Je nach Leistungsträger und Leistungsbereich gibt es dabei Unterschiede in der Verordnung von und dem Zugang zur Physiotherapie.

Physiotherapie in der **ambulanten Versorgung** wird ärztlich verordnet (Hausarzt, Facharzt, Krankenhausärzte im Rahmen des Entlassmanagements). Bei gesetzlich Versicherten ist die Heilmittel-Richtlinie (HeilM-RL) des Gemeinsamen Bundesausschusses (▶ Glossar) Grundlage der Verordnung. Sie dient der Sicherung einer ausreichenden, zweckmäßigen und wirtschaftlichen **Heilmittelversorgung** nach dem allgemein anerkannten Stand der medizinischen Erkenntnisse (▶ Abschn. 42.3.2). Im zugehörigen Heilmittelkatalog ist festgelegt, welche Heilmittel in welchen Mengen bei welchen Diagnosen verordnungsfähig

sind. Privat versicherte Patienten bedürfen ebenfalls einer ärztlichen Verordnung für Physiotherapie, die Verordnungsfähigkeit ist nicht durch den Heilmittelkatalog begrenzt. Erstattungsansprüche gelten nach individuellem Tarif und den allgemeinen Versicherungsbedingungen der jeweiligen privaten Krankenversicherung (PKV).

Aktuell wird in Modellvorhaben der Einsatz von Blankoverordnungen erprobt, bei denen die Diagnosestellung und Therapieindikation weiterhin durch den Arzt erfolgt, die Physiotherapeuten jedoch Behandlungsart, Therapiedauer und Frequenz festlegen.

In der stationären Versorgung eines **Akutkrankenhauses** ist Physiotherapie Bestandteil der medizinischen Leistung der Krankenversorgung. Sie wird vom Arzt (▶ Kap. 27) verordnet, wobei die Anzahl und Frequenz der Therapieeinheiten nicht grundsätzlich vorgegeben sind, sondern sich nach der Diagnose und dem Gesundheitszustand des einzelnen Patienten richten.

In der **Rehabilitation** (▶ Abschn. 42.3.1) findet Physiotherapie entsprechend dem Einrichtungskonzept statt, das auf Basis vorgegebener Rahmenbedingungen erstellt wird (BAR-Rahmenempfehlungen, Handlungsanleitungen der Unfallversicherungsträger, Rahmenkonzepte und Reha-Therapiestandards der Rentenversicherung [DRV], KTL – Klassifikation therapeutischer Leistungen [▶ Glossar] der Deutschen Rentenversicherung). Neben medizinischen Rehabilitationseinrichtungen sind Physiotherapeuten auch in Förderungszentren und Behindertenhilfeeinrichtungen tätig (▶ Abschn. 39.4).

In der **Prävention** (▶ Kap. 41) sind Physiotherapeuten durch Leistungsangebote entsprechend § 20 SGB V (durch die Krankenkassen geförderte Präventionskurse) tätig, des Weiteren als Teil des interdisziplinären Teams der Präventionsleistung der Deutschen Rentenversicherung (nach § 14 SGB VI) oder als Anbieter von Leistungen im Rahmen der betrieblichen Gesundheitsförderung. Von den Krankenkassen geförderte Präventionsangebote können von Versicherten durch Anmeldung direkt wahrgenommen werden, meist erstatten Krankenkassen bei regelmäßiger Teilnahme anteilig Kosten von bis zu zwei Kursen pro Jahr. Die Teilnahme an der Präventionsleistung der DRV erfolgt durch Antragstellung bei der Rentenversicherung. Betriebliche Gesundheitsförderung (BGF) wird primär durch Unternehmen initiiert und getragen, Krankenkassen unterstützen und fördern BGF (§ 20b SGB V). Teilnahmemöglichkeiten für Arbeitnehmer ergeben sich aus dem Angebotsspektrum des Arbeitgebers.

32.3 Wo findet man Physiotherapeuten im Reha-Prozess?

Auf Basis der oben genannten Zugangswege setzt Physiotherapie an verschiedenen Stellen vor dem und im Rehabilitationsprozess an.

Ziel der **Prävention** ist es, Krankheitsrisiken frühzeitig vorzubeugen/zu reduzieren und gesundheitliche Ressourcen zu stärken. Mit Leistungsangeboten zu Bewegungsgewohnheiten (z. B. Rückenschule, Nordic Walking) und Stessmanagement (z. B. Autogenes Training, Progressive Muskelentspannung), die neben aktiven Übungen edukative Anteile beinhalten, fördern Physiotherapeuten gesundheitsbewusstes Verhalten der Teilnehmer in gezielten Präventionsbereichen.

In der **betrieblichen Gesundheitsförderung** werden Physiotherapeuten u. a. mit aktiven Pausen (Bewegungsübungen und Sportangebote), Schulungen zur ergonomischen Arbeit, arbeitsplatzindividuellen Schulungen und Entspannungsangeboten tätig.

Die **ambulante Versorgung** findet in physiotherapeutischen Praxen, Therapiezentren, Pflegeeinrichtungen, Förderzentren oder durch Hausbesuche statt. Auch Rehabilitationseinrichtungen und Akutkliniken betreiben zum Teil Physiotherapieabteilungen bzw. -praxen, die eine ambulante Zulassung besitzen und damit ohne stationäre Behandlung in Anspruch genommen werden können.

Neben der therapeutischen Einwirkung auf Körperstruktur und -funktion zur Verbesserung der Aktivitäten und Teilhabe ist ein wesentlicher Bestandteil der Therapie die **Edukation** des Patienten zu Verhaltens- und Haltungsweisen, die Einfluss auf seine individuellen Einschränkungen haben; außerdem werden ihm Lösungswege zur eigenständigen Verbesserung aufgezeigt. Ist aufgrund der Problematik keine deutliche Verbesserung der Funktion zu erwarten (z. B. bleibende Schädigung nach einem Apoplex), werden Kompensationsmöglichkeiten erarbeitet, um Aktivitäten und Teilhabe unter Einbezug der Kontextfaktoren weitmöglich zu erhalten.

Physiotherapie in der ambulanten Versorgung kann gezielt in Vorbereitung auf eine Operation und Rehabilitation eingesetzt werden. Mit spezifischem Kraftaufbautraining der betroffenen Region und Gehtraining an Stützen vor der Operation kann eine schnellstmögliche postoperative Funktions- und Aktivitätswiederherstellung gefördert werden. Auch in der Nachbehandlung nach einer Rehabilitation kann Physiotherapie in der ambulanten Versorgung eingesetzt werden.

In der **akutstationären Versorgung** (▶ Abschn. 42.2) liegt der Fokus der Therapie auf der Vermeidung von Sekundärschäden, der Aktivierung und des Erreichen frühstmöglicher Selbstständigkeit in allen Belangen des täglichen Lebens und der Einbindung des Patienten in den Genesungsvorgang durch Vermittlung von Eigenübungen.

In dem ganzheitlichen Ansatz einer **Rehabilitationsmaßnahme** ist das Zusammenspiel der verschiedenen Therapieformen und die interdisziplinäre Zusammenarbeit ein wichtiger Faktor für den Therapieerfolg (▶ Kap. 26). Ausgangspunkt der physiotherapeutischen Leistung im Rehabilitationsprozess ist nach der ärztlichen Eingangsuntersuchung und der ärztlichen Therapieverordnung die ICF-basierte physiotherapeutische Befunderhebung, die neben Tests zur Erfassung des Status von Körperfunktion und -struktur Assessments zur Erhebung der funktionalen Leistungsfähigkeit umfasst. Die individuelle Zielsetzung der Therapie wird mit dem Patienten und dem interdisziplinären Rehabilitationsteam abgesprochen und koordiniert.

Physiotherapie in einer Rehabilitationseinrichtung findet in Einzel- und/oder Gruppensitzungen statt. Physiotherapeuten arbeiten:

- strukturell (z. B. zur Schmerzreduzierung, Verbesserung der Beweglichkeit)
- funktionell (Verbesserung von Funktionen des Bewegungsapparates, der inneren Organe, ggf. Kompensationsschulung)
- im Sinne von Aktivitäten (Aktivitäten des täglichen Lebens und Aktivitäten im Arbeitsprozess)
- im Sinne der Partizipation (Teilhabe an der Gesellschaft, z. B. Hilfsmittelschulung, Arbeitsplatzberatung, sportliche Angebote u. a.)

Zur Behandlung werden neben therapeutischen Techniken wie z. B. Manuelle Therapie und Bobath reaktive Therapieformen (Thermo- und Elektrotherapie, Massage) eingesetzt, des Weiteren führen Physiotherapeuten Gesundheitstrainings (Bewegungsgruppen) und begleitende Schulungsprogramme durch (► Abschn. 40.4).

32.4 Fallbeispiel

12 Tage nach Erhalt einer Knie-TEP (**Knie-Gelenkprothese**) kommt Herr M. (68 Jahre, Rentner, Hobbies: Wandern und Gartenarbeit) in die **medizinische Rehabilitation**. Er ist an Unterarmgehstützen selbstständig mobil.

▪▪ Rehawoche 1
Der Physiotherapeut analysiert im Befund anhand des bio-psycho-sozialen Modells die bestehenden strukturellen und funktionellen Einschränkungen sowie die Einschränkungen der Aktivität. Um die daraus resultierende Beeinträchtigung der Partizipation/Teilhabe zu ermitteln, ist zusätzlich seine aktuelle Lebenssituation zu ermitteln (Kontextfaktoren). Die Kniegelenksbeweglichkeit ist eingeschränkt, das Knie ist noch deutlich geschwollen. Herr M. ist an Unterarmgehstützen mobil, sein Gangbild weist eine deutliche Schonhaltung auf. Er gibt an, im Haus täglich Treppen steigen zu müssen, wobei er unsicher ist. Er möchte gerne zeitnah wieder lange Strecken laufen können, um in einem halben Jahr an einer Wanderfreizeit teilzunehmen. Des Weiteren wünscht er sich, schnellstmöglich wieder seiner Gartenarbeit nachkommen zu können, wofür häufiges Hinknien und Aufstehen erforderlich ist.

Als standardisiertes **Assessment** wird der „timed up an go test" durchgeführt, bei dem Herr M. vom Sitz auf einem Stuhl aufsteht, 3 m bis zu einem Wendepunkt und zurück geht und sich zum Abschluss wieder auf den Stuhl setzt, während der Physiotherapeut die Zeit misst.

Der Physiotherapeut erarbeitet mit Herrn M. eine Verbesserung der Kniegelenksbeweglichkeit durch Mobilisation des Gelenkes. Die Muskulatur wird entsprechend der vorgegebenen Belastbarkeit gekräftigt. Zur Reduzierung der Schwellung finden Maßnahmen der physikalischen Therapie Anwendung (Lymphdrainage, Elektrotherapie). In der Gehtraining-Gruppe trainiert Herr M. alltagsbezogen das Gehen mit Unterarmgehstützen, u. a. das Treppensteigen und das Gehen auf verschiedenen Untergründen. Im Bereich der medizinischen Trainingstherapie liegt der Therapieschwerpunkt auf der Mobilisation.

▪▪ Rehawoche 2
Die weitere Verbesserung der Beweglichkeit sowie die Muskelkräftigung sind Therapieschwerpunkte der zweiten Rehawoche. In der physiotherapeutischen Behandlungsgruppe „Untere Extremität" werden achsengerechte mobilisierende und kräftigende Übungen durchgeführt. Die Standbeinstabilität verbessert sich und somit das Gangbild. Unterstützt durch die Gehtraining-Gruppe trainiert Herr M. langsam das Gehen ohne Unterarmgehstützen und kann kleine Gehstrecken (wenige Schritte) ohne Stützen bewältigen. Die funktionelle Verbesserung wird durch Einzeltherapien spezifisch gefördert. Physikalische Maßnahmen zur Schwellungsreduktion sowie zur Regeneration der Muskulatur finden weiterhin statt (Elektrotherapie, Lymphdrainage). Durch die Schulung zu Eigenmaßnahmen der physikalischen Therapie erlernt Herr M., wie er bei Überlastung im Alltag Schmerzlinderung und Regeneration selbstständig fördern kann. Neben der Mobilisation wird in der medizinischen Trainingstherapie die Belastung des Beines gesteigert, die Muskulatur wird gekräftigt. Leichte Koordinationsübungen unterstützen die Funktionssteigerung insbesondere der Gangsicherheit.

▪▪ Rehawoche 3
Die Therapieergebnisse werden aktivitäts- und partizipationsbezogen stabilisiert, was bedeutet, dass Übungen auf konkrete Alltagssituationen angepasst werden. Schwerpunkt in der Übungsgruppe „Untere Extremität" ist propriozeptives/koordinatives Training, welches die Stabilität des Beins für das Gehen auf unterschiedlichen Untergründen vorbereitet. In der Einzeltherapie wird in alltagstypischen Bewegungen und Haltungen (Fokus: Gartenarbeit) achsenkorrigierend und kräftigend gearbeitet. Herr M. kann bei gut fortschreitender Wundheilung an der Gruppentherapie im Bewegungsbad teilnehmen. Die Trainingsanforderung in der medizinischen Trainingstherapie wird weiter gesteigert, der Trainingsplan umfasst mobilisierendes, kräftigendes und koordinatives Training. Zur Vorbereitung des Rehabilitationsabschlusses erhält Herr M. einen spezifischen Übungsplan mit **Eigenübungen** für die Fortführung des Trainings im häuslichen Umfeld.

Die Therapieergebnisse werden im Abschlussbefund inkl. Assessment festgehalten.

Weitere Informationen

Literatur

Hüter-Becker A (Hrsg) (2013) Das Neue Denkmodell in der
   Physiotherapie, Bd. 1: Bewegungssystem. 3. Aufl.
   Thieme, Stuttgart
Oesch P et al (2011) Assessments in der Rehabilitation,
   Bd. 2: Bewegungsapparat. 2. Aufl. Huber, Bern
van Vonderen A (2005) Mehrdimensionales Belastungs-,
   Belastbarkeits-Modell: Ein konzeptionelles Modell für
   die Physiotherapie. Manuelletherapie 9(5): 230–236

Internetlinks

Bundesverband selbständiger Physiotherapeuten e. V.(IFK).
   https://www.ifk.de/
Physio Deutschland/Deutscher Verband für Physiotherapie
   e. V. (ZVK). https://www.physio-deutschland.de/
VDB Physiotherapieverband e. V.. http://www.vdb-physio-
   therapieverband.de/
Verband Physikalische Therapie – Vereinigung für die
   physiotherapeutischen Berufe e. V. (VPT). http://www.
   vpt.de/

Ergotherapeuten

Birthe Hucke

© Springer-Verlag GmbH Deutschland, ein Teil von Springer Nature 2018
Bundesarbeitsgemeinschaft für Rehabilitation e.V. (BAR) (Hrsg.), *Rehabilitation*
https://doi.org/10.1007/978-3-662-54250-7_33

33.1   Was sind Ergotherapeuten?

Ergotherapie leitet sich von dem griechischen Wort *ergein* ab, es bedeutet: handeln, tätig sein. Ergotherapie geht davon aus, dass „tätig sein" einerseits ein menschliches Grundbedürfnis und eine lebenserhaltende Notwendigkeit ist und andererseits die gezielt eingesetzte Tätigkeit eine gesundheitsfördernde und therapeutische Wirkung hat.

„Ergotherapie unterstützt und begleitet Menschen jeden Alters, die in ihrer **Handlungsfähigkeit** eingeschränkt oder von Einschränkung bedroht sind. Ziel ist, sie bei der Durchführung für sie bedeutungsvoller Betätigungen in den Bereichen Selbstversorgung, Produktivität und Freizeit in ihrer persönlichen Umwelt zu stärken. Hierbei dienen spezifische Aktivitäten, Umweltanpassung und Beratung dazu, dem Menschen Handlungsfähigkeit im Alltag, gesellschaftliche Teilhabe und eine Verbesserung seiner Lebensqualität zu ermöglichen." (DVE 08/2007)

Eine Einschränkung der Handlungsfähigkeit kann dabei sehr unterschiedlich sein und ist immer vom einzelnen Menschen abhängig. So kann „nicht mehr Fußball spielen können" für den einen sehr relevant sein (Kinder, Freizeitkicker oder Profifußballer), für den anderen aber völlig unwichtig und damit auch nicht vorhanden. Hier einige typische/häufig relevante Beispiele für Handlungen, die eingeschränkt sein können und wo Ergotherapeuten aktiv werden können:

- selbstständiges Anziehen der Schuhe
- Zähne putzen
- Unterschrift leisten
- in den Bus steigen
- Zeitung lesen
- Gartenarbeit
- den Weg zur Arbeit bewältigen
- Kontaktaufbau zu Gleichaltrigen

Ergotherapeutisches Handeln ist von folgenden **Grundgedanken** geleitet:

- Betätigungsorientierung, Teilhabeorientierung und Lebensweltorientierung: Auf der Grundlage von Handlung und Handlungsfähigkeit mit dem Ziel der Teilhabe an individuell relevanten Lebensbereichen werden sowohl die relevanten Teilhabebereiche als auch die individuelle Umwelt und Lebenswelt einbezogen (▶ Abschn. 37.1.6).
- Klientenzentrierung und Ressourcenorientierung: Die Ziele und Kompetenzen der Klienten sind der Ausgangspunkt für den Therapieprozess, ebenso wird eine aktive Beteiligung der Klienten an dem Prozess und sämtlichen damit verbundenen Entscheidungen gefördert und unterstützt (▶ Abschn. 37.1.5).
- Evidenzbasierung: Die Auswahl der ergotherapeutischen Maßnahmen erfolgt auf Grundlage aktueller Forschungsergebnisse und Literatur.

Ergotherapie fokussiert sich dabei auf die für den jeweiligen Menschen bedeutungsvollen und relevanten Betätigungen. Außerdem geht sie davon aus, dass jede Handlung in einem individuellen Lebensumfeld stattfindet und auch von der Person des Handelnden geprägt wird. Es geht also um ein Wechselspiel zwischen **Person, Lebenswelt und Betätigung/Handlung**.

Diese Grundgedanken finden sich im Denkmodell der ICF bzw. sie lassen sich mit diesem verknüpfen (▶ Abschn. 37.3). Dies betrifft insbesondere den ersten Aspekt der Betätigungs-, Teilhabe- und Lebensweltorientierung. Ergotherapie bezieht alle Komponenten der ICF aktiv in den Therapieprozess (Diagnostik, Zielformulierung, Durchführung und Evaluation) ein. Auch die Therapiemaßnahmen können je nach Bedarf auf allen Komponenten greifen. So kann auf der Ebene der Körperstruktur z. B. in der Handtherapie Narbengewebe gelöst werden. Auf der Funktionsebene können Koordination, Gedächtnis oder Kommunikation trainiert werden. Im Bereich der Aktivitäten und Teilhabe können einzelne Handlungen erprobt und geübt werden. Im Bereich der Umweltfaktoren kann über den Einsatz von Hilfsmitteln oder die Beratung von Angehörigen Einfluss auf den Therapieprozess/Therapieerfolg genommen werden, oder im Bereich der personbezogenen Faktoren können verhaltenstherapeutische Ansätze z. B. in Bezug auf Rollen oder Routinen des Klienten eingesetzt werden.

Ergotherapie – Voraussetzungen und Qualifikationen
Die Ausbildung zum Ergotherapeuten erfolgt entweder an einer Berufsfachschule für Ergotherapie (3 Jahre) oder an einer Hochschule im Rahmen eines Studiums (7 Semester bis zum Bachelorabschluss, anschließend ist ein weiteres Masterstudium möglich). Auch Berufsschulabsolventen können über sog. additive (aufbauende/ergänzende) Studiengänge im Anschluss an die Ausbildung (mit oder auch ohne Berufserfahrung) einen Bachelorabschluss und damit einen akademischen Grad erlangen. Neben Ausbildung und Studium ist die anschließende ergotherapeutische Tätigkeit davon geprägt, dass Weiter-

bildungen zu speziellen Behandlungskonzepten und Verfahren wahrgenommen werden, z. B. zu sensorischer Integrationstherapie, verschiedenen neurophysiologischen Konzepten (Perfetti, Bobath, Handlungsorientierte Diagnostik und Therapie etc.) oder auch Spezialisierungen für Bereiche wie Handtherapie, Gestaltungstherapie oder berufliche Rehabilitation (▶ Abschn. 19.2).

33.2 Wie funktioniert der Zugang zu Ergotherapeuten?

33.2.1 Leistungsrechtliche Grundlagen

Ergotherapie ist ein Heilmittel (▶ Glossar). Sie ist Teil des Leistungskatalogs der gesetzlichen Krankenversicherung, der Renten- und Pflegeversicherung, der Unfallversicherungsträger sowie in der Regel auch der privaten Krankenversicherungen, relevante Bezüge ergeben sich zudem aus dem Sozialgesetzbuch Neuntes Buch (SGB IX) sowie weiteren Verordnungen und Richtlinien.

Im Rahmen der **stationären Akutbehandlung** (▶ Abschn. 48.2) ist Ergotherapie Teil der medizinischen Versorgung, sofern sie medizinisch notwendig ist. Die rechtliche Grundlage findet sich im SGB V und VII, auch der Operationen- und Prozedurenschlüssel (OPS) nimmt hier Einfluss auf den Umfang von ergotherapeutischen Leistungen.

Für die **stationäre, ambulante und/oder mobile Rehabilitation** (▶ Abschn. 39.2) ist neben dem SGB auch die Klassifikation therapeutischer Leistungen (KTL) der Rentenversicherung ein relevanter Einflussfaktor in Bezug auf Art und Umfang der Ergotherapie in diesem Setting. Im ambulanten Bereich greifen im Bereich der gesetzlichen Krankenversicherung (GKV) in erster Linie die Heilmittelrichtlinie und die dazugehörigen Rahmenempfehlungen, die diagnosegruppenbezogen den Leistungsumfang festlegen. Auch im Bereich der Unfallversicherungsträger (UV) gibt es entsprechende Leistungsbeschreibungen.

Ansonsten greifen je nach **Einrichtungsart**, wie z. B. Sozialpädiatrische Zentren, Frühförderstellen, Pflege-/Betreuungs-/Wohneinrichtungen, Werkstätten für behinderte Menschen (WfbM) oder Berufsbildungs- und Berufsförderungswerke (▶ Abschn. 39.4), jeweils spezifische, teils landesrechtliche Gesetze, Richtlinien und Vorgaben, die auch das ergotherapeutische Angebot definieren.

Für rehabilitative Aufgabenbereiche wie beispielsweise Jobcoaching, aber auch Prävention

und Frühförderung ist insbesondere das SGB IX relevant (▶ Abschn. 38.1).

Ergotherapie – rechtlicher Hintergrund
- Für die Krankenbehandlung: SGB V §§ 27, 32
- Für die stationäre Behandlung: SGB V §§ 39, 107 (inkl. Operationen- und Prozedurenschlüssel [OPS])
- Für die stationäre, ambulante und mobile Rehabilitation: SGB V § 40, SGB VI §§ 13 + 15, SGB VII §§ 1 + 27 + 30, SGB IX §§ 4 + 26 + 33 + 55 sowie der Katalog therapeutischer Leistungen (KTL)
- Für den ambulanten Sektor: §§ 27, 124, 125, 92 + 132f SGB V (i. V. mit Heilmittelrichtlinie und der Rahmenempfehlung Ergotherapie)
- Für Sozialpädiatrische Zentren (SPZ): § 119 SGB V, § 43 a SGB V, § 30 SGB IX, § 4 Frühförderungsverordnung
- Für Frühförderstellen: § 30 SGB IX i. V. mit der Frühförderungsverordnung
- Für die Prävention und Gesundheitsförderung: § 20 SGB V i. V. mit dem Präventionsleitfaden
- Für Pflegeeinrichtungen indirekt durch das HeimG (bzw. landesrechtliche Entsprechungen) und die HeimPersV § 5 im Rahmen der sozialen Betreuung
- Für Werkstätten für behinderte Menschen (WfbM): §§ 39 ff., 136 ff. SGB IX, i. V. mit § 10 der Werkstättenverordnung (WVO)
- Weitere Möglichkeiten: Betriebliches Arbeitstraining/ Jobcoaching: § 102 SGB IX i. V. mit § 24 der Schwerbehinderten-Ausgleichsabgabeverordnung (SchwbAV); Wohneinrichtungen der Eingliederungshilfe: §§ 53 ff., 75 ff. SGB XII; Berufsbildungs- und Berufsförderungswerke (BBW und BFW): § 35 SGB IX u. a.

33.2.2 Wie komme ich an Ergotherapeuten?

Ergotherapie kann sowohl in der Akutversorgung als auch in der Rehabilitation sowie in der Nachsorge oder in Pflege- oder Wohneinrichtungen erbracht werden. Ergotherapeuten werden derzeit in der medizinischen/kurativen Versorgung noch ausschließlich auf ärztliche Anordnung aktiv, erste Modellvorhaben im Bereich der Physiotherapie lassen in Teilbereichen künftig Veränderungen erwarten. Außerhalb von stationären Maßnahmen oder ambulanter Rehabilitation kann Ergotherapie ambulant in ergotherapeutischen Praxen (auch im Hausbesuch) erfolgen. Darüber hinaus sind Ergotherapeuten in anderen Settings tätig wie beispielsweise in Pflegeeinrichtungen, Sozialpädiatrischen Zentren, interdisziplinären Frühförderstellen, Förderschulen, Schulen, heilpädagogischen Tagesstätten (▶ Kap. 45), im begleitenden Fachdienst von Werkstätten für behinderte Menschen (WfbM) (▶ Abschn. 43.7), im Integrationsfachdienst oder anderen Beratungsstellen (▶ Abschn.

21.2) oder auch in Betrieben, z. B. im Rahmen von betrieblicher Gesundheitsförderung und Prävention (▶ Abschn. 41.6).

33.2.3 Besonderheiten der Sozialleistungsträger

Je nach Sektor oder Kostenträger gibt es unterschiedliche Verfahren und Formulare zur **Ver-/ Anordnung** von Ergotherapie. Einzelne Leistungen aus den Bereichen Beratung, Schulung oder Prävention können als Sonderleistung einzelner Kostenträger oder als Selbstzahlerleistung in Anspruch genommen werden, diese werden in der Regel in ergotherapeutischen Praxen angeboten.

In der ambulanten Ergotherapie gibt es für den Bereich der GKV durch die Heilmittelrichtlinie (▶ Glossar), die Rahmenverträge mit den Krankenkassen und für den Bereich der UV-Träger durch eine entsprechende Rahmenvereinbarung genaue Regelungen zum Verordnungsverfahren durch den Arzt.

In der Akutversorgung ist Ergotherapie bei medizinischer Notwendigkeit vorgesehen. Einige Komplexleistungen in der Krankenhausversorgung beinhalten Ergotherapie als verpflichtenden Bestandteil. Ein festgelegtes Procedere gibt es hier nicht, es wird in der Regel über einrichtungsspezifische Verfahren (z. B. Behandlungspfade) gesteuert.

Ergotherapie ist in den meisten Rehabilitationsverfahren vorgesehen. Die Rahmenbedingungen werden beispielsweise durch die BAR-Rahmenempfehlungen, Handlungsanleitungen (UV-Träger) oder die Klassifikation der therapeutischen Leistungen (KTL) (▶ Glossar) gestaltet. Die Ausgestaltung in den Rehabilitationseinrichtungen erfolgt dann anhand eines Einrichtungskonzeptes und im interdisziplinären Team unter Berücksichtigung der individuellen Besonderheiten des Einzelfalls.

In speziellen Bereichen wie z. B. im Berufsbildungs-/Berufsförderungsbereich oder dem Jobcoaching gibt es auf Basis der gesetzlichen Grundlage (s. oben) und des Handlungsauftrages der Einrichtung und des Kostenträgers angepasste Konzepte, die ergotherapeutische Leistungen integrieren.

33.3 Wo findet man Ergotherapeuten im Reha-Prozess?

Auf Grundlage der ärztlichen Anordnung erfolgt die ergotherapeutische Diagnostik mittels gezielt ausgewählter **Test- und Assessmentverfahren**. Das Spektrum der Test-/Assessmentverfahren ist dabei sehr vielfältig, es können beispielsweise Gelenkmessungen oder Kraftmessungen, Mobilitätstests oder spezielle Fragebögen zur Alltagsgestaltung oder Arbeitssituation zum Einsatz kommen. Auf jeden Fall werden hier neben den Betätigungsanliegen die Probleme und Ressourcen der Klienten erfasst. Es werden alle Komponenten der ICF berücksichtigt, der Schwerpunkt liegt im Bereich der Aktivitäten und Teilhabe. Auf dieser Grundlage werden – gemeinsam mit den Klienten und in Abstimmung mit dem multiprofessionellen Team – die Ziele festgelegt und die konkreten Maßnahmen und Inhalte der Therapie geplant (▶ Abschn. 18.1). Im Laufe des Behandlungsprozesses werden diese immer wieder an die individuellen Bedürfnisse und Entwicklungen angepasst.

Mithilfe der Ergotherapie erlernt oder trainiert der Klient dabei einerseits Kompetenzen (z. B. motorische, sensorische, kognitive oder emotionale Funktionen) auf **funktioneller Ebene** als Grundlage für Handlungen; so wird z. B. die Handkraft oder die Fingerkoordination geübt, damit das Schreiben gelingt. Andererseits werden (individuell bedeutsame und relevante) Handlungen auch konkret erarbeitet und trainiert, also beispielsweise Schwungübungen oder das Schreiben selbst. Dabei werden ggf. sowohl alternative **Techniken und Strategien** zur Umsetzung der Handlung als auch Kompensationsstrategien eingesetzt, z. B. spezielle Stifte oder Stiftverdickungen, eine angepasste Schreib- oder Körperhaltung, eine andere Anordnung von Stift und Schriftstück oder Hilfen wie Linien, Rhythmus etc. Berücksichtigt wird dabei immer, in welchem Zusammenhang und in welchem Setting (in welcher Umwelt) die Handlung durchgeführt wird/werden soll. Denn auch **Umfeldanpassung**, Adaptionen oder Hilfsmittelgebrauch werden in der Ergotherapie erprobt und eingeübt. Darüber hinaus erfolgen Beratungen der Klienten und ggf. der Bezugspersonen zu Alltags-, Arbeits- oder Freizeitaktivitäten. Ziel ist die erfolgreiche Teilhabe des Klienten in seinem Alltag.

Ergotherapie kann in Form von Einzel- oder Gruppenangeboten durchgeführt werden. Sie kann in speziellen Therapieräumen oder auch Werkstätten stattfinden oder auch direkt im häuslichen, schulischen oder beruflichen Umfeld. Diese Angebote finden meist innerhalb einer Einrichtung (Klinik, Praxis, Pflegeeinrichtung) statt, aber zum Teil auch aufsuchend als Hausbesuch oder insbesondere in der beruflichen Rehabilitation auch am Arbeitsplatz des Klienten. Mittlerweile gibt es auch zunehmend Ergotherapeuten, die z. B. beratend bei Krankenkassen tätig sind oder die im Rahmen von betrieblicher Gesundheitsförderung in Wirtschaftsunternehmen arbeiten und Angebote machen.

Ergotherapie in der Rehabilitation richtet sich an Klienten, die im Bereich der Selbstversorgung, der Mobilität, der beruflichen Tätigkeit oder der Freizeitgestaltung (▶ Kap. 23) krankheits-, behinderungs- oder verletzungsbedingt Einschränkungen erfahren haben. Es geht darum, Einschränkungen zu reduzieren, Alternativen zu erarbeiten und Folgestörungen zu vermeiden.

33.4 Fallbeispiel

Durch die Folgen des **Schlaganfalls** hat Albert H. (65 Jahre, Rentner) noch einige Schwierigkeiten, seinen Alltag wieder zu alleine bewältigen. Ihm ist seine Selbstständigkeit bzw. Unabhängigkeit aber sehr wichtig. Nach der Akutversorgung und einer stationären Rehabilitationsmaßnahme ist er nun wieder zu Hause und bekommt **ambulante Ergotherapie**. Dazu geht er in eine Ergotherapiepraxis in seinem Stadtviertel. Im Rahmen der ergotherapeutischen Diagnostik wurde erarbeitet, in welchen Bereiche (z. B. Körperpflege, Ankleiden, Essen, Mobilität, Hobby) er noch Einschränkungen hat und welche für ihn besonders belastend sind. Es wurde u. a. deutlich, dass seine Beweglichkeit und Geschicklichkeit rechtsseitig noch so eingeschränkt ist, dass er z. B. nur mit einem Spezialbesteck und unter sehr viel Mühe in der Lage ist, sein Essen zu sich zu nehmen. Schneiden oder Brot/Brötchen bestreichen sind überhaupt noch nicht möglich. Seine Frau unterstützt ihn sehr, aber manchmal ist das Miteinander nicht so einfach, weil es schwierig ist, das rechte Maß zwischen Hilfe und Selbstständigkeit zu finden. Die Mobilität ist so weit wiederhergestellt, dass er kurze Strecken am Rollator gehen kann. Diese Fähigkeit nutzt er allerdings noch recht wenig.

Ziel der Ergotherapie ist es, dass Albert H. die **alltäglichen Anforderungen** möglichst selbstständig bewältigen kann, wobei hier für ihn das Thema „selbstständig essen" eine große Relevanz hat. Darüber hinaus wünscht er sich, dass der häusliche Alltag mit seiner Frau wieder harmonisch abläuft. Außerdem soll geklärt werden, wie die erreichte Mobilität genutzt und verbessert werden kann.

Da der Schlaganfall noch nicht so lange zurückliegt und davon auszugehen ist, dass sich noch einige Funktionen verbessern lassen, geht es in der Ergotherapie zunächst auch darum, mit und für Herrn H. verschiedene Übungen zu entwickeln, dass eine möglichst gute **sensorische und motorische Grundlage** für den Einsatz der rechten Hand bei den Aufgaben des Alltags geschaffen wird.

Dazu werden neben sensorischen Übungsmaterialien vielfältige Übungen mit kleinen Gegenständen eingesetzt. Am Anfang gibt es Probleme, diese Gegenstände zu fassen, da die Sensibilität in den Fingern reduziert ist und auch die Bewegung nicht zielgenau zu steuern ist. Albert H. braucht daher oft mehrere Versuche beim Greifen, oder es rutschen ihm auch immer wieder Gegenstände aus der Hand. Erst allmählich verbessert sich dann wieder die Sensibilität und damit die Bewegungskontrolle.

Insbesondere alltägliche Verrichtungen werden in der Ergotherapie zum Thema. So geht es auch darum, die grundlegenden Dinge der Selbstversorgung wie Toilettengang, Ankleiden, Essen oder Schreiben zu üben oder durch Hilfsmittel zu erleichtern. Neben Spezialbesteck und Anti-Rutschfolie ist eine Schreibhilfe, die ihm das Halten des Stifts ermöglicht, für Herrn H. sehr hilfreich – nicht nur für die Unterschrift bei der Bank, sondern auch beim Lösen von Kreuzworträtseln. Aber auch das Hobby des Modelleisenbahnbaus bietet einige Möglichkeiten und sorgt für zusätzliche Motivation. Bezüglich der Mobilität erfolgt eine enge Zusammenarbeit mit der Physiotherapie, die den Schwerpunkt bei Sicherheit und Ausdauer in der Fortbewegung gelegt hat. Gemeinsam schaut man sich dann an, wie die Umsetzung in der eigenen Wohnung oder bei kurzen Strecken (wie z. B. dem Arztbesuch) funktioniert und welche Unterstützung hier noch hilfreich ist.

Dazu bekommt Herr H. neben einem individuellen **Eigenübungsprogramm**, um weiterhin die Sensibilität und die Feinmotorik zu verbes-

sern, gezielte Aufgaben aus dem Alltag, die er umsetzen soll und wo er beobachten muss, wie sie
funktionieren oder woran sie scheitern. Die Aufgaben werden in der Therapie dann regelmäßig
überprüft und angepasst.

In Gesprächen mit Herrn H. und seiner Frau
wird deutlich, dass es sehr wichtig ist, auch Frau H.
immer gut über die Möglichkeiten und Grenzen
von Herrn H. zu informieren und mit beiden
gemeinsam zu überlegen, wie geklärt werden
kann, wann welche Hilfe für Herrn H. wirklich
hilfreich ist – und dass Frau H. zumindest dann,
wenn die Zeit gerade mal wieder besonders knapp
wird, auch mal mehr helfen darf und soll.

Weitere Informationen

Literatur

DVE (2017) Indikationskatalog Ergotherapie. Schulz-Kirch-
    ner, Idstein
Ergopraxis – Ergotherapie in allen Facetten, Fachzeitschrift,
    Thieme, Stuttgart, 11-mal/Jahr
ErgoScience – Wissenschaftliche Forschung in der Ergo-
    therapie, Fachzeitschrift, Schulz-Kirchner, Idstein,
    vierteljährlich
Ergotherapie & Rehabilitation – Wissenschaft, Praxis,
    Berufspolitik, Fachzeitschrift, Schulz-Kirchner, Idstein,
    monatlich
Habermann C (2008) Ergotherapie im Arbeitsfeld Neurolo-
    gie. Thieme, Stuttgart
Köser P, Höhl W, Dochat A (2015) Produktivität und Teilhabe
    – Arbeitstherapie, Arbeitsrehabilitation, Gesundheits-
    förderung. Schulz-Kirchner, Idstein
Scheepers C, Steding-Albrecht U, Jehn P (2015) Ergothera-
    pie: Vom Behandeln zum Handeln, 5. Aufl. Thieme,
    Stuttgart

Internetlinks

Deutscher Verband der Ergotherapeuten e. V.(DVE). https://
    www.dve.info
DVE – Informationen für Ärzte. https://www.dve.info/
    ergotherapie/infos-fuer-aerzte
DVE – Informationen für Patienten. https://www.dve.info/
    ergotherapie/infos-fuer-patienten
DVE – Broschüren und Informationsmaterial zur Ergothera-
    pie. https://www.dve.info/service/dve-shop

33

Logopäden

Cordula Winterholler

© Springer-Verlag GmbH Deutschland, ein Teil von Springer Nature 2018
Bundesarbeitsgemeinschaft für Rehabilitation e.V. (BAR) (Hrsg.), *Rehabilitation*
https://doi.org/10.1007/978-3-662-54250-7_34

Das Wort Logopädie kommt aus dem Griechischen und setzt sich aus den Wörtern „logos" (Wort) und „paideuein" (erziehen) zusammen. Im weitesten Sinn bedeutet es Sprecherziehung. Die heutige Fachdisziplin hat die **Sprach-, Sprech-, Stimm-, Schluck- und Hörbeeinträchtigungen** zum Gegenstand.

34.1 Was sind Logopäden?

Logopäden sind Therapeuten, die in einer logopädischen Praxis oder in einer Institution (z. B. Klinik, Rehabilitationseinrichtung usw.) als Angestellter oder Freiberufler die Verantwortung für die Prävention, Beratung, Diagnostik, Behandlung, Erforschung und Lehre übernehmen. In diesen unterschiedlichen Kontexten nehmen sie die Behandlung aller Pathologien wahr, die mit dem Sprachverständnis, gesprochener und geschriebener Sprache sowie entsprechenden Erscheinungsformen nonverbaler Kommunikation verbunden sind. Die Diagnostik und Behandlung von Schluckstörungen gehört ebenfalls zu dem vielfältigen Aufgabengebiet.

■ ■ Diagnostik
In einem kontinuierlichen diagnostischen Prozess sammeln Logopäden alle für die Behandlung relevanten Informationen über die kommunikativen Fähigkeiten und Abweichungen sowie die individuellen Bedürfnisse und Eigenheiten des jeweiligen Umfeldes eines Betroffenen, indem sie eine ausführliche Anamnese erheben. Zielführend ist hier die konsequente Orientierung an den Ressourcen aller am späteren Therapieprozess Beteiligten. Mithilfe von spezifischen Untersuchungsverfahren, wie z. B. standardisierten Tests, Screeningverfahren, Sprachverhaltensbeobachtungen und Spontanspracheanalyse im Sprechalltag, wird der logopädische Befund erhoben.

■ ■ Behandlung/Therapie
Behandlungen können direkt oder indirekt, z. B durch Umfeldschulung, vorgenommen werden. Sie umfassen die Bereiche: Übungstherapie, Rehabilitation in Alltag und Beruf, Frühförderung und Angehörigenberatung und -anleitung (▶ Kap. 42 bis ▶ Kap. 45). In der Therapie werden methodische, soziale und Beziehungsaspekte berücksichtigt. Zielsetzung der Therapie ist es, die Betroffenen unter Berücksichtigung ihrer individuellen

Fähigkeiten und Bedürfnisse in ihrer Kommunikationsfähigkeit mit Hilfe von ausgewählten Methoden zu unterstützen. Es kann auch notwendig sein, mit den entsprechenden Institutionen des sozialen Umfeldes und den dort betreuenden Personen (Kindergarten, Schule, Arbeitsstätte usw.) Kontakt aufzunehmen. Hier kann eine Beratung vor Ort stattfinden oder aber eine aktive Einbeziehung in das Therapiegeschehen. Auch die Erarbeitung von Strategien im Alltag mit seinen jeweiligen Herausforderungen sind wichtige Elemente sowohl im geschützten Therapieraum wie auch später „in vivo". Die Betroffenen werden so in die Lage versetzt, ein Niveau zu erreichen oder aufrechtzuerhalten, das ihnen eine ihrem Alter und ihrer Grunderkrankung entsprechende selbstständige Lebensführung ermöglicht.

■ ■ Qualitätsmerkmale
Ein wesentlicher Bestandteil einer Behandlung ist die Evaluation der Effektivität der eingesetzten Methoden und Verfahren. Dafür sind eine genaue Dokumentation und Auswertung notwendig sowie der Einsatz von Testverfahren auch in der Verlaufskontrolle. Die Ergebnisse werden transparent und verständlich formuliert und dargelegt, sodass alle Beteiligten, wie z. B. ein multiprofessionelles Team, die Angehörigen sowie Betroffenen, mit den Ergebnissen und Aussagen umgehen können.

Ein weiterer qualitätssichernder Aspekt ist die Umsetzung einer leitliniengerechten Behandlung, soweit dies im Rahmen des Heilmittelkataloges und dessen Vorgaben möglich ist.

Die logopädische Therapie wird vom Arzt veranlasst auf der Basis einer medizinischen Diagnose (z. B. Schlaganfall, Morbus Parkinson usw.). Eine enge Zusammenarbeit mit den behandelnden Ärzten (▶ Kap. 27) in Form von Berichten und Gesprächen ist ein grundlegender Baustein in der therapeutischen Arbeit.

34.2 Kurze Geschichte der Logopädie

Ihre Ursprünge verdankt die Logopädie dem Wiener Phoniater Emil Fröschels (1884–1972), der den Begriff durch fachliches Wissen und die Gründung der internationalen Gesellschaft für Logopädie und Phoniatrie (1924) maßgeblich prägte.

34

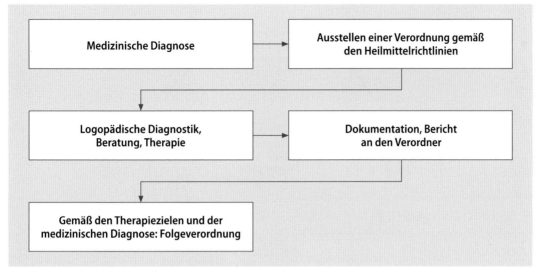

Abb. 34.1 Der Weg zur logopädischen Diagnostik und Therapie

Der Bedarf zum Ende des 2. Weltkriegs nach Helferinnen für die Versorgung von Kindern mit Sprachproblemen machte Logopädie zu einem Heilhilfsberuf. 1962 öffnete die erste Lehranstalt in Berlin, zwei Jahre später schloss sich der damalige Berufsverband zu einem „Zentralverband für Logopädie" (ZVL) zusammen. Seit 1992 nennt er sich „Deutscher Bundesverband für Logopädie" (dbl e. V.).

■■ Gesetzliche Regelungen der Logopädie

Am 7.5.1980 wurde das Gesetz über den Beruf des Logopäden (LogopG) verabschiedet. Mit diesem Gesetz kam es zu einem Schutz der Berufsbezeichnung. Am 1.10.1980 wurde auf der Grundlage dieses Gesetzes die Ausbildungs- und Prüfungsordnung für Logopäden (LogAPro) erlassen. Hier wird die Ausbildung in ihrer Dauer sowie ihren Inhalten geregelt. Die Ausbildungsdauer beträgt 3 Jahre und endet mit dem Staatsexamen. Als Ausbildungsort sieht das Gesetz Berufsfachschulen vor. Am 26.5.2009 wurde im deutschen Bundestag eine Modell- bzw. Öffnungsklausel beschlossen. Als Ausbildungsort sind jetzt auch im Rahmen von Modellprojekten Hochschulen möglich. Bis 2021 dauert die Evaluierungsphase an. Die Vorgaben der LogAPro müssen eingehalten werden, die Absolventen dieser Modellstudiengänge legen das Staatsexamen ab (notwendig für die Berufszulassung) und verfassen eine Bachelorarbeit.

34.3 Wie funktioniert der Zugang zu Logopäden?

Logopäden behandeln Menschen aller Altersgruppen mit Sprach-, Sprech-, Stimm-, Schluckstörungen und Hörbeeinträchtungen mit daraus resultierenten Kommunikationsschwierigkeiten. Die Leistungen sind von den Krankenkassen anerkannt. Grundlage dafür ist die Heilmittel-Richtlinie (▶ Glossar) nach § 92 Abs. 1 Satz 2 Nr. 6 SGB V und ist gemäß § 91 Abs. 6 SGB V für Ärzte, Krankenkassen, Versicherte und Heilmittelerbringer (hier Logopäden) gleichermaßen verbindlich. Die Verordnung über eine logopädische Diagnostik/Therapie stellt der Arzt aus (■ Abb. 34.1). Grundlage dafür ist eine medizinische Diagnose entsprechend der Auflistung der Diagnosegruppen im Heilmittelkatalog (▶ Abschn. 42.3.2).

Logopäden können in unterschiedlichen Bereichen arbeiten. Die häufigsten Beschäftigungsorte sind z. B.:

- freie Praxen
- multiprofessionelle Therapiezentren
- Frühfördereinrichtungen (▶ Abschn. 45.1)
- Kliniken (Akutmedizin/Rehabilitation)
- Lehranstalten (Fachschulen, Hochschulen)

Die Arbeitsorte der Logopäden werden zunehmend diverser. Durch die Weiterentwicklung in der Medizintechnik werden Hausbesuche für schwer betroffene Patienten zunehmend häufiger. Auch im Bereich der Intensivmedizin werden Logopäden

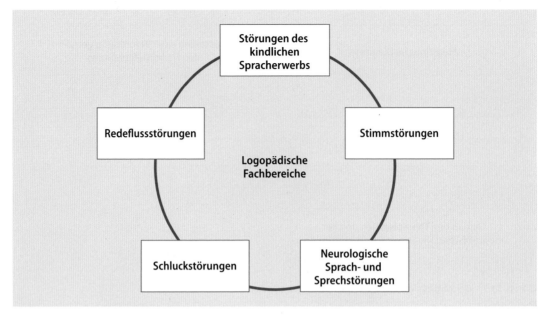

■ Abb. 34.2 Logopädische Fachbereiche

besonders für die Diagnostik von Schluckstörungen eingesetzt. Konsiliarisch werden auch verstärkt Patienten in Pflegeheimen aufgesucht.

Die fachlichen Handlungsfelder sind divers (■ Abb. 34.2).

Die Logopädie zielt mit ihren fachlichen Fragestellungen auf die drei Säulen **Prävention, Rehabilitation und palliative Logopädie** ab. Diese Ausrichtungen sind die Konsequenzen einer fortlaufenden Veränderung der Gesundheitsversorgung. So hat sich der Schwerpunkt des Krankheitsspektrums von akuten zu chronischen Krankheiten verschoben. In der Perspektive auf Krankheit und Gesundheit sind ebenfalls Gesundheitsförderung und Prävention stärker in den Behandlungsfokus gerückt. Die Anteile von Rehabilitation und palliativer Versorgung nehmen im Altersspektrum der Hochbetagen in der geriatrischen Versorgung zu (▸ Abschn. 16.2). Das bio-organische Krankheitsmodell, das Krankheiten als Schädigung oder Störung von Körperfunktionen und -strukturen versteht, wird um die psychosoziale Perspektive erweitert (▸ Abschn. 37.3). Gesundheit und Krankheit wird zunehmend mehr als ein ineinandergreifendes Kontinuum begriffen, sodass nun Teilhabe und Aktivitäten in jedem Stadium eine tragende Rolle spielen (▸ Kap. 41). Logopäden sind in allen Segmenten tätig, sie reflektieren und integrieren salutogenetische und partizipatorische Ansätze in ihren therapeutischen Angeboten (■ Abb. 34.3).

Im Rahmen der palliativen Logopädie spielen vermehrt ethische Diskurse eine Rolle, die sich mit Themen der Zielsetzung der Therapie auseinandersetzen im Zusammenhang mit Lebensverlängerung, Linderung von Leiden (speziell die Schlucktherapie).

Die Mitarbeit an störungsspezifischen Leitlinien und die Initiierung solcher Konsenspapiere mit angrenzenden Fachdisziplinen zeigen die interprofessionelle Ausrichtung (▸ Kap. 26). Logopädische Forschung in Deutschland entwickelt sich derzeit noch zögerlich im Vergleich zum Ausland. Die Etablierung und Finanzierung von Projekten in der Versorgungsforschung ist noch im Aufbau.

34.4 Fallbeispiel

Helmut H., 58, IT-Mitarbeiter in einem mittelständischen Unternehmen, wird mit Verdacht auf Schlaganfall in die Klinik eingeliefert. Bei einem **Routinebesuch beim Hausarzt** fällt diesem die **verwaschene Sprache** des ihm seit Langem bekannten Patienten auf. Auch ein ständiges Räuspern sowie ein „feuchter" Klang der Stimme fallen auf. Auf die Symptome angesprochen, berichtet Herr H., dass seine Frau seit Tagen über sein undeutliches Sprechen klagt.

Auf der Stroke Unit (Station für die Erstversorgung von Schlaganfallpatienten) des örtlichen

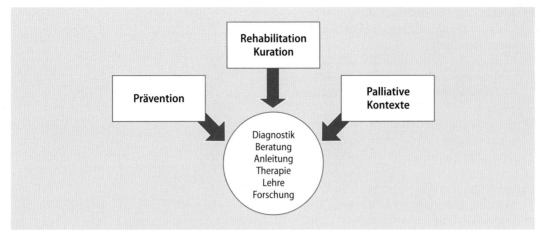

◨ **Abb. 34.3** Logopädie: Selbstverständnis und Kontexte

Krankenhauses konnte ein Schlaganfall ausgeschlossen werden. Die zuständige Logopädin führt eine Schluckuntersuchung durch. Außerdem überprüft sie die Stimm- und Sprechfunktionen mit einem kurzen Screeningverfahren.

Mit der Neurologin bespricht sie die orientierenden Befunde. Eine endoskopische Schluckuntersuchung sowie eine ausführliche Diagnostik des Sprechens mithilfe eines standardisiertes Tests werden vereinbart.

Ergebnisse aus der Schluckuntersuchung:
- Aspiration (Verschlucken) von Wasser mit ausreichendem Hustenstoß
- Penetration von Speichel (Speichel verbleibt auf den Stimmlippen)
- Patient benötigt viele Räusperversuche, den Speichel zu entfernen und sicher abzuschlucken

Auszug aus den Ergebnissen der Sprech- und Sprachuntersuchung:
- Konsonantenverbindungen gelingen nicht deutlich: kr, tr, zw sind schwierig zu bilden
- Am Satzanfang ist die Kraft für eine deutliche Aussprache ausreichend, im Verlauf mit zunehmendem Kraftverlust wird das Sprechen „verwaschen" und die Atmung angestrengt

Herr H. wird an die Uniklinik überwiesen. Er soll sich dort an die **Spezialsprechstunde für neuromuskuläre Erkrankungen** wenden. Hier sollen weitere Untersuchungen stattfinden.

Nach 4 Wochen wird das Ehepaar H. mit der Diagnose ALS (amyotrophe Lateralsklerose) konfrontiert. Herrr H. bekommt eine Verordnung für **logopädische Therapie**.

Herr H. möchte weiterhin seiner Arbeit nachgehen. Seine verwaschene und im Verlauf undeutlicher werdende Aussprache führt in seiner Abteilung zu Missverständnissen. Kunden möchten nicht mehr mit ihm telefonieren. Er bespricht diese Situation mit seiner behandelnden Logopädin. Herr H. entscheidet sich für ein Gespräch mit seinem Abteilungsleiter. Er bittet seine Logopädin, ihn zu seinem Gespräch zu begleiten. Der Abteilungsleiter ist von der Diagnose betroffen, möchte Herrn H. aber unbedingt so lange wie möglich im Betrieb halten. In einem weiteren Gespräch mit dem Betriebsrat berät die Logopädin und zeigt Möglichkeiten auf. Die Stelle von Herrn H. wird modifiziert. Telefondienst übernimmt er nicht mehr, er berät Kunden mittels Chatfunktionen am Computer. Die Kollegen werden informiert und auch hier werden Möglichkeiten von gelingenden Sprechsituationen erarbeitet. Herr H. kann noch 18 Monate nach Diagnosestellung **in seiner Arbeit verbleiben**. Im weiteren Verlauf muss er aufgrund seiner zunehmenden Schluckstörung mit einer PEG (perkutane endoskopische Gastrostomie; ein künstlicher Zugang von außen in den Magen) versorgt werden. Nachts bekommt er eine Atemmaske angelegt. Er kommuniziert mithilfe eines Sprechcomputers.

Logopädische Therapie bei gesicherter ALS-Diagnose – Zielvereinbarung am Alltag des Patienten orientiert sich an:
- der sicheren Kostaufnahme: Beratung und Einsetzen von Hilfsmitteln, geeignete Kost

- seinem Kommunikationsbedarf im Alltag:
  Übungen für die Atmung, für ihn geeignete
  Sprechtechniken
- Beratung des Arbeitsumfeldes: welche
  Lebensmittel sind geeignet, welche Hilfsmittel
  sind angebracht, wie kann Kommunikation
  gelingen
- Hinweise auf Netzwerke, z. B. Selbsthilfe-
  organisationen und Gruppen (in diesem Fall
  Deutsche Gesellschaft für Muskelkranke)

Logopädische Therapie im weiteren Verlauf:
- weiterhin Sicherung der Ernährung
- Umfeldberatung und Stärkung
- Ausloten von entlastenden Übungen
- Einsatz von Kommunikationsgeräten
- Erarbeitung von realistischen Therapiezielen
  mit möglichem Therapieende

Weitere Informationen

Literatur

Gemeinsamer Bundesausschuss (G-BA) (2017) Richtlinie
über die Verordnung von Heilmitteln in der vertragsärztlichen Versorgung (Heilmittel- Richtlinie), zuletzt
geändert 21.09.2017, und Heilmittelkatalog (2. Teil der
Richtlinie: Zuordnung der Heilmittel zu Indikationen),
Stand: 21.09.2017. https://www.g-ba.de/informa-
tionen/richtlinien/12/

Internetlinks

Arbeitsgemeinschaft der Wissenschaftlichen Medizinischen
Fachgesellschaften e.V. (AWMF) –Relevante Leitlinien,
z. B. neurogene Dyphagien; Schlaganfall, Rehabilitation aphasischer Störungen; neurogene Sprech- und
Stimmstörungen (Dysarthrie, Dysarthrophonie). http://
www.awmf.org/leitlinien/aktuelle-leitlinien.html
Deutscher Bundesverband für Logopädie e.V. (DBL) – Informationen zu Berufsprofil, Handlungsfeldern und Kompetenzprofil. https://www.dbl-ev.de/
Deutsche Gesellschaft für Phoniatrie und Pädaudiologie
e.V. (DGPP) – Konsensuspapiere zu Themen wie
Stimmstörungen, Sprech-und Sprachstörungen,
Hörstörungen, Stottern, Poltern, auditiven Wahrnehmungsstörungen (AVWS). http://www.dgpp.de/cms/
pages/de/profibereich/konsensus.php

34

Oecotrophologen

Elvira Krebs, Christian Toellner

© Springer-Verlag GmbH Deutschland, ein Teil von Springer Nature 2018
Bundesarbeitsgemeinschaft für Rehabilitation e.V. (BAR) (Hrsg.), *Rehabilitation*
https://doi.org/10.1007/978-3-662-54250-7_35

35.1 Was sind Oecotrophologen/ Ernährungswissenschaftler?

Der Begriff „Oecotrophologie" leitet sich aus den altgriechischen Bezeichnungen für „oikos" (Haus, Haushalt), „trophe" (Nahrung) und „logos" (Lehre, Kunde) ab. Oecotrophologie (auch „Ökotrophologie" geschrieben) ist also die Lehre oder Wissenschaft vom Haushalt und von der Ernährung. Hier werden Fragen im Zusammenhang mit **ausgewogener Ernährung, ernährungsmitbedingten Erkrankungen**, der Beurteilung und Sicherung der Qualität von Lebensmitteln, der Organisation von Haushalten und der Gemeinschaftsverpflegung wissenschaftlich betrachtet.

35.1.1 Studium und Berufsbild der „Oecotrophologie/ Ernährungswissenschaft"

Für das Studium und die Arbeit als Oecotrophologe/Ernährungswissenschaftler sind sowohl naturwissenschaftliche als auch ökonomische sowie sozialwissenschaftliche Interessen Voraussetzung. Je nach Studienort unterscheiden sich die Ausbildungen in den Studienschwerpunkten. Oecotrophologen zeichnen sich insbesondere dadurch aus, dass sie ein interdisziplinäres Verständnis für bestehende Zusammenhänge in einem Unternehmensprozess haben.

35.1.2 Studieninhalte

Das Studium der Oecotrophologie wird durch die Verknüpfung von naturwissenschaftlich-technischen mit sozialökonomischen Fächern äußerst vielseitig und abwechslungsreich. Je nach Studienort und bei einer **Vertiefung** in Richtung **Ernährungswissenschaft/Ernährungstherapie** liegen die Fächerschwerpunkte bei:

- Ernährungsphysiologie und Ernährungsmedizin, Diätetik
- Lebensmittelwissenschaften
- Mikrobiologie, Hygiene und Toxikologie
- Sensorik
- Gemeinschaftsverpflegung
- Soziologie
- Beratungsmethodik, Didaktik
- Gesundheitsförderung
- Welternährung

35.1.3 Arbeitsfelder

So vielfältig wie das Studium ist, so vielfältig sind auch die Einsatzbereiche nach dem Studienabschluss. Ob in der Lebensmittelwirtschaft, in Großküchen, in der klinischen Ernährungsberatung, Entwicklungshilfe oder im Marketing: Durch die breit gefächerte Ausbildung – von der Haushaltswissenschaft und -technik über die Ernährungs- und Natur- bis hin zur Sozialwissenschaft und Ökonomie – sind Oecotrophologen in vielen Bereichen und Branchen gefragt. Oecotrophologen können Führungsaufgaben auf der mittleren und höheren Ebene beispielsweise in der Wirtschaft, bei Verbänden und öffentlichen Institutionen übernehmen oder sich selbstständig machen.

Im Bereich Gesundheit sind Oecotrophologen/Ernährungswissenschaftler als **Angestellte** vor allem in Kliniken, Krankenhäusern oder Heimen tätig. Die Arbeitsgebiete umfassen im Klinikbereich zum einen die Ernährungstherapie, die Leitung von Ernährungsteams und die Übernahme verschiedener organisatorischer Aufgaben z. B. in der Krankenhausküche und anderes. Daneben sind sie aber auch bei niedergelassenen Ärzten, bei Krankenkassen, in der Apotheke, in Fitnessstudios, Gesundheitszentren etc. als Angestellte für die Ernährungsberatung tätig. Bei den Krankenkassen arbeiten Oecotrophologen häufig auch in verschiedenen anderen Funktionen/ Abteilungen der jeweiligen Sozialversicherungsträger.

Als **Freiberufler** arbeiten sie überwiegend in eigener Praxis, aber auch im Praxisverbund mit Ärzten, Oecotrophologen oder anderen Gesundheitsfachberufen. Die Tätigkeit bezieht sich dabei primär auf die ernährungstherapeutische Beratung in Bezug auf ernährungsmitbedingte Erkrankungen. Die freiberuflich tätigen Oecotrophologen führen teilweise auch ambulante Beratungen in den Kliniken durch.

35

343

35

35.2 · Wie funktioniert der Zugang zu in der Ernährungstherapie tätigen Oecotrophologen?

35.2 Wie funktioniert der Zugang zu in der Ernährungstherapie tätigen Oecotrophologen?

35.2.1 Ambulante Ernährungsberatung

Zusammenarbeit mit Ärzten und Krankenkassen

Oecotrophologen arbeiten freiberuflich im Bereich der Ernährungsberatung im primär-, sekundär- und tertiärpräventiven Bereich. Solange dies in Einzel- oder Gruppenberatung bei gesunden Klienten geschieht, ist keine Zusammenarbeit mit einem Arzt notwendig (siehe § 20 und § 20a SGB V). Anders dagegen, wenn die Beratung im sekundär- und tertiärpräventiven Bereich stattfindet (nach § 43 SGB V), wenn es also um die **Heilung oder Linderung von ernährungsmitbedingten Erkrankungen** geht. Eine solche ernährungstherapeutische Beratung wird nach Ausstellung einer ärztlichen Bescheinigung (Näheres siehe ► Internet) und in enger Kooperation mit einem Arzt (► Kap. 27) durchgeführt. Die Art der Erkrankung, Medikationen und alle bei der Erkrankung wichtigen Laborwerte werden in schriftlicher Form vom Arzt dem Ernährungsberater zur Verfügung gestellt und die Beratungs- und Behandlungsverläufe aufeinander abgestimmt.

Ein Austausch mit dem Arzt über wichtige Zwischenergebnisse bzw. den Abschluss der Ernährungsberatung unterstützt die Umsetzung einer erfolgreichen Ernährungstherapie.

Für Krankenversicherte, deren Erkrankung durch Fehlernährung verursacht bzw. mitverursacht wurde oder bei denen eine **Ernährungsumstellung** die ärztliche Therapie unterstützen kann, kommt nach § 43 SGB V (Ergänzende Leistungen zur Rehabilitation) eine Ernährungstherapie in Betracht. Diese sind **Kann-Leistungen der Krankenkassen**, d. h., die Krankenkassen müssen diese Leistungen nicht übernehmen (► Abschn. 38.5.3). Sie fordern häufig die Vorlage eines Behandlungskonzepts, das geprüft und genehmigt werden muss. In Zweifelsfällen wird dies dem Medizinischen Dienst der Krankenversicherung (MDK; ► Abschn. 27.2) zur Prüfung vorgelegt.

Die Leistungen werden nach der Genehmigung durch die Krankenkassen teilweise bezuschusst. **Voraussetzung für die Bezuschussung** ist in der Regel bei Leistungen nach § 43 Abs. 1 SGB V, dass

- der Ernährungsberatungsbedarf von einem behandelnden Arzt als medizinisch notwendig bescheinigt wird;
- die ernährungstherapeutische Beratung von einer entsprechend qualifizierten Person durchgeführt wird. Die Qualifikationsanforderungen richten sich hier nach den Empfehlungen zu Leistungen nach § 43 Abs. 1 Nr. 2 SGB V, die sich auf Patientenschulungen beziehen (GKV-Spitzenverband 2017). In der Praxis werden jedoch häufig die gleichen Qualifikationsvoraussetzungen wie bei § 20 SGB V (Primäre Prävention und Gesundheitsförderung) verlangt;
- die Ernährungsberatung nach wissenschaftlichen Standards, z. B. denen der Deutschen Gesellschaft für Ernährung e. V., durchgeführt wird.

Bei der Durchführung der Beratung ist nach § 43 SGB V der Einsatz von **Begleitprodukten** ausgeschlossen, wie z. B. Nahrungsergänzungsmitteln, Nahrungsersatzmitteln, Formuladiäten, homöopathischen Mitteln, die Bestandteil von Schulungsprogrammen sein können.

Qualifizierte Anbieter von Ernährungsberatung/-therapie

Zu den qualifizierten Anbietern zählen Oecotrophologen bzw. Ernährungswissenschaftler, die eine Zertifizierung bzw. Registrierung nach VDOE (BerufsVerband Oecotrophologie e. V.), der DGE (Deutsche Gesellschaft für Ernährung e. V.), QUETHEB (Deutsche Gesellschaft der qualifizierten Ernährungstherapeuten und Ernährungsberater) oder VFED (Verband für Ernährung und Diätetik e. V.) vorlegen können. Wird die Ernährungstherapie durch diese Berufsgruppen erbracht, bezuschussen die Krankenkassen ca. 80–85 % der Aufwendungen. Dabei gelten Höchstbeträge, die je nach Krankenkasse und auch regional sehr unterschiedlich ausfallen können. Details hierzu müssen bei der jeweiligen Krankenkasse erfragt werden.

Unterschiede ergeben sich vor allem aus der Unternehmensstruktur der jeweiligen Krankenkasse, die zum Teil rechtlich unabhängig sind und daher Handlungsempfehlungen unterschiedlich umsetzen können.

Die Dauer einer Beratungseinheit liegt beim Erstgespräch erfahrungsgemäß bei ca. 45–60 min, Folgegespräche werden meist mit Einheiten von ca. 30–60 min durchgeführt. Die Kosten der Ernährungsberatung belaufen sich auf ca. 70–100 EUR je Beratungsstunde. Weitere Details können z. B. den Honorarempfehlungen des VDOE entnommen werden (▶ Internet).

Zu weiteren Details über die Angebote im Bereich der Ernährungstherapie sollten sich die Patienten oder ggf. die Ernährungsberater vor Ort mit den Krankenkassen in Verbindung setzen, um den konkreten Umfang der Bezuschussung zu erfragen oder entsprechende Konditionen zu verhandeln. Zum Teil gibt es vor Ort schon ausgehandelte Verträge zwischen Krankenkassen und Oecotrophologen, insbesondere bei speziellen ernährungstherapeutischen Beratungen im Zusammenhang mit Allergien, chronischen Darmerkrankungen etc. (▶ Kap. 8)

Die **Qualifikationsanforderungen** an die Durchführung der Beratungen sind für die Mitglieder des BerufsVerbandes Oecotrophologie e. V. (VDOE) in der „Berufsordnung für freiberufliche Oecotrophologen" im Anhang I fixiert und beziehen sich auf die Berufsgrundätze in der Ernährungsberatung und -therapie:

- die Berufsausübung nach dem aktuellen Kenntnisstand der Ernährungswissenschaft durchzuführen, mit dem Ziel, eine Verbesserung des Ernährungszustands zu erreichen und die Klienten zur Mitarbeit zu gewinnen und eine Veränderung des Ernährungsverhaltens herbeizuführen;
- die bei der Berufsausübung geltenden Vorschriften zu beachten wie die Schweigepflicht, die Dokumentations-, Aufklärungs- und Sorgfaltspflicht einzuhalten;
- das Betreiben der Ernährungsberatung in eigener Praxis und in Kooperation mit den behandelnden Ärzten durchzuführen, die in Bezug auf die medizinische Diagnose unabdingbar ist;
- die Einhaltung einer kontinuierlichen Weiterbildungsverpflichtung
- und die Einhaltung eines Werbeverbots, sodass der eigene Namen für werbende Veröffentlichungen über Produkte oder Leistungen nicht genutzt werden darf, damit eine Qualitätssicherung über die Verbandszugehörigkeit und die Einhaltung der Berufsordnung gewährleistet ist.

Oecotrophologen/Ernährungswissenschaftler vor Ort, die die genannten Qualifikationsvoraus-

setzungen und eine Zertifizierung nachweisen können, finden sich auf den entsprechenden Seiten im ▶ Internet:

- Ernährungsberater VDOE
- Ernährungsberater/DGE
- QUETHEB-Registrierung
- Qualifizierter Diät- und Ernährungsberater VFED

Zu beachten ist, dass es Anbieter von Ernährungsberatungs-Dienstleistungen gibt, die weder ein Studium der Oecotrophologie oder Ernährungswissenschaft noch eine Ausbildung zur Diätassistentin abgeschlossen haben, sondern verschiedene Kurzausbildungen (Fernlehrgänge) mit unterschiedlichen Anforderungen an die vorangegangenen schulischen Abschlüsse besucht haben. Eine (teilweise) Kostenübernahme durch die Krankenkassen scheidet in diesen Fällen häufig aus.

35.2.2 Stationäre ernährungstherapeutische Beratung

Oecotrophologen sind in der stationären Behandlung ernährungsabhängiger Erkrankungen tätig – in Allgemeinkrankenhäusern oder Universitätskliniken mit entsprechenden Fachabteilungen. Oecotrophologen sind auch in Einrichtungen der Rehabilitation tätig (▶ Abschn. 39.4).

35.3 Wo findet man Oecotrophologen im Rehabilitationsprozess?

35.3.1 Vor der Rehabilitation

Oecotrophologen arbeiten freiberuflich oder als Angestellte im Bereich der Ernährungsberatung im primär-, sekundär- und tertiärpräventiven Bereich (▶ Kap. 41). Oecotrophologen arbeiten in Ernährungsberatungspraxen, Arztpraxen, Medizinischen Versorgungszentren, Allgemeinkrankenhäusern, Universitätskliniken oder Krankenkassen. Sie kooperieren im Rahmen von primärpräventiven Angeboten oder betrieblicher Gesundheitsförderung mit Arbeitgebern, Sportvereinen, Apotheken, Fitnessstudios oder Volkshochschulen. So werden beispielsweise im Rahmen der Primärprävention in verhaltensorientierten **Gewichtsreduktionskursen** gesunde Versicherte zu einer kalorienreduzierten Ernährung hingeführt. Im Rahmen der Sekundärprävention werden beispielsweise übergewichtige Versicherte mit erhöhten Blutzuckerwerten ohne orale Antidiabetesmedikation zu einer angepassten Ernährung im Rahmen von ärztlich verordneten **Einzelberatungen** herangeführt. Versicherte mit manifestem Diabetes und medikamentöser Therapie werden im Rahmen einer Tertiärprävention beispielsweise im Zuge einer ärztlich verordneten **Diabetesschulung** in der Kohlenhydratberechnung von Oecotrophologen angeleitet. In Kliniken verantworten Oecotrophologen die ernährungstherapeutische Versorgung und nehmen idealerweise Einfluss auf die ernährungstherapeutische Weiterbetreuung von Versicherten im Rahmen des Entlassmanagements, z. B. bei der Suche nach geeigneten Rehabilitationskliniken.

35.3.2 Während der Rehabilitation

Oecotrophologen arbeiten in Einrichtungen der medizinischen Rehabilitation (▶ Kap. 42) zum einen als Ernährungsberater bzw. -therapeuten, leiten Ernährungs- oder Gesundheitsbildungsteams oder den hauswirtschaftlichen Dienst bzw. den Bereich der Speisenversorgung. In der Ernährungstherapie verantworten sie die ernährungstherapeutische Versorgung und bringen ihre ernährungstherapeutische Kompetenz in das Gesamtbehandlungskonzept ein (z. B. durch Fortbildung von Mitarbeitern oder Entwicklung von Schulungskonzepten). Sie führen **ernährungstherapeutische Einzelberatungen** nach Verordnung durch den behandelnden Stationsarzt sowie **Gruppenschulungen und Patientenvorträge** zu ernährungs- oder gesundheitsrelevanten Themen durch. In der Ernährungsberatung werden z. B. der Ernährungszustand, die Ernährungsgewohnheiten, der Mahlzeitenrhythmus, das Essverhalten unter bestimmten Situationen sowie Nahrungsmittelintoleranzen oder -allergien des Versicherten anamnestisch abgeklärt und Verbesserungsvorschläge für die Umsetzung im beruflichen Alltag mit dem Versicherten gemeinsam erarbeitet. Nach Abschluss der Beratungsgespräche erhält der behandelnde Stationsarzt die Beratungsergebnisse als Grundlage für den Entlassungsbericht in schriftlicher Form zur Kenntnis.

35.3.3 Nach der Rehabilitation

Oecotrophologen arbeiten freiberuflich oder als Angestellte im Bereich der Ernährungsberatung im primär-, sekundär- und tertiärpräventiven Bereich. Oecotrophologen arbeiten in Ernährungsberatungspraxen, Arztpraxen, Medizinischen Versorgungszentren, Allgemeinkrankenhäusern, Universitätskliniken oder Krankenkassen. Oecotrophologen arbeiten häufig in interdisziplinären Teams an ambulanten Rehabilitationszentren oder Rehabilitationskliniken. Im Rahmen von **Nachsorgemaßnahmen** unterstützen Oecotrophologen die Versicherten im Anschluss an eine stationäre Rehabilitation in der Verstetigung neu erlernten gesundheitsförderlichen Verhaltens bzw. in der Umsetzung der für den Versicherten notwendigen Ernährungstherapie im beruflichen oder familiären Alltag (▶ Abschn. 20.2, ▶ Abschn. 40.4). Mögliche Therapieangebote zur Stärkung der Alltagskompetenz sind neben der Einzelberatung Patientenschulungen oder -seminare, Kochkurse oder beispielsweise ein geführtes Einkaufstraining im Einzelhandel.

35.4 Fallbeispiel

Beispiel für eine fachgerechte Ernährungstherapie in einer **internistischen Rehabilitation**:

Ein 47-jähriger LKW-Fahrer wird mit entgleistem **Diabetes mellitus Typ 2** sowie morbider Adipositas (krankhafter Fettleibigkeit) in einer internistischen Rehabilitationsklinik behandelt. Der Patient leidet an Dyspnoe (Atemnot) unter geringster Belastung, die max. zu bewältigende Gehstrecke liegt bei 10 m. Nach verdachtsgeleiteter Diagnostik stellt sich bei dem Patienten eine Schlafapnoe (Atemstillstände während des Schlafs) sowie eine Insulinresistenz heraus. Der Patient gibt an, aufgrund arbeitsbedingten unregelmäßigen Essens und fehlender Bewegung in den zurückliegenden 5 Jahren ca. 60 kg zugenommen zu haben. Der Patient lebt alleine und kocht sich ab und zu abends schnell zuzubereitende Gerichte aus der Pfanne. Aufgrund seiner Dyspnoe ist der Patient seit 6 Monaten arbeitsunfähig.

Der aufnehmende Stationsarzt verordnet eine **ernährungstherapeutische Beratung**. In der Ernährungsanamnese durch den zertifizierten Oecotrophologen stellt sich heraus, dass der Patient traditionell sehr fettreich koche. Insgesamt sei das

Essen sehr fleischlastig, Gemüse oder Salat seien die Ausnahme. Aufgrund der unregelmäßigen Mahlzeiten tagsüber und der Stressbelastung im täglichen Straßenverkehr sei der Hunger und die daraus resultierenden Essensportionen groß. Der Patient trinke während der LKW-Fahrten häufig 2–3 l koffeinhaltige Limonade. Obst und Gemüse möge er prinzipiell, würde er aber beim wöchentlichen Lebensmitteleinkauf selten berücksichtigen.

Im **Körperfettgewichtsmonitoring** durch den Oecotrophologen stellt sich heraus, dass der Patient einen Körperfettanteil von über 50 %, einen Body-Mass-Index von 68 kg/m² sowie einen Bauchumfang von 187 cm hat. In den wöchentlichen Folgemessungen und Beratungsgesprächen motiviert der Oecotrophologe den Patienten aufgrund seiner Fortschritte bei seiner Gewichtsabnahme bzw. interveniert bei ausbleibendem oder stagnierendem Erfolg.

Der Patient erhält eine **verhaltensorientierte Adipositasschulung** in der Rehabilitationsklinik. In diesem Rahmen lernt er von dem Oecotrophologen in der Ernährungsschulung an plakativen Modellen wie der Ernährungspyramide die Grundlagen einer ausgewogenen Ernährung. Er wird am Buffet im Speisesaal vom Oecotrophologen in der Umsetzung einer kalorienreduzierten ausgewogenen und sättigenden sowie kohlenhydratberechneten Kost anhand einer vom Oecotrophologen entwickelten Kennzeichnung unterstützt. Beim Einkaufstraining lernt der Patient vom Oecotrophologen u. a., sich beim Einkauf künftig anhand der Nährwertangaben und der Zutatenliste zu orientieren. In der Lehrküche übt der Patient, seine tradierten Gerichte kalorienärmer zuzubereiten. Ergänzende Rezeptvorschläge werden gemeinsam mit dem Oecotrophologen erprobt und als kleine Rezeptsammlung für zu Hause ausgehändigt.

Ergänzend wird der Patient im Rahmen der individuellen Ernährungsberatung durch den Oecotrophologen in der Erstellung eines Wochenspeiseplans mit der zugehörigen Einkaufsliste sowie der Zielformulierung bezüglich mehr Bewegung in der Freizeit in Form eines Wochenplans unterstützt. Aufgrund der diabetischen Stoffwechsellage erhält der Patient eine gezielte Beratung hinsichtlich der Kohlenhydratabschätzung von Lebensmitteln und Speisen. Heimatnahe Bewegungsangebote sowie eine weiterführende ambulante Ernährungsberatung werden gemeinsam mit dem Patienten recherchiert.

In der wöchentlich tagenden interdisziplinären Adipositasteamsitzung wird aufgrund des beeindruckenden Gewichtsabnahmeerfolges und der gesteigerten Leistungsfähigkeit sowie der Motivationslage des Patienten entschieden, dass für den Patienten eine **Nachsorgemaßnahme** zur Stabilisierung des Gewichtsabnahmeerfolges beantragt werden soll. Hierbei leistet der Oecotrophologe mit seinen dokumentierten Befunden aus der Ernährungsberatung, -schulung und der Buffetbetreuung einen wesentlichen Beitrag.

Der Patient wird arbeitsfähig entlassen. In der anschließenden zweijährigen Nachsorgemaßnahme führt der Oecotrophologe im Rahmen der ambulanten Nachsorgetermine kurze Motivationsgespräche im Anschluss des Körpergewichtsfettmonitoring. Bei Bedarf besteht für den Patienten die Möglichkeit, mithilfe einer ausführlichen Ernährungsberatung Umsetzungsprobleme im Alltag zu besprechen. Hierzu führt der Patient Ernährungsprotokolle, die regelmäßig durch den Oecotrophologen mithilfe einer entsprechenden Ernährungssoftware ausgewertet werden. Der Patient kann aufgrund eines veränderten Ess- und Bewegungsverhaltens sein Gewicht in dem ersten Jahr der Nachsorge um mehr als 30 % vom Ausgangsgewicht reduzieren und dies bis zum Ende der Nachsorge halten. In den folgenden halbjährlich stattfindenden freiwilligen Nachsorgetreffen erweist sich der Gewichtsverlauf des Patienten als stabil.

Weitere Informationen

Literatur

Berufsverband Oecotrophologie e.V. (VDOE) (2015) Ärztliche Notwendigkeitsbescheinigung. http://www.vdoe.de/fileadmin/redaktion/fotos/presse/2_aerztliche_Notwendigkeitsbescheinigung.pdf
Berufsverband Oecotrophologie e.V. (VDOE) (2014) Berufsordnung für freiberuflich tätige Oecotrophologen. http://www.vdoe.de/fileadmin/redaktion/download/allgemeine_downloads/2014-06-23-vdoe_berufsordnung.pdf
Berufsverband Oecotrophologie e.V. (VDOE) (2014) Honorarempfehlungen für selbstständige Oecotrophologen. https://www.vdoe.de/fileadmin/redaktion/download/allgemeine_downloads/2014_Honorarempfehlungen_für_selbstständig_arbeitende_Oecotrophologen_und_Ernaehrungswissenschaftler.pdf
Deutsche Gesellschaft für Ernährung e. V. (2014) DGE-Qualitätsstandards für die Verpflegung in Rehabilitationskliniken, Bonn

Deutsche Rentenversicherung Bund (2016) Ernährung in der medizinischen Rehabilitation. Tagungsband der Fachtagung 26. und 27. Februar 2016, Berlin

Deutsche Rentenversicherung Bund (2015) Klassifikation therapeutischer Leistungen in der medizinischen Rehabilitation, Berlin

Deutsche Rentenversicherung Bund (2015) Rahmenkonzept zur Reha-Nachsorge der Deutschen Rentenversicherung, Berlin

Deutsche Rentenversicherung Bund (2015) Verhaltensmedizinisch orientierte Rehabilitation. Rahmenkonzept der Deutschen Rentenversicherung für die verhaltensmedizinisch orientierte Rehabilitation (VOR), Berlin

Deutsche Rentenversicherung Bund (2014) Strukturqualität von Reha-Einrichtungen – Anforderungen der Deutschen Rentenversicherung. Stationäre medizinische Reha-Einrichtungen, Berlin

Deutsche Rentenversicherung Bund (2013) Handbuch Ernährungsmedizin in der Rehabilitation, Berlin

GKV-Spitzenverband (2017) Gemeinsame Empfehlungen zur Förderung und Durchführung von Patientenschulungen auf der Grundlage von § 43 Abs. 1 Nr. 2 SGB V, Stand 8. Februar 2017. https://www.gkv-spitzenverband.de/krankenversicherung/rehabilitation/patientenschulungen/patientenschulungen_1.jsp

Internetlinks

Berufsverband Oecotrophologie e. V. (VDOE). http://www.vdoe.de

Berufsverband Oecotrophologie e. V. (VDOE) – Ernährungsberater. http://www.vdoe.de/experten-finden.html

Deutsche Gesellschaft für Ernährung e.V. (DGE) – Ernährungsberater. http://www.dge.de

Deutsche Gesellschaft der qualifizierten Ernährungstherapeuten und Ernährungsberater (QUETHEB) – Registrierung. https://www.quetheb.de/

Medizinischer Dienst der Krankenversicherung (MDK). http://www.mdk.de/

Verband für Ernährung und Diätetik e.V. (VFED) – Qualifizierter Diät- und Ernährungsberater. http://www.vfed.de/

Weitere Gesundheitsberufe in der Rehabilitation

Maike Lux

© Springer-Verlag GmbH Deutschland, ein Teil von Springer Nature 2018
Bundesarbeitsgemeinschaft für Rehabilitation e.V. (BAR) (Hrsg.), *Rehabilitation*
https://doi.org/10.1007/978-3-662-54250-7_36

Über die ausgewählten Gesundheitsberufe (▶ Kap. 27–35) hinaus gibt es im Kontext der Rehabilitation (auch im Zugang und in der Nachsorge) eine große Anzahl weiterer Berufe. Zum Teil sind es eigenständige Berufsbilder, mit eigenen Ausbildungen und Studiengängen, und zum Teil handelt es sich um eine Ausdifferenzierung der bereits beschriebenen Gesundheitsberufe durch Fort- und Weiterbildungsansätze. Alle Gesundheitsberufe sind **beratend, behandelnd und betreuend** mit und an dem Menschen im Rehabilitationsgeschehen tätig. Im Folgenden wird eine Auswahl weiterer Gesundheitsberufe kurz dargestellt. Weiterführende Seiten im ▶ Internet sind am Schluss des Kapitels aufgelistet.

36.1 Pädagogische Berufe

36.1.1 Heilpädagogen

Heilpädagogen diagnostizieren die Probleme von verhaltensauffälligen Menschen oder Menschen mit Behinderung jeden Alters. Sie unterstützen und fördern sie, um ihnen die soziale und berufliche Eingliederung zu erleichtern. Dazu erfassen und beurteilen sie das Verhalten und die Störungen ihrer Klienten und erstellen Behandlungskonzepte. Zusätzlich stehen sie den Betroffenen und Angehörigen beratend und anleitend zur Seite und übernehmen pflegerische Tätigkeiten bei Patienten mit schwersten Behinderungen (vgl. ▶ Abschn. 44.4).

■■ **Voraussetzungen?**
— Voraussetzung für eine Ausbildung: abgeschlossene Ausbildung als Erzieher oder eine Ausbildung im sozialen, pflegerischen oder pädagogischen Bereich
— Die Ausbildung dauert je nach Unterrichtsform und Bildungsanbieter ca. 1,5–4 Jahre
— Voraussetzung für ein Studium: Fachhochschulreife
— Der Bachelorstudiengang dauert ca. 2–4,5 Jahre, der Masterstudiengang ca. 1–2,5 Jahre

■■ **Wo findet man sie?**
— Tagesstätten oder Wohnheime für Menschen mit Behinderungen
— Kliniken
— Frühförder- und Therapieeinrichtungen (▶ Abschn. 45.1)

— Kinder- und Jugendeinrichtungen
— Eigene Praxen

36.1.2 Sonderpädagogen

Sonderpädagogen arbeiten im Vergleich zu den Heilpädagogen hauptsächlich an Schulen und werden dort in der Funktion eines Lehrers, Erziehers und Betreuers eingesetzt. Im Unterschied zu Sozialpädagogen (▶ Kap. 30) ist die Zielgruppe der Sonderpädagogik auf Jugendliche und Kinder mit besonderem Förderbedarf (▶ Abschn. 45.3) zugeschnitten. Hierfür stehen sonderpädagogische Konzepte, individuelle Unterstützungsangebote sowie zielgruppenspezifische Erziehungshilfen und Bildungsangebote zur Verfügung, die Sonderpädagogen auch selbst durchführen. Darüber hinaus beraten sie Betroffene und deren Angehörige und nehmen pflegerische Aufgaben wahr.

■■ **Voraussetzungen?**
— Voraussetzung zum Studium: Allgemeine Hochschulreife
— Studium: Sonderpädagogik „Bachelor of Arts" ca. 3 Jahre, „Master of Arts" ca. 2 Jahre Sonderpädagogik auf Lehramt: „Bachelor of Education" ca. 3 Jahre, „Master of Education" ca. 2 Jahre

■■ **Wo findet man Sonderpädagogen?**
— Schulen
— Heime
— Beratungsstellen
— Erwachsenenbildung
— Behindertenwerkstätten
— Freizeiteinrichtungen
— Familien- und Kinderhilfe

36.1.3 Heilerziehungspfleger

Der Heilerziehungspfleger ist als Fachkraft in der Behinderungshilfe tätig. Er begleitet, betreut und unterstützt Menschen mit Behinderungen verschiedener Altersstufen und ist dazu angehalten, den Menschen mit Behinderung in einer selbstständigen Lebensführung zu stärken und zu motivieren. Zusätzlich ist es seine Aufgabe, kranke oder hilfsbedürftige Menschen bei der Grundpflege (▶ Abschn. 48.1) zu unterstützen, d. h., er hilft beim An- und Auskleiden, bei der Nahrungsauf-

36

nahme sowie bei der Körperpflege. Neben der Pflege und Assistenz bietet er auch Beratung, Begleitung und Bildung in ambulanten und stationären Settings an sowie organisatorische und verwaltungstechnische Arbeiten.

▪▪ Voraussetzungen?
- Voraussetzung zur Ausbildung: Sekundarstufe I + min. 2-jährige Ausbildung oder Abitur + 1 Jahr praktische Berufstätigkeit oder Praktikum
- Ausbildung:
  - 2 Jahre schulische Ausbildung und 1 Jahr praktische Tätigkeit oder
  - 3 Jahre schulische Ausbildung mit integrierten Praxisblöcken

▪▪ Wo findet man sie?
- Tagesstätten
- Wohn- und Pflegeheime für Menschen mit Behinderung
- Kindergärten und Förderschulen
- Vorsorge- und Rehabilitationseinrichtungen

36.1.4 Inklusionshelfer

Tätigkeitsschwerpunkt eines Inklusionshelfers – oder auch Schulbegleiter, ▶ Abschn. 45.6.2 – ist das Begleiten von Kindern und Jugendlichen mit Behinderung, bei allen Aktivitäten bis hin zum Schulabschluss, z. B. in den Pausen, bei Ausflügen oder Klassenfahrten oder im Sportunterricht in der Umkleide. Durch gestützte Kommunikation, didaktische Berücksichtigung bestimmter Verhaltensweisen bis zur Hilfestellung bei lebenspraktischen Verrichtungen soll eine Teilhabe am Unterricht und weiteren schulischen Aktivitäten ermöglicht werden.

▪▪ Voraussetzungen?
- Keine bestimmte Ausbildung, empfohlen wird jedoch eine Ausbildung als staatlich anerkannter Erzieher, Heilerziehungspfleger, Gesundheits- und Krankenpfleger (▶ Kap. 31) oder ein Studium der Sozialen Arbeit (▶ Kap. 30) sowie ein Studium auf (Grundschul-)Lehramt
- Geeignet auch für Menschen nach einem Bundesfreiwilligendienst oder einem freiwilligen sozialen Jahr

- 10-wöchige Kurse oder 10 Monate à 1× im Monat an 2 Tagen

▪▪ Wo findet man Inklusionshelfer?
- Schulen
- Kindergärten/Kindertagesstätten
- Kinderkrippe
- Kinderhort

36.2 Therapeutische Berufe

36.2.1 Sporttherapie

Sporttherapie ist eine individuell kontrollierte und angepasste bewegungstherapeutische Maßnahme. Dazu kommen Maßnahmen der Prävention, zur Förderung gesundheitsförderlichen Verhaltens im Sinne der Vorbeugung von Sekundärschäden oder erneuten Verletzungen/Erkrankungen.

Sporttherapeutische Angebote werden von sehr unterschiedlich qualifizierten Berufsgruppen angeboten. Dies können Sportlehrer, Sportwissenschaftler mit abgeschlossenem Hochschulstudium oder auch Physiotherapeuten (▶ Kap. 32) und Gymnastiklehrer sein. Auch Übungsleiter für Vereinssportgruppen können bei der Sporttherapie mitwirken.

▪▪ Voraussetzungen?
- Unterschiedliche Voraussetzungen, aufgrund von unterschiedlichen mitwirkenden Berufen
- Voraussetzung z. B. für einen Sportlehrer: Entsprechendes Studium bzw. eine sportpädagogische Ausbildung oder abgeschlossenes grundständiges Studium im Bereich Gesundheitssport oder Sportwissenschaft

▪▪ Wo wird Sporttherapie angewendet?
- Behindertensportvereine-/verbände
- Berufsbildungs- und Berufsförderungswerke
- Förderkindergärten und -schulen
- Wohnheime für Menschen mit Behinderung
- Krankenhäuser
- Facharztpraxen
- Gesundheitszentren
- Fitnessstudios
- Sportverbände
- Kurhotels
- Rehabilitationseinrichtungen (vgl. ▶ Abschn. 19.1)
- Vorsorgeeinrichtungen (vgl. ▶ Abschn. 41.3)

36.2.2 Podologe

Podologen führen medizinisch notwendige Behandlungsmaßnahmen an den Füßen durch, z. B. bei Nagelmissbildungen, Pilzerkrankungen usw.

▪▪ Voraussetzungen?
- Voraussetzung zur Ausbildung: Sekundarstufe I
- Ausbildung: 2-jährige schulische Ausbildung an Berufsfachschulen

▪▪ Wo findet man Podologen?
- Eigene Praxen
- Verschiedene Abteilungen von Rehabilitationskliniken und Krankenhäusern
- Sonstige Einrichtungen des Gesundheitswesens

36.2.3 Motopäde

Motopäden erstellen Bewegungsangebote, um die psychische, kognitive, motorische und soziale Fähigkeit von Menschen mit Behinderungen zu fördern. Dabei treten sie mit Menschen aller Altersklassen mit Bewegungs- und Wahrnehmungseinschränkungen in Kontakt (vgl. ▶ Kap. 16) und unterstützen und begleiten sie mit individuellen Förderangeboten und Behandlungsplänen. Außerdem gehört die Beratung von Klienten, Eltern/ Angehörigen, Lehrern und Erziehern zu ihrem täglichen Aufgabengebiet.

▪▪ Voraussetzungen?
- Voraussetzungen zur Ausbildung:
    - abgeschlossene Berufsausbildung im Sozial- oder Gesundheitswesen + eine psychosomatische, rhythmische, sportliche oder tänzerische Qualifikation + eine mindestens einjährige einschlägige Berufspraxis oder
    - eine Ausbildung als Gymnastiklehrer + mindestens einjährige einschlägige Berufspraxis oder
    - ein Hochschulabschluss als Sportlehrer + einjährige einschlägige Berufspraxis
- Ausbildung: 1–2 Jahre in Vollzeit, 2 Jahre in Teilzeit

▪▪ Wo findet man Motopäden?
- Alten- und Pflegeheime
- Sport-, Gesundheits- und Bildungseinrichtungen
- Rehabilitationskliniken
- Therapiezentren
- Praxen
- Einrichtungen für Menschen mit Behinderung
- Betreuungseinrichtungen für Kinder und Jugendliche

36.2.4 Diätberater

Diätberater analysieren die Ernährungsgewohnheiten ihrer Klienten und erstellen individuelle Ernährungskonzepte. Ihre Klienten sind meist Menschen mit Übergewicht, Nahrungsmittelintoleranz, Diabetiker, Personen mit Neurodermitis oder Rheuma oder auch Allergiker. Dazu beraten sie Klienten, halten Vorträge zu Ernährungsfragen, führen Präventionskurse durch (▶ Abschn. 41.3) und bieten Gruppenangebote an, wie z. B. Kochkurse.

Verwandte Berufe: Diätassistenten/Ernährungsberater/Ernährungscoach (▶ Kap. 35)

▪▪ Voraussetzungen?
- Voraussetzung zur Ausbildung: Aus- oder Weiterbildung im Bereich Ernährungswissenschaften oder ein Studium in diesem Bereich
- Ausbildung: 2–5 Monate in Vollzeit oder 2–10 Monate in Teilzeit

▪▪ Wo findet man Diätberater?
- Krankenhäuser, Rehabilitationseinrichtungen
- Arztpraxen
- Ernährungs- und Gesundheitsberatungsstellen
- Reformhäuser

36.2.5 Diabetesberater

Die Aufgabe von Diabetesberatern ist es, über „Diabetes-mellitus-Stoffwechselstörungen" aufzuklären und zu informieren, individuelle Maßnahmenprogramme zu erstellen und Diabetikerschulungen durchzuführen.

▪▪ Voraussetzungen?
- Voraussetzungen zur Ausbildung: Berufsausbildung in einem medizinischen Pflege- oder

36

pädagogischen Beruf, z. B.: Altenpfleger, medizinisch-technischer Assistent, Gesundheits- und Krankenpfleger (▶ Kap. 31)
— Ausbildung: Berufliche Weiterbildung über ca. 1 Jahr (abhängig von landesrechtlichen Regelungen) oder
— ein Studium im Bereich der Ökotrophologie (▶ Kap. 35) und
— mindestens ein sechsmonatiger bzw. einjähriger Einsatz in der Betreuung von Menschen mit Diabetes unter Aufsicht eines Diabetologen

■■ Wo findet man Diabetesberater?
— Krankenhäuser, Rehabilitationseinrichtungen
— Internistische Facharzt- und Allgemeinarztpraxen
— Gesundheitsberatungsstellen

36.2.6 Lerntherapeut

Lerntherapeuten untersuchen Kinder und Jugendliche mit Konzentrations- und Lernschwächen und werten die Feststellungen aus. In die abschließende Diagnose werden auch die Ergebnisse anderer Fachkräfte, wie z. B. Fachärzte (▶ Kap. 27) oder Ergotherapeuten (▶ Kap. 33) mit einbezogen. Auf dieser Basis erstellen sie Therapiepläne und entwickeln lerntherapeutische Methoden, die sie dann gemeinsam mit den Kindern und Jugendlichen durchführen. Zusätzlich stehen sie auch zur Beratung von Eltern und Lehrkräften zur Verfügung (vgl. ▶ Kap. 45).

■■ Voraussetzungen?
— Eine schulische oder berufliche Vorbildung ist nicht vorgeschrieben, empfohlen wird jedoch:
    ▬ eine pädagogische Aus- oder Weiterbildung
    ▬ ein entsprechendes Studium (z. B. Lehramt, Psychologie [▶ Kap. 29], Sozialpädagogik [▶ Kap. 30], Erziehungs- und Bildungswissenschaften)
— Ausbildung: je nach Bildungsanbieter/-gängen 6 Monate bis 3 Jahre

■■ Wo findet man Lerntherapeuten?
— Psychologische Beratungsstellen
— Förderschulen und Förderzentren
— In eigenständigen Praxen für Lerntherapie

36.2.7 Psychologisch-technischer Assistent

Um Psychologen zu unterstützen, empfangen und betreuen psychologisch-technische Assistenten ihre Probanden und bereiten erforderliche Patientendaten, Untersuchungs- und Arbeitsmittel für die Untersuchungen vor. Sie führen Interviews und Tests durch, die sie dann anhand eines Leitfadens auswerten. Außerdem schreiben sie Gutachten und Protokolle, vereinbaren Termine und kommunizieren mit verschiedenen Institutionen, Ärzten (▶ Kap. 27) und Psychologen (▶ Kap. 29) sowie Psychotherapeuten (▶ Kap. 28).

■■ Voraussetzungen?
— Abschluss in einem medizinischen, psychosozialen oder kaufmännischen Beruf und
— eine praktische Tätigkeit im Bereich der psychologisch-technischen Assistenz
— Ausbildung: in Teilzeit ca. 2,5 Jahre

■■ Wo findet man psychologisch-technische Assistenten?
— Psychotherapeutische Praxen
— Einrichtungen des Sozialwesens
— Psychologische Institute
— Verschiedene Kliniken

36.2.8 Musiktherapeut

Die Aufgabe von Musiktherapeuten ist es, die Wirkung von Tönen, Rhythmen, Klängen und Melodien als Mittel einzusetzen, um die Gesundheit eines Menschen mit Erkrankungen oder Behinderungen (egal ob seelisch, körperlich und/oder geistig) zu erhalten oder wiederherzustellen.

■■ Voraussetzungen?
— Studiengang „Musiktherapie" an einer Hochschule
— Aus- bzw. Weiterbildung über 1–3 Jahre in Teilzeit

■■ Wo findet man Musiktherapeuten?
— Integrative und Förderschulen
— Kindergärten und Frühförderungseinrichtungen
— Einrichtungen für Menschen mit geistiger und/oder körperlicher Behinderung
— Kliniken für Psychosomatik und Psychiatrie

- Palliativeinrichtungen oder Hospize
- Praxen
- Heilpädagogische Einrichtungen
- Musikschulen

36.2.9 Kunsttherapeuten

Kunsttherapeuten verwenden verschiedene Medien und Methoden des kreativen Gestaltens, um Menschen mit unterschiedlichen Erkrankungen und Behinderungen zu helfen. Sie erarbeiten aufgrund von gesundheitlichen Vorgeschichten und Gesprächen kunsttherapeutische Behandlungspläne und führen diese mit ihren Klienten durch. Dazu gehören z. B. Malübungen, Töpfern oder Tanzen.

▪▪ **Voraussetzungen?**
- Studiengang „Kunsttherapie" an einer Hochschule
- Gekoppelte Ausbildung „Heilpraktiker für Psychotherapie und Kunsttherapeut"
- Verschiedene Aus- u. Weiterbildungen (lehrgangsträgerspezifisch geregelt)

▪▪ **Wo findet man Kunsttherapeuten?**
- Kliniken für Psychosomatik oder Psychiatrie
- Kinder- oder Rehabilitationskliniken
- Eigene Praxen
- Senioren- oder Altenpflegeheime
- Förderschulen
- Strafvollzug

36.3 Assistenz und medizinisch-technische Berufe

36.3.1 Orthopädietechnik-Mechaniker

Die Haupttätigkeit als Orthopädietechnik-Mechaniker ist die Herstellung und Anfertigung von Prothesen (künstliche Gliedmaßen) und Orthesen (Unterstützung von Gliedmaßen).

▪▪ **Voraussetzungen?**
- Voraussetzung zur Ausbildung Sekundarstufe I
- Ausbildung: 3 Jahre

▪▪ **Wo findet man Orthopädietechnik-Mechaniker?**
- Orthopädietechnik- und Rehabilitationswerkstätten
- Sanitätshäuser
- Bei Kundenbesuchen
- Medizinische Einrichtungen wie Krankenhäuser und Rehabilitationskliniken

36.3.2 Medizinisch-technischer Assistent (MTA)

Es gibt drei verschiedene Berufsbilder des medizinisch-technischen Assistenten:
- Medizinisch-technischer Assistent – Funktionsdiagnostik (MTAF):
  MTAF unterstützen den Arzt durch Untersuchungen von Patienten in vier Bereichen: Nerven, Herz-Kreislauf-System, Hören und Gleichgewicht, Lunge
- Medizinisch-technischer Laboratoriumsassistent (MTLA oder MTA-L):
  Medizinisch-technische Laboratiumsasstistenten führen Laboruntersuchungen zur Krankheitsvorsorge, -erkennung und -behandlung durch, z. B. Blut
- Medizinisch-technischer Radiologieassistent (MTRA, MTA-R oder RTA):
  Medizinisch-technische Radiologieassistenten unterstützen den Arzt durch Röntgenaufnahmen des menschlichen Körpers und führen Computer- und Magnetresonanztomografien sowie den den vom Arzt vorgegebenen Bestrahlungsplan bei Tumorpatienten durch.

▪▪ **Voraussetzungen?**
- Voraussetzung zur Ausbildung: Sekundarstufe I
- Ausbildung: 3 Jahre an Berufsfachschulen

▪▪ **Wo findet man Medizinisch-technische Assistenten?**
- Zentren für Diagnostik
- Medizinische Laboratorien
- Facharztpraxen
- Krankenhäuser
- Blutspendedienste

36

36.3.3 Medizintechniker

Die Aufgabe eines „staatlich geprüften Technikers der Fachrichtung Medizintechnik" ist die Entwicklung, Herstellung und Anwendung medizinisch-technischer Geräte. Darüber hinaus ist er für den störungsfreien Betrieb der Geräte in den verschiedenen medizinischen Einrichtungen verantwortlich und weist das Bedienpersonal in die Geräte ein.

■■ Voraussetzungen:
- Voraussetzung zur Ausbildung: Ausbildung in einem Elektro- oder Metallberuf + mindestens 1 Jahr Berufstätigkeit
- Ausbildung: 2–4 Jahre an Fachschulen oder Fachakademien

■■ Wo findet man Medizintechniker?
- Gesundheitszentren
- Bei Herstellern von medizintechnischen Geräten
- Krankenhäuser

Weitere Informationen

Internetlinks

Ausbildung – Berufe entdecken. https://www.ausbildung. de/

Bundesagentur für Arbeit – Berufenet. https://berufenet. arbeitsagentur.de/berufenet/

Bundesagentur für Arbeit – Das Filmportal Berufe TV. http://www.berufe.tv/

Berufskunde-Verlag – Berufsbilder. https://www.berufskunde.de/

Deutscher Handwerkskammertag e. V. (DHKT) – Berufsprofil Orthopädietechnik-Mechaniker. https://handwerk. de/berufsprofile/orthopädietechnik-mechaniker-in

Deutscher Verband für Podologie e. V (ZFD) – Podologenliste. https://www.podo-deutschland.de/podologenliste.html

Gesundheitsberufe – Das Portal für Beruf, Ausbildung, Weiterbildung und Karriere in der Gesundheitswirtschaft. http://www.gesundheitsberufe.de/

Inklusionshelfer – Ausbildung:
- https://www.lv-oldenburg.drk.de/angebote/ aus-und-fortbildung/inklusionshelferinnen.html
- http://www.fbz-lu.de/inklusionspaedagogik.html

Medizinisch-technischer Assistent – Ausbildung:
- http://www.mtawerden.de/mta-ausbildung.html
- http://www.fachschule-medizintechnik.de

Grundlagen der Rehabilitation

Konzepte – Recht – Struktur

Inhaltsverzeichnis

Konzeptionelle Grundlagen der Rehabilitation

Wolfgang Cibis, Günter Thielgen

© Springer-Verlag GmbH Deutschland, ein Teil von Springer Nature 2018
Bundesarbeitsgemeinschaft für Rehabilitation e.V. (BAR) (Hrsg.), *Rehabilitation*
https://doi.org/10.1007/978-3-662-54250-7_37

37.1 Teilhabe, Integration und Inklusion

Günter Thielgen

Eine Annäherung an die einschlägigen Aspekte „Teilhabe, Integration und Inklusion" geschieht aus rechtlicher und politischer (Menschenrechte, Bundesgesetze, Aktionspläne) sowie inhaltlicher (zentrale Begriffe und Modelle) Perspektive, um ein umfassendes Bild der gesellschaftlichen und politischen Rahmenbedingungen aufzuzeigen.

37.1.1 UN-BRK

Am 26. März 2009 ist in Deutschland das Übereinkommen der Vereinten Nationen über die Rechte von Menschen mit Behinderungen in Kraft getreten. Das Ziel der UN-Behindertenrechtskonvention (UN-BRK) ist die gleichberechtigte Teilhabe (▶ Glossar) von Menschen mit Behinderungen am gesellschaftlichen, politischen, wirtschaftlichen und kulturellen Leben. Die UN-BRK ist geltendes Recht in Deutschland und verpflichtet Bund, Länder und Kommunen gleichermaßen, sie in Gesetz und Wirklichkeit umzusetzen (▶ Abschn. 38.1). Inhaltliche Kernaussage der UN-BRK ist der Schutz von Menschen mit Behinderungen (▶ Glossar) vor Diskriminierungen und Ausgrenzungen durch die Gewährleistung und Verwirklichung der unveräußerlichen **Menschenrechte**. Die Umsetzung der UN-Konvention betrifft dabei alle Lebenslagen (▶ Kap. 23) der Menschen mit und ohne Behinderungen, wie z. B. Erziehung, Schule, Wohnen, Freizeit, Arbeit, Politik. Notwendige Voraussetzung für ihre Umsetzung im Alltag ist eine gelingende gesamtgesellschaftliche Inklusion.

37.1.2 SGB IX

Das Neunte Buch des Sozialgesetzbuchs (SGB IX) ist das maßgebliche Gesetz für Leistungen für Menschen mit Behinderungen sowie von Behinderung bedrohter Menschen. Das Gesetzbuch soll ihnen Selbstbestimmung und die gleichberechtigte Teilhabe am Leben in der Gemeinschaft ermöglichen. Hier findet sich die gesetzliche Verankerung des Wunsch- und Wahlrechts oder die Ausführungen zum Persönlichen Budget. Im SGB IX, Teil I sind sämtliche grundlegenden Vorschriften für das Rehabilitations- und Teilhaberecht aller Rehabilitationsträger in Deutschland zusammengeführt. Dies betrifft insbesondere wichtige Regeln für die Bedarfsermittlung, Zuständigkeitsklärung, Koordination von Leistungen oder zur Teilhabeplanung. Darüber hinaus subsumiert das Gesetz unter dem Oberbegriff Leistungen zur Teilhabe die verschiedenen Leistungsgruppen, die für alle Rehabilitationsträger geltendes Recht darstellen:

- Medizinische Rehabilitation (▶ Kap. 42)
- Teilhabe am Arbeitsleben (▶ Kap. 43)
- Soziale Teilhabe (▶ Kap. 44)
- Teilhabe an Erziehung und Bildung (▶ Kap. 45)
- Ergänzende und unterhaltssichernde Leistungen (▶ Kap. 46)

Durch diese **Zusammenführung des Teilhaberechts** im SGB IX will der Gesetzgeber den Nachteilen des gegliederten Systems mit verschiedenen Rehabilitationsträgern, Zuständigkeiten und Leistungen entgegenwirken. Vielmehr soll durch Koordination und Kooperation der Rehabilitationsträger sowie Konvergenz ihrer Leistungen eine einheitliche Praxis erreicht werden, um eine umfassende, vernetzte und zügige Leistungserbringung für den Menschen mit Behinderungen sicherzustellen. Gleichwohl gelten spezielle Leistungsgesetze der einzelnen Trägerbereiche mit ihren jeweils spezifischen gesetzlichen Aufgaben fort.

Um das Leitbild einer inklusiven Gesellschaft herzustellen, wird zum 01.01.2020 zudem die Eingliederungshilfe aus dem Recht der Sozialhilfe (SGB XII) herausgelöst und in das neue SGB IX Teil II integriert (Bundesteilhabegesetz, ▶ Kap. 38). Dieser Schritt soll auch den formalen Übergang von ausgrenzender Fürsorge zu uneingeschränkter Teilhabe markieren. Die Neuausrichtung der Eingliederungshilfe erfolgte im Lichte der Personenzentrierung. Die Teilhabe und Selbstbestimmung der Menschen mit Behinderung wurde damit in ein Gesetz überführt. Die Aufnahme und Stärkung der einzelfallorientierten Leistungsgewährung oder des Wunsch- und Wahlrechts haben aus Sicht der Leistungsberechtigten Konsequenzen: Sie werden als Experten in eigener Sache anerkannt.

37.1.3 NAP 2.0

Mit der zweiten Auflage des Nationalen Aktionsplans zur Umsetzung der UN-BRK – kurz NAP 2.0 – setzt die **Bundesregierung** nach eigenen Angaben die Inklusion von Menschen mit Behinderungen durch gezielte Maßnahmen auf der Bundesebene fort. Der NAP 2.0 baut auf dem ersten Aktionsplan aus dem Jahr 2011 auf. Insgesamt enthält er 175 Maßnahmen in 13 Handlungsfeldern. Eines der Handlungsfelder beschäftigt sich mit den Themen Prävention, Rehabilitation, Gesundheit und Pflege. Besonders hervorzuheben ist dabei die Beteiligung aller Bundesministerien im Rahmen ihrer Handlungsfelder durch unterschiedliche Aktivitäten, Projekte und Initiativen. Der NAP 2.0 wurde am 28. Juni 2016 vom Bundeskabinett verabschiedet und wird seitdem umgesetzt (Näheres im ▶ Internet auf der Seite des BMAS).

Insbesondere die Darstellung nach unterschiedlichen Maßnahmenarten offenbart die verschiedenen Schwerpunkte durch rechtliche Änderungen (z. B. Bundesteilhabegesetz, ▶ Kap. 38), aber auch durch Förderprogramme (z. B. Barrierefreiheit im privaten Wohnraum und im öffentlichen Bereich), Forschungsprojekte, Veranstaltungen sowie konzeptionelle Ansätze und Strategien. Die Maßnahmen im Kapitel „Arbeit und Beschäftigung" stellen dabei einen besonderen inhaltlichen Schwerpunkt dar. Dabei kommt der beruflichen Rehabilitation eine besondere Rolle zu. Das Bundesministerium für Arbeit und Soziales (BMAS) will damit den Zugang zur beruflichen Rehabilitation in enger Kooperation mit Rehabilitationsträgern wie der Bundesagentur für Arbeit (BA), der Deutschen Rentenversicherung (DRV) und den kommunalen Spitzenverbänden weiter verbessern.

Für das Gelingen von Inklusion ist das Thema **Bewusstseinsbildung** von besonderer Bedeutung. Im NAP 2.0. hat das Thema erstmals auch ein eigenes Handlungsfeld erhalten. Um Behinderung im Sinne der UN-BRK nicht länger als individuelles Problem wahrzunehmen, ist der Wechsel vom medizinischen Modell zum menschenrechtlichen Modell entscheidend. Es geht darum, Behinderung als negative Folge einer nicht hinreichend inklusiven Gesellschaft und Inklusion als handlungsleitendes Motiv gesellschaftspolitischer Prozesse zu verstehen. Die Inklusion kann nur gelingen, wenn sie von einer breiten gesellschaftlichen Akzeptanz getragen ist und alle gesellschaftlichen Bereiche und Schichten durchdringt. Die mit dem NAP 2.0 angepeilte Stärkung der Rehabilitation – und damit die Verbesserung des Reha-Systems – sollen auch dazu beitragen, dass Menschen mit Behinderungen die ihnen zustehenden und notwendigen Leistungen erhalten. Gemeinsam sollen Rahmenbedingungen geschaffen werden, die für moderne und passgenaue Rehabilitations- und Teilhabeleistungen Sorge tragen. Zur Erbringung aller Leistungen wie aus einer Hand sollen außerdem die für alle Rehabilitationsträger geltenden Verfahrensregelungen gestärkt und abweichungsfest gestaltet werden.

37.1.4 Integration und Inklusion

Gibt es einen Unterschied zwischen Integration und Inklusion, und wenn ja, welchen?

Oftmals werden die Begriffe vertauscht oder miteinander gleichgesetzt. Jedoch geht der Gedanke der Inklusion weit über die bloße Integration hinaus. Bei der Integration sollen Menschen **in eine bestehende Umwelt** integriert werden und sich anpassen. Bei der Inklusion hingegen muss sich niemand verändern, um in die Umwelt „hineinzupassen", sondern im Gegenteil: die Umwelt wird an die Bedürfnisse und Anforderungen jedes Individuums angepasst und nach den Bedürfnissen aller Menschen ausgerichtet.

Integration geht davon aus, dass eine Gesellschaft aus einer relativ homogenen Mehrheitsgruppe und einer kleineren Außengruppe besteht, die in das bestehende System integriert werden muss. Inklusion betrachtet alle Menschen als gleichberechtigte Individuen, die **von vornherein** und unabhängig von persönlichen Merkmalen oder Voraussetzungen **Teil des Ganzen** sind.

Während sich Integration auf Maßnahmen bezieht, die es Menschen mit Behinderungen ermöglichen sollen, wieder am gesellschaftlichen Leben teilzunehmen, fordert der Begriff Inklusion radikal, dass Behinderung als normale Spielart menschlichen Seins in allen gesellschaftlichen Bereichen akzeptiert wird. Das bedeutet den regelhaften Einbezug des Gedankens der Inklusion in alle administrativen Planungen. Von zentraler Bedeutung ist dabei das Einbezogensein als ein vollwertiges Mitglied in der Gesellschaft und eben nicht das Einbezogenwerden als neues Mitglied in die Gesellschaft. Durch die Inklusion soll die Diskriminierung und Exklusion, die zumeist auch Menschen mit Behinderung betrifft, abgebaut und bekämpft werden.

Der Unterschied zwischen Inklusion und Integration besteht im Wesentlichen also darin, dass Integration das Hineinnehmen eines Menschen (z. B. Arbeitnehmer mit einer Behinderung) in ein bestehendes System (z. B. Firma) bedeutet. Das heißt, die Firma ändert sich nicht, der Arbeitnehmer muss sich anpassen. Dagegen will Inklusion ein gemeinsames System für alle Menschen ohne Ausgrenzung. Hier die Firma: Sie muss sich den Bedürfnissen und Anforderungen des Arbeitnehmers mit Behinderung anpassen. Das Ziel der Inklusion ist, dass sich die Gemeinschaft den verschiedenen Bedürfnissen der Menschen flexibel anpasst und alle Menschen daran partizipieren lässt.

Inklusion postuliert also die Teilhabe aller Menschen als ein Grundrecht für alle Menschen. Inklusion ist ein Menschenrecht, das selbstverständlich auch und gerade für Menschen mit Behinderungen eigentlich keiner besonderen Begründung bedarf. So gesehen fordert die UN-BRK keine Sonderrechte für Menschen mit Behinderungen, sondern nur die Verwirklichung aller Menschenrechte und Grundfreiheiten auch für Menschen mit Behinderungen. Inklusion erkennt Gleichheit und Verschiedenheit der Menschen an und lässt es erst gar nicht zur Ausgrenzung kommen (◘ Abb. 37.1). Damit Menschen mit Behinderungen die volle Teilhabe am gesellschaftlichen Leben ermöglicht werden kann, müssen Teilhabebedarfe

möglichst frühzeitig erkannt, eingeleitet und erbracht werden. Rehabilitationsleistungen führen immer dann zu einem guten Ergebnis, wenn die mit den behinderten Menschen jeweils abgestimmten einzelnen Phasen und Bereiche nahtlos ineinander greifen und sich gegenseitig ergänzen. Rehabilitation und Teilhabe ist als Ganzes zu verstehen und muss als ein einheitlicher Prozess gesehen und durchgeführt werden (► Kap. 17–21).

Integration und Inklusion bezeichnen zwei sich grundlegend unterscheidende **sozialpolitische Konzepte** und stehen für unterschiedliche **Sichtweisen auf die Gesellschaft**.

37.1.5 Partizipation und Personenzentrierung

Partizipation (► Glossar) ist das zentrale Anliegen der UN-BRK. Sie will die „volle, wirksame und gleichberechtigte Teilhabe an der Gesellschaft" für alle Menschen mit Behinderungen erreichen. Es ist das Ziel, von dem sich die staatlichen Verpflichtungen und die Verantwortlichkeiten der Zivilgesellschaft ableiten. Der Grundsatz „Nicht ohne uns über uns" macht die mit der UN-BRK gestärkte Prämisse der aktiven Beteiligung deutlich: Teilnahme, Mitnahme und Mitwirkung von Menschen mit Behinderung bei konzeptionellen Fragestellungen oder bei der Gestaltung von

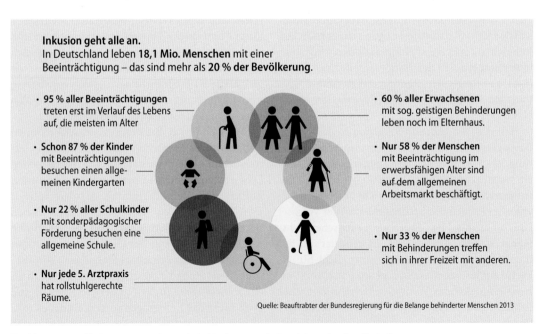

Inkusion geht alle an.
In Deutschland leben **18,1 Mio. Menschen** mit einer Beeinträchtigung – das sind mehr als **20 % der Bevölkerung.**

- **95 % aller Beeinträchtigungen** treten erst im Verlauf des Lebens auf, die meisten im Alter

- **Schon 87 % der Kinder** mit Beeinträchtigungen besuchen einen allgemeinen Kindergarten

- **Nur 22 % aller Schulkinder** mit sonderpädagogischer Förderung besuchen eine allgemeine Schule.

- **Nur jede 5. Arztpraxis** hat rollstuhlgerechte Räume.

- **60 % aller Erwachsenen** mit sog. geistigen Behinderungen leben noch im Elternhaus.

- **Nur 58 % der Menschen** mit Beeinträchtigung im erwerbsfähigen Alter sind auf dem allgemeinen Arbeitsmarkt beschäftigt.

- **Nur 33 % der Menschen** mit Behinderungen treffen sich in ihrer Freizeit mit anderen.

Quelle: Beauftrabter der Bundesregierung für die Belange behinderter Menschen 2013

◘ **Abb. 37.1**   Teilhabe von Menschen mit Behinderungen in Bereichen der Gesellschaft politischen Prozessen. Aber auch „im kleinen", innerhalb von Verfahren zur Feststellung von Rehabilitations- und Teilhabebedarfen sowie bei individuellen Leistungsentscheidungen.

Personenzentrierung verfolgt in ihrer Zielstellung etwas Ähnliches wie die Partizipation. Das Ziel von Personenzentrierung ist die Selbstbestimmung von Menschen mit Behinderungen als soziale Wesen mit Rechten und Pflichten innerhalb einer Gesellschaft. Menschen mit Behinderungen sollen unter möglichst „normalen" Bedingungen leben und befähigt werden, ihre Lebensplanung selbst in die Hand zu nehmen. Dies betrifft auch das Recht, selbst Entscheidungen zu treffen. Insbesondere im Bereich der Eingliederungshilfe ist die Umsetzung von Personenzentrierung eine zentrale Forderung. Gerade Organisationen der Selbsthilfe (▶ Abschn. 39.7) wollen die Aspekte Personenzentrierung und Partizipation in der Praxis verwirklichen und ausgestalten.

37.1.6 Lebenswelten und Lebenslagen

Der Wandel von hierarchischer zu partizipativer Steuerung hat nicht nur eine politische Dimension, vielmehr spielen auch die heterogenen Aspekte von Partizipation in sozialräumlich orientierten Planungs- und Gestaltungsprozessen eine entscheidende Rolle. Im Einzelnen geht es um die Orientierung an den Interessen und am Willen der betreffenden Menschen. Die volle Konzentration ist dabei auf ihre Ressourcen und die Möglichkeiten des Sozialraums zu legen, um passende Unterstützungen in Mensch und Umfeld zu finden. Im Bereich der Gesundheitsförderung und Prävention hat sich hierfür der Lebenswelt-Ansatz etabliert (▶ Kap. 41). Als **Lebenswelten** werden jene Orte bezeichnet, an denen Menschen – zumeist gemeinsam mit anderen – regelmäßig einen Großteil ihrer Zeit verbringen. Diese Orte des Wohnens, Lernens, Arbeitens und der Freizeitgestaltung machen die äußeren Verhältnisse aus, welche die menschliche Gesundheit stark beeinflussen. Präventive und gesundheitsförderliche Maßnahmen setzen deshalb nicht nur am Individuum, sondern auch bei der Veränderung seiner Lebenswelten an.

Welche Teilhabeleistungen für einen behinderten Menschen zielführend sind und wann und wie sie durchgeführt werden, lässt sich richtigerweise nur dann beantworten, wenn gemeinsam alle sozialräumlichen Aspekte auch miteinander abgewogen werden. So spielen z. B. Wohnort, Alter, Lebensbedingungen, Bildungsniveau oder auch die soziale Eingebundenheit eine entscheidende Rolle, wenn es um Partizipationsmöglichkeiten geht. Hier sollten auch die Bezugspersonen des Menschen stärker in den Blick genommen werden. Ob bei der Antragsstellung, in der Rehabilitationseinrichtung oder bei der Organisation von Nachsorgeleistungen: Der Arzt, der Therapeut, der Partner, die Partnerin, die Eltern, Kinder oder auch andere Menschen sind häufig entscheidend im Reha-Prozess beteiligt. Zentral ist ein funktionierendes soziales Umfeld.

Ein verwandtes Konzept, welches in der Rehabilitation und Teilhabe von Menschen mit Behinderungen weit verbreitet ist, ist die individuelle **Lebenslage** (▶ Kap. 22–24). Grundmerkmal des Begriffs der Lebenslage ist seine Mehrdimensionalität. Er umfasst immer mehrere Bereiche. Als Lebenslage wird demnach die Gesamtheit aller äußeren Bedingungen bezeichnet, die das Leben von Menschen beeinflussen. Dazu zählen zentrale Bereiche wie Ernährung, Wohnung, Kleidung, Bildung, Gesundheit, Freizeitgestaltung und soziale Netzwerke. Aber auch die Umstände, die Wohlbefinden, Zufriedenheit und Handlungsspielräume von Menschen garantieren. Mit dieser mehrdimensionalen Brille lassen sich unterschiedliche Umstände zusammenfassen, innerhalb derer Menschen sich entwickeln und ihren Handlungsspielraum abstecken können.

Der Gesetzgeber hat insbesondere mit dem SGB IX zum Ausdruck gebracht, dass sich die Leistungserbringung am **Bedarf des Einzelnen** zu orientieren hat. Alle Leistungsträger und anderen Leistungsanbieter sollen aufeinander abgestimmte und maßgeschneiderte Hilfen zur Verfügung stellen. Der damit verbundene Wechsel von einer angebots- zur personenzentrierten Versorgung setzt ein hohes Maß an regionaler Zusammenarbeit der Versorgungsbeteiligten sowie eine (fallbezogene) Vernetzung von Hilfeangeboten mit reibungslosen Übergängen zwischen den verschiedenen Versorgungsbereichen voraus. Um dieses Ziel zu erreichen, ist ein flächendeckendes, bedarfsgerechtes Netz von Hilfen erforderlich, das den unterschiedlichen Ansprüchen an die Versorgung von Menschen mit Behinderungen gerecht wird.

Dabei sollen die gesellschaftlichen Strukturen so gestaltet und verändert werden, dass sie den unterschiedlichen Lebensbedingungen und -lagen

– gerade auch von Menschen mit Behinderungen – besser gerecht werden. Insoweit wirkt die UN-Behindertenrechtskonvention sowohl auf der gesellschaftlichen als auch auf der persönlichen Ebene.

37.2 Rehabilitation in der Gesundheitsversorgung

Günter Thielgen

Von der Prävention über die Diagnostik und Akutbehandlung von Krankheiten und Verletzungen bis hin zu Rehabilitation, Pflege und Nachsorge: Die Gesundheitsversorgung als Sozialleistungsbereich in Deutschland ist in verschiedene Versorgungsbereiche aufgeteilt. Die (medizinische) Rehabilitation ist ein Teil der deutschen Gesundheitsversorgung und als solcher einer ihrer Eckpfeiler. Der demographische Wandel erfordert eine vorausschauende und nachhaltige Versorgung, einschließlich einer stärkeren Vernetzung einzelner Behandlungssektoren (Akutmedizin – Rehabilitation, stationär – ambulant). Dabei besteht die große Herausforderung bei der Überwindung von Schnittstellen in den Strukturen. Das bedeutet, von der Akutbehandlung über die Rehabilitation bis hin zur Nachsorge sollten die Teilhabe patientenorientierte bzw. personenzentrierte Versorgung im Vordergrund stehen.

Das deutsche Gesundheitssystem ist **dezentral** organisiert, **selbstverwaltet** und wird von vielen Akteuren getragen.

Vor diesem Hintergrund gewinnen neue Konzepte in der Gesundheitsversorgung, wie sektorenübergreifende und integrierte Versorgungsmodelle, zunehmend an Bedeutung. Dabei geht es um eine Bündelung von Kompetenzen und Kräften, zum Beispiel innerhalb von medizinischen Versorgungszentren, regionalen Fallkonferenzen oder in hausärztlichen Modellprojekten. Eine intensivere Zusammenarbeit ambulanter und stationärer Einrichtungen sowie neue Technologien wie etwa die Telemedizin rücken immer stärker in den Vordergrund. Prävention (▶ Kap. 41), Akutbehandlung (▶ Abschn. 48.2) und Rehabilitation als Säulen der Gesundheitsversorgung müssen in Zukunft möglichst nahtlos miteinander verbunden werden. Wichtig sind patientenorientierte, anwendungsnahe und am Bedarf ausgerichtete Strukturen, die die Herausforderungen des Ge-

sundheitssystems aufgreifen, relevante Akteure vernetzen und die Voraussetzungen für eine integrierte Versorgung zum Wohle des Patienten in den Vordergrund heben. Dazu muss die Gesundheitsversorgung als Einheit gesehen werden.

Die Rehabilitation ist somit eine Querschnittsaufgabe mit diversen Schnittstellen. Auch innerhalb einzelner Organisationen muss eine Verzahnung mit anderen Sozialleistungen und gesundheitsbezogenen Aufgaben erfolgen. Zugleich kann sie nur bewegt werden, wenn Rehabilitation im Konzert der Gesundheitsversorgung fest verankert ist. Insbesondere kann effektive und effiziente Rehabilitation nur im Verbund den Menschen mit Behinderungen selbst gelingen. Für eine bedarfsgerechte Weiterentwicklung der Versorgungsstrukturen müssen – neben der kurativen Medizin – Rehabilitation und Prävention als gleichrangige Schwerpunkte einer umfassenden Gesundheitsversorgung stehen.

37.3 Die ICF und das bio-psycho-soziale Modell

Wolfgang Cibis

Für die Beurteilung der Beeinträchtigungen der Teilhabe durch Krankheit bzw. Gesundheitsprobleme wird seit 2001 vermehrt die International Classification of Functioning, Disability and Health (ICF) und das ihr zugrunde liegende bio-psycho-soziale Modell der WHO genutzt. Gesetzliche Vorgaben verstärken diesen Prozess.

37.3.1 Das bio-psycho-soziale Modell

Jeder Betrachtung von Gesundheit und Krankheit liegt ein bestimmtes Menschenbild zugrunde. Lange Zeit vorherrschend war in der **Medizin** ein eher bio-mechanisches Menschenbild. Der Körper wurde mehr als Maschine betrachtet, bei der gelegentlich Ersatzteile, z. B. neue künstliche Gelenke, vom Arzt als Techniker auszutauschen waren. Krankheit und Gesundheit wären demnach aus rein naturwissenschaftlicher Sicht objektivierbare Zustände biologischer Organismen. Krankheit wäre eine operationalisierbare Abweichung biologischer Funktionen von der statistischen Norm einer Referenzgruppe oder eine Störung des Orga-

Systemhierarchien (Wissenschaftsbereiche):

Konzeptuelles Netzwerk von physischen (materiellen)
Begriffen

Biosphäre
Gesellschaft, Nation
Kultur, Subkultur
Gemeinde, Gemeinschaft
Familie
2-Personen-Beziehung

Person
(physiologische Gestalt und molares Verhalten)

Organe
Gewebe
Organellen
Moleküle
Atome
Subatomare Teilchen

◻ **Abb. 37.2** Originäres bio-psycho-soziales Modell.
(Nach Egger 2005)

nismus, die das Überleben und die Reproduktionsfähigkeit gefährdet. In der modernen Medizin werden aber die Grenzen dieser Sichtweise sehr deutlich.

Ergänzt wurde dieses bio-medizinische Modell um die psycho-soziale Komponente zum bio-psycho-sozialen Modell, das den Menschen als Leib-Seele-Ganzheit betrachtet. Körperliche und psychische Vorgänge sind in diesem Modell untrennbar miteinander durch wechselseitige Beziehungen verbunden, in die jedes menschliche Wesen von Geburt an eingebettet ist.

▪▪ **Bio-psycho-soziales Krankheitsmodell**
(nach Egger)

In den 1970er Jahren hatte der Psychiater Georg L. Engel das bio-psycho-soziale Krankheitsmodell formuliert. Hierin wurde verdeutlicht, dass die Natur auf einem Kontinuum hierarchisch geordnet ist und die komplexen, größeren Einheiten jeweils über den weniger komplexen, kleineren Einheiten aufgebaut sind (◻ Abb. 37.2).

„Das bio-psycho-soziale Modell beschreibt die Natur als eine hierarchische Ordnung von Systemen. Jedes Niveau in dieser Hierarchie repräsentiert ein organisiertes dynamisches System (oder ‚Ganzheit') und jedes System weist Qualitäten und Beziehungen auf, die für dieses Organisationsniveau typisch sind. Nichts existiert isoliert, alle Ebenen der Organisation sind verbunden, sodass

eine Änderung auf einer Ebene im Prinzip auch eine Änderung auf den anderen, v. a. den angrenzenden Systemebenen bewirken kann. Ein Ereignis läuft aufgrund der vertikalen und horizontalen Vernetzung mehr oder minder gleichzeitig auf verschiedenen Dimensionen ab, was technisch dem Prinzip der parallelen Verschaltung entspricht" (Egger 2005).

Die in diesem System ausgewiesene Person in ihrer physischen Erscheinung, ihrem Erleben und Verhalten wird als ein Ganzes gesehen. Sie ist einerseits aus Subsystemen (Organen) zusammengesetzt und gleichzeitig dem Organ namens „Nervensystem" und auch anderen Organsystemen übergeordnet. Die Theorie besagt, dass mentale Phänomene relativ zum Nervensystem **emergent** sind, d. h. Phänomene darstellen, die **durch die jeweils darunter liegende Systemebene** hervorgebracht wurden, aber dort nicht vorhanden sind und dort auch nicht als Erklärungsgrundlagen zur Verfügung stehen. Kurz gesagt: Das jeweils höher liegende System produziert Phänomene, die auf der darunterliegenden Ebene noch gar nicht existieren.

Das bedeutet, dass „jedes Ereignis oder jeder Prozess, der an der Ätiologie, der Pathogenese, der symptomatischen Manifestation und der Behandlung von Störungen beteiligt ist, folgerichtig nicht entweder biologisch oder psychologisch ist, sondern **sowohl biologisch als auch psychologisch**" (Egger 2005)". Um dies zu verdeutlichen, könnten z. B. Bezeichnungen wie „psychosomatisch", „psychophysiologisch" oder „psychovegetativ" begrifflich auch unter „somatopsychisch" eingeordnet und als Substantiv mit dem Begriff „Somatopsychik" belegt werden (Echterhoff 2013) (▶ Kap. 4 und ▶ Abschn. 16.3).

Krankheit und Gesundheit sind kein statischer Zustand, sondern ein dynamisches Geschehen.

❯ Das Modell der Funktionsfähigkeit und Behinderung der ICF basiert konzeptionell auf dem bio-psycho-sozialen Modell. Es umfasst biomedizinische, psychologische und öko-soziale Dimensionen (Egger 2011). Die ICF ist nicht primär defizitorientiert. **Vielmehr klassifiziert sie „Komponenten von Gesundheit": Körperfunktionen, Körperstrukturen, Aktivitäten und Partizipation (Teilhabe) sowie Umweltfaktoren.**

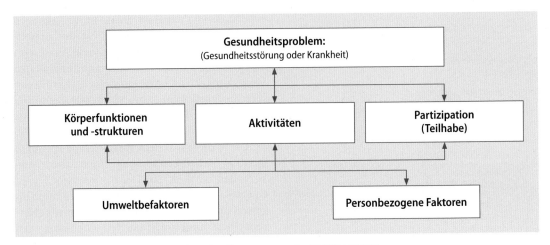

Abb. 37.3   Wechselwirkungen zwischen den Komponenten der ICF (WHO 2001)

■ ■ Bio-psycho-soziales Modell (WHO)

In der Praxis weit verbreitet (▶ Kap. 1) ist das bio-psycho-soziale Modell der WHO, das auf dem originären Krankheitsmodell aufbaut und sich auf die **Wechselwirkungen zwischen den Komponenten der ICF** bezieht. Das Modell der WHO verdeutlicht, dass Behinderung im Sinne einer Beeinträchtigung der Funktionsfähigkeit kein statisches Merkmal, sondern ein dynamischer Prozess ist. Die Komplexität der Wechselwirkungen lässt vielfältige Interventionsansätze erkennen (**❏** Abb. 37.3).

Das **Gesundheitsproblem** (health condition) ist eine entscheidende „Störgröße" für die Gesundheitskomponenten bzw. die Funktionsfähigkeit (functioning). Es wird sinnvollerweise mit einer anderen Referenzklassifikation aus der WHO-Familie der Klassifikationen im Gesundheitswesen verknüpft, der Internationalen Klassifikation der Krankheiten und verwandter Gesundheitsprobleme (ICD ▶ Glossar). Die Manifestation des „Gesundheitsproblems" (der Krankheit) findet natürlich im Körper eines Menschen statt, verändert auf unterschiedlichen (Organ-)Ebenen die **Körperstruktur** und nimmt damit in der Regel auch Einfluss auf **Körperfunktionen**. Das trifft auf z. B. raumfordernde oder hormonproduzierende Tumore oder durchtrennte Nervenbahnen oder Stoffwechselstörungen oder chronische Entzündungen oder Schmerzen zu.

Die daraus resultierende Bedeutung für das Individuum lässt sich mit den Effekten auf die beeinflussten Handlungen (**Aktivitäten**) und/oder gesellschaftlichen Konsequenzen (Veränderungen in der **Teilhabe**) beschreiben. Die tatsächliche Ausprägung dieser (krankheitsbedingten) Auswirkungen ist natürlich stark abhängig von den individuellen Kontextfaktoren. Eine Unterstützung durch einen Angehörigen bei beeinträchtigter Mobilität (**Umweltfaktor**) oder ein z. B. starker eigener Wille zur Umsetzung von unangenehmen Behandlungen oder eine finanzielle Unabhängigkeit zur persönlichen Optimierung der Lebensverhältnisse (**personbezogene Faktoren**) können großen positiven (Förderfaktoren) Einfluss haben. Bei gegenteiligen Ansätzen hätte das natürlich eher negative Effekte (Barrieren).

Die Klassifikation der Komponente „personbezogene Faktoren" in der ICF konnte international wegen zu großer kultureller Unterschiede nicht realisiert werden. Insofern hat die ICF an dieser Stelle einen „blinden Fleck" oder eine „black box". Es fehlt also bei der ganzheitlichen Betrachtung (Klassifizierung) der Funktionsfähigkeit eines Menschen ein ganz entscheidender Aspekt, der von den ICF-Nutzern in eigener Regie ergänzt werden darf/soll und muss. Ein Ansatz für den deutschsprachigen Raum wird in der Fachwelt seit 2012 diskutiert (Grotkamp et al. 2012). Eine Weiterentwicklung ist erforderlich und wegen der zunehmenden – auch gesetzlich verankerten – Nutzung im Rehabilitationsbereich auch dringlich.

37.3.2   Relevanz der ICF in der Praxis

Der Anspruch auf Rehabilitation ist eng mit dem Teilhabekonzept der ICF verbunden. Danach ist eine alleinige bio-medizinische Krankheitsbetrachtung (Diagnose und Befunde) oft nicht ausreichend, sondern eine Berücksichtigung der krankheitsbedingten bio-psycho-sozialen Beeinträchtigungen erforderlich. Dieses sogenannte bio-psycho-soziale Modell der ICF diente dem Gesetzgeber als eine Richtschnur bei der Gestaltung des aktuellen Rehabilitationsrechts (▶ Kap. 38). Die ICF ist entsprechend in den Routinen der Rehabilitationsträger hinterlegt und unter Rehabilitationsfachleuten als handlungsleitend anerkannt.

Gerade im medizinischen Bereich spielt sehr oft die Kenntnis des gesamten Lebenshintergrundes eines Patienten eine große Rolle. Nicht nur dem niedergelassenen Arzt, sondern allen im Gesundheitswesen Beteiligten (▶ Kap. 25) ist die komplexe bio-psycho-soziale Betrachtung daher vertraut. Die ICF stellt ein international anerkanntes Gerüst für diese Betrachtungsweise bereit. Darin lenkt sie den Blick von der eher kausalen Betrachtungskette (Krankheit > Aktivitätseinschränkung > Behinderung) hin zu den Wechselwirkungen zwischen Gesundheitsproblem, Funktionsfähigkeit und Kontextfaktoren eines Menschen. Sie bietet durch ihre Untergliederung zudem die Möglichkeit, in einer bisher so nicht verfügbaren Weise individuelle spezifische Teilhabeprobleme in einen stimmigen standardisierten Gesamtkontext zu ordnen.

Ein gemeinsamer Bezugsrahmen bei der **Erfassung von Teilhabebeeinträchtigungen** birgt zahlreiche Vorteile, vor allem im gesamten Rehabilitationsprozess (▶ Kap. 17), der seiner Natur nach in der Regel die Beteiligung zahlreicher verschiedener Fachdisziplinen, Personen und Institutionen erfordert. Die Kommunikation – auch mit dem Patienten! – wird erleichtert, was Reibungsverluste vermindert und zu einer zielführenden und effizienteren Rehabilitation beiträgt. Bereits beim Rehabilitationszugang kann die Nutzung der ICF entscheidende Vorteile bringen. Denn die Verfahren sind komplex und Entscheidungen von anderen Fachdisziplinen oder Rehabilitationsträgern können ärztlicherseits nicht immer nachvollzogen werden – und umgekehrt. Die Nutzung der ICF kann hier z. B. konkret die zielführende Begründung von Rehabilitationsempfehlungen erleichtern, da sie auch in den Vorgaben der Rehabilitationsträger berücksichtigt ist (vgl. z. B. Reha-Richtlinie des G-BA nach § 92 SGB V, ▶ Glossar). Der Mehrwert für das Arzt-Patient-Verhältnis wird deutlich.

Die ICF ersetzt nicht medizinische Begriffe. Diese können aber mit der ICF auch in eine für alle Akteure passende Systematik eingeordnet werden (vgl. ▶ Glossar). Die Vermittlung der ICF soll nicht zuletzt auch bei den betroffenen Menschen selbst ein bio-psycho-soziales Verständnis der Rehabilitation fördern. Für unterschiedliche Zielgruppen sind die bei der Bundesarbeitsgemeinschaft für Rehabilitation (BAR) erstellten mittlerweile vier ICF-Praxisleitfäden (siehe ▶ Internet) eine geeignete praxisnahe Grundlage.

37.3.3 Begutachtung nach ICF

Aufgabe des sozialmedizinischen Sachverständigen (z. B. Ärzte der Sozialmedizinischen Dienste der Rehabilitationsträger im Rahmen der im SGB IX geforderten Feststellung des Rehabilitationsbedarfs oder Gutachter in Sozialgerichtsverfahren) ist die **Ermittlung und Bewertung** der sozialmedizinischen Tatsachen, die **eine** Grundlage für eine Entscheidung über eine Sozialleistung sind (▶ Abschn. 18.4). Die Untersuchungen sollen in der Art und Weise vorgenommen und die Gutachten grundsätzlich so gestaltet werden, dass sie auch bei der Prüfung der Voraussetzungen anderer Sozialleistungen verwendet werden können. Dabei richtet sich der Umfang der Untersuchungsmaßnahme aber grundsätzlich nur nach der Aufgabe, die der Leistungsträger, der die Untersuchung veranlasst hat, zu erfüllen hat (§ 96 SGB X Abs. 1). Um diese Vorgaben des Gesetzgebers umzusetzen, kann die ICF sehr hilfreich sein.

Grundsätzlich wird z. B. **nicht** die koronare Herzkrankheit (KHK) begutachtet, **sondern** ein Mensch mit einer individuell ausgeprägten KHK (und mit ggf. weiteren Erkrankungen), die sich auf der Ebene der Körperstrukturen (Herzkranzgefäße) und der damit zusammenhängenden Funktionsschäden (z. B. verminderte Blutauswurfleistung des Herzmuskels) symptomatisch feststellen lässt und individuell unterschiedliche Auswirkungen auf seine Aktivitäten (z. B. Treppensteigen) und Teilhabe am Leben in der Gesellschaft (z. B. am Arbeitsplatz) hat. Zu den im Einzelfall relevanten Kontextfaktoren können als Umweltfaktoren ggf. auch vorhandene Behandlungsoptionen gehören (z. B. OP-Indikationen, Medikamente) und bei einer erforderlichen Umschulung die gegebenen beruflichen Qualifikationen (personbezogener Faktor) gehören.

Bei der **Fragestellung einer Rehabilitation** sind möglichst alle **relevanten** Kontextfaktoren zu beachten, um einen Rehabilitationserfolg zu ermöglichen, z. B. durch Stellung einer Haushaltshilfe zur Versorgung der Familie während der Rehabilitation, Mitnahme einer Begleitperson, Angehörigenschulung, stufenweise Wiedereingliederung, Sicherung des Rehabilitationserfolgs durch nachsorgende Maßnahmen.

Bei der **Fragestellung einer Rente** wegen Erwerbsminderung (▶ Glossar) z. B. gilt es, bestimmte Umweltfaktoren besonders zu berücksichtigen (Arbeitsplatzgestaltung, -anforderungen, Unterstützungsmöglichkeiten, Hilfsmitteleinsatz usw.) und auch dafür relevante personbezogene Faktoren zu beachten (Alter, Schulbildung, berufliche Qualifikation, Weltanschauung, Kompetenzen, Neigungen usw.), während andererseits bestimmte Aspekte nicht zu berücksichtigen sind (z. B. die Verpflichtung zur Versorgung eines pflegebedürftigen Angehörigen).

Es geht bei der sozialmedizinischen Begutachtung nach ICF **nicht** um eine ICF-Kodierung (▶ Glossar). Es ist vielmehr die Beachtung des bio-psycho-sozialen Modells der WHO als „Matrix" der Herangehensweise und der Überlegungen bei der sozialmedizinischen Sachaufklärung.

> **Praxistipp**
>
> Im **Indikationsteil des Buches** sind ICF-orientierte Fallbeispiele zu den besonders häufigen Indikationsbereichen (▶ Kap. 2–15) zu finden. Weitere Beispiele finden sich in den indikationsbezogenen „Leitlinien für die **sozialmedizinische Begutachtung" der DRV**, die im ▶ Internet verfügbar sind. Eine beispielhafte Nutzung der ICF und des ihr zugrundeliegenden bio-psycho-sozialen Modells der WHO findet sich in der **Gemeinsamen Empfehlung „Begutachtung" der BAR** von 2016.

37.3.4 Die Grundsystematik der ICF

Die ICF gehört zur Familie der internationalen gesundheitsrelevanten Klassifikationen der WHO. Sie ergänzt die bestehenden Klassifikationen um die Möglichkeit, Auswirkungen eines Gesundheitsproblems auf unterschiedlichen Ebenen zu beschreiben und gehört zu den sog. Referenz-Klassifikationen:

- ICD – die Klassifikation der Krankheiten und verwandter Gesundheitsprobleme (▶ Glossar)
- ICF – die Klassifikation der Funktionsfähigkeit, Behinderung und Gesundheit (▶ Glossar)
- ICHI – die in Entwicklung befindliche Internationale Klassifikation der Gesundheitsinterventionen.

Die WHO hat 2001 die Verwendung der ICF empfohlen. Seit 2005 steht sie in deutscher Sprache in gedruckter Form und auf der Seite des DIMDI im ▶ Internet zur Verfügung.

Meilensteine auf dem Weg zur ICF-Implementierung in Deutschland war 2001 das Inkrafttreten des SGB IX und mit ihm eine Anlehnung an die ICF sowie die Fokussierung auf den Teilhabebegriff (Partizipation) im Gesetz (▶ Kap. 38).

Die von der WHO beschlossene Systematik dient einer standardisierten Beschreibung von Gesundheitszuständen und mit Gesundheit zusammenhängenden Aspekten. Dabei schafft sie u. a. eine Sprache, die die Kommunikationen zwischen verschiedenen Benutzern, wie Fachleuten im Gesundheitswesen, den Betroffenen selbst, aber auch Wissenschaftlern und Politikern erleichtern soll (zu einzelnen Begriffen vgl. auch ▶ Glossar).

Die Nutzung der ICF setzt vor dem Hintergrund ihrer Systematik immer das Vorliegen eines Gesundheitsproblems voraus und deckt keine Umstände ab, die nicht mit der Gesundheit im Zusammenhang stehen, wie z. B. solche, die allein von sozioökonomischen Faktoren verursacht werden.

■■ Gesundheitsproblem
Der englische Begriff „health condition" ist mit dem etwas engeren Begriff „Gesundheitsproblem" übersetzt. Als Gesundheitsproblem werden z. B. bezeichnet: Krankheiten, Gesundheitsstörungen, Verletzungen oder Vergiftungen und andere Umstände wie Schwangerschaft oder Rekonvaleszenz. Das Gesundheitsproblem wird für viele andere Zwecke typischerweise als Krankheitsdiagnose oder -symptomatik mit der ICD erfasst bzw. klassifiziert. Ein Gesundheitsproblem führt zu einer Veränderung an Körperstrukturen und/oder Körperfunktionen und ist damit Voraussetzung zur Nutzung der ICF.

Die ICF besteht aus zwei Teilen mit jeweils zwei Komponenten:
- **Teil 1** wird überschrieben mit dem Begriff „Funktionsfähigkeit und Behinderung".

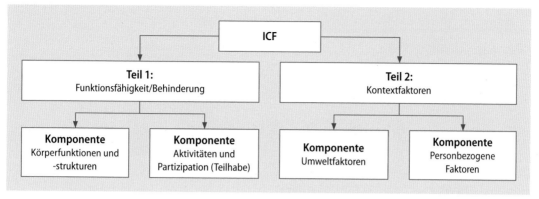

Abb. 37.4 Struktur der ICF

Er enthält die Komponenten „Körperfunktionen und -strukturen" sowie „Aktivitäten und Partizipation" (Teilhabe).

- **Teil 2** ist überschrieben mit dem Begriff „Kontextfaktoren" und untergliedert in die Komponenten „Umweltfaktoren" und „Personbezogene Faktoren" (■ Abb. 37.4). Kontextfaktoren stellen den gesamten Lebenshintergrund einer Person dar. Sie sind mögliche Einflussfaktoren, die auf Krankheitsauswirkungen bzw. die Funktionsfähigkeit positiv wie negativ einwirken können, d. h., sie können einen Förderfaktor oder eine Barriere darstellen.

Die Komponenten der ICF

Die Komponenten der Funktionsfähigkeit und Behinderung in Teil 1 der ICF können in zweifacher Weise betrachtet werden.

Die Perspektive der Behinderung (▶ Glossar) fokussiert auf Probleme im Gefolge eines Gesundheitsproblems (z. B. Schädigungen von Funktionen/Strukturen oder Beeinträchtigung der Aktivität/Teilhabe), während die Perspektive der Funktionsfähigkeit eher die positiven, nichtproblematischen Aspekte des mit dem Gesundheitsproblem in Zusammenhang stehenden Zustandes in den Mittelpunkt rückt (z. B. trotz einer Unterschenkelamputation noch laufen zu können wie ein Gesunder).

Voraussetzung zur geeigneten Nutzung der ICF ist die Kenntnis ihrer Konzeption („Philosophie") und ihrer Grundbegriffe (vgl. ▶ Glossar).

Die einzelnen Komponenten der ICF sind untergliedert in verschiedene Kapitel („Domänen") mit jeweils mehreren Gliederungsebenen. Sie werden folgendermaßen beschrieben:

■■ Körperfunktionen und Körperstrukturen
Als Körperfunktionen werden die einzelnen, isoliert betrachteten physiologischen und auch psychologischen Funktionen von Körpersystemen bezeichnet, beispielsweise die Insulinausschüttung in der Bauchspeicheldrüse oder die Beweglichkeit im Hüftgelenk. Aber auch die mentalen Funktionen, wie z. B. Konzentrationsfähigkeit, gehören hierzu.

Unter Körperstrukturen versteht man die anatomischen Teile des Körpers wie Organe, Gliedmaßen und ihre Bestandteile, beispielsweise die Bauchspeicheldrüse, Gliedmaßen oder einzelne Körperbestandteile wie Stammzellen. ■ Tab. 37.1 listet die von der WHO vorgesehene Kapiteleinteilung in der Untergliederung der 1. Ebene auf.

Negative Abweichungen werden bei den Körperfunktionen und Körperstrukturen als Schädigungen bezeichnet. Je nach Erkrankung und Stadium sind die Schädigungen unterschiedlich ausgeprägt.

■■ Aktivitäten und Teilhabe (Partizipation)
Im Gegensatz zur isolierten Betrachtung einer Körperfunktion stellt eine Aktivität die Durchführung einer Aufgabe oder einer Handlung durch einen Menschen in einer bestimmten Situation dar.

Beeinträchtigungen der Aktivität sind Schwierigkeiten, die ein Mensch bei ihrer Durchführung haben kann, z. B. beim Lernen, Schreiben, Rechnen, Kommunizieren, Gehen, bei der Körperpflege.

Die Teilhabe (Partizipation) kennzeichnet das Einbezogensein in Situationen z. B. des Familienlebens, der Arbeitswelt oder des Fußballvereins. Beeinträchtigungen der Teilhabe können beispielsweise Probleme beim Einkaufen, Kochen,

◘ Tab. 37.1   Klassifikation der Körperfunktionen und -strukturen (Kapitelzuordnungen)

Kapitel	Körperfunktionen	Kapitel	Körperstrukturen
1	Mentale Funktionen	1	Strukturen des Nervensystems
2	Sinnesfunktion und Schmerz	2	Auge, Ohr und mit diesen im Zusammenhang stehende Strukturen
3	Stimm- und Sprechfunktion	3	Strukturen, die an der Stimme und dem Sprechen beteiligt sind
4	Funktionen des kardiovaskulären, hämatologischen, Immun- und Atmungssystems	4	Strukturen des kardiovaskulären, des Immun- und des Atmungssystems
5	Funktionen des Verdauungs-, Stoffwechsel- und endokrinen Systems	5	Mit dem Verdauungs-, Stoffwechsel- und endokrinen System im Zusammenhang stehende Strukturen
6	Funktionen des Urogenital- und reproduktiven Systems	6	Mit dem Urogenital- und dem Reproduktionssystem im Zusammenhang stehende Strukturen
7	Neuromuskuloskelettale und bewegungsbezogene Funktionen	7	Mit der Bewegung im Zusammenhang stehende Strukturen
8	Funktionen der Haut und der Hautanhangsgebilde	8	Strukturen der Haut und Hautanhangsgebilde

Itembeispiele: b1400 Daueraufmerksamkeit, s7503 Bänder und Faszien der Knöchelregion. (b = Präfix für Körperfunktionen; s = Präfix für Körperstrukturen)

Wäsche waschen, in Beziehungen, bei der Erziehung von Kindern, bei der Arbeit oder in der Freizeit sein.

Innerhalb dieser Komponente sind verschiedene Lebensbereiche (▶ Glossar) definiert, die der Betrachtung der Durchführung von Aktivitäten bzw. des Einbezogenseins zugrunde gelegt werden. Eine eindeutige Differenzierung zwischen „individueller" und „gesellschaftlicher" Perspektive der Domänen, also die Trennung zwischen Aktivitäten und Teilhabe (Partizipation), ist dabei oft nicht möglich. Aus diesem Grund sind sie in der ICF in gemeinsamen Kapiteln aufgeführt (◘ Tab. 37.2).

■■ **Umweltfaktoren**

Umweltfaktoren sind wie die personbezogenen Faktoren eine Komponente des Teils 2 der ICF (Kontextfaktoren). Umweltfaktoren bilden die materielle, soziale und einstellungsbezogene Umwelt, in der Menschen leben und ihr Leben gestalten. Diese Faktoren liegen außerhalb der Person. Fördernde Umweltfaktoren können beispielsweise barrierefreie Zugänge, Verfügbarkeit von Hilfsmitteln, Medikamenten und Sozialleistungen sein. Schlechte Erreichbarkeit von Angeboten des Gesundheitssystems, fehlende soziale oder finanzielle Unterstützung können hingegen Barrieren darstellen (◘ Tab. 37.3).

■■ **Personbezogene Faktoren**

Personbezogene Faktoren sind von der WHO wegen der mit ihnen einhergehenden großen soziokulturellen Unterschiede der Nationen in der ICF bislang nicht systematisch klassifiziert. Beispielhaft werden aber einige wenige Items von der WHO genannt:

Personbezogene Faktoren können Geschlecht, ethnische Zugehörigkeit, Alter, andere Gesundheitsprobleme, Fitness, Lebensstil, Gewohnheiten, Erziehung, Bewältigungsstile, sozialer Hintergrund, Bildung und Ausbildung, Beruf sowie vergangene oder gegenwärtige Erfahrungen (vergangene oder gegenwärtige Ereignisse), allgemeine Verhaltensmuster und Charakter, individuelles psychisches Leistungsvermögen und andere Merkmale umfassen.

Legt man diese zugrunde (Grotkamp et al. 2012), könnte man sich unter den personbezoge-

☐ Tab. 37.2 Klassifikation der Aktivitäten und Teilhabe

Kapitel	Aktivitäten und Teilhabe (Kapitel der ICF)
1	Lernen und Wissensanwendung (z. B. bewusste sinnliche Wahrnehmungen, elementares Lernen, Wissensanwendung)
2	Allgemeine Aufgaben und Anforderungen (z. B. Aufgaben übernehmen, die tägliche Routine durchführen, mit Stress und anderen psychischen Anforderungen umgehen)
3	Kommunikation (z. B. Kommunizieren als Empfänger oder als Sender, Konversation und Gebrauch von Kommunikationsgeräten und -techniken)
4	Mobilität (z. B. die Körperposition ändern und aufrecht erhalten, Gegenstände tragen, bewegen und handhaben, gehen und sich fortbewegen, sich mit Transportmitteln fortbewegen)
5	Selbstversorgung (z. B. sich waschen, pflegen, an- und auskleiden, die Toilette benutzen, essen, trinken, auf seine Gesundheit achten)
6	Häusliches Leben (z. B. Beschaffung von Lebensnotwendigkeiten, Haushaltsaufgaben, Haushaltsgegenstände pflegen und anderen helfen)
7	Interpersonelle Interaktionen und Beziehungen (z. B. allgemeine interpersonelle Interaktionen, besondere interpersonelle Beziehungen)
8	Bedeutende Lebensbereiche (z. B. Erziehung/Bildung, Arbeit und Beschäftigung, wirtschaftliches Leben)
9	Gemeinschafts-, soziales und staatsbürgerliches Leben (z. B. Gemeinschaftsleben, Erholung und Freizeit, Religion und Spiritualität)

Itembeispiel: d5101 den ganzen Körper waschen (d = Präfix für Aktivitäten und Teilhabe)

☐ Tab. 37.3 Klassifikation der Umweltfaktoren (Kapitelzuordnungen)

Kapitel	Umweltfaktoren (Kapitel der ICF)
1	Produkte und Technologien (z. B. Lebensmittel, Medikamente, Hilfsmittel, Vermögenswerte)
2	Natürliche und vom Menschen veränderte Umwelt (z. B. demographischer Wandel, Pflanzen, Tiere, Klima, Laute, Geräusche, Luftqualität)
3	Unterstützung und Beziehung (z. B. Familie, Freunde, Vorgesetzte, Hilfs- und Pflegepersonen, Fremde)
4	Einstellungen (z. B. individuelle Einstellungen der Familie, von Freunden, gesellschaftliche Einstellungen)
5	Dienste, Systeme, Handlungsgrundsätze (z. B. des Wohnungs-, Versorgungs-, Transport-, Gesundheitswesens, der Wirtschaft, Rechtspflege, Politik)

Itembeispiel: e1101 Medikamente (e = Präfix für Umweltfaktoren) nen Faktoren Eigenschaften einer Person vorstellen, die einen Bogen spannen von

- allgemeinen Merkmalen einer Person wie Alter und Geschlecht über
- physische Faktoren, wie Körperbau und andere physische Faktoren, die insbesondere das körperliche Leistungsvermögen beeinflussen können (z. B. Muskelkraft, Herz-Kreislauf-Faktoren),
- mentale Faktoren im Sinne von Faktoren der Persönlichkeit und kognitiven sowie mnestischen Faktoren,
- Einstellungen, Kompetenzen und Verhaltensgewohnheiten dieser Person bis hin zur
- Lebenslage und zu sozioökonomischen/kulturellen Faktoren.

Andere Gesundheitsbedingungen (health condition) wie sie die WHO vorschlägt, könnten den personbezogenen Faktoren zugeordnet werden, wenn sie geeignet sind, die aktuelle Funktionsfähigkeit zu beeinflussen, aber nicht Teil des Gesundheitsproblems sind.

Auch die personbezogenen Faktoren können die Funktionsfähigkeit einschließlich der Teilhabe beeinflussen und sind je nach Fragestellung im Einzelfall ggf. zu berücksichtigen. So kann beispielsweise eine optimistische Grundhaltung den Umgang mit einer Behinderung erleichtern, andererseits aber eine negative Einstellung zur Benutzung eines Rollators zur sozialen Isolation führen. In beiden Fällen handelt es sich nicht um „krankheitsbedingte" Aspekte, sondern um wirkungsvolle Ausprägungen individueller Merkmale oder Eigenschaften, denen eine spezifische aktuelle Bedeutung zukommt, die man im positiven Fall (Förderfaktor) nutzen und im negativen Fall (Barriere) ggf. günstig von außen beeinflussen kann.

ICF-Kodierung

Wie müsste man mit der ICF kodieren, wenn man wollte oder sollte?

In erster Linie erfüllt die ICF die Definition einer **Klassifikation**: Eine Klassifikation ist eine Einordnung von Elementen mit gleichen Merkmalen in Klassen bzw. Gruppen, diese werden über-, unter- und nebeneinander eingeordnet, sodass ein Ordnungssystem entsteht.

Die ICF ist primär ein Ordnungs**system**, dem natürlich ein übergeordnetes Ordnungs**prinzip** zugrunde liegt, das man durchaus auch als „Philosophie" oder „Denkmodell" bezeichnen könnte.

Wie aufgezeigt, sind die beiden Komponenten des Teil 1 der ICF („Körperfunktionen und Strukturen" sowie „Aktivitäten und Teilhabe") und die Komponente „Umweltfaktoren" des Teils 2 der ICF jeweils weiter untergliedert. Dabei werden sinnvolle und praktikable Teilbereiche der Komponenten zu sog. „Domänen" (Kapitel, Blöcke) zusammengefasst. Diese enthalten jeweils einzelne Kategorien (Items) auf verschiedenen Gliederungsebenen (bis zu vier). Die Kennzeichnung der Items erfolgt mittels eindeutiger alphanumerischer Zuordnung. Diese setzt sich aus einem Präfix für die jeweilige Komponente und einem numerischen Kode für das jeweilige Item zusammen. Die Länge des numerischen Kodes bestimmt sich nach der Gliederungsebene.

Beispiel:

b2	Sinnesfunktionen und Schmerz	(Item der ersten Ebene)
b210	Funktionen des Sehens (Sehsinn)	(Item der zweiten Ebene)
b2102	Qualität des Sehvermögens	(Item der dritten Ebene)
b21022	Kontrastempfindung	(Item der vierten Ebene)

Auf der ersten Gliederungsebene (Kapitelebene) umfasst die ICF 30 Kapitel, auf der zweiten Ebene 362 Items und auf der dritten und vierten Ebene zurzeit 1424 Items. Es wäre allerdings – wie z. B. auch bei der ICD (▶ Glossar) – ein großes Missverständnis, in jedem Einzelfall alle Items durchzuprüfen.

„**Kode**" wird in der ICF entweder als „Kode der Kategorie" verstanden, womit der alphanumerische Kode (z. B. b114) gemeint ist, oder als „numerischer Kode" des Beurteilungsmerkmals (z. B. b114.**2**). Die ICF verwendet in der deutschsprachigen Ausgabe als Schreibweise nur „Kode" (nicht „Code").

Kodierung im Sinne der ICF besteht aus der Auswahl einer Kategorie (eines Items) und ihrer Beurteilung mit den sogenannten Beurteilungsmerkmalen. Die dazugehörigen Kodierungsleitlinien in der ICF betreffen verschiedene Sichtweisen, unter denen eine Kategorie beurteilt werden kann, z. B. wie groß das Ausmaß einer Schädigung oder einer Beeinträchtigung ist, ob die tatsächliche Leistung (performance) oder die Leistungsfähigkeit unter Testbedingungen (capacity) gemeint ist. Die Kontextfaktoren werden ausschließlich entweder als Barrieren oder als Förderfaktoren beurteilt. Das heißt, nicht ihre Ausgestaltung oder ihr Ausmaß an sich sind bedeutend (z. B. Art und gelebte Intensität einer Weltanschauung), sondern ausschließlich (!) ihre Wirkung als Barriere oder Förderfaktor auf die Funktionsfähigkeit oder Erkrankung oder auf den jeweils anderen Kontextfaktor sind festzustellen bzw. abzuschätzen. So kann z. B. eine mangelnde Bewältigungsstrategie (personbezogener Faktor) die erforderliche Anpassung an einen neuen Arbeitsplatz erschweren (Teilhabe) oder eine sehr gute familiäre Unterstützung (Umweltfaktor) die Lebenszufriedenheit (personbezogener Faktor) verstärken, was jeweils Auswirkungen auf die Funktionsfähigkeit/Behinderung haben kann.

Jedes Item der ICF, das bei einer Person betrachtet wird, wird **durch Beurteilungsmerkmale näher spezifiziert**. Ohne diese Spezifizierung macht die Dokumentation keinen Sinn. Das **erste Beurteilungsmerkmal ist allgemein** und für **alle** Items aus allen Teilklassifikationen formal **gleich**.

Im praktischen Alltag der beruflichen Rehabilitation (▶ Kap. 43) beispielsweise ist für die Komponenten Körperfunktionen/-strukturen und Aktivität/Teilhabe in der Regel das 1. (= „allgemeine") Beurteilungsmerkmal ausreichend, das das „Ausmaß des Problems" angibt:

- bei der Köperfunktion und der Körperstruktur das Ausmaß der Schädigung,
- bei der Komponente Aktivität/Partizipation (Teilhabe) die Beurteilung der Leistung.

Die Stufen der Beurteilung werden hierzu mit 0 bis 4 angegeben:

- xxx.0 Problem nicht vorhanden (ohne, kein, unerheblich …)
- xxx.1 Problem leicht ausgeprägt (schwach, gering …)
- xxx.2 Problem mäßig ausgeprägt (mittel, ziemlich …)
- xxx.3 Problem erheblich ausgeprägt (hoch, äußerst …)
- xxx.4 Problem voll ausgeprägt (komplett, total …)

Beispiel: d160.2 Aufmerksamkeit fokussieren – mäßig beeinträchtigt.

Weitere Beurteilungsmerkmale sind **optional**, z. B. bei der Kodierung der Köperstrukturen:

- **Art** der Schädigung (2. Beurteilungsmerkmal) und
- **Lokalisation** der Schädigung (3. Beurteilungsmerkmal),

bei der Komponente Aktivitäten/Partizipation (Teilhabe):

- Beurteilung der **Leistungsfähigkeit ohne Assistenz** (2. Beurteilungsmerkmal),
- Beurteilung **der Leistungsfähigkeit mit Assistenz** (3. Beurteilungsmerkmal),
- Beurteilung der **Leistung ohne Assistenz** (4. Beurteilungsmerkmal).

Ein fünftes zusätzliches Beurteilungsmerkmal ist reserviert für zukünftige Entwicklungen.

Die Kodierung der Körper**strukturen** weist folgende Möglichkeiten auf:

- **Zweites** Beurteilungsmerkmal: Art der Schädigung
  - 0 = keine Veränderung der Struktur
  - 1 = nicht vorhanden
  - 2 = teilweise nicht vorhanden
  - 3 = zusätzlicher Teil
  - 4 = von der üblichen Form abweichend (aberrant)
  - 5 = Diskontinuität
  - 6 = abweichende Lage
  - 7 = qualitative Strukturveränderung, einschließlich Ansammlung von Flüssigkeit
  - 8 = nicht spezifiziert
  - 9 = nicht anwendbar
- **Drittes** Beurteilungsmerkmal: Lokalisation der Schädigung
  - **0** = mehr als eine Region
  - **1** = rechts
  - **2** = links
  - **3** = beidseitig
  - **4** = frontal
  - **5** = dorsal
  - **6** = proximal
  - **7** = distal
  - **8** = nicht spezifiziert
  - **9** = nicht anwendbar

Die Kodierung der Kontextfaktoren unterscheidet die Wirkung als **Barriere oder Förderfaktor** auf die Komponenten der ICF. Kontextfaktoren entscheiden mit über das Ausmaß von Funktionsfähigkeit oder Behinderung. Das erste Beurteilungsmerkmal gibt das Ausmaß der negativen oder positiven Aspekte an. Zur Angabe von **Förderfaktoren** dient dieselbe Skala von 0 bis 4, der Punkt wird jedoch durch das **Plus-Zeichen (+)** ersetzt, z. B. e310**+3** (engster Familienkreis – erheblich ausgeprägt). Umweltfaktoren können entweder im Zusammenhang mit jeder Komponente kodiert werden und damit Einfluss und Zuordnung klarstellen oder ohne Bezugnahme auf eine Komponente verwendet werden.

Über Sinn und Zweck einer solchen Schweregradeinteilung bei den Kontextfaktoren sollte man sich klar sein und immer bewusst machen, dass es hier um die Wirkung/Bedeutung auf die übrigen Komponenten (▶ Glossar) der ICF geht, d. h. auf die Ebenen des Körpers, der Aktivitäten und der Teilhabe, nicht jedoch um die Ausprägung des Kontextfaktors! Derselbe Kontextfaktor kann zu verschiedenen Komponenten und auch innerhalb der Komponenten zu verschiedenen Domänen andere oder gegensätzliche Wirkungen haben.

Auch die Kodierung positiver Aspekte bei allen anderen Komponenten ist möglich, wobei die ICF es dem Anwender überlässt, Kodierungsskalen zu entwickeln, welche die positiven Aspekte der Funktionsfähigkeit erfassen.

Weitere Informationen

Weitere Informationen zu Abschnitt 37.1 und Abschnitt 37.2

Literatur

Bundesarbeitsgemeinschaft für Rehabilitation (BAR) (2017) Bundesteilhabegesetz Kompakt. Die wichtigsten Änderungen im SGB IX. https://www.bar-frankfurt.de/publikationen/icf-praxisleitfaeden/)
Bundesministerium für Arbeit und Soziales (BMAS) (2011) Übereinkommen der Vereinten Nationen über die Rechte von Menschen mit Behinderungen. Bonn
Bundesministerium für Arbeit und Soziales (BMAS) (2016 a) Teilhabebericht der Bundesregierung über die Lebenslagen von Menschen mit Beeinträchtigungen. Teilhabe – Beeinträchtigung – Behinderung. Bonn
Bundesministerium für Arbeit und Soziales (BMAS) (2016 b) Nationaler Aktionsplan 2.0 der Bundesregierung zur UN-Behindertenrechtskonvention (UN-BRK). Berlin. http://www.bmas.de/DE/Schwerpunkte/Inklusion/nationaler-aktionsplan-2-0.html

Weitere Informationen zu Abschnitt 37.3

Literatur

Bundesarbeitsgemeinschaft für Rehabilitation (BAR) (2006) ICF: Zugang zur Rehabilitation. Kurzfassung ICF-Praxisleitfaden 1. https://www.bar-frankfurt.de/publikationen/
Bundesarbeitsgemeinschaft für Rehabilitation (BAR) (2016) Gemeinsame Empfehlung „Begutachtung". https://www.bar-frankfurt.de/publikationen/icf-praxisleitfaeden/)
Deutsches Institut für medizinische Dokumentation und Information (DIMDI) (2006) ICF. Internationale Klassifikation der Funktionsfähigkeit, Behinderung und Gesundheit, Verlag MMI Medizinische Medien Information, Neu-Isenburg
Echterhoff W (2013) Somatopsychik – Gesundheit für Körper und Seele. Shaker Verlag, Aachen
Egger JW (2011) Selbstwirksamkeitserwartung – ein bedeutsames Konstrukt für gesundheitliches Verhalten. Psychologische Medizin 22(2): 43–58
Egger JW (2005) Das biopsychosoziale Krankheitsmodell. Psychologische Medizin 16 (2): 3–12
Engel GL (1977) The need for a new medical model: A challenge for biomedicine. Science 196(4286): 129–136
Grotkamp S, Cibis W, Nüchtern E, Baldus et al (2012) Personbezogene Faktoren der ICF, Beispiele zum Entwurf der AG „ICF" des Fachbereichs II der Deutschen Gesellschaft für Sozialmedizin und Prävention (DGSMP). Gesundheitswesen 74 (7): 449–458
Pauls H (2013) Das biopsychosoziale Modell – Herkunft und Aktualität. Resonanzen. E-Journal für biopsychosoziale Dialoge in Psychotherapie, Supervision und Beratung 1: 15–31. http://www.resonanzen-journal.org/index.php/resonanzen

Internetlinks

Bundesarbeitsgemeinschaft für Rehabilitation (BAR) – Qualität in der Rehabilitation / ICF. https://www.bar-frankfurt.de/rehabilitation-und-teilhabe/qualitaet-in-der-rehabilitation/icf/
Deutsche Rentenversicherung (DRV) – Leitlinien für die sozialmedizinische Begutachtung. https://www.deutsche-rentenversicherung.de/Allgemein/de/Navigation/3_Infos_fuer_Experten/01_Sozialmedizin_Forschung/01_sozialmedizin/begutachtung/leitlinien_node.html
Deutsches Institut für Medizinische Dokumentation und Information (DIMDI) – ICF in deutscher Sprache. http://www.dimdi.de/static/de/klassi/icf/

37

Rechtliche Grundlagen der Rehabilitation

Thomas Stähler, Marcus Schian

© Springer-Verlag GmbH Deutschland, ein Teil von Springer Nature 2018
Bundesarbeitsgemeinschaft für Rehabilitation e.V. (BAR) (Hrsg.), *Rehabilitation*
https://doi.org/10.1007/978-3-662-54250-7_38

Recht in der Rehabilitation – warum ist das wichtig, wie passt das zusammen? Das Recht ist in seiner Ordnungsfunktion als Set von **Spielregeln** für eine arbeitsteilige Gesellschaft allgemein notwendig. Das gilt umso mehr, je komplexer die zu regelnden Lebenskontexte sind. Schon deshalb ist Recht gerade im Bereich der gesetzlichen sozialen Sicherung unverzichtbar, die u. a. auch den „Löwenanteil" des Rehabilitationsgeschehens in Deutschland umfasst. Für die Menschen mit (drohenden) Behinderungen besonders relevant sind dabei die rechtlichen Verankerungen von **Ansprüchen und Möglichkeiten auf konkrete Unterstützungsleistungen** sowie die Rechte bzw. Positionen gegenüber den für die Leistung verantwortlichen Stellen (Rehabilitations-/„Kosten-"/Sozialleistungsträger) und in den damit zusammenhängenden Prozessen.

In nachfolgendem Beitrag sollen die wichtigsten rechtlichen Grundlagen der Rehabilitation und Teilhabe überblicksweise so dargestellt werden, dass das in der Praxis notwendige Grundverständnis für die Handhabung der komplexen rechtlichen Grundlagen und ihrer nicht minder komplexen Zusammenhänge erleichtert wird. Die Klärung von Detailfragen kann in diesem Buch allerdings nicht erfolgen, auch kann die Darstellung nicht vollständig sein. Insbesondere kann aus Platzgründen nicht vertiefend auf das Rechtsverhältnis zwischen Rehabilitanden und Leistungserbringern eingegangen werden. Falls mehr Detailwissen erforderlich ist, finden sich Anhaltspunkte für eigene Vertiefungen in den Literaturangaben und weiterführenden Hinweisen.

Nachgehend wird zunächst ein – kursorischer – Überblick über die wesentlichen rechtlichen Grundlagen der Rehabilitation und ihre Wechselwirkungen gegeben. Es folgt eine Übersicht über die einzelnen rechtlichen Grundlagen der in ▶ Kap. 37 und ▶ Kap. 39 dargestellten strukturellen sowie inhaltlichen Prinzipien und Formen der Rehabilitation. Die nächsten drei Abschnitte befassen sich mit den rechtlichen Aspekten des konkreten Rehabilitationsgeschehens im Einzelfall, basierend auf dem Prozessverständnis von Rehabilitation (▶ Kap. 17–21). Abschließend wird auf Reha-Prozess-übergreifende rechtliche Aspekte eingegangen. In den Abschnitten zum Reha-Prozess wird insbesondere zwischen allgemeinen Regelungen und etwaigen für die einzelnen Rehabilitationsträger („Kostenträger") geltenden Besonderheiten unterschieden.

38.1 Wichtige Normen im Bereich der Rehabilitation und ihre Zusammenhänge im Überblick

Für die Rehabilitationspraxis im konkreten Einzelfall relevant sind vor allem gesetzliche und untergesetzliche Normen auf Ebene des Bundes- und Landesrechts. Hinzu treten als Maßstäbe, mit von Fall zu Fall unterschiedlich stark ausgeprägter rechtlicher Verbindlichkeit, vor allem übergreifende Vereinbarungen zwischen verschiedenen Rehabilitationsträgern, Satzungen der Kostenträger sowie Leitlinien, Konzepte und Empfehlungen. Diese für die Praxis unmittelbar wirksamen rechtlichen Grundlagen sind allerdings in einen internationalen sowie den grundgesetzlichen Rechtsrahmen eingebunden. Diesen Rahmen überblicksweise zu kennen, ist für das Verständnis der und den praktischen Umgang mit den konkret maßgeblichen rechtlichen Grundlagen notwendig.

38.1.1 Internationales Recht und Grundgesetz – Überblick und Bedeutung für die Praxis

Seit dem 26.03.2009 ist die **UN-Konvention über die Rechte von Menschen mit Behinderungen** (UN-BRK) auch in Deutschland in Kraft (▶ Abschn. 37.1). Die UN-BRK formt die für die vollständige Teilhabe („Inklusion") behinderter Menschen erforderlichen staatlichen Gewährleistungen als Menschenrechte aus. Hierzu zählt insbesondere der Grundsatz der Gleichbehandlung im gesellschaftlichen Raum. Darauf wird u. a. im Teilhabebericht der Bundesregierung über die Lebenslagen von Menschen mit Beeinträchtigungen 2016 Bezug genommen (BT-Drs. 18/10940, S. 87; s. zudem BT-Drs. 18/10800 v. 22.12.2016, v. a. S. 35 u. 38). Die UN-BRK ist durch das Zustimmungsgesetz nationales Recht geworden. Unmittelbar auf die Regelungen der UN-BRK kann sich der Einzelne allerdings nur höchst ausnahmsweise berufen, z. B. im schulischen Bereich. Im Übrigen prägen die UN-BRK und ihre Gewährleistungen die Auslegung der nationalen gesetzlichen Regelungen.

Allgemein zu beachten sind ebenso die **Vorgaben des Europarechts**, u. a. in Form von Richtlinien/Verordnungen. Dieses regelt bislang vor allem die erweiterten Rahmenbedingungen des

Lebens von Menschen mit Behinderungen in der Gesellschaft – z. B. den Schutz vor behinderungsbedingter Diskriminierung im Arbeitsleben.

Spezifische Regelungen zu den Strukturen, Inhalten und Verfahren der Rehabilitation in Deutschland bestehen auf EU-Ebene schon aus Kompetenzgründen derzeit zwar nicht unmittelbar. Insoweit bedeutsam dürfte allerdings zukünftig insbesondere die EU-Datenschutzgrundverordnung (ABl. L 119 v. 4.5.2016, S. 1; L 314 v. 22.11.2016, S. 72) sein, die ab 2018 unmittelbare Rechte und Pflichten begründet, soweit in Deutschland die bestehenden Umsetzungsspielräume nicht durch eigene Gesetze genutzt wurden. Hierzu sind 2017 sowohl die allgemeinen Regelungen des Bundesdatenschutzgesetzes (BDSG) als auch einige Regelungen des im Bereich der Rehabilitation einschlägigen Sozialdatenschutzrechts (insbesondere § 35 SGB I und §§ 67ff. SGB X) angepasst worden.

Das **Grundgesetz** (GG) ist auf Ebene des nationalen Rechts als übergreifender Rahmen maßgeblich, an den sich alle staatlichen Stellen zu halten haben. Seine Regelungen beeinflussen darüber hinaus auch konkret die Auslegung einfacher Gesetze und z. T. auch die Rechtsbeziehungen zwischen den verschiedenen Akteuren. Art. 3 Abs. 3 GG verankert das Grundrecht auf Schutz vor behinderungsbedingter Diskriminierung, Art. 1 GG die Unantastbarkeit der Menschenwürde. Insbesondere aus Art. 2 Abs. 2 S. 1 GG werden Schutzpflichten des Staates für die Gesundheit abgeleitet. Das Rechts- und Sozialstaatsprinzip (Art. 20, 28 GG) sowie die Verteilung der Gesetzgebungs- und Verwaltungskompetenzen zwischen Bund und Ländern (Art. 70ff. und 83ff. GG) bilden den Rahmen für die entsprechende strukturelle und rechtliche Gestaltung der gesundheitsbezogenen sozialen Sicherung und mithin auch der Rehabilitation.

38.1.2 Gesetze

Vor dem Hintergrund historisch gewachsener sozialer Wirklichkeiten sind in Deutschland für die meisten wichtigen sozialen Lebensrisiken eigene Unterstützungsstrukturen gesetzlich geregelt. Sie etablieren jeweils insbesondere einen öffentlichen Rehabilitations- oder Sozialleistungsträger (▸ Abschn. 39.3, im Folgenden zusammenfassend – etwas unscharf – als Rehabilitationsträ-

ger bezeichnet) als vor allem finanziell maßgeblich verantwortliche Stelle. Die meisten Vorschriften zur sozialen Sicherheit sind im **Sozialgesetzbuch** (SGB) gebündelt, das seinerseits in derzeit 12 unterschiedliche Bücher unterteilt ist. In den meisten dieser Bücher finden sich teils übergreifende, überwiegend aber bereichsspezifische Regelungen zur Rehabilitation. Die für die Rehabilitation wichtigsten übergreifenden Regelungen finden sich im **SGB IX** – Rehabilitation und Teilhabe behinderter Menschen (▸ Abschn. 37.1) – (die zitierten §§ in diesem Abschnitt sind solche des SGB IX). Sie ergänzen für den Themenbereich „Rehabilitation" insbesondere die im SGB X geregelten übergreifend geltenden Vorschriften zum Sozialverwaltungsverfahren und die im SGB I festgelegten allgemeinen Regelungen für alle Sozialgesetze.

Spezifische Gesetze betreffend die soziale Absicherung einzelner Lebensrisiken („Leistungsgesetze") sind insbesondere das SGB II: Grundsicherung für Arbeitssuchende, SGB III: Arbeitsförderungsrecht, SGB V: Krankenversicherung, SGB VI: Rentenversicherung, SGB VII: Unfallversicherung, SGB VIII: Jugendhilfe, SGB XI: Pflegeversicherung, SGB XII: Sozialhilfe (bis Ende 2019 einschließlich der Eingliederungshilfe für wesentlich behinderte Menschen), Bundesversorgungsgesetz (BVG): soziales Entschädigungsrecht bei Gesundheitsschäden. Hinweis: Anders als die anderen genannten Leistungsgesetze regeln SGB II und SGB XI keine Rehabilitationsleistungen, sie enthalten aber jeweils eng mit der Rehabilitation zusammenhängende Regelungen.

Die gesetzlichen Bestimmungen werden ergänzt durch konkretisierende **Rechtsverordnungen** auf Bundesebene sowie – je nach Gesetzgebungs- und Verwaltungskompetenz – durch Gesetze und Verordnungen auf Ebene der Bundesländer. Beispiele sind die Frühförderungsverordnung (FrühV), die Eingliederungshilfe-Verordnung (EingliederungshilfeV) und die Schwerbehinderten-Ausgleichsabgabeverordnung (SchwbAV).

38.1.3 Zusammenspiel der „Leistungsgesetze" mit dem übergreifenden SGB IX

Das SGB IX regelt in seinem Teil I trägerübergreifend verbindlich allgemeine Vorgaben für das Rehabilitationsverfahren und für die trägerübergreifende Zusammenarbeit sowie die dafür notwendigen inhaltlichen Maßstäbe. Ebenfalls werden einheitliche inhaltliche Grundlagen für die verschiedenen Leistungsgruppen und das Leistungserbringungsrecht geregelt. Diese übergreifenden Regelungen des SGB IX gehen den Leistungsgesetzen vor, sofern in den Leistungsgesetzen nichts Abweichendes geregelt ist (§ 7 SGB IX). Für die Zuständigkeitsklärung und die Zusammenarbeit der Rehabilitationsträger gelten allerdings ab 2018 die Regelungen der Kapitel 2 bis 4 im SGB IX, Teil 1 vorrangig, d. h., alle Rehabilitationsträger haben sie immer zu beachten. Ausschließlich in den Leistungsgesetzen verankert sind die konkreten Voraussetzungen der Rehabilitationsleistungen bzw. der Zuständigkeit der Leistungsträger.

Das im Dezember 2016 verabschiedete **Bundesteilhabegesetz (BTHG)** führt zwischen 2017 und 2023 im Bereich der Rehabilitation zu umwälzenden Veränderungen. Diese betreffen im Schwerpunkt vor allem die Zusammenarbeit der Rehabilitationsträger und die entsprechenden Grundlagen sowie den gesamten Leistungsbereich der Eingliederungshilfe. Die Eingliederungshilfe ist bislang im SGB XII geregelt und wird ab 2020 – mit teils erheblichen inhaltlichen Veränderungen – als neuer Teil 2 des SGB IX verankert sein. Einzelheiten zu den Änderungen werden an jeweils inhaltlich passender Stelle in diesem und den anderen Kapiteln (insbesondere ▶ Kap. 17–21 und ▶ Kap. 40–48) vertieft. Die Ausführungen in diesem Beitrag beziehen sich – ebenso wie im gesamten Buch – auf den Rechtsstand ab 01.01.2018, soweit nicht anders gekennzeichnet.

38.1.4 Untergesetzliche Normen und Vereinbarungen

Basierend auf den o. g. Gesetzen und Verordnungen können verschiedene Akteure bzw. Institutionen der Rehabilitation zudem ihre eigenen Angelegenheiten oder ihre Zusammenarbeit durch untergesetzliches Recht wie u. a. Satzungen, Richtlinien, sonstige Vorschriften und Vereinbarungen verbindlich strukturieren. Was die konkrete rechtliche Verbindlichkeit dieser untergesetzlichen Normen und Vereinbarungen angeht, ist immer genau zu differenzieren, für welchen Akteurskreis und in welchem Kontext sie gelten sollen. Konkrete Rechte für Rehabilitanden oder Leistungserbringer ergeben sich beispielsweise ohne eine „Brücke" zu einer entsprechenden konkreten gesetzlichen Vorschrift in aller Regel nicht unmittelbar, ggf. aber mittelbar. Zumindest bei der Auslegung gesetzlicher Vorschriften sind die untergesetzlichen Normen und Vereinbarungen allerdings heranzuziehen.

■ ■ **Beispiele für untergesetzliche Normen und Vereinbarungen**
Auch die untergesetzlichen Normen und Vereinbarungen können in **trägerübergreifende**, d. h. für alle Rehabilitationsträger maßgebliche, und **trägerspezifische** Regelungen unterteilt werden, die nur für einzelne Rehabilitationsträger relevant sind.

Trägerübergreifend relevante untergesetzliche Normen sind z. B. Vereinbarungen, die vor dem Hintergrund häufiger Zuständigkeitswechsel und -abgrenzungen zwischen verschiedenen Leistungsträgern im gegliederten System zur Vereinfachung der Verwaltungspraxis abzuschließen sind. Eine Verbindlichkeit dieser Vereinbarungen im Verhältnis zu Rehabilitanden und Leistungserbringern kann sich insbesondere über das Prinzip der Selbstbindung der Verwaltung ergeben.

Beispielhaft sind hier die gesetzlich (in § 26 SGB IX) vorgeschriebenen **Gemeinsamen Empfehlungen** zu nennen (abrufbar bei der BAR im ▶ Internet). In einzelnen Bereichen bestehen zudem Verwaltungs- bzw. Verfahrensabsprachen zwischen einzelnen Leistungsträgern, die im Einzelfall bei den zuständigen Trägern erfragt werden können. Ein Beispiel ist die Verwaltungsabsprache zum Verhältnis begleitende Hilfe/Leistungen zur Teilhabe am Arbeitsleben (zur Zuständigkeitsübersicht für diese Leistungen vgl. ▶ Kap. 17–21).

Überdies kann hinsichtlich organisatorischer Aspekte der Rehabilitation im Verhältnis zwischen Sozialleistungsträgern und Leistungserbringern beispielhaft die auf Ebene der BAR abgeschlossene Vereinbarung zum internen Qualitätsmanagement nach § 37 Abs. 3 (§ 20 Abs. 2a a. F.) SGB IX erwähnt werden.

Darüber hinaus bestehen auf Ebene der BAR abgeschlossene trägerübergreifende Vereinbarungen, die Maßstäbe für inhaltliche Aspekte der medizinischen Rehabilitation setzen, z. B. die RPK-Empfehlungsvereinbarung, die Rahmenvereinbarung „Rehabilitationssport und Funktionstraining", oder indikationsspezifische Rahmenempfehlungen zur ambulanten medizinischen Rehabilitation, z. B. zur ambulanten neurologischen Rehabilitation (▶ Kap. 6).

Konkret kann auch jeder Rehabilitationsträger für seinen Zuständigkeitsbereich im gesetzlich vorgegebenen Rahmen spezifische Anforderungen an die Rehabilitation formulieren, die als Orientierung von den Rehabilitationsträgern selbst, aber auch von den Leistungserbringern zu beachten sind. Teils geschieht dies im Rahmen von bestimmten, für den jeweiligen Bereich gesetzlich ausgeformten **Gremien** (Beispiel: der Gemeinsame Bundesausschuss – G-BA – im Bereich der Krankenversicherung). Inhaltlich werden z. B. Vorgaben zu den konkreten Inhalten der Rehabilitation oder auch zum Verfahren geregelt (vgl. z. B. Richtlinie über Leistungen zur medizinischen Rehabilitation – Reha-RL – des G-BA nach § 92 Abs. 1 S. 2 Nr. 7 und 8 SGB V oder die Begutachtungsrichtlinien des medizinischen Dienstes nach § 282 SGB V) oder auch zur Qualitätssicherung (vgl. auch hier Richtlinien des G-BA nach § 136 SGB V). In Form von Richtlinien wie den vorstehend benannten bestimmt der Gemeinsame Bundesausschuss den Leistungskatalog der gesetzlichen Krankenversicherung (GKV) für deren Versicherte und legt damit fest, welche Leistungen der medizinischen Versorgung von den Krankenkassen erstattet werden. Dabei handelt es sich um verbindliche Anweisungen bzw. Verwaltungsanordnungen, die vom G-BA kraft der ihm (nach § 92 SGB V) zugewiesenen Organisationsgewalt erlassen werden und für das Verwaltungshandeln der gesetzlichen Krankenkassen Bindungskraft entfalten. Nach § 92 Abs. 5 SGB V sind die Richtlinien des G-BA Bestandteil der Bundesmantelverträge (§ 87 Abs. 1 SGB V).

Im Bereich der Bundesagentur für Arbeit (BA) werden Vorgaben vor allem durch Handlungsempfehlungen/Geschäftsanweisungen („HEGA") bzw. durch Fachliche Weisungen umgesetzt. Daneben stehen schließlich die jeweiligen zwischen Rehabilitationsträger und Leistungserbringern ausgehandelten **Verträge**. Deren Zustandekommen und Inhalte unterliegen wiederum in jedem Trägerbereich unterschiedlichen Voraussetzungen (so im Bereich der GKV nach § 111 SGB V für Versorgungsverträge mit Vorsorge- oder Rehabilitationseinrichtungen), deren Rahmen in den §§ 19, 20, 21 SGB IX vorgezeichnet ist.

38.1.5 Standards, Klassifikationen

Unterschiedlich verbindliche Maßstäbe für das Handeln der Akteure und Institutionen setzen schließlich die jeweiligen fachlichen Standards und Klassifikationen, die der Umsetzung gesetzli-

cher Aufgaben dienen. Auch diese begründen grundsätzlich keine unmittelbaren Rechte, sind jedoch bei der Auslegung von Gesetzen heranzuziehen.

Von herausragender Relevanz ist insoweit die 2001 von der WHO verabschiedete Internationale Klassifikation der Funktionsfähigkeit, Behinderung und Gesundheit (ICF, vgl. ▶ Abschn. 37.3). Das bio-psycho-soziale Modell, auf dem die ICF basiert, ist nach dem SGB IX in der Rehabilitation als rechtlich verbindlicher Standard der Bedarfsermittlung und -feststellung zugrunde zu legen. Das gilt auch nach den Umstellungen durch das Bundesteilhabgesetz ab 2018. Konkrete Einzelheiten zur rechtlichen Bedeutung der ICF bzw. des bio-psycho-sozialen Modells werden allerdings weiterhin rechtlich und fachlich diskutiert.

Beispiele für trägerübergreifend erarbeitete Standards sind Hilfestellungen, in denen Leistungsinhalte und/oder -abläufe einheitlich beschrieben werden, wie etwa Handlungsempfehlungen zum Persönlichen Budget, Arbeitshilfen/Praxisleitfäden der BAR – z. B. zur Anwendung der ICF. Beispiele für trägerbereichsspezifische Standards sind etwa die Begutachtungsleitlinien der DRV Bund oder Vorgaben betreffend die Qualitätssicherung im Bereich der Deutschen Rentenversicherung (DRV). Im Bereich der medizinischen Rehabilitation sind dies z. B. die Klassifikation therapeutischer Leistungen (KTL, ▶ Glossar) oder Rehabilitation-Therapiestandards, im Bereich der Leistungen zur Teilhabe am Arbeitsleben die Leistungsklassifikation für die berufliche Rehabilitation (LBR).

38.1.6 Enger Zusammenhang zwischen Rehabilitationsrecht und anderen Lebens- und Rechtsbereichen

Bereits die vorstehende stark vereinfachte Darstellung zeigt: Das Rehabilitationsrecht ist komplex. Es wird noch komplexer dadurch, dass es als Querschnittsbereich (vgl. **Lebenslagenansatz**, gemäß Teilhabebericht der Bundesregierung über die Lebenslagen von Menschen mit Beeinträchtigungen 2016, ▶ Kap. 22) mit vielen anderen Lebens- und Rechtsbereichen in Wechselwirkungen steht. Dies gilt etwa in Bezug auf das nachstehend am Beispiel der vertragsärztlichen Versorgung näher ausgeführte allgemeine Recht der Gesundheitsversorgung im kurativen Bereich und der sozialen Sicherheit, das Gleichstellungs- und Antidiskriminierungsrecht (Beispiele: BGG, AGG), das Arbeits(schutz)recht, das Schwerbehindertenrecht (Beispiele: Prävention im Arbeits-/Beschäftigungsverhältnis und BEM, § 167 SGB IX), das allgemeine Verwaltungsrecht (Beispiel Integrationsämter), das Schulrecht usw. Die wichtigsten Zusammenhänge werden nachfolgend dargestellt.

■ ■ **Insbesondere: Kuration und vertrags-ärztliche Gesundheitsversorgung**

Besonders eng sind die Zusammenhänge mit dem Bereich der Kuration und vertragsärztlichen Versorgung. Dieser Bereich der Versorgung ist im Bereich der gesetzlichen Krankenversicherung mit einem engmaschigen Netz gesetzlicher und untergesetzlicher Regelungen hinterlegt. Basis sind die Regelungen des SGB V und die Beratungspflichten (▶ Abschn. 21.2) der kurativ tätigen Berufe im SGB IX (§§ 34f). Auf Basis des SGB V können aber wichtige Regelungen auch untergesetzlich erlassen werden, die für alle Akteure, also vor allem für die Leistungsberechtigten, die Krankenkasse, die Ärzte und andere Akteure verbindlich sind. Beispielhaft zu nennen sind die auf Grundlage des § 92 Abs. 1 S. 2 SGB V erlassenen Richtlinien des G-BA zu Rehabilitation (Nr. 8), Arbeitsunfähigkeit und stufenweiser Wiedereingliederung (Nr. 7) und Hilfsmitteln (Nr. 6), aber auch der Bundesmantelvertrag-Ärzte (§ 82 Abs. 1 SGB V), oder die Begutachtungsanleitungen zur Arbeitsunfähigkeit oder zur Vorsorge und Rehabilitation (jeweils § 282 SGB V).

38.2 Rechtliche Kernelemente des Rehabilitationssystems

Bereits die schiere Anzahl der Gesetze und Rechtsvorschriften, ihre komplexen Inhalte und Zusammenhänge – die auch unter Fachjuristen mitunter umstritten sind – erschweren dem Praktiker eine Orientierung. Für die praktische Arbeit ist es hilfreich, zunächst die rechtlichen Grundlagen für Prinzipien und Strukturen der Rehabilitation (vgl. insoweit ▶ Kap. 37 und ▶ Kap. 39) überblicksweise zu verdeutlichen. Diese werden hier im Folgenden dargestellt. Darauf aufbauend lassen sich die im konkreten Einzelfall relevanten Vorschriften in ihrer Praxisbedeutung am besten anhand des Rehabilitationsprozesses (vgl. ▶ Kap. 17 bis ▶ Kap. 21) erschließen.

38.2.1 Behinderungsbegriff und Leistungsberechtigung

Die Neudefinition von „Behinderung" (▶ Glossar) in § 2 SGB IX gründet in ihrem Verständnis auf dem bio-psycho-sozialen Modell, das auch der Internationalen Klassifikation der Funktionsfähigkeit und Gesundheit (ICF) zugrunde liegt. Danach sind Menschen mit Behinderungen Menschen, die körperliche, seelische, geistige oder Sinnesbeeinträchtigungen haben, die sie in Wechselwirkung mit einstellungs- und umweltbedingten Barrieren an der gleichberechtigten Teilhabe an der Gesellschaft mit hoher Wahrscheinlichkeit länger als sechs Monate hindern können. Menschen sind von Behinderung bedroht, wenn eine Beeinträchtigung im Sinne einer Abweichung des Körper- und Gesundheitszustandes von dem für das Lebensalter typischen Zustand zu erwarten ist. Menschen mit (drohender) Behinderung sind leistungsberechtigt nach dem SGB IX und den für die Rehabilitationsträger geltenden Leistungsgesetzen. Die konkrete **Leistungsberechtigung** ist gegeben, wenn die jeweiligen persönlichen (und ggf. versicherungsrechtlichen) Voraussetzungen erfüllt sind (▶ Abschn. 18.2).

Neue Rechtslage durch das BTHG: Eine wesentliche Änderung zum Behinderungsbegriff durch das BTHG ab 01.01.2018 ist die Hervorhebung der Wechselwirkungen von Beeinträchtigungen mit einstellungs- und umweltbedingten Barrieren. Andererseits wird die Schwerbehinderteneigenschaft gemäß der Versorgungsmedizin-Verordnung und den zu § 2 VersMedV – als Anlage – erlassenen Versorgungsmedizinischen Grundsätzen festgestellt, welche einstellungs- und umweltbedingte Barrieren bisher jedenfalls nicht berücksichtigt haben.

Als Basis für besondere Unterstützungsmaßnahmen für besonders beeinträchtigte Menschen mit Behinderungen wurde in Deutschland eine Schweregradeinteilung (**Grad der Behinderung** – GdB) etabliert. Schwerbehindert sind Menschen mit einem GdB von wenigstens 50 oder – bei Gleichstellung – von wenigstens 30, wenn sie infolge ihrer Behinderung ohne die Gleichstellung einen geeigneten Arbeitsplatz i. S. d. § 156 SGB IX nicht erlangen oder nicht behalten können (§ 2 Abs. 2 u. 3 SGB IX). GdB-Feststellung und Gleichstellung erfolgen in einem entsprechenden Verfahren nach §§ 151, 152 SGB IX, der entsprechende Antrag ist beim zuständigen Versorgungsamt bzw. der Bundesagentur für Arbeit (Gleichstellung) zu beantragen. Aus dieser Feststellung leiten sich weitergehende spezifische Rechte ab, so z. B. der Anspruch auf Zusatzurlaub nach § 208 SGB IX, der besondere Kündigungsschutz (§§ 168ff. SGB IX) oder der Anspruch auf Hilfen zum Ausgleich behinderungsbedingter Nachteile oder Mehraufwendungen (Nachteilsausgleich, ▶ Kap. 47).

Für die Inanspruchnahme rehabilitativer Leistungen ist das Vorliegen von Behinderung alleine jedoch noch nicht anspruchsbegründend, sondern es müssen überdies die rechtlichen Leistungsvoraussetzungen erfüllt sein, die sich spezifisch aus dem für den jeweiligen Trägerbereich ergebenden Leistungsgesetz ergeben. Sofern es um Leistungen eines Sozialversicherungsträgers geht, besteht ein entsprechender Anspruch des behinderten oder von Behinderung bedrohten Menschen dann, wenn dieser sowohl die persönlichen (v. a. medizinischen) als auch versicherungsrechtlichen Leistungsvoraussetzungen erfüllt (z. B. nach §§ 10f. SGB VI bei Rehabilitationsleistungen der gesetzlichen Rentenversicherung). Wesentliche Voraussetzung für die Erbringung von Leistungen zur Rehabilitation und Teilhabe ist hierbei auch, dass beim Leistungsberechtigten Rehabilitationsfähigkeit gegeben ist (▶ Abschn. 38.3.6).

38.2.2 Akteure in der Rehabilitation – gegliedertes System

Die oben kursorisch dargestellten und weiteren rechtlichen Grundlagen regeln insbesondere die wesentlichen Akteure der Rehabilitation. Für jeden Sozialleistungsbereich ist eine für die konkreten Leistungen, das heißt praktisch: für deren Finanzierung, zuständige Stelle gesetzlich benannt. Nach § 12 SGB I heißen diese Stellen „**Sozialleistungsträger**" (▶ Abschn. 39.3) und sind grundsätzlich öffentlich-rechtliche Körperschaften bzw. Institutionen. Die meisten Sozialleistungsträger sind nach § 6 SGB IX auch für Rehabilitationsleistungen zuständig und werden insoweit als „**Rehabilitationsträger**" bezeichnet. Doch auch die Aufgaben anderer Sozialleistungsträger hängen oft eng mit der Rehabilitation zusammen, dies gilt insbesondere für die Integrationsämter, aber z. B. auch für die Träger der Pflegeversicherung (SGB XI) bzw. der Hilfe zur Pflege (SGB XII) und für die Jobcenter (SGB II).

Neben diesen Sozialleistungsträgern sind überdies noch andere Träger aus dem Bereich der öffentlichen Verwaltung für die Rehabilitation relevant, in besonderem Maße gilt dies für die Schulträger im Übergang zwischen schulischem und Berufsleben (vgl. auch ▶ Kap. 45).

Auch die **Verbände der Arbeitgeber** bzw. die **Gewerkschaften** sind maßgebliche Akteure in der Rehabilitation, da die Rehabilitationsträger aus dem Bereich der Sozialversicherung (zu den Unterscheidungen siehe sogleich) grundsätzlich selbstverwaltet sind, vgl. z. B. § 44 SGB IV. Das heißt, ihre entscheidenden Gremien wie z. B. der Vorstand sind, in der Regel paritätisch, zusammengesetzt aus Vertretern der Versichertenseite und der Arbeitgeberseite.

In der Rehabilitation bedarf es zudem für die Ausführung der konkreten Leistungen in aller Regel entsprechender Dienstleister, die institutionell und organisatorisch von den Rehabilitationsträgern getrennt sind, vgl. § 28 SGB IX. Sie werden „**Leistungserbringer**" genannt. Diese sind an sich häufig privatrechtlich organisiert, hinsichtlich ihrer Trägerschaft bzw. Finanzierungsorganisation jedoch sehr verschieden aufgestellt. Leistungserbringer sind z. B. Ärzte, Heil- und Hilfsmittelerbringer sowie Träger von ambulanten und (teil-)stationären Einrichtungen der (medizinischen, beruflichen etc.) Rehabilitation.

Die zahlreichen im SGB gesetzlich verankerten Akteure, Zuständigkeiten und Aufgaben stellen das sogenannte „**gegliederte System**" dar. Es ist Ausdruck der hohen Spezialisierung und Professionalisierung der Rehabilitation und der damit einhergehenden hohen Niveaus der Unterstützung für Menschen mit entsprechenden Bedarfen. Kehrseite ist, dass, wenn sich die tatsächlichen Bedarfe über die im Gesetz für den Regelfall ausgelegten Aufgabenzuschnitte hinausbewegen, im Einzelfall Lücken in der Unterstützung entstehen können. Als Ausgleichsmechanismus sind vor allem im SGB IX Regelungen zur Koordination und Kooperation der Akteure – insbesondere der Rehabilitationsträger – hinterlegt, Näheres vgl. ▶ Abschn. 38.3.8.

38.2.3 Unterscheidung zwischen selbstverwalteter Sozialversicherung und Fürsorge

(Grund-)Gesetzlich verankert ist eine fundamentale Unterscheidung der Rehabilitationsträger in die Bereiche Sozialversicherung und Fürsorge, vgl.

Art. 74 Abs. 1 Nr. 12 GG (Sozialversicherung einschließlich Arbeitslosenversicherung), Art. 73 Abs. 1 Nr. 13 GG (Kriegsopferversorgung/-fürsorge) und Art. 74 Abs. 1 Nr. 7 („Fürsorge").

Zusammengefasst folgt die Sozialversicherung dem **Versicherungsprinzip**. Dies bedeutet insbesondere, dass es vom Staat organisatorisch getrennte Sozialversicherungsträger gibt und ihre Finanzierung über Sozialversicherungsbeiträge der Arbeitnehmer und Arbeitgeber erfolgt. Die Sozialversicherungsträger sind für die jeweils versicherten Lebensrisiken der vorrangig zuständige Kostenträger. Sozialversicherungsträger i. w. S. sind: Gesetzliche Krankenversicherung, Rentenversicherung und Unfallversicherung sowie Bundesagentur für Arbeit. Einzelheiten zu ihrer Verfasstheit und zu Sozialversicherungsbeiträgen sind überwiegend im SGB IV geregelt. Ihre Organisation nach dem Prinzip der Selbstverwaltung durch die Sozialpartner (Arbeitgeberverbände und Gewerkschaften) ist einfachgesetzlich (insbesondere: § 44 SGB IV), nicht aber verfassungsrechtlich verankert.

Kerngedanke der **Fürsorge** ist demgegenüber, dass es eine gesamtgesellschaftliche und mithin staatliche Aufgabe ist, diejenigen, die sich selbst nicht (mehr) helfen können, zu unterstützen. Sie wird entsprechend von unmittelbar staatlichen Trägern verantwortet und aus Steuermitteln finanziert. Eine weitere Konsequenz des Fürsorgegedankens ist, dass die Finanzierung der zu erbringenden erforderlichen Leistungen in der Regel von der finanziellen Bedürftigkeit abhängt. Die Fürsorgeträger sind der bundesstaatlichen Kompetenzordnung folgend in aller Regel auf Ebene der Bundesländer organisiert. Diese Kompetenzverteilung ist der Hintergrund für zahlreiche politische und fachliche Diskussionsprozesse sowie für je nach Bundesland unterschiedliche Rehabilitationspraxis und -verfahren in den Bereichen, die der Gesetzgebungs- und/oder der Verwaltungskompetenz der Bundesländer unterfallen (insbesondere: Jugendhilfe, Eingliederungshilfe für wesentlich behinderte Menschen).

Im Juli 2017 wurde beispielsweise in Bayern ein Entwurf der Bayerischen Staatsregierung für ein Bayerisches Teilhabegesetz vorgelegt.

38.2.4 Gesetzesbindung der Verwaltung

Die Rehabilitationsträger sind entweder Körperschaften des öffentlichen Rechts oder unmittelbar in die staatlichen Strukturen integriert. In beiden Konstellationen gilt, dass sie dem Vorrang und dem Vorbehalt des Gesetzes unterliegen (Art. 19 Abs. 1, 20 Abs. 3 GG). Vereinfacht bedeutet dies, dass sie das Gesetz zu achten haben („kein Handeln gegen das Gesetz") und Leistungen nur erbringen können, wenn dafür eine gesetzliche Grundlage besteht („kein Handeln ohne Gesetz").

38.2.5 Prävention vor Kuration vor Reha vor Pflege/Rente

Das SGB IX begründet ein Vorrangverhältnis von Präventions- gegenüber anderen Leistungen (▶ Kap. 41). Die entsprechende Zielsetzung in § 3 SGB IX ist im Rahmen der Leistungen zur medizinischen Rehabilitation, zur Teilhabe am Arbeitsleben und zur sozialen Teilhabe von deren Trägern zu beachten. In Bezug auf das Teilhabekonzept der ICF ist unter **Prävention** auch die möglichst frühzeitige Anpassung von Kontextfaktoren zur Erhaltung der Teilhabe, am Arbeitsplatz oder im Umfeld, zu sehen (z. B. Erfassung und Stärkung von Hilfepotenzialen, Gestaltung von Arbeitsbedingungen insbesondere im Hinblick auf Arbeitssicherheit und Arbeitsschutz nach SGB VII und dem ASiG). Dazu gehört aber auch die gesundheitliche Prävention, wie sie insbesondere in den §§ 20ff. SGB V geregelt und durch die Bundesrahmenvereinbarung der Nationalen Präventionskonferenz sowie konkretisierende Vereinbarungen auf Landesebene näher beschrieben ist. Durch das sog. „Flexirentengesetz" sind zudem seit 2016 vorrangig präventiv ausgerichtete Leistungen neu im Leistungsspektrum der gesetzlichen Rentenversicherung verankert worden (§ 14 SGB VI). Die Abgrenzung von und das Verhältnis zu Leistungen zur Rehabilitation und Teilhabe werden sich noch entwickeln müssen.

Gemeinhin wird von einem Vorrang **kurativer bzw. akutmedizinischer Behandlung** vor Rehabilitationsleistungen ausgegangen (für den Bereich der GKV z. B. ausdrücklich geregelt in § 40 SGB V).

Nach § 9 SGB IX gilt wiederum der Vorrang von Leistungen zur Teilhabe gegenüber anderen Sozialleistungen, d. h. einerseits der Grundsatz „Rehabilitation/Teilhabe vor Rente" (Abs. 2) und andererseits der Grundsatz „Rehabilitation/ Teilhabe vor Pflege" (Abs. 3).

Mit Leistungen zur Rehabilitation und Teilhabe ist also die Vermeidung von **Erwerbsminderungsrenten** bzw. **Pflegeleistungen** anzustreben. Auch wenn bereits Pflegebedürftigkeit (z. B. als unmittelbare Auswirkung der Behinderung) eingetreten ist, haben die Leistungsträger ihre medizinischen und ergänzenden Leistungen zur Rehabilitation in vollem Umfang einzusetzen, um die Pflegebedürftigkeit zu überwinden oder eine Verschlimmerung zu verhindern. § 9 Abs. 4 SGB IX verpflichtet auch die Jobcenter zur vorrangigen Prüfung von Leistungen zur Teilhabe gemäß Abs. 1.

Ab 01.01.2018 ist mit § 11 SGB IX an einer bedeutsamen Schnittstelle zwischen den Versorgungssystemen eine Rechtsgrundlage für trägerübergreifende **Modellvorhaben** in den Rechtskreisen SGB II, SGB III und SGB VI vorgesehen. Sie sollen den Vorrang von Leistungen zur Teilhabe nach § 9 SGB IX und die Sicherung der Erwerbsfähigkeit nach § 10 SGB IX unterstützen. Zunächst werden über einen Zeitraum von 5 Jahren erhebliche gesonderte Mittel bereitgestellt. Das zuständige Bundesministerium kann flankierend per Rechtsverordnung bestimmen, dass die beteiligten Leistungsträger im Rahmen der Vorhaben von den üblichen gesetzlichen Vorgaben abweichen können.

Im Detail rechtlich sehr umstritten ist das Verhältnis zwischen Rehabilitation und Pflege (▶ Abschn. 48.1). Dies betrifft z. B. die Zuordnung von Hilfsmitteln zu den jeweiligen Leistungsbereichen. Dazu ist eine umfangreiche höchstrichterliche Rechtsprechung ergangen. Im Grundsatz gilt, dass Rehabilitation und Pflege eigenständige Aufgaben haben und auch im Kontext pflegerischer Leistungen Rehabilitationsziele zu beachten sind. Dieser Gedanke ist für die gesetzliche Pflegeversicherung zuletzt z. B. durch § 18 SGB XI verstärkt umgesetzt worden. Das Verhältnis Rehabilitation/Pflege ist besonders komplex, wenn die Sozialhilfe als Träger der Eingliederungshilfe Rehabilitationsleistungen zu erbringen hat (§ 53 SGB XII bzw. § 102 SGB IX-2020) und andererseits auch für die Hilfe zur Pflege verantwortlich ist (§§ 61 ff. SGB XII).

Aufgrund der sehr ausdifferenzierten Zuständigkeitszuschnitte der einzelnen Sozialleistungsträger und teilweise sehr auslegungsfähiger gesetzlicher Formulierungen ist die Umsetzung dieser allgemeinen Grundsätze in der Praxis unterschiedlich.

38.3　Rechtliche Kernprinzipien des Reha-Prozesses

38.3.1　Antragsprinzip vs. Kenntnisgrundsatz

Rehabilitationsleistungen werden grundsätzlich auf Antrag erbracht, vgl. z. B. § 16 SGB I, § 19 S. 1 SGB IV, § 323 Abs. 1 SGB III, § 40 Abs. 2 S. 3 SGB V, §§ 115, 111 SGB VI, § 14 Abs. 1 SGB IX. Ausnahmen bestehen im Bereich der Unfallversicherung (s. hier v. a. § 193 SGB VII) und im Bereich Eingliederungshilfe (§ 18 SGB XII), Kriegsopferversorgung/-fürsorge (§ 1 Abs. 1 BVG) und Jugendhilfe nach SGB VIII (analog Eingliederungshilfe). Bei Vorliegen der jeweiligen gesetzlichen Voraussetzungen müssen diese Sozialleistungsträger von Amts wegen (§ 19 S. 2 SGB IV, § 20 SGB X), d. h. auch ohne Antrag tätig werden, wenn sie Kenntnis von Unterstützungsbedarf haben (▶ Kap. 18).

38.3.2　Sachleistungsprinzip

Rehabilitationsleistungen werden in der Regel als Sachleistungen und nicht als Geldleistung ausgeführt. Das ergibt sich bereits im Umkehrschluss aus § 29 SGB IX und ist in einzelnen Leistungsgesetzen zudem ausdrücklich hinterlegt (z. B. § 2 Abs. 1 SGB V; § 18 Abs. 1 BVG). Auch das Bundessozialgericht geht davon aus (Urteil vom 19.05.2009, Az: B 8 SO 32/07 R). Die Erbringung von Leistungen als Geldleistung ist die Ausnahme, ebenso die Kostenerstattung für bereits in Anspruch genommene Leistungen. Ein Beispiel für solche Ausnahmen ist das Persönliche Budget nach § 29 SGB IX. **Kostenerstattungsregelungen** finden sich z. B. ausdrücklich in § 18 SGB IX oder § 13 SGB V.

38.3.3 Sozialrechtliches Dreiecks-verhältnis: Sozialleistungs-träger, Leistungsberechtigter, Leistungserbringer

Die Rehabilitationsträger können die Leistungen selbst oder durch Inanspruchnahme von Diensten (Dienstleistern, „Leistungserbringern", z. B. Rehabilitationskliniken) erbringen (§ 28 IX).

Dadurch entstehen Rechtsbeziehungen nicht nur zwischen dem zuständigen Rehabilitationsträger und dem Leistungsberechtigten, sondern auch davon **unterscheidbare Rechtsverhältnisse** zwischen dem Leistungsberechtigten und den jeweils eingebundenen Leistungserbringern sowie zwischen Leistungserbringern und Rehabilitationsträgern. Diese Konstellation wird zur Veranschaulichung „sozialrechtliches Dreiecksverhältnis" genannt. Die Veranschaulichung hilft bei der Strukturierung teils komplexer rechtlicher Fragen. Z. B. ist die Rechtsbeziehung zwischen Leistungsberechtigtem und Rehabilitationsträger immer sozialrechtlich geprägt, während das Verhältnis des Leistungsberechtigten zum Leistungserbringer vorwiegend privatrechtlicher Natur ist. Betreffend die dritte Seite des Leistungsdreiecks (Leistungsträger/Leistungserbringer) war zuletzt z. B. umstritten, ob bzw. inwieweit Rehabilitationsträger Rehabilitationsleistungen nach Vergaberecht ausschreiben müssen (▶ Abschn. 38.4.4).

38.3.4 Ansprüche und Ermessen

In aller Regel gilt, dass bei Vorliegen der in den einzelnen Leistungsgesetzen beschriebenen Voraussetzungen zwar ein Anspruch auf Rehabilitationsleistungen besteht, d. h., das „Ob" einer Leistung steht fest. Die konkrete **Ausgestaltung der Rehabilitationsleistung** (das „Wie") ist dann jedoch grundsätzlich in das „pflichtgemäße Ermessen" des Rehabilitationsträgers gestellt (vgl. z. B. § 39 SGB I; für die GKV: § 40 Abs. 3 S. 1 SGB V; für die DRV:§ 13 Abs. 1 S. 1 SGB VI; für die UV: § 26 Abs. 5 S. 1 SGB VII; für die BA: § 3 Abs. 3, § 7 SGB III). Das Ermessen eröffnet allerdings keinen Raum für Willkür, sondern muss in einem rechtlich definierten Rahmen ausgeübt werden (Maurer, Allgemeines Verwaltungsrecht, § 7). Bei der Ausübung des Ermessens sind insbesondere auch andere gesetzliche und untergesetzliche Vorschriften (▶ Abschn. 38.2) zu beachten.

Diese können trägerübergreifend relevant sein oder trägerspezifisch ausgerichtet. Besonders wichtige, trägerübergreifend bedeutsame ermessenslenkende Vorschriften und Grundsätze sind nachstehend ausgeführt, weitere finden sich in ▶ Abschn. 38.4, insbesondere Wunsch- und Wahlrecht und Leistungsbewilligung.

38.3.5 Wirtschaftlichkeitsgrundsatz

Für alle Leistungsträger gilt das Gebot der Wirtschaftlichkeit und Sparsamkeit (vgl. z. B. §§ 9 Abs. 2, 15 Abs. 1 S. 3 SGB IX, § 69 Abs. 2 SGB IV, § 14 Abs. 4 SGB II, § 7 Satz 1 SGB III, § 4 Abs. 4 SGB V, § 13 Abs. 1 SGB VI, § 26 Abs. 5 SGB VII, § 78b Abs. 2 SGB VIII, § 79 Abs. 1 Satz 1 SGB XI, § 75 Abs. 3 Satz 2 u. 3 SGB XII). Rehabilitationsleistungen können bei gleicher Qualität und Wirtschaftlichkeit auch im Ausland erbracht werden (§ 31 SGB IX).

38.3.6 Allgemeine Grundätze zur Erforderlichkeit von Rehabilitationsleistungen

Rehabilitationsleistungen werden nur dann erbracht, wenn der betroffene Mensch rehabilitationsbedürftig ist, über die notwendige Rehabilitationsfähigkeit verfügt und die Rehabilitation Aussicht auf Erfolg hat (positive Rehabilitationsprognose, im Sinne einer medizinisch begründeten Wahrscheinlichkeitsaussage für das Erreichen der Rehabilitationsziele). Das ist gesetzlich so nicht ausdrücklich begrifflich benannt, erschließt sich gleichwohl für alle Rehabilitationsträger aus allgemeinen Rechtsgrundsätzen, insbesondere hinsichtlich der Ausübung des Ermessens, und ist im Rahmen der Gesetzesbindung der Verwaltung anerkannt und in den Verwaltungsvorgaben der Leistungsträgerbereiche verankert (z. B. § 8 der Reha-Richtlinie des G-BA). Entscheidend bei Leistungen zur medizinischen Rehabilitation ist, dass über die kurative Versorgung hinaus der mehrdimensionale Ansatz von Leistungen zur Teilhabe erforderlich ist, um Beeinträchtigungen der Teilhabe zu vermeiden, zu beseitigen, zu verbessern, auszugleichen oder eine Verschlimmerung zu verhüten. Rehabilitationsfähig ist, wer somatisch und psychisch für die Teilnahme an einer geeigneten Leistung zur Teilhabe belastbar ist (vgl. § 4 Abs. 4 der Gemeinsamen Empfehlung „Begutachtung", BAR 2016a).

Die Erbringung von Leistungen zur Teilhabe erfolgt ausgerichtet am Bedarf, unabhängig von der Ursache der Behinderung (§ 4 Abs. 1 SGB IX), unter dem Gesichtspunkt der Zielerreichung (sog. Finalitätsprinzip).

38.3.7 Mitwirkung

Den Leistungsberechtigten trifft bei Antragstellung wie bei Durchführung von Leistungen zur Teilhabe wie von Sozialleistungen überhaupt die Verpflichtung zur zumutbaren Mitwirkung gegenüber dem zuständigen Leistungsträger. Einzelheiten sind in den §§ 60ff. SGB I beschrieben. Danach gilt: Werden Sozialleistungen beantragt (▸ Abschn. 18.3) oder erhalten, hat der Leistungsberechtigte u. a.:

- alle relevanten Tatsachen anzugeben und Änderungen mitzuteilen
- (auf Aufforderung) persönlich beim Leistungsträger zu erscheinen
- an ärztlichen oder psychologischen Untersuchungen teilzunehmen
- eine Heilbehandlung durchführen zu lassen oder
- an Leistungen zur Teilhabe am Arbeitsleben teilzunehmen.

Eine fehlende Mitwirkung kann nicht erzwungen werden, aber **Auswirkungen auf die Leistungen** haben (z. B. Kürzung oder Entziehung der Leistung), § 66 SGB I. Die Mitwirkung kann nachgeholt werden. Den Mitwirkungspflichten (rechtstechnisch handelt es sich um Obliegenheiten) sind allerdings Grenzen gesetzt (§ 65 SGB I), z. B. wenn ihre Erfüllung nicht zumutbar ist. Konkrete Grenzen der Zumutbarkeit werden in § 65 Abs. 2 SGB I beschrieben, im Übrigen insbesondere durch die Rechtsprechung definiert. Ein klassisches Beispiel unzumutbarer Mitwirkung sind im akutmedizinischen Bereich umfangreiche Operationen mit nicht unerheblichem Risiko von Komplikationen.

38.3.8 Zusammenarbeit der Akteure und Vernetzung

Das gegliederte System bedarf einer engen Zusammenarbeit der verschiedenen Akteure. Die Rehabilitationsträger sind insbesondere nach Kap. 4 und 5 des SGB IX, Teil 1 zur engen Zusammenarbeit untereinander verpflichtet. Insbesondere trifft die Rehabilitationsträger eine allgemeine Pflicht zur zielorientierten Zusammenarbeit (§ 25 SGB IX sowie § 86 SGB X). Für die Ausgestaltung hat der Gesetzgeber insbesondere das Instrument der **Gemeinsamen Empfehlungen** (§ 26 SGB IX) vorgesehen. Hierbei geht es insbesondere um die konkrete Ausgestaltung von Verfahren der Zusammenarbeit und gemeinsame fachlich-inhaltliche Grundlagen der Rehabilitation. Eine mögliche – in der Praxis bisher faktisch nicht genutzte – Plattform für die Zusammenarbeit vor Ort sind regionale Arbeitsgemeinschaften nach § 25 Abs. 2 SGB IX. Bis zum 31.12.2017 gab es eine gesetzliche Grundlage für eine eigene Struktur zur Sicherung einer trägerübergreifend ausgerichteten Unterstützung und Beratung des Antragstellers und von Arbeitgebern im Einzelfall, die „Gemeinsamen Servicestellen" (§§ 21 f. SGB IX-alt). Angesichts ihrer regional sehr unterschiedlichen Inanspruchnahme, Arbeitsweise und Wirkung wurde die gesetzliche Grundlage der Gemeinsamen Servicestellen abgeschafft. Die Verausgabung von Mitteln für gesetzlich nicht ausdrücklich und eindeutig vorgeschriebene Aufgaben ist besonders begründungsbedürftig, weshalb die Abschaffung der gesetzlichen Grundlage in der Praxis oft zur Abschaffung der Servicestellen führen wird. Die bisher von den Gemeinsamen Servicestellen durchgeführten Aufgaben lassen sich allerdings auch aus den allgemeinen gesetzlichen Regelungen zur Zusammenarbeit und Beratung ableiten. Insbesondere in den Regionen, in denen die Aufgaben der Servicestellen bisher sinnvoll erfüllt wurden, ist es daher nicht ausgeschlossen, dass sie weitergeführt werden. Die neu geschaffenen **Ansprechstellen** nach § 12 Abs. 1 Satz 3 SGB IX haben über einen Verweis (in Satz 4) auf § 15 Abs. 3 SGB I zwar einen allgemeinen gesetzlichen Auftrag zur Zusammenarbeit. Anders als bei den vormaligen gesetzlichen Regelungen zu den Gemeinsamen Servicestellen (§§ 22ff. SGB IX a. F.) sind die Umsetzungsspielräume aber erheblich größer. Mehr Details zu den Ansprechstellen sind in ▸ Abschn. 40.1 dargestellt.

Auch für an die Rehabilitation angrenzende Handlungsfelder hat der Gesetzgeber enge Kooperationspflichten der Sozialleistungsträger und anderer Akteure verankert, z. B. im Bereich der Prävention (§§ 20ff. SGB V) (▸ Kap. 41).

Vernetzung und Bildung von Netzwerken dienen dem Ziel, ein abgestimmtes, nahtloses Rehabilitationsverfahren ohne hemmende Schnittstellen sicherzustellen und das entsprechende Zusammenwirken der jeweiligen Akteure für den Leistungsberechtigten als Leistungserbringung „wie aus einer Hand" (vgl. Gesetzesbegründung, BT-Drs 18/9522, S. 191–193, 203, 233, und 235) erscheinen zu lassen. Im Interesse nahtloser und zügiger Leistungserbringung bedarf es der **Koordination der Leistungen**, der Kooperation der Leistungsträger sowie der Konvergenz der Leistungen zur Rehabilitation und Teilhabe, d. h. einer „nach Gegenstand, Umfang und Ausführung einheitlichen" Leistungserbringung (§ 25 Abs. 1 Nr. 1 SGB IX). Aus diesem gesetzlichen Auftrag folgt mittelbar auch die Notwendigkeit, eine enge Zusammenarbeit mit Leistungserbringern und der Leistungserbringer untereinander sicherzustellen. (Näheres siehe ▶ Abschn. 39.5).

38.4 Rechtliche Aspekte im Reha-Prozess – Vor der Rehabilitation

Während in den vorstehenden Abschnitten die rechtlichen Grundlagen für Strukturen und Prinzipien der Rehabilitation dargestellt sind, folgen nun die rechtlichen Grundlagen, die für den Rehabilitationsprozess im konkreten Einzelfall relevant sind. Im Folgenden sind die Rechtsgrundlagen dargestellt, die sich auf einzelne Elemente des Rehabilitationsprozesses beziehen. Sie sind eingeteilt in die Phasen vor, in und nach der Rehabilitation (Einzelheiten vgl. ▶ Kap. 17–21). Es wird auch auf besondere Ausprägungen der oben dargestellten allgemeinen Rechtsgrundlagen eingegangen. Rechtliche Grundlagen für Aspekte, die übergreifend im gesamten Rehabilitationsprozess relevant sind, z. B. Beratung, sind in ▶ Abschn. 38.6 näher beschrieben.

❯ Das SGB IX enthält die inhaltlichen Grundsätze, die die Rehabilitationsträger bei der konkreten Einzelfallentscheidung gegenüber dem Versicherten und bei der allgemeinen Ausgestaltung des Leistungsgeschehens zu beachten haben. Sie werden ergänzt durch Vorgaben in den einzelnen Leistungsgesetzen.

38.4.1 Leistungsvoraussetzungen der Rehabilitationsträger

Basis aller Rehabilitationsprozesse sind einerseits das Spektrum der möglichen Unterstützungsleistungen und andererseits die jeweiligen Voraussetzungen für ihre Inanspruchnahme einschließlich der Zuständigkeit der Rehabilitations- bzw. Sozialleistungsträger. Zum Leistungsspektrum, insbesondere zu den Rehabilitationsleistungsgruppen vgl. die Übersicht in ▶ Kap. 19.

Für die jeweiligen Trägerbereiche sind die Leistungsvoraussetzungen wie folgt:

■■ **Gesetzliche Krankenversicherung**

Das SGB V räumt dem Versicherten (§§ 5–10 SGB V) einen eigenen Rechtsanspruch auf Rehabilitation ein, der neben dem auf Krankenbehandlung besteht (§§ 11 Abs. 2, 40 SGB V). Einzelheiten zur Hilfsmittelversorgung finden sich in §§ 33ff., 126ff., 139 SGB V (zur Vertiefung siehe unten, Leistungsrechtliche Zuständigkeit bei Hilfsmitteln). Die Abgrenzung zu anderen Leistungsträgern regelt § 40 Abs. 4 SGB V.

■■ **Gesetzliche Rentenversicherung**

Von Bedeutung sind insbesondere die persönlichen (§ 10 SGB VI) und versicherungsrechtlichen (§ 11 SGB VI) Voraussetzungen für Leistungen zur Teilhabe. Die persönlichen Voraussetzungen sind zusammenfassend dargestellt erfüllt, wenn die Erwerbsfähigkeit (▶ Glossar) gemindert (Maßstab: vgl. § 43 SGB VI) oder erheblich gefährdet ist und die Minderung oder Gefährdung durch Leistungen zur Teilhabe beseitigt oder verbessert werden oder zumindest der Arbeitsplatz durch Leistungen zur Teilhabe erhalten werden kann. Die versicherungsrechtlichen Leistungsvoraussetzungen liegen beispielsweise vor, wenn entweder die „Wartezeit" (gezahlte Versicherungsbeiträge) von 15 Jahren oder die allgemeine Wartezeit von 5 Jahren (vgl. § 50 SGB VI) erfüllt ist und eine Erwerbsminderung vorliegt oder in absehbarer Zeit zu erwarten ist. Für medizinische Rehabilitation ist es allerdings ausreichend, dass in den letzten zwei Jahren vor Antragstellung sechs Monate Pflichtbeiträge gezahlt wurden, § 11 Abs. 2 S. 1 Nr. 1 SGB VI. Daraus ergibt sich, dass für im Berufsleben stehende Versicherte i. d. R. die DRV für medizinische Rehabilitationsleistungen zuständig ist. Sind berufliche Rehabilitationsleistungen/Leistungen zur Teilhabe am Arbeitsleben unmittelbar im Anschluss an medizinische Rehabilitationsleistungen erforderlich, ist dies als Leistungsvoraussetzung ausreichend, § 11 Abs. 2a Nr. 2 SGB VI.

Beachte:
Kosten der Behandlung einer **interkurrenten Erkrankung** (Erkrankung, die während einer stationären medizinischen Leistung zur Rehabilitation auftritt und einer sofortigen ärztlichen Behandlung bedarf), die mit den Mitteln der Rehabilitationseinrichtung mitbehandelt werden kann, werden vom Träger der Rentenversicherung getragen (Ausnahme: Kosten einer Zahnbehandlung und für Zahnersatz), soweit keine Krankenhauspflegebedürftigkeit vorliegt (§ 13 Abs. 3 SGB VI). Kosten der Behandlung einer interkurrenten Erkrankung trägt der Träger der Krankenversicherung, wenn der Versicherte zur Krankenhausbehandlung in ein Krankenhaus oder in eine andere Station der Rehabilitationseinrichtung verlegt wird, die zur Krankenhausbehandlung zugelassen ist. Dies gilt auch, wenn die die stationäre Krankenhausbehandlung verursachende Erkrankung in einem Zusammenhang mit der Rehabilitationsindikation steht. Auch Kosten für erforderlich werdende ambulante Krankenbehandlungen, die mit der Rehabilitationsindikation nicht im Zusammenhang stehen und außerhalb der Rehabilitationseinrichtung im Rahmen der kassenärztlichen Versorgung erbracht werden, trägt der Träger der Krankenversicherung (s. § 2 der Vereinbarung zur Leistungsabgrenzung nach § 13 Abs. 4 SGB VI zwischen Renten- und Krankenversicherung vom 21.01.1993).

▪▪ Gesetzliche Unfallversicherung

Für die Zuständigkeit der UV ist allein das Bestehen der Versicherung (§§ 2 – 6 SGB VII) und das den Versicherungsfall auslösende Ereignis maßgeblich. Liegt ein Arbeits- oder Wegeunfall (§ 8 SGB VII) oder eine Berufskrankheit (§ 9 SGB VII) eines in der UV Versicherten vor und sind diese kausal für ein vorliegendes Gesundheitsproblem, so ist die Unfallversicherung für alle für möglichst frühzeitige vollständige Heilung und (Wieder-) Eingliederung erforderlichen Phasen/Sektoren der Versorgung zuständig ("alles aus einer Hand"). Grundsätze der Hilfsmittelversorgung im Bereich der UV sind in § 31 SGB VII geregelt.

▪▪ Bundesagentur für Arbeit

Voraussetzungen für die Erbringung von Leistungen zur Teilhabe durch die BA sind das Vorliegen einer Behinderung oder drohende Behinderung und die behinderungsbedingte Unmöglichkeit der Ausübung der bisherigen beruflichen Tätigkeit oder – ohne Unterstützung – des Einstiegs in den Beruf (§ 19 SGB III). Ohne die Anerkennung eines Rehabilitationsbedarfes kann keine Förderung in geeigneten, zum Teil rehabilitationsspezifischen, Maßnahmen der aktiven Arbeitsmarktpolitik erfolgen (vgl. IAB 2008; Näheres zum Anerkennungsprozess bei Anträgen auf Leistungen zur Teilhabe am Arbeitsleben s. Reims 2008). Die BA erbringt Leistungen zur Teilhabe am Arbeitsleben allerdings nur dann, wenn kein anderer Träger nach § 6 SGB IX (insbesondere DRV) zuständig ist (Nachrang, § 22 Abs. 2 SGB III). Dies gilt auch, wenn die BA für behinderte erwerbsfähige Hilfebedürftige, die Leistungen nach dem SGB II erhalten, nach § 6 Abs. 3 SGB IX grundsätzlich Rehabilitationsträger wäre. Maßgeblich für eine entsprechende Zuordnung, wer im Einzelfall zuständig ist, ist stets der Zeitpunkt des leistungsbegründenden Ereignisses (z. B. Eintritt in die Maßnahme). Die Leistungsinhalte ergeben sich aus dem 3. Kapitel (Aktive Arbeitsförderung) und dem 4. Kapitel (Arbeitslosengeld und Insolvenzgeld) des SGB III (§ 3 Abs. 1 SGB III). Für die Ersteingliederung von Jugendlichen und jungen Erwachsenen ist zumeist die BA zuständig, für die Wiedereingliederung Erwachsener ist die Zuständigkeit zwischen BA und sonstigen Trägern nach SGB II geteilt.

▪▪ Integrationsämter

Den Integrationsämtern – in einigen Bundesländern (Nordrhein-Westfalen, Schleswig-Holstein) auch mit Beteiligung der örtlichen Fürsorgestellen der kreisfreien Städte, Kreise oder Gemeinden – obliegt insbesondere die begleitende Hilfe im Arbeitsleben (▸ Abschn. 47.2) nach § 185 SGB IX i. V. m. SchwbAV. Voraussetzung ist das Vorliegen einer anerkannten Schwerbehinderung oder eine Gleichstellung (▸ Abschn. 38.2.1). Voraussetzungen für spezifische Leistungen sind insbesondere in der SchwbAV näher geregelt. In Abgrenzung zu anderen Rehabilitationsträgern sind die Integrationsämter für die Prüfung der Förderfähigkeit zuständig, wenn keine gesundheitsbedingte Gefährdung bzw. drohender Verlust des Arbeitsplatzes besteht, d. h., wenn die arbeitsplatzbezogene Maßnahme zur Verbesserung der Arbeitsbedingungen notwendig ist oder sich die Notwendigkeit einer Leistungserbringung aus anderen Gründen ergibt, die nicht unmittelbar durch die gesundheitliche Beeinträchtigung ausgelöst wird. In den Fällen, in denen Leistungen der begleitenden Hilfe auch aus gesundheitlichen Gründen erforderlich sein können, sind die Integrationsämter erst nach Erlangung eines Arbeitsverhältnisses, konkret 6 Monate nach dessen Beginn zuständig, davor die Rehabilitationsträger (vgl. dazu die trägerübergreifende Verwaltungsabsprache zum Verhältnis begleitende Hilfe/Leistungen zur Teilhabe am Arbeitsleben, ▶ Abschn. 38.1.4).

■■ Eingliederungshilfe

Voraussetzungen und Inhalte der (medizinischen) Rehabilitation sind in den §§ 53ff. SGB XII geregelt. Ab 2020 wird das gesamte Leistungsrecht der Eingliederungshilfe im SGB IX verankert (§§ 90–150 SGB IX-2020). Wichtig sind die Beschränkung der Zuständigkeit auf „wesentlich" behinderte Menschen und der Verweis auf die Regelungen für die gesetzlichen Krankenkassen (SGB V). Zur Konkretisierung des Begriffs der wesentlichen Behinderung dienen die §§ 1–3 der Eingliederungshilfeverordnung als beispielhafte Orientierung für die Ausübung des insoweit bestehenden Ermessens. Hinsichtlich der Kosten der Leistungen ist vorrangig vor allem eigenes – zu berücksichtigendes – Einkommen und Vermögen einzusetzen, erst dann liegt „Bedürftigkeit" vor. Gemäß dem Bedarfsdeckungsprinzip ist stets die Beseitigung einer gegenwärtigen Notlage maßgeblich. Mit dem BTHG werden die entsprechenden Regelungen zum vorrangigen Einsatz eigener Mittel im Vergleich zur bisherigen Sozialhilfe aber deutlich gelockert (vgl. z. B. §§ 135–142, 150 SGB IX-2020). Ansprüche gegen Dritte, also auch gegen andere Sozialleistungsträger (wie etwa Rentenversicherung), gehen Ansprüchen gegen den Träger der Eingliederungshilfe vor, § 2 SGB XII bzw. § 91 SGB IX-2020. Insoweit dient die Eingliederungshilfe als Auffangnetz, wenn vorrangige Systeme der sozialen Sicherung nicht greifen. § 105 SGB IX-2020 schreibt weiterhin das bereits geltende Prinzip fest, dass sich Leistungen der Eingliederungshilfe nach der Besonderheit des Einzelfalles bestimmen, insbesondere nach der Art des Bedarfes, den persönlichen Verhältnissen, dem Sozialraum und den eigenen Kräften und Mitteln.

■■ Jugendhilfe

Die Voraussetzungen für Leistungen der medizinischen Rehabilitation in Zuständigkeit der Träger der öffentlichen Jugendhilfe sind in SGB VIII geregelt. Die Jugendhilfe ist neben ihren allgemeinen Aufgaben betreffend junge Menschen und Familien Rehabilitationsträger für seelisch behinderte Kinder und Jugendliche. Insoweit verweist § 35a Abs. 3 SGB VIII auf das Recht der Eingliederungshilfe (s. oben).

■■ Kriegsopferversorgung/-fürsorge

Anspruchsberechtigung und zentrale Leistungsvoraussetzungen ergeben sich für die Träger der Kriegsopferversorgung und die Träger der Kriegsopferfürsorge im Rahmen des Rechts der **sozialen Entschädigung bei Gesundheitsschäden** aus dem Bundesversorgungsgesetz (BVG). Rehabilitationsleistungen und ergänzende Leistungen sind dort insbesondere in den §§ 11–27 geregelt. Das BVG bezieht sich auf gesundheitliche Schädigungen als Folge von Kriegshandlungen bzw. militärischen oder militärähnlichen Dienstverrichtungen. Für die Anerkennung als Folge genügt ein wahrscheinlicher **Ursachenzusammenhang**. Leistungen des Sozialen Entschädigungsrechts sind vorrangig vor Leistungen anderer Rehabilitationsträger. Einige weitere Gesetze verweisen auf das BVG, wie z. B. das Opferentschädigungsgesetz (OEG) zum Schutz von Opfern von rechtswidrigen Gewalttaten oder das Infektionsschutzgesetz (InfSchG) betreffend Opfer von Impfschäden. Leistungen werden grundsätzlich erst erbracht, wenn ein Träger der Kriegsopferversorgung einen Versorgungsanspruch durch einen Bescheid anerkannt hat.

Vertiefung: Leistungsrechtliche Zuständigkeit bei Hilfsmitteln

Für die Hilfsmittelversorgung gibt es je nach Trägerzuständigkeit bzw. leistungsrechtlicher Zuordnung verschiedene Anspruchsgrundlagen, so im Rahmen medizinischer Rehabilitation (§ 42 SGB IX) beispielsweise für die gesetzlichen Krankenkassen nach § 33 SGB V, für die Träger der gesetzlichen Rentenversicherung nach § 15 SGB VI und für die gesetzlichen Unfallversicherungsträger nach § 31 SGB VII, im Rahmen der Leistungen zur Teilhabe am Arbeitsleben (§ 49 SGB IX) beispielsweise für die gesetzliche Rentenversicherung nach § 16 SGB VI, für die gesetzliche Unfallversicherung nach § 35 SGB VII und für die

Bundesagentur für Arbeit nach § 112 SGB III, im Rahmen der Leistungen zur Sozialen Teilhabe (§ 76 SGB IX) beispielsweise für die gesetzliche Unfallversicherung nach § 39 SGB VII, für die Eingliederungshilfe nach § 54 SGB XII, die Jugendhilfe nach § 35a SGB XII und für die Versorgungsverwaltung nach § 27d BVG, im Rahmen der Pflege für die gesetzliche Unfallversicherung nach § 44 SGB VII, für die Eingliederungshilfe nach § 61 SGB XII, für die Versorgungsverwaltung nach § 26c BVG und für die Soziale Pflegeversicherung nach § 40 SGB XI. Gesetzlich Krankenversicherte haben nach § 33 SGB V Anspruch auf Versorgung mit Hörhilfen, Körperersatzstücken, orthopädischen und anderen Hilfsmitteln (dazu § 139 SGB V: Hilfsmittelverzeichnis als Richtschnur für die gesetzlichen Krankenkassen, BSG v. 03.11.1999, Az.: B 3 KR 16/99 R), wenn sie nicht als allgemeine Gebrauchsgegenstände des täglichen Lebens oder nach § 34 Abs. 4 SGB V aus der GKV-Versorgung ausgeschlossen und im Einzelfall erforderlich sind, um entweder den Erfolg der Krankenbehandlung zu sichern, einer drohenden Behinderung vorzubeugen oder eine Behinderung auszugleichen. Im Leistungsfall trägt die Krankenkasse nur die Kosten des Hilfsmittels in der notwendigen Ausstattung, während die Mehrkosten grundsätzlich vom Versicherten selbst zu tragen sind (§ 33 Abs. 1 S. 5 SGB V, § 47 Abs. 3 SGB IX). Ist die höherwertige Ausstattung dagegen zwar nicht für den Alltagsgebrauch, wohl aber aus rein beruflichen Gründen erforderlich, sind die Mehrkosten, die sonst der Versicherte selbst tragen müsste, vom gesetzlichen Rentenversicherungsträger zu übernehmen (vgl. LSG Berlin-Brandenburg v. 20.11.2013 – L 33 R 550/12 betr. Kostenübernahme für ein Hörgerät). Eine Leistungszuständigkeit für die Träger der Leistungen zur Teilhabe am Arbeitsleben besteht dann, wenn ein Hilfsmittel ausschließlich für **Verrichtungen bei bestimmten Berufen** oder Berufsausbildungen notwendig wird und **nicht** allgemein dem **medizinischen Ausgleich der Behinderung** dient (und damit automatisch auch eine berufliche Tätigkeit ermöglicht). Hilfsmittel oder Maßnahmen zur behindertengerechten **Ausstattung des Arbeitsplatzes** werden i. d. R. von den Rentenversicherungsträgern finanziert, wenn diese zur Berufsausübung notwendig sind. Die leistungsrechtliche Abgrenzung, so zwischen medizinischer Rehabilitation und sozialer Teilhabe, insbesondere Krankenkasse gegenüber Eingliederungshilfe (z. B. Hörgerätebatterien, Kfz-Hilfe, Treppenraupe), ist

bei Hilfsmittelerbringung allerdings teilweise schwierig und immer wieder Anlass für gerichtliche Befassung.

Zusammenfassend kann mit Einschränkungen festgehalten werden, dass es für die Zuordnung von Hilfsmitteln zu dem einen oder anderen Leistungsgruppenbereich (kurative Versorgung, verschiedene Arten von Leistungen zur Rehabilitation und Teilhabe, Pflege) vor allem auch auf den konkreten Zweck des Hilfsmittels im Einzelfall ankommt. Die Rechtsprechung zu den Hilfsmitteln im Rahmen medizinischer Rehabilitation der GKV ist im Wesentlichen geprägt durch die Abgrenzung zu den Hilfsmitteln im Rahmen der **Krankenbehandlung** (§ 33 SGB V) sowie zu den Hilfsmitteln anderer Leistungsträger, insbesondere der Pflegeversicherung (**Pflegehilfsmittel**). Die Abgrenzung zu den Leistungen der Rentenversicherung wurde mittlerweile durch eine entsprechende Vereinbarung zwischen Krankenversicherung und Rentenversicherung erleichtert.

38.4.2 Bedarfserkennung

Die Erkennung von möglichem Rehabilitationsbedarf ist die **Basis des Antrags** auf Rehabilitationsleistungen bzw. des entsprechenden Tätigwerdens von Amts wegen (▶ Abschn. 18.1). Bei der Bedarfserkennung spielen zahlreiche Akteure und ihr Zusammenspiel eine entscheidende Rolle, z. B. neben Ärzten und betrieblichen Akteuren natürlich die Rehabilitationsträger. Das bildet sich auch in entsprechenden gesetzlichen und untergesetzlichen Regelungen ab. Unverzichtbarer Teil eines jeden Rehabilitationsprozesses ist bereits im Kontext der Bedarfserkennung die **Beratung** des Menschen mit (drohender) Behinderung. Sie beginnt idealerweise vor der Antragstellung und trägt z. B. wesentlich zur Erkennung und Konkretisierung von Rehabilitationsbedarfen bei. Beratung ist im gesamten Rehabilitationsprozess und nicht nur in einzelnen Abschnitten bedeutsam. (Näheres in ▶ Abschn. 38.7.1 und ▶ Abschn. 40.1).

▪▪ Behandelnde Ärzte, Krankenhäuser
Entscheidend bei der Erkennung von Rehabilitationsbedarfen sind die behandelnden Ärzte. Sie haben gemäß §§ 34f. SGB IX die Pflicht, ihre Patienten zu Möglichkeiten der Rehabilitation zu beraten. Einzelheiten sind in der Reha-Richtlinie des G-BA geregelt.

Eine zentrale Rolle spielen sie auch im Zusammenhang mit der Erkennung der Möglichkeiten für eine stufenweise Wiedereingliederung nach § 74 SGB V, 28 SGB IX ("Hamburger Modell"). Hier sind sie zwar nicht die einzigen Akteure, die Bedarfe erkennen können, aber gerade in einer Phase der Arbeitsunfähigkeit sind sie oft am nächsten am Patienten. Einzelheiten sind in der AU-Richtlinie des G-BA geregelt.

Die Krankenhäuser sind nach § 11 Abs. 4 SGB V und § 39 Abs. 1a SGB V zu einem Versorgungs- bzw. Entlassmanagement verpflichtet. Dabei haben sie auch auf Rehabilitationsbedarf zu achten. Einzelheiten hierzu finden sich im – am 1.10.2017 in Kraft getretenen – Rahmenvertrag Entlassmanagement (GKV-Spitzenverband 2017; vgl. hierzu auch Kraus 2017). Über § 40 Abs. 2 S. 4 iVm § 39 Abs. 1a SGB V analog ist das Entlassmanagement auch für Rehabilitationseinrichtungen verbindlich. Offen ist, ob bzw. inwieweit die Inhalte des o. g. Rahmenvertrags zum Entlassmanagement auch auf Rehabilitationseinrichtungen bzw. auf das allgemeine Versorgungsmanagement (vgl. hierzu auch BSG vom 17.11.2015, Az.: B 1 KR 20/15 R) übertragen werden können.

Betriebliche Akteure: Arbeitgeber, Betriebsärzte usw.

Ein Beispiel für die Rolle weiterer Akteure bei der Bedarfserkennung sind die gesetzlichen Pflichten der Akteure im betrieblichen Kontext. So können sich im Rahmen des Arbeitsschutzes (SGB VII) oder der betriebsärztlichen Versorgung Anlässe zur medizinischen Rehabilitation ergeben. Bei längerer Arbeitsunfähigkeit (> 6 Wochen in 12 Monaten) ist das Betriebliche Eingliederungsmanagement (BEM) nach § 167 Abs. 2 (§ 84 Abs. 2 SGB IX-alt) für den Arbeitgeber verpflichtend. Hierbei sind bei Bedarf auch weitere Stellen einzubeziehen. Ein Überblick über das BEM findet sich im ▶ Kap. 43 – Teilhabe am Arbeitsleben.

Andere Gesundheitsberufe und weitere Akteure

Eine ausdrückliche gesetzliche Grundlage für andere Gesundheitsberufe und weitere Akteure im Kontext der Bedarfserkennung ist § 32 Abs. 2 und 3 SGB IX. Danach haben die dort genannten Berufsgruppen bei Behinderungen auf Beratungsangebote zur Rehabilitation hinzuweisen. Entsprechende Konkretisierungen finden sich teilweise in berufsgruppenspezifischen Standards

bzw. Regelungen, die hier aus Platzgründen nicht vertieft werden können. In Sozialdiensten etwa, die aufgrund ihrer interdisziplinären Perspektive und ihrer ganzheitlichen Arbeitsweise bedeutsamer Kooperationspartner für die Rehabilitationsträger und alle am Rehabilitations- und Teilhabeprozess beteiligten Institutionen und Akteure sind, arbeiten qualifizierte, fachlich ausgebildete Mitarbeiter (z. B. Sozialarbeiter (▶ Kap. 30) und Psychologen (▶ Kap. 29)), die über fundierte Kenntnisse und Erfahrungen im Bereich der Rehabilitation und Teilhabe, des Sozialrechts sowie über Beratungskompetenz verfügen. Im Kontext der medizinischen Rehabilitation handelt es sich dabei vor allem um Sozialdienste in Krankenhäusern (zu den diesbezüglichen gesetzlichen Regelungen auf Landesebene, z. B. § 6 Abs. 1 Satz 2 HKHG – Hess.KrankenhausG, vgl. Welti/Fuchs, o. D.) oder auch Beratungsstellen im Gesundheitswesen (z. B. Beratungsstellen für behinderte und chronisch kranke Menschen, Krebsberatungsstellen, Suchtberatungsstellen oder auch sozialpsychiatrische Dienste). Sozialdienste im Kontext der Teilhabe am Leben in der Gemeinschaft sind indikations- und zielgruppenspezifische Beratungsstellen, die insbesondere von Kirchen, Kommunen, Wohlfahrtsverbänden oder Trägern der freien Jugendhilfe getragen werden oder diesen angeschlossen sind. Bei der Bedarfserkennung steht die Erhebung einer ausführlichen Sozial- und Berufsanamnese im Mittelpunkt. Im Rahmen der Bedarfsfeststellung trägt der Sozialdienst zu einer Ermittlung von relevanten Sachverhalten und Daten sowie einer prognostischen Aussage bei, die handlungsleitend für weitere Planungsschritte ist (weitere Einzelheiten hierzu in der Gemeinsamen Empfehlung "Sozialdienste" vom 20.06.2016).

Rehabilitationsträger

Trägerübergreifend: Die Bedarfserkennung ist eine zentrale Aufgabe der Rehabilitationsträger. Diese sind verpflichtet, geeignete Maßnahmen zur frühzeitigen Erkennung des Rehabilitationsbedarfes bereit zu halten und auf eine Antragstellung hinzuwirken (▶ Abschn. 18.1).

Bei jeder wegen einer Behinderung beantragten Sozialleistung muss der Rehabilitationsträger prüfen, ob Rehabilitationsleistungen bzw. Leistungen zur Teilhabe möglicherweise erfolgreich sein können (§ 9 SGB IX). Leistungen zur Teilhabe haben ausdrücklich Vorrang vor Renten- oder Pflegeleistungen.

Prävention (▶ Kap. 41) wiederum hat grundsätzlich Vorrang vor der Rehabilitation (§ 3 SGB IX). Einzelheiten zur Prävention sind in den Bundesrahmenempfehlungen der Nationalen Präventionskonferenz und in entsprechenden Empfehlungen auf Landesebene festgehalten. Die Bedarfserkennung wird unterstützt durch Informationsmaterialien der Rehabilitationsträger (§ 12 Abs. 1 SGB IX) und sogenannte „Ansprechstellen", die nach § 12 Abs. 2 SGB IX bei jedem Rehabilitationsträger einzurichten sind. In der Gemeinsamen Empfehlung „Reha-Prozess" (§ 10 und Anlage 1) finden sich konkrete Kriterien, anhand derer ein Rehabilitationsbedarf erkannt werden kann. Bedarfserkennung spielt auch noch während der Rehabilitation eine Rolle. Die Rehabilitationsträger müssen z. B. während einer medizinischen Rehabilitation prüfen, ob berufliche Rehabilitation (Leistungen zur Teilhabe am Arbeitsleben) erforderlich ist (§ 10 SGB IX). Praxisbezogene Einzelheiten finden sich in ▶ Kap. 18–21.

> **Neue Rechtslage durch das Bundesteilhabegesetz (BTHG):** Die bisherigen trägerübergreifenden Abstimmungen zur Bedarfserkennung, Zuständigkeitsklärung, Bedarfsermittlung und -feststellung sowie Leistungsdurchführung und Nachsorge, die in den Gemeinsamen Empfehlungen zur Zuständigkeitsklärung und „Reha-Prozess" beschrieben sind, bedürfen mit Inkrafttreten der Neuregelungen im Teil 1 SGB IX einer Überarbeitung, die im Frühjahr 2017 begonnen wurde. Voraussichtlich 2018 tritt eine entsprechende neue Gemeinsame Empfehlung in Kraft.

Eine weitere Möglichkeit für die DRV wie für andere Rehabilitationsträger (v. a. die UV), Präventions- und Rehabilitationsbedarfe zu identifizieren, ist, wenn sie in das Betriebliche Eingliederungsmanagement (BEM) nach § 167 Abs. 2 SGB IX eingebunden werden.

Nach dem neuen § 11 SGB IX sollen die Trägerbereiche Rentenversicherung, Arbeitsagenturen und Jobcenter zudem Kooperationsprojekte entwickeln, wie gemeinsam Erwerbsunfähigkeit verhindert werden kann. Dazu können sie auf Grundlage einer entsprechenden Verordnung des Bundesministeriums für Arbeit und Soziales auch Maßnahmen außerhalb des üblichen leistungsgesetzlichen Leistungsspektrums erbringen.

Trägerspezifisch: Ergänzend zu diesen trägerübergreifenden Grundlagen der Bedarfserkennung haben die einzelnen Rehabilitationsträger im Bereich der Bedarfserkennung teilweise weitere, unterschiedliche gesetzliche Aufgaben. Besonders umfassend sind die Aufgaben und angewandten Instrumente der **gesetzlichen Unfallversicherung** in diesem Bereich. Lediglich exemplarisch wird auf einschlägige Rechtsgrundlagen weiterer Träger eingegangen:

So erbringen die **gesetzlichen Krankenkassen** Leistungen zur Früherkennung (und Frühförderung, ▶ Abschn. 45.1), um eine drohende oder bereits eingetretene Behinderung bei Kindern (zwischen Geburt und Schuleintritt) zum frühestmöglichen Zeitpunkt erkennen zu helfen (§ 46 Abs. 2 SGB IX). Gesundheitsuntersuchungen nach § 25 SGB V dienen der Früherkennung von Krankheiten. Durch Leistungen zur betrieblichen Gesundheitsförderung nach § 20a SGB V sollen die gesundheitliche Situation (einschließlich Risiken und Potenzialen) erhoben, Vorschläge zu ihrer Verbesserung sowie zur Stärkung der gesundheitlichen Ressourcen und Fähigkeiten entwickelt und deren Umsetzung unterstützt werden (▶ Kap. 41).

Die **Träger der Rentenversicherung** sind gesetzlich verpflichtet, bei ihren Versicherten Interventionsbedarfe rechtzeitig zu identifizieren und die Betroffenen gezielt anzusprechen. Die Nutzung von Screeningverfahren auf Basis der bei der Rentenversicherung vorhandenen Daten ist z. B. ein Instrument, um Versicherte mit entsprechenden Bedarfen zu identifizieren und bei Bedarf auf eine Antragstellung hinzuwirken.

Darüber hinaus soll nach § 14 Abs. 3 SGB VI in Modellprojekten erprobt werden, ob es sinnvoll ist, dass die Träger der Rentenversicherung ihren Versicherten – ggf. in Zusammenarbeit mit anderen Rehabilitationsträgern – ab Vollendung des 45. Lebensjahres eine umfassende berufsbezogene Gesundheitsuntersuchung und darauf aufbauend eine Gefährdungs- und Potenzialanalyse anbieten, um dadurch spätere Leistungen zur Teilhabe zu vermeiden.

38.4.3 Einzelheiten zum Antrag, Antragsprinzip, Tätigwerden von Amts wegen

Für Rehabilitationsleistungen ist in aller Regel ein Antrag auf Rehabilitation erforderlich (vgl. § 19

S. 1 SGB IV) (▶ Abschn. 18.3). Nachstehend werden Besonderheiten in einzelnen Rehabilitationsträgerbereichen dargestellt.

▪▪ Gesetzliche Krankenversicherung

Für Rehabilitationsleistungen im Zuständigkeitsbereich der GKV sind Details des Verfahrens in der Reha-Richtlinie des G-BA geregelt. Danach kann der behandelnde Arzt medizinische Rehabilitation verordnen, wenn die GKV zuständig ist (Muster 61, Teil A). Kann er die Zuständigkeit nicht abschließend beurteilen, z. B. wegen der Klärung, welche Versicherungszeiten in der Rentenversicherung bestehen, teilt er dies der Krankenkasse mit, die sich dann zur Zuständigkeit und auch zur verordneten Rehabilitation äußert.

▪▪ Gesetzliche Rentenversicherung

Die Antragsformulare der Rentenversicherung sind auf den Internetseiten der jeweiligen Rentenversicherungsträger abrufbar (z. B. www.deutsche-rentenversicherung.de). Mit Blick auf das Antragsprinzip ist die Besonderheit zu beachten, dass ein Rehabilitationsantrag kraft Gesetzes in einen Rentenantrag umgedeutet werden kann, wenn Rehabilitationsmaßnahmen keine Aussichten auf Erfolg haben (§ 116 SGB VI).

▪▪ Gesetzliche Unfallversicherung

Die UV wird von Amts wegen tätig (§ 19 S. 2 SGB IV), eines Antrages bedarf es nicht.

▪▪ Bundesagentur für Arbeit

Leistungen zur Teilhabe am Arbeitsleben werden von den Agenturen für Arbeit grundsätzlich nur auf Antrag erbracht (§ 323 Abs. 1 SGB III).

▪▪ Integrationsämter

Anträge auf begleitende Hilfe im Arbeitsleben sind an das örtlich zuständige Integrationsamt zu richten (vgl. § 16 Abs. 1 S. 1 SGB I).

▪▪ Eingliederungshilfe

Eine Besonderheit des SGB XII ist der Kenntnisgrundsatz (▶ Abschn. 38.3.1). Danach setzt die Eingliederungshilfe ein bzw. wird der Träger, sobald sie (ggf. durch einen Dritten) Kenntnis vom Hilfebedarf erhält – sie wird von Amts wegen tätig.

❯ Dieses vom Antragsprinzip abweichende Prinzip gilt nur noch für die Leistungen zum Lebensunterhalt nach §§ 27ff. SGB XII. Für Grundsicherungsleistungen nach SGB II und SGB XII muss jeweils ein Antrag gestellt werden. Leistungen werden dann rückwirkend auf den 1. des Monats regelmäßig für ein Jahr bewilligt. Gesonderte Leistungen (etwa Bildungspaket) müssen auch gesondert beantragt werden.

▪▪ Jugendhilfe

Leistungen der öffentlichen Jugendhilfe setzen ein, wenn dem zuständigen JuH-Träger die Leistungsvoraussetzungen bekannt werden, der Bedarf von Amts wegen festgestellt worden ist und die eindeutige Willensbekundung des/der Personensorgeberechtigten vorliegt.

▪▪ Kriegsopferversorgung/-fürsorge

Medizinische Leistungen zur Rehabilitation werden auf Antrag (§ 1 Abs. 1 BVG) von den Versorgungsämtern und Landesversorgungsämtern als Teil der gesetzlich so bezeichneten „Heilbehandlung" erbracht (Kriegsopferversorgung), Leistungen zur Teilhabe am Arbeitsleben von Hauptfürsorgestellen oder den für den Wohnsitz zuständigen örtlichen Fürsorgestellen der Kreise oder der Gemeinden (Kriegsopferfürsorge). Eine Leistungserbringung von Amts wegen ist möglich (§ 18 Abs. 1 S.1 BVG).

38.4.4 Zuständigkeitsklärung: Festlegung des sogenannten „leistenden Trägers"

Wird ein Antrag gestellt oder liegen Erkenntnisse vor, die ein Tätigwerden von Amts wegen erfordern, ist eine **zügige Klärung** der Zuständigkeit für den Antragsteller und für alle anderen Beteiligten wichtig (▶ Abschn. 18.2). Das gilt gerade angesichts der komplexen rechtlichen Grundlagen und Zusammenhänge im Rehabilitationsrecht. Das Verfahren für die zügige Klärung der Zuständigkeit für Rehabilitationsleistungen ist in den §§ 14 – 23 SGB IX geregelt. Grundsätzlich gilt, dass die **Verantwortlichkeit gegenüber dem Antragsteller**, insbesondere für die Bedarfsfeststellung, nach § 14 SGB IX binnen 14 Tagen nach Antragseingang feststeht. Der insoweit verantwortliche Träger wird im Gesetz etwas missverständlich als „leistender Rehabilitationsträger" bezeichnet. Entweder ist dies derjenige, bei dem der Antrag gestellt wurde (erstangegangener Träger), oder dieser hat den Antrag binnen 14 Tagen an einen anderen Träger, den er für zuständig hält, weitergeleitet (zweitangegangener Träger). Der Zweitangegangene kann sich noch einmal mit einem weiteren Rehabilitationsträger darüber einigen, wer „leistender Träger" sein soll (sog. „Turboklärung", § 14 Abs. 3 SGB IX). Immer wenn nicht der Erstangegangene „leistender Rehabilitationsträger" bleibt, wird der Antragsteller informiert.

38.4.5 Bedarfsermittlung, Bedarfsfeststellung, Begutachtung, Teilhabeplanung

Bei Vorliegen eines Leistungsantrags sind die für die Antragsentscheidung relevanten Tatsachen vom jeweiligen Rehabilitationsträger aufzuklären (Amtsermittlungsgrundsatz, § 20 SGB X). Dieser Amtsermittlungsgrundsatz ist im Rehabilitationsrecht durch das SGB IX und die dazu vereinbarten gemeinsamen Empfehlungen in besonderer Weise konkretisiert worden.

Bedarfsermittlung und -feststellung

Danach umfasst die nach Antragstellung und Zuständigkeitsklärung einsetzende Bedarfsfeststellung (▶ Abschn. 18.4) die **umfassende** Feststellung des **individuellen** Teilhabebedarfs durch den leistenden Rehabilitationsträger (nach allen Rechtsgrundlagen, die in der konkreten Bedarfssituation in Betracht kommen; vgl. BSG v. 24.02.2016, Az.: B 8 SO 18/14 R). Der Bedarfsfeststellung (Ziel) hat eine entsprechende Bedarfsermittlung (Weg) vorauszugehen. Dies geschieht z. B. unter ggf. Einholen von bereits bestehenden Gutachten, Befundberichten oder sonstigen ärztlichen Unterlagen, Beauftragung eines Gutachtens bzw. einer gutachterlichen Stellungnahme oder die Durchführung eines Beratungsgesprächs. Über den von ihm festgestellten Bedarf an Leistungen zur Teilhabe informiert der Rehabilitationsträger den Menschen mit Behinderung oder drohender Behinderung. Die Ermittlung des Rehabilitationsbedarfs erfolgt unter Einsatz entsprechender Instrumente (systematischer Arbeitsprozesse und standardisierter Arbeitsmittel), überprüfbar und nach möglichst einheitlichen Maßstäben (§ 13 SGB IX). Einzelne Vorgaben dazu werden trägerübergreifend abgestimmt und voraussichtlich 2018 veröffentlicht.

> Der zuständige Träger musste nach der zum SGB IX bisheriger Fassung ergangenen Rechtsprechung alle „nach Lage der Dinge" in Betracht kommenden Leistungen prüfen und auch erbringen. Um zu vermeiden, dass bei trägerübergreifendem Rehabilitationsbedarf sachfremde Entscheidungen getroffen werden, ist ab 2018 im SGB IX geregelt, dass der „leistende Rehabilitationsträger" dann weitere Rehabilitationsträger bei der Feststellung des Rehabilitationsbedarfs und teilweise auch bei der Entscheidung über den Antrag mit einzubeziehen hat.

Der „leistende Träger" hat bei der Bedarfsermittlung und -feststellung (▶ Abschn. 18.4) ggf. **andere Träger zu beteiligen**, wenn der vorliegende Bedarf ganz oder teilweise außerhalb seiner Zuständigkeit liegt. Hierüber ist der Antragsteller gleichfalls zu informieren.

Beispiel: Beantragt sind neben medizinischer Rehabilitation auch Leistungen zur sozialen Teilhabe. Die DRV ist leistender Träger nach § 14 SGB IX. Sie kann medizinische Rehabilitation erbringen, müsste aber für die Leistungen die Eingliederungshilfe nach § 15 SGB IX mit einbeziehen.

Je nachdem, wie die Beteiligung anderer Rehabilitationsträger bei der Bedarfsfeststellung durch den leistenden Rehabilitationsträger erfolgt ist, sind die beteiligten Rehabilitationsträger auch für die rechtsverbindliche **Entscheidung über** einzelne der vom Antrag umfassten **Leistungen** zuständig:

- Kann der leistende Rehabilitationsträger für eine in Betracht kommende Rehabilitationsleistung von den gesetzlichen Voraussetzungen überhaupt wegen § 6 SGB IX nicht Rehabilitationsträger sein (vgl. obige Übersicht über mögliche Zuständigkeiten, Bsp: GKV bei Leistungen zur Teilhabe am Arbeitsleben), teilt er den Antrag insoweit auf (**Splitting**). Den gesplitteten Antragsteil, für den er nicht zuständig sein kann, leitet er an den seiner Auffassung nach zuständigen Rehabilitationsträger („Splitting-Adressat") weiter. Dann ist dieser „Splitting-Adressat" nicht nur für die entsprechende Bedarfsfeststellung, sondern auch für die Entscheidung über den Antragsteil zuständig. Der Antragsteller wird über das „Splitting" gesondert informiert.
- Erfolgt die Beteiligung anderer Rehabilitationsträger nur bezogen auf Bedarfe, für die

der leistende Rehabilitationsträger auch selbst zuständig sein kann, können diese nur unter bestimmten, in § 15 Abs. 3 SGB IX näher ausgeführten Voraussetzungen auch über die Leistung entscheiden. Die hierbei wesentlichste Voraussetzung ist, dass der Antragsteller nicht aus wichtigem Grund widerspricht. Das heißt, er ist jedenfalls über die entsprechende Einbindung weiterer Rehabilitationsträger informiert und kann eine Verschiebung der Entscheidungsverantwortung ggf. verhindern.

Teilhabeplanung

Bei Beteiligung anderer Rehabilitationsträger wird immer ein Teilhabeplan erstellt (▶ Abschn. 18.5). Verantwortlich dafür ist in aller Regel der leistende Rehabilitationsträger.

Beispiel: Ein Rentenversicherungsträger wird als leistender Träger nach § 14 SGB IX zuständig für einen Antrag auf medizinische Rehabilitation. Dieser Antrag enthält jedoch auch die Beantragung von Leistungen zur beruflichen Rehabilitation (LTA), für welche die Rentenversicherung zwar grundsätzlich zuständig sein kann, aber dies im vorliegenden Einzelfall nicht ist. Folglich ist der zuständige LTA-Träger (z. B. die BA) am Verfahren zu beteiligen. Die Rentenversicherung hat das Teilhabeplanverfahren durchzuführen und in diesem Rahmen die anderen Träger zu beteiligen. Kommen diese „beteiligten Träger" (hier die BA) ihren gesetzlichen Pflichten nicht nach, kann die Rentenversicherung einen Leistungsbescheid für LTA erteilen und sich die Kosten von der BA erstatten lassen (§ 16 SGB IX).

Das Teilhabeplanverfahren ist darauf ausgerichtet, sicherzustellen, dass die **beteiligten Rehabilitationsträger** im Benehmen miteinander und in Abstimmung mit den Leistungsberechtigten die nach dem individuellen Bedarf **voraussichtlich erforderlichen Leistungen** hinsichtlich Ziel, Art und Umfang funktionsbezogen feststellen und schriftlich so zusammenstellen, dass sie **nahtlos** ineinandergreifen. Die Teilhabeplanung bezieht sich also vor allem auf die Erstellung eines Teilhabeplans, ggf. einschließlich Durchführung einer Teilhabeplankonferenz (§ 20 SGB IX), und dessen Anpassung im Laufe des Verfahrens. Voraussetzung der Teilhabeplanung ist, dass Leistungen mehrerer Leistungsgruppen oder mehrerer Reha-

bilitationsträger erforderlich sind. Das gilt voraussichtlich auch in den Fällen, in denen nach Antragstellung Bedarfe für Leistungen erkannt werden, die nicht beantragt worden waren und deshalb ergänzende oder aber – bei späterer Erkennung entsprechender Bedarfe – gänzlich neue Leistungsanträge gestellt werden.

Verantwortlich ist grundsätzlich der nach § 14 SGB IX leistende Träger. Jedoch kann auch ein anderer Rehabilitationsträger diese Verantwortung übernehmen. Das ist insbesondere sinnvoll im Zuge einer Anpassung des Teilhabeplans oder wenn zeitlich nacheinander gelagerte Leistungen bei verschiedenen Rehabilitationsträgern vorgesehen sind.

Im Teilhabeplan sind die für die Entscheidungen der Rehabilitationsträger maßgeblichen Feststellungen zu dokumentieren, einzelne **zu dokumentierende Inhalte** sind im Gesetz aufgeführt (§ 19 Abs. 2 SGB IX), allerdings können auch weitere Inhalte sinnvoll sein (z. B. berufliche Anforderungen). Der Teilhabeplan wird Teil eines standardisierten Verwaltungsverfahrens und regelmäßiger Bestandteil der Aktenführung. Er ist selbst allerdings kein Verwaltungsakt, d. h., er kann nicht gesondert rechtlich überprüft werden. Eine rechtliche Überprüfung erfolgt im Zuge der Überprüfung entsprechender Leistungsbescheide und dürfte sich dann im Wesentlichen auf die dokumentierten Bedarfsfeststellungen fokussieren.

Einzelheiten zur Umsetzung der Teilhabeplanung, zur Teilhabeplankonferenz und zur Anpassung des Teilhabeplans sind in ▶ Kap. 18–21 ausgeführt.

Rechtliche Details im Verhältnis zwischen der für alle Rehabilitationsträger geltenden Teilhabeplanung und der Gesamtplanung nach Eingliederungshilferecht (künftig § 117 SGB IX) bedürfen noch der Klärung im Einzelnen. Ist der Träger der Eingliederungshilfe leistender Träger (vgl. ▶ Abschn. 38.4.4 und ▶ Kap. 18–21), verbindet er Teilhabeplanung und Gesamtplanung. Ist er nicht leistender Träger, aber von diesem bei der Bedarfsermittlung/-feststellung beteiligt worden, bietet er dem leistenden Träger an, das Verfahren durchzuführen (§ 119 Abs. 3 S. 2 SGB IX).

Begutachtung

Um einen bedarfsgerechten Zugang zu Leistungen zur Teilhabe zu gewährleisten, ist eine Beurteilung der bestehenden Teilhabebeeinträchtigungen von Menschen mit Behinderung oder drohender

Behinderung erforderlich. Sofern dem Rehabilitationsträger die zur Verfügung stehenden Informationen nicht ausreichen und zur Feststellung des Rehabilitationsbedarfs ein Gutachten erforderlich ist, ist gemäß § 17 SGB IX eine „umfassende **sozialmedizinische** und bei Bedarf auch **psychologische** Begutachtung" unter gemäß ICF „umfassender Berücksichtigung der Kontextfaktoren in Bezug auf Person und Umwelt" notwendig, um den betroffenen Menschen passende Leistungen zur Teilhabe anbieten zu können (Gemeinsame Empfehlung „Begutachtung", BAR 2016, Präambel, § 3 Abs. 3 S. 3). Bei Beteiligung **mehrerer Träger** informieren sich diese gegenseitig über die Erforderlichkeit eines Gutachtens und setzen sich über die Beauftragung ins Benehmen (§ 17 Abs. 3 SGB IX). Ist zur Bedarfsfeststellung ein Gutachten erstellt worden, sind die darin getroffenen Feststellungen zum Rehabilitationsbedarf in den Teilhabeplan nach § 19 SGB IX einzubeziehen und den **Entscheidungen** der Rehabilitationsträger **zugrunde zu legen** (§ 17 Abs. 3 S. 3 und 4 SGB IX). Trägerspezifisch sind die gesetzlichen Krankenkassen nach § 275 Abs. 1 Nr. 2 SGB V in den gesetzlich vorgesehenen Fällen oder bei entsprechendem Erfordernis verpflichtet, vor Entscheidung über einen Rehabilitationsantrag den MDK einzubeziehen. Ebenso können die Gesundheitsämter im Rahmen ihrer Aufgabenstellung auf Landesebene, so etwa der Kinder- und Jugendärztliche Dienst im Rahmen von Schuleingangsuntersuchungen, einen möglichen Rehabilitationsbedarf identifizieren. Hinsichtlich Leistungen zur Teilhabe am Arbeitsleben kann die BA von einem anderen Rehabilitationsträger in der Weise beteiligt werden, dass sie auf dessen Anforderung zu Notwendigkeit, Art und Umfang von Leistungen gutachterlich Stellung nimmt (§ 54 SGB IX) und damit zur Bedarfsfeststellung im jeweiligen Einzelfall beiträgt.

38.4.6 Wunsch- und Wahlrecht

Bei der Entscheidung über die Leistungen ist das Wunsch- und Wahlrecht der Rehabilitanden (§ 8 SGB IX) zu beachten. Demnach ist **berechtigten Wünschen** des Rehabilitanden zu entsprechen. Das Verhältnis dieses Rechts zum grundsätzlich bestehenden Auswahlermessen der Rehabilitationsträger und zum Wirtschaftlichkeitsgebot (§ 69 Abs. 2 SGB IV sowie z. B. § 12 SGB V) ist im Einzelnen umstritten bzw. spezialgesetzlich kon-

kretisiert. So hat das Bundessozialgericht unlängst entschieden, dass jedenfalls im Bereich der gesetzlichen Krankenversicherung der allgemeine Grundsatz der Wirtschaftlichkeit der Leistungserbringung (§ 12 SGB V) so weit reicht, dass grundsätzlich auch die Strukturen und Prozesse zur Steuerung des gesamten Leistungsgeschehens Vorrang haben sollen vor dem Wunsch- und Wahlrecht, sofern es gesetzlich nicht ausdrücklich anders geregelt ist (BSG, Urteil vom 07.05.2013, Az.: B 1 KR 53/12R). Der Gesetzgeber hat daraufhin in § 40 Abs. 2 S. 2 SGB V eine bessere Grundlage für kostenneutrale Berücksichtigung der Wünsche des Versicherten bei Auswahl einer Rehabilitationseinrichtung geschaffen. Generell gilt, dass die Prüfung angemessener Wünsche bei der Auswahl einer Leistung/Einrichtung in der Regel erst als zweite Stufe zum Tragen kommt. Zuvor ist auf einer ersten Stufe die (medizinische) **Eignung** einer oder mehrerer denkbarer Rehabilitationsleistung(en) bzw. -einrichtung(en) für die Erfüllung der gesetzlichen Leistungsziele im konkreten Einzelfall zu prüfen. Diese kann je nach individueller Situation sehr unterschiedlich zu bewerten sein. Besonderheiten, die den individuellen Einzelfall von anderen abheben, z. B. besondere Ernährungserfordernisse zusätzlich zur „eigentlichen" Rehabilitationsindikation, können den Kreis (medizinisch) geeigneter Leistungen/Einrichtungen bereits einengen, bevor sich die Frage einer Auswahl nach sonstigen persönlichen Präferenzen stellt. Solche Besonderheiten sollten im entsprechenden Antrag konkret benannt werden. Weiteres siehe ▶ Abschn. 21.3.

38.4.7 Leistungsbewilligung: Einzelheiten zu Ansprüchen und Ermessen

Das den einzelnen Rehabilitationsträgern grundsätzlich eingeräumte Ermessen bei der Auswahl und konkreten Ausgestaltung von Rehabilitationsleistungen (vgl. ▶ Abschn. 38.3.4) wird oft durch die einzelnen Leistungsgesetze und dazu ergangene untergesetzliche Vorschriften und Absprachen vorstrukturiert. Im Einzelnen gilt:

▪▪ Gesetzliche Krankenversicherung
Einzelheiten zur Ausübung des Auswahlermessens der GKV bei der Entscheidung über die konkrete Ausgestaltung sowie über die Dauer (in der Regel:

3 Wochen) und Häufigkeit von Leistungen zur medizinischen Rehabilitation sind in § 40 Abs. 3 SGB V geregelt.

§ 12 SGB V konkretisiert das allgemeine Gebot zur Wirksamkeit und Wirtschaftlichkeit. Nach § 40 Abs. 1 SGB V haben ambulante Rehabilitationsmaßnahmen Vorrang vor stationären Leistungen. Eine besondere Zielvorgabe für die medizinische Rehabilitation der GKV formuliert z. B. § 11 Abs. 2 SGB V (Vermeidung von Pflegebedürftigkeit). Den sog. „Mehrkostenvorbehalt", wenn der Patient eine nicht nach § 111 Abs. 2 SGB V vertraglich eingebundene Klinik wählt, regelt § 40 Abs. 2 S. 2 SGB V.

▪▪ Gesetzliche Rentenversicherung
Über Art, Dauer, Beginn, Umfang und Durchführung (das „Wie") der Rehabilitationsleistungen entscheidet die DRV gemäß § 13 Abs. 1 SGB VI nach pflichtgemäßem Ermessen. Dabei ist ausdrücklich insbesondere das SGB IX zu beachten (§ 15 SGB VI). Regelungen zu Häufigkeit und Dauer von medizinischer Rehabilitation (in der Regel: 3 Wochen) finden sich in § 12 Abs. 2 und § 15 Abs. 3 SGB VI. Sogenannte sonstige Leistungen nach § 31 SGB VI bewilligen die Rentenversicherungsträger als sog. Ermessensleistungen (in Abgrenzung zu sog. Pflicht- oder Anspruchsleistungen).

▪▪ Gesetzliche Unfallversicherung
Die UV muss anders als andere Trägerbereiche die Leistungen zur möglichst vollständigen Heilung/(Wieder-)Eingliederung des Versicherten ausdrücklich „mit allen geeigneten Mitteln" (§§ 26 Abs. 2, 34 Abs. 1 SGB VII) erbringen. Wirtschaftlichkeitsmaßstäbe sind demnach im Bereich der UV weniger streng auf den Kostenaspekt fokussiert als in anderen Trägerbereichen (vgl. aber § 69 Abs. 4 SGB IV).

▪▪ Bundesagentur für Arbeit
Bei Vorliegen der Voraussetzungen (▶ Abschn. 38.4.1) treffen die Agenturen für Arbeit die Leistungsentscheidung. Bei der Auswahl der Leistungen berücksichtigen sie Eignung, Neigung und bisherige Tätigkeit sowie Lage und Entwicklung auf dem Arbeitsmarkt (§ 112 Abs. 2 SGB III). Mit Blick auf den grundsätzlichen Vorrang der Vermittlung (§ 4 SGB III) ist zudem besonderes Augenmerk darauf zu richten, dass eine Leistung für eine dauerhafte Eingliederung erforderlich ist. Um

eine Ermessensleistung der aktiven Arbeitsförderung handelt es sich bei der Förderung von Arbeitsverhältnissen, über die die örtlichen Jobcenter nach SGB II sowohl dem Grunde nach als auch in Bezug auf Höhe und Dauer der Leistung im Rahmen der einschlägigen gesetzlichen Regelungen eigenständig und nach pflichtgemäßem Ermessen entscheiden.

▪▪ Integrationsämter
Einzelheiten zur Erbringung der begleitenden Hilfe nach § 185 Abs. 1 S. 1 Nr. 3 SGB IX ergeben sich insbesondere aus den §§ 14, 18 und 19–29 SchwbAV. Danach gehört die begleitende Hilfe zu den beiden vorrangigen Zwecken, zu denen die Mittel der Ausgleichsabgabe zu verwenden sind (§ 14 Abs. 2 SchwbAV). Die §§ 19–29 SchwbAV regeln einzelne Arten der begleitenden Hilfe, z. B. technische Arbeitshilfen (§ 19) oder Maßnahmen zur Erhaltung und Erweiterung beruflicher Kenntnisse (§ 24). Leistungen der begleitenden Hilfe sind Ermessensleistungen. Sie können als einmalige oder laufende Leistungen erbracht werden. Laufende Leistungen können in der Regel nur befristet erbracht werden. Leistungen können wiederholt erbracht werden (§ 18 Abs. 3 S. 3 SchwbAV). Die begleitende Hilfe wird in enger Zusammenarbeit mit den Rehabilitationsträgern, v. a. der BA, durchgeführt, vgl. § 184 SGB IX. Zur Zuständigkeitsabgrenzung zu den Rehabilitationsträgern vgl. ▶ Abschn. 38.4.1.

▪▪ Eingliederungshilfe
Die nach § 54 SGB XII (§§ 90–116 SGB IX-2020) als Eingliederungshilfe zu erbringenden Leistungen zur medizinischen Rehabilitation und zur Teilhabe am Arbeitsleben entsprechen jeweils grundsätzlich den Rehabilitationsleistungen der gesetzlichen Krankenversicherung oder der Bundesagentur für Arbeit (§ 54 Abs. 1 S. 2 SGB XII). Sozialhilfe nach SGB XII ist bislang schon dann zu leisten, wenn die vorrangigen Ansprüche gegen Dritte, auch gegen Sozialleistungsträger, im Moment des aktuellen Bedarfs nicht realisierbar sind. Generell gilt, dass bei fehlender wirtschaftlicher Leistungsfähigkeit das verfassungsrechtlich gebotene Existenzminimum, soweit es – z. B. nach Krankenversicherungs- oder Rentenversicherungsrecht – nicht durch das SGB V bzw. SGB VI abgedeckt ist, im Rahmen des SGB II und SGB XII gewährleistet werden muss.

▪ ▪ Jugendhilfe

Leistungsberechtigten (seelisch behinderten oder von solcher Behinderung bedrohten Kindern und Jugendlichen) gewähren die Träger der öffentlichen Jugendhilfe Leistungen der Eingliederungshilfe nach § 35a SGB VIII i. V. m. § 54 SGB XII. Die einzelnen Jugendämter entscheiden vor dem Hintergrund ihrer organisatorischen Aufstellung grundsätzlich eigenständig über die Ausgestaltung der gesetzlichen Regelungen, d. h. auch über Einzelheiten der konkreten Leistungen.

▪ ▪ Kriegsopferversorgung/-fürsorge

Leistungen der Kriegsopferversorgung im Rahmen des sozialen Entschädigungsrechts richten sich nach den §§ 11–24 BVG, hinsichtlich ergänzender Leistungen nach dem SGB IX (vgl. § 11 Abs. 5 BVG). Leistungen der Kriegsopferfürsorge, §§ 25ff. BVG, entsprechen denen der übrigen Träger von Leistungen zur Teilhabe am Arbeitsleben.

38.4.8 Was passiert bei Störungen (Untätigkeit, unberechtigte Ablehnung)?

Fristverstoß, Genehmigungsfiktion, Ersatzbeschaffung

Der leistende Rehabilitationsträger hat im Normalfall 3 Wochen nach Antragseingang bei ihm zu entscheiden (§ 14 Abs. 2 S. 2 SGB IX), bei Begutachtung wird die Entscheidung binnen 2 Wochen nach Vorliegen des Gutachtens getroffen (§ 14 Abs. 2 S. 3 SGB IX), das Gutachten ist binnen 2 Wochen nach Beauftragung zu erstellen (§ 17 Abs. 2 S. 1 SGB IX).

Wurde ein Antrag auf Rehabilitationsleistungen gestellt, hat der leistende Rehabilitationsträger darüber spätestens binnen 2 Monaten nach Antragseingang zu entscheiden. Kann er über den Antrag nicht innerhalb dieser Frist entscheiden, ist der Träger verpflichtet, dem Leistungsberechtigten vor Ablauf der Frist die Gründe hierfür schriftlich mitzuteilen. Der Rehabilitationsträger muss in seiner begründeten Mitteilung genau festlegen, bis wann über den Antrag entschieden wird. Eine Fristverlängerung ist nur unter bestimmten Umständen in folgenden Umfängen möglich:

— um bis zu 2 Wochen zur Beauftragung eines Sachverständigen für die Begutachtung infolge einer nachweislich beschränkten Verfügbarkeit geeigneter Sachverständiger

— um bis zu 4 Wochen, soweit von dem Sachverständigen die Notwendigkeit für einen solchen Zeitraum der Begutachtung schriftlich bestätigt wurde und

— für die Dauer einer fehlenden Mitwirkung der Leistungsberechtigten, wenn und soweit den Leistungsberechtigten nach § 66 Abs. 3 des SGB I schriftlich eine angemessene Frist zur Mitwirkung gesetzt wurde.

Erfolgt keine begründete Mitteilung oder ist der in der Mitteilung bestimmte Zeitpunkt der Entscheidung über den Antrag ohne weitere begründete Mitteilung des Rehabilitationsträgers abgelaufen, gilt die Leistung als genehmigt („Genehmigungsfiktion", § 18 Abs. 3 SGB IX). Die leistungsberechtigte Person hat dann die Möglichkeit, sich die Leistung selbst zu beschaffen. Der leistende Rehabilitationsträger ist dann zur Erstattung der Aufwendungen verpflichtet. Ein Kostenerstattungsanspruch besteht allerdings nicht, wenn der Antragsteller wusste oder grob fahrlässig nicht wusste, dass er auf die Leistung keinen Anspruch hat.

❯ Die Regelungen zur Genehmigungsfiktion gelten nicht gegenüber der Jugendhilfe, der Eingliederungshilfe und der Kriegsopferversorgung/-fürsorge (§ 18 Abs. 7 SGB IX).

Ein Recht auf Selbstbeschaffung besteht auch dann, wenn eine dringende („unaufschiebbare") Leistung nicht rechtzeitig erbracht oder eine Leistung unberechtigterweise abgelehnt wird, allerdings nur in den Fällen, in denen die Leistung auch notwendig war (§ 18 Abs. 6 SGB IX). Anders als die Genehmigungsfiktion nach Fristablauf (s. oben) gilt diese Regelung gegenüber allen Rehabilitationsträgern. Der Anspruch auf Kostenerstattung richtet sich hier gegen den für die Entscheidung über die konkrete Leistung verantwortlichen Träger. Wie oben dargestellt, können dies ggf. verschiedene Träger sein, z. B. wenn der ursprüngliche Rehabilitationsantrag nach § 15 Abs. 1 SGB IX „gesplittet" wurde.

Widerspruch und Klage

Werden Leistungen ganz oder teilweise abgelehnt, so kann diese Entscheidung (Verwaltungsakt/Bescheid) mittels Widerspruchs in einem Widerspruchsverfahren überprüft werden. Widerspruchsbehörde ist hier grundsätzlich die nächsthöhere (gegenüber der Ausgangsbehörde vorgesetzte) Behörde (§ 73 Abs. 1 VwGO bzw. § 85

Abs. 1 SGG). Ein solches Widerspruchsverfahren (oder auch: Vorverfahren) gibt es insbesondere in Angelegenheiten der Kranken-, Pflege-, Renten-, Unfallversicherung, der Arbeitsförderung und im sozialen Entschädigungsrecht. Hierfür sind in der Regel Widerspruchsfristen von 4 Wochen zu beachten, die grundsätzlich mit Eingang des Bescheids beginnen.

Hilft die Widerspruchsbehörde dem Widerspruch nicht ab, ergeht ein Widerspruchsbescheid; dieser muss begründet, mit einer Rechtsbehelfsbelehrung versehen und zugestellt werden (§ 73 Abs. 3 VwGO bzw. § 85 Abs. 3 SGG). Den Widerspruchsbescheid nach § 73 VwGO erlässt bei Verwaltungsakten der Integrationsämter und bei Verwaltungsakten der örtlichen Fürsorgestellen (§ 190 Abs. 2 SGB IX) der Widerspruchsausschuss beim Integrationsamt (§ 202 SGB IX). Den Widerspruchsbescheid nach § 85 SGG erlässt – bei Verwaltungsakten der BA aufgrund dieses Teils – der Widerspruchsausschuss der BA (§ 201 SGB IX).

Hat der Widerspruch keinen Erfolg (Zurückweisung von der Widerspruchsstelle), kann im Klagewege Rechtsschutz mit Hilfe der Sozialgerichte in Anspruch genommen werden. Abweichend davon werden Rechtsstreitigkeiten betr. öffentliche Jugendhilfe, Kriegsopferfürsorge und Kündigungsschutz schwerbehinderter Menschen von den Verwaltungsgerichten entschieden.

Sofern es dem Kläger aus Zeitgründen unzumutbar ist, seinen Anspruch in einem regulären Klageverfahren (Hauptsacheverfahren) zu verfolgen, kann er – je nach Rechtsschutzziel – gemäß § 80 Abs. 5 oder § 123 VwGO bzw. §§ 86a, 86b SGG einstweiligen Rechtsschutz in Anspruch nehmen (Ausfluss der Rechtsschutzgarantie des Art. 19 Abs. 4 GG). Hat der Widerspruch oder die Klage gegen den betreffenden Verwaltungsakt keine aufschiebende Wirkung oder hat die Behörde die sofortige Vollziehung angeordnet, ist Rechtsschutzziel die Aussetzung der Vollziehung. Der Antrag an die Behörde oder das Gericht ist sodann darauf gerichtet, die aufschiebende Wirkung des Widerspruchs oder der Klage wiederherzustellen bzw. anzuordnen.

❯❯ Für förmliche Rechtsbehelfe gegen Verwaltungsakte gelten, wenn der Sozialrechtsweg gegeben ist, das Sozialgerichtsgesetz (SGG), wenn der Verwaltungsrechtsweg gegeben ist, die Verwaltungsgerichtsordnung (VwGO) und die zugehörigen Ausführungsbestimmungen, im Übrigen die Vorschriften des SGB X (§ 62 SGB X).

38.5 Rechtliche Aspekte im Reha-Prozess – In der Rehabilitation

38.5.1 Leistungsinhalte, Rechtsverhältnis zwischen Leistungserbringer und Leistungsberechtigtem

Der Leistungsberechtigte, hier Rehabilitand, hat gegen den zuständigen Leistungsträger (z. B. die gesetzliche Krankenkasse) einen Anspruch auf eine **Sachleistung** (z. B. Leistung zur medizinischen Rehabilitation). Der Leistungsträger erbringt die Leistung nicht selbst, sondern lässt diese durch einen Leistungserbringer durchführen, mit dem er einen entsprechenden **Vertrag** geschlossen hat (sog. sozialrechtliches Dreiecksverhältnis, ▶ Abschn. 38.3.3). Es bestehen jeweils unterschiedliche Rechtsbeziehungen: zwischen Leistungsberechtigtem und Leistungserbringer ein privatrechtlicher Vertrag, zwischen Leistungsberechtigtem und Leistungsträger ein öffentlich-rechtliches Verhältnis und zwischen Leistungsträger und Leistungserbringer ein öffentlich-rechtlicher Vertrag.

Die unter den Rehabilitationsträgern oder im Verhältnis zwischen Leistungserbringer und Rehabilitationsträger ausgehandelten **inhaltlichen Maßstäbe** (vgl. ▶ Abschn. 38.1.4 und 38.4.7) wirken dabei ebenso wie die gesetzlich verankerten Maßstäbe auf das Verhältnis zwischen Leistungsberechtigtem und Leistungserbringer ein. Der Leistungsberechtigte hat gegenüber dem Rehabilitationsträger einen Anspruch auf eine diesen Maßstäben entsprechende Leistung. (Beispiel: die indikationsspezifischen trägerübergreifenden Rahmenempfehlungen zur ambulanten medizinischen Rehabilitation). Ergänzend zu solchen trägerübergreifenden Maßstäben gelten trägerspezifische Anforderungen. Für die medizinische Rehabilitation durch Leistungserbringer zulasten eines Rentenversicherungsträgers kann z. B. das – nicht unmittelbar verbindliche – „Rahmenkonzept zur medizinischen Rehabilitation in der gesetzlichen Rentenversicherung" zugrunde gelegt werden. Auch in der Unfallversicherung bestehen in verschiedenen Bereichen entwickelte spezifische Vorgaben zu den Inhalten der Rehabilitation bzw. damit zusammenhängenden Leistungsbereichen, z. B. die Gemeinsamen Richtlinien über die Hilfsmittelversorgung. Ähnliche Vorgaben bestehen für die anderen Rehabilitationsträgerbereiche. Die Leistungserbringung hat grundsätzlich **barrierefrei** zu erfolgen, §§ 17 Abs. 1 Nr. 4 SGB I. Wie sich diese Vorgaben konkret im unmittelbaren Rechtsverhältnis zwischen Leistungsberechtigtem und Leistungserbringer auswirken, ist allerdings noch nicht im Detail gesetzlich oder gerichtlich geklärt.

Grundsätzlich keine Frage im Rechtsverhältnis zwischen Leistungsberechtigtem und Rehabilitationseinrichtungen sind **Fahrtkosten**. Erforderliche Fahrten zum Rehabilitationsort bzw. Ort der Leistungserbringung sind grundsätzlich vom Rehabilitationsträger zu gewährleisten (▶ Abschn. 38.5.3 und ▶ Kap. 46).

Die Rehabilitationseinrichtung wiederum hat jedenfalls die **Sicherheit** des Leistungsberechtigten zu gewährleisten. In Einrichtungen der beruflichen Rehabilitation nach § 51 SGB IX ist eine Vertretung der Teilnehmenden und deren angemessene Mitwirkung an der Leistungsgestaltung vorgesehen.

38.5.2 Rechtsverhältnis zwischen Leistungsberechtigtem und Rehabilitationsträger

Der Leistungsberechtigte hat gegenüber dem Rehabilitationsträger einen Anspruch auf Verschaffung der Leistung (Sachleistungsprinzip, siehe oben). Nur im Ausnahmefall ist auf Kostenerstattung zurückzugreifen (z. B. bei selbstbeschafften Leistungen wegen unzureichend begründeter Verspätung von Leistungsentscheidungen nach § 18 SGB IX, vgl. ▶ Abschn. 38.4.8). Gegenüber dem Rehabilitationsträger besteht insbesondere ein Anspruch auf eine dem Stand der Erkenntnisse entsprechende Rehabilitationsleistung. Hierfür haben die Rehabilitationsträger eine Vielzahl von trägerübergreifenden und trägerspezifischen Standards entwickelt (▶ Abschn. 38.1.5). Ein im Verhältnis zum Leistungsträger für den Leistungsberechtigten oft relevantes Thema sind die z. T. bestehenden **Zuzahlungspflichten**:

▪▪ Gesetzliche Krankenversicherung
Das Leistungsrecht der gesetzlichen Krankenversicherung sieht zahlreiche Leistungsausschlüsse und -beschränkungen sowie Zuzahlungen vor, die

ihre gesetzliche Begründung in der Eigenverantwortung der Versicherten sieht. Die Zuzahlungspflicht und deren Umfang ergeben sich im Einzelnen aus §§ 40 Abs. 5 – 7 sowie 61, 62 SGB V.

▪▪ Gesetzliche Rentenversicherung
Die Zuzahlung richtet sich hier nach § 32 SGB VI und den von der DRV verabschiedeten Zuzahlungsrichtlinien (Richtlinien über die Befreiung von der Zuzahlung bei Leistungen zur medizinischen Rehabilitation und sonstigen Leistungen zur Teilhabe). Die einer Anschlussrehabilitation (▶ Glossar) vorhergehenden Zeiten des Aufenthalts im Krankenhaus sind übrigens auch dann im Rahmen der Regelung des § 32 Abs. 1 S. 3 SGB VI auf die in § 32 Abs. 1 S. 2 SGB VI vorgesehene Dauer der Zuzahlung für längstens 14 Tage anzurechnen, wenn der Rehabilitand wegen des Erreichens der Belastungsgrenze nach § 62 Abs. 1 SGB V oder wegen einer an die Krankenkasse geleisteten (Zuzahlungs-)Vorauszahlung in Höhe des Betrages nach § 62 Abs. 1 SGB V von der Zuzahlung für den Krankenhausaufenthalt befreit war.

▪▪ Gesetzliche Unfallversicherung
Eine Zuzahlung ist im Bereich der UV nicht vorgesehen.

▪▪ Jugendhilfe
Sobald seelisch behinderte Kinder und Jugendliche eine stationäre Eingliederungshilfe erhalten (§ 35a SGB VIII), müssen die Eltern an das Jugendamt einen Kostenbeitrag leisten (§§ 91ff. SGB VIII). Dessen Höhe ist einkommensabhängig. Einzelheiten regelt die sog. Kostenbeitragsverordnung.

▪▪ Eingliederungshilfe
Für stationäre Hilfen nach dem SGB XII werden die Eltern volljähriger Kinder zu einem Kostenbeitrag nicht herangezogen. Sie bleiben zwar unterhaltspflichtig. Der Unterhaltsanspruch eines Hilfeempfängers geht grundsätzlich auf den Träger der Sozialhilfe über und kann von diesem eigenständig geltend gemacht werden. Hier greift aber zugunsten der Eltern eine Besonderheit: Denn der Unterhaltsanspruch einer volljährigen unterhaltsberechtigten Person, die behindert ist, gegenüber ihren Eltern wegen Leistungen der Eingliederungshilfe geht nur in Höhe von bis zu 26 Euro monatlich über (vgl. SG Detmold v. 26.06.2008 - S 6 SO 172/06).

■■ **Kriegsopferversorgung/-fürsorge**

Die Versorgungsberechtigten dürfen infolge der Schädigung (hier GdS: Grad der Schädigungsfolgen) bzw. die Hinterbliebenen infolge des Verlustes des Versorgers/der Versorgerin nicht in der Lage sein, ihren sich aus der Schädigung ergebenden individuellen Bedarf aus ihrem Einkommen und Vermögen und den übrigen Versorgungsleistungen nach dem BVG zu decken. Für die Leistung eines ausschließlich wegen einer Schädigung bestehenden Bedarfs ist das Einkommen und Vermögen nicht einzusetzen. Im Übrigen gehen Ansprüche gegen eine Krankenkasse oder im Rahmen der Heil- und Krankenbehandlung der Krankenhilfe nach BVG (§ 26b) vor.

38.5.3 Vertiefung: rechtliche Grundlagen ergänzender und unterhaltssichernder Leistungen

Ergänzende und unterhaltssichernde Leistungen (vgl. ▶ Kap. 46) werden bei Leistungen zur medizinischen Rehabilitation und zur Teilhabe am Arbeitsleben erbracht (§§ 64ff. SGB IX). Diese Leistungen sind in der Regel akzessorisch zur Hauptleistung (z. B. bei Leistungen zur medizinischen Rehabilitation) zu erbringen. Das heißt, dass sie nur erbracht werden können, wenn sie im engen Zusammenhang mit einer Hauptleistung stehen.

Die Unterhaltssicherung im Falle von Krankheit erfolgt bei krankheitsbedingter Arbeitsunfähigkeit in einem Arbeitsverhältnis zunächst im Wege der **Entgeltfortzahlung** durch den Arbeitgeber nach § 3 Entgeltfortzahlungsgesetz (EntgFG). Diese ist grundsätzlich beschränkt auf einen Zeitraum von 6 Wochen pro Jahr wegen derselben Erkrankung. **Nach Ablauf dieser 6 Wochen** springt die Krankenversicherung mit Krankengeld nach §§ 44ff. SGB V ein. Dieses wird für maximal 78 Wochen gezahlt. Bei Arbeitsunfällen oder Berufskrankheiten erbringt die Unfallversicherung Verletztengeld nach §§ 45ff. SGB VII, ebenfalls begrenzt auf 78 Wochen. Auch während Rehabilitationsmaßnahmen werden Leistungen zur Unterhaltssicherung erbracht. Je nach verantwortlichem Rehabilitationsträger und Art der Leistung sind dies Krankengeld, Verletztengeld oder Übergangsgeld. Kann ein Rehabilitand allein aus gesundheitlichen Gründen an einer beruflichen Rehabilitationsleistung vorübergehend nicht teilnehmen, wird das Übergangsgeld bis zu 6 Wochen weitergezahlt. Dies entspricht der Entgeltfortzahlung für Arbeitnehmer (hierzu Rehabilitations-Tipp berufliche Rehabilitation bei der Deutschen Rentenversicherung im ▶ Internet). Zu Einzelheiten bei unterhaltssichernden und anderen ergänzenden Leistungen vgl. §§ 64–74 SGB IX.

Für **weitere ergänzende Leistungen** gelten im Einzelnen:

■■ **Gesetzliche Krankenversicherung**

Hier bestehen strenge Voraussetzungen für die Erstattung von Reise- bzw. Fahrkosten (§ 60 SGB V). Eine Kostenübernahme durch die gesetzliche Krankenkasse erfolgt nur, wenn die Fahrkosten aus zwingenden medizinischen Gründen notwendig sind. Fahrkosten zu ambulanten Behandlungen werden von den Krankenkassen nur in „besonderen Ausnahmefällen", die der G-BA in Richtlinien (nach § 92 Abs. 1 S. 2 Nr. 12 SGB V) festgelegt hat, übernommen. Besonderheiten zur Erbringung von Haushaltshilfe bestehen nach § 38 SGB V; pro Kalendertag der Leistungsinanspruchnahme wird nach § 38 Abs. 5 i. V. m. § 61 S. 1 u. 2 SGB V ein Zuzahlungsbetrag erhoben (max. 10 Euro/Tag). Ergänzende Leistungen zur Rehabilitation sind daneben auch sozialmedizinische Nachsorgemaßnahmen nach § 43 Abs. 2 SGB V für chronisch kranke oder schwerstkranke Kinder und Jugendliche bis – regelmäßig – unter 14 Jahren. Vorgaben zu den unterhaltssichernden Leistungen (Krankengeld) sind in den §§ 44ff. SGB V enthalten.

■■ **Gesetzliche Rentenversicherung**

Das SGB VI enthält in § 28 eine generelle Verweisung auf die Bestimmungen des SGB IX. Spezifische Regelungen zum Übergangsgeld enthalten §§ 20 u. 21 SGB VI. Nähere Festlegungen hat die RV im „Rundschreiben über die Erstattung von Reisekosten" (Stand: Januar 2017) getroffen. Für Kinder mit Behinderungen kann vom Rentenversicherungsträger Haushaltshilfe erbracht werden, wenn die Behinderung bis zur Vollendung des 18. Lebensjahres, bei Schul- oder Berufsausbildung bis zur Vollendung des 27. Lebensjahres, eingetreten ist. Statt eine Haushaltshilfe zu bezahlen, kann der Rentenversicherungsträger unter bestimmten Voraussetzungen aber auch die Kosten für die Unterbringung des Kindes in der Rehabilitationseinrichtung oder in einer anderen Unterkunft übernehmen.

▪▪ Gesetzliche Unfallversicherung

Spezifische Regelungen zu den Reisekosten im Bereich der UV enthält § 43 Abs. 2 – 5 SGB VII, spezifische Regelungen zum Verletztengeld finden sich in §§ 45ff., 52 und 55a SGB VII. Hinsichtlich Haushaltshilfe verweist § 39 Abs. 1 SGB VII auf die entsprechende Bestimmung im SGB IX, weitergehende Möglichkeiten zur Unterstützung werden in § 39 Abs. 2 SGB VII zum Ausgleich besonderer Härten eingeräumt. Nähere Festlegungen zu den Reisekosten enthalten die gemeinsamen Richtlinien der Verbände der Unfallversicherungsträger gem. § 43 Abs. 5 SGB VII.

▪▪ Bundesagentur für Arbeit

Teilnehmern an einer Maßnahme der Berufsausbildung, der Berufsvorbereitung einschließlich einer wegen der Behinderung erforderlichen Grundausbildung, der individuellen betrieblichen Qualifizierung im Rahmen der Unterstützten Beschäftigung nach § 55 SGB IX oder an einer Maßnahme der beruflichen Weiterbildung gewährt die BA nach § 119 SGB III Übergangsgeld und Ausbildungsgeld nach § 122 SGB III, wenn Übergangsgeld nicht gezahlt werden kann.

▪▪ Integrationsämter

Im Rahmen seiner Zuständigkeit für die begleitende Hilfe kann das Integrationsamt aus den ihm zur Verfügung stehenden Mitteln auch Geldleistungen an schwerbehinderte Menschen zum Erreichen des Arbeitsplatzes erbringen (§ 185 Abs. 3 S. 1 Nr. 1b SGB IX). Förderfähig sind ansonsten Fahrtkosten, wenn wegen der Behinderung keine näher gelegene Fortbildungsmaßnahme besteht, sowie Kosten für behinderungsbedingt erforderliche Unterbringung, z. B. in einem Internat (vgl. ZB 1/2009).

▪▪ Eingliederungshilfe und Jugendhilfe

Diese erbringen keine unterhaltssichernden oder anderen ergänzenden Leistungen als Leistungen zur Teilhabe, auch nicht, sofern sie im Rahmen ihrer nachrangigen Zuständigkeit für Leistungen zur medizinischen Rehabilitation oder Leistungen zur Teilhabe am Arbeitsleben zuständig sind.

▪▪ Kriegsopferversorgung und -fürsorge

Ergänzend zu Leistungen zur Teilhabe am Arbeitsleben (einschl. der Leistungen im Eingangsverfahren und im Berufsbildungsbereich einer WfbM) erbringen die Träger der Kriegs-opferfürsorge nach § 26 Abs. 4 BVG unterhaltssichernde und andere ergänzende Leistungen, Übergangsgeld und Unterhaltsbeihilfe nach Maßgabe des § 26a (Abs. 3) BVG. Kommen neben Leistungen nach § 26 BVG weitere Hilfen der Kriegsopferfürsorge in Betracht, gelten geleistetes Übergangsgeld und Unterhaltsbeihilfe als Einkommen (§ 26a Abs. 4 BVG).

38.5.4   Rechtsverhältnis zwischen Leistungserbringer und Rehabilitationsträger

Allgemeine Grundsätze zur Ausgestaltung der Leistungserbringung und des Verhältnisses zwischen Rehabilitationsträger und Leistungserbringer sind in den §§ 36ff. SGB IX geregelt. Hervorzuheben ist der Grundsatz der Auswahl der am besten **geeigneten Dienste** durch die Rehabilitationsträger bei gleichzeitiger Wahrung der **Infrastrukturverantwortung**. Ab 01.01.2018 entfällt die trägerübergreifende ausdrückliche Differenzierung zwischen ambulanter und (teil-)stationärer Leistungserbringung. Mindestanforderungen an die Verträge zwischen Rehabilitationsträger und Leistungserbringer bestehen insbesondere in Bezug auf die Ausführung der Leistungen, das beteiligte Personal und die begleitenden Fachdienste (§ 38). Die Leistungserbringer haben die Vorgaben zur **Qualitätssicherung** und zum internen Qualitätsmanagement einzuhalten (§ 37). Für den Bereich der medizinischen Rehabilitation von besonderer Bedeutung ist die nach § 37 Abs. 2 bestehende Pflicht stationärer Einrichtungen zur medizinischen Rehabilitation, ein Qualitätsmanagementverfahren einzuführen und sich auf der Grundlage zertifizieren zu lassen. Stationäre medizinische Rehabilitationseinrichtungen sind nur dann als geeignet anzusehen, wenn sie zertifiziert sind (§ 37 Abs. 3 S. 3 SGB IX). Für die konkrete Ausgestaltung der Leistungserbringung haben die Rehabilitationsträger trägerübergreifend verschiedene Rahmenanforderungen abgestimmt. Diese sind teils in gesetzlich ausdrücklich vorgeschriebenen Gemeinsamen Empfehlungen verankert (z. B. zu Einrichtungen der beruflichen Rehabilitation nach § 35 SGB IX-alt), teils in anderen trägerübergreifenden Abstimmungsformaten wie z. B. Rahmenempfehlungen zur ambulanten Rehabilitation.

Umstritten im Bereich der Rehabilitation ist die Notwendigkeit einer Anwendung des Vergaberechts (insbesondere nach GWB und VergabeVO) für die Gewährleistung von Rehabilitationsleistungen durch entsprechende Verträge mit Leistungserbringern. Das betrifft insbesondere die Auswahl der Leistungserbringer. Die Bundesagentur wendet Vergaberecht bereits seit mehreren Jahren an. Teilweise wird die Anwendung von Vergaberecht im engeren Sinne ausgeschlossen und postuliert, es handele sich in der Regel um sog. „open house"-Ausschreibungen mit im Vergleich gelockerten Verfahrensanforderungen. Durch eine Novellierung des Vergaberechts im Jahr 2016 sind im Einklang mit den europarechtlichen Rahmenbedingungen die Möglichkeiten verbessert worden, im Rahmen des Vergaberechts auf soziale Dienstleistungen qualitativen Aspekten bei der Zuschlagserteilung ein höheres Gewicht einzuräumen, als dies bisher der Fall war. Das hatte mitunter zu Kritik an den Zuschlagsentscheidungen geführt. Nach den Rechtsänderungen wird eine Umstellung auf Vergaberecht auch in anderen Rehabilitationsträgerbereichen geprüft bzw. angebahnt.

Die **Vergütung** von Rehabilitationsleistungen wird in den jeweiligen Verträgen zwischen Rehabilitationsträgern und Leistungserbringern festgelegt. Soweit Vergaberecht Anwendung findet, wird die Vergütungshöhe maßgeblich durch das Ausschreibungsverfahren mit bestimmt. Im Übrigen besteht Spielraum für Verhandlungen zwischen der jeweiligen Einrichtung und dem jeweils die Leistungen in Anspruch nehmenden Rehabilitationsträger. Dabei haben die Rehabilitationsträger neben der Qualität der Leistungen vor allem das Wirtschaftlichkeitsgebot zu beachten. Insoweit darf ab 01.01.2018 die – auf Verlangen nachzuweisende – Zahlung tarifvertraglicher Löhne nicht mehr als unwirtschaftlich abgelehnt werden (§ 37 Abs. 2 SGB IX).

Im Einzelnen gilt:

■■ Gesetzliche Krankenversicherung

Im Bereich der gesetzlichen Krankenversicherung regeln insbesondere § 107 Abs. 2 SGB V und § 111 SGB V Besonderheiten im Verhältnis der GKV zu den einzelnen Anbietern stationärer Rehabilitationsleistungen. Sie werden z. B. durch das QS-Reha-Verfahren auf Grundlage von § 37 SGB IX, §§ 135a, 137, 137d SGB V in der Praxis umgesetzt. Unter anderem sind Rehabilitationseinrichtungen aufgefordert, den Krankenkassen wie auch weiteren Rehabilitationsträgern mitzuteilen, wenn während der Leistung zur medizinischen Rehabilitation erkennbar wird, dass der bisherige Arbeitsplatz gefährdet ist (s. hierzu unter § 10 Anm. 2 des „Gemeinsamen Rundschreibens zur Teilhabe und Rehabilitation behinderter Menschen" des GKV-Spitzenverbandes i. d. F. vom 02.05.2017).

■■ Gesetzliche Rentenversicherung

Innerhalb der Deutschen Rentenversicherung und im Verhältnis zur gesetzlichen Krankenversicherung gilt das sog. Federführungsprinzip, wonach ein Träger als Ansprechpartner für eine Rehabilitationseinrichtung fungiert, die Einhaltung der geforderten Qualitätsanforderungen überwacht und andere Träger darüber informiert. Der in der Rentenversicherung geltende Basisvertrag, der bei festgestellter Geeignetheit der Rehabilitationseinrichtung mit dieser geschlossen wird, enthält neben den mit § 38 SGB IX vorgegebenen Regelungsbereichen zusätzliche wesentliche Regelungen über Fragen der Zusammenarbeit und Kommunikation. Daneben finden Leitfäden mit Anforderungen an die Struktur für medizinische Rehabilitationskonzepte Anwendung, neben dem Rahmenkonzept zur medizinischen Rehabilitation auch indikationsspezifische Konzepte. Für medizinische Rehabilitationsleistungen in Kostenträgerschaft der Deutschen Rentenversicherung greifen im Rahmen der Qualitätssicherung zudem die in der „Klassifikation therapeutischer Leistungen" (KTL, ▶ Glossar) und in den Reha-Therapiestandards festgelegten Maßstäbe. Für den Bereich der beruflichen Rehabilitation sind mit der „Leistungsklassifikation für die berufliche Rehabilitation" (LBR) ähnliche Konkretisierungen im Aufbau.

■■ Gesetzliche Unfallversicherung

Verträge zur Durchführung der Heilbehandlung werden nach § 34 Abs. 3 SGB VII unter Berücksichtigung der von den Unfallversicherungsträgern gem. § 34 Abs. 1 S. 2 und 3 SGB VII getroffenen Festlegungen getroffen. Mit Anbietern beruflicher oder auch medizinisch-beruflicher Rehabilitationsleistungen schließt die Unfallversicherung Belegungsverträge über das jeweilige Maßnahmenspektrum (Rehabilitation, berufliche Vorbereitung, berufliche Eingliederung). Für Einrichtungen der beruflichen Rehabilitation gilt § 51 SGB IX i. V. m. der auf Grundlage von Abs. 1 S. 3 geschlossenen Gemeinsamen Empfehlung „Einrichtungen für Leistungen zur Teilhabe am Arbeitsleben" nach § 35 SGB IX (a. F.).

■■ Bundesagentur für Arbeit

Mit Anbietern beruflicher Rehabilitationsleistungen schließt die BA Belegungsverträge über das jeweilige Maßnahmenspektrum (Rehabilitation, berufliche Vorbereitung, berufliche Eingliederung). Alle Träger der Arbeitsförderung bedürfen ab 01.01.2013 der Zulassung durch eine fachkundige Stelle, um von den Agenturen für Arbeit geförderte Maßnahmen anbieten und durchführen zu können (AZAV – Akkreditierungs- und Zulassungsverordnung Arbeitsförderung). Dies gilt für die Träger aller Maßnahmen und unabhängig davon, ob sie sich an Vergabeverfahren (s. oben) beteiligen oder Maßnahmen anbieten wollen, die mittels eines Gutscheins in Anspruch genommen werden können. Alle von der BA und deren Dienststellen zu beschaffenden Güter und Dienstleistungen werden über eine nach professionellen Maßstäben eingerichtete Einkaufsorganisation ausgeführt; regionale Einkaufszentren (REZ) kaufen im Auftrag der Bundesagentur für Arbeit und der Jobcenter Arbeitsmarktdienstleistungen von freien Trägern ein, die den Qualitätsvorgaben der BA genügen müssen. Das Verfahren beginnt mit dem Herantreten der vergleichbaren Einrichtung an das für den Sitz der Einrichtung zuständige Regionale Einkaufszentrum mit dem Anliegen, für Leistungen zur Teilhabe am Arbeitsleben für den nach SGB III bestimmten Personenkreis einen Preis zu verhandeln („Zulassungsbegehren der Einrichtung"); bei erfolgreicher Zulassung erfolgt der Vertragsschluss auf Grundlage des § 38 SGB IX. Der Inhalt der auf Ebene der BAR trägerübergreifend beschlossenen Gemeinsamen Empfehlung zur Qualitätssicherung wird Vertragsgegenstand (vgl. hierzu Anlage zur HEGA 12/2009 – Kriterien für vergleichbare Einrichtungen).

Keiner Zulassung i. Ü. bedürfen solche Arbeitgeber, die ausschließlich betriebliche Maßnahmen oder betriebliche Teile von Maßnahmen durchführen.

■■ Integrationsämter

Die Inanspruchnahme von Integrationsfachdiensten (IFD) durch die Integrationsämter wie Rehabilitationsträger (BA) richtet sich nach §§ 192ff. SGB IX i. V. m. der Gemeinsamen Empfehlung „Integrationsfachdienste" nach § 113 Abs. 2 (a. F., § 196 Abs. 3 n. F.) SGB IX.

■■ Eingliederungshilfe

Nähere Regelungen zum Rechtsverhältnis der Träger der Eingliederungshilfe zu Einrichtungen und Diensten ergeben sich aus §§ 75ff. SGB XII. Mit Anbietern ambulanter und stationärer Leistungen ist grundsätzlich eine Leistungs-, Vergütungs- und Prüfungsvereinbarung zu schließen (§ 75 Abs. 3 SGB XII). Sind Einrichtungen vorhanden, die in gleichem Maße geeignet sind, hat der Eingliederungshilfeträger Vereinbarungen vorrangig mit Trägern abzuschließen, deren Vergütung bei vergleichbarem Inhalt, Umfang und Qualität der Leistung nicht höher ist als die anderer Träger (§ 75 Abs. 2 S. 3 SGB XII). Sofern nach der Besonderheit des Einzelfalles geboten, dürfen die Leistungen auch durch Leistungserbringer erbracht werden, mit denen keine Vereinbarung abgeschlossen wurde; hier bestehen dann vergütungsmäßige Besonderheiten (§ 75 Abs. 4 SGB XII).

■■ Jugendhilfe

Zu den von den Jugendhilfeträgern in Anspruch genommenen geeigneten Diensten und Einrichtungen ergeben sich die hier geltenden Anforderungen aus § 35a Abs. 2 und 4 SGB VIII.

■■ Kriegsopferversorgung/-fürsorge

Die Inanspruchnahme von ambulanten/stationären Anbietern richtet sich nach der Art der erforderlichen Versorgung (§ 11; § 25b BVG).

38.6 Rechtliche Aspekte im Reha-Prozess – Nach der Rehabilitation

In allen Rehabilitationsbereichen gilt ergänzend zu den Pflichten zur Bedarfserkennung (▶ Abschn. 38.4.2) die ausdrückliche Selbstverpflichtung der Rehabilitationsträger, dass zum und nach Ende der Rehabilitationsleistung die **Erforderlichkeit weiterer Aktivitäten** geprüft wird (§ 28 GE Reha-Prozess). Auch geht es um Fragen der Sicherung der **Nachhaltigkeit** vorangegangener Rehabilitationsleistungen (vgl. BAR 2016 b und ▶ Kap. 20). Die entsprechende Verpflichtung ist auch ein Element des Wirtschaftlichkeitsgrundsatzes, demzufolge nur nachhaltig wirksame Leistungen auch wirtschaftlich sind.

Dies wird in der Praxis unterschiedlich gehandhabt und ist in einzelnen Rehabilitationsträgerbereichen mit weiteren Rechtsgrundlagen flankiert, dazu exemplarisch:

▪▪ Gesetzliche Krankenversicherung

Im Bereich der GKV für die Praxis besonders bedeutsam ist der Anspruch von Versicherten auf ein Versorgungsmanagement durch die Leistungserbringer, das eine nahtlose Versorgung sicherstellen soll und sich auch auf Rehabilitationseinrichtungen erstreckt (§ 11 Abs. 4 SGB V). Zum speziell für den Krankenhausbereich geltenden Entlassmanagement vgl. ▶ Abschn. 38.4.2). Nach der Rehabilitation können Heilmittel wie Krankengymnastik, Sprachtherapie oder Ergotherapie verordnet werden, dies erfolgt auf Grundlage der Heilmittel-Richtlinie des G-BA im Rahmen der vertragsärztlichen Versorgung. Ab 01.01.2017 ist das Genehmigungsverfahren zum langfristigen Heilmittelbedarf vereinfacht (zu den Neuerungen siehe die Seite der Kassenärztlichen Bundesvereinigung im ▶ Internet).

▪▪ Gesetzliche Rentenversicherung

Seit 2016 („Flexirentengesetz") ist die Rentenversicherung nunmehr auch ausdrücklich zur Erbringung von Nachsorgeleistungen gesetzlich verpflichtet, wenn diese erforderlich sind, um den Erfolg der vorangegangenen Leistung zur Teilhabe zu sichern, § 17 SGB VI. Die Leistungen zur Nachsorge können zeitlich begrenzt werden. Einzelheiten werden Mitte 2018 durch Richtlinien der DRV geregelt, die im Benehmen mit dem zuständigen Bundesministerium erlassen werden. Bereits jetzt gilt: Im Anschluss an die Leistung zur medizinischen Rehabilitation ist von der behandelnden Rehabilitationseinrichtung der Entlassungsbericht zu fertigen. Der Entlassungsbericht hat innerhalb von 14 Tagen nach Beendigung der Rehabilitationsleistung beim Rentenversicherungsträger vorzuliegen (§ 2 Abs. 9 des „Basisvertrages der Deutschen Rentenversicherung zur Ausführung von Leistungen zur medizinischen Rehabilitation" auf Grundlage von § 38 Abs. 1 SGB IX) und dient der Darstellung des klinischen Verlaufs und des unmittelbaren Rehabilitationserfolges, insbesondere aus sozialmedizinischer Sicht. Für eine einheitliche und umfassende Dokumentation von Reha-Prozess und -ergebnis im Entlassungsbericht wird von den Rentenversicherungsträgern der „Leitfaden zum einheitlichen Entlassungsbericht in der medizinischen Rehabilitation der gesetzlichen Rentenversiche-

rung" herangezogen. Den Rentenversicherungsträger trifft überdies die Verpflichtung, für die konkrete Wiedereingliederung in das Erwerbsleben Sorge zu tragen. Die Wiedereingliederung ist erst vollendet, wenn der Rehabilitand konkret und auf Dauer in Arbeit vermittelt wurde oder aber auch die Aussichtslosigkeit weiterer Leistungen zur Teilhabe am Arbeitsleben feststeht (BSG v. 16.06.1994, Az.: 13 RJ 79/93, unter Verweis auf BSG v. 19.03.1980, Az.: 4 RJ 89/79). Hierbei wird in der Regel ein Zeitraum von 6 Monaten veranschlagt.

▪▪ Bundesagentur für Arbeit

Im Rahmen des sog. Absolventenmanagements – in enger Zusammenarbeit zwischen Leistungserbringern, Leistungsträgern und den – örtlich zuständigen – Vermittlungskräften bei den Agenturen für Arbeit und Jobcentern unter aktiver Einbindung der Teilnehmenden an den Maßnahmen der BA – wird zum Ende einer Qualifizierungsmaßnahme der Übergang in den Bereich der Arbeitsvermittlung vorbereitet. Wesentliche Kernelemente sind dabei u. a. die frühzeitige Kontaktaufnahme mit dem Rehabilitanden (i. d. R. 3 Monate vor Maßnahmeende) und dem Rehabilitationsberater zur Bewertung der Maßnahme, aktueller Arbeitsmarktfähigkeit und zur Einleitung des Vermittlungsprozesses. Grundlage hierfür sind insbesondere einschlägige Handlungsempfehlungen/Geschäftsanweisungen („HEGA") bzw. Weisungen der Bundesagentur für Arbeit, die laufend aktualisiert werden. Über die Zusammenarbeit im Bereich der Vermittlung arbeitsuchender Rehabilitanden haben die BA und die DRV eine Verfahrensabsprache zu § 46 SGB III getroffen.

▪▪ Gesetzliche Unfallversicherung

In der gesetzlichen Unfallversicherung sind die einzelnen Elemente des Rehabilitationsprozesses besonders eng miteinander verzahnt, da dieser Trägerbereich bei Vorliegen der Voraussetzung (Arbeitsunfall/Berufskrankheit) für das gesamte Leistungsspektrum zuständig ist und die (Wieder-) Eingliederung mit allen geeigneten Mitteln zu fördern hat (vgl. ▶ Abschn. 38.4.7). Hierzu gehören auch spezielle Nachsorgeangebote wie z. B. die erweiterte ambulante Physiotherapie, die von speziell anerkannten Leistungserbringern erbracht werden kann. Einzelheiten zum Verfahren sind z. B. im Leitfaden Reha-Management der

DGUV und in einer Handlungsanleitung der DGUV und der SVLFG (als Träger der landwirtschaftlichen Berufsgenossenschaft) zur Verordnung, Durchführung und Qualitätssicherung entsprechender Leistungen beschrieben.

38.7 Übergreifende rechtliche Aspekte des Reha-Prozesses

38.7.1 Information und Beratung

Alle Sozialleistungsträger und mithin auch die Rehabilitationsträger haben nach dem SGB I **Aufklärungs- und Beratungspflichten** (z. B. Aufklärungspflicht nach § 13, Beratungspflicht nach § 14, Auskunftspflicht betr. Sozialleistungen nach § 15 oder Hinwirkungspflicht auf die Stellung sachdienlicher Anträge nach § 16 Abs. 3 SGB I). Diese werden teilweise durch das SGB IX konkretisiert. Beispielsweise sollen trägerübergreifende Beratungsstandards entwickelt werden (§ 39 Abs. 2 Nr. 5 SGB IX). Entsprechende „Handlungsempfehlungen zur Sicherstellung guter Beratung in der Rehabilitation" wurden bereits ausgearbeitet (BAR 2015).

Mit Neufassung des SGB IX durch das BTHG fällt zwar die vormalige ausdrückliche gesetzliche Verpflichtung der Rehabilitationsträger, in jedem Kreis mindestens eine Gemeinsame Servicestelle (§§ 22 f. SGB IX a. F.) mit ihrem umfassenden Beratungs- (und Unterstützungs-)auftrag vorzuhalten, ab 1.1.2019 weg. Zum Teil werden die Gemeinsamen Servicestellen jedoch – auch ohne explizite gesetzliche Verpflichtung – weitergeführt (s. auch ▶ Abschn. 38.3.8). Mit der neuen Bestimmung des § 12 SGB IX werden zudem neue Pflichten der Rehabilitationsträger zur Unterstützung der Bedarfserkennung eingeführt. So sind diese u. a. zur Bereitstellung und Vermittlung von geeigneten barrierefreien Informationsangeboten verpflichtet, die über die Leistungen zur Teilhabe des jeweiligen Rehabilitationsträgers (auch als Persönliches Budget gem. § 29), die Möglichkeiten der Inanspruchnahme und die (nach § 32 geforderten) Stellen der ergänzenden unabhängigen Teilhabeberatung Auskunft geben (§ 12 Abs. 1 S. 2 SGB IX). Die Rehabilitationsträger sind ferner verpflichtet, **Ansprechstellen** zur Vermittlung der Informationsangebote an Leistungsberechtigte, Arbeitgeber und andere Rehabilitationsträger zu benennen. Die Verpflichtung nach § 12 Abs. 2 SGB IX besteht

auch für Jobcenter (nach § 6d SGB II) im Rahmen ihrer Zuständigkeit für Leistungen zur beruflichen Teilhabe nach § 6 Abs. 3 SGB IX, Integrationsämter in Bezug auf Leistungen und sonstige Hilfen für schwerbehinderte Menschen nach SGB IX Teil 3 und Pflegekassen als Träger der sozialen Pflegeversicherung nach SGB XI.

Gänzlich neu ist überdies nach § 32 SGB IX **ergänzend** zur Beratung durch die Rehabilitationsträger eine von Leistungsträgern und -erbringern **unabhängige Teilhabeberatung** als niedrigschwelliges Angebot vorgesehen. Sie soll bereits im Vorfeld der Beantragung konkreter Leistungen zur Verfügung stehen und den Leistungsberechtigten durch den gesamten Prozess begleiten. Die einzelnen Beratungsangebote werden durch Bundesmittel gefördert, die Ausgestaltung erfolgt auf Ebene der Bundesländer. Bei der Förderung liegt ausweislich der Gesetzesbegründung „besonderes Augenmerk" auf der Beratung von Menschen mit Behinderungen durch Menschen mit Behinderungen („Peer Counseling"). Dieses wird auch von der UN-BRK in Artikel 26 Absatz 1 gefordert. Die Förderrichtlinie des BMAS vom 17. Mai 2017 enthält weitere Einzelheiten. Koordiniert werden die entsprechenden Entwicklungen durch eine Fachstelle, die nach entsprechender Ausschreibung durch die gsub GmbH in Zusammenarbeit u. a. mit der Interessenvertretung Selbstbestimmt Leben Deutschland (ISL) e. V. betrieben wird. Näheres zur Beratung im Reha-Prozess auch im ▶ Abschn. 39.6 sowie im ▶ Kap. 40.

38.7.2 Partizipation

Partizipation i. S. v. Beteiligung als übergreifendes gesetzesleitendes Prinzip bedeutet hier jede Form der Einbindung der Perspektive von Menschen mit Behinderungen, sei es in das konkrete Verfahren im Einzelfall, sei es in die Prozesse struktureller/konzeptioneller Arbeit bei der Gestaltung von Rehabilitation. Eine entsprechende Verpflichtung der verschiedenen Akteure in der Rehabilitation (d. h. insbesondere Sozialleistungsträger und Leistungserbringer) ist an verschiedenen Stellen des SGB IX verankert (§ 6 Abs. 3; § 9; §§ 14, 15; § 17; §§ 19, 20; § 37 Abs. 5; § 39 Abs. 2 Nr. 7; § 51 Abs. 1 S. 2 Nr. 3; §§ 117 Abs. 1, 119; § 222). Zum Wunsch- und Wahlrecht als einer besonderen Form der Beteiligung im konkreten einzelnen Reha-Prozess s. ▶ Abschn. 38.4.6 und ▶ Abschn. 21.3.

38.7.3 Datenschutz

Eine mit Blick auf das Ziel der Selbstbestimmung und gleichberechtigten Teilhabe erfolgreiche Rehabilitation kann gemeinsam mit dem betroffenen Menschen nur gelingen, wenn den Leistungsträgern und -erbringern die hierfür erforderlichen Informationen zur Verfügung stehen. Diesem berechtigten **Informationsbedürfnis** steht das ebenso berechtigte Bedürfnis des betroffenen Menschen auf Schutz seiner personenbezogenen, insbesondere Sozialdaten (sog. Recht auf **informationelle Selbstbestimmung** als Teil des allgemeinen Persönlichkeitsrechts nach Art. 2 Abs. 1 i. V. m. Art. 1 Abs. 1 GG) gegenüber. Beide Interessenslagen sind daher in einen angemessenen Ausgleich zu bringen. Nach der Grundnorm des § 35 SGB I hat jeder Anspruch darauf, dass die ihn betreffenden Sozialdaten von den Leistungsträgern nicht unbefugt erhoben, verarbeitet oder genutzt werden. Eine Erhebung, Verarbeitung oder Nutzung von Sozialdaten ist nur unter den Voraussetzungen des Zweiten Kapitels des SGB X (§§ 67ff.) zulässig. Danach ist eine Erhebung, Verarbeitung oder Nutzung von Daten grundsätzlich nur dann zulässig, wenn eine Einwilligung vorliegt oder dies für die Erfüllung einer im Sozialgesetzbuch verankerten Aufgabe erforderlich ist. Ergänzend zu diesen und den allgemeinen datenschutzrechtlichen Regelungen des Bundesdatenschutzgesetztes (BDSG) bestehen (bereichsspezifische) Regelungen in den jeweils geltenden Büchern des Sozialgesetzbuches (z. B. §§ 394ff. SGB III für die Bundesagentur für Arbeit, § 284 Abs. 1 SGB V für die GKV, § 148 SGB VI für die DRV, §§ 199ff. SGB VII für die UV). Für den Datenschutz im **trägerübergreifenden Recht** der Rehabilitation und Teilhabe enthält das SGB IX ab 01.01.2018 mit § 23 eine eigene Regelung. Hier wird die für den Sozialdatenschutz verantwortliche Stelle im Kontext Zuständigkeitsklärung und Teilhabeplanerstellung festgelegt und die Durchführung einer Teilhabeplankonferenz von einer spezifischen Einwilligungserklärung abhängig gemacht. § 213 SGB IX regelt die Geheimhaltungspflicht für Mitarbeiter der Sozialleistungsträger. Die Erhebung von Sozialdaten durch die Leistungsträger hat grundsätzlich beim Betroffenen zu erfolgen und setzt voraus, dass ihre Kenntnis zur gesetzlichen Aufgabenerfüllung erforderlich ist (§ 67a SGB X); die Verarbeitung und Nutzung von Sozialdaten sind nur zulässig, soweit dies gesetzlich erlaubt oder angeordnet ist (z. B. § 69 SGB X: Erforderlichkeit der Übermittlung für die Erfüllung sozialer Aufgaben) oder soweit der Betroffene eingewilligt hat (§ 67b Abs. 1 SGB X). Mit einer im Sommer 2017 verabschiedeten Änderung des SGB X zur Anpassung an die ab 2018 geltenden Regelungen der EU-Datenschutzgrundverordnung (EU-DSGVO) wurden insbesondere die Bedeutung und die Möglichkeiten der Einwilligungserklärung gestärkt.

38.7.4 Qualitätssicherung

Qualitätssicherung und Qualitätsmanagement hängen unmittelbar miteinander zusammen, zu beiden zentralen Begriffen findet sich eine trägerübergreifende Regelung in § 37 SGB IX. Während Erstere sich grundsätzlich sowohl auf organisationsinterne und -externe **Strukturen, Prozesse und Ergebnisse** beziehen kann, bezieht sich Letzteres nach gegenwärtig verbreitetem Sprachgebrauch vor allem auf das organisationsinterne Vorgehen zur Sicherung der Anforderungen an die drei genannten Dimensionen von Qualität. Unter Qualitätssicherung wird demgegenüber häufig die entsprechende **Prüfung der Leistungserbringer** durch die Rehabilitationsträger verstanden. Die Anwendung des **Qualitätsmanagements** in (insbesondere stationären medizinischen) Rehabilitationseinrichtungen ist gekennzeichnet durch das kontinuierliche Bestreben, die Bedürfnisse der Rehabilitanden, Leistungsträger, Mitarbeiter, Angehörigen oder beispielsweise auch der zuweisenden Ärzte und Akutkrankenhäuser zu berücksichtigen. Besondere Bedeutung kommt in diesem Zusammenhang der berufsgruppen-, hierarchie- und fachübergreifenden Zusammenarbeit sowie der stetigen internen, systematischen Bewertung des Standes von Qualitätsmanagement und Qualitätssicherung zu (§ 2 der trägerübergreifenden Vereinbarung zum internen Qualitätsmanagement nach § 20 Abs. 2a SGB IX, Stand: 30.04.2015). Für stationäre (medizinische) Rehabilitationseinrichtungen besteht nach § 37 Abs. 3 S. 3 SGB IX die Pflicht zur Zertifizierung als Nachweis ihrer grundsätzlichen Eignung zur Durchführung von Leistungen zur medizinischen Rehabilitation. Trägerübergreifende Rahmenbedingungen der Qualitätssicherung sind in der Gemeinsamen Empfehlung „Qualitätssicherung" abgebildet. Sie werden ergänzt durch ausdifferenzierte trägerbereichsspezifische Vorgaben der Qualitätssicherung (z. B. für den Bereich der GKV: QS-Reha®), die in ▶ Abschn. 38.1.4 und ▶ Abschn. 38.5.4 näher ausgeführt sind.

Weitere Informationen

Literatur

Bundesarbeitsgemeinschaft für Rehabilitation (BAR) (2012) Gemeinsame Empfehlung „Einrichtungen der beruflichen Rehabilitation nach § 35 SGB IX-alt". https://www.bar-frankfurt.de/publikationen/

Bundesarbeitsgemeinschaft für Rehabilitation (BAR) (2014) Gemeinsame Empfehlung „Reha-Prozess". https://www.bar-frankfurt.de/publikationen/

Bundesarbeitsgemeinschaft für Rehabilitation (BAR) (2015): Trägerübergreifende Beratungsstandards. Handlungsempfehlungen zur Sicherstellung guter Beratung in der Rehabilitation. https://www.bar-frankfurt.de/publikationen/

Bundesarbeitsgemeinschaft für Rehabilitation (BAR) (2016 a) Gemeinsame Empfehlung „Begutachtung". https://www.bar-frankfurt.de/publikationen/

Bundesarbeitsgemeinschaft für Rehabilitation (BAR) (2016 b) Handlungsempfehlungen Nachhaltigkeit von Leistungen zur Rehabilitation und Teilhabe. https://www.bar-frankfurt.de/publikationen/

Bundesarbeitsgemeinschaft für Rehabilitation (BAR) (2016 c) Gemeinsame Empfehlung „Sozialdienste". https://www.bar-frankfurt.de/publikationen/

Bundesarbeitsgemeinschaft für Rehabilitation (BAR) (2016 d) Gemeinsame Empfehlung „Integrationsfachdienste". https://www.bar-frankfurt.de/publikationen/

Bundesarbeitsgemeinschaft für Rehabilitation (BAR) (2018) Gemeinsame Empfehlung „Qualitätssicherung". https://www.bar-frankfurt.de/publikationen/

Deinert O, Welti F (Hrsg) (2018) Stichwortkommentar Behindertenrecht, 2. Aufl. Baden-Baden

Deutsche Vereinigung für Rehabilitation (DVfR) (2009) Überwindung von Problemen bei der Versorgung mit Hilfsmitteln, Stand: Oktober 2009.

Ernst KF, Adlhoch U, Seel H (2016) Sozialgesetzbuch IX, Stuttgart, Stand: Dezember 2016

Institut für Arbeitsmarkt- und Berufsforschung (IAB) (2008) Arbeitsmarktintegration: Berufliche Rehabilitation in Zeiten des SGB II. IAB-Kurzbericht 25/2008. http://www.iab.de/177/section.aspx/Jahrgang/2008

Kraus (2017) Forum sozialarbeit+gesundheit 2017-1, 38ff.

Lachwitz K, Schellhorn W, Welti F (2010) Handkommentar zum SGB IX, 3. Aufl. Köln

Luthe EW (Hrsg) (2015) Rehabilitationsrecht, 2. Aufl. Berlin

Schlegel R, Voelzke T (Hrsg) (2015) juris Praxiskommentar SGB IX, 2. Aufl. Saarbrücken

Reims (2016) Der Anerkennungsprozess bei Anträgen auf Leistungen zur Teilhabe am Arbeitsleben in der Bundesagentur für Arbeit. Diskussionsforum Rehabilitations- und Teilhaberecht, Fachbeitrag D14/2016. http://www.reha-recht.de/fachbeitraege/

Welti/Fuchs (o.D.) Die rechtliche Verankerung der Sozialen Arbeit im Gesundheitswesen, S. 12ff., 17ff. http://dvsg.org

Internetlinks

Deutsche Rentenversicherung (DRV) – Reha-Tipp berufliche Reha. https://www.deutsche-rentenversicherung.de/Allgemein/de/Inhalt/5_Services/rehatipp/2016_02_26_berufliche_reha.html

GKV-Spitzenverband – Entlassmanagement. https://www.gkv-spitzenverband.de/krankenversicherung/krankenhaeuser/entlassmanagement/entlassmanagement.jsp

Kassenärztliche Bundesvereinigung (KVBB) – Heilmittelverordnung. https://www.kvbb.de/fileadmin/kvbb/dam/praxis/verordnung/2016/161214_praxisinformation_heilmittelverordnung.pdf

38

Strukturelle Grundlagen der Rehabilitation

Günter Thielgen, Helga Seel

© Springer-Verlag GmbH Deutschland, ein Teil von Springer Nature 2018
Bundesarbeitsgemeinschaft für Rehabilitation e.V. (BAR) (Hrsg.), *Rehabilitation*
https://doi.org/10.1007/978-3-662-54250-7_39

39.1　Der Reha-Prozess

Der Reha-Prozess ist eine Art „Navigationssystem" für den Weg zur individuellen Teilhabe. Dieses Ziel soll durch eine geordnete Abfolge von bestimmten Schritten im Rehabilitationsverfahren erreicht werden. Von der Erkennung über die Ermittlung und Feststellung des Rehabilitationsbedarfs bis hin zur Ausführung einer Leistung zur Rehabilitation müssen Ermittlungen durchgeführt und Entscheidungen getroffen werden. Auch die individuelle Nachsorge ist ein nicht zu vernachlässigender Aspekt dieses Prozesses.

Vereinfacht ausgedrückt lassen sich die notwendigen Schritte im Rahmen der Rehabilitation in folgende **Phasen** einteilen:
- Vor der Rehabilitation (▶ Kap. 18)
- In der Rehabilitation (▶ Kap. 19)
- Nach der Rehabilitation (▶ Kap. 20)

Hinter dieser knappen Darstellung steht der konzeptionelle Reha-Prozess, der sich in verschiedene Phasen aufteilen lässt, die möglichst nahtlos ineinandergreifen sollen. Die **Gemeinsame Empfehlung „Reha-Prozess"** beschreibt diese Phasen und erläutert, wie eine effektive und effiziente Ausgestaltung des gesamten Rehabilitationsprozesses zielgerichtet sichergestellt werden kann (▶ Kap. 17–21).

Aufbauend auf diese Visualisierung des Reha-Prozesses werden die einzelnen Phasen des Reha-Prozesses – entlang dem dargestellten Schema – skizziert:
- Bedarfserkennung
- Bedarfsermittlung und Bedarfsfeststellung
- Teilhabeplanung
- Durchführung
- Nachsorge

Im deutschen Rehabilitationssystem gibt es nicht **die** Instanz, die den Rehabilitationsbedarf erkennt und feststellt sowie passende Leistungen gewährt. Es gibt kein Patentrezept, keine einheitliche Festlegung von Anforderungen, Instrumenten oder Verfahren der Bedarfsermittlung und Planung der Leistungserbringung. Das Ziel muss sein, den Rehabilitationsbedarf im Einzelfall möglichst frühzeitig zu erkennen, den Unterstützungsbedarf zu ermitteln und umfassend zu bestimmen, die geeigneten Leistungen festzulegen und hierfür die richtigen Leistungserbringer zu finden.

Die **Bedarfserkennung** ist der Startpunkt für eine erfolgversprechende Rehabilitation und besonders wichtig für die Einleitung von Leistungen zur Teilhabe. Unter „Bedarfserkennung" werden die Aktivitäten gefasst, die im Vorfeld einer Antragstellung erfolgen (▶ Abschn. 18.1). Um den komplexen und individuellen Teilhabebedarf zu erkennen, sind spezifische Assessments und Screenings notwendig, die sich in der Praxis zum Teil erheblich unterscheiden. Neben den Rehabilitationsträgern und den Menschen mit (drohender) Behinderung (▶ Glossar) selbst sind hierbei insbesondere deren soziales Umfeld, die betrieblichen Akteure und Akteure der medizinisch-therapeutischen Versorgung (z. B. niedergelassene Ärzte und Therapeuten) miteinzubeziehen. Hausärzte, Betriebsärzte, Klinikmitarbeiter, Therapeuten, von allen wird eine hohe Sensibilität in Bezug auf die Erkennung eines potenziellen Rehabilitationsbedarfs gefordert. Konzeptionelle Grundlage einer umfassenden Erhebung ist dabei die ICF (▶ Glossar, ▶ Abschn. 37.3).

Die Phase der **Bedarfsermittlung und -feststellung** (▶ Abschn. 18.4) folgt auf die Bedarfserkennung. Bedarfsfeststellung ist ein Schlüsselbegriff für die Konkretisierung eines Bedarfs, um im Einzelfall passende Leistungen bereitzustellen. Dabei werden auf Basis von individuellen Beeinträchtigungen unter Berücksichtigung der Teilhabeziele des Einzelnen verschiedenste Informationen zur Feststellung eines Bedarfs ermittelt. Dafür werden Gutachten, Befundberichte oder andere medizinische Unterlagen eingeholt. Auch werden Assessments eingesetzt oder die Lebensumstände des Einzelnen näher beleuchtet. Hierzu beauftragt der Rehabilitationsträger ggf. einen Leistungserbringer oder führt selbst die notwendigen Ermittlungen durch. Auch hier hängt der Erfolg maßgeblich vom gelingenden Zusammenspiel der Akteure Rehabilitationsträger, Leistungserbringer und Antragsteller ab. Das Ziel ist in jedem Einzelfall, passgenaue Leistungen für individuelle Bedarfe zu ermitteln und festzustellen.

Der nächste Schritt ist die **Teilhabeplanung** (▶ Abschn. 18.5). Sie ist das Instrument zur Koordinierung mehrerer erforderlicher Leistungen zur Teilhabe sowie zur Kooperation der Rehabilitationsträger, wenn mehrere Träger beteiligt sind. Es geht darum, die Leistungen möglichst „wie aus einer Hand" zu gewähren. Dazu wird ein auf den Einzelfall abgestimmtes Rehabilitationskonzept aufgestellt, eine Planung also, als Grundlage eines zukunftsorientierten, zielgerichteten Vorgehens. Die individuelle Teilhabeplanung muss auch zum Ziel haben, Ressourcen eines Menschen mit Behinderung zu erkennen und diese in die Hilfegestaltung einzubeziehen. Schnellere Zuständigkeitsklärung (▶ Abschn. 18.3), gemeinsame Abstimmungen sowie die verbindliche Steuerung des Reha-Prozesses mithilfe eines Teilhabeplans vermeiden zeitliche Verzögerungen zulasten des Leistungsberechtigten.

Nicht jeder Einzelfall umfasst mehrere Leistungen und nicht in jedem Einzelfall sind mehrere Rehabilitationsträger beteiligt. Aber: Je mehr Akteure mitwirken, desto wichtiger wird deren professionelle Zusammenarbeit. Bei der **Durchführung von Leistungen zur Rehabilitation und Teilhabe** (▶ Kap. 19) arbeiten Akteure und Berufsgruppen multi- bzw. interdisziplinär zusammen, um durch eine eng verzahnte medizinische, berufliche und soziale Rehabilitation eine bestmögliche Beratung, Behandlung und Unterstützung zu gewährleisten. Eine erfolgreiche Rehabilitation hängt nicht allein von den genehmigten Maßnahmen selbst ab, sondern auch von der Gesamtheit aller Abläufe und deren reibungsloser Verzahnung. Dies setzt Kommunikation, Transparenz und Konvergenz zwischen allen beteiligten Akteuren voraus. Verstehen alle Beteiligten dasselbe? Haben sie die gleichen Vorstellungen, wie eine erfolgreiche Rehabilitationsmaßnahme zu gestalten ist? Hier sind sicherlich auch schon während der Teilhabeplanung entsprechende Meilensteine zu setzen.

Nachsorge ist die beste Vorsorge. Krankheitsbewältigung und Lebensstiländerung z. B. bei chronischen Erkrankungen brauchen Zeit, Unterstützung und regelmäßige Erinnerungen. Während einer im Durchschnitt knapp vierwöchigen Rehabilitation können Rehabilitationsziele meist nicht vollständig erreicht, notwendige Änderungen der Lebensgewohnheiten von Rehabilitanden allenfalls angestoßen werden. Um die Rehabilitationserfolge auch mittel- und langfristig zu erhalten, stehen Angebote zielgruppenspezifischer Nachsorgeleistungen zur Verfügung (▶ Kap. 20). In diesem Sinne ist Nachsorge auch immer als Vorsorge zu sehen. Um einen nahtlosen Transfer der durch die Rehabilitation gewonnenen Einsichten in den Alltag zu fördern, nehmen oftmals die Hausärzte eine Schlüsselrolle ein. Zur Unterstützung können Rehabilitationsärzte bei der Entlassung ambulante Maßnahmen wie Rehabili-

tationssport oder Funktionstraining (▶ Abschn. 46.6) zur Festigung des Rehabilitationserfolges vorschlagen, etwa nach einem Infarkt. Diese Empfehlung ist für niedergelassene Ärzte die Grundlage zur Ausstellung einer entsprechenden Verordnung zur Nachsorge.

39.2 Formen der Rehabilitation

39.2.1 Ambulante Rehabilitation

Eine ambulante Rehabilitationsleistung kommt in Betracht, wenn eine ambulante Krankenbehandlung nicht ausreicht, um die Verschlimmerung einer Krankheit zu verhindern, aber eine stationäre Unterbringung mit ständiger ärztlicher Überwachung nicht erforderlich ist. Die ambulante Rehabilitation wird zumeist in wohnortnahen Rehabilitationseinrichtungen durchgeführt. Das hat den Vorteil, dass der Rehabilitand nach den Therapien nach Hause zurückkehren kann. Oft besteht zudem die Möglichkeit, die Therapiezeiten gemeinsam flexibel abzustimmen. Die Abläufe des täglichen Lebens werden durch ambulante Maßnahmen schneller wieder zur Gewohnheit. Da viele Rehabilitanden sich in ihrem sozialen Umfeld insgesamt wohler fühlen, sind sie auch mit der Rehabilitationsmaßnahme im Ergebnis zufriedener. Die ambulante Rehabilitation geht von einem ganzheitlichen Ansatz aus, der die physischen, psychischen und sozialen Aspekte der Rehabilitation berücksichtigt.

Ambulante **medizinische Rehabilitationsleistungen** erstrecken sich in der Regel über 15 bis 20 Behandlungstage. Dabei übernimmt der Leistungsträger die vollen Kosten der Rehabilitation. Bei vielen Leistungsträgern ist ein Eigenanteil von 10 Euro pro Tag zu entrichten. Nach einer ambulanten Rehabilitation kann diese Leistung grundsätzlich erst nach 4 Jahren wieder in Anspruch genommen werden, es sei denn, eine frühere Durchführung ist aus sozialmedizinischen Gründen dringend erforderlich.

Auch **Leistungen zur Teilhabe am Arbeitsleben** werden u. a. zur Gewöhnung an einen zukünftigen Arbeitsplatz oft möglichst wohnortnah im ambulanten Rahmen durchgeführt. Gleichwohl ist auch eine Unterbringung in einer Einrichtung (z. B. Berufsbildungswerk/Berufsförderungswerk) mit Schlaf- und Wohnmöglichkeiten denkbar (▶ Abschn. 39.4). Auch im Bereich der sozialen Rehabilitation werden u. a. für Menschen mit psychischen Beeinträchtigungen immer öfter ambulante Wohnformen als Alternative in Erwägung gezogen. Neben wirtschaftlichen Gesichtspunkten werden insbesondere unter dem Aspekt der Individualisierung sowie der Lebenswelt- und Sozialraumorientierung ambulante Leistungsformen in allen Bereichen ausgebaut und im Einzelfall genutzt. Der Trend geht zur „Ambulantisierung" der Leistungen (s. unten).

39.2.2 Stationäre Rehabilitation

Anstelle einer ambulanten Rehabilitation kann zur Besserung des Gesundheitszustandes – wenn erforderlich – auch eine stationäre Maßnahme durchgeführt werden. Eine stationäre Rehabilitation mit Unterkunft und Verpflegung wird ausschließlich in stationären Rehabilitationseinrichtungen erbracht. Wie die ambulante Rehabilitation geht auch die stationäre Rehabilitation von einem ganzheitlichen Ansatz aus. Die Rehabilitanden werden in den Einrichtungen umfassend und multidisziplinär betreut. Oft erhalten sie ein vielseitiges Tagesprogramm für ihre individuelle Rehabilitation. Dies besteht in der Regel aus diagnostischen, medizinischen und therapeutischen Leistungen. Daneben verfügen stationäre Einrichtungen oft über eine Sozialberatung, die auch bei allen Fragen rund um die Rehabilitation Beratung und Hilfe leistet (▶ Abschn. 21.2).

Zum Beispiel kann bei einer chronischen Erkrankung zur Besserung oder Verhinderung einer Verschlimmerung und ggf. drohender Pflegebedürftigkeit auf ärztliche Verordnung eine stationäre Leistung zur Rehabilitation in einer auf die jeweilige Erkrankung **spezialisierten Rehabilitationsklinik** erforderlich sein. Die Einrichtungen sollen eine indikationsspezifische ganzheitliche individuelle Behandlung mit hochwertiger medizinisch-therapeutischer und pflegerischer Behandlung und Betreuung bei dennoch wirtschaftlicher Leistungserbringung bieten. Bereits während der Rehabilitation werden erforderliche Nachsorgemaßnahmen am Wohnort in die Wege geleitet, um den Behandlungserfolg langfristig zu festigen und damit Hilfestellung bei der Rückkehr in das häusliche Umfeld und den Alltag zu geben.

39.2.3 Ambulant ist nicht gleich ambulant

Gesetzlich verankert und in medizinischen, beruflichen und sozialen Teilhabebereichen längst etabliert, existiert eine große Bandbreite an Angeboten und Einrichtungen/Diensten. Die Bezeichnungen reichen von „wohnortnah" über „teilstationär" bis „ganztätig ambulant". Oft wird eine ambulante Maßnahme in einer nahegelegenen stationären Rehabilitationseinrichtung absolviert, damit die tägliche Rückkehr in das häusliche Umfeld möglich ist. Zusätzlich lässt sich in Wohnortnähe ggf. die Rehabilitationsmaßnahme stationär beginnen und bei weiterer Stabilisierung ambulant fortsetzen, was ein Zeichen für die Flexibilisierung der Rehabilitation ist. Hinzu kommen eigenständige ambulante Rehabilitationszentren, die überwiegend in Ballungszentren zu finden sind, wo sie eine große Zahl an Patienten erreichen können.

39.2.4 Mobile Rehabilitation

Mobile Rehabilitation richtet sich direkt an rehabilitationsbedürftige Patienten, die sich nur schwer in fremder Umgebung zurechtfinden und für die kein Erfolg in stationären oder ambulanten Rehabilitationseinrichtungen zu erwarten ist (▶ Abschn. 16.2 und ▶ Abschn. 16.4). Der Patient wird bei der mobilen Rehabilitation zu Hause in der vertrauten Wohnumgebung in seinem normalen Tagesablauf rehabilitiert. Hier kann der Patient das Erlernte sofort umsetzen, Hilfsmittel können direkt angepasst und die Familie und das soziale Umfeld in den Rehabilitationsprozess mit einbezogen werden. Durch die mobile Rehabilitation besteht die Möglichkeit, Barrieren (▶ Glossar) abzubauen und neue Ressourcen zu erschließen, wodurch der Patient eine höhere Selbstständigkeit und Lebensqualität erreichen kann.

39.2.5 Ambulant vor stationär

Auch wenn ambulante und stationäre Rehabilitation gleichwertig nebeneinander stehen, verbindet sich mit dem Grundsatz „ambulant vor stationär"(▶ Abschn. 38.4.7) seit einigen Jahren der Ansatz einer Flexibilisierung von Rehabilitationsleistungen. Diese Vorrangstellung ist mit dem Bundesteilhabegesetz weiter gestützt worden.

„Ambulantisierung" meint den Prozess der Überführung von stationären Einrichtungsstrukturen in ambulante Unterstützungsformen. Selbst wenn viele stationäre Maßnahmen, gerade bei Schwerverletzten, notwendig sind und bleiben, steht der Begriff für eine zunehmende Auslagerung sozialer und gesundheitlicher Versorgungsleistungen aus dem stationären in den ambulanten Sektor. Im Sinne der UN-BRK (▶ Abschn. 37.1) sollen Menschen mit Behinderungen in die Lage versetzt werden, im eigenen sozialen Umfeld ein Höchstmaß an Unabhängigkeit und Selbstbestimmung schnellstmöglich zu erreichen.

39.3 Träger der Rehabilitation und sozialen Sicherung

39.3.1 Gesetzliche Krankenversicherung

Die gesetzliche Krankenversicherung hat neben der Akutbehandlung die Aufgabe, mit Leistungen zur medizinischen Rehabilitation Pflegebedürftigkeit oder Behinderung zu vermeiden, zu mildern oder zu beseitigen. Fest verankert bei den derzeit 113 Krankenkassen in Deutschland sind das Solidaritäts- und Sachleistungsprinzip. Das Solidaritätsprinzip besagt, dass alle Versicherten unabhängig von ihrem Einkommen notwendige medizinische Leistungen erhalten. Das Sachleistungsprinzip stellt die Leistungsgewährung an die Versicherten ohne finanzielle Vorleistungen sicher. Alternativ können Versicherte auch ein persönliches Budget beantragen (▶ Abschn. 21.5).

▪▪ Organisation
Die Träger der gesetzlichen Krankenversicherung versichern in Deutschland etwa 70 Mio. Versicherte. Dazu gliedern sich die derzeit 113 Krankenkassen in die Allgemeinen Ortskrankenkassen, die Betriebskrankenkassen, die Innungskrankenkassen, die Ersatzkassen, die Sozialversicherung für Landwirtschaft, Forsten und Gartenbau sowie die Knappschaft.

▪▪ Voraussetzungen
Rehabilitationsleistungen für Versicherte werden von der gesetzlichen Krankenversicherung finanziert, wenn sie erforderlich sind, um eine Krankheit zu heilen oder zu bessern, Beschwerden zu lindern oder einer drohenden Behinderung oder

Pflegebedürftigkeit vorzubeugen (zur Zuständigkeit ▶ Abschn. 18.3).

Rechtliche Grundlagen: Sozialgesetzbuch Fünftes Buch (SGB V), Gesetzliche Krankenversicherung, Sozialgesetzbuch Neuntes Buch (SGB IX) – Rehabilitation und Teilhabe behinderter Menschen.

39.3.2 Bundesagentur für Arbeit

Als Rehabilitationsträger hat die Bundesagentur für Arbeit (BA) die Aufgabe, die Teilhabe von Menschen mit Behinderung am allgemeinen Arbeitsmarkt zu fördern. Dafür erbringt sie Leistungen zur Teilhabe am Arbeitsleben, etwa zur Aus- und Weiterbildung. Neben ihren Kernaufgaben Arbeitsvermittlung und Arbeitsförderung ist sie insbesondere für die Erstausbildung von Menschen mit Behinderungen und die Gewährung passender Rehabilitationsleistungen zuständig (▶ Kap. 43).

▪▪ Organisation
Die Bundesagentur für Arbeit hat ihren Sitz in Nürnberg und ist eine Körperschaft des öffentlichen Rechts. In der Zentrale in Nürnberg werden überregionale koordinierende Aufgaben wahrgenommen – auch im Bereich der Rehabilitation. Zehn Regionaldirektionen sind für Arbeitsmarktpolitik und Steuerung in den Regionen zuständig. Besondere Bedeutung im Bereich der Rehabilitation haben zudem die fünf regionalen Einkaufszentren. Das sind die regionübergreifenden Einkaufszentren der BA. Diese kaufen u. a. Rehabilitationsleistungen ein und konkretisieren auch dafür die Leistungsbedingungen. Nachgehalten werden die Vertragsbedingungen durch den Prüfdienst, der auf drei Standorte verteilt ist. Als Ansprechpartner für die Kunden vor Ort stehen deutschlandweit 156 Agenturen für Arbeit mit etwa 600 Geschäftsstellen zur Verfügung. Jede Agentur für Arbeit verfügt über ein Rehabilitationsteam mit speziell qualifizierten Mitarbeitern. Ihre Aufgabe ist es, behinderte Menschen individuell und umfassend über die Möglichkeiten ihrer beruflichen Eingliederung zu beraten und mit ihnen gemeinsam die erforderlichen Maßnahmen festzulegen. Zur Aufgabenerledigung können sie auf die Fachdienste der Bundesagentur für Arbeit zurückgreifen. Der Ärztliche Dienst und der Berufspsychologische Service wirken mit bei der

Klärung der gesundheitlichen Voraussetzungen sowie der Interessen und Fähigkeiten des Klienten. Der Technische Beratungsdienst unterstützt bei allen Fragen zu technischen Hilfen und bei der behinderungsgerechten Ausstattung von Arbeitsplätzen.

▪▪ Voraussetzungen und Zuständigkeit

Um allgemeine oder besondere Leistungen zur Teilhabe am Arbeitsleben zu erhalten, müssen grundsätzlich zwei Voraussetzungen erfüllt sein:

- Der Betroffene ist behindert oder schwerbehindert oder konkret von einer Behinderung bedroht (▶ Abschn. 38.3, Behinderungsbegriff und Leistungsberechtigung).
- Er kann aufgrund der Behinderung die bisherige berufliche Tätigkeit nicht mehr ausüben oder der Einstieg in den Beruf ist ohne Unterstützung nicht möglich.

Ob diese Voraussetzungen im Einzelfall vorliegen, entscheidet der Rehabilitationsberater der Agentur für Arbeit. Bei Bedarf können ärztliche Gutachten veranlasst sowie die internen Fachdienste der Agentur für Arbeit zur Unterstützung hinzugezogen werden. Die Ergebnisse aller Beratungen, Gutachten und sonstigen Feststellungen bilden die Grundlage für einen individuellen Eingliederungsplan.

Die Bundesagentur für Arbeit ist für Leistungen zur Teilhabe am Arbeitsleben zuständig, soweit kein anderer Rehabilitationsträger Vorrang hat. Dies gilt auch für behinderte erwerbsfähige Hilfebedürftige, die Leistungen zur Grundsicherung für Arbeitssuchende nach dem Sozialgesetzbuch (SGB) II erhalten (zur Zuständigkeit ▶ Abschn. 18.2).

Rechtliche Grundlagen: Sozialgesetzbuch Drittes Buch (SGB III) – Arbeitsförderung, Sozialgesetzbuch Neuntes Buch (SGB IX) – Rehabilitation und Teilhabe behinderter Menschen, Sozialgesetzbuch Zweites Buch – Grundsicherung für Arbeitssuchende, Berufsbildungsgesetz (BBiG), Handwerksordnung (HwO)

39.3.3 Gesetzliche Rentenversicherung

Die gesetzlichen Rentenversicherungsträger handeln nach dem Grundsatz „Prävention vor Rehabilitation vor Rente": Durch Leistungen zur Teilhabe soll ein vorzeitiges Ausscheiden aus dem Erwerbsleben verhindert sowie die dauerhafte berufliche Wiedereingliederung ermöglicht werden. Dazu erbringt sie zum Beispiel medizinische Rehabilitation, Leistungen zur Teilhabe am Arbeitsleben oder unterhaltssichernde und ergänzende Leistungen.

▪▪ Organisation

Die 16 rechtlich selbstständigen Rentenversicherungsträger treten unter dem gemeinsamen Dach „Deutsche Rentenversicherung" auf. An der Spitze der Rentenversicherung steht die „Deutsche Rentenversicherung Bund". Sie nimmt Grundsatz- und Querschnittsaufgaben für die gesamte Rentenversicherung wahr. Als Träger betreut die Deutsche Rentenversicherung Bund deutschlandweit etwa 40 % der Versicherten. Daneben besteht noch die Knappschaft Bahn-See, die ebenfalls als bundesweiter Rentenversicherungsträger agiert. 14 Regionalträger sind für ca. 55 % der Versicherten zuständig. Dazu zählen z. B. die Deutsche Rentenversicherung Baden-Württemberg oder die Deutsche Rentenversicherung Oldenburg-Bremen.

Rentner, Versicherte und Arbeitgeber können sich mit ihren Fragen persönlich an jede der rund 1000 Auskunfts- und Beratungsstellen wenden – unabhängig davon, welcher Rentenversicherungsträger das Versicherungskonto führt und letztlich zuständig ist. Für die Rehabilitationsberatung im Einzelfall verfügen alle Träger der deutschen Rentenversicherung über speziell geschulte Rehabilitationsberater.

▪▪ Voraussetzungen

Für die Gewährung von Leistungen zur Teilhabe müssen bestimmte persönliche und versicherungsrechtliche Voraussetzungen erfüllt werden. Eine persönliche Voraussetzung ist zum Beispiel, dass die Erwerbsfähigkeit des Versicherten wegen Krankheit oder Behinderung erheblich gefährdet (▶ Glossar) oder eingeschränkt ist. Hinzukommen muss, dass durch Leistungen zur Teilhabe die Erwerbsfähigkeit erhalten, wesentlich gebessert oder wiederhergestellt oder bei bleibender teilweiser Erwerbsminderung der Arbeitsplatz gesichert werden kann (zur Zuständigkeit ▶ Abschn. 18.2). Eine versicherungsrechtliche Voraussetzung zur Erlangung von Rehabilitationsleistungen ist z. B. die Erfüllung einer allgemeinen Wartezeit von 15 Jahren, diese kann unter gewissen Umständen jedoch verkürzt werden. Für Leistungen zur medizinischen Rehabilitation sind die versicherungs-rechtlichen Voraussetzungen auch erfüllt, wenn der Versicherte in den letzten 2 Jahren vor Antragstellung 6 Monate Pflichtbeiträge geleistet hat oder er vermindert erwerbsfähig ist.

Rechtliche Grundlagen: Sozialgesetzbuch Sechstes Buch (SGB VI) – Gesetzliche Rentenversicherung, Sozialgesetzbuch Neuntes Buch (SGB IX) – Rehabilitation und Teilhabe behinderter Menschen.

39.3.4 Gesetzliche Unfallversicherung

Die Träger der gesetzlichen Unfallversicherung sind für die Rehabilitation nach einem Arbeitsunfall, einem Wegeunfall oder bei einer Berufskrankheit zuständig (zur Zuständigkeit ▶ Abschn. 18.2). Dabei erbringen sie ihre Leistungen mit allen geeigneten Mitteln und werden „von Amts wegen" tätig; ein Antrag auf Leistungen ist in der Regel nicht erforderlich. Ihre Leistungen richten sich nach den Prinzipien „Rehabilitation vor Rente" und „Alles aus einer Hand", da die Unfallkasse und Berufsgenossenschaften sowohl für die medizinische, berufliche und soziale Rehabilitation zuständig sind.

▪▪ Organisation

Zu den Trägern der gesetzlichen Unfallversicherung gehören die nach Branchen gegliederten gewerblichen Berufsgenossenschaften, die Sozialversicherung für Landwirtschaft, Forsten und Gartenbau (Sparte Berufsgenossenschaft) sowie die Unfallkassen. Letztere sind die Unfallversicherungsträger der öffentlichen Hand. Sie sind zuständig für Behörden und Betriebe des Bundes, der Länder und Gemeinden sowie für Hochschulen, Schulen und Kindergärten, Hilfeleistungsunternehmen wie Feuerwehren, Lebensretter und ehrenamtlich Tätige. Gemeinsamer Spitzenverband der Berufsgenossenschaften und Unfallkassen ist die Deutsche Gesetzliche Unfallversicherung (DGUV) mit Sitz in Berlin.

Rechtliche Grundlagen: Sozialgesetzbuch Siebtes Buch (SGB VII) – Gesetzliche Unfallversicherung, Sozialgesetzbuch Neuntes Buch (SGB IX) – Rehabilitation und Teilhabe behinderter Menschen.

39.3.5 Soziale Entschädigung

Wer einen gesundheitlichen Schaden erleidet, für dessen Folgen die staatliche Gemeinschaft in besonderer Weise einsteht, hat Anspruch auf Versorgung. Zuständig sind die Versorgungsämter und die Hauptfürsorgestellen. Ihre Organisation ist in jedem Bundesland separat geregelt worden.

Kriegsopferversorgung

Einen Anspruch auf soziale Entschädigung haben insbesondere Kriegsbeschädigte, Wehr- und Zivildienstbeschädigte, Opfer von Gewalttaten und Impfgeschädigte sowie deren Hinterbliebene.

Kernstück der sozialen Entschädigung ist die Kriegsopferversorgung nach dem Bundesversorgungsgesetz. Sie wird ergänzt durch die Kriegsopferfürsorge. Auch heute, viele Jahrzehnte nach Kriegsende, hat dieser Bereich nicht an Bedeutung verloren. Vor allem, weil in den vergangenen Jahren die Zahl der Versorgungsfälle infolge von anderen, nicht kriegs- bzw. einsatzbedingten Schädigungen, so vor allem durch die Zunahme von Gewalttaten, gestiegen ist.

Kriegsopferfürsorge

Die Kriegsopferfürsorge ergänzt diese Versorgung durch besondere Hilfen im Einzelfall, wenn Beschädigte und Hinterbliebene nicht in der Lage sind, ihren Lebensbedarf aus den Rentenleistungen nach dem Bundesversorgungsgesetz und ihrem sonstigen Einkommen oder Vermögen zu bestreiten. Die Kriegsopferfürsorge beinhaltet Leistungen zur Teilhabe am Arbeitsleben, zum Beispiel zur Aus- und Weiterbildung, Krankenhilfe oder Hilfen in besonderen Lebenslagen wie die Eingliederungshilfe für behinderte Menschen. Diese ermöglicht zum Beispiel die Betreuung in einer Werkstatt für behinderte Menschen (▶ Kap. 43).

▪▪ Voraussetzungen

Die Gesundheitsstörung steht in einem ursächlichen Zusammenhang mit einer Schädigung, die nach dem entsprechenden Gesetz zu berücksichtigen ist. Sofern ein Grad der Schädigungsfolge (GdS) Voraussetzung für die Erbringung von Leistungen ist, wird er vom Versorgungsamt nach Maßgabe der seit 01.01.2009 geltenden „Versorgungsmedizinischen Grundsätze" festgestellt (zur Zuständigkeit ▶ Abschn. 18.2).

Träger der Kriegsopferversorgung und der Kriegsopferfürsorge sind die Bundesländer und die Kommunen.

Rechtliche Grundlagen: Bundesversorgungsgesetz (BVG), sog. „Nebengesetze" wie Opferentschädigungsgesetz (OEG), Zivildienstgesetz (ZDG), Soldatenversorgungsgesetz (SVG) und Infektionsschutzgesetz (IfSG), Sozialgesetzbuch Neuntes Buch (SGB IX).

39.3.6 Öffentliche Jugendhilfe und Eingliederungshilfe

▪▪ Träger der öffentlichen Jugendhilfe
Die Träger der öffentlichen Jugendhilfe leisten als Rehabilitationsträger Eingliederungshilfe für seelisch behinderte oder von einer Behinderung bedrohte Kinder und Jugendliche.

▪▪ Träger der Eingliederungshilfe
Die Träger der Eingliederungshilfe erbringen – nachrangig gegenüber allen anderen Rehabilitationsträgern – alle Rehabilitationsleistungen mit Ausnahme von unterhaltssichernden und ergänzenden Leistungen (▶ Kap. 46). Von besonderer Bedeutung ist dabei die Eingliederungshilfe für behinderte Menschen, die mit dem Bundesteilhabegesetz aus dem SGB XII – Sozialhilfe – ins SGB IX überführt wird (▶ Abschn. 38.1.3).

▪▪ Voraussetzungen
Die betroffene Person kann sich nicht durch Einsatz ihrer Arbeitskraft, ihres Einkommens und ihres Vermögens selbst helfen oder erhält die erforderliche Leistung nicht von Angehörigen oder von anderen Sozialleistungsträgern (zur Zuständigkeit ▶ Abschn. 18.2).

Träger der Jugendhilfe und Träger der Eingliederungshilfe sind die Bundesländer und die Kommunen.

Rechtliche Grundlagen: Sozialgesetzbuch (SGB) Achtes Buch (VIII) – Kinder und Jugendhilfe, Sozialgesetzbuch Neuntes Buch (SGB IX) – Rehabilitation und Teilhabe behinderter Menschen, Teil 2: Besondere Leistungen zur selbstbestimmten Lebensführung für Menschen mit Behinderungen (Eingliederungshilferecht).

39.4 Einrichtungen, Dienste und Organisationen

Zur Durchführung von Leistungen zur Rehabilitation und Teilhabe (medizinische Rehabilitation, Leistungen zur Teilhabe am Arbeitsleben, Soziale Teilhabe, Teilhabe an Erziehung und Bildung) gibt es eine Vielzahl an Einrichtungen und Diensten mit sehr differenzierten Angeboten. Sie werden auch als „Leistungserbringer" bezeichnet (▶ Abschn. 38.2.2).

39.4.1 Medizinische Rehabilitation

Die **medizinische Rehabilitation** (▶ Kap. 42) beinhaltet ärztliche Betreuung, therapeutische Leistungen (z. B. Physiotherapie, Ergotherapie) und medizinische Anwendungen. Diese Leistungen können in einer Rehabilitationsklinik stationär oder teilstationär oder in Rehabilitationszentren ambulant erbracht werden. Darüber hinaus werden Rehabilitationsleistungen inzwischen auch mobil angeboten, um Menschen mit besonderen Beeinträchtigungen gerecht zu werden (▶ Abschn. 16.2 und ▶ Abschn. 16.4).

Bei einer stationären Rehabilitation werden die Patienten in einer Rehabilitationsklinik aufgenommen, behandelt und rund um die Uhr versorgt. Während der Maßnahme werden sie von Spezialisten (z. B. Ärzten, Psychologen und Therapeuten) unterschiedlicher Fachrichtungen interdisziplinär und ganzheitlich behandelt und therapiert. Neben **indikationsspezifischen Rehabilitationskliniken und Zentren** (z. B. Orthopädie, Psychosomatik) sind zum Teil auch **Abteilungen in Akutkrankenhäusern**, wie z. B. eine geriatrische oder eine neurologische Abteilung, für die medizinische Rehabilitation zuständig. Die intensive stationäre Behandlung soll besonders nach schweren Erkrankungen eine „Rundumbetreuung" gewährleisten und so die Mobilität des Rehabilitanden sukzessiv aufbauen.

Eine teilstationäre oder ambulante Rehabilitation erfolgt in der Regel in einer Rehabilitationsklinik in Wohnortnähe. Hinzu kommen bestimmte **Therapie- oder Rehabilitationszentren**, die eine entsprechende Zulassung vom Leistungsträger erhalten haben. Der Rehabilitand wird in einer Einrichtung behandelt und verbringt die Abende und die Wochenenden zu Hause. Die ambulante Rehabilitation ist grundsätzlich gleich-

wertig mit der stationären Leistung. In wohnortnahen, eigenständigen Rehabilitationszentren
oder in Rehabilitationskliniken mit ambulantem
Angebot werden alle rehabilitativen Bestandteile
bereitgestellt.

Für die sogenannte Mobile Rehabilitation gibt
es **Rehabilitationsdienste**, die die Rehabilitanden
zu Hause aufsuchen, aber auch in einem Pflegeheim oder einer Kurzzeitpflegeeinrichtung.

39.4.2 Teilhabe am Arbeitsleben

Leistungen zur Teilhabe am Arbeitsleben (▸ Kap.
43) werden in Einrichtungen in öffentlicher oder
privater Trägerschaft erbracht. In der Summe liegen sieben unterschiedliche Typen von Leistungs-
erbringer-Einrichtungen in der beruflichen Rehabilitation vor, die unterschiedliche Ansätze und
Schwerpunkte verfolgen. Alle Einrichtungen arbeiten eng mit den Rehabilitationsträgern wie der
Bundesagentur für Arbeit, der Deutschen Rentenversicherung sowie den Unfallkassen und Berufsgenossenschaften zusammen.

Berufsbildungswerke (BBW) sind überbetriebliche Einrichtungen, die der Erstausbildung und
Berufsvorbereitung körperlich und psychisch beeinträchtigter oder benachteiligter junger Menschen dienen. Darüber hinaus werden die jungen
Menschen bei der Entwicklung ihrer Persönlichkeit
unterstützt. In Deutschland verteilen sich etwa 50
Berufsbildungswerke, die insgesamt über 200 anerkannte Ausbildungsberufe anbieten. Der Anspruch
der Berufsbildungswerke liegt in einer möglichst
praxisnahen Ausbildung im Sinne des Berufsbildungsgesetzes. Ein konkretes Ausbildungsziel wird
oft nach der Durchführung eines Assessments oder
einer Berufsfindung gemeinsam mit dem jungen
Menschen festgelegt (▸ Abschn. 43.3). Während einer folgenden Ausbildung wird der Auszubildende
von einem Team aus Ärzten, Psychologen und Pädagogen individuell betreut. Zudem besteht oft die
Möglichkeit, im Berufsbildungswerk für die Zeit
der Ausbildung zu wohnen, sofern der tägliche An-
fahrtsweg zu lang ist.

In **Berufsförderungswerken (BFW)** werden
behinderte Erwachsene qualifiziert und weiterge-
bildet (▸ Abschn. 43.6.2), wenn sie ihren bisherigen Beruf aufgrund einer Erkrankung oder eines
Unfalls nicht mehr ausüben können. Darüber
hinaus bieten sie Maßnahmen zur Eignungsabklärung, Berufsfindung und Arbeitserprobung an

(▸ Abschn. 43.6.1). Während einer Umschulung
oder eines Assessments werden die Teilnehmer
von medizinischen, psychologischen und sozialen
Fachdiensten begleitet. Im Ergebnis verfolgen sie
als berufliche Fördereinrichtungen das Ziel einer
passgenauen Integration in den ersten Arbeitsmarkt. Dabei kommt auch der sozialen und der
gesundheitlichen Kompetenzentwicklung eine
hohe Bedeutung zu.

In Einrichtungen für die **Rehabilitation psychisch Kranker (RPK)** werden ausschließlich psychisch kranke und behinderte Menschen aufgenommen (▸ Abschn. 4.3). Sie bilden das Bindeglied zwischen dem akutmedizinischen Bereich
und der beruflichen Rehabilitation. Die Leistungen der RPK richten sich auf die nachhaltige Stabilisierung der individuellen Lebenssituation. Die
Leistungserbringung erfolgt in stationärer oder
ambulanter Form. Es handelt sich um wortortnahe
und niederschwellig erreichbare Einrichtungen
mit einem Therapieansatz, der die Leistungen zur
medizinischen Rehabilitation und zur Teilhabe am
Arbeitsleben im Rahmen einer Komplexleistung
bündelt. In Deutschland existieren vor allem im
süddeutschen Raum etwa 50 RPK. Während des
Aufenthalts werden die Betroffenen von einem
multidisziplinären Rehabilitationsteam betreut.

Die Beruflichen Traningszentren (BTZ) bieten
erwachsenen Menschen mit psychischer Erkrankung ein spezielles Training zum Wiedereinstieg
in eine Beschäftigung auf dem allgemeinen
Arbeitsmarkt (▸ Abschn. 4.3). Dies gilt nicht für
Suchterkrankungen oder für Menschen mit hirn-
organischen Schädigungen. Dabei setzt das Training an vorliegenden Berufserfahrungen und
absolvierten Aus- und Fortbildungen sowie den
Neigungen des Teilnehmers an. Die Teilnehmer
absolvieren während der Maßnahme verschiedenste Praktika, um sich der Arbeitnehmerrolle
wieder anzunähern. Wenn sich im Anschluss
weitere Qualifizierungsbedarfe ergeben, z. B. eine
Umschulung/Ausbildung, werden die Teilnehmer
im beruflichen Training oder in spezialisierten
Angeboten darauf vorbereitet.

Die Angebote der **Phase-II-Einrichtungen** (medizinisch-berufliche Rehabilitation) sind spezialisiert auf komplexe (neurologische) Erkrankungs-
und Verletzungsbilder (▸ Abschn. 6.5). Sie verknüpfen erforderliche medizinische Maßnahmen frühzeitig mit berufsfördernden Leistungen. „Phase II"
schließt sich an die akutmedizinische oder rehabilitationsmedizinische Anfangsbehandlung (Phase I)

an und mündet in beruflichen Qualifizierungsmaßnahmen z. B. in Berufsbildungs- oder Berufsförderungswerken (Phase III), die erst nach Beendigung
einer medizinischen Rehabilitation beginnen können. In der Phase-II-Einrichtung sollen die – oftmals sehr stark eingeschränkten – Teilnehmer
befähigt werden, z. B. einen Schulabschluss zu
erwerben, eine Ausbildung oder Weiterbildung
aufzunehmen oder eine Erwerbstätigkeit (wieder)
auszuüben. Dazu sind unter dem Dach der Einrichtung Diagnostik und Therapie sowie ein multi-
disziplinäres Behandlungsteam vereint.

Integrationsfachdienste (IFD) beraten, begleiten und unterstützen Menschen mit besonderem oder psychosozialem Unterstützungsbedarf,
ihre (potenziellen) Arbeitgeber und andere Institutionen kostenlos und individuell zu allen Fragen
und Anliegen rund um die Beschäftigung dieser
Menschen (▶ Abschn. 21.2). Die rund 200 IFD in
Deutschland zeichnen sich durch ihre persönliche
Beratung aus. Die IFD werden von den Integrationsämtern finanziert. Einer ihrer Tätigkeits-
schwerpunkte ist die Berufsbegleitung.

Die **Unterstützte Beschäftigung (UB)** richtet
sich an Menschen mit Behinderung, die mit
entsprechend intensiver Unterstützung auf dem
allgemeinen Arbeitsmarkt tätig sein können (vgl.
▶ Abschn. 43.4.3).

Werkstätten für behinderte Menschen (WfbM)
sind überbetriebliche Rehabilitationseinrichtungen zur Förderung der Teilhabe behinderter
Menschen am Arbeitsleben (▶ Abschn. 43.7). Sie
bieten denjenigen behinderten Menschen, die
wegen Art oder Schwere der Behinderung nicht,
noch nicht oder noch nicht wieder auf dem allgemeinen Arbeitsmarkt tätig sein können, einen
Arbeitsplatz oder Gelegenheit zur Ausübung einer
Tätigkeit im geschützten Rahmen. Auf die Art oder
die Ursache der Behinderung kommt es nicht an.

39.4.3 Teilhabe an Bildung

Bei Leistungen zur Teilhabe an Bildung (▶ Kap. 45)
geht es im Wesentlichen um Hilfen zur Schulbildung und zur schulischen Berufsausbildung,
Hilfen zur Hochschulbildung sowie Hilfen zur
schulischen und hochschulischen beruflichen
Weiterbildung. Zur Teilhabe an Erziehung und
Bildung i. w. S. kann ebenfalls der Bereich Frühförderung gerechnet werden. Dazu zählen pädagogische und therapeutische Maßnahmen für

Kinder mit Behinderung oder Kinder, die von
einer Behinderung bedroht sind. Die Leistungen
der Frühförderung beginnen in den ersten Le-
bensjahren und können bis zum Eintritt in den
Kindergarten oder bis zur Einschulung andauern.
Darüber hinaus existieren Sozialpädiatrische
Zentren – eine Sonderform multidisziplinärer
medizinischer Behandlung im ambulanten Rahmen. In diesen Zentren wird die Untersuchung,
Behandlung und Beratung von Kindern und
Jugendlichen mit Behinderungen geleistet. Diese
orientiert sich ebenso stark an dem sozialen Umfeld der beeinträchtigten jungen Menschen.

In **Tageseinrichtungen und in Tagespflege**
werden Kinder, die Entwicklungsauffälligkeiten
zeigen oder von unterschiedlichen Entwicklungsrisiken betroffen sind, gefördert. Träger dieser
Einrichtungen sind Kreise und Städte oder freie
Träger wie Wohlfahrtsverbände, Kirchen und
Elterninitiativen.

Für den Übergang Schule – Beruf gibt es in
einigen Bundesländern sogenannte „Jugendberufsagenturen“. Weiterhin besteht an Schulen und
Hochschulen die Möglichkeit, die Berufsberatung
anzusprechen. Hier kann für Menschen mit Behinderungen ein Kontakt zur Rehabilitationsberatung der Agentur für Arbeit oder zum zuständigen
Integrationsamt aufgebaut werden (▶ Kap. 43).

Leistungen zur Teilhabe an Bildung können
auch Angebote der Erwachsenenbildung einschließen. **Anbieter von Erwachsenenbildung
und Weiterbildung** sind unter anderem die Volkshochschulen, gewerkschaftliche und kirchliche
Einrichtungen, Bildungswerke, Akademien, Bildungszentren der Kammern (z. B. Industrie- und
Handelskammer, Handwerkskammer) oder private Bildungseinrichtungen.

39.4.4 Soziale Teilhabe

Leistungen zur sozialen Teilhabe (▶ Kap. 44), wie
beispielsweise zur Verbesserung lebenspraktischer
Fähigkeiten und Alltagskompetenzen, werden
u. a. in **Tagesförderstätten** erbracht. Träger der
Jugend- und Sozialhilfe bieten heilpädagogische
Leistungen zur ganzheitlichen Entwicklung von
Kindern an. Zur Teilhabe am **gemeinschaftlichen
und kulturellen Leben** (z. B. Besuch von kulturellen Veranstaltungen, Volkshochschulkursen und
Reisen) stehen Assistenz,- Transport- und Begleit-
leistungen zur Verfügung. Sie umfassen alle säch-

lichen und personellen Hilfen, einschließlich der Kosten einer Begleitperson oder eines Fahrdienstes, unabhängig an welchem Ort oder in welcher Organisation die Aktivität stattfindet. Auch Versicherte der gesetzlichen Unfallversicherung können verschiedene Leistungen zur sozialen Teilhabe in Anspruch nehmen (z. B. Beratung durch Peers, Erholungsaufenthalte oder Rehabilitationssport-Angebote).

39.4.5 Vorsorge und Prävention

Im Bereich der Vorsorge und Prävention (▶ Kap. 41) stehen neben Untersuchungen und Einzelbehandlungen durch Ärzte oder Therapeuten u. a. folgende Angebote zur Verfügung: Beratung, Informationsvermittlung, Schulungen, Einzelbehandlung, Gruppenangebote und Lebenswelt-Ansätze. Wichtig ist dabei die Früherkennung. So sind z. B. die frühestmögliche Erkennung von Krankheiten und die Aufstellung eines Behandlungsplanes ein Zweck der **sozialpädiatrischen Zentren** für Vorschulkinder bzw. der Medizinischen Zentren für Erwachsene Menschen mit Behinderungen (MZEB).

Medizinische Vorsorgeleistungen werden sowohl ambulant als auch stationär erbracht. Die Vorsorge für Mütter und Väter wird grundsätzlich in **Einrichtungen des Müttergenesungswerks** oder vergleichbaren Einrichtungen angeboten. Darüber hinaus gibt es noch kombinierte **Präventionsleistungen** verschiedener Rehabilitationsträger. Sie können **stationär, ganztägig ambulant oder berufsbegleitend ambulant** organisiert sein. Aufgrund des gesetzlich verankerten Vorranges von Prävention vor anderen Leistungen haben die Rehabilitationsträger eine Gemeinsame Empfehlung „Prävention nach § 3 SGB IX" vereinbart (BAR 2018).

Prävention in **Lebenswelten** wird z. B. durch Beratungsstellen, pädagogische Vereine oder therapeutische Praxen angeboten. Auch in Kindertagesstätten, Schulen, Werkstätten für behinderte Menschen, Wohn- und Pflegeeinrichtungen sowie Betrieben werden gesundheitsfördernde Strukturen ausgebaut.

39.5 Kooperation und Vernetzung

Vernetzung – der Benefit eines solchen Organisationsprinzips steckt bereits im Namen: Ein System, das aus einem Netz vielfältiger Elemente besteht. Als Geflecht unterschiedlicher Expertisen, Ideen und Meinungen speist es sich aus dem Austausch von Wissen und der Weitergabe von Erfahrungswerten. Stimmen Kommunikation und koordinierte Zusammenarbeit innerhalb des Systems, profitieren alle Netzwerkmitglieder.

Das Prinzip der Vernetzung lässt sich z. B. auf Gesundheitsberufe anwenden, aber auch auf einzelne Organisationen. Das gegliederte Sozialversicherungssystem (▶ Abschn. 38.2.2) sowie arbeitsteilige Prozesse innerhalb einer Organisation mit vielen Akteuren und unterschiedlichen Interessen bedürfen kurzer Kommunikationswege, verbindlicher Vereinbarungen und lösungsorientierter Kooperationen. Besonders vor dem Hintergrund nachhaltiger Teilhabe von Menschen mit (drohender) Behinderung ist eine enge Zusammenarbeit zwischen allen am Rehabilitationsgeschehen Beteiligten unabdingbar.

Auch wenn es bereits viele Aktivitäten zu verzeichnen gibt, so sind die Potenziale von und für Vernetzung im Kontext der Rehabilitation noch lange nicht ausgeschöpft. Deshalb liegt die Verantwortung einer trägerübergreifenden Organisation wie der BAR darin, Akteure aus dem Sozial- und Gesundheitswesen mit Entscheidungsbefugnis auch weiterhin zusammenzubringen, um Kooperationen zu bilden und die Netzwerkarbeit kontinuierlich fortzusetzen.

39.5.1 Netzwerknutzen für Menschen mit Behinderung

Je mehr Akteure an einem Prozess beteiligt sind, desto wichtiger sind Vernetzung und professionelle Zusammenarbeit.

Wie bereits genannt, ergeben sich aus einer erfolgreichen Vernetzung zahlreiche Nutzenaspekte, die für jeden Beteiligten verschieden bedeutsam sein können. Mit Blick auf die Menschen mit (drohender) Behinderung, die im Mittelpunkt der Rehabilitationsbemühungen stehen, werden folgende Benefits erkennbar:
- Höhere Zufriedenheit durch koordinierte Abläufe
- Reduzierte Wartezeiten durch beschleunigte Antrags- und Genehmigungsverfahren
- Schnellere Klärung finanzieller Fragen
- Zielgerichtetere und frühzeitigere Bedarfserkennung sowie früherer Maßnahmenbeginn

- Stärkere Fokussierung der Rehabilitationsleistung auf den vorhandenen Alltag, Wohnort bzw. Arbeitsplatz
- Zeitnähere Wiedereingliederung durch besser koordinierte Maßnahmen
- Verbesserte Nachhaltigkeit durch unmittelbar anschließende, zielgerichtetere Nachsorge
- Bessere Bewältigung der Alltags- und/oder Arbeitsanforderungen
- Arbeitsplatzerwerb/-erhalt bzw. Vermeidung von Kündigungen.

Gelingt ein reibungs- und lückenloses Agieren zwischen den Akteuren der Rehabilitation, können die Schnittstellen zwischen verschiedenen Leistungsgruppen oder Versorgungsbereichen zielorientiert gestaltet werden. Das ermöglicht es, die Teilhabe zügiger, bedarfsgerechter und nachhaltiger, also insgesamt effektiver zu sichern.

Vernetzung kann außerdem das Verhältnis von eingesetzten Ressourcen zu Teilhabeerfolg verbessern. Eine beständige Zusammenarbeit vermeidet Mehrarbeit sowie Doppelstrukturen und reduziert damit den individuellen Aufwand. So lassen sich Kosten auf allen Ebenen (z. B. Personal, Verwaltung, unterhaltssichernde Leistungen) sparen. Die Aufwendungen für die Vernetzung sowie die Aufrechterhaltung von Netzwerken müssen jedoch berücksichtigt werden.

39.5.2 Netzwerken auf Ebene der BAR – Gemeinsame Empfehlungen

Auf Ebene der BAR zeigen sich Netzwerkaktivitäten unter anderem in Form der Gemeinsamen Empfehlungen (▶ Abschn. 38.1.4). Als Vereinbarungen der Rehabilitationsträger untereinander und ggf. weiterer Akteure des Gesundheits- und Sozialsystems gestalten sie die Rahmenbedingungen, innerhalb derer die Rehabilitations- und Teilhabeleistungen erbracht werden. Sie spiegeln die Kooperation verschiedener Interessensvertreter wider, die sich zur Erledigung gemeinsamer Aufgaben zusammengeschlossen haben, um die umfassende Teilhabe von Menschen mit Behinderung zu sichern.

39.6 Beratung im Reha-Prozess

Professionelle Beratung für die gesellschaftliche und berufliche Teilhabe von Menschen mit Behinderungen orientiert sich an den Bedürfnissen der Leistungsberechtigten. Maßnahmen zur Sicherung der Qualität der Angebote und der Professionalität des Beratungspersonals sowie die Orientierung an allgemein anerkannten Standards, die von allen Akteuren in dem Handlungsfeld akzeptiert und umgesetzt werden, können hierfür einen entscheidenden Beitrag leisten.

Vier grundlegende Merkmale lassen sich dafür identifizieren:
- Das Beratungshandeln orientiert sich an den Anliegen und Ressourcen der Ratsuchenden.
- Das Beratungshandeln wird gemäß einer fundierten Qualitätsstrategie entwickelt.
- Für das Beratungshandeln sind ethische Aspekte wie die Förderung der Autonomie des Klienten handlungsleitend.
- Die Transparenz ist während des Beratungshandelns abzusichern.

Die Übergänge zwischen den Phasen im Reha-Prozess (▶ Kap. 18, ▶ Kap. 19 und ▶ Kap. 20) sind fließend. Beratung, die an den Bedarfen einer Person ansetzt, gestaltet den gesamten Prozess aus dieser Perspektive mit. Eine Rehabilitationsberatung kann zu jedem Zeitpunkt und in jeder Phase dieses Prozesses (beispielsweise bei der Bedarfsfeststellung oder der Teilhabeplanung) notwendig sein. Der Prozess kann dann jederzeit, z. B. durch die Erkennung neuer Bedarfe, wieder umgesteuert werden. So kann zum Beispiel der zeitliche Aufwand der Beratung zu Beginn des Reha-Prozesses höher sein als zum Ende. Auch der Fokus der Beratung kann sich verschieben: Steht zu Beginn des Reha-Prozesses oft der Ratsuchende im Zentrum, wird zunehmend die Familie oder der Arbeitgeber mit einbezogen, wenn es um die Rückkehr ins häusliche Umfeld oder um Leistungen zur Teilhabe am Arbeitsleben geht.

Hierfür ist ein gemeinsames Verständnis von dem, was Beratung leisten kann und was nicht, notwendig. Dazu gehören ein klares Kompetenzprofil der Berater, geeignete Rahmenbedingungen zur Sicherstellung guter Beratung und ethische Grundprinzipien (▶ Abschn. 40.1).

Um zu erreichen, dass ein Klient wieder „handlungsfähig" wird, sind professionelle Standards notwendig. Als eine fachliche Grundlage für die Beratungsfachkräfte bei den Rehabilitationsträgern wurden im Rahmen der Bundearbeitsgemeinschaft für Rehabilitation Handlungsempfehlungen zu trägerübergreifenden Beratungsstandards entwickelt (BAR 2015). Die formulierten Standards beziehen sich auf die Beratung durch Rehabilitationsträger. Dort gelten sie sowohl für trägerspezifische als auch für trägerübergreifende Beratungsfälle.

Die **Beratungsstandards** bilden das Fundament der beraterischen Kompetenz und damit auch einer professionellen Beratung. Sie sind Voraussetzung, um individuelles Handeln der Beratungsfachkräfte zu ermöglichen. Im Grundsatz gilt: Beraterisches Handeln bezieht sich stets auf den Einzelfall und ist nicht standardisierbar.

Unter Beratungskompetenz werden alle spezifischen Fähigkeiten, Fertigkeiten und Kenntnisse aufgeführt, die zur Durchführung von Beratung erforderlich sind. Hier werden folgende **Fähigkeiten und Fertigkeiten für Rehabilitationsberatungsfachkräfte** als erforderlich angesehen:

- Fähigkeit zur Gestaltung einer professionellen Beraterbeziehung: Die drei wichtigsten Elemente für eine gelingende Beratungsbeziehung sind (nach Carl Rogers) Empathie, Akzeptanz und Authentizität.
- Grundlagen und Techniken der Gesprächsführung: Die Beratungsfachkraft wendet die Grundlagen und Techniken der Gesprächsführung adressatengerecht an, z. B. aktives Zuhören, Wiederholen, Zusammenfassen, Sondieren, Konkretisieren, Einsatz von Fragetechniken etc.
- Umgang mit schwierigen Beratungssituationen: Die Beratungsfachkraft kann mit Konflikten, besonderen Personenkreisen oder speziellen Behinderungen umgehen.
- Körpersprache: Die Beratungsfachkraft kennt die Wirkungen der Körpersprache und nimmt bewusst die eigene Körpersprache während des Beratungsgesprächs wahr.
- Grundkenntnisse über Konzepte zur Förderung der Selbstbestimmung und Selbstverantwortung (Empowerment): Die Beratungsfachkraft unterstützt den Ratsuchenden bei der Entwicklung und Umsetzung eigener Handlungskompetenzen.
- Selbstverständnis: Die Beratungsfachkraft ist sich ihrer Rolle und der Erwartung ihrer Organisation und der Ratsuchenden bewusst.

Näheres zum Thema Beratung siehe ▶ Abschn. 21.2 und ▶ Abschn. 40.1.

39.7 Selbsthilfe in der Rehabilitation

Die Selbsthilfe ist ein wichtiger und unentbehrlicher Bestandteil in allen Phasen des Rehabilitationsprozesses. Selbsthilfegruppen und -verbände helfen den Rehabilitanden bei der Bewältigung ihrer Krankheit und unterstützen die dauerhafte Sicherung des Rehabilitationserfolgs. Sowohl die Rehabilitation als auch die Selbsthilfe verfolgen das Ziel der gesellschaftlichen Teilhabe, was die Kooperation und Vernetzung unerlässlich macht.

Die Selbsthilfe ergänzt nicht nur die Maßnahmen zur Rehabilitation und Teilhabe der Leistungsträger, sondern schließt eine Lücke zwischen den Angeboten von Leistungserbringern und Institutionen und den Bedürfnissen der unmittelbar betroffenen Menschen mit Behinderungen. Charakteristikum und wesentlicher Vorzug der Selbsthilfe ist die Gleichbetroffenheit, die Akzeptanz bei den Adressaten schafft und niedrigschwellige Beratungs- und Hilfestrukturen ermöglicht. Diese spezifische Fachkompetenz, die auf der Kenntnis der Lebenssituation von Menschen mit Behinderung aufgrund unmittelbarer, eigener Erfahrung beruht, kann zur Erkennung und Einleitung bedarfsgerechter und perspektivisch sinnvoller Leistungen beitragen.

Die Aktivierung von Selbsthilfepotenzialen ist im SGB IX festgeschrieben; ebenso wie und in welchem Umfang Selbsthilfegruppen, -organisationen und -kontaktstellen gefördert werden, die sich Prävention, Rehabilitation, Früherkennung und Bewältigung von Krankheiten und Behinderungen zum Ziel gesetzt haben (§ 13, SGB IX). Dazu wurde im Rahmen der Bundesarbeitsgemeinschaft für Rehabilitation eine Gemeinsame Empfehlung zur Förderung der Selbsthilfe erarbeitet (BAR 2012). Sie hat das Ziel, gemeinsam mit Vertretern der Selbsthilfe die Selbsthilfeförderung und inhaltliche Zusammenarbeit als Gemeinschaftsaufgabe weiterzuentwickeln.

Geschätzt gibt es in Deutschland 100.000 Selbsthilfegruppen mit rund 3 Mio. Mitgliedern, wobei 75 % im Gesundheitsbereich anzusiedeln sind (Kirschning et al. 2013).

Eine die individuellen Selbsthilfepotenziale aktivierende Kooperation und Vernetzung von Rehabilitationsträgern, Rehabilitationseinrichtungen und Selbsthilfezusammenschlüssen trägt zu einer umfassenden Versorgung im Krankheitsfall bei. Die gesundheitsförderlichen Potenziale von

Selbsthilfegruppen und Selbsthilfeorganisationen für chronisch Kranke und Behinderte sind unbestritten. Näheres zur Selbsthilfe siehe ▶ Abschn. 21.2 und ▶ Abschn. 42.7.

39.8 Qualitätssicherung und Qualitätsmanagement

Qualitätssicherung und Qualitätsmanagement sind darauf ausgerichtet, dass vereinbarte Standards eingehalten werden und kontinuierliche Weiterentwicklung erfolgt. Ohne ein funktionierendes Qualitätsmanagementsystem darf eine Rehabilitationsklinik nicht belegt werden. (Näheres siehe ▶ Abschn. 38.4.4).

Im Bereich der Rehabilitation und Teilhabe wird zwischen „externer" und „interner" Qualitätssicherung unterschieden.

Externe Qualitätssicherung umfasst alle Maßnahmen, mit denen die Qualität einer Organisation unmittelbar oder mittelbar durch eine externe Organisation gesichert wird. (z. B. Leistungserbringer durch die Rehabilitationsträger).

Hinweis: § 37 Abs. 3a SGB IX dient der unabhängigen Prüfung, Bewertung sowie dem Vergleich von Qualität in den Rehabilitationseinrichtungen.

Das **interne Qualitätsmanagement** ist eine Methode, um die Aufbau- und Ablauforganisation einer Einrichtung kontinuierlich an die sich verändernden Anforderungen anzupassen und den Nutzen der Einrichtung nach innen und außen darzulegen. Die Implementierung eines internen Qualitätsmanagements wird anhand eines Zertifikats nach § 37 Abs. 3a SGB IX (siehe Hinweis) nachgewiesen.

Ziel von Qualitätssicherung ist, die Qualität der Leistungserbringung transparent und vergleichbar zu machen. In der externen Qualitätssicherung werden die Dimensionen der Struktur-, Prozess- und Ergebnisqualität sowie die Patientenzufriedenheit gemessen und führen somit zu einer effektiven und effizienten Versorgung sowie einer qualitätsgesicherten Behandlung der Versicherten.

Weitere Informationen

Literatur

Bundesarbeitsgemeinschaft für Rehabilitation (BAR) (2012) Gemeinsame Empfehlung „Förderung der Selbsthilfe". https://www.bar-frankfurt.de/publikationen/

Bundesarbeitsgemeinschaft für Rehabilitation (BAR) (2014) Gemeinsame Empfehlung „Reha-Prozess". https://www.bar-frankfurt.de/publikationen/

Bundesarbeitsgemeinschaft für Rehabilitation (BAR) (2015) Trägerübergreifende Beratungsstandards. Handlungsempfehlungen zur Sicherung guter Beratung in der Rehabilitation. https://www.bar-frankfurt.de/publikationen/

Bundesarbeitsgemeinschaft für Rehabilitation (BAR) (2018) Gemeinsame Empfehlung „Prävention". https://www.bar-frankfurt.de/publikationen/

Kirschning S, Matzat J, Buschmann-Steinhage R (2013) Partizipative Rehabilitationsforschung. Wenn Rehabilitation und Selbsthilfe zusammentreffen. In: Prävention und Gesundheitsförderung, Ausgabe 3/2013

Internetlinks

Bundesministerium für Gesundheit (BMG) – Bundeseinheitliche Rahmenempfehlungen der Nationalen Präventionskonferenz. https://www.bundesgesundheitsministerium.de/service/begriffe-von-a-z/p/praeventionsgesetz/rahmenempfehlungen-nationale-praeventionskonferenz/

Leistungen in der Rehabilitation

Leistungen – Maßnahmen – Unterstützung

Inhaltsverzeichnis

Sozialrechtliche Informationen und Einleitung von Maßnahmen der Rehabilitation

Carola Penstorf

Unter Mitarbeit von Michael Mucha.

© Springer-Verlag GmbH Deutschland, ein Teil von Springer Nature 2018
Bundesarbeitsgemeinschaft für Rehabilitation e.V. (BAR) (Hrsg.), *Rehabilitation*
https://doi.org/10.1007/978-3-662-54250-7_40

Das gegliederte Sozialleistungssystem mit seinen unterschiedlichen Leistungsträgern und vielen verschiedenen Leistungen ist für Außenstehende sehr komplex und nur schwer durchschaubar. Beratung hat daher einen zentralen Stellenwert, insbesondere wenn es um den Zugang zu Leistungen geht oder sozialrechtliche Fragen zu beantworten sind. Gute Beratung ist dabei eine wesentliche Voraussetzung zur Umsetzung des Rechts auf selbstbestimmte und gleichberechtigte Teilhabe. Neben der Beratung sind auch die Zusammenarbeit der Rehabilitationsträger und das Teilhabemanagement für einen erfolgreichen Verlauf der Rehabilitation entscheidend (◘ Tab. 40.1).

40.1 Information und Beratung

Gegenüber dem zuständigen Rehabilitationsträger besteht nach § 14 SGB I Anspruch auf umfassende Beratung über die Rechte und Pflichten. Dies beinhaltet alle sozialrechtlichen Fragen. Im SGB IX werden die Rehabilitationsträger darüber hinaus verpflichtet, Beratungen durchzuführen, um die Selbstbestimmung und gleichberechtigte Teilhabe von Menschen mit Behinderungen am Leben in der Gesellschaft zu fördern, Benachteiligungen zu vermeiden oder ihnen entgegenzuwirken. Der zuständige Rehabilitationsträger ist auch dafür verantwortlich, dass Menschen mit Behinderung während des Rehabilitationsprozesses Ansprechpartner haben, die sie beraten, unterstützen und begleiten.

Eine Beratung kann über den **gesamten Reha-Prozess** – von der Bedarfserkennung bis zur Nachsorge – zu jedem Zeitpunkt erforderlich sein und bei Bedarf in Anspruch genommen werden (► Abschn. 38.7.1). Besonders zu Beginn des Rehabilitationsprozesses ist der Bedarf an Beratung häufig recht hoch.

Mögliche Inhalte der Beratung sind:
- Beratung zu sozialrechtlichen Grundlagen (z. B. Antragstellung, Zuständigkeit, Voraussetzung für Leistungsgewährung)
- Beratung über Angebote und Möglichkeiten von Leistungen zur Rehabilitation und Teilhabe (z. B. Leistungserbringer in Wohnortnähe, Spezialisierungen einzelner Leistungserbringer)
- Unterstützung und ggf. Begleitung bei Antragstellung
- Planung und Steuerung des Reha-Prozesses
- Hinweise auf Angebote anderer Beratungsstellen

Zielgruppe der Beratung der Rehabilitationsträger sind Versicherte und Menschen mit Behinderungen. Auch **Angehörige** und sonstige **Bezugspersonen** sowie ggf. Arbeitgeber, Betriebsärzte oder Personalvertretungen können die Beratung in Anspruch nehmen. Der Mensch mit Behinderung wird dabei aktiv in den Beratungsprozess einbezogen und kann diesen mitgestalten. Bei Bedarf kann er auch Personen seines Vertrauens mit einbinden.

Der Mensch mit Behinderung muss in der Beratung umfassend über seine sozialen Rechte

40

◘ Tab. 40.1	Übersicht über die Inhalte
Information und Beratung	Die Rehabilitationsträger informieren und beraten zu sozialrechtlichen Grundlagen, Angeboten und Möglichkeiten von Leistungen zur Rehabilitation und Teilhabe und zur Planung und Steuerung des Rehabilitationsprozesses. Auch weitere Akteure wie die Sozialdienste in den Krankenhäusern, Pflegestützpunkte, Vereine und Verbände beraten zur Rehabilitation und Teilhabe
Teilhabemanagement	Teilhabemanagement bezeichnet die Steuerung des Rehabilitationsprozesses, meist bei komplexen Fällen, durch den Rehabilitationsträger. Hierzu gehören die Bedarfsermittlung und Bedarfsfeststellung, die Erstellung eines Teilhabeplans und die Steuerung der verschiedenen Leistungen und Leistungsträger
Zusammenarbeit und Vernetzung	Bei der Vielzahl an Leistungsträgern, Leistungserbringern und Leistungsangeboten ist eine Zusammenarbeit der verschiedenen Akteure erforderlich und sozialrechtlich verankert. Erst die interne und externe Zusammenarbeit und Vernetzung ermöglichen eine bedarfsgerechte Versorgung
Patienten- und Angehörigenschulungen	Die Patientenschulungen informieren den Rehabilitanden über die chronische Erkrankung, leiten zum Umgang mit der Erkrankung an, motivieren und unterstützen bei der Umsetzung der in der Rehabilitation erlernten Verhaltensweisen. Auch Angehörige werden mit einbezogen

(z. B. Wunsch- und Wahlrecht, ▶ Abschn. 21.3 und ▶ Abschn. 38.4.6) informiert werden, sodass er davon Gebrauch machen und seine Pflichten (z. B. Mitwirkungspflichten) überblicken kann (▶ Abschn. 38.3.7).

Mitwirkungspflichten (§§ 60–67 SGB I)
Werden Sozialleistungen beantragt oder erhalten, ist der Leistungsberechtigte zur Mitwirkung verpflichtet. Diese beinhaltet u. a.:
- alle relevanten Tatsachen anzugeben und Änderungen mitzuteilen,
- persönlich beim Leistungsträger zu erscheinen,
- an ärztlichen oder psychologischen Untersuchungen teilzunehmen,
- eine Heilbehandlung durchführen zu lassen oder
- an Leistungen zur Teilhabe am Arbeitsleben teilzunehmen.

Eine fehlende Mitwirkung kann Auswirkungen auf die Leistungen haben (z. B. Kürzung oder Entziehung der Leistung). Den Mitwirkungspflichten sind allerdings Grenzen gesetzt (§ 65 SGB I), z. B. wenn ihre Erfüllung nicht zumutbar ist.

Rehabilitationsträger müssen nicht nur über ihre eigenen Leistungen beraten, sondern auch über weitere in Betracht kommende Leistungen anderer Rehabilitationsträger.

Bundesteilhabegesetz (BTHG)
01.01.2018 (Bundesteilhabegesetz): Bis Ende 2017 waren in den §§ 22ff. SGB IX Gemeinsame Servicestellen der Rehabilitationsträger geregelt. Diese gesetzliche Regelung der Gemeinsamen Servicestellen in den §§ 22ff. SGB IX entfällt. Gemeinsame Servicestellen sind in jedem Landkreis, in jeder kreisfreien Stadt eingerichtet und beraten und informieren Rehabilitanden und Arbeitgeber trägerübergreifend. Bis zum 31.12.2018 können die Gemeinsamen Servicestellen noch fortgeführt werden. Neu eingerichtet sind ab 01.01.2018 von den Rehabilitationsträgern sogenannte „Ansprechstellen". Diese richten sich an Leistungsberechtigte, Arbeitgeber und andere Rehabilitationsträger und informieren über Inhalte, Ziele und Verfahren zu Leistungen der Rehabilitation und Teilhabe, über das Persönliche Budget (▶ Glossar) und weitere Beratungsangebote (§ 12 SGB IX-2018). Darüber hinaus wurde ab dem 01.01.2018 die „ergänzende unabhängige Teilhabeberatung" eingeführt (§ 32 SGB IX-2018). Diese ist unabhängig von Leistungsträgern und Leistungserbringern und ergänzt die Beratung der Rehabilitationsträger und stärkt die Rolle der Menschen

mit Behinderungen. Sie findet vor allem im Vorfeld der Beantragung von Leistungen, aber auch während des Rehabilitationsprozesses statt. Die Beratung erfolgt in der Regel nach dem „Peer-Prinzip", das heißt, Menschen mit Behinderungen beraten Menschen mit Behinderungen.

Neben den Rehabilitationsträgern bieten auch folgende Stellen Information und Beratung an (vgl. ▶ Abschn. 39.4):
- Integrationsämter und Integrationsfachdienste
- Ärzte und niedergelassene Therapeuten
- Sozialdienste in den Krankenhäusern
- Pflegestützpunkte
- Sozialverbände und Verbände für Menschen mit Behinderung
- Unabhängige Patientenberatung Deutschland

Für schwerbehinderte Menschen und ihre Arbeitgeber bieten Integrationsämter und Integrationsfachdienste eine Beratung, z. B. zu allen Fragen rund um die Beschäftigung von schwerbehinderten Arbeitnehmern, an.

Die Beratungsangebote sind in der Regel kostenfrei. Fragen können grundsätzlich in jeder Form an den Rehabilitationsträger herangetragen werden, z. B. persönlich, telefonisch oder per E-Mail. Die Informationen sollen möglichst auch in **leichter Sprache** bereitgestellt werden, sodass auch Menschen mit kognitiven Beeinträchtigungen die Informationen verstehen können. Mit dem Zugang zu Informationen wird auch die selbstbestimmte Teilhabe verwirklicht.

Leichte Sprache ist eine besonders leicht verständliche Sprache, die bestimmten Regeln unterliegt. So werden z. B. einfache Wörter statt Fremdwörter verwendet, die Sätze sind kurz gehalten und Bilder erklären den Text. Die Leichte Sprache ist in der Barrierefreien-Informationstechnik-Verordnung (BITV 2.0) rechtlich verankert.

40.2 Teilhabemanagement

Unter Teilhabemanagement wird die Steuerung des Rehabilitationsprozesses verstanden (▶ Kap. 39). Hierzu gehören die Bedarfsermittlung und Bedarfsfeststellung, die Erstellung eines Teilhabeplans (auch Zielvereinbarung oder Hilfeplanung) und die Steuerung der verschiedenen Leistungen. Ein Teilhabemanagement kommt meist bei komplexen Fällen in Betracht, zum Beispiel wenn mehrere Leistungen eines oder mehrerer Rehabilitationsträger erforderlich sind. Dann müssen verschiedene Leistungen, Leistungserbringer und vielleicht auch Leistungsträger koordiniert werden. Ziel ist dabei immer, die Teilhabe des Menschen mit Behinderung zu ermöglichen.

Das Teilhabemanagement wird grundsätzlich vom **zuständigen Rehabilitationsträger** durchgeführt und richtet sich individuell nach dem Bedarf des Menschen mit Behinderung. Gemeinsam werden mit allen Beteiligten die verschiedenen Leistungen abgestimmt. Der Mensch mit Behinderung wird über den gesamten Prozess begleitet und unterstützt. Elemente des Teilhabemanagements, z. B. nach Abschluss einer Rehabilitationsleistung, können im Einzelfall auch andere Stellen übernehmen.

Inhalte eines Teilhabemanagements sind z. B.:
- Koordinierung verschiedener Leistungen
- Koordinierung verschiedener Rehabilitations-/Leistungsträger
- Planung und Steuerung des Rehabilitationsverlaufs
- Bedarfsfeststellung, Einsatz von Assessments
- Erstellung eines Teilhabeplans (▶ Abschn. 18.5)
- Koordinierung des Reha-Prozesses

Unter Teilhabemanagement verbirgt sich meist ein Verfahren des Rehabilitationsträgers, wie zum Beispiel das Rehabilitationsmanagement der Unfallversicherung oder das 4-Phasen-Modell der Agentur für Arbeit. Das Teilhabemanagement beginnt in der Regel mit der Beratung und der Ermittlung des Bedarfs. Hierzu können zum Beispiel Assessments eingesetzt werden (▶ Abschn. 18.1). Die Instrumente der Bedarfsermittlung haben sich ab 2018 an einheitlichen Grundsätzen zu orientieren. Mit einem **Teilhabeplan**, der ab 2018 unter bestimmten Voraussetzungen vorgeschrieben ist, werden die verschiedenen Leistungen und Maßnahmen festgehalten. Der Teilhabeplan ist dynamisch und kann jederzeit möglichen Veränderungen angepasst werden. Durch die Teilhabeplanung soll sichergestellt werden, dass die verschiedenen Leistungen nahtlos und zügig ineinandergreifen und Übergänge effizient gestaltet werden.

40.3 Zusammenarbeit und Vernetzung

Das SGB IX verpflichtet die Rehabilitationsträger zur Zusammenarbeit. Diese ist bei der Vielzahl an Rehabilitationsträgern, Leistungserbringern und Leistungsangeboten auch erforderlich. Die Rehabilitationsträger vereinbaren auf Ebene der BAR „Gemeinsame Empfehlungen", die unter anderem die Zusammenarbeit der Rehabilitationsträger regeln, z. B. im Reha-Prozess oder bei der Zuständigkeitsklärung (▶ Abschn. 38.1.4).

Insbesondere um die passenden Leistungen auszuwählen, schnell zu erbringen, die Übergänge zwischen verschiedenen Leistungen effektiv zu gestalten und den Rehabilitationsprozess insgesamt gut zu gestalten, sind Netzwerke erforderlich (▶ Abschn. 38.3.8). Neben der Zusammenarbeit der Rehabilitationsträger untereinander ist auch die Zusammenarbeit und Vernetzung mit Leistungserbringern, weiteren Beratungsangeboten, Selbsthilfevereinen etc. notwendig. Organisierte Netzwerke sind z. B. kommunale Gesundheitskonferenzen, regionale Versorgungsnetze, medizinische Versorgungszentren, gemeindepsychiatrische Verbünde etc.

40.4 Patienten- und Angehörigenschulungen

Patientenschulungen oder auch Gesundheitstrainings, Gesundheitsberatung oder Patientenseminare finden meist **während der medizinischen Rehabilitation** statt. Zielgruppe sind Menschen mit chronischen Erkrankungen, wie z. B. koronare Herzkrankheit, Asthma bronchiale, Diabetes mellitus Typ 2, Rückenschmerzen, Tumorerkrankungen, Brustkrebs und andere.

Die Patientenschulungen sollen den Rehabilitanden
- über die chronische Erkrankung informieren,
- zum Umgang mit der Erkrankung anleiten, motivieren und emotional stützen,
- bei der Umsetzung der in der Rehabilitation erlernten Verhaltensweisen unterstützen.

Dabei handelt es sich meist um Schulungen in Gruppen. Dennoch stehen die Anliegen des Rehabilitanden und seine Fragen im Mittelpunkt.

Auch Angehörige werden während einer medizinischen Rehabilitation mit einbezogen, denn sie spielen eine wichtige Rolle für die Krankheitsbewältigung, den Krankheitsverlauf und die Nachhaltigkeit der Rehabilitation. Zudem hat die Krankheit des Rehabilitanden auch Auswirkungen/Einfluss auf das Leben der Angehörigen,

40

die sich mit der neuen Situation zurechtfinden müssen.

Angehörige können Ehe- und Lebenspartner, Kinder und Eltern, aber auch Freunde oder Arbeitskollegen sein. Wer als Angehöriger in die Rehabilitation mit einbezogen werden soll, bestimmt der Rehabilitand. Ist eine Einbeziehung der Angehörigen erforderlich, werden die Fahr-, Verpflegungs- und Übernachtungskosten für die Angehörigen vom Rehabilitationsträger übernommen (▶ Abschn. 46.3).

Als Bestandteil der medizinischen Rehabilitation müssen Patienten- und Angehörigenschulungen nicht gesondert beantragt werden. Krankenkassen können Patientenschulungen auch als **ergänzende Leistung** zur Rehabilitation finanzieren. Diese werden dann vom behandelnden Arzt verordnet (▶ Abschn. 20.2).

Weitere Informationen

Literatur

Bundesarbeitsgemeinschaft für Rehabilitation (BAR) (2014) Gemeinsame Empfehlung „Reha-Prozess" https://www.bar-frankfurt.de/publikationen/

GKV Spitzenverband (2017) Gemeinsame Empfehlungen zur Förderung und Durchführung von Patientenschulungen auf der Grundlage von § 43 Abs. 1 Nr. 2 SGB V vom 2. Dezember 2013 in der Fassung vom 08.02.2017. https://www.gkv-spitzenverband.de/krankenversicherung/rehabilitation/patientenschulungen/patientenschulungen_1.jsp

Internetlinks

Gemeinsame Servicestellen für Rehabilitation – Adressen. http://www.reha-servicestellen.de/

REHADAT – Beratung und Hilfe bei der beruflichen Teilhabe behinderter Menschen. https://www.rehadat-adressen.de/de/

Vorsorge und Prävention

Maren Bredehorst, Markus Twehues

Unter Mitarbeit von Katrin Breuninger und Ulrich Hartschuh.

© Springer-Verlag GmbH Deutschland, ein Teil von Springer Nature 2018
Bundesarbeitsgemeinschaft für Rehabilitation e.V. (BAR) (Hrsg.), *Rehabilitation*
https://doi.org/10.1007/978-3-662-54250-7_41

Prävention und Rehabilitation haben ein gemeinsames Anliegen: Die Gesundheit und Teilhabe am Leben in der Gesellschaft sollen durch frühestmögliches Handeln gefördert bzw. gesichert werden. In der Zukunft liegende unerwünschte Ereignisse und Beeinträchtigungen sollen verhindert werden, indem man Risiken direkt aufgreift. Es ist möglichst unmittelbar zu klären, welche Leistungen und Hilfen eine weitere Verschlimmerung des Gesundheitsproblems (▶ Abschn. 37.3.4) voraussichtlich vermeiden. Im Idealfall wird bereits dem Eintreten von Rehabilitationsbedarf (▶ Glossar) vorgebeugt, zumindest wird dieser frühestmöglich identifiziert. Nachgelagerte Sozialleistungen (z. B. Krankengeld und vorzeitige Rentenleistungen) sollen so vermieden werden.

Erwerbstätigkeit, Bildung und Erziehung schaffen persönliche **Ressourcen** für den Umgang mit Gesundheitsproblemen und Behinderung im Lebensverlauf. Zudem sind **Barrieren** durch vorausschauendes Handeln oft vermeidbar, z. B. bei Baumaßnahmen. Es gilt also, den individuellen Lebenshintergrund eines Menschen zu berücksichtigen und die Kontextfaktoren (▶ Glossar) positiv zu beeinflussen. Dabei richtet sich Prävention ausdrücklich auch an Menschen, die bereits erkrankt sind oder die eine Behinderung haben. Prävention und Rehabilitation müssen deshalb zusammenhängend betrachtet werden. Bei Leistungen zur Gesundheitsförderung, Prävention, Kuration und Rehabilitation werden mitunter sehr ähnliche methodische Ansätze verfolgt und können synergetisch wirken (z. B. Beratung, Informationsvermittlung, Schulungen, Einzelbehandlung, Gruppenangebote, partizipative Entscheidungsfindung).

Vorsorge und Prävention sind sozialstaatliche Grundprinzipien (▶ Abschn. 38.2.5). Seit Verabschiedung des Präventionsgesetzes 2015 verständigen sich Sozialleistungsträger in der **Nationalen Präventionskonferenz** auf die nationale Präventionsstrategie und entwickeln diese stetig weiter fort (§§ 20d–f SGB V). Der sogenannte Lebensweltansatz sieht vor, dass die Sozialleistungsträger mit den Einrichtungen und an den Orten zusammenarbeiten, wo Menschen einen Großteil ihrer Zeit verbringen. Auf Länderebene und regional werden die Bedingungen der Zusammenarbeit und ggf. die Einbeziehung von Leistungserbringern (wie Beratungsfirmen, Rehabilitationszentren, pädagogischen Vereinen oder therapeutischen Praxen) festgelegt. Die Rehabilitationsträger

und Integrationsämter tragen auch aktiv dazu bei, dass eine Behinderung einschließlich chronischer Krankheit im Lebensverlauf des Einzelnen vermieden wird (§§ 3 und 4 SGB IX). Ein koordiniertes Vorgehen vereinbaren sie in der Gemeinsamen Empfehlung „Prävention nach § 3 SGB IX".

Die Bundesrahmenempfehlungen der Nationalen Präventionskonferenz sind biografisch (nach Lebensphasen) in drei übergeordnete Ziele gegliedert: „Gesund aufwachsen"; „Gesund leben und arbeiten"; „Gesund im Alter". Aus der jeweiligen Lebensphase ergeben sich besondere Bedürfnisse und Verhaltensweisen, die in der zielgruppenspezifischen **Verhaltensprävention** berücksichtigt werden. Zugleich sind jeweils einzelne Lebenswelten mit ihren jeweiligen sozialen und materiellen Verhältnissen besonders bedeutsam, was bei Ansätzen der **Verhältnisprävention** zum Tragen kommt (◘ Abb. 41.1).

Im Folgenden ist jeweils zunächst die auf den einzelnen Menschen bezogene Prävention und Vorsorge als **Sozialleistung** im engeren Sinne beschrieben. Ergänzend werden für die Lebensphasen aber auch Strukturen, Unterstützungsprozesse und Maßnahmen in den **Lebenswelten** (Leistungen im weiteren Sinne) vorgestellt (◘ Tab. 41.1). Eine scharfe Abgrenzung ist dabei nicht möglich und nicht zielführend.

41.1 Präventive Leistungen im Kindes- und Jugendalter

Für Kinder bis zur Vollendung des 6. Lebensjahres sind die **Früherkennungsuntersuchungen** U1–U9 und für Jugendliche zwischen dem vollendeten 13. und 14. Lebensjahr die Jugendgesundheitsuntersuchung J1 (§ 26 SGB V) vorgesehen. Erkannten Krankheiten und einer Gefährdung der körperlichen, geistigen und psychosozialen Entwicklung des Kindes oder Jugendlichen soll frühzeitig entgegengewirkt werden. Die anschließende präventionsorientierte Beratung umfasst auch Hinweise zu regionalen Unterstützungsangeboten für Eltern und Kind/Jugendlichen sowie ggf. eine ärztliche Präventionsempfehlung für Leistungen der verhaltensbezogenen Prävention (§ 20 Abs. 5 SGB V). Die Krankenkassen, der öffentliche Gesundheitsdienst und die Jugendhilfe wirken gemeinsam auf die Inanspruchnahme hin.

Die frühestmögliche Erkennung von Krankheiten und die Aufstellung eines Behandlungs-

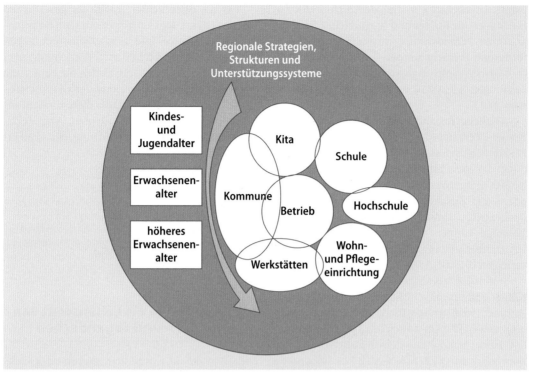

◨ **Abb. 41.1**　Prävention in Lebenswelten aus biografischer Perspektive

◨ **Tab. 41.1**　Leistungsübersicht

Leistungen	Kurzbeschreibung
Präventive Leistungen im Kindes und Jugendalter	Neben den Früherkennungs- und Jugendgesundheitsuntersuchungen kann auch die ärztliche und nichtärztliche Behandlung präventiv ausgerichtet sein, u. a. in der Frühförderung
Bildungs- oder Ausbildungseinrichtung als Lebenswelt	Gesundheitsförderliche Strukturen und Rahmenbedingungen in Kitas, Schulen und Hochschulen werden von den Sozialleistungsträgern unterstützt
Kommune als Lebenswelt von Kindern und Jugendlichen	Kommunale Programme der Gesundheitsförderung und Prävention, z. B. Frühe Hilfen, richten sich an alle dort lebenden Kinder und Familien
Präventive Leistungen im Erwachsenenalter	Neben die Vorsorgeleistungen der Krankenkassen (auch für Mütter/Väter und pflegende Angehörige) treten die verhaltensbezogenen Präventionsleistungen
Erwerbsbezogene Präventionsleistungen	Prävention kann auch im Rahmen von arbeitsmedizinischen Untersuchungen empfohlen werden; Unfall- und Rentenversicherung haben eigene Leistungen entwickelt
Betrieb als Lebenswelt	Arbeitssicherheit, betriebliche Gesundheitsförderung und betriebliches Eingliederungsmanagement sind im Zusammenhang zu sehen
Kommune als Lebenswelt für Erwachsene und ältere Menschen	Gesundheitsförderung und Prävention für bestimmte Zielgruppen wird z. B. auch in Vereinen angeboten. Für Langzeitarbeitslose setzen die Sozialleistungsträger gemeinsame Projekte auf
Wohn und Pflegeeinrichtung als Lebenswelt	In Einrichtungen für pflegebedürftige Menschen und Menschen mit Behinderungen erbringen die Pflegekassen Präventionsleistungen

planes ist ebenso ein Ziel der nichtärztlichen Leistungen für Kinder und Jugendliche, die unter ärztlicher Verantwortung im Rahmen der **Frühförderung** erbracht werden – insbesondere psychologische, heilpädagogische und psychosoziale Leistungen (§ 43a SGB V, § 46 SGB IX-2018, ▶ Abschn. 45.1).

Ärztliche Behandlung und Versorgung mit Arznei-, Verband-, Heil- und Hilfsmitteln (▶ Kap. 25) können dazu eingesetzt werden, einer Gefährdung der gesundheitlichen Entwicklung eines Kindes entgegenzuwirken sowie Krankheiten oder deren Verschlimmerung oder eine Pflegebedürftigkeit zu vermeiden (§ 23 SGB V). Neben der Vorsorge können diese auch im Rahmen der Krankenbehandlung eine präventive Zielsetzung verfolgen (§ 27 SGB V).

Stationäre **Vorsorgeleistungen** können für Kinder und Jugendliche insbesondere in Betracht kommen, wenn wohnortnahe ambulante Behandlungsangebote nicht ausreichen oder die zeitweilige Herausnahme aus dem häuslichen Umfeld notwendig ist (§ 23 Abs. 4 SGB V). Sie sind zu unterscheiden von medizinischen Rehabilitationsleistungen für chronisch kranke Kinder und Jugendliche einerseits (▶ Abschn. 16.1) und von Vorsorgeleistungen für Mütter oder Väter andererseits (▶ Abschn. 41.4).

Zu Beginn einer Erwerbstätigkeit sind Gesundheitsuntersuchungen oft gesetzlich vorgeschrieben (z. B. Jugendarbeitsschutzgesetz) oder werden vom Betrieb veranlasst. Ziel ist es, potenzielle Gesundheitsgefährdungen durch die beabsichtigte Tätigkeit zu identifizieren und zu vermeiden. Auszubildende oder Berufsanfänger können sich dabei zu berufsbedingten Risiken (z. B. Allergien) durch den untersuchenden Betriebsarzt oder Arbeitsmediziner beraten lassen.

41.2 Bildungs- oder Ausbildungseinrichtung als Lebenswelt

Bildungseinrichtungen wie Kindertagesstätten, Schulen und Hochschulen zählen zu den Lebenswelten, in denen verstärkt **gesundheitsförderliche Strukturen** aufgebaut wurden. Hier werden Kinder, Jugendliche und ihre Eltern einerseits und die Lebensweltverantwortlichen (z. B. Lehrkräfte, Schulleitung, Schulträger) andererseits beteiligt. Dies umfasst auch die vorausgehende Analyse von Risiken und Potenzialen (§ 20a SGB V).

Für die öffentlichen Träger der gesetzlichen Unfallversicherung (Unfallkassen) zählt die Schaffung von sicheren und gesundheitsförderlichen Rahmenbedingungen in diesen Einrichtungen zu ihren Kernanliegen. Hierzu zählen die Förderung des Gesundheitsverhaltens und der Gesundheitseinstellung aller Menschen, die diese Einrichtungen aufsuchen (Schüler, Studenten, Angestellte, Beamte) oder auch Unterstützung bei Umbaumaßnahmen.

Aktuelle Projekte und Kampagnen, Informations- und Unterrichtsmaterialien zum Thema „Sichere Schule" finden sich auf der gleichnamigen Seite der DGUV im ▶ Internet oder auf der Website des jeweils zuständigen Unfallversicherungsträgers. Die Bundeszentrale für gesundheitliche Aufklärung (BZgA) unterhält ein Portal zur Kindergesundheit mit eigenen Seiten für Fachkräfte in Bildungseinrichtungen.

41.3 Kommune als Lebenswelt von Kindern und Jugendlichen

Die Chancen auf Gesundheit sind in der Gesellschaft ungleich verteilt. Indem man alle Menschen in einer Lebenswelt (z. B. einem Wohnquartier) gleichermaßen mit Prävention und Gesundheitsförderung adressiert, kann einer Stigmatisierung Einzelner entgegengewirkt werden. Dies ist ein klassischer Ansatz der Gemeinwesenarbeit. Auch Menschen, die weniger Zeit in Einrichtungen und Organisationen verbringen (z. B. Nichterwerbstätige, Kleinkinder, Alleinerziehende, Senioren) können so erreicht werden.

Die **Frühen Hilfen** sind beispielsweise Netzwerke von Akteuren vor Ort, die sich um die niedrigschwellige Gesundheitsförderung von Kindern und ihren Eltern bereits während der Schwangerschaft, aber auch in den ersten Lebensmonaten und -jahren bemühen. Die Frühförderung stellt einen Teil dieser Frühen Hilfen dar (▶ Abschn. 45.1).

Die Koordination und fachliche Weiterentwicklung der Frühen Hilfen erfolgt über Landesstellen und eine Bundesinitiative; Näheres im ▶ Internet. Für die verbesserte Qualität von kommunalen Angeboten an Kinder und Jugendliche wurde die online verfügbare Grüne Liste Prävention geschaffen. Informationen des Deutschen Kuratoriums für Sicherheit in Heim und Freizeit, bezogen auf z. B. Haushalt, Kinder, Tagesmütter oder pflegende Angehörige, finden sich auf der Seite „Aktion Das sichere Haus".

41

41.4 Präventive Leistungen im Erwachsenenalter

Um bevölkerungsmedizinisch bedeutsame Krankheiten (z. B. Brustkrebs, Darmkrebs etc.) frühzeitig zu erkennen, werden Erwachsenen ab dem 36. Lebensjahr individuelle ärztliche **Gesundheitsuntersuchungen** angeboten. Eine präventionsorientierte Beratung und ggf. eine Präventionsempfehlung für Leistungen der verhaltensbezogenen Prävention werden auf die Untersuchungsergebnisse abgestimmt (§ 25 SGB V).

Die Träger der gesetzlichen Krankenversicherung bieten solche verhaltensbezogenen Leistungen zur Vermeidung oder Minderung von Krankheitsrisiken an. Der Zugang für Versicherte ist durch Anfrage bei ihrer Krankenkasse oder über eine ärztliche **Präventionsempfehlung** möglich (nach § 25 Abs. 1 Satz 2, nach § 26 Abs. 1 Satz 3 SGB V oder im Rahmen einer arbeitsmedizinischen Vorsorge oder einer sonstigen ärztlichen Untersuchung).

Auch im Rahmen der Pflegebegutachtung wird durch die Gutachter geprüft, ob bei dem Versicherten ein Beratungsbedarf hinsichtlich verhaltensbezogener Prävention besteht (§ 20 Abs. 5 SGB V). Die Feststellung wird in einer gesonderten Präventions- und Rehabilitationsempfehlung dokumentiert (▶ Abschn. 48.1.1).

Zur Qualitätssicherung der Leistungen zur verhaltensbezogenen Prävention haben die Krankenkassen eine zentrale Prüfstelle eingerichtet (§ 20 Abs. 2 und 5 SGB V), welche die Anbieter zertifiziert; Näheres im ▶ Internet. Ein Kriterienkatalog für die Angebote, die in der Regel als Gruppenangebote ausgearbeitet werden, findet sich im „Leitfaden Prävention" des GKV-Spitzenverbandes (2017). Die Handlungsfelder entsprechen den nationalen Gesundheitszielen, siehe entsprechende Internetseite.

Auch für Erwachsene kann die ärztliche Behandlung und Versorgung mit Arznei-, Verband-, Heil- und Hilfsmitteln im präventiven Sinne eingesetzt werden. Im Bereich der Sozialhilfe entsprechen die „Hilfen zur Gesundheit" den Leistungen der gesetzlichen Krankenversicherung; als „vorbeugende Gesundheitshilfe" sind hier medizinische Vorsorgeleistungen und Untersuchungen vorgesehen (§§ 47–52 SGB XII).

Zur Früherkennung von Erkrankungen haben Erwachsene mit geistiger Behinderung oder schweren Mehrfachbehinderungen Anspruch auf nichtärztliche (psychologische, therapeutische und psychosoziale) Leistungen sowie deren Koordinierung – wenn sie durch medizinische Zentren für Erwachsene mit Behinderung (MZEB) erbracht werden. Die 2015 eingeführten MZEB stehen unter ärztlicher Leitung und arbeiten eng mit dem öffentlichen Gesundheitsdienst und der Eingliederungshilfe (▶ Abschn. 39.3) zusammen (§ 43b SGB V, § 119c SGB V); sie sind allerdings noch nicht flächendeckend verfügbar.

Medizinische Vorsorgeleistungen sollen vorrangig ambulant erbracht werden. Reichen die ambulanten Maßnahmen nicht aus oder können sie wegen besonderer beruflicher oder familiärer Umstände nicht durchgeführt werden, kann die Krankenkasse aus medizinischen Gründen erforderliche ambulante Vorsorgeleistungen in anerkannten Kurorten (wohnortfern) erbringen (§ 23 Abs. 2 SGB V).

Medizinische **Vorsorgeleistungen für Mütter und Väter** sowie Mutter-/Vater-Kind-Leistungen (§ 24 SGB V) verfolgen die gleichen Zielsetzungen wie oben, werden jedoch grundsätzlich stationär in Einrichtungen des Müttergenesungswerkes oder vergleichbaren Einrichtungen erbracht. Das Leistungsangebot ist auf die besonderen Bedürfnisse der Mütter/Väter (und ggf. sie begleitende Kinder) ausgerichtet.

Die Begutachtungs-Richtlinie „Vorsorge und Rehabilitation" des GKV-Spitzenverbandes (2016) und seines Medizinischen Dienstes definiert Kriterien zur gutachterlichen Abgrenzung von Vorsorge- und Rehabilitationsbedarf (▶ Glossar). Die Anwendung der Kriterien kann der frühzeitigen Erkennung von Rehabilitationsbedarf (bzw. der vorrangigen Prüfung von Leistungen zur Teilhabe nach § 9 SGB IX-2018) dienen.

In Deutschland werden 1,7 Mio. Menschen zu Hause von ihren Angehörigen gepflegt. Für **pflegende Angehörige** wurde durch das Pflegeneuausrichtungsgesetz (PNG) der Zugang zu medizinisch notwendigen Vorsorge- oder Rehabilitationsmaßnahmen erleichtert. So haben diese die Möglichkeit, den pflegebedürftigen Menschen in die entsprechende Einrichtung mitzunehmen und ihn dort für die Dauer des Aufenthalts professionell betreuen zu lassen.

Um Pflege und Betreuung zu erleichtern und zu verbessern sowie pflegebedingte körperliche und seelische Belastungen zu mindern, werden Pflegekurse für Angehörige und ehrenamtliche Pflegepersonen von den Pflegekassen angeboten. Auch der zuständige kommunale Unfallversicherungsträger bietet Seminare und Informationsmaterial zur Anleitung und Unterstützung; siehe ▶ Internet.

41.5 Erwerbsbezogene Präventionsleistungen

Bei individuellen Risikofaktoren in Verbindung mit der Ausübung einer gesundheitsgefährdenden Beschäftigung erbringen die Träger der Deutschen Rentenversicherung (DRV) für ihre Versicherten Leistungen zur Prävention. Diese greifen, wenn erste gesundheitliche Beeinträchtigungen vorliegen, die jedoch noch keinen Krankheitswert haben, z. B. schmerzhafte Nackenverspannungen, erhöhter Blutdruck oder Übergewicht. Die Leistungen werden in Gruppen erbracht und finden in anerkannten Rehabilitationseinrichtungen statt. Sie sind in mehrere Abschnitte untergliedert, die stationär, ganztägig ambulant oder berufsbegleitend ambulant organisiert sein können.

Zielsetzungen sind insbesondere, die Kompetenz und die Motivation für **gesundheitsförderliches Verhalten** zu erhöhen, z. B. durch Schulungen zu den Themen Ernährung, Bewegung und Stressbewältigung. Der Entwicklung einer Abhängigkeit von psychotropen Substanzen (insbesondere Alkohol, Medikamente) soll ggf. vorgebeugt oder der Tabakkonsum reduziert werden. Die Zusammenhänge zwischen Lebensführung und der Entstehung und/oder Verschlimmerung von Krankheiten werden anschaulich und mit Bezügen auf den Lebensalltag der Versicherten vermittelt.

Zudem bietet die Rentenversicherung ihren Versicherten ab Vollendung des 45. Lebensjahres (zunächst im Rahmen von Modellprojekten) umfassende **berufsbezogene Gesundheitsuntersuchungen** an. In Zusammenarbeit mit anderen Sozialleistungsträgern sollen dadurch die Gesundheit und Leistungsfähigkeit der Versicherten gestärkt und die Inanspruchnahme von Rehabilitationsleistungen besser koordiniert werden.

Die Unfallversicherungsträger bieten den Beschäftigten ihrer Mitgliedsunternehmen oft kostenlose branchen- und themenspezifische Informationsmaterialien rund um die Themen Arbeit und Gesundheit an (z. B. Sucht, Stress, Gefährdung, Gewalt und Aggressionen am Arbeitsplatz). Zudem gibt es **Schulungen** und Qualifizierungen für Sicherheitsbeauftragte und Fach- sowie Führungskräfte. Inhaltlich umfasst die Palette z. B. Fahrsicherheitstrainings, Rückenkollegs und fachspezifische Schulungen. Erste-Hilfe-Schulungen werden für Schlüsselpersonen (Ersthelfer) oder auch für die gesamte Belegschaft (§ 23 SGB VII) durchgeführt.

41.6 Betrieb als Lebenswelt

Menschen im erwerbsfähigen Alter stellen die zentrale Zielgruppe im Sozialversicherungssystem dar. Das Präventionsgesetz wie auch die Nationale Präventionskonferenz heben daher den Arbeitsplatz als Lebenswelt besonders hervor (§ 20b und 20c SGB V). Dabei geht es neben gesundheitsförderlichen Strukturen hier insbesondere um die Analyse und den **Abbau arbeitsbedingter Gesundheitsgefahren**. Zu beteiligen sind die Mitarbeiter (ggf. über den Betriebsrat und die Schwerbehindertenvertretung), die Verantwortlichen im Betrieb (Führungskräfte, Personaler), Betriebsärzte und Fachkräfte für Arbeitssicherheit. Behinderte Menschen im Arbeitsleben werden von der Nationalen Präventionskonferenz als eine Zielgruppe hervorgehoben, für die es passende Ansätze der Prävention und Gesundheitsförderung zu entwickeln gilt.

> Werkstätten für behinderte Menschen (im Sinne der §§ 219–227 SGB IX-2018, ▶ Abschn. 43.7) weisen Besonderheiten hinsichtlich der Bedarfe der dort Beschäftigten, ihres Sozialversicherungsstatus und der Beteiligungsstrukturen auf.

Die Krankenkassen richten regionale Koordinierungsstellen mit Beteiligung örtlicher Unternehmensorganisationen (z. B. IHK, Handwerkskammern und Innungen) ein, um **Ansprechpartner für die Unternehmen** zu bieten. Andere Sozialversicherungen haben ebenfalls spezielle Unterstützungsangebote entwickelt, wie der Firmenservice der Deutschen Rentenversicherung oder der Arbeitgeberservice der Bundesagentur für Arbeit. Auf betrieblicher Ebene besteht eine enge konzeptionelle Verbindung zur Prävention nach § 167 SGB IX-2018, die auf den Erhalt von Beschäftigungsfähigkeit und Beschäftigungsverhältnissen durch betriebliches Eingliederungsmanagement (▶ Abschn. 43.4.1) abzielt. Ein ähnliches Instrument der Beratung und Hilfestellung zur Wiederherstellung der Arbeitsfähigkeit stellt das unterstützende Fallmanagement der Krankenkassen dar (§ 44 Abs. 4 SGB V). Diese verschiedenen Angebote gilt es auch innerhalb einzelner Betriebe und bei Bedarfen einzelner Arbeitnehmer sinnvoll zu integrieren.

> Der Zugang zu regionalen Angeboten der betrieblichen Gesundheitsförderung ist für Arbeitgeber über die BGF-Koordinierungsstelle möglich, ein Portal im ▶ Internet. Der Firmenservice der Rentenversicherung findet sich auf

deren Website unter Infos für Experten > Arbeitgeber & Steuerberater > Firmenservice.

Die Unfallversicherungsträger (Berufsgenossenschaften und Unfallkassen) bieten Präventionsleistungen zur **Arbeitssicherheit** und Verbesserung des **Gesundheitsschutzes** in Betrieben an. Der organisatorische und individuelle Arbeitsschutz und seine Ausgestaltung obliegt dabei ausschließlich dem Unternehmer (§ 21 SGB VII). Er kann sich durch ausgebildete Fachkräfte für Arbeitssicherheit unterstützen lassen, z. B. zur Nutzung vorgeschriebener Schutzeinrichtungen oder zur Persönlichen Schutzausrüstung (§ 22 SGB VII). Der im Einzelfall zuständige Unfallversicherungsträger ergibt sich aus der Branche des Unternehmens und kann im zuständigen Personalbüro des Unternehmens erfragt werden.

Sollte trotz allem ein Unfall eintreten, werden die Unfallanzeige oder die Verdachtsanzeige für eine Berufserkrankung an die Präventionsabteilung des jeweiligen Trägers weitergeleitet. Diese geben ggf. Rückmeldung an den Betrieb bzw. die zuständige Aufsichtsperson, damit Gefahrenquellen beseitigt werden. Daten und Unterstützungsmöglichkeiten aus dem Arbeitsschutz sollten in die Analysen im Rahmen eines umfassenden betrieblichen Gesundheitsmanagements einfließen.

41.7 Kommune als Lebenswelt für Erwachsene und ältere Menschen

Im Rahmen der ärztlichen präventionsorientierten Beratung können Versicherte auch Angebote zur Förderung einer ausgewogenen Ernährung oder Bewegungsangebote annehmen, die beispielsweise von **Vereinen** angeboten werden. Im Sinne der Eigenverantwortung tragen Versicherte die Kosten selbst, aber ggf. ist eine Förderung durch die Bonusprogramme der gesetzlichen Krankenkassen möglich.

Im Bereich Gesundheitssport gibt es durch den Deutschen Olympischen Sportbund bzw. die Bundesärztekammer empfohlene Angebote sowie qualitätsgesicherte Angebote in Sport- oder Fitnessstudios, die auf der Seite „Sport pro Gesundheit" im ▶ Internet zu finden sind.

Für **arbeitslose Menschen**, deren berufliche Wiedereingliederung aufgrund gesundheitlicher Einschränkungen besonders erschwert ist, bieten sich

ebenfalls Aktivitäten auf kommunaler Ebene an. Gemäß Präventionsgesetz sollen Krankenkassen, Bundesagentur für Arbeit und Jobcenter hier eng zusammenarbeiten (§ 20a SGB V, siehe auch § 3 Abs. 3 SGB IX-2018). Auf Erfahrungen aus vorherigen Modellprojekten kann bereits zurückgegriffen werden, z. B. Schulungen zum Konzept der motivierenden Beratungsgespräche für Integrationsfachkräfte in Jobcentern, die wiederum kassenübergreifende Gesundheitsförderungskurse ohne Sanktionsverpflichtung anbieten können. Ab 2018 werden zudem Modellprojekte zur frühzeitigen Erkennung von Rehabilitationsbedarf im Bereich der Rentenversicherung und der Grundsicherung für Arbeitssuchende gefördert (§ 11 SGB IX-2018, ▶ Abschn. 38.2.5).

Der Kooperationsverbund Gesundheitliche Chancengleichheit unterhält eine Praxisdatenbank zur Gesundheitsförderung in sozial benachteiligten Gruppen im ▶ Internet.

41.8 Wohn- und Pflegeeinrichtung als Lebenswelt

Ebenfalls zu den Lebenswelten zählen die Wohn- und Pflegeeinrichtungen sowohl für pflegebedürftige Menschen als auch für Menschen mit Behinderungen. Auch hier gilt es, gesundheitsförderliche **Strukturen** mit partizipativen Ansätzen zu entwickeln, also unter Beteiligung der Zielgruppen. Mit dem Präventionsgesetz wurde die Verpflichtung der Pflegekassen eingeführt, **Leistungen** zur Prävention in voll- und teilstationären Pflegeeinrichtungen für ihre Versicherten zu erbringen (§ 72 Abs. 2 SGB XI). Der GKV-Spitzenverband gibt dazu einen Leitfaden Prävention in stationären Pflegeeinrichtungen heraus.

Weitere Informationen

Internetlinks

Bundesarbeitsgemeinschaft für Rehabilitation e. V. (BAR) (2018) Gemeinsame Empfehlung „Prävention nach § 3 SGB IX". https://www.bar-frankfurt.de/publikationen

Bundesrahmenempfehlungen der Nationalen Präventionskonferenz nach § 20d Abs. 3 SGB V, verabschiedet 19.02.2016: https://www.bundesgesundheitsministerium.de/service/begriffe-von-a-z/p/praeventionsgesetz/rahmenempfehlungen-nationale-praeventionskonferenz/

GKV Spitzenverband: Leitfaden Prävention (2017) sowie
　　Leitfaden Prävention in stationären Pflegeeinrichtun-
　　gen nach § 5 SGB XI (2016): https://www.gkv-spitzen-
　　verband.de/krankenversicherung/praevention_
　　selbsthilfe_beratung/praevention_und_bgf/leitfaden_
　　praevention/leitfaden_praevention.jsp
Medizinischer Dienst des Spitzenverbandes Bund der
　　Krankenkassen, GKV-Spitzenverband (2016): Begutach-
　　tungsrichtlinie „Vorsorge und Rehabilitation". https://
　　www.mds-ev.de/themen/rehabilitation/grundlagen-
　　der-reha-begutachtung-fuer-die-gkv.html

Internetlinks

BGF-Koordinierungsstelle der gesetzlichen Krankenkassen
　　– betriebliche Gesundheitsförderung. https://www.
　　bgf-koordinierungsstelle.de/
Bundearbeitsgemeinschaft für Sicherheit und Gesundheit
　　bei der Arbeit (BASI): https://www.basi.de/
Bundeszentrale für gesundheitliche Aufklärung (BZgA) –
　　Kindergesundheit. https://www.kindergesundheit-info.
　　de/themen/
Deutsche Gesetzliche Unfallversicherung (DGUV) – kom-
　　munale Unfallversicherungsträger / Informationen für
　　pflegende Angehörige. http://www.dguv.de/de/bg-
　　uk-lv/unfallkassen/index.jsp ; http://www.dguv.de/
　　hochschule/wissensmanagement/fachtagungen/
　　pflegende-angehoerige/index.jsp
Deutsche Gesetzliche Unfallversicherung (DGUV) –
　　Sichere Schule. https://www.sichere-schule.de/
Deutsches Kuratorium für Sicherheit in Heim und Freizeit
　　(DSH) – Aktion Das sichere Haus. https://das-sichere-
　　haus.de/
Deutsche Rentenversicherung – Firmenservice. https://
　　www.deutsche-rentenversicherung.de/Allgemein/de/
　　Navigation/3_Infos_fuer_Experten/02_Arbeitgeber-
　　UndSteuerberater/07_firmenservice/firmenservice_
　　index_node.html
Deutscher Olympischer Sportbund – Sport pro Gesundheit.
　　https://sportprogesundheit.dosb.de/
Grüne Liste Prävention – CTC-Datenbank empfohlener
　　Präventionsprogramme. http://www.gruene-liste-
　　praevention.de/
Initiative Gesundheit und Arbeit (IGA): https://www.iga-
　　info.de
Kooperationsverbund Gesundheitliche Chancengleichheit
　　– Praxisdatenbank. https://www.gesundheitliche-
　　chancengleichheit.de
Nationales Zentrum Frühe Hilfen. https://www.fruehe
　　hilfen.de/

41

Medizinische Rehabilitation

Sebastian Bönisch, Regina Ernst

Unter Mitarbeit von Matthias Siebert und Reto Schneider.

© Springer-Verlag GmbH Deutschland, ein Teil von Springer Nature 2018
Bundesarbeitsgemeinschaft für Rehabilitation e.V. (BAR) (Hrsg.), *Rehabilitation*
https://doi.org/10.1007/978-3-662-54250-7_42

Wenn Vorsorge und Akutbehandlung nicht ausreichen, um eine mögliche Behinderung und/oder chronische Erkrankung abzuwenden, kann eine medizinische Rehabilitation in Frage kommen. Neben beruflichen und sozialen Teilhabeleistungen schließt sich die medizinische Rehabilitation oft unmittelbar an eine Krankenbehandlung an, z. B. nach einer schweren Erkrankung oder einem Unfall. Ziele der medizinischen Rehabilitation sind „Behinderungen einschließlich chronischer Krankheiten abzuwenden, zu beseitigen, zu mindern, auszugleichen, eine Verschlimmerung zu verhüten oder Einschränkungen der Erwerbsfähigkeit und Pflegebedürftigkeit zu vermeiden, zu überwinden, zu mindern, eine Verschlimmerung zu verhüten sowie den vorzeitigen Bezug von laufenden Sozialleistungen zu vermeiden oder laufende Sozialleistungen zu mindern" (§ 26 SGB IX). Dazu werden unter anderem die in ◘ Tab. 42.1 aufgeführten medizinischen Rehabilitationsleistungen vorgehalten.

Meist werden medizinische Rehabilitationsmaßnahmen **indikationsspezifisch**, das heißt für bestimmte Krankheitsbilder, durch geeignete Rehabilitationseinrichtungen (▶ Abschn. 39.4) angeboten. Darunter fallen z. B. Indikationen wie Kardiologie, Orthopädie und Neurologie oder Onkologie, psychische Erkrankungen und Sucht-

erkrankungen (▶ Kap. 3, ▶ Kap. 1, ▶ Kap. 6, ▶ Kap. 9, ▶ Kap. 4, ▶ Kap. 5). Zudem gibt es spezielle Einrichtungen für Kinder und Jugendliche (▶ Abschn. 16.1) oder auch geriatrische Einrichtungen für ältere Menschen (▶ Abschn. 16.2).

> **Praxistipp**
>
> Medizinische Rehabilitationsleistungen müssen grundsätzlich durch die Versicherten beantragt werden. Der behandelnde Arzt kann die Antragstellung unterstützen, da neben versicherungsrechtlichen Voraussetzungen auch die sozialmedizinischen Voraussetzungen, wie z. B. Rehabilitationsbedürftigkeit, -fähigkeit, erfüllt sein müssen. Zusätzlich gibt es einige Vorgaben und Fristen, die eingehalten werden müssen (▶ Abschn. 18.3).

Werden die medizinischen Rehabilitationsleistungen **stationär** erbracht, beträgt die Dauer in der Regel 3 Wochen, eine **ambulante** Rehabilitation längstens 20 Behandlungstage. Bei begründeter medizinischer Notwendigkeit kann eine Verlängerung der Rehabilitationsleistung in Betracht kommen und beantragt werden. Dazu sind die behandelnden Ärzte (▶ Abschn. 18.3) anzusprechen, die Rehabilitationsklinik beantragt beim zuständigen

◘ **Tab. 42.1**	Leistungsübersicht
Leistungen	**Kurzbeschreibung**
Ambulante Leistungen	Entweder direkt nach einer Akutbehandlung oder nach einer stationären Rehabilitation können ambulante Leistungen in Anspruch genommen werden, die zum Teil durch Rehabilitationseinrichtungen oder auch Praxen/Zentren angeboten werden
Stationäre Leistungen	Zu einem wesentlichen Teil findet medizinische Rehabilitation in Kliniken sowie in stationären Rehabilitationseinrichtungen statt
Heilmittel	Heilmittel umfassen therapeutische Leistungen wie physikalische Therapie, Maßnahmen der Sprach-, Stimm- und Sprechtherapie sowie Ergotherapie
Psychotherapie	Psychotherapie als ärztliche und psychotherapeutische Behandlung kann während einer stationären Behandlung beginnen oder auch nach Abschluss der stationären Rehabilitation erfolgen
Hilfsmittel	Hilfsmittel wie Prothesen (Körperersatzstücke) und Orthesen (Stützapparate) sollen ausgefallene oder beeinträchtigte Körperfunktionen ersetzen, erleichtern, ergänzen oder ausgleichen
Beruflich orientierte Maßnahmen	Zur beruflichen Wiedereingliederung finden bereits während bzw. zum Ende einer medizinischen Rehabilitation Maßnahmen zur beruflichen Teilhabesicherung statt, wie die Planung einer stufenweisen Wiedereingliederung, Belastungserprobung und Arbeitstherapie
Weitere Nachsorgeleistungen	Aufgabe der medizinischen Rehabilitation ist, die Nachsorge sicherzustellen, hierfür werden zahlreiche Maßnahmen, wie das Entlassungsmanagement/Versorgungsmanagement, Rehabilitationssport, Selbsthilfegruppen, angeboten

Rehabilitationsträger eine weitere Kostenübernahme. Eine erneute ambulante oder stationäre Rehabilitationsleistung kann grundsätzlich erst nach Ablauf von **4 Jahren** seit der letzten Maßnahme durchgeführt werden, entscheidend ist allerdings das Vorliegen einer Rehabilitationsbedürftigkeit (▶ Abschn. 18.4). Eine frühere Wiederholung ist nur dann möglich, wenn dies aus gesundheitlichen Gründen dringend erforderlich ist.

> **Praxistipp**
>
> Häufig können neben medizinischen Rehabilitationsleistungen auch „ergänzende und unterhaltssichernde Leistungen" (▶ Kap. 46) gewährt werden, wie z. B. Krankengeld/Übergangsgeld, die gesondert beantragt werden müssen.

42.1 Ambulante Leistungen

Ambulante Rehabilitationsleistungen werden in zugelassenen Rehabilitationseinrichtungen in Wohnortnähe erbracht. Die ambulante Rehabilitation ist grundsätzlich gleichwertig mit der stationären Leistung. Im wohnortnahen Rehabilitationszentrum oder der Rehabilitationsklinik mit ambulantem Angebot werden alle Angebote bereitgestellt.

Die Rehabilitanden wohnen weiterhin zu Hause und kommen morgens in die Rehabilitationseinrichtung und verlassen diese nachmittags oder abends wieder. Die „Wegezeit" zur Rehabilitationseinrichtung sollte maximal 45 Minuten betragen. Während der ambulanten Rehabilitation bleibt somit das gewohnte soziale Umfeld erhalten.

Reisekosten, die wegen einer medizinischen Rehabilitation entstehen, übernimmt der Rehabilitationsträger (▶ Abschn. 46.3). Erstattet werden grundsätzlich die Kosten für die Fahrt zwischen dem Wohnort und der Rehabilitationseinrichtung in Höhe der Tarife öffentlicher Verkehrsmittel. Das gilt für stationär und ganztägig ambulant durchgeführte Rehabilitationen gleichermaßen. Bei Nutzung des privaten Kraftfahrzeugs wird eine Wegstreckenentschädigung gezahlt.

Auch während einer ambulanten/teilstationären Rehabilitation besteht – analog zur stationären Leistung – Anspruch auf Lohnfortzahlung sowie ggf. Entgeltersatzleistungen, wie z. B. Übergangsgeld (▶ Abschn. 46.1).

> **Praxistipp**
>
> Bei der Bundesarbeitsgemeinschaft für Rehabilitation (BAR) wurden **Rahmenempfehlungen** für die ambulante medizinische Rehabilitation für **sieben Indikationen** erarbeitet:
> - Neurologie
> - Kardiologie
> - Muskuloskelettale Erkrankungen
> - Onkologie
> - Dermatologie
> - Psychische und psychosomatische Erkrankungen
> - Pneumologie
>
> Jeder indikationsspezifischen Rahmenempfehlung liegt ein überarbeiteter **allgemeiner Teil** zugrunde (BAR 2016).
> Die Rahmenempfehlungen zur **ambulanten geriatrischen Rehabilitation** wurden von den gesetzlichen Krankenkassen verabschiedet (GKV Spitzenverband 2018.

42.1.1 Mobile Rehabilitation

Im Jahr 2007 wurde die mobile **geriatrische Rehabilitation** (▶ Abschn. 16.2) als neue Form der ambulanten Rehabilitation in den Leistungskatalog der gesetzlichen Krankenversicherung aufgenommen. Im Unterschied zur ambulanten Rehabilitation kommt bei der mobilen geriatrischen Rehabilitation ein interdisziplinäres Rehabilitationsteam (▶ Kap. 26) in die Wohnung oder in die Pflegeeinrichtung, in der der ältere Mensch lebt. Die erforderlichen Rehabilitationsleistungen werden somit „vor Ort" erbracht, und der ältere Mensch bleibt in seiner vertrauten Umgebung. Die mobile geriatrische Rehabilitation richtet sich insbesondere an Menschen mit starken kognitiven Einschränkungen, deren Rehabilitationsprognose (▶ Glossar) nur in der vertrauten Wohnumgebung positiv einzuschätzen ist.

Die gesetzlichen Krankenkassen haben im Jahr 2016 ein Eckpunktepapier für die mobile **indikationsspezifische Rehabilitation** veröffentlicht. Somit können nun auch Menschen mit orthopädischen, onkologischen, neurologischen, kardiologischen oder pneumologischen Erkrankungen zu Hause, im Pflegeheim oder in einer Kurzzeitpflege (▶ Abschn. 48.1) komplex-rehabilitativ behandelt werden (vgl. ▶ Abschn. 16.6.2).

Die Indikations- und Zuweisungskriterien sowie konzeptionellen Anforderungen der mobilen Rehabilitation wurden in einem Eckpunktepapier definiert (GKV Spitzenverband 2016).

42.1.2 Rehabilitationseinrichtungen für psychisch kranke Menschen (RPK)

In Rehabilitationseinrichtungen für psychisch kranke Menschen (RPK) werden Leistungen zur medizinischen Rehabilitation und Leistungen zur Teilhabe am Arbeitsleben unter einem Dach miteinander verknüpft und wie aus einer Hand gestaltet. Mit der RPK steht insbesondere für schwerer psychisch beeinträchtige Menschen (z. B. bei Psychosen, Neurosen, schweren Depressionen und Persönlichkeitsstörungen) die Möglichkeit einer integrierten **medizinisch-beruflichen Rehabilitation** zur Verfügung. In einer RPK werden medizinisch-psychiatrische Therapie, berufliche Vorbereitungs- und Trainingseinheiten und soziotherapeutische Maßnahmen verzahnt.

Auf Ebene der Bundesarbeitsgemeinschaft für Rehabilitation (BAR) wurden die RPK-Empfehlungsvereinbarung und Handlungsempfehlungen für die praktische Umsetzung erarbeitet (BAR 2010).
Die Bundesarbeitsgemeinschaft Rehabilitation psychisch kranker Menschen (BAG RPK e. V.) gibt im ▶ Internet u. a. einen Überblick über RPK-Standorte.

42.2 Stationäre Leistungen

Leistungen zur medizinischen Rehabilitation können sowohl stationär als auch ganztägig ambulant durchgeführt werden. Wenn eine stationäre Rehabilitation notwendig ist, sollte das in einem Rehabilitationsantrag sozialmedizinisch begründet werden (▶ Abschn. 18.4). In der Regel dauert die stationäre Rehabilitation 3 Wochen, sie kann verkürzt oder verlängert werden. Stationäre Leistungen werden einschließlich der erforderlichen Unterkunft und Verpflegung in Einrichtungen erbracht, die unter ständiger ärztlicher Verantwortung stehen. Die medizinische Rehabilitation

beinhaltet ärztliche Betreuung, therapeutische Leistungen (z. B. Physiotherapie, Ergotherapie) und medizinische Anwendungen. Die Therapieziele werden gemeinsam zwischen Rehabilitationsteam und dem Rehabilitanden entwickelt. Der zuständige Rehabilitationsträger trägt die Kosten für die An- und Abreise (▶ Abschn. 46.3), Unterkunft, Verpflegung, ärztliche Betreuung, therapeutische Leistungen und medizinische Anwendungen. In der Regel ist vom Rehabilitanden eine Zuzahlung zu leisten. Diese ist von der jeweiligen Einkommenssituation abhängig und eine Befreiung ist auf Antrag unter bestimmten Voraussetzungen möglich (▶ Abschn. 21.4).

Berufstätige Menschen haben für den Zeitraum der Rehabilitationsleistung einen Anspruch auf Fortzahlung des Gehalts (bis zu 6 Wochen). Ist der Anspruch wegen gleichartiger Vorerkrankung ganz oder teilweise verbraucht, so kann vom Rentenversicherungsträger Übergangsgeld für die Dauer der Leistungen der medizinischen Rehabilitation gezahlt werden. Dazu müssen bestimmte Voraussetzungen erfüllt sein (▶ Abschn. 46.1).

42.3 Heilmittel

Neben der ärztlichen Behandlung werden in der Rehabilitation auch medizinisch-therapeutische Dienstleistungen durchgeführt. Nicht zu verwechseln mit Arznei- und Verbandsmitteln, sind Heilmittel Maßnahmen bzw. Behandlungen, die durch einen Therapeuten persönlich erbracht werden. Dazu gehören
- Physikalische Therapie: u. a. Massagen, Bewegungstherapien, Übungsbehandlungen, Krankengymnastik, Elektro-, Inhalations- und Thermotherapie (▶ Kap. 32)
- Logopädie: u. a. Stimm-, Sprech- und Sprachtherapie (▶ Kap. 34)
- Ergotherapie: u. a. motorisch-funktionelle Behandlung, Hirnleistungstraining, psychisch-funktionelle Behandlung, berufsbezogene Diagnostik und Therapie (▶ Kap. 33)
- Podologie: u. a. Hornhautabtragung, Nagelbearbeitung (▶ Abschn. 36.2.2)

Weitere therapeutische Maßnahmen, wie z. B. Ernährungstherapie (▶ Kap. 35) oder Musiktherapie, sind bisher nicht als Heilmittel anerkannt, können aber trotzdem ein wichtiger Bestandteil einer Rehabilitationsmaßnahme sein.

42.3.1 Heilmittel als Bestandteil einer Rehabilitationsmaßnahme

Findet die Heilmittelerbringung im Rahmen einer ambulanten oder stationären Rehabilitationsmaßnahme statt, sollte Inhalt des ärztlichen (Aufnahme-)Gesprächs ein Therapieplan/Rehabilitationsplan (► Abschn. 18.5) sein. Auf Grundlage des gemeinsamen Gesprächs mit dem Patienten werden die nach den Rehabilitationszielen geeigneten Heilmittel bzw. Therapien geplant bzw. verordnet.

Die Erbringung von Heilmitteln erfolgt dann direkt durch die Therapeuten in einer Rehabilitationseinrichtung oder durch Rehabilitationsdienste. Als Einzel- oder Gruppenanwendungen sind die therapeutischen Leistungen ein wichtiger Baustein zur Erreichung des Rehabilitationsziels (► Glossar) und können im Laufe der Rehabilitation je nach Leistungsfähigkeit angepasst werden.

Ist die Rentenversicherung Leistungsträger der medizinischen Rehabilitation, gelten für bestimmte Krankheitsgruppen „Reha-Therapie-Standards", die im Rahmen der Qualitätssicherung erfüllt und nachgewiesen werden müssen. Zur Abbildung der therapeutischen Prozesse in einer Rehabilitationseinrichtung dient die Klassifikation therapeutischer Leistungen (KTL ► Glossar) (DRV 2015).

42.3.2 Heilmittel in der vertragsärztlichen Versorgung

Findet die Heilmittelerbringung außerhalb einer Rehabilitationsmaßnahme statt, z. B. als nachfolgende ambulante Therapie zur Sicherstellung des Rehabilitationserfolgs, ist der behandelnde Haus- oder Facharzt für die Verordnung von Heilmitteln zuständig. Durch die Verordnung kann der Arzt entscheiden, ob ein Patient auf Kosten seiner – in der Regel – Krankenkasse eine Heilmittel-Dienstleistung erhält. Folgende Inhalte sind Bestandteile einer Verordnung:

- Diagnose (z. B. Mittelhandfraktur)
- Funktionsstörung (z. B. Einschränkung der manuellen Beweglichkeit und Geschicklichkeit)
- Therapieziel (z. B. Verbesserung der manuellen Fertigkeiten)
- Heilmittel (z. B. motorisch-funktionelle Behandlung und thermische Anwendung) mit der Verordnungsmenge (z. B. 10 Anwen-

dungen) und Therapiefrequenz (z. B. 2- bis 3-mal pro Woche)

Im Rahmen der vertragsärztlichen Versorgung gilt dabei die Heilmittel-Richtlinie des Gemeinsamen Bundesausschusses als rechtliche Grundlage. Darin wird geregelt, wie Vertragsärzte Heilmittel für Versicherte der gesetzlichen Krankenkassen verordnen können. Wesentlicher Bestandteil der Heilmittel-Richtlinie ist ein Heilmittelkatalog als Gesamtverzeichnis aller Heilmittel. Er beschreibt, welche Heilmittel in welchen Mengen bei welchen Diagnosen (Diagnosegruppen) im Regelfall zu einer medizinisch angemessenen und wirtschaftlichen Versorgung führen. Näheres zum Heilmittelkatalog siehe ► Internet.

Soweit es unmittelbar nach einer Entlassung (► Abschn. 20.1) erforderlich ist, können auch Krankenhäuser sowie Rehabilitationseinrichtungen Leistungen wie Heilmittel verordnen (► Abschn. 42.7.1).

42.4 Psychotherapie

Ähnlich wie bei Heilmitteln stellt Psychotherapie einen Bestandteil der Rehabilitation neben der ärztlichen Behandlung dar, zur Unterstützung der Krankheitsbewältigung, bei psychosozialen Problemen sowie psychischen Störungen. Als ärztliche oder psychologische Psychotherapie (► Kap. 28) kann die Leistung während einer stationären und/oder ambulanten Rehabilitationsmaßnahme erfolgen oder auch nach Abschluss der medizinischen Rehabilitation weitergeführt werden.

42.4.1 Psychotherapie als Bestandteil einer Rehabilitationsmaßnahme

Gerade bei psychosozialen Belastungen und psychischen Komorbiditäten (► Abschn. 16.3) stehen psychotherapeutische Fachabteilungen in Rehabilitationseinrichtungen zur Verfügung. Zudem gibt es Rehabilitationseinrichtungen, deren gesamtes Behandlungskonzept speziell auf psychische und psychosomatische Störungen (► Kap. 4) ausgerichtet ist.

Innerhalb der Rehabilitation gibt es keine gesetzlichen Angaben über die Art und Dauer einer psychotherapeutischen Intervention. Lediglich für den Bereich der Rentenversicherung gilt die Klassifikation therapeutischer Leistungen (KTL) (▶ Glossar) als qualitätssichernde Vorgabe (▶ Abschn. 38.5.4).

42.4.2 Psychotherapie in der vertragsärztlichen Versorgung

Findet die Psychotherapie in der vertragsärztlichen Versorgung zulasten der gesetzlichen Krankenversicherung statt, das heißt im Vorfeld einer Rehabilitationsmaßnahme oder als Nachsorge, regelt die Psychotherapie-Richtlinie des Gemeinsamen Bundesausschusses u. a. Behandlungs- und Anwendungsformen, Leistungsumfang und Qualifikation (GBA 2016).

42.5 Hilfsmittel

Es gibt eine Vielzahl von Hilfsmitteln, die die Lebensqualität von Menschen mit Behinderung verbessern und die Teilhabe am gesellschaftlichen Leben und Arbeit ermöglichen.

Hilfsmittel sollen ausgefallene oder beeinträchtigte **Körperfunktionen** ersetzen, erleichtern, ergänzen oder ausgleichen. Dazu gehören orthopädische Hilfsmittel wie Körperersatzstücke (Prothesen) und Stützapparate (Orthesen). Zu den Hilfsmitteln gehören Rollstühle und Rollatoren ebenso wie Seh- und Hörhilfen oder auch Kompressionsstrümpfe und andere Gegenstände, die im Einzelfall medizinisch erforderlich sind. Von den Krankenkassen werden die Kosten für Hilfsmittel nur übernommen, wenn diese erforderlich sind, um den Erfolg einer Krankenbehandlung zu sichern, einer drohenden Behinderung vorzubeugen oder eine Behinderung auszugleichen. Zu den Hilfsmitteln gehören nicht der barrierefreie Umbau eines Badezimmers oder der Einbau eines Treppenlifts (zur Vertiefung siehe ▶ Abschn. 38.4.1).

Der Leistungsanspruch auf die Versorgung mit Hilfsmitteln umfasst auch eine eventuelle Änderung oder Anpassung, Reparatur, Beschaffung von Ersatz und die Einweisung in den Gebrauch der Hilfsmittel. Bei lebenswichtigen medizinischen Geräten (z. B. elektronischen Infusionspumpen) besteht zudem ein Anspruch auf technische Wartungen und Kontrollen, um die Sicherheit der Geräte sowie den Schutz der Versicherten zu gewährleisten.

Das Portal REHADAT-Hilfsmittel im ▶ Internet informiert über Hilfsmittel und Hilfsmittelversorgung für Menschen mit Behinderungen oder mit gesundheitlichen Einschränkungen. Die Hilfsmittel sind nach Bereichen wie Arbeitsplatz, Mobilität, Haushalt oder Kommunikation gruppiert und detailliert beschrieben. Die Infothek liefert praxisorientierte Hintergrundinformationen zu Hilfsmitteln, zum Ablauf der Hilfsmittelversorgung und zur Finanzierung. Als zusätzliche Serviceleistung enthält das Portal das Hilfsmittelverzeichnis der gesetzlichen Krankenversicherung. Aktuell sind über 17.000 Hilfsmittel erfasst.
Ein weiteres online verfügbares Hilfsmittelverzeichnis bietet der Spitzenverband der gesetzlichen Krankenversicherung.

Soweit es unmittelbar nach einer Entlassung (▶ Abschn. 20.1) erforderlich ist, können auch Krankenhäuser sowie Rehabilitationseinrichtungen Leistungen wie Hilfsmittel verordnen (▶ Abschn. 42.7.1).

42.6 Beruflich orientierte Maßnahmen

Ein wesentliches Ziel der Rehabilitation lautet, Einschränkungen der Erwerbsfähigkeit zu vermeiden, zu überwinden oder eine Verschlimmerung zu verhüten. Dazu ist die medizinische Rehabilitation beruflich orientiert ausgerichtet. Sind die Rehabilitanden im erwerbsfähigen Alter und stellt die berufliche Teilhabe ein Rehabilitationsziel dar, können Maßnahmen wie die stufenweise Wiedereingliederung, Arbeitstherapie und Belastungserprobung eingeleitet bzw. durchgeführt werden.

Die beruflich orientierten Maßnahmen sind sozialrechtlich von den „Leistungen zur Teilhabe am Arbeitsleben" (▶ Kap. 43) abzugrenzen. Auch wenn das Ziel einer beruflichen (Wieder-)Eingliederung entspricht, finden die hier genannten Leistungen innerhalb der medizinischen Rehabilitation statt. Im Anschluss daran können durchaus zusätzliche berufliche Rehabilitationsmaßnahmen beantragt werden, die größtenteils in eigenen beruflichen Rehabilitationseinrichtungen oder aber beim Arbeitgeber stattfinden.

42.6.1 Medizinisch-beruflich orientierte Rehabilitationsprogramme

Stationäre und ambulante Rehabilitationseinrichtungen weisen grundsätzlich neben medizinischer Erfahrung auch diagnostische und therapeutische Kompetenz auf dem Feld der beruflichen Integration auf. Um den Berufs- und Arbeitsplatzbezug einer medizinischen Rehabilitation weiter zu stärken, wurden von verschiedenen Leistungsträgern Umsetzungsprogramme und Anforderungen entwickelt. Ziel aller Konzepte sind gezieltere berufsbezogene Rehabilitationsangebote, die die Wiedereingliederung und den Verbleib von Rehabilitanden in Arbeit und Beruf fördern sollen. Inhalte der Programme sind unter anderem eine **berufs- und arbeitsplatzspezifische** Diagnostik sowie verschiedene therapeutische und psychoedukative **Bausteine** wie Gruppenschulungen zu beruflichen Themen oder Arbeitsplatztraining. In der Praxis verbreitete Programme sind z. B.:

- Medizinisch-beruflich orientierte Rehabilitation (MBOR) der Rentenversicherung (Broschüre dazu: DRV 2015)
- Arbeitsplatzbezogene muskuloskelettale Rehabilitation (ABMR) der Unfallversicherung (Broschüre dazu: DGUV 2012)

Praxistipp

Für die Teilnahme an einem beruflich orientierten Rehabilitationsprogramm wie MBOR oder ABMR muss kein gesonderter Antrag gestellt werden. Vielmehr müssen durch die Rehabilitationseinrichtungen bestimmte Anforderungen (z. B. personelle) erfüllt werden, um das Programm anbieten zu können. Die Zuteilung bzw. Planung der Maßnahmen für die Rehabilitanden erfolgt dann in der Regel über den behandelnden Arzt.

42.6.2 Stufenweise Wiedereingliederung

Nach der medizinischen Rehabilitationsmaßnahme ist häufig die volle Arbeitsfähigkeit noch nicht wiederhergestellt. Für diesen Fall kann eine stufenweise Wiedereingliederung (auch Hamburger Modell genannt) geeignet sein, um bei längerer schwerer Krankheit den Übergang zur vollständigen Berufstätigkeit zu erleichtern.

Die stufenweise Wiedereingliederung lässt sich auch als **freiwilliger Arbeitsversuch** bezeichnen, der in der Zeit der **Arbeitsunfähigkeit** stattfindet. Das heißt, während der gesamten Maßnahme ist der Rehabilitand krankgeschrieben.

Zusammen mit dem behandelnden Arzt ist dazu ein sogenannter **„Stufenplan" oder „Wiedereingliederungsplan"** zu erstellen. Hierin wird die zeitliche Regelung getroffen, also die Dauer und Abstufung. So kann z. B. ein anfänglicher Stundensatz von 2 Stunden à 4 Tage nach 2 Wochen auf 4 Stunden gesteigert werden, um nach 6 Wochen in der regulären Arbeitszeit zu arbeiten. Außerdem können Aussagen zur Arbeitsbelastung getroffen werden, wie z. B. die Vermeidung oder Reduzierung ungeeigneter Tätigkeiten (z. B. schweres Heben, Außeneinsätze). Dazu sind auch technische Hilfen und Arbeitserleichterungen zu berücksichtigen.

Wird die stufenweise Wiedereingliederung unmittelbar im Anschluss an eine medizinische Rehabilitation durchgeführt (bis zu 4 Wochen nach Entlassung), kann die Rentenversicherung dafür zuständig sein. Hierzu ist der Stufenplan bereits durch den **Rehabilitationsarzt** in der Rehabilitationseinrichtung zu erstellen. Liegt eine längere Zeitspanne zwischen Entlassung und Wiedereingliederung, ist die Krankenversicherung zuständig. Hierbei erstellt der **Haus- oder Facharzt** den Stufenplan. Eine stufenweise Wiedereingliederung kann auch durch den Arbeitgeber veranlasst werden, sodass die Maßnahme im Rahmen des betrieblichen Eingliederungsmanagements (BEM) (▶ Abschn. 43.3) stattfindet und meist der **Betriebsarzt** für den Stufenplan zuständig ist.

Arbeitgeber müssen dem erstellten Stufenplan **zustimmen**, es ist also auch für das Unternehmen eine freiwillige Maßnahme. So gibt es durchaus Berufsfelder, in denen die Maßnahme nicht geeignet ist. Das ist immer dann der Fall, wenn Arbeitszeit und Arbeitsschwere nicht dem reduzierten Leistungsprofil des Rehabilitanden angepasst werden können. Da die betriebliche Wiedereingliederung allerdings nicht nur im Interesse des Rehabilitanden ist, sondern auch des Arbeitgebers, kann häufig im Gespräch mit allen Beteiligten und unter Einbeziehung des Betriebsarztes eine individuelle Lösung erarbeitet werden.

42

Da die stufenweise Wiedereingliederung in der Zeit der Arbeitsunfähigkeit stattfindet, sind während der gesamten Maßnahme **Entgeltersatzleistungen**, wie z. B. Krankengeld, zu beantragen (▶ Abschn. 46.1).

Detailliertere Informationen für alle am Wiedereingliederungsprozess Beteiligten bietet die „Arbeitshilfe Stufenweise Wiedereingliederung" der BAR (2015).

42.6.3 Belastungserprobung und Arbeitstherapie

Belastungserprobung und Arbeitstherapie können als Vorstufe beruflicher Rehabilitationsleistungen bzw. Leistungen zur Teilhabe am Arbeitsleben (▶ Kap. 43) verstanden werden. Die Angebote können sowohl von Rehabilitationseinrichtungen als auch von ambulanten Rehabilitationszentren erbracht werden und werden in der Regel durch den behandelnden Arzt verordnet. Eingesetzt werden sozialmedizinische, psychologische und pädagogische Methoden in Verbindung mit berufstherapeutischer Kompetenz.

Eine **Belastungserprobung** kann die körperliche, geistige und psychische Belastbarkeit des Rehabilitanden abklären. Ziel ist, die Chancen der beruflichen Wiedereingliederung realistisch abzuschätzen oder mögliche berufliche Einsatzfelder aufzuzeigen sowie passende Rehabilitationsangebote zu finden, die den Einstieg in das Arbeitsleben erleichtern. Dazu gilt es zum einen, mithilfe von arbeitsbezogenen Tests und Übungen die körperliche und geistige Leistungsbreite festzustellen. Zum anderen soll die Eignung eines Rehabilitanden für die berufliche Wiedereingliederung in den bestehenden oder einen neuen angemessenen Beruf ermittelt werden.

Die **Arbeitstherapie** zielt auf eine Verbesserung der Chancen für eine berufliche Eingliederung. Sie unterstützt die Wiederherstellung der Arbeitsfähigkeit und versucht, die Stärken des Rehabilitanden auszubauen. Dazu gehören die Ausbildung und Förderung von Handfertigkeiten, handwerklich-technischen Fähigkeiten sowie geistig-psychischer Befähigung (z. B. Ausdauer, Pünktlichkeit, Selbstvertrauen, Kontaktfähigkeit, Kooperationsbereitschaft). Die Einübung konkreter Arbeitsschritte kann für den Rehabilitanden sowohl einzeln stattfinden als auch in der Gruppe.

42.7 Weitere Nachsorgeleistungen

Zur nachhaltigen Sicherung des Rehabilitationserfolgs ist die Nachsorge oft entscheidend. So kann sich nach einer dreiwöchigen medizinischen Rehabilitation in einer Klinik noch weiterer nachstationärer Versorgungsbedarf ergeben, wie z. B.:

- Medizinische Versorgung: z. B. Haus-/fachärztliche (Weiter-)Betreuung, Wundversorgung, Arzneimittel
- Therapeutische Versorgung: z. B. weitere ambulante Physiotherapie, Ergotherapie, Logopädie
- Pflegerische Versorgung: z. B. ambulante Pflege, Hausnotruf, Essen auf Rädern, (kurzfristige) Pflegeunterbringung, Hospizleistungen
- Hilfsmittelversorgung: z. B. Rollator, Badewannenlifter, Sauerstoff
- Psychosoziale Versorgung: z. B. Wohnungsfragen, finanzielle Fragen, Schwerbehinderung, psychologische Weiterbetreuung, regionale Unterstützungs- und Beratungsdienste
- Angehörigenversorgung: z. B. Betreuung und Bevollmächtigung, Verhinderungspflege

Nur wenn der nachstationäre Versorgungsbedarf sichergestellt ist, kann von einer gesellschaftlichen Teilhabe gesprochen werden. Hierfür stehen verschiedene Angebote und Programme zur Verfügung, aber auch rechtliche Verpflichtungen (▶ Kap. 20).

42.7.1 Entlassungs- und Versorgungsmanagement

Aufgabe eines Leistungserbringers ist nicht nur, die jeweilige Rehabilitationsleistung adäquat zu erbringen, sondern auch die Nachsorge sicherzustellen. In verschiedenen Sozialgesetzbüchern und z. B. Zertifizierungsvorgaben ist aus diesem Grund der rechtliche Anspruch auf ein Entlassungs- und Überleitungsmanagement (▶ Abschn. 26.2.5) geregelt.

Aus dem gesetzlichen Anspruch in § 11 Abs. 4 SGB V („Versorgungsmanagement") leitet sich ein sektorenübergreifender Auftrag ab, die Entlassung und Überleitung von Patienten in das jeweilige Versorgungsarrangement sicherzustellen.

Insbesondere zur Lösung von Problemen beim Übergang in die verschiedenen Versorgungsbereiche sorgen die Leistungserbringer (z. B. Krankenhaus, Rehabilitationseinrichtung, Haus-/Fachärzte, Pflegedienstleister, Heil- und Hilfsmittelerbringer) für eine sachgerechte Anschlussversorgung.

Falls nach der Entlassung erforderlich, können durch Krankenhäuser und Rehabilitationseinrichtungen für einen Zeitraum von bis zu 7 Tage nach Entlassung z. B. folgende Leistungen verordnet werden:

- Arzneimittel
- Häusliche Krankenpflege
- Heilmittel
- Hilfsmittel
- Soziotherapie

Gesetzliche Grundlage hierfür bildet die Spezifizierung des Entlassungsmanagements in § 39 Abs. 1a, an die sich Rehabilitationseinrichtungen anlehnen (§ 40 Abs. 2 SGB V).

Wie die Leistungen konkret verordnet werden können und welche Formulare verwendet werden, regelt der **Rahmenvertrag Entlassmanagement**. Für die Krankenhäuser ist er am 1. Oktober 2017 in Kraft getreten, im Bereich der Rehabilitation sind noch maßgebliche Verbände miteinzubeziehen. Hinzu kommen die konkretisierten Richtlinien des Gemeinsamen Bundesausschusses. So z. B. die Arzneimittel-Richtlinie, zuletzt geändert 2018.

42.7.2 Nachsorgeprogramme der Rentenversicherung

Falls die medizinische Rehabilitation über die Rentenversicherung erfolgt, können Rehabilitanden an unterschiedlichen wohnortnahen und krankheitsbezogenen Rehabilitationsnachsorgeangeboten teilnehmen. Das kann im Anschluss an eine stationäre oder ambulante medizinische Rehabilitation sein.

Die Deutsche Rentenversicherung bietet als ambulante Folgeleistungen im Rahmen der Rehabilitationsnachsorge feste Programme an:

- IRENA: Intensivierte Reha-Nachsorge
- KARENA: Kardiologische Reha-Nachsorge
- PSYRENA: psychosomatische Reha-Nachsorge

Des Weiteren können auch **Rehabilitationssport und Funktionstraining** (► Abschn. 46.6) verordnet werden.

42.7.3 Soziotherapie

Gerade für schwer psychisch kranke Menschen (► Kap. 4) wurde eine besondere Versorgungsleistung gesetzlich verankert, die die Patienten befähigen soll, medizinische Behandlungen oder Rehabilitationsleistungen in Anspruch zu nehmen (§ 37a Abs. 3 SGB V).

> Grundlagen und Ziele, Indikationen sowie Leistungsinhalt und -umfang von Soziotherapie werden in der Richtlinie des Gemeinsamen Bundesausschusses konkretisiert (zuletzt geändert 2017).

Wesentlicher Bestandteil der Soziotherapie ist der soziotherapeutische Betreuungsplan, in dem die für den Patienten erforderlichen Leistungen, z. B. Motivationstraining, Training für handlungsrelevante Willensbildung oder Anleitung zur Verbesserung der Krankheitswahrnehmung, festgehalten werden. Spezifische soziotherapeutische Leistungserbringer (z. B. Sozialarbeiter, Sozialpädagogen oder Fachpflegekräfte) koordinieren die Leistungen und geben dem Patienten sowohl aktive Hilfe bei der Wahrnehmung der Leistungen als auch Anleitung zur Selbsthilfe. Damit soll bei den Patienten in ihrem sozialen Umfeld Krankheitseinsicht und -verständnis, Eigeninitiative, soziale Kontaktfähigkeit und Kompetenz gefördert und für Krisensituationen ein Hilfenetzwerk zur Verfügung gestellt werden.

Soziotherapeutische Leistungen müssen von entsprechend befugten Vertragsärzten und Vertragspsychotherapeuten oder psychiatrischen Institutsambulanzen verordnet und von der zuständigen Krankenkasse genehmigt werden.

42.7.4 Selbsthilfe

Um insbesondere nach einer Rehabilitationsmaßnahme individuelle Selbsthilfepotenziale zu fördern, können Selbsthilfegruppen und Selbsthilfeorganisationen für chronisch Kranke und Menschen mit Behinderungen eine zusätzliche Unterstützung darstellen. Gerade im Rahmen des

42

Versorgungsmanagements kann eine (stationäre) Rehabilitationseinrichtung beim Übergang in die Häuslichkeit die Selbsthilfe einbinden. Neben weiteren Nachversorgern stellen Selbsthilfezusammenschlüsse eine sinnvolle Ergänzung des alltäglichen Umgangs mit der Krankheit bzw. Behinderung dar.

Ziele der Selbsthilfe sind:

- eine Verringerung krankheitsbedingter Belastungen und Krankheitsfolgen, durch den themenbezogenen Wissenserwerb und das Einüben veränderter/neuer Verhaltensweisen,
- eine soziale Aktivierung und Vermeidung von Isolation durch den Erfahrungsaustausch mit Betroffen.

Die meisten Selbsthilfegruppen haben einen **gesundheitsbezogenen Themenschwerpunkt** zu einer bestimmten Erkrankung und/oder Behinderung (z. B. Herz-Kreislauf- oder Tumorerkrankungen). Andere Organisationen greifen bestimmte **psychosoziale Themen** auf, wie z. B. Sucht, Partnerschaft, Gewalt. Aber auch **soziale Themen**, wie Arbeitslosigkeit, Verbraucherschutz oder Migration, sind Inhalt der Selbsthilfeförderung. Formen der Selbsthilfe können regional und überregional unterschiedlich organisiert sein:

- Örtliche Selbsthilfegruppen mit regelmäßigen Treffen, in denen die Information und der Austausch im Vordergrund stehen.
- Zeitlich begrenzte Selbsthilfeinitiativen, die ein meist örtliches Anliegen verfolgen, wie z. B. die barrierefreie Gestaltung einer Wohn- und Verkehrsinfrastruktur.
- Selbsthilfedachorganisationen als Zusammenschluss mehrerer Organisationen auf Orts- und Landesebene. Hier sind zum Teil Selbsthilfekontaktstellen angesiedelt, die umfangreiche Informationen geben.
- Internetbasierte Selbsthilfe, die meist in Form von webbasierten Selbsthilfeforen einen Austausch Betroffener ermöglichen.

> **Praxistipp**
>
> Weitere Informationen und eine Datenbanksuche zur Selbsthilfe in Deutschland bietet die Nationale Kontakt- und Informationsstelle zur Anregung und Unterstützung von Selbsthilfegruppen (NAKOS) auf ihrer Seite im
> ▶ Internet.
> Zur Förderung der Selbsthilfe durch die Rehabilitationsträger wurde eine Gemeinsame Empfehlung auf Ebene der Bundesarbeitsgemeinschaft für Rehabilitation erarbeitet (BAR 2010).

Weitere Informationen

Literatur

Bönisch S, Ernst R (2017) Behinderungen im Alter und die Ansprüche auf Rehabilitation – Leistungen des SGB IX. In: Zippel C, Hoff A (Hrsg) Älter werden – älter sein. Ein Ratgeber. Mabuse, Frankfurt am Main, S 243–265

Bundesarbeitsgemeinschaft für Rehabilitation (BAR) (2011) RPK-Empfehlungsvereinbarung und Handlungsempfehlungen für die praktische Umsetzung. https://www.bar-frankfurt.de/publikationen/

Bundesarbeitsgemeinschaft für Rehabilitation (BAR) (2012) Gemeinsame Empfehlung „Förderung der Selbsthilfe". https://www.bar-frankfurt.de/publikationen/

Bundesarbeitsgemeinschaft für Rehabilitation (BAR) (2013) Wegweiser Rehabilitation und Teilhabe behinderter Menschen, 15. Aufl. https://www.bar-frankfurt.de/publikationen

Bundesarbeitsgemeinschaft für Rehabilitation (BAR) (2015) Arbeitshilfe „Stufenweise Wiedereingliederung in den Arbeitsprozess". https://www.bar-frankfurt.de/publikationen/

Bundesarbeitsgemeinschaft für Rehabilitation (BAR) (2016) Rahmenempfehlungen zur ambulanten medizinischen Rehabilitation – Allgemeiner Teil https://www.bar-frankfurt.de/publikationen

Bundesministerium für Arbeit und Soziales (BMAS) (Hrsg) (2016) Ratgeber für Menschen mit Behinderung. Bonn

Deutsche Gesetzliche Unfallversicherung (DGUV) (2012) Anforderungen der gesetzlichen Unfallversicherungsträger für die Beteiligung von Einrichtungen an der Arbeitsplatzbezogenen Muskuloskeletalen Rehabilitation (ABMR). http://www.dguv.de/medien/landesverbaende/de/med_reha/documents/abmr1.pdf

Deutsche Rentenversicherung (DRV) (2015) Klassifikation therapeutischer Leistungen (KTL) https://www.deutsche-rentenversicherung.de/Allgemein/de/Navigation/3_Infos_fuer_Experten/01_Sozialmedizin_Forschung/02_reha_qualitaetssicherung/ktl_node.html

Deutsche Rentenversicherung (DRV) (2015) Medizinisch-beruflich orientierte Rehabilitation. Anforderungsprofil zur Durchführung der Medizinisch-beruflich orientierten Rehabilitation (MBOR) im Auftrag der Deutschen Rentenversicherung. www.deutsche-rentenversicherung.de/cae/servlet/contentblob/207024/publicationFile/50641/mbor_datei.pdf

Diehl R, Gebauer E, Groner A (2012) Kursbuch Sozialmedizin. Lehrbuch zum Curriculum der Bundesärztekammer. Deutscher Ärzteverlag, Köln

Gemeinsamer Bundesausschuss (G-BA) (2016): Richtlinie über die Durchführung der Psychotherapie (Psychotherapie-Richtlinie), zuletzt geändert am 24.11.2016. https://www.g-ba.de/informationen/richtlinien/20/

Gemeinsamer Bundesausschuss (G-BA) (2017) Richtlinie über die Durchführung von Soziotherapie in der vertragsärztlichen Versorgung (Soziotherapie-RL), zuletzt geändert 16.03.2017. https://www.g-ba.de/informationen/richtlinien/24

Gemeinsamer Bundesausschuss (G-BA) (2018) Richtlinie über die Verordnung von Arzneimitteln in der vertragsärztlichen Versorgung (Arzneimittel-Richtlinie), zuletzt geändert am 18.01.2018 https://www.g-ba.de/informationen/richtlinien/3/

GKV Spitzenverband (2016) Eckpunkte für die mobile indikationsspezifische Rehabilitation. https://www.gkv-spitzenverband.de/krankenversicherung/rehabilitation/mobile_rehabilitation/mobile_reha.jsp

GKV Spitzenverband (2018) Rahmenempfehlungen zur ambulanten geriatrischen Rehabilitation. https://www.gkv-spitzenverband.de/krankenversicherung/rehabilitation/richtlinien_und_vereinbarungen/richtlinien_und_vereinbarungen.jsp

Internetlinks

Bundesarbeitsgemeinschaft Rehabilitation psychisch kranker Menschen (BAG RPK) – RPK-Standorte. http://www.bagrpk.de/standortuebersicht/

Heilmittelkatalog. https://heilmittelkatalog.de/

GKV-Spitzenverband – Hilfsmittelverzeichnis: https://hilfsmittel.gkv-spitzenverband.de/home.action

Nationale Kontakt- und Informationsstelle zur Anregung und Unterstützung von Selbsthilfegruppen (NAKOS) – Datenbank der Ansprechpartner und Selbsthilfegruppen. https://www.nakos.de/adressen/datenbanksuche/

REHADAT– Hilfsmittel und Hilfsmittelversorgung. https://www.rehadat-hilfsmittel.de/de/

Teilhabe am Arbeitsleben

Mathias Sutorius, Marcus Schian

Unter Mitarbeit von Silvia Albrecht und Reto Schneider.

© Springer-Verlag GmbH Deutschland, ein Teil von Springer Nature 2018
Bundesarbeitsgemeinschaft für Rehabilitation e.V. (BAR) (Hrsg.), *Rehabilitation*
https://doi.org/10.1007/978-3-662-54250-7_43

Die Teilhabe am Arbeitsleben ist wesentlicher Bestandteil der gleichberechtigten gesellschaftlichen Partizipation und ein zentraler Aspekt der individuellen Selbstbestimmung. Im Lichte dieses Gedankens sieht der Gesetzgeber verschiedenste Leistungen, Hilfen und Unterstützungen vor, um Menschen mit (drohenden) Behinderungen die Partizipation am Arbeitsleben zu ermöglichen. Diese Leistungen zur Teilhabe am Arbeitsleben (LTA) werden erbracht, um die **Erwerbsfähigkeit** dieser Menschen entsprechend ihrer Leistungsfähigkeit zu erhalten, zu verbessern, herzustellen oder wiederherzustellen und ihre Erwerbsfähigkeit möglichst auf Dauer zu sichern (§§ 4, 49 SGB IX). Primäres Ziel aller beteiligten Akteure ist, ausgehend von der individuellen Situation, eine möglichst passgenaue Leistungsgewährung, die die Basis für die individuelle Teilhabe, möglichst auf dem allgemeinen Arbeitsmarkt (▶ Glossar), legt. Sollte dieses Ziel trotz intensiver Bemühungen und unterschiedlichster Hilfeleistungen (z. B. unterstützte Beschäftigung, Arbeitsassistenz, Budget für Arbeit) auf dem allgemeinen Arbeitsmarkt nicht verwirklicht werden können, sind ggf. andere Formen der Unterstützung in geschützter Umgebung in Betracht zu ziehen (z. B. Tätigkeit in einer Werkstatt für behinderte Menschen).

Leistungen zur Teilhabe am Arbeitsleben werden umgangssprachlich oft auch als „berufliche Rehabilitation" bezeichnet. Sie sind formal zu unterscheiden von den Leistungen der **begleitenden Hilfe**, die ausschließlich von den Integrationsämtern erbracht werden. Voraussetzung für die Gewährung der begleitenden Hilfe ist eine Schwerbehinderung von mindestens 50 v. H. oder eine entsprechende Gleichstellung, die von der zuständigen Agentur für Arbeit ausgesprochen werden kann (▶ Abschn. 47.2). Die Leistungen der begleitenden Hilfe sind in ihrer Zielrichtung sowie inhaltlich mit den LTA vergleichbar, so dass sie in diesem Kapitel ebenfalls betrachtet werden. Ggf. weisen die entsprechenden Abschnitte ausdrücklich auf die besondere Zuständigkeit des Integrationsamtes hin.

Wenn im Einzelfall Leistungen zur Teilhabe am Arbeitsleben angedacht sind, sollte der Betroffene im Vorfeld der Beantragung sein Recht auf **Beratung** nutzen (§§ 13-15 SGB I, ▶ Abschn. 40.1). Diese wird durch den zuständigen Rehabilitationsträger (▶ Abschn. 18.2) geleistet. Daneben können allerdings auch Leistungserbringer (▶ Abschn. 39.4, z. B. Berufsbildungswerke, Berufs-

förderungswerke) oder unabhängige Beratungsstellen (z. B. Sozialberatung, Ansprechstellen) Auskünfte erteilen und im Einzelfall über passende Leistungen aufklären und informieren.

In diesem Kapitel wird – gemäß ◘ Tab. 43.1 – ein Einblick in die gültige Rechts- und Gesetzeslage im Bereich der beruflichen Rehabilitation vorgenommen. Dazu werden die wichtigsten Leistungen, Hilfen und Unterstützungsformen beschrieben. Auf regionale oder leistungsspezifische Besonderheiten kann dagegen nicht eingegangen werden.

43.1 Zuständigkeit für Leistungen zur Teilhabe am Arbeitsleben

Auch im Bereich der LTA können verschiedene Rehabilitationsträger zuständig sein (◘ Tab. 43.2). Die konkrete Zuständigkeit bestimmt sich nach den allgemeinen Regeln, die teilweise durch LTA-spezifische Besonderheiten ergänzt werden (▶ Abschn. 18.2).

Die Träger der Sozialhilfe erbringen im Rahmen der Eingliederungshilfe für behinderte Menschen auch LTA. Hierzu zählen insbesondere Leistungen zur Beschäftigung und Betreuung in einer Werkstatt für behinderte Menschen.

43.2 Grundsätze bei der Gewährung von LTA

Das Ziel von LTA ist es, den Menschen mit Behinderung möglichst auf Dauer beruflich (wieder-) einzugliedern und seine Beschäftigung nachhaltig zu sichern (§ 49 SGB IX). Dazu kodifiziert das Sozialgesetzbuch IX einheitliche Grundsätze, die durch die einzelnen Leistungsgesetze der Rehabilitationsträger ergänzt oder erweitert werden. Wesentliches Ziel aller skizzierten Leistungen und Maßnahmen ist es, die Erwerbsfähigkeit der Menschen, unabhängig von der Ursache ihrer Behinderung, nach ihrer individuellen Leistungsfähigkeit zu erhalten, zu verbessern, herzustellen oder wieder herzustellen und so ihre Teilhabe am Arbeitsleben entsprechend der **Neigungen und Fähigkeiten** dauerhaft zu sichern. Darüber hinaus soll die persönliche Entwicklung des Menschen mit Behinderung ganzheitlich gefördert werden (§ 4 Abs. 1 Nr. 3 und 4 und § 49 Abs.1 SGB IX).

◘ Tab. 43.1 Leistungsübersicht

Leistung	Kurzbeschreibung
Hilfen zur Ersteingliederung in das Erwerbsleben	(Jungen) Menschen mit Behinderungen fällt der erste Schritt ins Arbeitsleben oft schwer. Darauf aufbauend hat der Gesetzgeber spezielle Leistungen verankert (Berufsberatung, Hilfen bei Ausbildung, Studium und Vermittlung) und besondere Unterstützungsformen eingerichtet (z. B. Jugendberufsagenturen, Integrationsfachdienste).
Maßnahmen und Leistungen zur Erhaltung oder Erlangung eines Arbeitsverhältnisses	Neben Unterstützungen durch den Arbeitgeber (z. B. Betriebliches Eingliederungsmanagement), werden hier die wichtigen klassischen Hilfen (z. B. Anpassung des Arbeitsplatzes, technische Hilfe, Arbeitsassistenz, Gründungszuschüsse, Kraftfahrzeughilfe) skizziert.
Leistungen an (potenzielle) Arbeitgeber bei Erst- und Wiedereingliederung	Auch (zukünftige) Arbeitgeber können gefördert werden. Hierzu zählen die Kostenübernahme von Arbeitshilfen und Investitionen oder Zuschüsse bei der Durchführung von Ausbildung und Eingliederung.
Leistungen zur beruflichen Neuorientierung	Sofern aufgrund von Krankheit oder Unfall der alte Beruf nicht mehr ausgeübt werden kann, ist eine berufliche Neuorientierung angezeigt. Das Spektrum reicht von Assessments und Berufsfindung über Weiterbildungen bis zu einer kompletten Umschulung.
Spezielle Unterstützungsformen für schwerbehinderte oder wesentlich behinderte Menschen	Sollte eine Beschäftigung auf dem allgemeinen Arbeitsmarkt auch mit Hilfe von Unterstützungen nicht realisiert werden können, kommen andere Beschäftigungsformen (z. B. Tätigkeit in einer Werkstatt für behinderte Menschen) in Betracht.

◘ Tab. 43.2 Zuständigkeit der Rehabilitationsträger – Besonderheiten bei LTA

Träger	Rentenversicherung (RV)	Agentur für Arbeit (BA)	Unfallversicherung BG'en & Unfallkassen (UV)	Integrationsamt (BIH)
Spezielle Voraussetzungen für LTA	LTA kommen auch vor Ablauf der Wartezeit in Betracht, wenn der Betroffene unmittelbar im Vorfeld eine medizinische Rehabilitation zulasten der RV durchgeführt hat. (§ 11 SGB VI)	Die BA bleibt auch für ALG-II-Empfänger zuständiger Rehabilitationsträger bei LTA. Zum Zusammenwirken mit den Jobcentern wird auf § 6a SGB IX hingewiesen.	Eine LTA kommt in der Regel nur dann in Betracht, wenn Leistungen zur medizinischen Rehabilitation nicht ausreichend sind (DGUV 2010).	Das Integrationsamt ist nachrangig zuständig. Eine genaue Abgrenzung der Zuständigkeit zu den nebenstehenden Rehabilitationsträgern erfolgt durch die in Kapitel (► Abschn. 18.3) näher dargestellte Verwaltungsvereinbarung.
Fallbeispiele	Herr D. ist seit 12 Jahren beschäftigt. Zwei Wochen nach Abschluss einer medizinischen Rehabilitationsmaßnahme (zulasten der RV) beantragt er LTA, weil er seinen Beruf trotz Rehabilitation nicht mehr ausüben kann.	Frau B. hat eine angeborene Lernbehinderung. Sie schafft trotzdem ihren Abschluss an einer Hauptschule (bzw. Sekundarschule). Als Reaktion auf ihre Bewerbungen erhält sie nur Absagen.	Herr P. kann aufgrund einer unfallbedingten Fersenbeinfraktur seinen Job als Dachdecker nicht mehr ausüben, medizinische und therapeutische Maßnahmen bleiben ohne Erfolg.	Der aufgrund eines Hüftschadens schwerbehinderte Rechtsanwalt Herr K. benötigt ein Auto, um wetterunabhängig in der Lage zu sein, seinen Arbeitsplatz zu erreichen. Für die Kfz-Hilfe bei Selbständigen sind im Sinne der Vereinbarung in erster Linie die Integrationsämter zuständig.

43

43.2.1 Berücksichtigung von Eignung, Neigung und Motivation

Bei der Auswahl von Leistungen zur Teilhabe am Arbeitsleben spielen physische und psychische Eignung, Neigung sowie die bisherige berufliche Tätigkeit und die Lage und Entwicklung am Arbeitsmarkt eine entscheidende Rolle (vgl. z. B. § 49 Abs. 4 SGB IX). Unter Neigung wird die Sichtweise eines Menschen auf seine Selbstverwirklichung, Eigenverantwortung und zu seinen Teilhabezielen verstanden. Mit dem Einbezug der gegenwärtigen beruflichen Tätigkeit wird eine wirtschaftliche Ähnlichkeit des beabsichtigten Berufsziels mit dem bisherigen Beruf angestrebt. Ist dagegen abzusehen, dass für eine entsprechende vom Leistungsberechtigten eingeforderte Qualifizierung keine Vermittlungschancen auf dem Arbeitsmarkt bestehen, fehlt es an der Beachtung der Arbeitsmarktlage. Für die Gesamtbeurteilung von Leistungen zur Teilhabe sind oft eine Vielzahl von Informationen erforderlich, die im Rahmen der Bedarfsfeststellung vom Leistungsträger (▶ Abschn. 18.4) eingeholt werden (u. a. § 49 SGB IX, DGUV 2010).

43.2.2 Rangfolge von Leistungen zur Teilhabe am Arbeitsleben

Die Erhaltung der Erwerbsfähigkeit ist das Ziel aller Rehabilitationsträger. Nach Möglichkeit soll der Leistungsberechtigte (ggf. mit Unterstützungsleistungen) befähigt werden, weiter an seinem **bisherigen Arbeitsplatz** zu arbeiten. Sollte dies nicht gelingen, wird versucht (ggf. durch eine Weiterbildung), eine andere Tätigkeit beim **bisherigen Arbeitgeber** zu realisieren. Erst im Anschluss ist eine Vermittlung bzw. (Re-)Integration auf dem **allgemeinen Arbeitsmarkt** vorgesehen. Eine weitergehende Qualifizierungsmaßnahme (z. B. Umschulung) kommt oft erst bei ausbleibender Vermittlung bzw. (Re-)Integration in Betracht. Unter Umständen kann eine Umschulung auch zur Sicherung eines bestehenden Arbeitsverhältnisses gefördert werden (z. B. § 10 Abs. 1 Nr. 2c SGB VI, DGUV 2010).

Betriebliche oder betriebsnahe Ausbildungs- und Umschulungsvarianten sind zudem, schon mit Blick auf die Belange des Leistungsberechtigten, zu bevorzugen. Erst wenn der Mensch mit Behinderung nicht in den üblichen Ausbildungsgängen qualifiziert werden kann ("So normal wie möglich, so speziell wie erforderlich"), kommt für ihn eine Ausbildung in einem Berufsbildungswerk oder eine Qualifizierung in einem Berufsförderungswerk oder der Übergang in eine andere Einrichtung in Betracht (▶ Abschn. 43.3).

43.2.3 Gesundheitliche Voraussetzungen und weitere Rahmenbedingungen

Vor der Gewährung von Leistungen zur beruflichen Rehabilitation sollte die medizinische Rehabilitation (▶ Kap. 42) so weit vorangeschritten sein, dass die Funktionsfähigkeit (▶ Glossar) – so weit möglich – wiederhergestellt ist und die grundsätzliche Fähigkeit und Bereitschaft besteht, (wieder) am Erwerbsleben teilzunehmen. Wichtig im Einzelfall ist allerdings auch, dass die Beantragung von LTA nicht zu lange hinausgezögert wird, um eine Entfremdung vom Arbeitsmarkt mit den resultierenden sozialen Nachteilen zu vermeiden (u. a. Jahoda 1982).

Eine einzelne Leistung zur Teilhabe am Arbeitsleben ist nahtlos und zügig zu erbringen (§ 25 SGB IX, § 17 SGB I) und sollte in der Regel **nicht länger als 2 Jahre** andauern (§ 53 Abs. 2 SGB IX). In Einzelfällen kann es dabei zu Abweichungen kommen (z. B. dreijährige betriebliche Umschulung oder die individuelle Umschulung dauert länger).

Im Bereich der beruflichen Rehabilitation wird u. a. zwischen **allgemeinem und besonderem Arbeitsmarkt** unterschieden. Zum besonderen Arbeitsmarkt gehören z. B. Werkstätten für behinderte Menschen (WfbM) oder Integrationsprojekte. Menschen, die auf dem allgemeinen Arbeitsmarkt unüberwindbare Hürden begegnen, haben auf dem besonderen Arbeitsmarkt eine Chance zur Beschäftigung. Eine Rückkehr auf den allgemeinen Arbeitsmarkt ist möglich (z. B. Budget für Arbeit, ▶ Abschn. 43.5).

43.3 Hilfen zur Ersteingliederung ins Erwerbsleben

Zu den Rehabilitanden in der Ersteingliederung zählen z. B. junge Menschen mit (drohenden) Beeinträchtigungen, die erstmalig in Ausbildung oder Arbeit integriert werden wollen. Dazu gehören in der Regel **behinderte und chronisch kranke Schulabgänger** in der Übergangsphase zum Ausbildungs- oder Arbeitsmarkt. Gemeinhin handelt es sich um junge Menschen ohne abgeschlossene Berufsausbildung oder mit einer noch nicht gefestigten Berufspraxis. Neben konkreten Leistungen umfassen die Hilfen insbesondere Beratung zu verschiedenen Fragen zum Einstieg ins Erwerbsleben. Hierzu zählt Beratung zur:

- Berufswahl und zum Berufswechsel,
- beruflichen Bildung und Entwicklung,
- Entwicklung des (regionalen) Arbeitsmarktes,
- individuellen Ausbildung- und Arbeitsplatzsuche und zu entsprechenden Hilfen.

▪▪ Hintergrund

Der Übergang von der Schule in eine Ausbildung oder ins Berufsleben (▶ Abschn. 45.3.3) stellt auch für Menschen ohne Behinderungen eine bedeutsame Schwelle und eine herausfordernde Entwicklungsaufgabe dar, die ein hohes Maß an Selbstständigkeit einfordert (Krekel und Ulrich 2009). Ziel der Ersteingliederung ist möglichst eine Vollausbildung nach dem Berufsbildungsgesetz, auch um einer Stigmatisierung der jungen Menschen entgegenzutreten (u. a. § 64 BBiG; Ulrich 2002). Für viele Jugendliche ist der Übergang eine große Hürde, die sie mithilfe ihrer Eltern und der Schule meistern können. Dagegen reichen diese Hilfen für Jugendliche mit Behinderungen oft nicht aus, sodass ergänzende Beratung und Unterstützung durch die zuständige Agentur für Arbeit und ggf. weitere Einrichtungen und Stellen notwendig werden. Zu den wichtigen Maßnahmen für Jugendliche und junge Erwachsene zählt die Unterstützung von Personen, deren Start ins Erwerbsleben durch chronische Erkrankungen oder durch eine vorliegende Behinderungen stark beeinträchtigt ist. Anhaltspunkte sind allgemein schwache schulische Leistungen, geringe Chancen auf eine betriebliche Ausbildung oder ein erschwerter Arbeitsmarktzugang, auch ohne Qualifizierung (Pfahl und Powell 2010).

▪▪ Zuständigkeit

Die Zuständigkeit für die berufliche Ersteingliederung liegt grundsätzlich bei der regional ansässigen Agentur für Arbeit; Übersicht siehe ▶ Internet. Nur in Ausnahmefällen (z. B. 1. Impfschäden, 2. Unfall eines Schülers auf dem Schulweg) kommen andere Leistungsträger in Betracht (1. das Integrationsamt/Hauptfürsorgestelle, 2. der zu-

ständige Unfallversicherungsträger). Bei jungen Menschen, die in einer Bedarfsgemeinschaft (SGB II) aufwachsen, ist ebenfalls die örtliche Agentur für Arbeit zuständig (§ 16 SGB II, § 6 Abs. 3 SGB IX).

43.3.1 Berufsberatung und Orientierung bei der Berufswahl

Berufsorientierung soll „zur individuellen, zielgenauen Berufs- und Lebenswegplanung motivieren und befähigen" (BIBB 2005, S. 2). Der zuständige Berater des Rehabilitationsträgers bietet den Jugendlichen mit Behinderungen eine kostenlose und vorausschauende Berufsberatung an. Der Berater geht dabei auf individuelle berufliche Möglichkeiten unter Berücksichtigung der Behinderung ein. Zudem vermittelt er Einblicke in die regionale Ausbildungs-, Arbeits- und Berufswelt.

Eigeninitiativ können sich junge Menschen im **Berufsinformationszentrum (BIZ)**, das in jeder Agentur für Arbeit zur Verfügung steht, einen Überblick über Anforderungen und Inhalte von Ausbildungsberufen oder die regionale Arbeitsmarktsituation verschaffen. Außerdem bietet das BIZ die Möglichkeit, nach Ausbildungs- und Arbeitsstellen zu suchen und die Bewerbungsunterlagen mit Unterstützung des BIZ-Personals zu erstellen. Das Portal **berufe.net** bietet den entsprechenden Service auch online an. Darüber hinaus bieten alle Rehabilitationsträger Maßnahmen zur Berufsfindung, Berufsorientierung und Arbeitserprobung (Erprobung von bestimmten Berufsbildern) an (▶ Abschn. 43.6.1).

Mithilfe dieser Maßnahmen soll abgeklärt werden, in welchem Beruf eine Eingliederung möglich ist, welche **Kompetenzen und Fähigkeiten** beim Leistungsberechtigten gegenwärtig vorliegen oder welche Berufsrichtung oder konkrete Berufswahl eine **Perspektive** ermöglichen. Diese Maßnahmen finden für junge Menschen klassischerweise in Berufsbildungswerken (BBW) statt und beinhalten betriebliche Praktika, um ein möglichst klares Bild des angestrebten Berufes zu vermitteln. Oft wird in diesem Rahmen auch eine Arbeitserprobung durchgeführt. Auch während einer ggf. längerfristigeren, sogenannten Berufsvorbereitungsmaßnahme (BVB) (▶ Abschn. 43.3.2) kann eine Berufsauswahlentscheidung getroffen werden.

43.3.2 Vorbereitung auf die Erstausbildung

Sollte nach der Klärung eines „Berufswunsches" festgestellt werden, dass der behinderte Mensch den Anforderungen des Berufs noch nicht gewachsen ist, kann eine **Berufsvorbereitungsmaßnahme** (BVB-Maßnahmen § 51 ff. SGB III) den jungen Menschen auf die beabsichtigte Berufsausbildung vorbereiten. Gleiches gilt bei einem Mangel der notwendigen Ausbildungsreife oder bei unklarem Berufswunsch. Die BVB-Maßnahme dauert bis zu 12 Monate. Sie soll die erforderlichen Fähigkeiten und Fertigkeiten vermitteln und zielt – wenn bereits möglich – auf den erfolgreichen Abschluss einer sich anschließenden Ausbildung ab. Diese Vorbereitung und Qualifizierung soll einen verbesserten Zugang zum Ausbildungs- und Arbeitsmarkt schaffen. Auch kann in Verbindung mit einer BVB-Maßnahme der Hauptschulabschluss vorbereitet werden. Die BVB-Maßnahmen finden in der Regel in einem BBW oder bei einem anderen Leistungserbringer (▶ Abschn. 39.4) statt. Während der BVB-Maßnahme erhalten die Teilnehmer Leistungen zur Unterhaltssicherung (▶ Abschn. 46.1) oder Berufsausbildungsbeihilfe (§ 56 ff. SGB III, zur Berechnung siehe ▶ Internet).

Ein im Einzelfall örtlich und behinderungsbedingtes zugeschnittenes BBW findet sich auf der Seite der Berufsbildungswerke im ▶ Internet (Suche und Auswahl z. B. nach Beruf, Ort oder Behinderungsart).

> **Praxistipp**
>
> Neben den besonderen Maßnahmen für junge Menschen mit Behinderung kommen natürlich auch die üblichen Maßnahmen **Berufsgrundbildungsjahr (BGJ)** oder ein **Berufsvorbereitungsjahr (BVJ)** an einer staatlichen Berufsschule in Betracht.

43.3.3 Ersteingliederung in Ausbildung und in Arbeit

▪▪ Ausbildung/Studium
Die berufliche Ausbildung soll dem behinderten Menschen die erforderlichen Kenntnisse und Fähigkeiten für die Ausübung einer angemessenen qualifizierten Tätigkeit vermitteln. Die Berufsausbildung kann in einem Betrieb oder einer überbetrieblichen Einrichtung (z. B. BBW, Fachschule) erfolgen. Sollte kein Ausbildungsvertrag zustande kommen, bieten z. B. die BBW außerbetriebliche Ausbildungen in ganz unterschiedlichen Berufen an (▶ Abschn. 43.3.2). In Einzelfällen kann auch ein Studium (teilweise) finanziert werden, wenn insbesondere die Erfolgsaussichten auf dem Arbeitsmarkt damit deutlich erhöht werden (▶ Abschn. 45.4). Allerdings ist die grundsätzliche Höchstdauer von entsprechenden Leistungen zu beachten (▶ Abschn. 43.2.3).

▪▪ Vermittlung
Vermittlung umfasst die Prozesse und Schritte, die sich vorrangig auf die Anbahnung eines Arbeitsverhältnisses konzentrieren. Vermittlung ist Kernauftrag der Bundesagentur für Arbeit und der Jobcenter, gewinnt allerdings auch für die Leistungserbringung im Zuständigkeitsbereich anderer Rehabilitations- und Leistungsträger zunehmend an Bedeutung (▶ Kap. 1 u. ▶ Kap. 18). Für Menschen mit Behinderungen kann die Vermittlung ergänzt werden durch vermittlungsunterstützende Leistungen. In der Ersteingliederung kommen alle Leistungen an Menschen mit Behinderungen in Betracht, die auch zur Erhaltung des Arbeitsverhältnisses bzw. Wiedereingliederung in Arbeit in erbracht werden können (▶ Abschn. 43.4, z. B. KFZ-Hilfe, Leistungen zur Wohnungshilfe, technische Arbeitshilfen, die aufgrund der Behinderung notwendig sind). Das gleiche gilt für Leistungen an Arbeitgeber (▶ Abschn. 43.5) wie z. B. Zuschüsse. Auch die Gewährung eines Vermittlungsbudgets ist durch die Agentur für Arbeit oder das Jobcenter möglich, soweit dies zur Anbahnung oder Aufnahme einer Tätigkeit erforderlich erscheint.

Weitere Informationen zur Ersteingliederung finden sich im ▶ Internet u. a. auf den Seiten folgender Organisationen
- Bundesagentur für Arbeit, Stichwort: „Menschen mit Behinderung",
- Berufsbildungswerke, Stichwort: „Start in die Ausbildung",
- Integrationsamt, Stichwort: „Leistungen".

43.3.4 Hilfen für junge Menschen mit besonderem Unterstützungsbedarf

■■ Assistierte Ausbildung

Wenn bei jungen Menschen Lernschwierigkeiten oder Prüfungsängste vorliegen oder Probleme im sozialen Umfeld, im Betrieb, in der Verständigung bestehen, kann eine assistierte Ausbildung eine sinnvolle Unterstützungsleistung darstellen. Die Leistung der Bundesagentur für Arbeit hat das Ziel, dem Auszubildenden einen erfolgreichen Ausbildungsabschluss zu ermöglichen. Dabei verfolgt die Leistung zwei Ansätze. Zum einen soll dem Auszubildenden problemspezifisch geholfen werden, zum anderen können auch dem Betrieb individuelle Hilfen zur Verfügung gestellt werden (z. B. Hilfe bei der Personalverwaltung des Auszubildenden oder Begleitung).

■■ Unterstützung durch den Integrationsfachdienst (IFD)

Jugendliche, insbesondere mit geistiger Behinderung, können von den Fachleuten des IFD (▶ Abschn. 39.4) bei der Vorbereitung, Erprobung und Aufnahme einer für sie geeigneten Ausbildung oder Arbeit unterstützt werden. In diesem Bereich arbeitet der IFD mit Eltern, der Schule, der Berufsberatung oder der Agentur für Arbeit zusammen und begleitet sie ggf. auch nach der Aufnahme einer Ausbildung oder Arbeitsstelle. Das Ziel der Unterstützung ist es, möglichst praxisnah herauszufinden (z. B. Praktikum), welche besonderen Interessen und Fähigkeiten ein (schwer)behinderter Schüler für eine Tätigkeit auf dem allgemeinen Arbeits- und Ausbildungsmarkt mitbringt. Der IFD klärt dabei, welche Leistungen hilfreich sind und unterstützt den Schüler auch bei der Antragstellung.

Der im Einzelfall zuständige Integrationsfachdienst findet sich auf der Seite der Integrationsämter im ▶ Internet.

■■ Unterstützung durch Jugendberufsagenturen (JBA)

Jugendberufsagenturen helfen jungen Menschen beim Übergang von der Schule in die Arbeitswelt. Insbesondere benachteiligte Jugendliche können so an der entscheidenden Schwelle von der Schule in den Beruf rechtzeitig und mit abgestimmten und passgenauen Angeboten unterstützt werden. JBA bündeln dabei die Leistungen der Grundsicherung, der Arbeitsförderung sowie der Kinder- und Jugendhilfe für alle jungen Menschen unter 25 mit besonderem Förderbedarf. Zur Zielgruppe der JBA zählen auch junge Menschen in anderen Problemlagen (z. B. Schulden, Sucht). In der Praxis handelt es sich um ganz unterschiedlich ausgeprägte Kooperationsformen und Modellprojekte.

Die zuständige JBA findet sich u. a. auf den Seiten von Rehadat im ▶ Internet (Stichwort: Arbeit und Beschäftigung → Jugendberufsagenturen).

■■ Alternativen

Als sogenanntes „letztes Mittel" kommen auch alternative Beschäftigungsformen wie die unterstützte Beschäftigung (▶ Abschn. 43.4.3) oder der Übergang in eine Werkstatt für behinderte Menschen (▶ Abschn. 43.7) in Betracht.

43.4 Maßnahmen und Leistungen zur Erhaltung oder Erlangung eines Arbeitsverhältnisses

43.4.1 Unterstützung durch den Arbeitgeber

Die Teilhabe am Arbeitsleben ist nicht zuletzt geprägt durch das arbeitsrechtliche Verhältnis zwischen Beschäftigtem und seinem Arbeitgeber. Dabei hat der Arbeitgeber eine Reihe von Pflichten in Bezug auf die Gesundheit seiner Beschäftigten. Diese haben vor allem **präventiven Charakter**, die sich zum Beispiel aus Arbeitsschutz- und Arbeitssicherheitsvorschriften ergeben (▶ Abschn. 41.6). Auf deren Einhaltung haben alle Beschäftigten grundsätzlich einen Anspruch (§ 618 BGB). Hierzu gehört auch die betriebsärztliche Betreuung, für die der Arbeitgeber Sorge zu tragen hat. Inhaltlich ebenfalls der Prävention zuzurechnen ist die Pflicht des Arbeitgebers zur Durchführung eines Betrieblichen Eingliederungsmanagements (BEM) bei längerer oder häufiger Arbeitsunfähigkeit. Schwerbehinderte oder gleichgestellte Beschäftigten haben zudem verschiedene Ansprüche gegen ihren Arbeitgeber zur Sicherung ihrer Teilhabe am Arbeitsleben durch **behinderungsgerechte** Gestaltung der **Arbeitsbedingungen**. Diese arbeitsrechtlich geprägten Regelungen werden hier nicht näher vertieft. Ausnahme bildet das BEM, welches eine wichtige Scharnierfunktion zwischen Arbeitswelt einerseits und Leistungen der Rehabilitationsträger andererseits ausfüllen kann.

Sollten bei einem schwerbehinderten Menschen personen-, verhaltens- oder betriebsbedingte Schwierigkeiten in seinem Arbeitsverhältnis auftreten, die eine Fortsetzung des Arbeitsverhältnisses behindern, hat der Arbeitgeber, neben der Schwerbehindertenvertretung, frühzeitig das Integrationsamt einzuschalten. Ziel der Beteiligung des Integrationsamtes ist es, durch Beratung, direkte Hilfestellungen oder finanzielle Leistungen (► Abschn. 43.4.2) das vorliegende Arbeitsverhältnis zu sichern (§ 167 Abs. 1 SGB IX).

▪▪ Betriebliches Eingliederungsmanagement (BEM), § 167 Abs. 2 SGB IX

Das BEM hat das Ziel, **alle Beschäftigten** (z. B. Angestellte, Beamte, Kurzarbeiter) bei längerer oder häufiger Arbeitsunfähigkeit möglichst zeitnah durch betriebliche Hilfe und Unterstützung wieder in ihrem Betrieb bzw. Unternehmen einzugliedern. BEM hilft, die Arbeitsunfähigkeit eines Beschäftigten zu überwinden, erneuter Arbeitsunfähigkeit vorzubeugen und zielt primär darauf ab, den Arbeitsplatz des Beschäftigten zu erhalten. Zum BEM zählen somit alle betrieblichen Maßnahmen, die geeignet sind, die Beschäftigungsfähigkeit der Beschäftigten trotz ihrer individuellen gesundheitlichen Beeinträchtigungen zu sichern und alle Möglichkeiten zur Fortsetzung der Beschäftigung auszuloten.

Ein Beschäftigter kann eigenständig ein BEM anregen, z. B. den BEM-Beauftragten (sofern vorhanden) kontaktieren, falls absehbar ist, dass Einschränkungen vorliegen, die eine Fortführung seiner Tätigkeit im bisherigen Umfang unmöglich erscheinen lassen (§ 241 Abs. 2 BGB i. V. m. § 167 Abs. 2 SGB IX. LAG Hamm, Urt. v. 13.11.2014 – 15 Sa 979/14). Hierzu kann z. B. nach einem Krankenhausaufenthalt oder einer medizinischen Rehabilitation Anlass bestehen.

Alle Arbeitgeber sind verpflichtet, bei Vorliegen der Voraussetzungen ein BEM anzubieten. Die Initiative für die Einleitung eines BEMs muss also grundsätzlich vom Arbeitgeber ausgehen, jedoch können auch betriebliche Interessenvertretungen oder der Beschäftigte selbst ein BEM anregen. Das BEM muss jedenfalls allen Beschäftigten angeboten werden, die innerhalb eines Jahres länger als 6 Wochen a) ununterbrochen oder b) wiederholt arbeitsunfähig sind. Eine Behinderung muss nicht explizit vorliegen. Die Durchführung eines BEM hängt von der Zustimmung der Beschäftigten ab (BAG, Urt. v. 24.03.2011 – 2 AZR 170/10). Die Ursache der gesundheitlichen Einschränkung ist für die Durchführung des BEM unerheblich. Auch wenn noch keine 6 Wochen Arbeitsunfähigkeit binnen 12 Monaten vorliegt, kann die Einleitung eines dem BEM entsprechenden Verfahrens sinnvoll sein.

Die **Steuerung** des BEM übernimmt oft ein betriebliches Integrationsteam. Dieses kann sich zum Beispiel aus folgenden Personen zusammensetzen:

- ein Vertreter des Arbeitgebers,
- ein Vertreter des Betriebs- oder Personalrats,
- ggf. ein Mitglied der Schwerbehindertenvertretung

Gleichstellungbeauftragte, der unmittelbare Vorgesetzte oder andere Personen können fakultativ hinzugezogen werden.

Der Ablauf eines BEM-Verfahrens kann von Unternehmen zu Unternehmen variieren. Üblicherweise bekommt der Beschäftigte nach sechswöchiger Abwesenheit zunächst ein schriftliches Angebot zur Durchführung eines BEMs. Zumeist wird der Beschäftigte dann in einem Erstgespräch über das BEM (Ablauf, Ziele, etc.) informiert. Eine entsprechende Aufklärung ist für ein ordnungsgemäßes BEM erforderlich (BAG, Urt. v. 24.03.2011 – 2 AZR 170/10). In einem zweiten Schritt und nach seiner individuellen Zustimmung zum Verfahren wird die Situation des Beschäftigten in einem weiteren Gespräch erörtert. Insbesondere werden gemeinsam Ziele definiert und ein Ist- und Sollabgleich von Potenzial und Fähigkeiten durchgeführt. Darauf aufbauend sollen geeignete Maßnahmen (z. B. stufenweise Wiedereingliederung, Schulung, temporäre Teilzeitarbeit etc.) definiert werden oder auch geschaut werden, welche weiteren Akteure (z. B. Rehabilitationsträger, Ärzte etc.) wegen welcher Leistungen einzuschalten sind (z. B.

medizinische Rehabilitation, Kfz-Hilfe). Alle am Verfahren beteiligten Akteure haben dabei die bestehenden Regelungen zum Geheimhaltungs- und Datenschutz zu beachten. Auch sonst gilt: beim BEM sollte immer die Lösungsorientierung im Vordergrund stehen, jedoch sind auch eine Reihe rechtlicher Aspekte zu beachten. Eine Übersicht findet sich z. B. bei Schian (2016).

Weitere Informationen zum BEM gibt es auch im ▶ Internet auf der Seite der Bundesarbeitsgemeinschaft für Rehabilitation (BAR) und der Seite der Integrationsämter.

43.4.2 Direkte Hilfen für Menschen mit Behinderung durch die Rehabilitationsträger

Primäres Ziel aller Rehabilitationsträger ist die Erhaltung bestehender Arbeitsplätze bzw. vorliegender Beschäftigungsverhältnisse oder direkte Hilfestellungen bei der Schaffung neuer Arbeitsverhältnisse. Dazu verfügen sie über ein umfassendes und differenziertes Leistungsspektrum. Neben den spezifisch auf die Belange von Menschen mit Behinderungen ausgerichteten Leistungen kommen auch allgemeine Leistungen der Rehabilitationsträger in Betracht (z. B. Hilfe bei Vermittlung im Bereich der BA). Oft kann es passieren, dass die nachstehend skizzierten Leistungen nicht ausreichen, um einen Verbleib in der bisherigen Tätigkeit oder im Arbeitsverhältnis sicherzustellen. In diesem Fall können auch unterhaltssichernde oder ergänzende Leistungen (▶ Kap. 46) oder Leistungen zum Leben in der Gemeinschaft (▶ Kap. 44) zur Sicherung des Beschäftigungsverhältnisses beitragen. Der zuständige Rehabilitationsträger sollte daher immer frühzeitig eingeschaltet werden. Je umfassender die vorliegende Lebenssituation deutlich wird, desto zielgenauer können Leistungen ausgerichtet werden.

Zu diesen direkten, insbesondere in § 49 SGB IX näher geregelten Hilfen gehören z. B.:

- **Arbeitsausrüstung und persönliche Hilfen** (z. B. Arbeitskleidung und Arbeitsgerät),
- **Bewerbungskosten, Bewerbungstraining,**
- **Reisekosten, Trennungskosten und Umzugskosten** (z. B. Sicherung des Arbeitsplatzes durch einen Wechsel an einen anderen Standort der Firma),
- **Wohnungshilfe** (z. B. Übernahme der Kosten für die Beschaffung oder Ausstattung und

Erhaltung einer behindertengerechten Wohnung, Anpassung der Zuwegung zum Arbeitsplatz),
- **Berufliche Anpassung** (z. B. Schulung auf eine neue Maschine, Weiterbildungen),
- **Umgestaltung des Arbeitsplatzes** (z. B. Änderung des Aufgabenzuschnitts, behindertengerechte Ausgestaltung des Arbeitsplatzes),
- **Trainingsmaßnahmen** (z. B. Schulung bestimmter Kompetenzen, ergänzende kurzzeitige Qualifizierung),
- **Job-Coaching** (professionelle Trainer begleiten den Leistungsberechtigten an seinen konkreten Arbeitsplatz und vermitteln arbeitsrelevante Kompetenzen oder Fertigkeiten).

Neben diesen Hilfen können im Einzelfall auch weitere Hilfen erbracht werden, die für sich genommen zwar medizinische, psychologische und pädagogische Schwerpunkte haben, aber mit Blick auf ihre konkrete Zielrichtung trotzdem als LTA eingeordnet werden. Das ist der Fall, wenn sie erbracht werden, um die Teilhabeziele zu verwirklichen bzw. zu sichern und ggf. weitere negative Auswirkungen zu vermeiden (§ 49 Abs. 6 SGB IX). Hierzu zählen exemplarisch:

- Hilfen zur Unterstützung bei der Krankheits- und Behinderungsverarbeitung,
- Hilfen zur Aktivierung von Selbsthilfepotenzial,
- Informationsangebote für Kollegen, Vorgesetzte, Partner und Angehörige sowie
- die Vermittlung von Kontakten zu Selbsthilfe- und Beratungsmöglichkeiten.

Weitere Leistungen im Detail:

■ ■ **Berufliche Anpassungen/Anpassungsqualifizierungen/Trainingsmaßnahmen**
Diese Anpassungsmaßnahmen frischen berufliche Kenntnisse und Fähigkeiten punktuell und oft in Bezug auf einen konkreten Arbeitsplatz auf oder passen die Fähigkeiten des Leistungsberechtigten an neue Anforderungen an. Anders als eine berufliche Neuorientierung (▶ Abschn. 43.6),
- bauen Anpassungsmaßnahmen also vor allem auf Kenntnisse und Fähigkeiten auf, die vorher im Beruf oder bei der Ausbildung erlernt wurden und

— erweitern diese Kenntnisse punktuell in ausgewählten Tätigkeitsfeldern, für deren Ausfüllung es nicht regelhaft einer vollständigen beruflichen Neuorientierung bedarf.

Entsprechende Qualifizierungsmaßnahmen können durch die Leistungserbringer in der beruflichen Rehabilitation (▶ Abschn. 39.4.2) oder durch andere Bildungseinrichtungen (Kammern, Prüforganisationen (TÜV, Dekra) oder sonstige Bildungsträger) durchgeführt werden.

▪▪ Grundqualifizierung

Zur Grundqualifizierung zählen einschlägige Maßnahmen, mit deren Hilfe behinderungsbedingte Nachteile aufgrund einer Erblindung oder einer Taubheit überwunden werden sollen. Ziel der Maßnahmen ist es, dass der Mensch mit Behinderung individuelle Fähigkeiten erlernt, um sich im Arbeitsleben zurechtzufinden und dort eine Tätigkeit auszuüben.

Weitere zielgruppenspezifische Informationsangebote finden sich im ▶ Internet bei REHADAT in der Rubrik „Bildung" unter den einschlägigen Stichworten:

Für blinde Menschen: Angebote, blindentechnische Grundqualifizierung.

Für hörgeschädigte Menschen: Angebote, hörtechnische Grundqualifizierung.

▪▪ Rehabilitationsvorbereitungslehrgänge (RVL)

Die Ziele dieses Trainings sind die Eingewöhnung in die Umschulungsatmosphäre, Berufsvorbereitung sowie die Stärkung der Persönlichkeit. Zur Berufsvorbereitung zählt z. B. Unterricht in den Fächern: Deutsch, Mathematik und Englisch sowie die Vermittlung von Lern- und Arbeitstechniken zur zielgerichteten Vorbereitung auf die beabsichtigte Qualifizierungsmaßnahme. Rehabilitationsvorbereitungslehrgänge zielen auf eine Steigerung der Belastbarkeit, der Kommunikationsfähigkeiten sowie der Kompetenzen ab. Besondere Zielgruppe sind Menschen mit psychischen Erkrankungen. Dabei wird der Teilnehmer von verschiedenen Professionen betreut (z. B. Psychologen, Integrationsmanager, Pädagogen). Die etwa dreimonatige Maßnahme findet üblicherweise in einem Berufsförderungswerk (▶ Abschn. 43.6) statt, in dem auch die spätere Maßnahme erfolgen soll.

▪▪ Einsatz von technischen Arbeitshilfen/ Arbeitsplatzausstattung

Technische Arbeitshilfen sollen Funktionseinschränkungen, die sich am Arbeitsplatz manifestieren, ausgleichen (§ 47 SGB IX). Neben gewöhnlichen und alltäglichen Hilfsmitteln (z. B. Hörgeräte, Sehhilfen oder Rollstühle, ▶ Abschn. 44.9) weisen technische Arbeitshilfen somit eine besondere Nähe zum Arbeitsplatz auf. Nach § 49 SGB IX können für die behinderungsgerechte Gestaltung von Arbeitsplätzen und der Arbeitsumgebung technische Arbeitshilfen finanziert werden, die wegen Art und Schwere der Behinderung zur Berufsausübung erforderlich sind oder diese befördern. Grundsätzlich sind sehr differenzierte Hilfsmittelgestaltungen zur individuellen Unterstützung denkbar. Oft handelt es sich auch um eine unterstützende Leistung, um die Ausübung eines Arbeitsplatzes zu realisieren oder die Fortführung sicherzustellen. Hierzu zählen:
— die Ausübung einer Arbeitstätigkeit ermöglichen,
— die Arbeitsausführung erleichtern,
— Arbeitssicherheit auf der Arbeitsstelle und auf dem Arbeitsweg gewährleisten.

> **Praxistipp**
>
> Neben alltäglichen Produkten, die auf den behinderten Menschen zugeschnitten sind (z. B. orthopädische Arbeitsschuhe, höhenverstellbare Schreibtischstühle und Tische etc.) gehören hierzu z. B. auch Hilfsmittel
> — zur Entlastung von bestimmten Körperteilen, wie Geräte oder Maschinen, die so umgerüstet sind, dass ein Mensch mit seiner individuellen Behinderung sie nutzen kann;
> — zur Beförderung, z. B. ein spezieller Rollstuhl, der auf die besonderen Gegebenheiten eines Labors eingeht;
> — zum Verständnis und zur Assistenz, wie z. B. ein Tablet-PC zum Verständnis von hörbehinderten Menschen, Bildschirmlesehilfen, Anpassungen an Maschinen;
> — zum Transport, wie Transport- und Fördergeräte zur Entlastung des Muskel- und Skelettsystems;
> — zum Anheben und zur Handhabung, wie Krane zur Anhebung von Lasten.

Eine Kostenübernahme oder Beteiligung des Arbeitgebers wird dabei vorrangig geprüft. Beispiele und praktische Fallgestaltungen finden sich in der Broschüre „Arbeitsplatzgestaltung durch Technik" (BAR 2014). Auch auf dem Portal REHADAT im ▶ Internet findet sich ein Überblick über verbreitete Produkte und Technologien.

Zur Unterstützung und zur Auswahl eines passenden Hilfsmittels oder einer behindertengerechten Arbeitsplatzausgestaltung kann in Einzelfällen z. B. das Integrationsamt mit seinen technischen Beratern (Technischer Beratungsdienst) oder der Integrationsfachdienst ggf. auch von anderen Rehabilitationsträgern herangezogen werden. Der Antrag auf technische Arbeitshilfen sollte frühzeitig gestellt werden. Haben Leistungsberechtigte sich ein technisches Hilfsmittel ohne vorherige Zustimmung des Rehabilitationsträgers beschafft oder dieses instand setzen lassen, kann die Übernahme der entstandenen Kosten abgelehnt werden, sofern die Beschaffung oder Instandsetzung nicht dem Ziel der Rehabilitation entspricht oder die Kosten unangemessen hoch waren. Häufig verfügen die Rehabilitationsträger über sog. Hilfsmittelpools. Die Verwendung von gebrauchten Hilfsmitteln geht im Einzelfall einer Neubeschaffung vor. Die Kosten für Reparatur und Wartung trägt der Rehabilitationsträger.

▪ ▪ Gründungszuschuss zur Selbstständigkeit
Neben einer sozialversicherungspflichtigen Beschäftigung kann auch der Einstieg in eine Selbstständigkeit einen Weg zur beruflichen Teilhabe des Rehabilitanden darstellen. Der Gründungszuschuss dient dabei der sozialen Absicherung in der Existenzgründungsphase. Rechtliche Anspruchsnorm ist § 49 SGB IX i. V. m. § 93 SGB III. Die Höhe beträgt das zuletzt bezogene Arbeitslosengeld zuzüglich eines monatlichen Zuschlags in Höhe von 300 Euro für die maximale Dauer von sechs Kalendermonaten; eine Verlängerung ist bei erfolgreicher Startphase möglich.

Folgende Voraussetzungen müssen für einen Zuschuss vorliegen:
- vorheriger Bezug von Arbeitslosengeld bis zum Beginn der Selbstständigkeit,
- kein Übergang aus einem bestehenden Beschäftigungsverhältnis,

- der Anspruch auf ALG I besteht seit mindestens 150 Tagen,
- Nachweis der Tragfähigkeit der selbstständigen Existenz (z. B. Konzept, Finanzierungsplan),
- vorhandene Kenntnisse und Fähigkeiten zur Ausübung einer selbstständigen Existenz (z. B. Vorlage eines Nachweises durch eine fachkundige Stelle [IHK]),
- die letzte Förderung liegt mehr als 24 Kalendermonate zurück.

Praxistipp

Ein Gründungszuschuss ist nicht zu gewähren, wenn eine Voraussetzung gemäß §§ 156–159 SGB III (z. B. Bezug von Entgelt, einer Entgeltersatzleistung oder einer Altersrente oder Rente wegen Erwerbsunfähigkeit) vorliegt. Sollte der Rehabilitationsträger Zweifel an der persönlichen Eignung des Antragstellers haben, kann er die Teilnahme an einer Schulung für Existenzgründer oder einer Maßnahme zur Eignungsfeststellung verlangen. Während des Aufbaus einer selbstständigen Existenz wird Überbrückungsgeld gezahlt. Weitere Informationen finden sich im ▶ Internet bei der Bundesagentur für Arbeit.

▪ ▪ Kraftfahrzeughilfe
Kraftfahrzeughilfe wird erbracht, wenn der Betroffene aufgrund Art und Schwere der Behinderung nicht nur vorübergehend auf die Benutzung eines Kraftfahrzeuges angewiesen ist, um seinen Arbeits- oder Ausbildungsplatz oder den Ort einer sonstigen Leistung der beruflichen Bildung zu erreichen. Also sowohl die Erstausbildung als auch die berufliche Wiedereingliederung. Bei der Kfz-Hilfe geht es im Einzelfall darum, die Folgen einer Behinderung auszugleichen und die Teilhabe des Leistungsberechtigten zu ermöglichen. Die Kraftfahrzeughilfe wird nicht gewährt, um grundsätzlich allen Menschen mit einer Behinderung die Anschaffung eines PKWs zu ermöglichen.

Vor der Beschaffung eines Kraftfahrzeuges hat der Betroffene einen Antrag zu stellen. Sollte ein Kauf ohne Antrag getätigt worden sein, entfällt die Möglichkeit einer Förderung.

Im Einzelnen umfasst die Hilfe:
- Hilfen zum Erwerb eines Kraftfahrzeugs (Erst- und Ersatzbeschaffung, max. 9.500 Euro)
- behinderungsbedingte Zusatzausstattung und Umrüstung (z. B. Automatikgetriebe, Lenkhilfe, Bremskraftverstärker, Standheizung, verstellbare Sitze, einschließlich nötiger Reparatur)
- Leistungen zur Erlangung eines Führerscheins

Die Höhe der Zuschüsse bei der Beschaffung eines PKWs sowie die Unterstützung beim Erwerb eines Führerscheins sind einkommensabhängig. Bei jeder Neuanschaffung ist der Abschluss einer Vollkaskoversicherung zu empfehlen. Eine Neuanschaffung ist frühestens 5 Jahre nach dem Kauf förderungsfähig, wenn die Nutzung des vorhandenen Kraftfahrzeugs nicht mehr zumutbar ist.

Weitere Informationen finden sich in der Kraftfahrzeughilfe-Verordnung, zuletzt geändert am 23.12.2003. Zur Beantragung von KFZ-Hilfen bei der Deutschen Rentenversicherung siehe deren Seite im ▶ Internet (Services/Formulare und Anträge/Versicherte, Rentner & Selbstständige/Rehabilitation/Kraftfahrzeughilfe).

43.4.3 Hilfen für Menschen mit besonderen Unterstützungsbedarfen

■ ■ **Arbeitsassistenz**
Schwerbehinderte Menschen können bei ihrer Arbeit durch eine Assistenzkraft unterstützt werden, wenn dies erforderlich ist. Dabei ist der Einsatz der Assistenzkraft auf konkrete, regelmäßig wiederkehrende Hilfstätigkeiten beschränkt. Der schwerbehinderte Mensch muss seinen originären Tätigkeitsbereich noch selbst ausüben können. Er leitet die Assistenzkraft an und fungiert als Vorgesetzter seiner Assistenzkraft.

> **Praxistipp**
>
> Solche Assistenztätigkeiten betreffen z. B. die Fertigung von Kopien oder Faxen bei Menschen mit einer Körperbehinderung, das Vorlesen und die Begleitung für Menschen mit

einer Sehbehinderung oder den Bereich der Dolmetsche bei Menschen mit einer Hörbehinderung. Nicht erfasst werden sich regelmäßig wiederholende Tätigkeiten, wie die Übernahme der Pflege des Leistungsberechtigten oder sein Sekretariat. Weitere Informationen zur Arbeitsassistenz gibt es im ▶ Internet auf der Seite der Bundesarbeitsgemeinschaft Unterstützte Beschäftigung sowie der Seite der Integrationsämter

Um eine einheitliche Bewilligungs- und Verwaltungspraxis (§ 49 Abs. 8 S. 3 SGB IX) sicherzustellen, wird die Arbeitsassistenz ausschließlich durch das Integrationsamt festgestellt und bewilligt. Das heißt, selbst wenn für die Gewährung von LTA grundsätzlich ein anderer Rehabilitationsträger (z. B. Rentenversicherung/Bundesagentur für Arbeit) zuständig ist, beauftragt dieser zur Klärung der Erforderlichkeit einer Arbeitsassistenz das Integrationsamt. Der monetäre Ausgleich erfolgt zwischen den Trägern, ohne Beteiligung des Leistungsberechtigten. Es handelt sich um eine nachrangige Leistung (§§ 49 SGB IX i. V. m. § 185 Abs. 4 SGB IX, 17 Abs. 1a SchwbAV). Sie wird somit nur gewährt, falls alle anderen Hilfen nicht ausreichen (z. B. Umsetzungen durch den Arbeitgeber, Aufgabenumgestaltung). Maßgebend ist ein regelmäßiger und dauerhafter Unterstützungsbedarf der schwerbehinderten Person. Notwendig ist eine solche Assistenzkraft, wenn eine behinderungsbedingte Ausstattung und eine durch den Arbeitgeber herangezogene Unterstützung (z. B. Kollegen) nicht ausreichen, um in wettbewerbsfähiger Form tätig zu werden. Bei der „Arbeitsassistenz" handelt es sich um eine Geldleistung. Sie ist **keine** vom Träger zu organisierende **Sachleistung**. Der Leistungsberechtigte selbst hat Organisations- und Anleitungskompetenz über seine Arbeitsassistenz (z. B. Verwaltung, Vertretung im Urlaub). Dabei stellt der Leistungsberechtigte die Arbeitsassistenz entweder selbst ein (Arbeitgebermodell/z. B. 450-Euro-Job) oder beauftragt sie über eine Agentur (Auftragsmodell). Dabei müssen die Lohnsummen der Assistenz und des Auftraggebers in einem angemessenen Verhältnis zueinander stehen. Die Kostenübernahme wird in der Regel für 3 Jahre erteilt. Die Förderhöhe beträgt zwischen 275 Euro und 1.100 Euro.

▪▪ Einsatz des Integrationsfachdienstes (IFD)

Die Integrationsfachdienste beraten und unterstützen sowohl arbeitsuchende als auch beschäftigte (schwer)behinderte Menschen mit besonderem Unterstützungsbedarf sowie ihre Arbeitgeber. Sie stellen ein zusätzliches Beratungs- und Betreuungsangebot zur Unterstützung der Arbeitgeber und Arbeitnehmer bereit, das neben die schon vorhandenen Leistungen und eigenen Unterstützungsangebote anderer Rehabilitationsträger zur Teilhabe am Arbeitsleben tritt. Im Mittelpunkt ihrer Arbeit steht 1) die Sicherung von Beschäftigung, 2) die Vermittlung in Beschäftigung (z. B. Unterstützung von Schülerinnen und Schülern mit Behinderung und 3) die Unterstützung von Beschäftigten der Werkstätten für behinderte Menschen bei der Rückkehr auf den allgemeinen Arbeitsmarkt. Ihr Angebot richtet sich gleichermaßen an Beschäftigte, behinderte Menschen oder Arbeitgeber. Der regional zuständige IFD findet sich im ▶ Internet auf der Seite der Integrationsämter.

Im Bereich der **Beschäftigungssicherung** steht der IFD als neutraler Berater bei allen Fragen zur Beschäftigung (schwer)behinderter Menschen zur Verfügung. Dabei sucht der IFD gemeinsam mit dem schwerbehinderten Arbeitnehmer und den anderen Beteiligten vor Ort nach Ursachen und Lösungen. Der IFD kann durch alle Rehabilitationsträger beauftragt werden.

Beispiele, in denen der IFD tätig werden kann:
- Beratung bei drohender Kündigung
- Probleme mit Arbeitsleistung (z. B. Über- oder Unterforderung)
- besondere Belastung durch krankheitsbedingte Fehlzeiten
- Probleme mit Kollegen oder Vorgesetzten
- Hilfe bei der Rückkehr nach längerer Erkrankung oder Abwesenheit
- Anpassung von Arbeitsbedingungen zugunsten des behinderten Menschen

In allen Fällen klärt der IFD gemeinsam mit dem Arbeitnehmer, dem Arbeitgeber und ggf. Ärzten, Betriebsrat, Familienmitgliedern und dem zuständigen Rehabilitationsträger, ob und wie eine Rückkehr an den bisherigen Arbeitsplatz gelingen kann und welche Anpassungsmaßnahmen (technische Hilfen, Umsetzung ö. Ä.) im Einzelfall hilfreich sind. Hierfür ist der IFD frühzeitig zu informieren.

▪▪ Unterstützte Beschäftigung (UB)

Ziel der UB ist, behinderten Menschen mit besonderem Unterstützungsbedarf eine angemessene, geeignete und sozialversicherungspflichtige Beschäftigung auf dem allgemeinen Arbeitsmarkt (▶ Glossar) zu ermöglichen und darüber hinaus zu erhalten (§ 55 SGB IX). Die Leistung basiert auf dem Grundsatz „Erst platzieren und dann qualifizieren" und soll damit eine Alternative zur Eingliederung in einer Werkstatt für behinderte Menschen (WfbM) eröffnen. In der UB erfolgt die Qualifikation des behinderten Menschen direkt am Arbeitsplatz in der ersten Phase durch eine individuell zugeschnittene betriebliche Qualifizierung (InbeQ) (Einstieg, Qualifizierung und Stabilisierung; Dauer: 2–3 Jahre). In der zweiten Phase erfolgt dann bei Bedarf eine kontinuierliche Berufsbegleitung (z. B. therapeutische Maßnahmen, Krisenintervention, Beratungsgespräche oder Konflikte zwischen Kollegen und Vorgesetzten; Dauer: ggf. ein Leben lang). Alle diese Maßnahmen sollen der Stabilisierung des Arbeitsverhältnisses und der dortigen Beziehungen dienen.

Besondere Zielgruppen dieser Leistungsform sind Menschen, deren Fähigkeiten zwischen Werkstatt und allgemeinem Arbeitsmarkt liegen. Im Einzelnen zählen hierzu:
- junge Menschen mit sonderpädagogischen Förderbedarf z. B. beim Übergang von der Schule in den Beruf, deren Leistungsfähigkeit an den Grenzen zwischen Werkstattfähigkeit und allgemeinem Arbeitsmarkt liegt,
- Menschen aller Altersgruppen, als Alternative zu einer Beschäftigung in einer Werkstatt für behinderte Menschen.

Die Entscheidung, ob ein Anspruch auf UB besteht, trifft der Sachbearbeiter beim zuständigen Rehabilitationsträger, zumeist die Agentur für Arbeit. Kostenträger für den Teil der InBeQ können zudem die Unfallversicherungsträger und die Träger der Kriegsopferfürsorge (Hauptfürsorgestellen) sein. Eine ggf. anschließende Berufsbegleitung wird in der Regel ausschließlich von den Integrationsämtern geleistet. Die IFD unterstützen die UB in jedem Einzelfall in der Praxis. Die Leistungen zur UB werden maximal 5 Jahre geleistet. Sofern eine sozialversicherungspflichtige Beschäftigung absehbar ist, kann die Leistungsdauer verlängert werden. Für Menschen mit Behinderungen mit besonderem Unterstützungsbedarf besteht ein Rechtsanspruch, falls andere

43

Maßnahmen, wie Ausbildung oder berufsvorbereitende Maßnahmen, nicht in Betracht kommen. In der Praxis müssen im Rahmen der UB „passgenaue Arbeitsplätze" erst angepasst werden (Arbeitszeit, Ort, Aufgaben angepasst an den Menschen mit Behinderung).

Weitere Informationen finden sich im ▶ Internet bei der Bundesarbeitsgemeinschaft Unterstützte Beschäftigung sowie bei REHADAT in der Rubrik „Bildung".

> **Praxistipp**
>
> Die Leistung der unterstützten Beschäftigung kann auch als persönliches Budget (▶ Abschn. 21.5) geleistet werden.

43.5 Leistungen an (potenzielle) Arbeitgeber bei Erst- und Wiedereingliederung

Leistungen zur Teilhabe am Arbeitsleben können von den zuständigen Rehabilitationsträgern auch in Form von **Zuschüssen und Hilfen** an Arbeitgeber erbracht werden (§ 50 SGB IX). Die finanziellen Zuschüsse sollen für den Arbeitgeber einen Anreiz schaffen, ein Arbeitsverhältnis mit einem Menschen mit Behinderung einzugehen oder einen Mitarbeiter mit Behinderung weiter zu beschäftigen. Ziel ist es in solchen Fällen, den vorliegenden Arbeitsplatz zu erhalten oder eine betriebliche Umsetzung vorzunehmen. Dies geschieht oft im Zusammenhang mit technischen Hilfen oder einer Arbeitsplatzumgestaltung (▶ Abschn. 43.4.2).

> Die Höhe des Zuschusses ist vom Einzelfall abhängig. Anhaltspunkte für die Höhe sind z. B. die Förderungsdauer sowie die Höhe des Arbeitsentgeltes. Ein Zuschuss ist – nach Ablauf des Gewährungszeitraumes – grundsätzlich nicht durch den Arbeitgeber an den Reha-Träger zu erstatten (§ 92 Abs. 2 SGB III). Anderes gilt, wenn der Arbeitnehmer selbst kündigt und der Arbeitgeber die Gründe für seine Kündigung zu vertreten hat.

■ ■ **Ausbildungszuschüsse und Hilfen**

Die Leistungen dienen dazu, ein betriebliches Ausbildungsverhältnis zu begründen oder ebendieses fortzusetzen. Ziel der Hilfen ist es, die individuellen Fähigkeiten des Auszubildenden zu steigern, um einen erfolgreichen Abschluss der Berufsausbildung sicherzustellen oder dem Auszubildenden den beruflichen Einstieg in eine Tätigkeit zu erleichtern.

> **Praxistipp**
>
> Ausbildungszuschüsse können auch bei betrieblichen Umschulungen oder Fortbildungen geleistet werden.

■ ■ **Eingliederungszuschüsse**

Ziel von Eingliederungszuschüssen ist die Ermöglichung und Erleichterung einer Wiedereingliederung eines Menschen mit Behinderung. Es handelt sich um eine zeitlich befristete Förderung (Dauer: maximal ein Jahr), mit dem Ziel, dem Leistungsberechtigten bis zur Erlangung seiner vollen Leistungsfähigkeit die notwendigen Kenntnisse und Fertigkeiten für einen konkreten Arbeitsplatz zu vermitteln und seinen Arbeitsplatz dauerhaft zu sichern. Sie können auch als Ausgleich für eine vorübergehend eingeschränkte Arbeitsleistung gewährt werden. Sollte es zu keiner nachhaltigen Beschäftigung durch diese Leistung kommen, ist der Zuschuss ggf. zu erstatten.

■ ■ **Zuschüsse zu technischen Hilfsmitteln und Arbeitshilfen im Betrieb**

Vgl. Einsatz von technischen Arbeitshilfen/Arbeitsplatzumrüstung (▶ Abschn. 43.4).

■ ■ **Kostenerstattung bei befristeter Probebeschäftigung**

„Probebeschäftigungen" sollen eine Aussage darüber treffen, ob ein Mensch den Anforderungen an einem potenziellen Arbeitsplatz gewachsen sein wird. Es handelt sich somit um einen risikoarmen Anreiz für einen Arbeitgeber, einen behinderten oder einen von Behinderung bedrohten Menschen einzustellen. Die Gewährung der Erstattung setzt weder ein Arbeitsverhältnis im Rechtssinn voraus noch wird eine dauerhafte Beschäftigung in diesem Betrieb angestrebt. Maximal wird die Leistung für etwa 3 Monate gewährt.

■ ■ **Ausgleich von behinderungsbedingten Aufwänden zur Beschäftigungssicherung**

Bei der Beschäftigung schwerbehinderter Menschen kann einem Arbeitgeber personeller und finanzieller Aufwand entstehen, der den üblichen Aufwand deutlich übersteigt. Dies ist z. B. der Fall, wenn der schwerbehinderte Beschäftigte erheblich weniger Leistung erbringen kann, als ein vergleichbarer Kollege, oder der Arbeitgeber die Aufwände für eine Vorlesekraft bei einer Erblindung übernimmt oder Gebärdendolmetscher schult und beschäftigt. Im Rahmen solcher begleitender Hilfen im Arbeitsleben ist das Integrationsamt berechtigt, den zusätzlichen Aufwand monetär auszugleichen (früher sog. Minderleistungsausgleich). Voraussetzung für eine Gewährung ist u. a. ein sozialversicherungspflichtiges Beschäftigungsverhältnis mit einem schwerbehinderten Menschen und seine gleichwertige Entlohnung. Darüber hinaus müssen alle alternativen Hilfestellungen (z. B. Arbeitsplatzumrüstung) geprüft und ausgeschöpft worden sein. Weiterhin muss der finanzielle Aufwand den Arbeitgeber unverhältnismäßig stark belasten. Die Leistung finanziert sich aus der Ausgleichsabgabe für schwerbehinderte Menschen, daher ist immer das Integrationsamt zuständig.

> **Praxistipp**
>
> Weitere Leistungen für Arbeitnehmer mit einer Schwerbehinderung oder Arbeitgeber, die Menschen mit einer Schwerbehinderung eingestellt haben, finden sich in ▶ Kap. 47.

▪▪ Investitionshilfen bei der Beschäftigung von schwerbehinderten Menschen

Arbeitgeber können von den Integrationsämtern im Rahmen bei begleitenden Hilfen (anteilige) finanzielle Zuwendungen (Zuschüsse oder Darlehen) erhalten, wenn sie einen schwerbehinderten Menschen neu einstellen, für ihn einen neuen Arbeitsplatz einrichten oder einen Ausbildungsplatz mit einem schwerbehinderten Jugendlichen besetzen. Maßgebende Berechnungsbasis sind die kompletten Investitionskosten für den neuen Arbeitsplatz. Dazu zählen z. B. Kosten für neues Mobiliar, für Schulungen, Maschinen oder ihre behinderungsspezifische Umrüstung (§ 183 Abs. 3 SGB IX/§ 15 Schwerbehinderten-Ausgleichsabgabeverordnung). Zur Feststellung der Hilfen und Unterstützung kann ferner der Technische Beratungsdienst der Integrationsämter hinzugezogen werden (vgl. Ausführungen zum Einsatz von technischen Arbeitshilfen/Arbeitsplatzausstattung, ▶ Abschn. 43.4).

▪▪ Budget für Arbeit

Das Budget für Arbeit soll den Zugang zu einer sozialversicherungspflichtigen Beschäftigung auf dem allgemeinen Arbeitsmarkt (▶ Glossar) für Menschen im Arbeitsbereich einer WfbM erleichtern oder den Eintritt in eine Werkstatt für Jugendliche mit Behinderung unmittelbar vermeiden (§ 61 SGB IX). Anspruch auf das Budget für Arbeit haben Menschen mit Behinderung, die analog zu Werkstattbeschäftigten ein Mindestmaß an wirtschaftlich verwertbarer Arbeit erbringen können. Beim Budget für Arbeit erhält der Arbeitgeber einen unbefristeten Lohnkostenzuschuss als Ausgleich für die Minderleistung, wenn er dauerhaft einen erwerbsgeminderten Menschen erfolgreich im allgemeinen Arbeitsmarkt integriert. Das Budget für Arbeit beträgt ohne zeitliche Limitierung bis zu 75 % des Tariflohns, jedoch maximal 40 % der monatlichen Bezugsgröße (2016 ≙ 1.162 Euro). Sie wird nach den Umständen des Einzelfalls festgestellt. Mithilfe der Leistung sollen die notwendige Anleitung und Begleitung des behinderten Menschen finanziert werden. Eine Rückkehr in den Arbeitsbereich einer WfbM bleibt während der Inanspruchnahme des Budgets für Arbeit möglich.

> **Praxistipp**
>
> Neben dem Budget für Arbeit können oft noch weitere Hilfen im Einzelfall notwendig sein, z. B. eine Arbeitsassistenz oder eine technische Umrüstung des Arbeitsplatzes.

43.6 Leistungen zur beruflichen Neuorientierung

Zur beruflichen Neuorientierung dienen Qualifizierungsmaßnahmen, deren Ziel es ist, grundlegend neue Kenntnisse, Fähigkeiten und Fertigkeiten zu vermitteln, die eine behinderungsgerechte berufliche Tätigkeit bzw. Wiedereingliederung ermöglichen. Die Möglichkeiten und Angebote der Leistungserbringer in diesem Bereich variieren regional (▶ Abschn. 39.4). Während einer solchen Leistung ergibt sich oft auch der Anspruch auf Übergangsgeld (▶ Abschn. 46.1), Berufsausbildungsbeihilfe (Erstausbildung, ▶ Abschn. 43.3) oder ähnlich geartete Geldleistungen zur Unterhaltssicherung.

43

43.6.1 Berufsfindung/Rehabilitationsassessments

Im Rahmen einer beruflichen Neuorientierung sind (zunächst) Leistungen vorgesehen, die dabei helfen sollen, eine im Einzelfall passende Qualifizierungsmaßnahme zu finden. Dazu werden sowohl im Bereich der Berufsfindung als auch im Bereich der Arbeitserprobung verschiedene Rehabilitationsassessments durchgeführt, um die Fähigkeiten, Kompetenzen und Stärken einer Person herauszufinden.

■■ Berufsfindung (Abklärung der beruflichen Eignung)

Eine Berufsfindung ist angezeigt, wenn der Berufswunsch des Leistungsberechtigten noch weitestgehend offen ist. In einer 4- bis 8-wöchigen Maßnahme werden dabei verschiedene Berufszweige auf Basis der individuellen Wünsche, Fähigkeiten und Kompetenzen einer Person erprobt. Während der Berufsfindung wird der Leistungsberechtigte von einem multidisziplinären Team, bestehend aus Psychologen, Pädagogen, Ergotherapeuten und Ärzten, begleitet.

■■ Arbeitserprobung

Bei einer Arbeitserprobung wurden bereits ein oder mehrere potenzielle Berufsziele ins Auge gefasst, welche nun auf ihre Realisierung hin geprüft werden (Überprüfung der Eignung). Dies bedeutet einen Abgleich von individuellen Grundfähigkeiten zu den Anforderungen, die das Berufsbild in der Praxis an den Einzelnen stellen würde. Eine Arbeitserprobung soll dem Leistungsberechtigten aufzeigen, ob er den Anforderungen eines bestimmten Berufsbildes gerecht werden kann. Auch bei dieser Maßnahme wird er von einem multidisziplinären Team, bestehend aus Psychologen, Pädagogen, Ergotherapeuten und Ärzten, begleitet.

Im Vorfeld der folgenden Qualifizierungsmaßnahmen können zudem Berufsvorbereitende Bildungsmaßnahmen (BVB) oder sog. Rehabilitationsvorbereitungslehrgänge (RVL) zielführende Ansätze darstellen, um das spätere Qualifizierungsziel erreichen zu können (▶ Abschn. 43.4.2).

43.6.2 Umschulungen/ Weiterbildungen

Nach Abklärung der individuellen Zielstellung einer beruflichen Neuorientierung kommen z. B. Umschulungen oder Weiterbildungen in Betracht, die im Ergebnis zu einem beruflichen Neustart führen sollen.

Für die Durchführung von Leistungen zur Teilhabe am Arbeitsleben stehen verschiedenste Dienstleister, Einrichtungen und Hilfestellungen zur Verfügung (▶ Abschn. 39.4). Um das vollständige Leistungsangebot einer konkreten Institution in Erfahrung zu bringen, empfiehlt es sich, direkten Kontakt mit der Einrichtung herzustellen. Die qualifizierenden Einrichtungen der beruflichen Rehabilitation stehen nur solchen Menschen zur Verfügung, die aufgrund ihrer Behinderung auf das besondere Angebot angewiesen sind (BT-Drucksachen 10/335, S. 88). Um im Einzelfall eine passende Qualifizierung zu finden, bietet es sich an, entsprechende **Informationsveranstaltungen** zu besuchen, an **Vorstellungsgesprächen** in den Einrichtungen teilzunehmen oder **persönliche Beratungen** durch die Einrichtungen oder den Rehabilitationsträger einzufordern. Alle Einrichtungen verfügen über multidisziplinäre Teams, die sich aus Psychologen, Pädagogen, Sozialarbeitern und zumeist auch Ärzten zusammensetzen, um die Maßnahme zu begleiten und den Teilnehmer zu unterstützen.

■■ Umschulungen/Studium

Umschulungen sollen – anders als Anpassungsmaßnahmen (▶ Abschn. 43.4.2) – den Wechsel in eine grundlegend neue berufliche Tätigkeit ermöglichen. Umschulungen sind ggf. auch im Rahmen eines bestehenden Arbeitsverhältnisses möglich. Sie sollen in der Regel wohnortnah durchgeführt werden und nicht länger als 2 Jahre andauern. Während einer Umschulungsmaßnahme wird meist im Sinne einer Regelausbildung in einem anerkannten Ausbildungsberuf ausgebildet. Es gelten die Regelungen des Berufsbildungsgesetzes (BBiG) bzw. der Handwerksordnung (HWO). Die Ausbildungen werden mit einer Prüfung vor den zuständigen Kammern (Industrie- und Handelskammern, Handwerkskammern, Landwirtschaftskammern usw.) abgeschlossen. Darüber hinaus sind auch andere Abschlussformen, z. B. Zertifikate denkbar. Umschulungen werden oft in überbetrieblicher Form, z. B. in Berufsförderungswerken, mit Unterbringungsmöglichkeit angeboten. Durch regelmäßige Praktika während der Umschulung soll einerseits ein praktischer Bezug hergestellt werden und andererseits eine erste Anbahnung an den allgemeinen Arbeitsmarkt bzw. ein konkretes Beschäftigungsverhältnis erfolgen. In Einzelfällen kann vom Reha-Träger auch ein Studium (teil)finanziert werden, wenn die Erfolgsaussichten auf dem Arbeitsmarkt dadurch deutlich erhöht werden können.

■■ Weiterbildungen

In Weiterbildungen werden berufsspezifische oder berufsübergreifende Inhalte bzw. Anforderungen aufgegriffen und vermittelt, um kurzfristig eine (Re-)Integration ins Erwerbsleben zu ermöglichen. Anders als die meisten Anpassungsmaßnahmen (▶ Abschn. 43.4.2) beziehen sich Weiterbildungen nicht vorrangig auf konkrete Arbeitsplätze. Im Unterschied zu den meisten Umschulungen zielen sie nicht auf eine Regelausbildung oder entsprechende Zertifikate ab. Die Übergänge insbesondere zu Anpassungsmaßnahmen sind allerdings fließend.

43.7 Spezielle Unterstützungsformen für schwerbehinderte oder wesentlich behinderte Menschen

Ein wichtiges Ziel der Rehabilitationsträger ist es, den Eintritt in eine Werkstatt für behinderte Menschen zu vermeiden bzw. den Wechsel aus einer Werkstatt für behinderte Menschen auf den allgemeinen Arbeitsmarkt (▶ Glossar) zu fördern und zu erleichtern. Dazu dient z. B. das Budget für Arbeit (▶ Abschn. 43.5). Zuständiger Ansprechpartner für das Budget für Arbeit ist in der Regel der regional zuständige Träger der Eingliederungshilfe. Wenn eine Tätigkeit auf dem allgemeinen Arbeitsmarkt aufgrund der vorliegenden Behinderung dagegen mittelfristig nicht verwirklicht werden kann, stellt eine Beschäftigung in einer Werkstatt für behinderte Menschen eine alternative Beschäftigungsform dar.

■■ Werkstatt für behinderte Menschen (WfbM)

Die WfbM ist eine überbetriebliche Einrichtung für behinderte Menschen zur beruflichen Teilhabe. Sie ist als Sonderform für Menschen mit Behinderungen vorgesehen, die momentan nicht,

noch nicht oder noch nicht wieder in den allgemeinen Arbeitsmarkt eingegliedert werden können (§ 57 ff. SGB IX). Eine Eingliederung in eine Werkstatt ist in Betracht zu ziehen, wenn dem behinderten Menschen der allgemeine Arbeitsmarkt aufgrund der Art und Schwere seiner Behinderung verschlossen bleibt und er eine Tätigkeit nur in dem geschützten Rahmen einer WfbM ausüben kann. Dort werden immer **drei Phasen** durchlaufen: 1. Prüfung der Eignung und Werkstattfähigkeit (Eingangsverfahren), 2. Aufbau und Stabilisierung der Leistungs- und Erwerbsfähigkeit (Berufsbildungsbereich), 3. Arbeitsbereich, in dem ein (geringes) Mindestmaß an wirtschaftlich verwertbarer Arbeitsleistung produziert wird. In Deutschland existieren etwa 700 Werkstätten.

Ziel: Leistungs- und Erwerbsfähigkeit der Menschen mit Behinderung entfalten, entwickeln, verbessern oder wiederherstellen, die Persönlichkeit dieser Menschen weiterentwickeln und ihre Beschäftigung ermöglichen und sichern (§ 56 SGB IX).

Zielgruppe: Menschen mit geistigen, psychischen oder schweren körperlichen Behinderungen, für die eine Tätigkeit auf dem allgemeinen Arbeitsmarkt nicht oder noch nicht wieder möglich ist.

Leistungsangebot: Eingangsverfahren, Berufsbildung (in beiden Bereichen werden Leistungen zur Teilhabe am Arbeitsleben durchgeführt), Beschäftigung (besonderer Arbeitsmarkt, zugeschnitten auf den Menschen mit – in der Regel: wesentlicher – Behinderung).

Weitere Informationen gibt es im ▶ Internet bei der Bundesarbeitsgemeinschaft der Werkstätten für behinderte Menschen.

> **Praxistipp**
>
> Während einer Beschäftigung in einer Werkstatt für behinderte Menschen erhalten die Teilnehmenden Arbeitsförderungsgeld nach § 59 SGB IX. Zudem besteht eine Absicherung in der gesetzlichen Rentenversicherung.

Alle Rehabilitationsträger können für den Eingangsbereich sowie den Berufsbildungsbereich einer Werkstatt als Kostenträger zuständig sein; im Arbeitsbereich sind in Einzelfällen Träger der Renten- oder Unfallversicherung zuständig; im Übrigen Träger der Eingliederungshilfe.

43

Weitere Informationen

Literatur

Bundesagentur für Arbeit (2016) Förderung der Teilhabe am Arbeitsleben für Arbeitnehmerinnen und Arbeitnehmer (Merkblatt 12), Nürnberg. https://www.arbeitsagentur.de/download-center

Bundesarbeitsgemeinschaft für Rehabilitation (BAR) (2014) Arbeitshilfe „Arbeitsplatzgestaltung durch Technik". www.bar-frankfurt.de/publikationen

Bundesinstitut für Berufsbildung (2005) – Empfehlungen zur Berufsorientierung und Berufsberatung, Bonn. https://www.bibb.de/de/pressemitteilung_994.php

Deutsche Gesetzliche Unfallversicherung (2010) Positionspapier zu Leistungen zur Teilhabe am Arbeitsleben, Berlin. http://www.dguv.de/de/reha_leistung/teilhabe/index.jsp

Deutsche Rentenversicherung Bund (2009) Leistungen zur Teilhabe am Arbeitsleben (LTA) –Rahmenkonzept der Deutschen Rentenversicherung, Berlin. https://www.deutsche-rentenversicherung.de/Allgemein/de/Inhalt/3_Infos_fuer_Experten/01_sozialmedizin_forschung/downloads/konzepte_systemfragen/konzepte/rahmenkonzept_lta_datei.html

Deutscher Bundestag, BT-Drucksachen 10/335: Entwurf eines Gesetzes über Maßnahmen zur Entlastung der öffentlichen Haushalte und zur Stabilisierung der Finanzentwicklung in der Rentenversicherung sowie über die Verlängerung der Investitionshilfeabgabe (Haushaltsbegleitgesetz 1984). S. 88: Zu Artikel 17, Änderung des Gesetzes über die Angleichung der Leistungen zur Rehabilitation

Jahoda M (1982) Employment and unemployment: A social-psychological analysis. Cambridge, England: Cambridge University Press

Krekel E, Ulrich JG (2009) Jugendliche ohne Berufsabschluss. Handlungsempfehlungen für die berufliche Bildung. Gutachten im Auftrag der Friedrich-Ebert-Stiftung. Berlin: FES

Pfahl L, Powell J (2010) Draußen vor der Tür: Die Arbeitsmarktsituation von Menschen mit Behinderung. Bundeszentrale für politische Bildung, Bonn. http://www.bpb.de/apuz/32701/menschen-mit-behinderungen

Schian M (2016) Betriebliches Eingliederungsmanagement – Überblick über wesentliche rechtliche Aspekte. In: RP Reha, 3. Jhg, Heft 2/2016, S. 5–14

Ulrich G (2002) „Benachteiligung" – ein schillernder Begriff? Stigmatisierung im Bereich der außerschulischen Lehrlingsausbildung, o. O. https://www.bibb.de/dokumente/pdf/ulrich.pdf

Verordnung über Kraftfahrzeughilfe zur beruflichen Rehabilitation (Kraftfahrzeughilfe-Verordnung – KfzHV), zuletzt geändert 23.12.2003. www.gesetze-im-internet.de/kfzhv/BJNR022510987.html

Internetlinks

Bundesagentur für Arbeit – Agenturen für Arbeit. www.arbeitsagentur.de/apps/faces/home/pvo

Bundesagentur für Arbeit – Berufsausbildungsbeihilfe-Rechner. http://www.babrechner.arbeitsagentur.de/

Bundesagentur für Arbeit – Existenzgründung. https://www.arbeitsagentur.de/arbeitslos-arbeit-finden/existenzgruendung

Bundesagentur für Arbeit – Menschen mit Behinderungen. https://www.arbeitsagentur.de/menschen-mit-behinderungen

Bundesarbeitsgemeinschaft der Berufsbildungswerke – Anbietersuche. https://www.bagbbw.de/berufsbildungswerk-bbw-finden/anbietersuche-nach-beruf/

Bundesarbeitsgemeinschaft der Berufsbildungswerke – Start in die Ausbildung. http://www.bagbbw.de/der-start-in-die-ausbildung/

Bundesarbeitsgemeinschaft der Integrationsämter und Hauptfürsorgestellen (BIH) – Arbeitsassistenz. https://www.integrationsaemter.de/Fachlexikon/Arbeitsassistenz/77c545i1p/index.html

Bundesarbeitsgemeinschaft der Integrationsämter und Hauptfürsorgestellen (BIH) – Betriebliches Eingliederungsmanagement. https://www.integrationsaemter.de/bem/bem/587c8657i/index.html

Bundesarbeitsgemeinschaft der Integrationsämter und Hauptfürsorgestellen (BIH) – Integrationsfachdienste. https://www.integrationsaemter.de/Integrationsfachdienste/88c51/.

Bundesarbeitsgemeinschaft der Integrationsämter und Hauptfürsorgestellen (BIH) –Leistungen. https://leistungsnavi.integrationsaemter.de/situationen/

Bundesarbeitsgemeinschaft für Rehabilitation (BAR) – Betriebliches Eingliederungsmanagement / Materialien, Praxisbeispiele, Literatur, Kontakte. https://www.bar-frankfurt.de/rehabilitation-und-teilhabe/betriebliches-eingliederungsmanagement/

Bundesarbeitsgemeinschaft für Unterstützte Beschäftigung. www.bag-ub.de

Bundesarbeitsgemeinschaft für Unterstützte Beschäftigung – Arbeitsassistenz. http://www.bag-ub.de/aaz

Bundesarbeitsgemeinschaft Werkstätten für behinderte Menschen. https://www.bagwfbm.de/

Deutsche Rentenversicherung – Antragsformulare zur Kraftfahrzeughilfe. https://www.deutsche-rentenversicherung.de/Allgemein/de/Inhalt/5_Services/04_formulare_und_antraege/01_versicherte/03_reha/_DRV_Paket_Rehabilitation_Kraftfahrzeughilfe.html

REHADAT – Arbeit und Beschäftigung /Jugendberufsagenturen. http://rehadat-adressen.de/de/

REHADAT – blindentechnische und hörtechnische Grundqualifizierung. www.rehadat-bildung.de

REHADAT – Hilfsmittel und Hilfsmittelversorgung am Arbeitsplatz. www.rehadat-hilfsmittel.de

REHADAT – Unterstützte Beschäftigung. www.rehadat-bildung.de

Soziale Teilhabe

Sarah Viehmeier, Judith Ommert

Unter Mitarbeit von Antje Cronenberg und Franz Dillmann.

© Springer-Verlag GmbH Deutschland, ein Teil von Springer Nature 2018
Bundesarbeitsgemeinschaft für Rehabilitation e.V. (BAR) (Hrsg.), *Rehabilitation*
https://doi.org/10.1007/978-3-662-54250-7_44

Leistungen zur sozialen Teilhabe (ehemals Leistungen zur Teilhabe am Leben in der Gemeinschaft) stellen einen wichtigen Teilbereich der Rehabilitation dar. Für die Erbringung solcher Leistungen sind unterschiedliche Rehabilitationsträger zuständig (▶ Abschn. 39.3). Die wirksame gleichberechtigte Teilhabe von Menschen mit Behinderungen im familiären, freundschaftlichen und gesellschaftlichen Bereich soll unabhängig von Leistungen zur beruflichen oder medizinischen Rehabilitation gefördert werden (▶ Kap. 19).

44.1 Grundsätzliches zu Leistungen zur sozialen Teilhabe

44.1.1 Zielsetzung

Leistungen zur sozialen Rehabilitation verfolgen das Ziel, Menschen mit Behinderungen die gleichberechtigte Teilhabe am Leben in der Gesellschaft zu ermöglichen oder zu erleichtern. Dazu gehört, Menschen mit Behinderung zu einer möglichst selbstbestimmten und eigenverantwortlichen Lebensführung im eigenen Wohnraum sowie in ihrem Sozialraum zu befähigen oder sie dabei zu unterstützen.

Leistungen zur sozialen Teilhabe werden – im Gegensatz zu Leistungen der medizinischen Rehabilitation (▶ Kap. 42) und Leistungen zur Teilhabe am Arbeitsleben (▶ Kap. 43) – an sich nur für Menschen mit Behinderungen und nicht für von Behinderung bedrohte Personen (vgl. § 2 Abs. 1 S. 2 SGB IX-2018) erbracht. Diese Einschränkung wird jedoch in den jeweiligen Leistungsgesetzen vielfach wieder zurückgenommen, zum Beispiel im Bereich der Eingliederungshilfe im SGB XII (in der bis 2020 geltenden Fassung). Die in den §§ 54 ff. SGB XII geregelte Eingliederungshilfe (Sozialhilfe) umschließt in vielen Fällen auch den Personenkreis der von einer Behinderung bedrohten Personen. So werden beispielsweise heilpädagogische Leistungen auch für von Behinderung bedrohte Kinder erbracht.

Ab 1.1.2018 sind die Leistungen zur sozialen Teilhabe in § 76 SGB IX-2018 neu geregelt. Trotz einer Neustrukturierung der Leistungen ist damit nach dem Willen des Gesetzgebers keine Leistungserweiterung oder Leistungseinschränkung verbunden.

44.1.2 Zuständigkeiten und Leistungsvoraussetzungen

Folgende Träger sind für Leistungen zur sozialen Teilhabe zuständig:

- **Unfallversicherungsträger**
  wenn die Behinderung Folge eines Arbeitsunfalls oder einer Berufskrankheit ist
- **Träger der öffentlichen Jugendhilfe**
  für Kinder und Jugendliche sowie junge Volljährige, wenn sie seelisch behindert oder von seelischer Behinderung bedroht sind
- **Soziale Entschädigung (Träger der Kriegsopferfürsorge)**
  wenn die Behinderung Folge einer Kriegs- oder Wehrdienstschädigung ist oder die Behinderung durch einen anderen Schadensfall, beispielsweise durch rechtswidrige Gewalt oder einen Impfschaden, entstanden ist
- **Sozialhilfe (Träger der Sozialhilfe)** sind zuständig für:
  - Menschen mit körperlicher Behinderung, z. B. bei erheblicher Beeinträchtigung der Bewegungsfähigkeit; Blinde; Hörbehinderte und Gehörlose, Sprachbehinderte),
  - Menschen mit geistiger Behinderung
  - Menschen mit seelischer Behinderung als Folge von Krankheit; Suchtkrankheit, Neurosen, Persönlichkeitsstörungen etc.
  - oder für von einer solchen Behinderung nach allgemeiner ärztlicher und sonstiger fachlicher Kenntnis und Prognose bedrohte Personen

Voraussetzung für einen Rechtsanspruch auf Eingliederungshilfe im Rahmen der Sozialhilfe ist, dass eine **wesentliche Behinderung** besteht oder droht einzutreten. Bei einer in der Verordnung zu § 60 SGB XII (Eingliederungshilfeverordnung) genannten körperlichen Behinderung wird die Wesentlichkeit unterstellt. Bei den anderen Behinderungsformen wird eine erhebliche Beeinträchtigung verlangt (siehe dazu auch Empfehlungen der Bundesarbeitsgemeinschaft der überörtlichen Träger der Sozialhilfe [BAGüS] zum Behinderungsbegriff). Bei einer nicht wesentlichen Behinderung liegt die Hilfegewährung im pflichtgemäßen Ermessen der Behörde (▶ Abschn. 38.3.4 und ▶ Abschn. 38.4.7).

Generell greift der Eingliederungshilfeanspruch nur dann, wenn kein anderer Träger vorrangig zuständig ist (Nachrangigkeitsprinzip, ► Abschn. 44.1.3). Da Leistungen der Eingliederungshilfe nach dem SGB XII zur Sozialhilfe zählen, erhalten diese nur Personen, die bedürftig sind und denen es aus den unterschiedlichsten Gründen zurzeit aus eigener Kraft oder mit eigenen Mitteln nicht bzw. nur teilweise möglich ist, sich zu helfen (► Abschn. 38.2.3).

Ab 1.1.2020 ändert sich die gesetzliche Grundlage für die Eingliederungshilfe. Sie wird aus dem Recht der Sozialhilfe (SGB XII) herausgelöst und als neuer Teil 2 im SGB IX verankert. Daraus ergeben sich vielfältige Auswirkungen, die sich in ihrem Inhalt und Umfang noch nicht sicher abschätzen lassen.
Für die Leistungen zur sozialen Teilhabe ist bedeutsam, dass anders als zuvor ab 2020 im dann neuen Teil 2 des SGB IX eigenständige Rechtsgrundlagen für Leistungen zur sozialen Teilhabe der Eingliederungshilfe vorgesehen sind (insbesondere: § 113 SGB IX-2020).

Mit dem Bundesteilhabegesetz (BTHG) werden die Zugangsvoraussetzungen für die Leistungen der Eingliederungshilfe (Sozialhilfe) gegebenenfalls erheblich geändert. So ist vorgesehen, zu prüfen, ob und inwieweit ab 2023 in § 99 SGB IX-2023 eine neue Beschreibung des leistungsberechtigten Personenkreis erfolgen soll. Die Neuregelung des Leistungszugangs, welcher abhängig von Teilhabeeinschränkungen in bestimmten Lebensbereichen ist vgl. ► Abschn. 37.3.4, ist umstritten (wenn eine Teilhabe in mindestens fünf der insgesamt neun Lebensbereiche nach der ICF nicht ohne personelle oder technische Hilfe oder in mindestens drei Lebensbereichen auch mit personeller oder technischer Hilfe nicht möglich ist, sog. „5 aus 9"-Regelung). Sie soll zunächst wissenschaftlich untersucht und modellhaft erprobt werden. Bis zum Inkrafttreten einer Neuregelung gilt § 53 SGB XII in der am 31. Dezember 2019 geltenden Fassung. Die entsprechende Diskussion ist zu beachten.

Im Gegensatz zu Leistungen der medizinischen und beruflichen Rehabilitation sind Leistungen zur sozialen Teilhabe „längerfristig" angelegt. Viele Leistungen beschränken sich nicht auf einen kurzen Zeitraum von wenigen Wochen, sondern werden über mehrere Jahre (oftmals auch ein Leben lang) gewährt.

Werden Leistungen zur sozialen Teilhabe durch die Träger der Kriegsopferfürsorge oder der Sozialhilfe erbracht, muss der Leistungsberechtigte damit rechnen, sich finanziell an den Leistungen zu beteiligen. Sein Einkommen und sein Vermögen, gegebenenfalls auch das seiner Angehörigen, werden auf die Leistungen angerechnet. Inwieweit Einkommen und Vermögen angerechnet werden, unterscheidet sich je nach zuständigem Träger und entsprechender Leistung. Die Regelungen sind sehr komplex und betreffen z. B. Schonvermögen und die Heranziehung des Partnereinkommens. Mit dem BTHG werden sie ab 2017 sukzessive zugunsten der Menschen mit Behinderungen weiterentwickelt. Es empfiehlt sich, sich im Vorfeld der Beantragung einer Leistung über die Anrechnung von Einkommen und Vermögen zu informieren.

Bundesteilhabegesetz (BTHG)

Der Einkommens- und Vermögenseinsatz wird nach und nach zugunsten der Leistungsberechtigten weiterentwickelt. Erwerbstätige Bezieher von Eingliederungshilfe müssen ab 2017 einen schrittweise höheren Anteil ihres Erwerbseinkommens (Einkommensfreibetrag) und ihres Vermögens (Vermögensfreibetrag) nicht mehr einsetzen. Ab 2020 wird das Vermögen des Ehegatten nicht mehr berücksichtigt.

Leistungen zur Teilhabe am Leben in der Gemeinschaft können auch als persönliches Budget (► Abschn. 21.5) erbracht werden.

44.1.3 Nachrangigkeitsprinzip

Soziale Teilhabeleistungen sind ausdrücklich nach § 76 Abs. 1 SGB IX-2018 nachrangig zu den Leistungen zur medizinischen Rehabilitation, Leistungen zur Teilhabe am Arbeitsleben und den unterhaltssichernden und ergänzenden Leistungen. Das heißt zum einen, dass zu den Leistungen zur sozialen Teilhabe nur solche Leistungen gehören, die nicht bereits den anderen Teilhabeleistungen zugeordnet werden können. Zum anderen sollen Leistungen zur medizinischen und beruflichen Rehabilitation vorher greifen, bevor Leistungen zur soziale Teilhabe in Anspruch genommen werden. Dies ist insofern wichtig, da alle Rehabilitationsleistungen letztlich dem Ziel der Teilhabe am Leben in der Gesellschaft dienen und **teilweise sich überschneidende Hilfen** enthalten (etwa Vermittlung von Kontakten, Förderung der sozialen Kompetenzen usw. bei der medizinischen Rehabilitation, vgl. § 42 Abs. 3 SGB IX).

Auch zwischen den einzelnen Rehabilitationsträgern gibt es vorrangige und **nachrangige Zuständigkeiten**. Der Anspruch auf Leistungen der Sozialhilfe (Eingliederungshilfe) – bei der es sich um den größten Träger von Leistungen zur sozialen Teilhabe handelt – ist nachrangig. Nachrangig bedeutet, dass die benötigten Hilfen nicht von einem vorrangigen Leistungsträger gewährt werden, weil kein Anspruch besteht (siehe Zuständigkeit, ▶ Abschn. 44.1.2). Bei Erfüllung der Leistungsvoraussetzungen sind Leistungen der Unfallversicherung und Leistungen im Rahmen des sozialen Entschädigungsrechts immer vorrangig vor den anderen Trägern. Leistungen der Jugendhilfe für seelisch behinderte Kinder und Jugendliche haben Vorrang vor Leistungen der Sozialhilfe.

Praxistipp

Die Abgrenzung der Zuständigkeit zwischen Jugendhilfe und Sozialhilfe ist in der Praxis gerade bei Kindern und Jugendlichen mit einer sowohl körperlichen/geistigen als auch seelischen Behinderung schwierig. In der Regel ist bei einem Vorliegen mehrerer Behinderungen der Träger der Sozialhilfe im Rahmen der Eingliederungshilfe zuständig. Geht der Antrag beim falschen Träger ein, schadet dies nicht. Die Rehabilitationsträger sind verpflichtet, innerhalb von 14 Tagen ihre Zuständigkeit zu prüfen und den Antrag an den richtigen Träger weiterzuleiten (§§ 14ff SGB IX-2018). Falls sie diese Frist verpassen, müssen sie grundsätzlich auch nach fremden Leistungsgesetzen tätig werden (▶ Abschn. 18.2). Viele Rehabilitationsträger bieten auf ihren Internetseiten umfangreiche Informationen und Hilfen zum Ausfüllen der Anträge an.

44.1.4 Offener Leistungskatalog

§ 76 SGB IX-2018 beschreibt den offenen Leistungskatalog der Leistungen zur sozialen Teilhabe. Die dort aufgeführten Leistungen sind nicht abschließend. Das heißt, es können auch andere Leistungen als Leistungen zur sozialen Teilhabe erbracht werden, die dort nicht aufgezählt sind. ◘ Tab. 44.1 gibt eine Übersicht über die Leistungen zur sozialen Teilhabe.

◘ **Tab. 44.1**   Leistungsübersicht

Leistung	Beschreibung
Leistungen für Wohnraum	Hilfen bei der Beschaffung, dem Umbau, der Ausstattung und der Erhaltung einer Wohnung
Assistenzleistungen	Assistenz und Unterstützung für die allgemeinen Erledigungen des Alltags wie die Haushaltsführung, die Gestaltung sozialer Beziehungen, die persönliche Lebensplanung, die Teilhabe am gemeinschaftlichen und kulturellen Leben oder Freizeitgestaltung
Heilpädagogische Leistungen	Sozial- und sonderpädagogische, psychologische und psychosoziale Hilfen zur ganzheitlichen Entwicklung und Entfaltung der Persönlichkeit
Leistungen zur Betreuung in einer Pflegefamilie	Unterbringung in einer Pflegefamilie
Leistungen zum Erwerb und Erhalt praktischer Kenntnisse und Fähigkeiten	Stärkung von lebenspraktischen Fähigkeiten und Alltagskompetenzen zur Verbesserung der Behinderungsfolgen und Milderung von Pflegebedürftigkeit
Leistungen zur Förderung der Verständigung	Gebärdensprachliche oder technische Kommunikationshilfen, gestützte Kommunikation
Leistungen zur Mobilität	Leistungen zur Beförderung (insbesondere durch einen Beförderungsdienst) sowie Leistungen für ein Kraftfahrzeug
Hilfsmittel	Versorgung mit Hilfsmitteln, die erforderlich sind, um eine durch die Behinderung bestehende Einschränkung einer gleichberechtigten Teilhabe am Leben in der Gemeinschaft auszugleichen (z. B. Schreibmaschinen und Computer für blinde und körperbehinderte Menschen sowie Hilfen zur Erleichterung oder Ermöglichung der Verständigung mit der Umwelt)

44

44.2 Leistungen für Wohnraum

■■ **Leistungsinhalt**

Leistungen für Wohnraum beinhalten Hilfen bei der Beschaffung, dem Umbau, der Ausstattung und der Erhaltung einer Wohnung, die den besonderen Bedürfnissen von Menschen mit Behinderungen entspricht. Neben Information, Beratung und Unterstützung bei der Suche nach einer Wohnung sind dies vor allem bauliche Maßnahmen. Darunter fallen z. B. Verbreiterung von Türen, Beseitigung von Schwellen, Umbau von Küchen und sanitären Einrichtungen (behindertengerechter Umbau). Der Leistungsumfang umfasst ebenfalls Umzugskosten in eine Wohnung.

Benötigen Menschen mit Behinderungen rund um die Uhr Assistenz und besteht aufgrund dessen ein erhöhter Wohnraumbedarf, so sind auch die Kosten hierfür als Teil der Leistungen für Wohnraum zu erstatten.

■■ **Zugangswege**

Leistungsberechtigt sind Menschen mit Behinderungen, nicht jedoch Personen, die von Behinderung bedroht sind.

■■ **Rechtliche und sonstige Hinweise für die Praxis**

Rechtsgrundlage für Wohnungshilfen im Rahmen der Leistungen zur sozialen Teilhabe ist § 77 SGB IX-2018.

Ermöglicht der behinderungsgerechte Umbau, eine entsprechende Ausstattung oder der Umzug in eine entsprechende Wohnung die Aufnahme einer Erwerbstätigkeit, sind die Leistungen den Leistungen zur Teilhabe am Arbeitsleben (§ 49 Abs. 8 Nr. 6 SGB IX-2018) zuzuordnen. Die Leistungen sind ebenfalls abzugrenzen von den wohnumfeldverbessernden Maßnahmen der Pflegeversicherung (▶ Abschn. 48.1.3).

44.3 Assistenzleistungen

■■ **Leistungsinhalt**

Assistenzleistungen zielen auf eine selbstbestimmte Alltagsbewältigung und Tagesstrukturierung. Die Bereiche, in denen eine Assistenz eingesetzt wird, können sehr unterschiedlich und vielfältig sein. Ein wesentliches Ziel von Assistenzleistungen ist die eigenständige Lebensführung im eigenen Wohnraum. Neben Unterstützungsleistungen zur allgemeinen Erledigung des Alltags wie beispielsweise der Haushaltsführung, werden Assistenzleistungen auch für die Gestaltung sozialer Beziehungen und die persönliche Lebensplanung erbracht. Auch die Teilhabe am gemeinschaftlichen und kulturellen Leben sowie die persönliche Freizeitgestaltung inklusive sportlicher Aktivitäten kann durch Assistenzleistungen unterstützt und gefördert werden. Auch die Verständigung mit der Umwelt in den genannten Bereichen kann durch Assistenzleistungen abgedeckt werden. Zu dem Leistungskatalog der Assistenz gehört ebenso die Sicherstellung der Wirksamkeit der ärztlichen und ärztlich verordneten Leistungen.

Die Leistungen umfassen zum einen die vollständige und teilweise Übernahme von Handlungen zur Alltagsbewältigung sowie die Begleitung der Leistungsberechtigten und zum anderen die Befähigung der Leistungsberechtigten zu einer eigenständigen Alltagsbewältigung.

Die leistungsberechtigte Person entscheidet auf der Grundlage des Teilhabeplans nach § 19 (▶ Abschn. 18.5) über die konkrete Gestaltung der Leistungen hinsichtlich Ablauf, Ort und Zeitpunkt der Inanspruchnahme.

■■ **Rechtliche und sonstige Hinweise für die Praxis**

Der Leistungstatbestand „Assistenzleistungen" wurde zum 01.01.2018 neu in den Leistungskatalog der sozialen Teilhabe aufgenommen. Die bis 01.01.2018 in § 55 Abs. 2 Nr. 6 SGB IX genannten Hilfen zu selbstbestimmtem Leben in betreuten Wohnmöglichkeiten gehen, soweit sie die Unterstützung durch eine Wohnassistenz betreffen, im Leistungstatbestand der Assistenz auf. Dies gilt ebenfalls für die Hilfen zur Teilhabe am gemeinschaftlichen und kulturellen Leben (ehemals § 55 Abs. 2 Nr. 7 SGB IX).

44.4 Heilpädagogische Leistungen

■■ **Leistungsinhalt**

Heilpädagogische Leistungen umfassen verschiedene Maßnahmen, welche die ganzheitliche Entwicklung des Kindes und die Entfaltung seiner Persönlichkeit mit pädagogischen Mitteln anregen und unterstützen. Dazu gehören die jeweils erforderlichen sozial- und sonderpädagogischen, psychologischen und psychosozialen Hilfen sowie die Beratung der Erziehungsberechtigten.

▪▪ Zugangswege

Die Zugangswege zu heilpädagogischen Leistungen sind unterschiedlich. In der Regel stehen drei Zugangswege offen:

- medizinischer Kontext (Ärzte, Kliniken, Therapeuten etc.)
- Kindertageseinrichtungen
- andere (Eigeninitiativen von Eltern, Jugendamt usw.)

In der Regel werden heilpädagogische Leistungen als Komplexleistung in Verbindung mit Frühförderleistungen und schulvorbereitenden Maßnahmen erbracht (▶ Abschn. 45.1).

44.5   Leistungen zur Betreuung in einer Pflegefamilie

Zu den Leistungen zur sozialen Teilhabe gehört auch die Möglichkeit, Menschen mit Behinderungen in einer Pflegefamilie unterzubringen, sofern die Person nicht in ihrer Ursprungsfamilie leben kann. Durch die Betreuung in einer Pflegefamilie soll die Möglichkeit, in einem familiären Umfeld aufzuwachsen, gestärkt werden. Die Leistung richtet sich vornehmlich an Kinder mit Behinderungen. Es können aber auch erwachsene Personen in einer Pflegefamilie betreut werden.

Auch die Beratung und Begleitung der Pflegefamilie gehört zum Leistungsumfang.

▪▪ Rechtliche und sonstige Hinweise für die Praxis

§ 80 SGB IX-2018 entspricht im Wesentlichen § 54 Abs. 3 SGB XII. Die Pflegeperson benötigt eine Erlaubnis nach § 44 SGB VIII (bei volljährigen Leistungspersonen gilt § 44 SGB VIII entsprechend).

44.6   Leistungen zum Erwerb und Erhalt praktischer Kenntnisse und Fähigkeiten

▪▪ Leistungsinhalt

Die Hilfen zum Erwerb praktischer Kenntnisse und Fähigkeiten zielen insbesondere darauf ab, Pflegebedürftigkeit zu mildern, indem die lebenspraktischen Fähigkeiten und Alltagskompetenzen gestärkt werden. Sie beinhalten Leistungen, die erforderlich und geeignet sind, dem Menschen mit Behinderung die für ihn erreichbare Teilhabe am Leben in der Gemeinschaft zu ermöglichen. Sie werden erbracht, wenn dadurch eine spürbare Verbesserung der Behinderungsfolgen in Betracht kommt. Durch die Hilfen sollen Menschen mit Behinderung beispielsweise in die Lage versetzt werden, sich alleine anzuziehen oder ohne fremde Hilfe zu essen.

Diese Leistungen kommen insbesondere in Betracht, wenn wegen Art und Schwere der Behinderung eine Schul- oder Berufsausbildung (▶ Abschn. 45.3) nicht möglich ist.

Sie umfassen auch die Hilfen in einer Tagesförderstätte für den Personenkreis, der die Mindestbedingungen für die Aufnahme in einer Werkstatt für behinderte Menschen (WfbM) nicht erfüllt (▶ Abschn. 43.3.4) und nicht der stationären Betreuung bedarf.

Des Weiteren fallen hierunter z. B.

- hauswirtschaftliche Lehrgänge für Menschen mit Behinderungen, die einen Haushalt zu versorgen haben,
- Lehrgänge und ähnliche Maßnahmen, die erforderlich und geeignet sind, den Menschen mit Behinderungen zu befähigen, sich ohne fremde Hilfe sicher im Verkehr zu bewegen.

▪▪ Zugangswege

Den leistungsberechtigten Personenkreis dieser Hilfen bilden vorzugsweise Menschen mit schweren und schwersten Behinderungen, die aus eigener Kraft und auch nach einer besonderen Förderung ihrer Entwicklung noch eine Hilfe bei der Bewältigung ihres Alltags benötigen.

Für behinderte oder von Behinderung bedrohte Kinder, die noch nicht eingeschult sind, haben die heilpädagogischen Leistungen (▶ Abschn. 44.4) Vorrang. Die Hilfen zum Erwerb praktischer Kenntnisse und Fähigkeiten richten sich folglich primär an Erwachsene bzw. Kinder, die bereits eingeschult sind.

▪▪ Rechtliche und sonstige Hinweise für die Praxis

In der Praxis schwierig ist die Abgrenzung der Hilfen zum Erwerb praktischer Kenntnisse und Fähigkeiten zu Leistungen der Pflegeversicherung bzw. der Hilfe zur Pflege (▶ Abschn. 48.1), insbesondere wenn die Leistungen in Einrichtungen erbracht werden. Die Abgrenzungsprobleme werden durch die Einführung der Pflegegrade 2017 wachsen, da diese die sozialen Teilhabedefizite mit in den Blick nehmen. Die Pflegestärkungsgesetze haben insofern einen Paradigmenwechsel herbeigeführt. Bei der Pflege geht es nun auch darum, Vereinsamung zu vermeiden, Ressourcen zu stärken und Kontakte zu Mitmenschen zu knüpfen.

Trainings lebenspraktischer Fähigkeiten können auch im Rahmen von Leistungen zur medizinischen Rehabilitation nach § 42 Abs. 3 Nr. 6 SGB IX-2018 oder zur Teilhabe am Arbeitsleben (§ 59 Abs. 6 Nr. 6 SGB IX-2018) erbracht werden.

44.7 Leistungen zur Förderung der Verständigung

■■ **Leistungsinhalt**

Leistungen zur Förderung der Verständigung mit der Umwelt nach § 76 Abs. 2 Nr. 6 SGB IX richten sich an alle Menschen mit Sinnes-Behinderungen, soweit sie für die Verständigung mit der Umwelt Hilfe benötigen. Die Regelung umfasst auch Menschen mit geistigen Behinderungen (▶ Abschn. 16.6) und beispielsweise autistische Störungen.

Zu den Hilfen zur Förderung der Verständigung mit der Umwelt zählen insbesondere gebärdensprachliche oder technische Kommunikationshilfen und die gestützte Kommunikation bei Menschen mit geistiger Behinderung und Autismus. Dies können beispielsweise Hörgeräte, Hörtrainer oder Sprachübungsgeräte sein. Auch die Unterweisung in den Gebrauch der Geräte gehört zum Leistungskatalog.

■■ **Zugangswege**

Für die Inanspruchnahme eines Schrift- oder Gebärdendolmetschers muss die leistungsberechtige Person hörbehindert oder besonders stark in ihrer Sprachfähigkeit eingeschränkt sein, sodass sie ohne eine dritte Person sich nicht mit anderen verständigen kann.

■■ **Rechtliche und sonstige Hinweise für die Praxis**

Außerhalb der Leistungen zur sozialen Teilhabe gibt es verschiedene Regelungen für die Inanspruchnahme eines Gebärdendolmetschers, beispielsweise für den Verkehr mit Trägern der öffentlichen Gewalt, im Sozialverwaltungsverfahren oder für ein Gerichtsverfahren. Sofern die Hilfe nicht aus einem besonderen Anlass benötigt wird, sondern es um die Bewältigung des Alltags

geht, kommen Assistenzleistungen nach § 78 SGB IX-2018 in Betracht.

44.8 Leistungen zur Mobilität

■■ **Leistungsinhalt**

Leistungen zur Mobilität umfassen mögliche Leistungen zur Beförderung (insbesondere durch einen Beförderungsdienst) sowie Leistungen für ein Kraftfahrzeug. Zu den Leistungen für ein Kraftfahrzeug gehört die Übernahme der Kosten für die Beschaffung eines Kraftfahrzeugs, für die erforderliche Zusatzausstattung, zur Erlangung der Fahrerlaubnis, zur Instandhaltung und für die mit dem Betrieb des Kraftfahrzeugs verbundenen Kosten.

■■ **Zugangswege**

Voraussetzung für die Inanspruchnahme von Leistungen zur Mobilität ist, dass die Nutzung öffentlicher Verkehrsmittel aufgrund der Art und Schwere der Behinderung nicht zumutbar ist. Für die Inanspruchnahme von Leistungen für ein Kraftfahrzeug gelten zusätzliche Anforderungen. Diese werden nur bewilligt, wenn die leistungsberechtigte Person das Kraftfahrzeug führen kann oder gewährleistet ist, dass ein Dritter das Kraftfahrzeug für sie führt und Leistungen zur Beförderung nicht zumutbar oder wirtschaftlich sind.

■■ **Rechtliche und sonstige Hinweise für die Praxis**

Die Bemessung der Leistungen orientiert sich an der Kraftfahrzeughilfe-Verordnung, zuletzt geändert 23.12.2003. Darüber wird eine Parallelität zur Kraftfahrzeughilfe in der beruflichen Rehabilitation (▶ Abschn. 43.4.2) hergestellt.

44.9 Hilfsmittel

■■ **Leistungsinhalt**

Zu den Leistungen zur sozialen Teilhabe gehört die Versorgung mit Hilfsmitteln, die erforderlich sind, um eine durch die Behinderung bestehende Einschränkung einer gleichberechtigten Teilhabe am Leben in der Gemeinschaft auszugleichen. Dazu gehören ausdrücklich nicht die Hilfsmittel, die bereits über Leistungen zur medizinischen oder beruflichen Rehabilitation abgedeckt werden. Im Rahmen der sozialen Teilhabeleistungen werden somit alle Hilfsmittel und Hilfen abgedeckt, die nicht bereits über andere Leistungen erbracht werden und die für die Verwirklichung der oben genannten Ziele erforderlich sind. In der Regel dienen diese Hilfsmittel und Hilfen der Bewältigung des Alltages von Menschen mit Behinderungen.

Folgende Hilfsmittel können beispielsweise unter Leistungen zur sozialen Teilhabe fallen:

- Schreibmaschinen und Computer für blinde und körperbehinderte Menschen
- Hilfen zur Erleichterung oder Ermöglichung der Verständigung mit der Umwelt
- Allgemeine Kommunikationshilfen für Menschen mit Hörbehinderung und Menschen mit Behinderung mit besonderer Beeinträchtigung der Sprachfähigkeit
- Behindertengerechte Wasch- und Küchenmaschinen
- Besondere Schalteinrichtungen für Elektrogeräte
- Haltevorrichtungen
- Optische Hilfsmittel für blinde und sehbehinderte Menschen
- Notrufsysteme
- Blindenführhunde.

Zu den Leistungen gehört auch die notwendige Unterweisung in den Gebrauch des Hilfsmittels sowie die Instandhaltung oder Änderung.

Soweit es erforderlich ist, werden Leistungen auch für eine Doppelausstattung erbracht.

> **Praxistipp**
>
> In der Praxis schwierig ist die Frage, welcher Träger für die Erbringung der Hilfsmittel und andere Hilfen zuständig ist und welchem Bereich der Teilhabeleistungen (medizinisch, beruflich oder sozial) das Hilfsmittel zuzuordnen ist (zur Vertiefung siehe ▶ Abschn. 38.4.1).

Weitere Informationen

Literatur

Bögner C, Burke AL (2011) Leistungsansprüche gegenüber unterschiedlichen Leistungsträgern. Informationen über die in Betracht kommenden finanziellen Unterstützungen für Menschen mit Behinderung. Hannover, Lebenshilfe Niesersachsen

Bundesarbeitsgemeinschaft der überörtlichen Träger der Sozialhilfe (BAGüS) (2009) Orientierungshilfe zu den Schnittstellen der Eingliederungshilfe nach dem SGB XII zu anderen sozialen Leistungen. Bundesarbeitsgemeinschaft der überörtlichen Träger der Sozialhilfeträger, Münster

Bundesministerium für Arbeit und Soziales (BMAS) (2016) Rehabilitation und Teilhabe behinderter Menschen. Bundesministerium für Arbeit und Soziales, Bonn

Dau D, Düwell J, Joussen J (Hrsg) (2014) Sozialgesetzbuch IX. Rehabilitation und Teilhabe behinderter Menschen. Handkommentar, 4. Aufl. Nomos Verlag, Baden-Baden

Deinert O, Welti F (Hrsg) (2014) Stichwortkommentar Behindertenrecht. Nomos Verlag, Baden-Baden

Feldes W, Kohte W, Stevens-Bartol (Hrsg) (2015) SGB IX. Sozialgesetzbuch Neuntes Buch. Rehabilitation und Teilhabe behinderter Menschen. Kommentar für die Praxis, 3. Aufl. Bund Verlag, Frankfurt

Knittel B (2015) SGB IX. Sozialgesetzbuch IX. Rehabilitation und Teilhabe behinderter Menschen und Allgemeines Gleichbehandlungsgesetz. Kommentar, 8. Aufl. Luchterhand Verlag, Köln

Luthe EW (Hrsg) (2015) Rehabilitationsrecht, 2. Aufl. Erich-Schmidt Verlag, Berlin

von Maydell B, Ruland F, Becker U (Hrsg) (2012) Sozialrechtshandbuch, 5. Aufl. Nomos Verlag, Baden-Baden

Schütte W, Abschied vom Fürsorgerecht. Von der „Eingliederungshilfe für behinderte Menschen" zum Recht auf soziale Teilhabe. LIT Verlag Dr. W. Hopf, Berlin, S 99–111

Verordnung über Kraftfahrzeughilfe zur beruflichen Rehabilitation (Kraftfahrzeughilfe-Verordnung – KfzHV), zuletzt geändert 23.12.2003. www.gesetze-im-internet.de/kfzhv/BJNR022510987.html

Teilhabe an Erziehung und Bildung

Thomas Stähler, Maren Bredehorst

Unter Mitarbeit von Andrea Schroer, Sieglind Ellger-Rüttgardt und Reinhold Grüner.

© Springer-Verlag GmbH Deutschland, ein Teil von Springer Nature 2018
Bundesarbeitsgemeinschaft für Rehabilitation e.V. (BAR) (Hrsg.), *Rehabilitation*
https://doi.org/10.1007/978-3-662-54250-7_45

45

Bildung ist eine zentrale Voraussetzung bei der Teilhabe (▸ Glossar) an der Gesellschaft im weiteren Lebensverlauf und zur Umsetzung von Inklusion. Leistungen zur Teilhabe an Erziehung und Bildung richten sich an chronisch kranke (von Behinderung bedrohte) oder behinderte Kinder und Jugendliche ohne oder mit sonderpädagogischem Förderbedarf sowie ihre Eltern und Erziehungsberechtigte, aber auch an erwachsene Menschen. Es handelt sich um unterstützende Leistungen, die erforderlich sind, damit Menschen mit Behinderungen **Bildungsangebote gleichberechtigt wahrnehmen** können. Je nach Art und/oder Schwere der Beeinträchtigung sind unterschiedliche therapeutische, pflegerische, medizinische oder pädagogische Maßnahmen notwendig. Ziel der Erziehungs- und Bildungsleistungen ist es, – neben der Vermittlung von fachlichen Inhalten – eine größtmögliche Selbstständigkeit, Selbstbestimmung und einen selbstbewussten Umgang mit der Beeinträchtigung zu vermitteln.

Generell ist bei der Erbringung von Leistungen zur Teilhabe am Leben in der Gesellschaft den besonderen Bedürfnissen auch von Kindern mit (drohender) Behinderung Rechnung zu tragen (§ 1 Satz 2 SGB IX). Leistungen für betroffene Kinder sind so zu planen und zu gestalten, dass sie nach Möglichkeit nicht von ihrem sozialen Umfeld getrennt und gemeinsam mit Kindern ohne Behinderungen betreut werden können. Dabei werden Kinder mit Behinderungen alters- und entwicklungsentsprechend an der Planung und Ausgestaltung der einzelnen Hilfen beteiligt und ihre Sorgeberechtigten intensiv in Planung und Gestaltung der Hilfen einbezogen (§ 4 Abs. 3 SGB IX). Beim Zugang zu den Leistungen hat dementsprechend der Teilhabeplan/Hilfeplan/Gesamtplan (▸ Abschn. 18.5) zentrale Bedeutung.

Eine ausführliche Tabelle zu Bedarfen und Leistungen findet sich im Anhang der Empfehlungen zur Phase E der neurologischen Rehabilitation (BAR 2013). Von der Phase E umfasst sind auch Leistungen zur Teilhabe an Erziehung und Bildung.

Explizit aufgeführt sind „Leistungen zur Teilhabe an Bildung" bisher im Regelungsbereich der Eingliederungshilfe (§ 54 SGB XII). Zur Durchführung der Leistungen wird ein Gesamtplan erstellt, unter anderem wirkt der Sozialhilfeträger hierbei mit dem Gesundheitsamt zusammen. Die Träger der gesetzlichen Unfallversicherung erbringen ihre Leistungen unter den Voraussetzungen und im Umfang der Bestimmungen des SGB VII als Leistungen zur Teilhabe am Arbeitsleben oder zur Teilhabe am Leben in der Gemeinschaft (◻ Tab. 45.1).

◻ **Tab. 45.1**   Leistungsübersicht zur Teilhabe an Erziehung und Bildung

Leistung	Kurzbeschreibung
Frühförderung	In der interdisziplinären Frühförderung werden medizinische und heilpädagogische Ansätze zu einer Komplexleistung für Kinder im Vorschulalter kombiniert.
Erziehung und Förderung in Tageseinrichtungen für Kinder	Im Rahmen der kommunalen Bedarfsplanung steht die inklusive frühkindliche Bildung in Tagesstätten überwiegend in der Verantwortung der Kinder- und Jugendhilfe.
Erziehung und Bildung in Schulen	Gemeinsames Lernen von Kindern und Jugendlichen mit und ohne Behinderungen über alle Schulstufen hinweg stellt die Weichen für Inklusion in der Arbeitswelt und der Gesellschaft.
Bildung an Hochschulen	Die Hochschule muss gleichberechtigte Zugangsbedingungen für Menschen mit Behinderungen schaffen; Nachteilsausgleiche bei Ausbildung und Prüfungen sind möglich.
Außerschulische Bildung/Freizeitaktivitäten	Außerschulische Jugend- und Bildungsarbeit öffnet ihre Angebote auch für Menschen mit Behinderungen.
Hilfsmittel und Assistenz	Persönliche Hilfsmittel sind für die Teilhabe an Bildung und Erziehung oft notwendig. Sofern die Träger von Bildungseinrichtungen die Voraussetzungen für Inklusion nicht vollständig herstellen können, sind flankierende Assistenzleistungen möglich.

Bundesteilhabegesetz (BTHG)

Ab 1.1.2018 gilt, dass die Leistungen zur Teilhabe an Bildung eine eigene Leistungsgruppe darstellen, und das bisherige Leistungsspektrum der Rehabilitationsträger wird in einem eigenen Kapitel 12 (§ 75) im SGB IX, Teil 1 abgebildet. Ab 1.1.2020 gilt Teil 2 für die Eingliederungshilfe mit einem neuen Kapitel 5 (Teilhabe an Bildung) – bestehend aus § 112. Dadurch wird der höhere Stellenwert von (schulischer) Bildung im Sinne des Art. 24 UN-Behindertenrechtskonvention (UN-BRK) unterstrichen. Die Leistungen umfassen insbesondere Hilfen zur Schulbildung und zur schulischen Berufsausbildung, Hilfen zur Hochschulbildung sowie Hilfen zu schulischen und hochschulischen beruflichen Weiterbildung (§ 75 SGB IX). Im Kern wird allerdings auf bisherige Leistungen der Träger verwiesen.

45.1 Frühförderung

Maßnahmen der Frühbehandlung und Frühförderung setzen an, wenn im Rahmen des Früherkennungsprogramms für Kinder (sog. U-Untersuchungen) eine bestehende oder drohende Entwicklungsstörung des Kindes festgestellt wird. Sie richten sich also an Kinder im Vorschulalter.

Die „Komplexleistung Frühförderung" entsteht durch die Zusammenführung **heilpädagogischer und medizinisch-therapeutischer Leistungen** unter Einbeziehung der Erziehungsberechtigten. Sie wird durch interdisziplinäre Frühförderstellen oder Sozialpädiatrische Zentren erbracht. Es ergibt sich regelmäßig auch ein erhöhter Zeitbedarf, z. B. für die Dokumentation und Teamarbeit oder die aufsuchende Arbeit und Beratung der Familie, die als sog. „Korridorleistungen" berücksichtigt werden.

■ ■ Zugang zur Frühförderung

Rechtsgrundlagen sind § 46 und § 79 SBG IX und die auf dieser Grundlage erlassene Frühförderungsverordnung (FrühV). Prinzipiell fallen die ärztlichen, medizinisch-therapeutischen und psychologischen Anteile der Komplexleistung in das Leistungssystem der Krankenversicherung und die heilpädagogischen Anteile in das Leistungssystem der Eingliederungshilfe. Eingliederungshilfe für Kinder und Jugendliche mit (drohender) seelischer Behinderung wird vorrangig durch die Träger der Kinder- und Jugendhilfe erbracht, im Fall körperlicher oder geistiger Behinderung sind hingegen die Träger der Sozialhilfe zuständig. Abweichungen zur Vorrangigkeit können jedoch durch Landesrecht geregelt werden (§ 10 Abs. 4 Satz 3 SGB VIII).

Als Frühförderung im weiteren Sinne können auch heilpädagogische Leistungen gelten (▶ Abschn. 44.4). Die Erbringung solcher Leistungen durch die Sozialhilfe erfolgt ohne Berücksichtigung von vorhandenem Vermögen (§ 92 Abs. 2 Satz 1 SGB XII, neu: § 140 Abs. 3 in Verbindung mit § 138 Abs. 1 SGB IX).

Im Recht der Kinder- und Jugendhilfe gilt, dass Kostenbeiträge für ambulante Eingliederungshilfe nicht vorgesehen sind. Für heilpädagogische Maßnahmen in Tageseinrichtungen sollen, sofern der Hilfebedarf es zulässt, Einrichtungen in Anspruch genommen werden, in denen behinderte und nicht behinderte Kinder gemeinsam betreut werden (§ 35a Abs. 4 Satz 2 SGB VIII). Die Erbringung solcher Leistungen durch die Sozialhilfe erfolgt ohne Berücksichtigung von vorhandenem Vermögen (§ 92 Abs. 2 Satz 1 SGB XII).

Die entscheidende Grundlage für die Bewilligung der Komplexleistung und damit für die Zugangssteuerung ist das Ergebnis der **Eingangsdiagnostik** in Verbindung mit dem erstellten **Förder- und Behandlungsplan** – dieser bildet für den Bereich der Früherkennung und Frühförderung im Wesentlichen den „Teilhabeplan". Im Hinblick auf die verschiedenen Problemstellungen (nicht nur somatischer, sondern auch psychosozialer und familiärer Art) ist eine interdisziplinäre, ICF-orientierte Diagnostik erforderlich (ärztlich, heilpädagogisch, medizinisch-therapeutisch, psychologisch) (▶ Abschn. 37.3, ▶ Kap. 26). Planung und weitergehende Diagnostik können ggf. parallel erfolgen, um eine Verzögerung der Förderung zu vermeiden. Der Kinderarzt veranlasst unverzüglich die auf die Erkennung der Krankheit im Sinne der ICD-10 (▶ Glossar) zielenden diagnostischen Leistungen, die im Rahmen der vertragsärztlichen Versorgung zu erbringen sind (ggf. auch durch Überweisung an andere Experten). Auch andere Stellen können auf Anfrage einen Beitrag zur Diagnostik leisten (Lange 2016).

Für die Eingangs-, Verlaufs- und Abschlussdiagnostik fehlt es bislang an einheitlichen fachlichen Qualitätskriterien und Standards. Auch für den Zugang zur Diagnostik in interdisziplinären Frühförderstellen gibt es kein geregeltes Verfahren. Ärzte nutzen in der Praxis z. B. Einzelverordnungen, oder es haben sich regionale Lösungen entwickelt.

45

Bundesteilhabegesetz (BTHG)

Ab 1.1.2018: Regelungen zur Übernahme oder Teilung der Kosten zwischen den beteiligten Rehabilitationsträgern, zur Vereinbarung und Abrechnung der Entgelte sowie zur Finanzierung obliegen (nach § 46 Abs. 4–6 SGB IX) den Ländern. Für Konkretisierung sollen verbindliche Landesrahmenvereinbarungen sorgen, bei deren Erstellung die bisherigen Qualitätsanforderungen berücksichtigt werden. Die FrühV enthält in der ab 1.1.2018 geltenden Fassung nur noch Regelungen zur Abgrenzung der im Gesetz genannten medizinischen und heilpädagogischen Leistungen und der weiteren Leistungen dieser Dienste und Einrichtungen. Sofern heilpädagogische Leistungen in sozialpädiatrischen Zentren und in interdisziplinären Frühförderstellen erbracht werden, sind sie den Leistungen zur medizinischen Rehabilitation zuzuordnen (§ 42 Abs. 2 Nr. 2 SGB IX).

45.2 Erziehung und Förderung in Tageseinrichtungen für Kinder

In den Kindertageseinrichtungen findet sich eine nicht unbeträchtliche Zahl an Kindern, die Entwicklungsauffälligkeiten zeigen oder von unterschiedlichen Entwicklungsrisiken betroffen sind. Behinderungen oder drohende Behinderungen bilden einen eigenen **Förderbedarf**. Für diese Kinder ist es jedoch eine entscheidende Weichenstellung zur Inklusion, dass sie in den allgemeinen Kindergarten oder in die Kindertageseinrichtung gehen können (vgl. § 22a SGB VIII). Der Bildungsauftrag umfasst die Förderung sozialer Kompetenzen sowie die körperliche, geistige und emotionale Entwicklung der kindlichen Persönlichkeit, um auch künftige Lebens- und Lernaufgaben aufzugreifen und zu bewältigen.

Die **Herstellung von Schulfähigkeit** stellt eine gemeinsame Entwicklungs- und Förderaufgabe von Kindertageseinrichtungen und Grundschulen dar. Dieser Prozess wird sowohl vom Kind selbst und seinen Eltern als auch von den Fachkräften des Kindergartens und der Schule gemeinsam gestaltet. Die Schule setzt die Bildungsarbeit der Tageseinrichtungen auf ihre Weise fort (BMFSFJ, S. 8). Zum Beitrag anderer Leistungsträger zur Herstellung der Schulfähigkeit siehe ▶ Abschn. 45.6, Hilfsmittel und Assistenz.

■ ■ Zugang zur Erziehung und Förderung in Tageseinrichtungen für Kinder

Angebote zur Förderung von Kindern in Tageseinrichtungen und in Tagespflege gehören zu den Leistungen der **Kinder- und Jugendhilfe**. Öffentliche und freie Träger der Kinder- und Jugendhilfe bieten solche Leistungen an. Zu den freien Trägern zählt eine Vielfalt nichtstaatlicher Organisationen wie Wohlfahrtsverbände, Kirchen und Elterninitiativen. Öffentliche Träger sind – vertreten durch ihr Jugendamt – Kreise und Städte (BMFSFJ, S. 9). Die bestehende Trägerpluralität stellt sicher, dass Leistungsberechtigte zwischen Einrichtungen und Diensten verschiedener Träger wählen sowie Wünsche hinsichtlich der Gestaltung der Hilfe äußern können (Gallep 2016, S. 472). Die **kommunale Bedarfsplanung** hat diesem Aspekt Rechnung zu tragen. Es wird wichtig bleiben, behinderte Kinder auch in Sondereinrichtungen spezifisch fördern zu können, wenn integrative bzw. inklusive Gruppen dies aufgrund der Art und Schwere der Behinderung nicht leisten können (BMAS 2016, S. 35).

Für eine inklusive frühkindliche Bildung muss innerhalb der Einrichtung auch interdisziplinäres Personal mit therapeutischer und pädagogischer Ausbildung vorhanden sein. Erzieher sollten über entsprechende Zusatzqualifikationen zu Behinderung im Allgemeinen, Inklusion oder Spracherwerb bei Kindern mit Behinderung im Speziellen verfügen.

Wenn die vorhandenen Ressourcen der Kindertageseinrichtung es nicht ermöglichen, ein Kind mit Behinderung aufzunehmen, kann dem behinderungsbedingten zusätzlichen Förderbedarf – nachrangig – durch die Eingliederungshilfe entsprochen werden. Dadurch ist zum Beispiel eine Inklusionsassistenz/Integrationshilfe möglich. Die **individuelle Eingliederungshilfe** wird, entsprechend der jeweiligen gesetzlichen Zuständigkeit, entweder durch die Träger der Kinder- und Jugendhilfe (SGB VIII) oder durch die Träger der Sozialhilfe geleistet (SGB XII). Hinzu kommen weitere Leistungen, z. B. durch die Krankenkasse oder die Pflegekasse (▶ Abschn. 45.6)

Eine enge Kooperation der Kindertageseinrichtungen mit Stellen der Früherkennung und Frühförderung sowie Sozialpädiatrischen Zentren bietet sich hier an (▶ Abschn. 45.1).

Ist neben Eingliederungshilfe für das Kind gleichzeitig Hilfe zur Erziehung für die Eltern zu leisten, so sollen Einrichtungen, Dienste und Personen in Anspruch genommen werden, die geeignet sind, beide Aufgaben zu erfüllen (§ 35a Abs. 4 Satz 1 SGB VIII).

Die **Kooperationsbeziehungen** von Kindertageseinrichtungen mit Schulen und anderen Stellen vor Ort (z. B. den Kirchengemeinden, familienunterstützenden Einrichtungen der Kinder- und Jugendhilfe, Arztpraxen und den Gesundheitsämtern, diese regelmäßig von den Sozialämtern beauftragt) sind grundlegend für den Zugang der Kinder zu einer angemessenen Förderung. Hier findet formelle und informelle Beratung der Eltern statt. Von kommunaler Seite gilt es, im Rahmen der örtlichen Jugendhilfeplanung eine Infrastruktur für Kooperationen aufzubauen (§ 79 SGB VIII; Gallep 2016, S. 469).

45.3 Erziehung und Bildung in Schulen

Kindern und Jugendlichen Teilhabe an guter Bildung als Grundlage für ein selbstbestimmtes und unabhängiges Leben zu ermöglichen, stellt eine gesamtgesellschaftliche Aufgabe dar. Wegen der föderalen Aufgabenverteilung fällt sie vor allem in die Zuständigkeit der Bundesländer. Vor dem Hintergrund der UN-Behindertenrechtskonvention (Art. 24) müssen Kinder und Jugendliche mit Behinderungen die Möglichkeit haben, gemeinsam mit Kindern und Jugendlichen ohne Behinderungen in die allgemeine (allgemeinbildende) Schule zu gehen – Stichwort: **inklusive Schule**. Dies erfordert ein Angebot wirksamer, individuell angepasster Unterstützungsmaßnahmen in einem Umfeld, das die bestmögliche schulische und soziale Entwicklung gestattet. Die UN-BRK ist jedenfalls auch bei der Auslegung des bestehenden Schulrechts zu berücksichtigen (BMAS 2016, S. 36).

Gemeinsam ist den schulgesetzlichen Regelungen der Bundesländer, dass die **allgemeine Schulpflicht** für alle jungen Menschen gilt – auch mit (schwersten) Behinderungen. Für diese Personengruppe wird grundsätzlich sowohl der gemeinsame Unterricht mit nichtbehinderten Schülern angeboten wie auch der Unterricht in Förder-/Sonderschulen. In jedem Bundesland gibt es für die verschiedenen Arten von Behinderungen jedoch unterschiedliche Förderschulen oder

Systeme der Förderung (BMAS 2016, S. 35), zwischen denen die Eltern in der Regel wählen können. Laut Bildungsbericht 2016 der wbv-Autorengruppe Bildungsberichterstattung (S. 81) hat – trotz insgesamt sinkender Schülerzahlen – die Zahl der Kinder und Jugendlichen mit **sonderpädagogischer Förderung** weiter zugenommen.

Auf der Seite „Einfach teilhaben" des BMAS im ▶ Internet finden sich weitere Informationen und Verweise auf die länderspezifische Gestaltung von schulischer Bildung für junge Menschen mit Behinderungen, u. a. Hinweise auf Förderschulen, die als „Kompetenzzentren" (Beratungs- und Förderzentren, BFZ) andere Schulen beim Thema sonderpädagogische Förderung unterstützen. Hierbei ist die Arbeit der BFZ allerdings regional sehr unterschiedlich und – in Abhängigkeit von bestehenden personellen Ressourcen – schon innerhalb eines Landkreises nicht immer vergleichbar. Zum Umgang mit chronisch kranken oder behinderten Kindern und Jugendlichen an Schulen einschließlich Nachteilsausgleichen siehe die Seite des Vereins „Bildung und Gesundheit".

Neben der Berücksichtigung der individuellen Bedarfe der betroffenen Kinder und Jugendlichen und ihrer Angehörigen sind vielfältige Strukturen in den allgemeinen Schulen nachhaltig zu etablieren. Unter anderem ist hiernach die Einstellung von Fachkräften aus verschiedenen Berufsgruppen erforderlich, die einerseits Erfahrung mit behinderten Kindern und Jugendlichen und andererseits entsprechende therapeutische oder pädagogische Aus- und/oder Fortbildungen mitbringen (BAR 2013).

■ ■ Zugang zur Erziehung und Bildung in Schulen

Individuelle Leistungen zur Ermöglichung des Schulbesuches werden – vergleichbar mit den Kindertageseinrichtungen – von den Trägern der Sozial- oder der Kinder- und Jugendhilfe, der Unfallversicherung und ggf. den Kranken- und Pflegekassen erbracht.

Eine **medizinische Rehabilitation** für chronisch kranke Kinder und Jugendliche kann auch während des laufenden Schuljahres durchgeführt werden, da in den Rehabilitationseinrichtungen Schulunterricht angeboten wird (▶ Abschn. 16.1). Leistungsträger sind hier die Rentenversicherung oder Krankenversicherung. Bereits während der Rehabilitationsleistung sollte eine Rehabilitationsfachberatungskraft – die entsprechende Einwilligung der Eltern vorausgesetzt – alle Möglichkeiten der schulischen und beruflichen Eingliederung/ Wiedereingliederung prüfen und vorbereiten. Sie

45

spricht bei Bedarf den zuständigen Schularzt oder Schulpsychologen oder Hausarzt an und bezieht den Einrichtungs- und Schulträger sowie ggf. den Träger der öffentlichen Kinder- und Jugendhilfe oder Eingliederungshilfe ein (DGSPJ/DGKJ 2007).

45.3.1 Übergang Kindertages-einrichtung – Grundschule

Für viele Eltern ist es eine grundlegende Frage, auf welche Schule ihr Kind gehen soll. Die Wünsche von Eltern bei der Wahl der Schulform sollen berücksichtigt werden. Eltern können sich auch bei Bildungsberatungsstellen und schulpsychologischen Diensten Rat einholen.

Zum Zeitpunkt des Übergangs vom Kindergarten in die Schule gewinnt der Entwicklungsstand von Kindern, insbesondere die sprachliche Entwicklung, einen größeren Stellenwert. Die sprachliche Entwicklung hängt wesentlich von der entsprechenden Förderung im Elternhaus und auch in den Kindertageseinrichtungen ab (Bildungsbericht der wdv-Autorengruppe 2016, S. 66). Die **Schuleingangsuntersuchung**, die in den meisten Bundesländern standardisiert abläuft, nimmt daneben auch die anderen Entwicklungsbereiche (wie Fein- und Grobmotorik, Koordination, Wahrnehmung, Aufmerksamkeit, Kognition) in den Blick. Ergeben sich hierbei Auffälligkeiten, wird an niedergelassene Pädiater zur weiteren Diagnostik überwiesen. Sollte sich bereits bei der Schuleingangsuntersuchung ein Förderbedarf oder Hinweise für die Notwendigkeit einer Teilhabeassistenz zum Schulbesuch ergeben, wird entweder das Beratungs- und Förderzentrum eingeschaltet oder ein entsprechendes Gutachten (z. B. für den Sozialhilfeträger) angefertigt.

45.3.2 Übergang Grundschule – weiterführende Schule

Um Kindern mit Behinderungen einen allgemein anerkannten **Schulabschluss zu ermöglichen**, sind ganz generell zunächst die Beschulung in einer allgemeinen Grundschule und anschließend ein nahtloser Übergang zur weiterführenden allgemeinen Schule anzustreben (Haupt-/Mittelschule, Gesamtschule, Realschule sowie Gymnasium). Diese sind in besonderem Maße auf Kinder und Jugendliche mit Behinderungen vor-

zubereiten, wobei der **Schulsozialarbeit** eine Schlüsselrolle zukommt. Eine entscheidende Unterstützungsfunktion haben Schulsozialarbeiter vor allem auch bei der Inanspruchnahme und Umsetzung der – insbesondere schulnahen – Leistungen des Bildungs- und Teilhabepakets (Dehmer et al. 2016).

45.3.3 Übergang allgemeinbildende Schule – Berufsausbildung

Von großer Bedeutung sind die frühzeitige **Berufsfindung und -erprobung** für Jugendliche mit Behinderung und die Kooperation mit der zuständigen Berufsschule und der Agentur für Arbeit (DGSPJ/DGKJ 2008, S. 20, ▸ Abschn 44.3). Zur beruflichen Orientierung im Rahmen der medizinischen Rehabilitation siehe ▸ Abschn. 42.6.

Bedeutung erlangen in diesem Kontext auch die Integrationsfachdienste (IFD ▸ Abschn. 39.4), die u. a. die Bundesagentur für Arbeit (BA) auf deren Anforderung bei der Berufsorientierung und Berufsberatung in den Schulen unterstützen. In enger Kooperation mit der abgebenden Einrichtung der schulischen oder beruflichen Bildung oder Rehabilitation erarbeiten sie auch ein individuelles Fähigkeits-, Leistungs- und Interessenprofil des schwerbehinderten jungen Menschen zur Vorbereitung auf den allgemeinen Arbeitsmarkt (§ 193 Abs. 2 Nr. 1 u. 2 SGB IX).

Um den Übergang von der Schule in die Berufsausbildung zu unterstützen, haben einige Länder und Kommunen „Jugendberufsagenturen" eingerichtet, die sich durch die Zusammenarbeit verschiedener Sozialleistungsträger auszeichnen (▸ Abschn. 43.3.4). Die sog. Berufseinstiegsbegleitung (dazu Näheres im ▸ Internet bei der „Servicestelle Bildungsketten") unterstützt Jugendliche mit Förderbedarf beim Übergang in die Berufsausbildung (§ 49 SGB III) und kann als Individualmaßnahme auch durch die Eingliederungshilfe als Rehabilitationsträger (nach SGB IX) erbracht werden.

> **Praxistipp**
>
> Im REHADAT-Bildungsportal (siehe ▸ Internet) wurde die Rubrik für pädagogische Fachkräfte ausgebaut. Diese Rubrik richtet sich an Fachkräfte, die den Übergang Schule – Beruf von jungen Menschen mit Behinderungen einleiten und begleiten. Sie bietet bundeslandbezogen über 100 Informatio-

nen, Hinweise auf Praxismaterialien und Unterrichtshilfen, insbesondere zu den Themen schulische Inklusion und Berufsorientierung.

Für Jugendliche und junge Erwachsene, die psychisch nicht oder nicht mehr in der Lage sind, berufliche oder schulische Anforderungen zu erfüllen, gibt es **heilpädagogische Qualifizierungsangebote** (z. B. PIA – Prozess Individuelle Arbeitsförderung – der Diakonie Michaelshoven). Angeboten wird eine Tätigkeit in beruflichen Übungsfeldern wie Holzwerkstatt, Gartenarbeit, Hauswirtschaft, EDV und Büro, angeleitet von ausgebildetem Fachpersonal. Die Leistungen können durch die Kinder- und Jugendhilfe auf Grundlage der §§ 34 und 41 oder § 35a SGB VIII finanziert werden.

45.4 Bildung an Hochschulen

Hochschulen haben dafür zu sorgen, dass behinderte Studierende bei der Studienwahl und im Studium nicht benachteiligt werden, die Angebote der Hochschule möglichst ohne fremde Hilfe in Anspruch nehmen können und dass ihre spezifischen Belange in den Prüfungsordnungen berücksichtigt werden. Regelungen des Hochschulrahmengesetzes zum Zugang für behinderte Menschen (§ 2 Abs. 4 HRG) sind mittlerweile weitgehend in Landesrecht umgesetzt. Die Empfehlung der Hochschulrektorenkonferenz „Eine Hochschule für alle" (2009) betont, dass (neue) Barrieren zu identifizieren und Maßnahmen zur Herstellung von Chancengerechtigkeit einzuleiten sind.

Ein studierwilliger Mensch mit Behinderung muss sich insbesondere mit den geltenden Voraussetzungen zum Studium, dem am Studienort vorhandenen Mobilitätsangebot, Möglichkeiten barrierefreien Wohnens, Nutzungsmöglichkeiten von Assistenzen und Hilfsmitteln sowie etwaigen Nachteilsausgleichen bei Prüfungen befassen.

Informationen und Beratung erhalten Studieninteressierte und Studierende bei den zuständigen **Beratungsstellen der Hochschulen** bzw. den örtlichen **Studentenwerken**. Die Beratungsstelle Studium und Behinderung des Deutschen Studentenwerkes bietet zudem Veranstaltungen zum

Studienbeginn und zum Übergang in den Beruf an (siehe ▶ Internet).

Wie auch in anderen Bildungsgängen können für behinderte Menschen sowohl die Ausbildung als auch die Prüfung erleichtert werden, z. B. durch die behinderungsgerechte Gestaltung von Ausbildungsabschnitten, die Zulassung besonderer Hilfsmittel oder die Einschaltung eines „Dolmetschers" bei Prüfungen (▶ Kap. 44). Das Studium eines gehörlosen Menschen kann hier grundsätzlich auch durch Bereitstellung oder Finanzierung von Gebärdensprachdolmetschern gefördert werden (dazu BSG v. 20.04.2016 – B 8 SO 20/14 R).

> **Praxistipp**
>
> Der Ausgleich behinderungsbedingter Nachteile ist im Bundesausbildungsförderungsgesetz (§ 15 Abs. 3 Nr. 5 in Verbindung mit § 17 Abs. 2 Nr. 2 BAföG) besonders geregelt. Der behinderungsbedingte Mehrbedarf, der kein Bestandteil des BAföG ist, ist ggf. nach SGB II (nicht ausbildungsgeprägter Mehrbedarf) bzw. als Eingliederungshilfe nach SGB XII (ausbildungsgeprägter Mehrbedarf) zu beantragen.

Bundesteilhabegesetz (BTHG)

Ab 1.1.2018: Mit der Teilhabe an Bildung als einer Rehabilitationsleistung ist sowohl die Förderung einer schulischen oder hochschulischen beruflichen Weiterbildung im Anschluss an eine duale oder schulische Berufsausbildung (Meisterkurs, Bachelorstudium) als auch die Förderung einer rein akademischen Aus- und Weiterbildung (Masterstudium im Anschluss an ein Bachelorstudium) möglich. Falls in begründeten Einzelfällen zum Erreichen des angestrebten Berufsziels erforderlich, kann dies auch Hilfen für ein Promotionsstudium einschließen (s. auch BSG v. 24.2.2016 – B 8 SO 18/14 R).

45.5 Außerschulische Bildung/ Freizeitaktivitäten

Teilhabe für Menschen mit Behinderungen bedeutet, Erfahrungen außerhalb von Einrichtungen machen zu können, zur Selbstbestimmung befähigt zu werden, Selbstwirksamkeit zu erfahren,

45

aktiv das Leben mitgestalten und soziale Verantwortung übernehmen zu können. Das Ziel der Inklusion (Ellger-Rüttgart 2016) kann nur umgesetzt werden, wenn sie nicht langfristig stationär, sondern zu Hause bei der Familie oder in geeigneten Wohnformen betreut und (re)habilitiert werden. Insbesondere bei schweren Körper- und Mehrfachbehinderungen muss eine nahtlose Versorgung mit den verschiedenen Leistungen realisiert werden – frühzeitig, ganzheitlich, durch ein interdisziplinäres Team. Die Eingliederungshilfe sieht hier unter anderem auch Hilfen zum Erwerb praktischer Kenntnisse und Fähigkeiten vor (▶ Abschn. 44.6). Teilhabe heißt insoweit insbesondere Integration in der Peer Group, Freundschaften schließen, gelingendes Familienleben, Hobbies ausüben und auch außerhalb des schulischen Systems lernen – gemeinsam mit Kindern und Jugendlichen ohne Behinderungen.

Die **Kinder- und Jugendhilfe** (§ 1 Abs. 3 SGB VIII) soll neben dem Zugang zu ihren Angeboten auch die gesellschaftlichen Teilhabebedingungen von jungen Menschen durch ihre Angebote verbessern und gesellschaftliche Exklusion abbauen bzw. verhindern. Ausweislich des Leitbildes des KJP (Kinder- und Jugendhilfeplan, GMBl. 2016, 809 ff.) sind hierfür **barrierefreie Bedingungen** im weitesten Sinne erforderlich (▶ Abschn. 24.3), ebenso ein Klima von Wertschätzung, Respekt und der Akzeptanz von Behinderung bzw. Beeinträchtigung als Teil der menschlichen Vielfalt. Bei der Umsetzung geförderter Maßnahmen darf Behinderung bzw. Beeinträchtigung kein Ausschlusskriterium darstellen. Die Förderung im Rahmen des KJP (GMBl. 41/2016, 803 ff.) umschließt u. a.

- Kinder- und Jugendarbeit und außerschulische Kinder- und Jugendbildung
- Jugendsozialarbeit und Integration,
- Förderung von Kindern in Tageseinrichtungen und Kindertagespflege,
- Hilfen für Familien, junge Menschen, Eltern und andere Erziehungsberechtigte.

Jugendsozialarbeit (im Sinne von § 13 SGB VIII) im Besonderen fördert Chancengerechtigkeit für junge Menschen, die zur Überwindung individueller Beeinträchtigungen auf Unterstützung angewiesen sind, und tritt Diskriminierung und Ausgrenzung entgegen.

> **Praxistipp**
>
> Praktische Hinweise und Projektideen für Vereine und Initiativen, die Inklusion für Kinder und Jugendliche im Freizeitbereich verwirklichen möchten, finden sich bei der Koordinierungsstelle „Inklusion bewegt!" auf der Seite des fib e. V. im ▶ Internet.

Eine persönliche Assistenz, Hilfsmittel und ggf. eine Transportmöglichkeit für die An- und Rückfahrt sind in vielen Fällen zusätzlich erforderlich, damit Menschen mit Behinderungen an Aktivitäten teilhaben können. Zu diesen individuellen Leistungen siehe ▶ Abschn. 45.6. Es geht also auch in der außerschulischen Bildung und Freizeit um eine möglichst reibungslose Gestaltung von Übergängen zwischen den Systemen. Von besonderer Bedeutung sind die Schnittstellen zum Gesundheitswesen, zum Bildungssystem (Schule) und zur Arbeitsverwaltung.

Bundesteilhabegesetz (BTHG)
Ab 1.1.2018: Leistungen zur Teilhabe an Bildung können – im Sinne des lebenslangen Lernens – prinzipiell auch Angebote der Erwachsenenbildung einschließen. § 75 Abs. 2 SGB IX zählt mögliche Hilfen zur Wahrnehmung von Bildungsangeboten nicht abschließend auf. Träger und Anbieter öffentlicher Erwachsenenbildung und Weiterbildung sind unter anderem die Volkshochschulen, gewerkschaftliche und kirchliche Einrichtungen, Bildungswerke, Akademien, Bildungszentren der Kammern (z. B. Industrie- und Handelskammer, Handwerkskammer) oder private Bildungseinrichtungen.

45.6 Hilfsmittel und Assistenz

Für die Förderung sind je nach Art und Schwere der Behinderung eine behindertengerechte Ausstattung der Bildungseinrichtungen, zusätzliche Betreuung und sonderpädagogische Hilfen durch Fachkräfte erforderlich. Die Ausstattung muss den pflegerischen, therapeutischen und pädagogischen Anforderungen entsprechen und den hohen Bedarf an Hilfsmitteln und entsprechenden Materialien (beispielsweise Snoezelraum, Materialien zur Wahrnehmungsförderung, barrierefreie Ausstattung, Diagnostiktests und Therapiematerialien) berücksichtigen. Bei solchen sog. **angemessenen Vorkehrungen** geht es also darum, den Bildungsbedürfnissen von v. a. Kindern, Jugendlichen und jungen Erwachsenen mit Behinderung zu begegnen. Deren vollständige Verweigerung stellt eine behinderungsbedingte Diskriminierung gemäß Art. 14 der Europäischen Menschenrechtskonvention dar (EGMR – II. Sektion – v. 23.2.2016 – 51500/08, NZS 2017 S. 299 ff.).

Individuelle Hilfsmittel (▶ Abschn. 44.9) oder persönliche Assistenz (▶ Abschn. 44.3) sind **zusätzliche Unterstützungsmöglichkeiten.** Kinder und Jugendliche haben auch an Regelkindergärten und Regelschulen einen Anspruch auf Hilfsmittelversorgung durch die Krankenkasse.

45.6.1 Hilfsmittel

Aufgrund des Wachstums sowie der motorischen und geistigen Entwicklung im Kindes- und Jugendalter sind bei der Hilfsmittelversorgung häufige Anpassungen nötig. Hilfsmittel können u. a. sein:

- Rollstühle
- Gehhilfen
- Sitzhilfen
- Orthesen, Maßschuhe
- Spezialmöbel
- Alltagshilfen, Rampen
- PC-Ansteuerungen
- Kommunikationshilfen, z. B. Gebärdensprachdolmetscher.

Wenn beispielsweise Kommunikationshilfen allein in besonderen Einrichtungen (z. B. in Schulen für Blinde und Sehbehinderte) oder in der Regelschule zum Einsatz kommen und von einer Vielzahl von Schülern mit gleichartiger Behinderung genutzt werden können, ist die gesetzliche Krankenversicherung nicht leistungspflichtig. Die Geräte sind dann Bestandteil der speziell ausgerichteten schulischen Ausbildung und Ausstattungsgegenstand der (Sonder-)Schule. Auch die Erweiterung der bereits im häuslichen Bereich eingesetzten Kommunikationshilfen um die ggf. in der Schule eingesetzte spezielle pädagogische Soft- und Hardware ist keine GKV-Leistung (vgl. VG Ansbach v. 31.07.2008 – AN 14 K 05.02742).

Das Netzwerk rehaKIND (siehe ▶ Internet) setzt sich für die speziellen Bedürfnisse von Kindern und Jugendlichen mit Behinderungen ein. Zu Fragen der Hilfsmittelversorgung

berät rehaKind sowohl Eltern als auch Schulen. Hierbei kommen Bedarfsermittlungsbögen (BEB) zum Einsatz, die sich am GKV-Hilfsmittelverzeichnis orientieren, und Produktbögen (z. B. PG 10 Gehilfen, PG 22 Mobilitätshilfen). Informationen zu Hilfsmitteln sowie entsprechende Produkte, die im Zusammenhang mit Bildung und Ausbildung eingesetzt werden können, lassen sich mit den Suchbegriffen „Kind" oder „Jugend" im REHADAT-Hilfsmittelportal abrufen.

45.6.2 Assistenz

Die Bedeutung von **Schulbegleitung** wächst, da Schulen zumeist nicht auf die Bedarfe aller Kinder mit Behinderung ausgerichtet sind. Die Schulbegleitung hat sich in den letzten Jahren bundesweit als wichtige Leistung der Eingliederungshilfe etabliert, die zum Gelingen eines inklusiven Schulsystems entscheidend beiträgt. Sie richtet sich nach dem individuellen Bedarf der Schüler mit Behinderung und ermöglicht den Besuch der Schule bzw. den Zugang zu Bildung überhaupt. Hilfen zu einer angemessenen Schulbildung sind demnach auch nicht auf den Unterricht beschränkt. Nur Maßnahmen im sog. pädagogischen Kernbereich (Sozialrecht+Praxis 2017, 114 f.)., also die individuelle Abstimmung der Lerninhalte auf das Kind, sind ausgeschlossen (vgl. Luthe 2017, S. 445, unter Verweis auf LSG Stuttgart v. 18.2.2015 – L 2 SO 3641/13).

Integrationshilfen wie auch Assistenzleistungen für die Teilhabe an Erziehung und Bildung sind – je nach Trägerschaft – zu beantragen bzw. werden von Amts wegen erbracht. Als vorrangige Leistungsträger kommen insofern die Sozialhilfe, bei seelischer Behinderung des Kindes/Jugendlichen die Kinder- und Jugendhilfe, die gesetzliche Unfallversicherung (ggf. landwirtschaftliche Berufsgenossenschaft) oder ggf. auch die Bundesagentur für Arbeit in Betracht.

Grundsätzlich können alle Leistungen zur Teilhabe auch in Form eines persönlichen Budgets (▶ Abschn. 21.5) erbracht werden, was Assistenzleistungen mit einschließt. Weitere Leistungen wie Hilfsmittel sind budgetfähig, wenn sie sich auf alltägliche oder regelmäßig wiederkehrende Bedarfe beziehen (§ 17 Abs. 2 SGB IX).

Bundesteilhabegesetz (BTHG)
Ab 1.1.2018: Erlaubt ist das sog. „Poolen" von Leistungen (Dillmann et al. 2017, S. 1 ff.). Dies bedeutet in Bezug auf die Teilhabe an Bildung:

45

Die in der Schule oder Hochschule wegen der Behinderung erforderliche Anleitung und Begleitung kann an mehrere Leistungsberechtigte gemeinsam erbracht werden. Dieses muss allerdings für die Leistungsberechtigten nach § 104 SGB IX unter angemessener Berücksichtigung ihrer persönlichen, familiären und örtlichen Umstände zumutbar sein. Mit Leistungserbringern müssen zudem entsprechende Vereinbarungen bestehen. Sofern vom Leistungsberechtigten gewünscht, sind die Leistungen der Anleitung und Begleitung gemeinsam zu erbringen (§ 112 Abs. 4 SGB IX). In das Teilhabeplanverfahren kann die Schule bzw. Hochschule einbezogen werden.

Weitere Informationen

Literatur

Bundesarbeitsgemeinschaft für Rehabilitation (BAR) (2014) Empfehlungen zur Phase E der neurologischen Rehabilitation. https://www.bar-frankfurt.de/publikationen

Bundesministerium für Arbeit und Soziales (BMAS) (2016) Ratgeber für Menschen mit Behinderung. Berlin

Bundesministerium für Familie, Senioren, Frauen und Jugend (BMFSFJ) (o. J.) Kinder in Tageseinrichtungen und Tagespflege. Berlin, S 9 f. https://www.bmfsfj.de/blob/94722/f8a0ec9b933b5ed12e9476463928529f/prm-23234-broschure-kinder-in-tageseinri-data.pdf

Der Landkreis – Schwerpunktheft 4/2015 zur Eingliederungshilfe

Deutsche Gesellschaft für Sozialpädiatrie und Jugendmedizin (DGSPJ), Deutsche Gesellschaft für Kinder- und Jugendmedizin (DGKJ) (2007) Allgemeine Rahmenempfehlungen zur ambulanten Rehabilitation von Kindern und Jugendlichen der Deutschen Gesellschaft für Sozialpädiatrie und Jugendmedizin und der Fachgesellschaft für Rehabilitation im Kindes- und Jugendalter. http://www.dgspj.de/wp-content/uploads/service-archiv-leitlinie-rahmenempfehlungen-reha-2007.pdf

Dehmer M, Puls J, Rock J (2016) Das Bildungs- und Teilhabepaket: Eine Misserfolgsgeschichte. Soziale Sicherheit 10–11: 400

Dillmann F, Eschweiler S, Kleinen K, Wildanger B (2017) Rechtliche Rahmenbedingungen und Verfahrensvorschläge zu sogenannten Poollösungen für schulische Integrationshilfen. Behindertenrecht (br): S 1–12

Ellger-Rüttgart S (2016) Inklusion – Vision und Wirklichkeit. Kohlhammer, Stuttgart

Gallep S (2016) Steuerung in den Hilfen zu Erziehung – Jugendhilfeplanung und das Verhältnis der öffentlichen und freien Träger. NDV, S 468–474

Gemeinsames Ministerialblatt (GMBl) 41/2016, S. 803 ff: Richtlinie über die Gewährung von Zuschüssen und Leistungen zur Förderung der Kinder- und Jugendhilfe durch den Kinder- und Jugendplan des Bundes (KJP)

Greving H, Scheibner U (2017) Bildung: Schlüssel zur Inklusion. NDV, S 14–18

Kultusministerkonferenz, Jugendministerkonferenz (2004) Gemeinsamer Rahmen der Länder für die frühe Bildung in Kindertageseinrichtungen, S 6. https://www.kmk.org/fileadmin/Dateien/veroeffentlichungen_beschluesse/2004/2004_06_03-Fruehe-Bildung-Kindertageseinrichtungen.pdf

Lange R (2016) Begutachtung von Kindern und Jugendlichen durch den Öffentlichen Gesundheitsdienst. MedSach: S 239–241

Luthe EW (2017) Teilhabe an Bildung nach § 75 Bundesteilhabegesetz. Neue Zeitschrift für Sozialrecht (NZS), S 441–447

RdLH (Rechtsdienst der Lebenshilfe) 2016, S 76 ff.

Sozialrecht+Praxis (Hrsg. VdK), 2017, S 114 f.

wbv – Autorengruppe Bildungsberichterstattung (2016) Bildung in Deutschland 2016 – Ein indikatorengestützter Bericht mit einer Analyse zu Bildung und Migration. https://www.bildungsbericht.de/de/nationaler-bildungsbericht

Welti F (2014) Verantwortlichkeit von Schule und Sozialleistungsträgern für angemessene Vorkehrungen und für Zugänglichkeit für behinderte Schülerinnen und Schüler, Beitrag D 20-2014,

DVfR – Diskussionsforum Rehabilitations- und Teilhaberecht. http://www.reharecht.de/

Internetlinks

Beauftragter der Bundesregierung für die Belange behinderter Menschen. https://www.behindertenbeauftragter.de/

Bildung und Gesundheit e. V. – Schule und Krankheit. http://www.schuleundkrankheit.de

Bundesarbeitsgemeinschaft Gemeinsam leben – gemeinsam Lernen. www.gemeinsamleben-gemeinsamlernen.de ; http://www.gemeinsamleben-hessen.de/de

Bundesministerium für Arbeit und Soziales (BMAS) – Einfach teilhaben / Kindheit und Familie, Schule und Studium, Ausbildung und Arbeit. http://www.einfach-teilhaben.de

Bundesministerium für Familie, Senioren, Frauen und Jugend (BMFSFJ). https://www.bmfsfj.de

Deutsches Studentenwerk – Studieren mit Behinderung. www.studentenwerke.de/behinderung

Förderung der Inklusion behinderter Menschen (fib) e. V. – Inklusion bewegt: www.inklusionbewegt.de

Kindernetzwerk. https://www.kindernetzwerk.de/de/

REHADAT – Hilfsmittel für Kinder und Jugendliche. http://www.rehadat-hilfsmittel.de

REHADAT – pädagogische Fachkräfte. www.rehadat-bildung.de/

rehaKIND – Netzwerk. https://www.rehakind.com/

Servicestelle Bildungsketten beim Bundesinstitut für Berufsbildung (BIBB) – Berufseinstiegsbegleitung. https://www.bildungsketten.de/berufseinstiegsbegleitung

Ergänzende und unterhaltssichernde Leistungen in der Rehabilitation

Mathias Sutorius

Unter Mitarbeit von Silvia Albrecht und Matthias Siebert.

© Springer-Verlag GmbH Deutschland, ein Teil von Springer Nature 2018
Bundesarbeitsgemeinschaft für Rehabilitation e.V. (BAR) (Hrsg.), *Rehabilitation*
https://doi.org/10.1007/978-3-662-54250-7_46

Nach einer Erkrankung oder einem Unfall hat die Rehabilitation des Leistungsberechtigten immer die höchste Priorität. Sie ist Verpflichtung aller Akteure. Dieses Ziel kann nur gelingen, wenn unabhängig von Art, Intensität und Umfang der notwendigen Rehabilitationsmaßnahmen der Alltag des Leistungsberechtigten und seiner Familie – so wenig beeinträchtigt wie möglich – weitergeht und die **finanzielle Absicherung** und **familiäre Versorgung** sichergestellt wird. Im Einzelnen müssen zum Beispiel

- Kinder betreut und versorgt,
- Kredite bedient sowie Miete und Unterhalt bewerkstelligt,
- die alltäglichen Aufgaben im Haushalt erledigt,
- Tiere gefüttert und versorgt oder
- Beiträge zur sozialen Sicherung weiter entrichtet werden.

Neben diesen unterschiedlichen Aspekten darf zugleich die Motivation des Leistungsberechtigten während der eingeleiteten Rehabilitationsmaßnahmen nicht nachlassen. Auch außerplanmäßige Ausgaben (z. B. Fahrtkosten) sollten ihn – mit ohnehin vermindertem Einkommen – nicht zusätzlich belasten.

In diesem Kapitel werden Leistungen beschrieben, die der Unterhaltssicherung oder ergänzend dem **nachhaltigen Erfolg** der medizinischen und beruflichen Rehabilitation dienen. Ganz im Sinne einer Betrachtung auf Basis des bio-psycho-sozialen Modells (▶ Abschn. 37.3) ist oft nicht alleine die Genesung oder die Behebung des Funktionsdefizits für den gewünschten Rehabilitationserfolg maßgebend, sondern eine Vielzahl verschiedener Faktoren und ihre Wechselwirkungen.

Nur bei einem gelungenen Zusammenspiel verschiedener Komponenten kann sich der Leistungsberechtigte voll auf die eingeleiteten Rehabilitationsmaßnahmen konzentrieren und diese erfolgreich abschließen. Dieses Kapitel bietet einen Überblick über einschlägige unterhaltsichernde und ergänzende Leistungen (◘ Tab. 46.1). Für die Gewährung dieser Leistungen können ganz unterschiedliche Rehabilitationsträger zuständig sein.

46.1 Leistungen zur Unterhaltssicherung im Überblick

Kranken-, Verletzten- und Übergangsgeld haben eine Entgeltersatzfunktion und gleichen konkrete

Entgelt- oder Einkommenseinbußen aus. Grundsätzlich wird immer nur eine unterhaltssichernde Leistung gewährt. Krankengeld und Verletztengeld werden beim Vorliegen einer Arbeitsunfähigkeit (▶ Glossar) während der Akutbehandlung oder während der medizinischen Rehabilitation geleistet. Ein Anspruch des Versicherten auf Übergangsgeld besteht bei der Gewährung und Durchführung von Leistungen zur Teilhabe am Arbeitsleben oder auch bei medizinischen Rehabilitationsmaßnahmen zulasten der Deutschen Rentenversicherung (z. B. stufenweise Wiedereingliederung; ▶ Abschn. 42.6.2).

Die jeweilige Höhe der Entgeltersatzleistungen hängt von der Höhe des vorherigen Arbeitsentgeltes oder des Arbeitseinkommens ab. Zeitlich entspricht dies dem letzten abgerechneten Entgeltzeitraum von mindestens 4 Wochen. Folgen mehrere dieser unterhaltssichernden Leistungen aufeinander, ist dieselbe Berechnungsgrundlage maßgebend (§ 65 SGB IX). Die genannten Geldleistungen werden kalendertäglich gezahlt. Für einen vollen Kalendermonat werden 30 Tage angesetzt (§ 65 Abs. 7 SGB IX). Alle Leistungen werden am Monatsende (rückwirkend) ausgezahlt. Bei längerem Leistungsbezug wird die Berechnungsgrundlage nach Ablauf eines Jahres auf Basis der Lohn- und Gehaltsentwicklungen angepasst. Dies erhöht die zu leistende Entgeltersatzleistung (§§ 50, 68 Abs. 2 S. 1 SGB IX).

Bei Vorliegen eines Beschäftigungsverhältnisses geht der Zahlung von Entgeltersatzleistungen meist eine sechswöchige Entgeltfortzahlung voraus. In den ersten 6 Wochen der Arbeitsunfähigkeit oder der stationären Behandlung wird grundsätzlich Lohn und Gehalt nach dem Entgeltfortzahlungsgesetz, zuletzt geändert 16.07.2017, weitergezahlt (§ 3 EntgFG), insoweit ruht die Entgeltersatzleistung. Das gilt nicht in den ersten 4 Wochen in einem neuen Arbeitsverhältnis. Die Agentur für Arbeit zahlt im Falle einer Arbeitsunfähigkeit für ALG-I-Bezieher das Arbeitslosengeld fort. Erst nach Ablauf von 6 Wochen wird Krankengeld bzw. Verletztengeld vom zuständigen Rehabilitationsträger gezahlt. (§ 146 SGB III). Die Empfänger von Arbeitslosengeld II (sog. Hartz IV) erhalten auch im Falle eines Unfalls oder einer Erkrankung weiterhin Leistungen von ihrem zuständigen Jobcenter. Der Ausgleich erfolgt ggf. intern zwischen den Trägern (§ 25 SGB II).

Tab. 46.1 Überblick über unterhaltssichernde und ergänzende Leistungen

Leistung	Kurzbeschreibung
Krankengeld (§ 65 Abs. 1 Nr. 1 SGB IX i. V. m. §§ 45ff SGB V)	Krankengeld wird von der gesetzlichen Krankenkasse geleistet, wenn aufgrund einer Krankheit oder eines (privaten) Unfall Arbeitsunfähigkeit besteht. Es ist der Ersatz für das ausgefallene Arbeitsentgelt. Krankengeld wird ausgezahlt an Arbeitnehmer, Künstler und Arbeitssuchende, die Arbeitslosengeld I beziehen und in einer gesetzlichen Krankenversicherung versichert sind.
	Rehabilitationsträger: Krankenversicherung
Verletztengeld (§ 65 Abs. 1 Nr. 2 SGB IX i. V. m. §§ 45ff. SGB VII)	Das Verletztengeld ist das „Krankengeld" der gesetzlichen Unfallversicherung und soll den bisherigen Lebensstandard des Leistungsberechtigten sicherstellen. Es wird gewährt, wenn ein Arbeitsunfall oder eine Berufskrankheit die „rechtlich-wesentliche" Ursache für eine Arbeitsunfähigkeit darstellt und der Leistungsempfänger unmittelbar im Vorfeld Arbeitsentgelt, Einkommen oder eine Entgeltersatzleistung bezogen hat.
	Rehabilitationsträger: Unfallversicherungsträger (Berufsgenossenschaften und Unfallkassen, die Sparte Unfallversicherung der SVLFG)
Übergangsgeld (§§ 65 Abs. 1 Nr. 3 und Abs. 2, 66 SGB IX)	Mit der Gewährung von Übergangsgeld soll während einer stufenweisen Wiedereingliederung zulasten der Rentenversicherung oder bei einer beruflichen Qualifizierungsmaßnahme (z. B. Ausbildung, Umschulung, berufliche Weiterbildung, Berufsvorbereitung, Grundausbildung) das fehlende Entgelt des Leistungsberechtigten kompensiert werden. Das Übergangsgeld stellt somit eine zusätzliche Leistung neben einer medizinischen oder beruflichen Rehabilitationsmaßnahme dar.
	Rehabilitationsträger: Rentenversicherung, Bundesagentur für Arbeit, Unfallversicherung, Kriegsopferversorgung und -fürsorge
Beiträge und Beitragszuschüsse (§ 64 SGB IX)	Bei der Gewährung von Kranken-, Verletzten- und Übergangsgeld und weiterer Entgeltersatzleistungen werden Beiträge zur Sozialversicherung abgeführt. Sie vermeiden u. a. Lücken im Rentenverlauf und sichern den Versicherungsschutz.
	Rehabilitationsträger: Rentenversicherung, Krankenversicherung, Bundesagentur für Arbeit, Unfallversicherung, Kriegsopferversorgung und -fürsorge
Fahrt- und Reisekosten (§ 73 SGB IX)	Fahrt- und Reisekosten haben den Zweck, entstandene Aufwendungen auf dem Weg zu Rehabilitationsmaßnahmen zu ersetzen. Hierzu zählen die Erstattung von Gepäcktransport-, Verpflegungs- und Übernachtungskosten oder anderweitige Auslagen (Parkgebühren, Reservierungsentgelte).
	Leistungsträger: Rentenversicherung, Bundesagentur für Arbeit, Unfallversicherung, Kriegsopferversorgung und -fürsorge, in besonderen Fälle auch die Krankenversicherung
Betriebshilfe (in der Landwirtschaft) (§ 74 Abs. 4 SGB IX i. V. m. weiteren Gesetzen)	Die „Betriebs- und Haushaltshilfe" zielt darauf ab, den laufenden Betrieb (Versorgung der Tiere, Einholung der Ernte) des Landwirts bei seinem Ausfall (z. B. Erkrankung, Organisation von Pflege oder Tod) sicherzustellen.
	Alle Sparten der Sozialversicherung Landwirtschaft, Forsten und Gartenbau (SVLFG)
Haushaltshilfe und Kinderbetreuung (§ 74 Abs. 1–3 SGB IX)	Eine Haushaltshilfe ermöglicht es dem Leistungsberechtigten, an den Maßnahmen zur medizinischen Rehabilitation oder zur beruflichen Rehabilitation teilzunehmen. Die Leistung wird erbracht bei Akutbehandlungen, medizinischen Vorsorgeleistungen, häuslicher Krankenpflege sowie medizinischen und beruflichen Rehabilitationsmaßnahmen infolge von Erkrankungen oder Unfällen.
	Rehabilitationsträger: Rentenversicherung, Bundesagentur für Arbeit, Krankenversicherung, Unfallversicherung, Kriegsopferversorgung und -fürsorge, Eingliederungshilfe (nachrangig)
Rehabilitationssport und Funktionstraining (§ 64 Abs. 1 Nr. 4 SGB IX)	Rehabilitationssport und Funktionstraining sind zwei unterschiedliche Leistungen. Sie haben die Aufgabe, den Rehabilitationserfolg zu festigen und die rehabilitative Nachsorge am Wohnort zu fördern. Mögliche Indikationen werden unten beschrieben. Die Zielsetzung beider Leistungen ist die dauerhafte Eingliederung ins Erwerbsleben und in die Gesellschaft.
	Rehabilitationsträger: Rentenversicherung, Krankenversicherung, Unfallversicherung, Kriegsopferversorgung

46

46.1.1 Krankengeld

Voraussetzung für die Gewährung von Krankengeld ist eine Pflichtversicherung in der gesetzlichen **Krankenversicherung** oder eine freiwillige Versicherung mit Krankengeldanspruch. Darüber hinaus soll Krankengeld auch den Entgeltausfall bei notwendiger Betreuung eines erkrankten Kindes unter 12 Jahren, eines behinderten oder schwerstkranken Kindes ausgleichen. **Keinen Anspruch** auf Krankengeld haben Ehegatten und Kinder, die in der **Familienversicherung** mitversichert sind. Gleiches gilt für pflichtversicherte Praktikanten, Studenten, Selbstständige und Empfänger von Arbeitslosengeld I, Personen in Einrichtungen der Jugendhilfe oder Teilnehmer berufsfördernder Bildungsmaßnahmen. Bezieher von Arbeitslosengeld II (sog. Hartz IV) erhalten ihre Grundsicherung (▶ Abschn. 48.3) weitergezahlt. Angehörige der Bundeswehr oder der Bundespolizei erhalten im Falle ihrer Arbeitsunfähigkeit Versorgungskrankengeld nach dem Bundesversorgungsgesetz (BVG), das vom Krankengeld zu unterscheiden ist.

▪▪ Beginn, Ende und Höhe
Der Anspruch auf Krankengeld beginnt mit dem Tag, an dem eine Arbeitsunfähigkeit (AU) ärztlich attestiert wurde (§ 48 Abs. 1 SGB V). Der Krankengeldanspruch endet mit Ende der Arbeitsunfähigkeit bzw. mit Erreichen der Höchstbezugsdauer (78 Wochen) oder wenn eine Rente wegen Alters, eine Rente wegen voller Erwerbsminderung (▶ Glossar), Rente wegen Erwerbsunfähigkeit oder Ruhegehalt einsetzt. In diesem Fall endet das Krankengeld mit dem Tag, an dem die Rente beginnt. Das Krankengeld beträgt 70 % des Bruttoverdienstes, aber nicht mehr als 90 % des Nettoverdienstes (§ 47 SGB V). Der niedrigere dieser beiden Werte wird um die Arbeitnehmeranteile zur gesetzlichen Sozialversicherung gekürzt. Auch Einmalzahlungen wie Weihnachts- und Urlaubsgeld fließen in die Berechnung mit ein (§ 47 Abs. 2 S. 6 SGB V). Abzuführende Sozialversicherungsbeiträge werden direkt abgezogen, die verbleibende Summe wird dem Leistungsberechtigten als Krankengeld ausgezahlt.

▪▪ Praktische Hinweise
Die Arbeitsunfähigkeit des Arbeitnehmers ist seiner gesetzlichen Krankenversicherung unverzüglich mit der Arbeitsunfähigkeitsbescheinigung anzuzeigen. Die Krankenkasse fordert daraufhin selbstständig eine Verdienstbescheinigung beim Arbeitgeber an. Um durchgängig Krankengeld zu erhalten, muss der Arzt den Leistungsberechtigten ohne Unterbrechung krankschreiben, und zwar spätestens am nächsten Werktag nach dem zuletzt attestierten Ende der Arbeitsunfähigkeit. Samstage gelten in dem Zusammenhang nicht als Werktage. Endet die Krankschreibung zum Beispiel an einem Dienstag, muss der Versicherte spätestens am darauffolgenden Mittwoch erneut einen Arzt aufsuchen. Andernfalls entsteht eine Anspruchslücke und die Krankenkasse kann die Zahlung verweigern. Ein Arzt darf prinzipiell nicht rückwirkend krankschreiben. Während der schrittweisen Wiederaufnahme seiner Tätigkeit (stufenweise Wiedereingliederung, ▶ Abschn. 42.6.2) ist der Leistungsberechtigte weiterhin arbeitsunfähig. Daher bleibt hier ein Krankengeldanspruch gegenüber seiner Krankenkasse erhalten.

Der Krankengeldanspruch besteht wegen derselben Erkrankung bis zu 78 Wochen innerhalb von 3 Jahren (§ 48 SGB V). Danach entfällt der Leistungsanspruch. Eine Krankschreibung am Stück muss nicht vorliegen. Vielmehr werden die einzelnen Teilzeiträume addiert. Entscheidend ist, dass die Arbeitsunfähigkeit auf demselben, medizinisch nicht ausgeheilten Leiden beruht. Tritt während einer Arbeitsunfähigkeit eine weitere Erkrankung hinzu, kann die maximale Leistungsdauer von 78 Wochen nicht verlängert werden (§ 48 SGB V). Hat ein neuer Dreijahreszeitraum begonnen und tritt das bekannte Leiden wieder auf, wegen dem in der Vergangenheit bereits 78 Wochen Arbeitsunfähigkeit vorlagen, beginnt dagegen ein erneuter Anspruch auf Krankengeld.

> **Praxistipp**
>
> Ob Arbeitsunfähigkeits-Zeiträume durch dieselbe Erkrankung zu addieren sind und eine Aussteuerung und somit der Verlust der Krankengeldzahlung droht, sollte frühzeitig mit der zuständigen Krankenkasse geklärt werden. Besteht auch nach 78 Wochen der Krankengeldzahlung keine Arbeitsfähigkeit, deutet vieles auf eine (teilweise) Erwerbsunfähigkeit hin. Die Deutsche Rentenversicherung sollte kontaktiert werden.

Rechenbeispiel:
Herr S. verdient laut seiner letzten Gehaltsabrechnung 2.500 Euro brutto. Er ist ledig, 29 Jahre alt und kinderlos. Sein Nettoverdienst beträgt monatlich 1.652,75 Euro. Dabei ist ein Zusatzbeitrag seiner Krankenkasse von 1,1 % bereits abgezogen. Sein monatliches Krankengeld würde fiktiv netto 1.303,61 Euro betragen. Das wären 349,14 Euro weniger im Monat.

46.1.2 Verletztengeld

Neben Arbeitnehmern und Selbstständigen können auch ehrenamtlich Tätige, Hilfeleistende oder Schüler und Studenten einen Anspruch auf Verletztengeld haben, wenn sie im Vorfeld einem bezahlten Nebenjob nachgegangen sind. Das Verletztengeld wird bei allen Maßnahmen zur Heilbehandlung und zur medizinischen Rehabilitation geleistet, sofern der Versicherte deshalb eine ganztägige Erwerbstätigkeit nicht ausüben kann. Zuständig sind die Träger der Unfallversicherung (**Berufsgenossenschaften und Unfallkassen**). Auch bei einer stufenweisen Wiedereingliederung (auch Arbeits- und Belastungserprobung genannt, ▶ Abschn. 42.6.2) nach einem Unfall oder einer berufsbedingten Erkrankung besteht Anspruch auf Verletztengeld. Das Alter, der Familienstand oder die Behandlungsform (ambulant oder stationär) ist für die Gewährung von Verletztengeld unerheblich. Muss ein Kind oder ein Schüler aufgrund eines Arbeitsunfalls (▶ Glossar) beaufsichtigt, betreut oder gepflegt werden, kann der betreuende Elternteil ebenfalls Verletztengeld bei seiner gesetzlichen Krankenversicherung beantragen, die die Auszahlung vornimmt. Zuständig ist der Unfallversicherungsträger der Einrichtung, in dem das Kind bzw. der Schüler sich aufhält (§ 45 Abs. 4 SGB VII).

> Im Falle einer **Wiedererkrankung** an den Unfallfolgen erhält der Verunfallte Verletztengeld, sofern er in einem Beschäftigungsverhältnis steht. Das Verletztengeld beginnt hier, unter Beachtung einer etwaigen Entgeltfortzahlung des Arbeitgebers, mit dem Tag der Wiedererkrankung. Zuständig ist der Unfallversicherungsträger, der den Unfall anerkannt hat (§ 48 SGB VII).

■ ■ Beginn, Ende und Höhe

Die Zahlung von Verletztengeld beginnt mit dem Tag der ärztlich attestierten Arbeitsunfähigkeit. Angesichts der gesetzlichen Entgeltfortzahlung (EntgFG) beginnt die Zahlung des Verletztengeldes in der Regel erst mit der 7. Woche nach Beginn der Arbeitsunfähigkeit. Das Verletztengeld wird für sämtliche Kalendertage ausgezahlt, auch für Samstage und Sonntage. Das Verletztengeld endet mit dem letzten Tag der Arbeitsunfähigkeit, maximal kann es 78 Wochen geleistet werden. Nur beim Übergang in eine anschließende Leistung zur Teilhabe am Arbeitsleben oder bei einer andauernden stationären Behandlung ist auch über 78 Wochen hinaus eine Verlängerung der Zahlung von Verletztengeld möglich. Das Verletztengeld beträgt 80 % des letzten abgerechneten Bruttoentgelts. Die maximale Höhe entspricht dem letzten Nettolohn (§ 47 SGB VII). Der Auszahlungsbetrag vermindert sich anteilig um die Beiträge zur gesetzlichen Rentenversicherung und zur Arbeitslosenversicherung. Eine exemplarische Berechnung findet sich beim Krankengeld (▶ Abschn. 46.1.1).

■ ■ Praktische Hinweise

Bei Arbeitnehmern zahlen die gesetzlichen Krankenkassen das Verletztengeld aus. Sie handeln dabei im Auftrag der UV-Träger. Um Verletztengeld zu erhalten, muss der Leistungsberechtigte einen **Durchgangsarzt** aufsuchen, der dem Verunfallten eine Arbeitsunfähigkeitsbescheinigung für seinen Arbeitgeber und seine Krankenversicherung ausstellt. Bei einer selbstständigen Tätigkeit oder bei der Mitgliedschaft des Leistungsberechtigten in einer privaten Krankenversicherung erfolgt die Auszahlung direkt über den zuständigen UV-Träger. Bei Selbstständigen sind zudem andere Berechnungsgrundsätze maßgebend (§ 47 Abs. 5 SGB VII). Das Verletztengeld wird in der Regel rückwirkend ausgezahlt. Sollten Probleme bei der Bestreitung des Lebensunterhaltes der Leistungsberechtigten bestehen, kann der Leistungsberechtigte eine Zahlung im Voraus oder einen Vorschuss bei seinem UV-Träger beantragen (§ 96 Abs. 2 SGB VII, § 42 SGB I).

46

Liegen nach Ablauf der Arbeitsunfähigkeit noch Funktionseinschränkungen oder psychische Beeinträchtigungen vor, kann der Anspruch auf eine Verletztenrente aus der gesetzlichen Unfallversicherung bestehen. Der zuständige UV-Träger ist zu informieren (§ 56 SGB VII).

Wenn Versicherte keinen Anspruch auf Übergangsgeld haben (z. B. Ersteingliederung von jungen Menschen mit Behinderungen), kann z. B. ein Anspruch auf Ausbildungsgeld (▸ Abschn. 38.5.3) bestehen. Das Ausbildungsgeld ist eine Leistung zur Sicherstellung des Lebensunterhalts, die nur von der Bundesagentur für Arbeit für junge Menschen mit Behinderungen geleistet wird.

46.1.3   Übergangsgeld

Nicht selten kann ein Leistungsberechtigter nach seiner Erkrankung oder nach einem Unfall aufgrund vorliegender Funktionsdefizite nicht an seinen bisherigen Arbeitsplatz zurückkehren. Berufs- und Qualifizierungsmaßnahmen (z. B. Umschulung oder berufliche Weiterbildung) einschließlich geeigneter Vorfeldmaßnahmen (z. B. Eignungsabklärung, Arbeitserprobung, Grundausbildung, ▸ Kap. 43) stellen in solchen Konstellationen häufig ein geeignetes Mittel dar, um eine Rückkehr auf den Arbeitsmarkt zu ermöglichen. Das Übergangsgeld ist dabei eine hilfreiche monetäre Unterstützung.

Übergangsgeld soll primär **während einer** solchen beruflichen **Qualifizierungsmaßnahme** das ausbleibende Einkommen kompensieren und somit eine Hilfe zur Bestreitung des Lebensunterhalts des Leistungsberechtigten und seiner Familie darstellen. Es ist eine eigenständige Leistung während einer Leistung zur Teilhabe am Arbeitsleben und wird von den für die jeweilige Leistung zur Teilhabe zuständigen Trägern (◻ Tab. 46.1) zusätzlich geleistet.

Gleichwohl kann Übergangsgeld auch **während der medizinischen Rehabilitation** geleistet werden. Dies ist zum Beispiel der Fall, wenn der Versicherte unmittelbar vor Beginn der medizinischen Rehabilitation Arbeitsentgelt oder Einkommen hatte und Beiträge zur Rentenversicherung entrichtet hat. Sobald Übergangsgeld geleistet wird, entfallen oder ruhen alle anderen unterhaltssichernden Leistungen (Verletztengeld, Krankengeld, Arbeitslosengeld), auch wenn der Leistungsberechtigte weiterhin arbeitsunfähig ist.

Arbeitnehmer haben in der Regel einen Anspruch auf Fortzahlung ihres Entgelts für 6 Wochen nach dem EntgFG (s. oben). Ist dieser Anspruch wegen einer identischen Vorerkrankung verbraucht, kann der Leistungsberechtigte während der medizinischen Rehabilitation Übergangsgeld von seinem Rentenversicherungsträger erhalten. Voraussetzung ist ein bestehendes Arbeitsverhältnis und die Abführung von RV-Beiträgen unmittelbar vor Beginn der Maßnahme (§ 20 SGB VI).

▪▪ Beginn, Ende und Höhe

In der Regel stellt der Rehabilitationsträger Übergangsgeld gleichzeitig mit der Genehmigung der Maßnahme fest (Teilhabeplan, ▸ Abschn. 18.5). Das Übergangsgeld endet in der Regel mit dem Abschluss der medizinischen oder beruflichen Maßnahme bei einer erfolgreichen Wiedereingliederung (z. B. Wiederaufnahme der Tätigkeit nach Ende der medizinischen Rehabilitation, Ende einer stufenweisen Wiedereingliederung, erfolgreiche Vermittlung nach Umschulung). Die Berechnungsgrundlage für das Übergangsgeld stellen 80 % des zuletzt bezogenen regelmäßigen Arbeitsentgelts bzw. Arbeitseinkommens, höchstens jedoch das regelmäßig bezogene Nettoarbeitsentgelt, dar. Das Übergangsgeld beträgt bei Leistungsberechtigten, die mindestens ein Kind haben (§ 32 Abs. 1, 3 und 5 Einkommensteuergesetz) 75 %. Diese Höhe gilt auch, wenn der Antragsteller selbst oder sein Ehegatte in der häuslichen Gemeinschaft pflegebedürftig ist. Bei allen übrigen Leistungsberechtigten beträgt die Höhe 68 % der einschlägigen Berechnungsgrundlage (§§ 66 ff. SGB IX). Darüber hinaus hat der zuständige Rehabilitationsträger die Beiträge zur Kranken-, Renten- und Pflegeversicherung in voller Höhe zu übernehmen. Ist in den letzten

3 Jahren vor Beginn der Maßnahme kein Arbeitsentgelt oder Arbeitseinkommen bezogen worden oder liegt der Bemessungszeitraum länger als 3 Jahre zurück, erfolgt eine Sonderberechnung durch den zuständigen Rehabilitationsträger (§ 68 SGB IX). Bei Selbstständigen oder freiwillig Versicherten gelten wiederum andere Berechnungsmaßstäbe.

■■ **Praktische Hinweise**
Für die Gewährung von Übergangsgeld sind oft spezifische Voraussetzungen im Vorfeld zu klären, daher ist der zuständige Rehabilitationsträger frühzeitig einzuschalten. Während des Bezugs von Übergangsgeld werden Arbeitsentgelte aus einer Nebentätigkeit oder andere Einkommensarten sowie Entgeltersatzleistungen auf das Übergangsgeld angerechnet. Alle Einkommensarten sind dem zuständigen Träger offenzulegen. Das Übergangsgeld wird auch in den Ferienzeiten einer Bildungsmaßnahme weitergezahlt. Bei kurzfristigen Erkrankungen (bis zu 6 Wochen), zwischen zwei verschiedenen Bildungsmaßnahmen oder nach Abschluss einer Maßnahme kann unter bestimmten Voraussetzungen (z. B. Arbeitsunfähigkeit, weitere LTA-Maßnahme geplant, ▶ Kap. 43) ebenfalls eine Weiterzahlung der Leistung erfolgen (§ 71 SGB IX). Hinzugetretene Erkrankungen während des Bezuges von Übergangsgeld sind dem zuständigen Rehabilitationsträger unverzüglich anzuzeigen.

46.2 Beiträge und Beitragszuschüsse zur sozialen Sicherung

Mit der Gewährung von Kranken-, Verletzten- und Übergangsgeld und allen weiteren **Entgeltersatzleistungen** werden wie bei einem Beschäftigungsverhältnis unmittelbar Sozialversicherungsbeiträge vom jeweiligen Rehabilitationsträger abgeführt. Die Beitragszahlungen dienen der Sicherstellung des Versicherungsschutzes des Versicherten in der gesetzlichen Rentenversicherung, der sozialen Pflegeversicherung und der Krankenversicherung sowie der Arbeitslosenversicherung. Die Höhe der abzuführenden Beiträge orientiert sich einerseits am jeweils gültigen Beitragssatz und andererseits an der Höhe des beitragspflichtigen Einkommens bis zur Beitragsbemessungsgrenze. Auch der Leistungsbezug und der Rehabi-

litationsträger spielen eine Rolle. Während des Bezuges von Übergangsgeld bei einer Umschulung sind beispielsweise keine Beiträge zur Arbeitslosenversicherung abzuführen.

> **Praxistipp**
>
> Auch Beiträge zur Künstlersozialversicherung nach dem KSVG sind durch die Rehabilitationsträger an die jeweiligen Leistungsberechtigten zu erstatten (§ 64 Abs. 1 SGB IX.).

46.3 Fahrt- und Reisekosten

Fahrt- und Reisekosten (§ 73 SGB IX) haben den Zweck, entstandene **Aufwendungen auf dem Weg zu Maßnahmen** zu Leistungen zur Teilhabe am Arbeitsleben oder zur medizinischen Rehabilitation zu ersetzen. Darunter fallen auch die Erstattung von Gepäcktransport-, Verpflegungs- und Übernachtungskosten oder anderweitige Auslagen (Parkgebühren, Reservierungsentgelte, Mautgebühren). Darüber hinaus werden die Kosten für besondere Beförderungsmittel oder die Aufwendungen für eine **Begleitperson**, die aufgrund Art und Schwere einer Behinderung notwendig ist, übernommen. Die Begleitperson kann darüber hinaus ihren Verdienstausfall geltend machen. Bei akutmedizinischen Maßnahmen entsteht dieser Anspruch nur, wenn die Akutbehandlung aus medizinischen Gründen notwendig ist und vom Arzt im Einzelfall verordnet wurde.

> **Praxistipp**
>
> Bei einem Arbeitsunfall können alle Fahrten zur Durchführung der Heilbehandlung, zur medizinischen Rehabilitation oder bei Leistungen zur Teilhabe am Arbeitsleben beim Unfallversicherungsträger geltend gemacht werden. Näheres findet sich auf der Seite der DGUV im ▶ Internet.

Taxikosten und Mietwagenkosten können in besonderen Fällen mit ärztlicher Bescheinigung aufgrund Art und Schwere der Behinderung übernommen werden. Voraussetzung ist, dass ein privater PKW nicht zur Verfügung steht und die Benutzung von öffentlichen Verkehrsmitteln objektiv unzumutbar erscheint. Ein Krankenwagen

46

darf nur auf ärztliche Verordnung hin angefordert werden. Bei Fragen ist der zuständige Rehabilitationsträger im Vorfeld anzusprechen. Bei längeren Abwesenheiten vom Wohnort werden in der Regel auch die Kosten für zwei **Familienheimfahrten** übernommen. Alternativ können auch die Angehörigen zum Verletzten reisen („umgekehrte Familienheimfahrten"). Dies gilt für sämtliche Leistungen zur Teilhabe am Arbeitsleben und medizinischen Leistungen, die länger als 8 Wochen andauern. Weitere Informationen zu Reisekosten finden sich in ▶ Abschn. 38.5.3.

■ ■ Praktische Hinweise

Nach Abschluss der Maßnahme sollte die Erstattung der Reisekosten unter Vorlage der entsprechenden Belege zeitnah beim zuständigen Rehabilitationsträger eingereicht werden. Viele Träger haben eigene Antragsformulare. Fahrpreisermäßigungen (Sparpreise, BahnCard, Monatstickets, Mehrfahrtentickets und ähnliche) sind auszuschöpfen; grundsätzlich ist der kürzeste Weg sowohl bei Fahrten mit dem PKW als auch bei Bahnfahrten zu nehmen. Bei der Fahrtkostenerstattung wird die Höhe des Betrages zugrunde gelegt, der bei der Benutzung eines regelmäßig verkehrenden öffentlichen Verkehrsmittels zu zahlen ist, in der Regel die Fahrkarte mit der Deutschen Bahn (2. Klasse) oder die Wegstreckenentschädigung nach dem Bundesreisekostengesetz. Momentan beträgt diese 20 Cent je Kilometer, maximal 130 Euro für die Hin- und Rückfahrt. Die verauslagten Reisekosten werden grundsätzlich nach der Reise erstattet. Es besteht jedoch die Möglichkeit eines Vorschusses oder die Gewährung von Reisekosten in Form eines persönlichen Budgets (▶ Abschn. 21.5). Bei Abwesenheiten von mehr als 8 Stunden wird ein Verpflegungsgeld oder eine Verpflegungspauschale gewährt. Dies entfällt bei stationärer Unterbringung in einer Rehabilitationseinrichtung mit Vollverköstigung (z. B. medizinische Rehabilitationseinrichtung, Berufsbildungswerk, Berufsförderungswerk).

> Etwaige Zuzahlungen sind möglich. Im Zweifelsfall sollte sich der Leistungsberechtigte im Vorfeld bei seinem zuständigen Rehabilitationsträger erkundigen.

> **Praxistipp**
>
> Fahrtkosten zur ambulanten Behandlung können in der gesetzlichen Krankenversicherung nur in Ausnahmefällen übernommen werden. Dies wird vom Gemeinsamen Bundesausschuss (▶ Glossar) in den Krankentransportrichtlinien festgelegt. Hierzu zählen gegenwärtig u. a. Fahrten zur Dialyse, zur onkologischen Chemo- oder Strahlentherapie sowie in Einzelfällen bei besonders hoher Behandlungsfrequenz über einen längeren Zeitraum. Auch Versicherte mit Pflegegrad 3 oder 4 sowie Schwerbehinderte mit den Merkmalen „aG", „Bl" oder „H" können sich ggf. ihre Fahrtkosten erstatten lassen.

46.4 Betriebshilfe

Falls ein Landwirt erkrankt, verunfallt oder aus anderen Gründen ausfällt (z. B. Schwangerschaft, Tod, Organisation von Pflege), ist es notwendig, dass Tiere versorgt und der landwirtschaftliche Betrieb fortgeführt werden. Die Betriebs- und Haushaltshilfe (§ 74 SGB IX) hat den Zweck, das Fortführen des Betriebs im Falle der Abwesenheit des Landwirts sicherzustellen. Die Leistung stellt eine besondere Leistung der **Sozialversicherung für Landwirtschaft, Forsten und Gartenbau** (SVLFG) dar. Sie kann von allen Zweigen der SVLFG erbracht werden. Die Anspruchsdauer kann sich jedoch unterscheiden. Gegebenenfalls sind auch Zuzahlungen zu leisten. **Rechtliche Voraussetzung** für die Gewährung ist, dass die Betriebshilfe zur Sicherstellung des landwirtschaftlichen Unternehmens erforderlich ist und ohne Einsatz einer Ersatzkraft die Weiterführung des Unternehmens oder des Haushalts nicht sichergestellt werden kann. Weiterhin darf der Landwirt **keinen Arbeitnehmer** oder einen Familienangehörigen dauerhaft im Betrieb beschäftigen. Die Prüfung der Erforderlichkeit nimmt die SVLFG vor. Zur Aufrechterhaltung des betriebsnahen Haushalts kann auch eine betriebsbezogene Haushaltshilfe erbracht werden. Auch bei planbaren Abwesenheiten (Krankenhausbehandlung, Rehabilitationsmaßnahme, Vorsorge- und Rehabilitationsleistung, Kinderheilbehandlung) kann eine Betriebshilfe beim zuständigen Zweig der SVLFG beantragt werden.

Die Weiterführung des landwirtschaftlichen Unternehmens wird vorrangig durch die Stellung einer Ersatzkraft oder nachrangig durch die Kostenübernahme für eine selbstbeschaffte Ersatzkraft (Betriebshilfe) ermöglicht. Sollte ein Landwirt ausfallen, ist die SVLFG **frühzeitig** zu kontaktieren, um das weitere Vorgehen abzusprechen. Grundsätzlich können die Leistungen nur übernommen werden, wenn die SVLFG im Vorfeld zugestimmt hat. Neben der Betriebshilfe besteht grundsätzlich kein Anspruch auf weitere Entgeltersatzleistungen (nähere Informationen und Antragsformulare auf der Seite der SVLFG im ▶ Internet).

46.5 Haushaltshilfe und Kinderbetreuungskosten

Die Leistung Haushaltshilfe (§ 74 SGB IX) wird erbracht, wenn

- dem Leistungsberechtigten wegen der medizinischen Rehabilitation oder einer Leistung zur Teilhabe am Arbeitsleben die Weiterführung des Haushalts nicht möglich ist,
- eine andere im Haushalt lebende Person den Haushalt nicht weiterführen kann,
- im Haushalt ein Kind lebt, dass das 12. Lebensjahr noch nicht vollendet hat oder das behindert und auf Pflege angewiesen ist.

Alternativ zur Leistung können auch die separaten **Kinderbetreuungskosten** (z. B. Kita) übernommen werden, wenn eine Ersatzkraft nicht die sinnvollste Lösung darstellt und medizinische Gründe dem nicht entgegenstehen. Auch bei Schwangerschaften oder kurz vor der Entbindung kann ein Anspruch auf Haushaltshilfe entstehen (§ 24h SGB V). Gleiches gilt bei schweren Erkrankungen, wenn die Weiterführung des Haushaltes anderen Personen unmöglich ist, auch wenn keine Kinder vorhanden sind. Die stationäre Aufnahme eines Kindes kann die Mitaufnahme eines Elternteils verlangen. Auch in diesem Fall kann ein Anspruch auf Haushaltshilfe entstehen. Zu beachten ist jedoch, dass eine Haushaltshilfe immer eine **zeitlich befristete Lösung** darstellt.

Die Leistung „Haushaltshilfe" umfasst alle Dienstleistungen, die zur Weiterführung des Haushaltes notwendig sind. Hierzu zählen z. B. die Zubereitung von Mahlzeiten, die Betreuung oder Beaufsichtigung der Kinder, die Reinigung der Wohnung oder das Wäschewaschen. Der Bedarf ist so anzulegen, dass dem Leistungsberechtigten die Teilnahme an der medizinischen Rehabilitation und Leistungen zur Teilhabe am Arbeitsleben möglich sind, aber die Leistung auch nicht das notwendige Maß überschreitet. In der Praxis ist der **Leistungsempfänger selbst** verpflichtet, eine geeignete Haushaltshilfe **zu engagieren**. Oft finden sich in der Familie oder der Nachbarschaft geeignete Personen. Die Rehabilitationsträger erstatten im Nachhinein einen stundenmäßigen Ausgleich (Verdienstausfall oder Vergütung für die Tätigkeit) sowie die verauslagten Fahrtkosten. Sollte sich im Umfeld keine passende Haushaltshilfe finden lassen, hat der Rehabilitationsträger vor Ort oft Kontaktdaten und Anschriften von karitativen Einrichtungen vorliegen. Eine Haushaltshilfe ist im Vorfeld beim zuständigen Rehabilitationsträger zu beantragen.

Für Verwandte oder Verschwägerte bis zum 2. Grad des Anspruchsnehmers ist eine Kostenerstattung grundsätzlich ausgeschlossen. Allerdings besteht hier die Möglichkeit, Fahrtkosten und Verdienstausfall bis zu einer gewissen Höhe beim zuständigen Rehabilitationsträger geltend zu machen. Zudem ist der Haushaltsführende verpflichtet, seine selbstbeschaffte Haushaltshilfe binnen einer Woche beim kommunalen Unfallversicherungsträger oder bei der Knappschaft Bahn-See beitragspflichtig anzumelden und gegen Unfälle abzusichern (§ 28 a SGB IV).

46.6 Rehabilitationssport und Funktionstraining

Rehabilitationssport und Funktionstraining sind zwei unterschiedliche Leistungen. Sie haben die Aufgabe, den Rehabilitationserfolg zu festigen und die rehabilitative Nachsorge am Wohnort zu fördern (▶ Kap. 20). Denkbare Indikationen für **Rehabilitationssport** stellen z. B. Herz-Kreislauf-Erkrankungen, Operationen und Unfallfolgen an den Bewegungsorganen, Atemwerkserkrankungen oder bestimmte onkologische Erkrankungen dar. Rehabilitationssportarten sind insbesondere Gymnastik, Leichtathletik, Schwimmen oder Bewegungsspiele in Gruppen, aber auch Entspannungsübungen. Dagegen ist z. B. bei entzündlich-rheumatischen Erkrankungen eher **Funktionstraining** in Betracht zu ziehen. Neben Schmerz-

46

linderung sollen weitere Funktionsverluste hinausgezögert werden. Funktionstraining beinhaltet insbesondere Krankengymnastik, Wasser- oder Trockengymnastik oder Ergotherapie und soll unter fachkundiger Aufsicht die psychische und physische Belastbarkeit sukzessiv steigern. Beide werden in Gruppen durchgeführt und arbeiten mit Mitteln des Sports und des Sportspiels. Die Maßnahmen finden in der Regel neben dem Alltag des Leistungsberechtigten statt. Sie haben das Ziel, Kraft, Ausdauer, Beweglichkeit und Funktion nachhaltig zu erhalten bzw. zu verbessern und darüber hinaus zu einem gesundheitsbewussten Lebensstil anzuleiten.

Über die Notwendigkeit von Rehabilitationssport entscheiden die behandelnden Ärzte zum Abschluss von stationären Rehabilitationsmaßnahmen. Sie konstatieren die **ärztliche Notwendigkeit**. Diese „Verordnung" gilt in der Regel 6 Monate. Der Rehabilitationssport wird in Einrichtungen durchgeführt, die z. B. dem Deutschen Behinderten-Sportverband (DBS) angehören. Die Leistung muss spätestens innerhalb von 3 Monaten nach der medizinischen Rehabilitation beginnen. Rehabilitationssport kann auch spezielle Angebote für behinderte oder von Behinderung bedrohte Frauen und Mädchen umfassen und auf die Stärkung des Selbstbewusstseins dieser Zielgruppe abzielen. Die Dauer der Genehmigung ist vom Sozialversicherungszweig abhängig, ggf. ist der zuständige Rehabilitationsträger anzusprechen.

> **Praxistipp**
>
> Voraussetzungen, Inhalt und Verfahren im Rehabilitationssport und Funktionstraining haben die Rehabilitationsträger mit Verbänden der Anbieter in der Rahmenvereinbarung über den Rehabilitationssport und das Funktionstraining festgelegt (BAR 2011). Angebote für Rehabilitationssport und Funktionstraining bestehen für jede Altersgruppe. Ansprechpartner finden sich auf der Seite der Deutschen Rentenversicherung im ▶ Internet.

In der gesetzlichen Unfallversicherung wird Rehabilitationssport und Funktionstraining auch als Leistung zur Teilhabe am Leben in der Gesellschaft gewertet und kann somit bei medizinischer Notwendigkeit fortwährend geleistet werden.

Weitere Informationen

Literatur

Bundesarbeitsgemeinschaft für Rehabilitation (BAR) (2011) Rahmenvereinbarung Rehabilitationssport und Funktionstraining. https://www.bar-frankfurt.de/publikationen/

Gesetz über die Zahlung des Arbeitsentgelts an Feiertagen und im Krankheitsfall – Entgeltfortzahlungsgesetz (EntgFG), zuletzt geändert 16.07.2015. https://www.gesetze-im-internet.de/bundesrecht/entgfg/gesamt.pdf

Internetlinks

Bundesagentur für Arbeit (BA) – Menschen mit Behinderungen. https://www.arbeitsagentur.de/menschen-mit-behinderungen

Deutsche Gesetzliche Unfallversicherung (DGUV) – Geldleistungen / Verletztengeld, Übergangsgeld. http://www.dguv.de/de/reha_leistung/geldleistungen/index.jsp

Deutsche Gesetzliche Unfallversicherung (DGUV) – Fahrtkosten: www.dguv.de/medien/inhalt/rehabilitation/documents/reise.pdf

Deutscher Behindertensportverband – Rehabilitationssport. https://www.dbs-npc.de/sportentwicklung-rehabilitationssport-aktuelles.html

Deutsche Rentenversicherung (DRV) – Kontaktadressen für Reha-Sportgruppen, Herzgruppen und Funktionstrainingsgruppen. https://www.deutsche-rentenversicherung.de/Allgemein/de/Inhalt/5_Services/04_ormulare_und_antraege/_pdf/G0854.html?cms_resultsPerPage=5&cms_templateQueryString=rehabilitationssport

Finanztip – Krankengeld. https://www.finanztip.de/gkv/krankengeld/

Sozialversicherung für Landwirtschaft, Forsten und Gartenbau (SVLFG) – Betriebs- und Haushaltshilfe. www.svlfg.de/40-leistung/leis05_bhh/index.html

Nachteilsausgleiche für schwerbehinderte Menschen

Carola Fischer

© Springer-Verlag GmbH Deutschland, ein Teil von Springer Nature 2018
Bundesarbeitsgemeinschaft für Rehabilitation e.V. (BAR) (Hrsg.), *Rehabilitation*
https://doi.org/10.1007/978-3-662-54250-7_47

Unter dem Begriff „Nachteilsausgleiche" werden verschiedene gesetzliche Rechte und Hilfen sowie (freiwillige) Vergünstigungen für behinderte Menschen wie ein ermäßigter Eintrittspreis zusammengefasst. Nachteilsausgleiche im privaten und beruflichen Alltag helfen, behinderungsbedingte Nachteile auszugleichen bzw. abzumildern. Nachteilsausgleiche werden auf Antrag gewährt.

Die meisten Nachteilsausgleiche richten sich an Menschen mit einem **Grad der Behinderung** (GdB) von mindestens 50 (Schwerbehinderung). Oft werden Nachteilsausgleiche nur dann gewährt, wenn ein bestimmtes **Merkzeichen** (z. B. aG für außergewöhnlich gebehindert) im Schwerbehindertenausweis zusammen mit dem GdB ausgewiesen ist. Je nach Nachteilsausgleich müssen weitere ganz unterschiedliche persönliche und sozialversicherungsrechtliche Voraussetzungen erfüllt werden, die beim jeweiligen zuständigen Rehabilitationsträger oder Amt zu erfragen sind (▶ Abschn. 18.2; ▶ Abschn. 38.4.1).

Nachteilsausgleiche finden sich in unterschiedlichsten gesetzlichen Grundlagen wieder. Da die Voraussetzungen (teilweise) sehr vielfältig sind, können sie nicht vollständig dargestellt werden. Nähere Informationen und Auskünfte zu allen Nachteilsausgleichen geben die genannten Behörden und Institutionen, die für den jeweiligen Nachteilsausgleich zuständig sind (◻ Tab. 47.1).

> **Praxistipp**
>
> Die Integrationsämter bieten ausführliche Broschüren zum Thema „Nachteilsausgleiche" (2017) an. Einen guten Überblick liefert auch das Fachlexikon ABC Behinderung & Beruf. Dort findet man ausführliche Informationen zu den einzelnen Stichworten im ▶ Internet.

47.1 Berufliche Nachteilsausgleiche

Die Nachteilsausgleiche für schwerbehinderte Menschen rund um den Beruf sind vielfältig. Sie tragen einerseits dazu bei, die Gesundheit und Leistungsfähigkeit zu erhalten. Andererseits dienen sie dem Schutz vor Verlust des Arbeitsplatzes. Die Bezeichnung „schwerbehinderte Menschen" umfasst im weiteren Text, soweit es nicht ausdrücklich ausgeschlossen wird, auch die den schwerbehinderten Menschen gleichgestellten behinderten Menschen. Schwerbehinderte Beschäftigte wie deren Arbeitgeber, die sich über die Nachteilsausgleiche für schwerbehinderte Menschen im Beruf beraten lassen möchten, können sich an das regional zuständige Integrationsamt wenden (siehe ▶ Internet).

◻ Tab. 47.1 Leistungsübersicht

Leistungen	Kurzbeschreibung
Berufliche Nachteilsausgleiche	Berufliche Nachteilsausgleiche sollen dabei helfen, behinderungsbedingte Einschränkungen im Arbeitsleben und am Arbeitsplatz auszugleichen. Sie müssen unter Vorlage eines gültigen Schwerbehindertenausweises beim Arbeitgeber geltend gemacht werden. Zu den beruflichen Nachteilsausgleichen gehören z. B. der Zusatzurlaub, der besondere Kündigungsschutz oder das Benachteiligungsverbot
Besondere Nachteilsausgleiche, Ausbildung	Neben den beruflichen Nachteilsausgleichen im Arbeitsleben können Jugendliche z. B. individuelle Prüfungserleichterungen in Anspruch nehmen. Liegt (noch) keine anerkannte Behinderung vor, können Jugendliche für die Zeit ihrer Berufsausbildung (mit Einschränkungen) gleichgestellt werden
Allgemeine und steuerrechtliche Nachteilsausgleiche	Zu den allgemeinen Nachteilsausgleichen gehören z. B. Eintrittsermäßigungen in Freizeit- und Kultureinrichtungen oder beim Besuch von Kultur- oder Sportveranstaltungen. Diese Nachteilsausgleiche liegen komplett im Ermessen der Betreiber bzw. Veranstalter. Es besteht kein Rechtsanspruch. Daneben gibt es im Steuerrecht und im Sozialrecht eine Reihe von besonderen Tatbeständen, die Menschen mit Behinderung nutzen können. Es gelten unterschiedliche Voraussetzungen
Altersrente für schwerbehinderte Menschen	Menschen mit einem GdB von 50 können abschlagsfrei in Rente gehen, wenn sie mindestens 63 Jahre alt sind und 35 Versicherungsjahre erfüllt haben. Seit 2015 steigt das abschlagsfreie Renteneintrittsalter schrittweise auf 65 Jahre

47

47.1.1 Gleichstellung

Personen mit einem GdB von 30 oder 40, bei denen sich die Behinderung besonders negativ auf die Teilhabe am Arbeitsleben auswirkt, können zur Erhaltung eines Arbeitsverhältnisses oder zur (Wieder-)Eingliederung in das Arbeitsleben den schwerbehinderten Menschen gleichgestellt werden (§ 2 Abs. 3 SGB IX).

Eine Gleichstellung zum Erhalt eines Arbeitsverhältnisses wird gewährt, wenn das **Arbeitsverhältnis** aus behinderungsbedingten Gründen **gefährdet** ist. Eine drohende Arbeitslosigkeit rechtfertigt ebenso wenig eine Gleichstellung wie allgemeine betriebliche Veränderungen (z. B. Stilllegungen, Betriebseinstellungen, Auftragsmangel, Rationalisierungsmaßnahmen), fortgeschrittenes Alter, mangelnde Qualifikation oder eine allgemein ungünstige bzw. schwierige Arbeitsmarktsituation.

Anhaltspunkte für die behinderungsbedingte Gefährdung eines Arbeitsplatzes können sein:
- häufige behinderungsbedingte Fehlzeiten,
- behinderungsbedingte verminderte Arbeitsleistung,
- dauernde verminderte Belastbarkeit,
- auf Dauer notwendige Hilfeleistungen anderer Mitarbeiter,
- eingeschränkte berufliche und/oder regionale Mobilität aufgrund der Behinderung.

Eine behinderte Person kann auch zur **Erlangung eines Arbeitsverhältnisses** gleichgestellt werden. Die Vermittlungshemmnisse müssen in der Behinderung begründet sein und nicht in anderen fehlenden Fähigkeiten und Fertigkeiten der Person, wie z. B. einer fehlenden Ausbildung liegen.

> **Praxistipp**
>
> Gleichgestellte Menschen genießen die gleichen beruflichen Nachteilsausgleiche wie schwerbehinderte Menschen, z. B. beim besonderen Kündigungsschutz, bei der Inanspruchnahme von Leistungen im Arbeitsleben. Es besteht jedoch kein Anspruch auf die Ausstellung eines Schwerbehindertenausweises, auf Zusatzurlaub, vorgezogene Altersrente und Erleichterungen im öffentlichen Personenverkehr. Auskunft erteilt die örtlich zuständige **Agentur für Arbeit**.

47.1.2 Benachteiligungsverbot

Arbeitgeber dürfen schwerbehinderte Beschäftigte nicht wegen ihrer Behinderung benachteiligen (§ 164 Abs. 2 SGB IX-2018). Eine unterschiedliche Behandlung wegen der Behinderung ist allerdings dann zulässig, wenn eine Vereinbarung oder eine Maßnahme die Art der von dem schwerbehinderten Menschen auszuübenden Tätigkeit betrifft und diese Tätigkeit bestimmte Anforderungen an die körperliche, geistige oder seelische Gesundheit stellt. Die im Einzelnen geltenden Bestimmungen sind im Allgemeinen Gleichbehandlungsgesetz (AGG) geregelt.

47.1.3 Berücksichtigung der Behinderung am Arbeitsplatz

Das Schwerbehindertenrecht begründet einen besonderen beruflichen Förderungsanspruch durch den Arbeitgeber (§ 164 Abs. 4 SGB IX-2018). Schwerbehinderte Menschen sollen entsprechend ihren Fähigkeiten und Kenntnissen eingesetzt werden. Bei inner- und außerbetrieblichen Fortbildungen sind ihnen Erleichterungen zu gewähren. Die Arbeitsplätze sind (unter Inanspruchnahme vor Fördermöglichkeiten) behinderungsgerecht zu gestalten und mit den erforderlichen technischen Hilfsmitteln auszustatten. Besondere Unfallgefahren am Arbeitsplatz und im Arbeitsumfeld sind zu minimieren. Bei der Ausübung seines Direktionsrechts bezüglich Inhalt, Ort und Zeit der Arbeitsleistung hat der Arbeitgeber auf Behinderungen des Arbeitnehmers Rücksicht zu nehmen. Dies gilt nicht nur für schwerbehinderte, sondern für alle Menschen mit einer Behinderung (§ 106 Satz 3 Gewerbeordnung).

47.1.4 Zusatzurlaub

Menschen ab einem GdB von 50 haben nach § 208 SGB IX-2018 einen gesetzlichen Anspruch auf eine Woche zusätzlichen bezahlten Erholungsurlaub (in der Regel 5 Tage). Arbeitet der schwerbehinderte Mensch weniger oder mehr Tage jede Woche, so verringert oder erhöht sich der Zusatzurlaub entsprechend. Ist die Arbeitszeit nicht gleichmäßig auf die Kalenderwochen verteilt, so muss der Anspruch auf Zusatzurlaub anhand der Anzahl der durchschnittlichen wöchentlichen Arbeitstage errechnet werden. Besteht die Schwerbehinderteneigenschaft nicht während des ganzen Jahres, so wird der Zusatzurlaub anteilig gewährt.

47.1.5 Besonderer Kündigungsschutz

Für schwerbehinderte Menschen besteht neben dem allgemeinen Kündigungsschutz zusätzlich der besondere Kündigungsschutz (§§ 168–175 SGB IX-2018). Ein Arbeitgeber kann einem schwerbehinderten Beschäftigten erst nach **Zustimmung des Integrationsamtes** kündigen. Diese Zustimmung muss schriftlich beim Integrationsamt beantragt werden. Das gilt sowohl bei einer ordentlichen als auch außerordentlichen (fristlosen) Kündigung. Das Einverständnis ist auch erforderlich bei einer Änderungskündigung (Weiterbeschäftigung unter geänderten vertraglichen Bedingungen).

Ohne Einverständnis des Integrationsamtes kann das Arbeitsverhältnis beendet werden, wenn
- der Arbeitnehmer weniger als 6 Monate ununterbrochen im Betrieb beschäftigt war,
- Arbeitnehmer und Arbeitgeber einen Aufhebungsvertrag schließen,
- das Arbeitsverhältnis befristet ist und durch Zeitablauf endet,
- die Kündigung innerhalb von 3 Wochen nach dem Antrag auf Anerkennung der Eigenschaft als schwerbehinderter Mensch oder der Gleichstellung erfolgt (maßgebend ist der Eingang des Antrages bei der zuständigen Versorgungsstelle der zuständigen Agentur für Arbeit).

Vor einer Entscheidung über den Antrag zur Kündigung hört das Integrationsamt den schwerbehinderten Mitarbeiter an und holt die Stellungnahmen des Betriebs- oder Personalrates und der Schwerbehindertenvertretung ein. Alternativ kann das Integrationsamt auch alle Beteiligten zu einer sogenannte „Kündigungsschutzverhandlung" einladen. Dabei ist auch das Präventionsverfahren (▶ Abschn. 4.4.1) zu berücksichtigen. Falls das Integrationsamt kein Einvernehmen herbeiführen kann, entscheidet es unter Abwägen der Interessen des schwerbehinderten Arbeitnehmers und des Arbeitgebers.

Spricht der Arbeitgeber die Kündigung ohne vorherige Zustimmung des Integrationsamtes aus, so kann der gekündigte Beschäftigte innerhalb von 3 Wochen nach Erhalt der Kündigung eine sogenannte Feststellungsklage beim Arbeitsgericht erheben. Nach Ablauf der Dreiwochenfrist ist die ausgesprochene Kündigung rechtswirksam.

47.1.6 Soziale Auslauffrist

Schwerbehinderte Menschen verlieren ihren geschützten Status, wenn sich ihr GdB u. a. nach Durchführung eines Feststellungsverfahrens auf unter 50 reduziert (§ 199 SGB IX-2018). Für eine Übergangszeit von 3 Monaten werden ihnen trotzdem die Nachteilsausgleiche weiter eingeräumt. Dazu gehören der Zusatzurlaub, der besondere Kündigungsschutz und die Leistungen der Begleitenden Hilfe im Arbeitsleben sowie ihre Berücksichtigung bei der Beschäftigungsquote beim Arbeitgeber. Danach entfallen sie ersatzlos.

47.1.7 Teilzeitbeschäftigung aus behinderungsbedingten Gründen

Schwerbehinderte Menschen können bei ihrem Arbeitgeber Teilzeit beantragen, wenn die Arbeitszeitverkürzung wegen der Art oder der Schwere der Behinderung notwendig ist (§ 164 Abs. 5 SGB IX-2018). Für einen finanziellen Ausgleich wegen des geringeren Arbeitsentgeltes gibt es keine rechtliche Grundlage. Menschen, die aus gesundheitlichen Gründen weniger als 6 Stunden täglich erwerbstätig sein können, können eine Erwerbsminderungsrente (▶ Glossar) beantragen. Zu den Voraussetzungen beraten die Rentenberater der Deutschen Rentenversicherung.

47.1.8 Freistellung von Mehrarbeit

Der Begriff der „Mehrarbeit" ist im Arbeitszeitgesetz (ArbZG) geregelt. Darunter ist die Zeit zu verstehen, die über die gesetzlich zulässige Arbeitszeit von 8 Stunden werktäglich (= 48 Stunden/Woche) hinausgeht. Die individuell vereinbarte oder tariflich geregelte Arbeitszeit ist bei der Bestimmung, was Mehrarbeit ist, nicht ausschlaggebend. Ein Verbot von Mehrarbeit (oder Überstunden) besteht nicht. Schwerbehinderte Be-

47

schäftigte entscheiden selbst, ob sie das Recht auf Freistellung von Mehrarbeit in Anspruch nehmen (§ 207 SGB IX). Das Freistellungsverlangen ist dem Arbeitgeber frühzeitig mitzuteilen. Überstunden, Nachtarbeit oder Arbeit an Sonn- und Feiertagen stellen keine Mehrarbeit im oben beschriebenen Sinne dar. Ein Recht auf eine pauschale Ablehnung dieser Arbeitszeiten besteht nicht.

47.2 Begleitende Hilfe im Arbeitsleben

Unter dem Begriff der Begleitenden Hilfe im Arbeitsleben werden zahlreiche, ganz verschiedene Unterstützungsleistungen an schwerbehinderte Menschen und deren Arbeitgeber zusammengefasst: fachliche Beratung, psychosoziale Betreuung, finanzielle Leistungen (§ 185 Abs. 3 SGB IX-2018, § 15 ff. SchwbAV). Nähere Informationen hierzu finden sich in ▶ Kap. 43, Teilhabe am Arbeitsleben.

Begleitende Hilfen werden nur bei Arbeitsverhältnissen mit einem Beschäftigungsumfang von mindestens 18 Wochenstunden gewährt. Arbeitsverhältnisse, die 15–18 Wochenstunden umfassen, werden nur gefördert, wenn die reduzierte Arbeitszeit der Art und Schwere der Behinderung geschuldet ist. Auskunft erteilt das zuständige Integrationsamt (siehe ▶ Internet).

47.3 Nachteilsausgleiche in der Ausbildung

Berufstätigkeit ist eine entscheidende Voraussetzung für soziale Anerkennung und ein selbstbestimmtes Leben. Einer qualifizierten beruflichen Beschäftigung auf Dauer nachgehen zu können, ist daher gerade für junge Menschen mit Behinderung besonders wichtig. Um dies sicherzustellen, gibt es Nachteilsausgleiche, die konkret auf die Phase des Einstiegs in das Arbeitsleben ausgerichtet sind (▶ Abschn. 43.3).

47.3.1 Vorübergehende Gleichstellung

Behinderte Jugendliche und junge Erwachsene (bis zum 27. Lebensjahr) können für die Zeit einer Berufsausbildung schwerbehinderten Menschen gleichgestellt werden, auch wenn ihr GdB weniger als 30 beträgt oder eine Behinderung nicht festgestellt wurde (§ 151 Abs. 4 SGB IX-2018). Als Nachweis genügt eine Stellungnahme der Agentur für Arbeit oder ein Bescheid über Leistungen zur Teilhabe am Arbeitsleben nach § 19 SGB III. Arbeitgeber, die diese Jugendlichen ausbilden, können eine Pauschalförderung zu den Kosten der Berufsausbildung erhalten. Das Integrationsamt beteiligt sich an den Kosten, die dem Arbeitgeber bei der Ausbildung entstehen, z. B. Personalkosten der Ausbilder, Lehr- und Lernmaterial, Berufs- und Schutzkleidung oder Ausbildungsverwaltung. Nicht förderfähig sind Kosten, die dem behinderten Jugendlichen selber entstehen, beispielsweise Kosten für eine Nachhilfe. Andere Regelungen für schwerbehinderte und gleichgestellte Menschen, wie die Leistungen der Begleitenden Hilfe, der besondere Kündigungsschutz oder die beruflichen Nachteilsausgleiche können nicht in Anspruch genommen werden.

47.3.2 Kosten der Berufsausbildung

Kleine Betriebe mit weniger als 20 Beschäftigten sind nicht verpflichtet, schwerbehinderte Menschen zu beschäftigen. Betriebe, die trotzdem besonders betroffene schwerbehinderte Jugendliche und junge Erwachsene (bis zum 27. Lebensjahr) ausbilden, werden mit **Zuschüssen** unterstützt. Das Integrationsamt bezuschusst Gebühren, die bei den Handwerkskammern und den Industrie- und Handelskammern im Rahmen der Ausbildung erhoben werden. Schwerbehinderte Jugendliche und junge Erwachsene können die Leistungen zur Teilhabe am Arbeitsleben in Anspruch nehmen.

47.3.3 Prüfungserleichterungen

Behinderte Jugendliche haben die Möglichkeit, bei der Zwischen-, Abschluss- oder Gesellenprüfung Nachteilsausgleiche geltend zu machen. Der Antrag auf Nachteilsausgleiche sollte von dem Prüfungsteilnehmer rechtzeitig, jedoch spätestens mit der Anmeldung zur Abschlussprüfung bzw. dem Antrag auf Prüfungszulassung erfolgen. Bei einer betrieblichen Berufsausbildung sind die Kammern Ansprechpartner. Grundsätzlich gilt, dass Abweichungen bei den Prüfungen nicht den Inhalt betreffen dürfen.

> **Praxistipp**
>
> Häufig beantragte Prüfungsmodifikationen sind: Verlängerung der Prüfungszeit, häufigere Pausen, Durchführung der Prüfung am eigenen, behinderungsgerechten Arbeitsplatz im Ausbildungsbetrieb, Einsatz bestimmter technischer Hilfsmittel oder eines Gebärdensprachdolmetschers. Weitere Informationen im ▶ Internet unter dem Stichwort „Berufsausbildung" im Fachlexikon der Integrationsämter.

47.4 Allgemeine und steuerliche Nachteilsausgleiche

Die nachfolgend aufgeführten Nachteilsausgleiche können überwiegend nur genutzt werden, wenn ein **Schwerbehindertenausweis** und (teilweise) weitere Voraussetzungen nachgewiesen werden können, z. B. ein Merkzeichen im Schwerbehindertenausweis.

Mit dem Antrag auf Feststellung einer Schwerbehinderung kann der Antragsteller auch die Anerkennung von einem oder mehreren Merkzeichen durch die **Versorgungsverwaltung** prüfen lassen. Zuerkannte Merkzeichen werden wie der GdB im Schwerbehindertenausweis ausgewiesen. Die Vergabe der Merkzeichen ist in § 3 Schwerbehindertenausweisverordnung (SchwbAwV) geregelt.

▪▪ G: Erhebliche Gehbehinderung

Das Merkzeichen G erhalten schwerbehinderte Menschen, die aufgrund einer Einschränkung des Gehvermögens, durch innere Leiden (z. B. schwere Herzschäden und Atembehinderungen, chronische Nierenschwäche), Anfallsleiden oder Orientierungsstörungen nur schwer oder unter Gefahr für sich oder andere im Straßenverkehr Wege zurücklegen können, die üblicherweise noch zu Fuß zurückgelegt werden.

▪▪ aG: Außergewöhnlich gehbehindert

Das Merkzeichen aG erhalten schwerbehinderte Menschen, deren Gehvermögen auf das Schwerste eingeschränkt ist und denen auf Dauer die Fortbewegung nur mit fremder Hilfe oder großer Anstrengung möglich ist.

▪▪ B: Begleitung erforderlich

Das Merkzeichen B berechtigt den schwerbehinderten Menschen zur Mitnahme einer Begleitperson bei der Benutzung öffentlicher Verkehrsmittel. Die Mitnahme einer Begleitung ist für ihn aber nicht verpflichtend. Das Merkzeichen B wird gewährt, wenn ein schwerbehinderter Mensch bei der Benutzung öffentlicher Verkehrsmittel regelmäßig auf Hilfe beim Ein- und Aussteigen oder während der Fahrt angewiesen ist oder Hilfen zum Ausgleich von Orientierungsstörungen erforderlich sind.

▪▪ Bl: Blind

Das Merkzeichen Bl erhalten blinde oder hochgradig sehbehinderte Menschen, wenn bei ihnen eine vollständige Blindheit attestiert wurde, die Gesamtsehschärfe beider Augen nicht mehr als 1/50 beträgt oder andere Störungen des Sehvermögens vorliegen, die den obigen Einschränkungen entsprechen.

▪▪ Gl: Gehörlos

Das Merkzeichen Gl wird erteilt bei Gehörlosigkeit und an Taubheit grenzender Schwerhörigkeit mit schwerer Sprachstörung. Das sind in der Regel Menschen, bei denen diese Schwerhörigkeit angeboren oder in der Kindheit erworben worden ist. Zu den Nachteilsausgleichen, die in Anspruch genommen werden können, gehört in einigen wenigen Bundesländern auch ein Gehörlosengeld. Voraussetzungen und Höhe sind jedoch sehr unterschiedlich.

▪▪ H: Hilflos

Das Merkzeichen H weist aus, dass der schwerbehinderte Mensch auf Dauer und in erheblichem Maße fremde Hilfe für die gewöhnlichen und regelmäßig wiederkehrenden Verrichtungen des täglichen Lebens benötigt. Diese umfassen insbesondere An- und Auskleiden, Essen und Trinken, Körperpflege und Toilettenbenutzung. Hilfebedarf bei der hauswirtschaftlichen Versorgung wird nicht berücksichtigt. Bei Kindern ist nur der Teil der Hilfsbedürftigkeit zu berücksichtigen, der den Hilfebedarf eines gesunden gleichaltrigen Kindes überschreitet.

▪▪ RF: Befreiung oder Ermäßigung von Rundfunkgebühren

Das Merkzeichen RF erhalten schwerbehinderte Menschen, die dauerhaft blind oder wesentlich sehbehindert bzw. hörgeschädigt sind oder aufgrund des Leidens – auch mit Begleitpersonen oder technischen Hilfsmitteln – nicht an öffentlichen Veranstaltungen teilnehmen können. Dies sind etwa Personen mit Ansteckungsleiden, motorischer Unruhe und Verhaltensauffälligkeiten.

■■ TBl: Taubblind
Das Merkzeichen TBl erhalten schwerbehinderte Mensch, die wegen einer Störung der Hörfunktion mindestens einen GdB von 70 und gleichzeitig wegen einer Störung des Sehvermögens einen GdB von 100 haben. Das Merkzeichen TBl ist erstmalig zum 30.12.2016 gesetzlich definiert worden. Welche Nachteilsausgleiche damit verknüpft werden, ist zurzeit noch nicht abschließend geklärt. Das Merkzeichen umfasst nicht automatisch die Nachteilsausgleiche für blinde und gehörlose Menschen. Deshalb werden die Merkzeichen Bl (blind) und Merkzeichen Gl (gehörlos) bei Vorliegen der jeweiligen Voraussetzungen zusätzlich zum Merkzeichen TBl in den Schwerbehindertenausweis eingetragen. Menschen mit dem Merkzeichen TBl sind vom Rundfunkbeitrag befreit (vgl. Merkzeichen RF). In einigen Bundesländern werden Sonderformen des Gehörlosengeldes bzw. des Blindengeldes gezahlt.

Die folgende Darstellung stellt nur einen Auszug aus der Vielzahl der möglichen Nachteilsausgleiche dar.

47.4.1 Lohn- und Einkommenssteuer

Behinderten und insbesondere schwerbehinderten Menschen wird bei der Einkommen- und Lohnsteuer ein **pauschaler Freibetrag** zwischen 310 und 1.420 Euro pro Jahr je nach Grad der Behinderung eingeräumt. Der Freibetrag muss beim Finanzamt beantragt werden. Für blinde Menschen (Ausweismerkzeichen Bl) und behinderte Menschen, die hilflos sind (Ausweismerkzeichen H) oder für Menschen mit Pflegestufe III, erhöht sich der Pauschbetrag auf 3.700 Euro unabhängig davon, ob eine Pflegekraft beschäftigt wird.

Bei der Steuererklärung können über den Pauschbetrag hinaus weitere **außergewöhnliche Belastungen** geltend gemacht werden (z. B. Kraftfahrzeug-, Kinderbetreuungs- oder Krankheitskosten, Kuren, Haushaltshilfe, Heimunterbringung).

Schwerbehinderte Arbeitnehmer, deren GdB mindestens 70 beträgt oder schwerbehinderte Arbeitnehmer, deren GdB mindestens 50 beträgt und die außerdem in ihrer Bewegungsfähigkeit im Straßenverkehr erheblich beeinträchtigt sind (Merkzeichen G), können anstelle der **Entfernungspauschalen** (0,60 Euro je vollen Entfernungskilometer) die tatsächlichen Kosten für die Wege zwischen Wohnung und Arbeitsstätte ansetzen. **Leerfahrten** von Begleitpersonen, die schwerbehinderte Menschen (die nicht selber ein Fahrzeug führen können) zur Arbeit bringen und wieder abholen, können als Werbungskosten geltend gemacht werden. Unter bestimmten Voraussetzungen können Kraftfahrzeugkosten für private Fahrten teilweise (ab GdB von 70 und Merkzeichen G oder einem GdB ab 80) oder in voller Höhe (Merkzeichen aG oder Bl oder H) in den Grenzen der Angemessenheit als **außergewöhnliche Belastung** berücksichtigt werden.

Art und Umfang der erforderlichen Nachweise sind mit dem zuständigen Finanzamt zu klären. Auskünfte über diese und weitere steuerliche Nachteilsausgleiche (z. B. Grundsteuer, Erbschafts- und Schenkungssteuer, Umsatz- und Vermögenssteuer) gibt das zuständige Finanzamt.

47.4.2 Parkerleichterungen

Außergewöhnlich gehbehinderte Menschen (Ausweismerkzeichen aG), blinde Menschen (Ausweismerkzeichen Bl) und schwerbehinderte Menschen mit beidseitiger Amelie oder Phokomelie oder mit vergleichbaren Funktionseinschränkungen können vom Straßenverkehrsamt einen blauen europäischen Parkausweis mit Rollstuhlfahrersymbol erhalten. Der europäische Parkausweis wird in den Mitgliedsstaaten der Europäischen Union anerkannt und ist mit einem Lichtbild zu versehen. Damit können Parkerleichterungen genutzt werden, die in dem Mitgliedsstaat eingeräumt werden, in dem sich der Ausweisinhaber aufhält. Die Europäische Union hat eine Broschüre herausgegeben, die die Nutzungsmöglichkeiten in den einzelnen Ländern beschreibt.

Schwerbehinderte Menschen mit schweren Funktionseinschränkungen z. B. der unteren Gliedmaßen, des Herzens und der Atmungsorgane und den Merkzeichen G und B können Parkerleichterungen (z. B. im eingeschränkten Halteverbot, im Zonenhalteverbot und auf Anwohnerparkplätzen, in Fußgängerzonen, in verkehrsberuhigten Bereichen und an Parkuhren und Parkscheinautomaten) bei der örtlich zuständigen Straßenverkehrsbehörde beantragen. Die Parkerleichterungen gelten nur für das Bundesgebiet. Ausgewiesene Behindertenparkplätze mit Rollstuhlsymbol dürfen nicht genutzt werden. Parkerleichterungen sind nicht bundesweit einheitlich geregelt. Einige Bundesländer räumen weitere Parkerleichterungen ein.

47.4.3 Erleichterungen im öffentlichen Personenverkehr

Schwerbehinderte Menschen mit den entsprechenden Merkzeichen im Schwerbehindertenausweis können die Verkehrsmittel des öffentlichen Nahverkehrs vergünstigt oder kostenlos benutzen. Zum öffentlichen Nahverkehr gehören Straßenbahnen, Busse, U- und S-Bahnen. Kostenlos ist auch der Nahverkehr im gesamten Bundesgebiet in Zügen der Deutschen Bahn und anderer Eisenbahn-Gesellschaften in der 2. Klasse, die mit Verbundfahrschein benutzt werden können. Auch Schiffe im Linien-, Fähr- und Übersetzverkehr im Orts- und Nachbarschaftsbereich fallen unter diese Regelung. Die unentgeltliche Beförderung ist in §§ 145 ff. SGB IX geregelt.

Um den öffentlichen Nahverkehr unentgeltlich nutzen zu können, bedarf es folgender Voraussetzungen:
- Gültiger Schwerbehindertenausweis mit den Merkzeichen G, aG, H, Bl oder Gl und
- orangefarbener Flächenaufdruck auf dem Schwerbehindertenausweis und
- gültiges Beiblatt mit Wertmarke

Die **Wertmarke** muss bei der Versorgungsverwaltung beantragt werden. Sie kostet 40 Euro für sechs Monate und 80 Euro für 12 Monate für schwerbehinderte Menschen mit den Merkzeichen G, aG und Gl. Schwerbehinderte Menschen mit den Merkzeichen H und Bl sowie schwerbehinderte Menschen im Bezug von Arbeitslosengeld II, Grundsicherung im Alter, Erwerbsminderungsrente oder laufenden Leistungen der Hilfe zum Lebensunterhalt erhalten die Wertmarke kostenlos.

> **Praxistipp**
>
> Rollstühle, Führhunde und orthopädische Hilfsmittel werden unentgeltlich befördert. Rollstühle dürfen die ISO-Norm-Maße (Breite maximal 70 cm, Länge maximal 1,2 m, Gewicht maximal 250 kg) nicht überschreiten. Eine Begleitperson fährt kostenlos mit, wenn im Schwerbehindertenausweis das Merkzeichen B mit dem Vermerk „Die Notwendigkeit ständiger Begleitung ist nachgewiesen" oder „Die Berechtigung zur Mitnahme einer Begleitperson ist nachgewiesen" eingetragen ist.

> **Praxistipp**
>
> Für ein Fahrzeug, das auf eine schwerbehinderte Person zugelassen ist, werden Steuervergünstigungen gewährt – entweder als vollständige Steuerbefreiung oder als 50%ige Steuerermäßigung. Eine volle Steuerbefreiung erhalten schwerbehinderte Menschen mit den Merkzeichen H, Bl und aG. Eine Steuerermäßigung von 50 % wird Personen mit den Merkzeichen G oder Gl gewährt, wenn sie nicht die unentgeltliche Beförderung im Öffentlichen Personenverkehr in Anspruch nehmen.

47.4.4 Wohngeld

Hier gelten für schwerbehinderte Menschen (GdB 100 oder unter bestimmten Umständen auch für schwerbehinderte Menschen mit einem geringeren GdB, wenn häusliche Pflegebedürftigkeit besteht) Sonderregelungen. Auskünfte erteilen die Wohngeldstellen der Gemeinden.

47.4.5 Sozialer Wohnungsbau

Über Sonderregelungen für schwerbehinderte Menschen im sozialen Wohnungsbau informieren die Ämter für Wohnungswesen der Kreis- und Stadtverwaltungen. Bei Gerichtskosten und Notariatsgebühren sind Nachlässe möglich.

47

47.4.6 Rundfunk- und Fernsehgebühren

Mit dem Schwerbehindertenausweis und Ausweismerkzeichen RF können schwerbehinderte Menschen beim Beitragsservice (siehe ► Internet) eine Ermäßigung von der Rundfunk- und Fernsehgebührenpflicht beantragen.

47.4.7 Telefonkosten

Blinde, gehörlose, sprachbehinderte Menschen mit einem GdB von mindestens 90 und schwerbehinderte Menschen mit Ausweismerkzeichen RF im Schwerbehindertenausweis können bei der Deutschen Telekom Telefonanschlüsse zu einem reduzierten Grundpreis (Sozialanschlüsse) beantragen. Im Handel sind zahlreiche Spezialtelefone und Zusatzgeräte für behinderte Menschen erhältlich (siehe REHADAT-Hilfsmittelportal im ► Internet).

47.5 Sonstige Nachteilsausgleiche

Zu den **freiwilligen Nachteilsausgleichen** gehören Ermäßigungen/Rabatte bei Mobilfunkanbietern, Autohändlern, Automobilclubs sowie Eintrittspreisermäßigungen (z. B. Kino, Theater, Schwimmbad, bei Sportveranstaltungen oder in Museen) und Beitragsermäßigungen für die Mitgliedschaft in Vereinen oder in Interessenverbänden. Ein Rechtsanspruch besteht nicht. Die jeweils gültigen Regelungen sind vor Ort beim jeweiligen Anbieter konkret zu erfragen.

47.6 (Abschlagsfreie) Altersrente für schwerbehinderte Menschen

Nur wer mindestens das 63. Lebensjahr vollendet hat, bei Beginn der Altersrente als schwerbehinderter Mensch anerkannt ist und 35 Rentenversicherungsjahre nachweisen kann, kann eine abschlagsfreie Altersrente in Anspruch nehmen (§ 236a SGB VI). Seit 2015 wird die Altersgrenze für die abschlagsfreie Altersrente für schwerbehinderte Menschen beginnend mit dem Geburtsjahrgang 1952 schrittweise von 63 auf 65 Jahre angehoben.

Frühestens ab dem 60. Lebensjahr kann eine vorgezogene Altersrente für schwerbehinderte Menschen beantragt werden – dabei müssen aber dauerhafte Rentenabschläge von bis zu 10,8 % akzeptiert werden. Die Altersgrenze für die vorgezogene Rente mit Abschlägen wird seit 2012 schrittweise von 60 auf 62 Jahre angehoben.

Für Geburtsjahrgänge ab 1964 liegt die Altersgrenze für eine abschlagsfreie Altersrente für schwerbehinderte Menschen bei 65 Jahren. Eine vorgezogene Altersrente mit Abschlägen kann frühestens mit Erreichen des 62. Lebensjahres beantragt werden.

Eine abschlagsfreie Altersrente können Personen mit Vollendung des 63. Lebensjahres in Anspruch nehmen, wenn sie am 1. Januar 2007 als schwerbehinderte Menschen anerkannt waren und entweder
- vor dem 1. Januar 1955 geboren sind und vor dem 1. Januar 2007 Altersteilzeitarbeit vereinbart oder
- Anpassungsgeld für entlassene Arbeitnehmer des Bergbaus bezogen haben (Vertrauensschutz).

> **Praxistipp**
>
> - Der Rentenanspruch besteht auch dann weiter, wenn während des Bezugs der Altersrente für schwerbehinderte Menschen der Status der Schwerbehinderung aberkannt wird.
> - Unbegrenzt hinzuverdienen kann, wer die Altersgrenze für den Rentenbeginn als schwerbehinderter Mensch erreicht hat. Die Beschäftigung ist dann auch nicht mehr der Rentenversicherung zu melden.
> - Bei der vorgezogenen Altersrente (mit Abschlägen) beträgt die Hinzuverdienstgrenze 450 Euro monatlich. Zwei Monate im Jahr dürfen bis zu 900 Euro hinzuverdient werden ("doppelte Hinzuverdienstgrenze"). Bei Überschreiten dieser Hinzuverdienstgrenze kann es zu Rentenkürzungen kommen.

Nähere Auskünfte hierzu erteilen die Rentenversicherungsträger.

Weitere Informationen

Literatur

Bundesarbeitsgemeinschaft der Integrationsämter und Hauptfürsorgestellen (Hrsg) (2017) ZB Ratgeber „Nachteilsausgleiche". https://www.integrations-aemter.de/publikationen/65c8145i/index.html

Bundesarbeitsgemeinschaft der Integrationsämter und Hauptfürsorgestellen (Hrsg) ZB Ratgeber „Behinderung und Ausweis". https://www.integrationsaemter.de/publikationen/65c8145i/index.html

Bundesministerium für Arbeit und Soziales (BMAS) (2016) Ratgeber für Menschen mit Behinderung. Berlin

Internetlinks

Beitragsservice ARD, ZDF und DRadio – Befreiung oder Ermäßigung beantragen. https://www.rundfunk-beitrag.de/

Bundesarbeitsgemeinschaft der Integrationsämter und Hauptfürsorgestellen (BIH) – ABC Behinderung & Beruf. https://www.integrationsaemter.de/Fachlexikon/77c52/index.html

Bundesarbeitsgemeinschaft der Integrationsämter und Hauptfürsorgestellen (BIH) – Der direkte Weg zu Ihrem Integrationsamt. www.integrationsaemter.de/kontakt

REHADAT – berufliche Teilhabe von Menschen mit Behinderungen. https://www.rehadat.de/de/

REHADAT – Talent plus, Das Portal zu Arbeitsleben und Behinderung. https://www.talentplus.de/

REHADAT – Spezialtelefone und Zusatzgeräte für behinderte Menschen. www.rehadat-hilfsmittel.de

Weitere für die Rehabilitation relevante Leistungen

Julia Beusing-Markmann, Franz Dillmann, Matthias Ernst, Jörg Heinze

© Springer-Verlag GmbH Deutschland, ein Teil von Springer Nature 2018
Bundesarbeitsgemeinschaft für Rehabilitation e.V. (BAR) (Hrsg.), *Rehabilitation*
https://doi.org/10.1007/978-3-662-54250-7_48

48

48.1 Pflegerische Leistungen

Matthias Ernst

Das Pflegeversicherungsgesetz definiert unterstützende pflegerische Leistungen im Zusammenhang mit Rehabilitationsleistungen im Sozialgesetzbuch XI (SGB XI). Dabei folgen diese Leistungen dem Grundsatz **Rehabilitation vor und bei Pflege** (▶ Abschn. 38.2.5) sowie dem Vorrang der ambulanten Versorgung vor einer stationären Versorgung. In diesem Sinne dienen die Leistungen der Rehabilitation dem Ziel, das Auftreten von Pflegebedürftigkeit zu verhindern, diese zu mindern oder eine Verschlimmerung zu vermeiden.

> **Praxistipp**
>
> Obwohl für die Leistungen der Rehabilitation in erster Linie die Krankenkassen zuständig sind, wurde mit dem Pflege-Neuausrichtungs-Gesetz 2012 (PNG) die zusätzliche Rehabilitationsempfehlung innerhalb der Pflegebegutachtung eingeführt und im Sozialgesetzbuch XI ergänzt. Die Relevanz dieser Entscheidung wird daran erkennbar, dass der Pflegebedürftige neben dem Pflegegutachten zusätzlich eine gesonderte Rehabilitationsempfehlung erhält, in der weitere Hinweise zu präventiven oder rehabilitativen Maßnahmen aufgeführt werden.

Mit der Rehabilitationsempfehlung und den begleitenden Empfehlungen wird der Zugang der Pflegebedürftigen bei einer bestehenden oder neu eingetretenen Pflegebedürftigkeit zu diesen Leistungsangeboten deutlich verbessert. Im Fokus der Prüfung von rehabilitativen Leistungen steht die Zielstellung, die alltagsrelevanten Beeinträchtigungen der Betroffen zu reduzieren, wiederherzustellen oder Ersatzstrategien zu erlernen.

Für Pflegebedürftige können dies konkrete und kleinschrittige Ziele zur Bewältigung des Alltags sein. Beispielhaft sind dies die Möglichkeit, wieder selbstständig eine Nahrungsaufnahme durchführen zu können, sich wieder selbstständig an- oder auszukleiden, die Gehfähigkeit oder Stehfähigkeit zu verbessern oder wiederherzustellen oder Transfers innerhalb der Wohnung wieder autonom durchführen zu können. Im Vordergrund der Empfehlungen stehen realistische und alltagsrelevante Ziele, die sich an den individuellen Bedürfnissen der Pflegebedürftigen orientieren und die Beeinträchtigungen der Selbstständigkeit bzw. Fähigkeiten sowie die vorhandenen Kontextfaktoren berücksichtigen.

48.1.1 Rehabilitationsempfehlung

Im Rahmen der Antragstellungen zur Beurteilung von Pflegebedürftigkeit oder bei einer veränderten Inanspruchnahme von Leistungen der Pflegeversicherungen erfolgt in allen Fällen eine Prüfung, ob und in welchem Umfang Leistungen zur medizinisch Rehabilitation möglich sind. Die Beurteilung der rehabilitativen Bedarfe erfolgt im Rahmen der **Pflegebegutachtung** nach dem bundesweit einheitlichen optimierten Begutachtungsstandard (OBS). Diese Bewertung dient der Feststellung, inwieweit Rehabilitationsmaßnahmen angezeigt und geeignet sind, eine Pflegebedürftigkeit zu verhindern oder deren Auswirkungen zur vermindern. Zusätzlich haben die Gutachter zu bewerten, ob eine Rehabilitationsmaßnahme für die Betroffen zumutbar und durchführbar ist.

Dabei wird geprüft, ob der Pflegebedürftige physisch, psychisch und kognitiv in der Lage ist, täglich an mindestens zwei Therapieeinheiten teilzunehmen. Zusätzlich erfolgt bei einer positiven Rehabilitationsindikation des Gutachters eine Information und Beratung des Versicherten über die möglichen Rehabilitationsziele und das weitere Verfahren. Die Empfehlung wird an den beteiligten Arzt weitergeleitet, der auf Basis des Pflegegutachtens die Rehabilitationsindikation abschließend prüft und bei einer Bestätigung die Zuweisung für die Rehabilitationsart festlegt. In diesen Fällen besteht die Möglichkeit einer geriatrischen Rehabilitation oder indikationsspezifischen Rehabilitation mit ambulanter oder stationärer Durchführung.

❯❯ Bei einer positiven Indikation und einer vorhandenen Zustimmung der Pflegebedürftigen stellt diese Rehabilitationsempfehlung bereits einen bewilligten Antrag auf diese Leistung dar. Mit dieser Verfahrensweise erhalten die Antragssteller einen vereinfachten Zugang zu diesem Leistungsbereich.

Sollte der Pflegebedürftige noch unsicher über eine Inanspruchnahme einer Rehabilitationsmaßnahme sein, besteht weiterhin die Möglichkeit, im Gutachten eine Beratung zur Umsetzung der Leistungen der medizinischen Rehabilitation zu empfehlen. Die weitere Information zur Auswahl der Rehabilitationseinrichtung und zur Nutzung der Rehabilitationsmaßnahme erfolgt dann in Abstimmung mit der zuständigen Pflegekasse.

Die Pflege- und Krankenkassen sind verpflichtet, sowohl vor dem Eintritt der Pflegebedürftigkeit wie auch bei einer bestehenden Pflegebedürftigkeit alle notwendigen und geeigneten Rehabilitationsmaßnahmen einzuleiten.

Weitere Informationen zum Thema Rehabilitationsempfehlung finden Sie im ▶ Internet auf der Seite des Medizinischen Dienstes oder bei den Pflegekassen.

48.1.2 Pflegegrade

Neben diesen Rehabilitationsleistungen haben die Pflegebedürftigen nach dem SGB XI Anspruch auf verschiedene Leistungsangebote bei einer festgestellten Pflegebedürftigkeit. Diese Leistungen und die Leistungshöhen werden über die verschiedenen Pflegegrade definiert.

Insgesamt werden fünf verschiedene Pflegegrade unterschieden, die sich aus der gutachterlich festgestellten Schwere der Beeinträchtigung der Selbstständigkeit oder der Fähigkeiten sowie dem daraus notwendigen Unterstützungsbedarf ableiten. Eine Pflegebedürftigkeit liegt immer dann vor, wenn in der Begutachtung ein Wert von mindestens 12,5 Punkten festgestellt wird (◘ Tab. 48.1).

Bei einem vorliegenden Pflegegrad haben die Versicherten **Ansprüche auf folgende Leistungen** aus der gesetzlichen Pflegeversicherung:

48.1.3 Einzelne pflegerische Leistungen nach dem SGB XI

Pflegeberatung

Die Versicherten haben einen Anspruch auf eine individuelle Beratung im häuslichen Wohnumfeld oder auch per Telefon. Inhalte der Beratung sind unter anderem die Information über Leistungen zur Entlastung der Pflegepersonen, den Einsatz und den Umgang mit Hilfsmitteln, die Erstellung eines individuellen Versorgungsplanes und die Koordination der Hilfsangebote. Die Pflegeberatung kann auf Wunsch der anspruchsberechtigten Personen auch mit den Angehörigen oder anderen Personen durchgeführt werden. Im Gegensatz zu anderen Leistungen besteht der Anspruch auf eine Pflegeberatung bereits bei der Antragstellung eines Pflegeantrags.

Neben der Inanspruchnahme der Pflegeberatung durch die jeweilige Pflegekasse können auch die Angebote von Pflegestützpunkten oder kommunale Informationsangebote, wie zum Beispiel die kommunale Altenhilfe, die Seniorenberatungen, Pflegebüros oder auch die Pflege- und Wohnberatungsangebote genutzt werden. Diese Angebote sind in der Regel bei den kommunalen Behörden angegliedert und über diese zu erreichen. Bei Krankenhausaufenthalten ist auch die Nutzung der dort vorhandenen Sozialberatung oder der Überleitungspflege (Casemanagement) möglich (▶ Abschn. 26.2.5).

Pflegekurse für pflegende Angehörige

Für pflegende Angehörige und eingebundene andere Pflegepersonen besteht die Möglichkeit, kostenlose Pflegekurse über die Pflegekassen oder andere zugelassene Anbieter (z. B. Pflegedienste) in Anspruch zu nehmen. Diese Pflegekurse kön-

◘ Tab. 48.1 Übersicht über die Pflegegrade inklusive der Punktwerte

Pflegegrad	Punkte	Beschreibung
Pflegegrad 1	12,5 bis unter 27 Punkte	Geringe Beeinträchtigung der Selbstständigkeit oder Fähigkeiten
Pflegegrad 2	27 bis unter 47,5 Punkte	Erhebliche Beeinträchtigung der Selbstständigkeit oder Fähigkeiten
Pflegegrad 3	47,5 bis unter 70 Punkte	Schwere Beeinträchtigung der Selbstständigkeit oder Fähigkeiten
Pflegegrad 4	70 bis unter 90 Punkte	Schwerste Beeinträchtigung der Selbstständigkeit oder Fähigkeiten
Pflegegrad 5	90 bis 100 Punkte	Schwerste Beeinträchtigung der Selbstständigkeit oder Fähigkeiten mit besonderen Anforderungen an die pflegerische Versorgung

nen auf Wunsch auch im häuslichen Wohnumfeld des Pflegebedürftigen erfolgen. Thematisch werden unter anderem krankheitsbezogene Themen, wie beispielsweise der Umgang mit Demenzerkrankungen oder die spezielle Pflege bei einer Parkinsonerkrankung vermittelt. Alternativ werden auch Kurse zur Vermittlung von praktischen Kenntnissen wie das rückenschonende Pflegen oder Lagerungstechniken für Pflegebedürftige angeboten. Im Fokus dieser Pflegekurse stehen die Stärkung der pflegenden Angehörigen und Bezugspersonen sowie die Vermeidung von Folgeerkrankungen durch die geleistete Pflegetätigkeit.

Entlastungsleistungen

Bei allen Pflegegraden steht den Pflegebedürftigen im ambulanten Bereich eine Entlastungsleistung in Höhe von 125,00 Euro zu. Dieser Betrag kann für verschiedene Leistungen im Alltag als Sachleistung erstattet werden. Erstattungsfähig sind anerkannte Angebote von Haushalts- und Servicediensten sowie Unterstützungsangebote bei der Alltagsbewältigung. Zusätzlich kann dieser Betrag im Rahmen von Kurzzeitpflegeangeboten oder bei der Tages- oder Nachtpflege verrechnet werden. Eine Barauszahlung ist nicht möglich.

Pflegehilfsmittel

Zusätzlich zu den weiteren Leistungsangeboten haben pflegebedürftige Versicherte nach § 40 SGB XI einen Anspruch auf eine Versorgung mit technischen und „zum Verbrauch bestimmten Pflegehilfsmitteln". Beide Arten von pflegerelevanten Hilfsmitteln müssen entweder zur Erleichterung der Pflege dienen, eine selbstständigere Lebensführung ermöglichen oder die Linderung von Beschwerden unterstützen. Technische Hilfsmittel, die diese Ziele unterstützen, sind unter anderem Rollatoren, Duschsitze, Toilettensitzerhöhungen oder Pflegebetten (vgl. jedoch ▶ Abschn. 44.9 und ▶ Abschn. 38.4.1).

Beispiele für „zum Verbrauch bestimmte Hilfsmittel" sind Einmalhandschuhe, Bettschutzunterlagen oder Inkontinenzmaterialien. Für dabei entstandene Kosten ist eine monatliche Kostenerstattung von bis zu 40,00 Euro pro Monat möglich.

In der Pflegebegutachtung erfolgen innerhalb des Hausbesuches sowohl eine Prüfung der vorhandenen Hilfsmittel wie auch eine Prüfung, ob eine verbesserte Versorgung mit Hilfsmitteln möglich ist. Bei Verbesserungsmöglichkeiten werden Empfehlungen für eine Hilfsmittelversorgung durch den Gutachter ausgesprochen und innerhalb des Pflegegutachtens begründet. Zusätzlich wird die Zustimmung des Pflegebedürftigen oder des gesetzlichen Vertreters zur Antragsstellung innerhalb des Gutachtens eingeholt. Wenn diese Zustimmung erteilt wird, stellt diese Hilfsmittelempfehlung bereits einen leistungsrechtlichen Antrag dar, der dann an die zuständige Pflegekasse weitergeleitet wird.

Wohnumfeldverbessernde Maßnahmen

Unabhängig vom Pflegegrad können die Pflegekassen nach § 40 SGB XI Zuschüsse für Maßnahmen zur Verbesserung des individuellen Wohnumfeldes gewähren. Für die Gewährung dieser Zuschüsse ist immer ein Antrag bei der zuständigen Pflegekasse erforderlich. Diese Anpassungen im häuslichen Wohnumfeld können beispielsweise bei baulichen Maßnahmen (Anpassung von Türbreiten, Badumbauten) oder beim Einbau eines Treppenlifters erfolgen. Eine Kostenerstattung ist bis zu einem Betrag von 4000,00 Euro pro Maßnahme möglich. In allen Fällen empfiehlt sich vor dem Beginn einer geplanten Umbaumaßnahme die Kontaktaufnahme mit der Pflegekasse.

In den Pflegegraden 2 bis 5 haben die Pflegebedürftigen die Möglichkeit, weitere Leistungen in Anspruch zu nehmen.

Pflegegeld für selbstbeschaffte Pflegehilfen

Für die Unterstützung von Angehörigen, Bekannten oder Nachbarn erhalten die Pflegebedürftigen, die sich für eine private Pflegeperson entschieden haben, Pflegegeld (§ 37 SGB XI). Die Höhe des Pflegegeldes richtet sich nach dem jeweiligen festgestellten Pflegegrad 2 bis 5 und beträgt zwischen 316,00 Euro und 901,00 Euro monatlich. Bei einer Inanspruchnahme von Pflegegeld müssen die Pflegebedürftigen bei den Pflegegraden 2 und 3 einen halbjährlichen und bei den Pflegegraden 4 und 5 einen vierteljährlichen kostenlosen Beratungseinsatz in Anspruch nehmen.

Pflegesachleistung

Wenn keine Pflegepersonen zur Verfügung stehen, kann die Pflege auch durch professionelle Pflegekräfte oder Pflegeeinrichtungen übernommen werden (§ 36 SGB XI). In diesen Fällen stehen für die Pflegegrade 2 bis 5 erhöhte monatliche Leistungsbeträge in Höhe von 689,00 Euro bis 1995,00 Euro zur Verfügung. Die professionellen Dienstleister sind verpflichtet, vor Beginn der Versorgung einen Kostenvoranschlag über die voraussichtlichen Kosten zu erstellen. Die Abrechnung erfolgt dann direkt mit der zuständigen Pflegekasse.

Kombination von Geldleistung und Sachleistung

Eine weitere Möglichkeit ist die Kombination von selbstorganisierten Pflegepersonen und professionellen Pflegediensten. Hier sind individuelle Verteilungen von Pflegegeld und Sachleistung möglich (§ 38 SGB XI). Die Inanspruchnahme der jeweiligen Leistungen wird vom geltenden Kostensatz der Sachleistungen prozentual ermittelt und danach erfolgt eine prozentuale Auszahlung des Pflegegelds in Höhe des noch verfügbaren Anteils. Beispielhaft bedeutet dies, bei Inanspruchnahme von 70 % der Sachleistung erfolgt dann zusätzlich noch eine Auszahlung von 30 % des verfügbaren Pflegegelds. Diese Kombinationen können jederzeit individuell angepasst werden.

Verhinderungspflege

Diese Leistung steht Betroffenen ab Pflegegrad 2 zu, wenn die Pflegepersonen sie bereits 6 Monate gepflegt haben. Wenn Pflegepersonen Urlaub nehmen wollen oder durch Krankheit oder andere Gründe verhindert sind, kann nach § 39 SGB XI eine Ersatzpflege durch andere Pflegepersonen, Pflegedienste oder stationäre Einrichtungen für bis zur 6 Wochen übernommen werden. Dafür steht für die Pflegegrade 2 bis 5 ein Betrag von 1612,00 Euro zur Verfügung. Teilweise kann dieser Betrag auch mit bis zu 50 % der nicht abgerufenen Leistungen aus der Kurzzeitpflege ergänzt werden oder auch nur tageweise oder stundenweise genutzt werden. In diesen Fällen wird immer eine Kontaktaufnahme mit der zuständigen Pflegekasse empfohlen.

Kurzzeitpflege

Bei akuten Krisensituationen, beim kurzfristigen Ausfall von Pflegepersonen oder wenn nach Krankenhausaufenthalten eine Versorgung im häuslichen Bereich nicht zeitnah sichergestellt werden kann, haben Pflegebedürftige nach § 42 SGB XI einen Anspruch auf bis zu 8 Wochen Kurzzeitpflege in einer stationären Einrichtung mit einem Kostenbeitrag von 1612,00 Euro. Auch diese Leistung kann mit Ansprüchen aus der Verhinderungspflege ergänzt werden.

Tages- und Nachtpflege

Pflegebedürftige mit einem Pflegegrad 2 bis 5 können zur Sicherstellung oder Ergänzung der häuslichen Pflege zusätzliche Angebote in einer Tages- oder Nachtpflege in Anspruch nehmen (§ 41 SGB XI). In diesen Leistungen sind auch die Transfers in die Einrichtungen hin und zurück enthalten. Insgesamt stehen Kostenbeträge in Höhe von 689,00 Euro bis zu 1999,00 Euro zur Verfügung. Diese Leistungen können zusätzlich zum Pflegegeld, zu den Kombinationsleistungen oder der Pflegesachleistung genutzt werden. Die Abrechnung erfolgt direkt mit der zuständigen Pflegekasse.

Vollstationäre Pflege

In den Fällen, in denen eine häusliche oder teilstationäre Pflege nicht sichergestellt werden kann, haben die betroffenen Pflegebedürftigen in den Pflegegraden 2 bis 5 einen Anspruch auf eine vollstationäre Versorgung in einer stationären Einrichtung (§ 43 SGB XI). Die Pflegekasse übernimmt die Kosten für die pflegebedingten Aufwendungen, die Aufwendungen für Betreuung und die medizinische Behandlungspflege in Höhe von 770,00 Euro bis 2005,00 Euro. Zusätzlich müssen Betroffene einen ergänzenden Eigenbetrag leisten, der einrichtungsabhängig variiert. Dieser Betrag ist für die Pflegegrade 2 bis 5 identisch und verändert sich auch nicht bei einem anderen Pflegegrad.

Nach § 43a SGB XI übernimmt die Pflegekasse für Pflegebedürftige in den Pflegegraden 2 bis 5 in einer vollstationären **Einrichtung der Hilfe für behinderte Menschen**, in der die Teilhabe am Arbeitsleben und am Leben in der Gemeinschaft, die schulische Ausbildung oder die Erziehung von behinderten Menschen im Vordergrund stehen, bis zu 266,00 Euro im Monat. In diesen Fällen erfolgt eine Abstimmung zwischen der Pflegekasse und dem Sozialhilfeträger nach dem SGB XII. Beim Vorliegen des Pflegegrades 1 gibt es keine Kostenbeteiligung der Pflegekasse, und die Kosten werden von der Eingliederungshilfe nach dem SGB XII getragen.

48

48.1.4   Hilfe zur Pflege

Die Leistungen im Sinne des **SGB XI** sind im Umfang und in der Höhe beschränkt und stellen eine **Teilkostenerstattung** dar. In den Fällen, in denen die Leistungen der Pflegeversicherung nach dem SGB XI nicht ausreichend sind, oder bei Personen, die nicht pflegeversichert sind, besteht die Möglichkeit, Leistungen nach dem **SGB XII** als **Hilfe zur Pflege** in Anspruch zu nehmen. Für die Inanspruchnahme von Leistungen ist die Prüfung einer finanziellen Bedürftigkeit erforderlich. Im Regelfall können Betroffene Informationen zur Hilfe zur Pflege bei den kommunalen Ansprechpartnern (Landkreise, kreisfreie Städte) oder Pflege- und Seniorenstützpunkten erhalten und dort eine Beratung in Anspruch nehmen.

48.2   Akutmedizinische Leistungen

Julia Beusing-Markmann, Jörg Heinze

48.2.1   Was sind akutmedizinische Leistungen?

Der Begriff der Akutmedizin beinhaltet im Wesentlichen medizinische Sofortmaßnahmen und Hilfen sowie therapeutische Maßnahmen bei akuten Krankheiten und Unfällen.

Akutmedizinische Leistungen unterscheiden sich im Wesentlichen von elektiven bzw. geplanten Leistungen (auch Rehabilitation) durch ihre sofortige und ungeplante bzw. unvorhersehbare Inanspruchnahme.

> **Beispielhafte akutmedizinische Situationen**
> - Hausarztbesuch aufgrund eines grippalen Infekts
> - Orthopädische Behandlung wegen starker Rückenschmerzen – Verdacht auf Bandscheibenvorfall
> - Notfallärztliche Hilfe im häuslichen Umfeld nach schwerem Sturz von der Leiter
> - Kinderärztlicher Notdienst um 22 Uhr wegen hohen Fiebers eines Säuglings
> - Ein Krankenhausaufenthalt, der aus einer (akuten) Notfallsituation resultiert
> - Akutpsychiatrische Behandlung aufgrund einer psychischen Krisensituation

48.2.2   Abgrenzung zur Rehabilitation

Nicht elektive Behandlungssettings entsprechen ungeplanten, akuten medizinischen und therapeutischen Interventionen. **Elektive** Behandlungen werden als solche bezeichnet, wenn sie bewusst aus einem möglichen Behandlungsspektrum „ausgewählt" wurden und zu einem fest definierten Zeitpunkt durchgeführt werden (z. B. die geplante Operation).

Sowohl elektive als auch nicht elektive Behandlungen zählen zur sog. **kurativen** Medizin. Die Kuration zielt auf die (vollständige) Wiederherstellung der Gesundheit. Sie ist abzugrenzen von präventiven sowie rehabilitativen Leistungen. Ein Krankenhausaufenthalt lässt sich zum einen als akutmedizinische und zum anderen als kurative Behandlung bezeichnen.

Im Unterschied dazu zielen **rehabilitative** Maßnahmen auf die gesellschaftliche Teilhabe. Das heißt nicht auf die Heilung einer Erkrankung, sondern auf den Umgang mit der Krankheit sowie die Vermeidung von Spätfolgen und Beeinträchtigungen.

Die Kuration und Rehabilitation unterscheidet sich auch in der Form der Finanzierung und Zuständigkeit der Sozialleistungsträger. Die Akutbehandlung wird meist durch die Krankenkasse getragen, im Falle eines Unfalls kann es auch die Unfallversicherung sein. Dagegen ist die Zuständigkeit im Bereich der Rehabilitation deutlich komplexer, hier gibt es eine Vielzahl zuständiger Kostenträger (▶ Abschn. 18.2).

48.2.3   Überschneidungen von Akutmedizin und Rehabilitation

Ausgehend von der begrifflichen Definition der WHO von 1981 zur Rehabilitation, umfasst diese den koordinierten Einsatz medizinischer, sozialer, beruflicher, pädagogischer und technischer Maßnahmen. Sie nimmt außerdem Einfluss auf das physische und soziale Umfeld zur Funktionsverbesserung. Damit wird eine größtmögliche Eigenaktivität und weitestgehende Partizipation und Teilhabe (▶ Glossar) in allen Lebensbereichen verfolgt, damit der Betroffene sich in seiner Lebensgestaltung so frei wie möglich fühlt (Technical Report 668/1981).

Mit dieser Haltung und Perspektive müssen bereits die Akteure im akutmedizinischen Behandlungssetting auf die Teilhabe des Patienten eingehen. So z. B. durch die Einbeziehung der individuellen Lebensbedingungen in die Akutbehandlung, eine therapeutische Frühmobilisation nach einer Operation oder die berufliche Wiedereingliederung nach längerer Krankheit. Rehabilitative Ansätze, die die individuelle Teilhabe und nicht ausschließlich das Gesundheitsproblem fokussieren, finden also bereits im Akutsetting statt.

Nicht zuletzt gilt die Berücksichtigung von Teilhabeaspekten und Kontextfaktoren insbesondere für die Organisation einer passgenauen Anschlussversorgung oder bei der Antragstellung einer Rehabilitation, die aus dem Akutsetting (Krankenhaus, Arztpraxis etc.) heraus organisiert wird (vgl. ▶ Abschn. 26.2.5).

48.2.4 Erforderliche Kompetenzen in der Akutmedizin

Dies setzt bei allen Beteiligten nicht nur ein großes Wissen über rehabilitative Maßnahmen voraus, sondern auch ein konzeptionelles Verständnis von Partizipation, Teilhabe und individueller Kontextfaktoren (ICF-Grundlagen ▶ Abschn. 37.3).

Auf der einen Seite muss von allen Akteuren im Akutbereich (Hausarzt, Krankenhaus, Therapeut etc.) abgeschätzt werden können, welche Möglichkeiten der Rehabilitation es gibt und wie der Zugang funktioniert. Das erfordert sozialrechtliche Kenntnisse über das Rehabilitationssystem, aber auch eine Kenntnis der regionalen Angebote sowie (zuständigen) Leistungsträger.

Auf der anderen Seite ist für die Beurteilung der individuellen Teilhabesituation eine umfassende (bio-psycho-soziale) Anamnese notwendig, die nicht nur über den Krankheitsverlauf Auskunft gibt. Nur so lassen sich Aussagen zur Teilhabebeeinträchtigung und möglicher Rehabilitationsleistungen machen. Neben dem Arzt sollten auch das Behandlungsteam (Pflege, Therapeuten, Sozialarbeiter etc.) miteinbezogen werden sowie ggf. Angehörige oder Bezugspersonen, die Aussagen über teilhabeeinschränkende/-fördernde Faktoren machen können.

Die Summe aller Kontextfaktoren (z. B. häusliche Situation, kulturelle Werte und Normen, körperliche Beeinträchtigungen, Alter und Be-

zugspersonen, Copingstrategien etc.) bilden letztlich den Kerngedanken der ICF (▶ Glossar) im Akutbereich wie in der Rehabilitation und nehmen Einfluss auf den Behandlungserfolg und somit auf die individuelle Teilhabe.

48.2.5 Rehabilitationsbedarf erkennen und Maßnahmen einleiten

Um am Ende einer Behandlungskette die Teilhabe jedes Einzelnen unter bedarfserforderlichem Einsatz von Maßnahmen und Leistungen zu realisieren, wird von allen beteiligten Akteuren im akutmedizinischen Einsatzfeld das Erkennen und Wissen um Rehabilitationsbedarf gefordert (▶ Abschn. 18.1). Über die Bedarfserkennung hinaus gilt es auch, die notwendigen Schritte einzuleiten (z. B. Antragstellung einer Rehabilitation ▶ Abschn. 18.3). Auch wenn der Arzt hierfür primär Verantwortung trägt, können andere Berufsgruppen, wie z. B. Therapeuten und Sozialarbeiter, die Bedarfserkennung sowie die Antragstellung unterstützen.

Als rehabilitativen Ansatz lässt sich beispielsweise bei einem frisch operierten Knie-TEP-Patienten (TEP = Totalendoprothese) die **Frühmobilisation** bezeichnen. Sie gehört als eine standardisierte Leistung zur Behandlung im Akutkrankenhaus, um beispielsweise einer Beinvenenthrombose oder einer ruhebedingten Muskelatrophie vorzubeugen. Gleichzeitig ist die Frühmobilisation auf die Vermeidung von Spätfolgen ausgerichtet sowie auf die Wiederherstellung der körperlichen Leistungsfähigkeit, was sie – zwar nicht sozialrechtlich, aber konzeptionell betrachtet – zu einer rehabilitativen Intervention macht.

Darüber hinaus muss der niedergelassene Haus- oder Facharzt bei einem Bandscheibenvorfall-Patienten den Bedarf der Rehabilitation z. B. zum Erhalt seiner **Erwerbsfähigkeit** erkennen und in einem Rehabilitationsantrag formulieren können. Auch in einer Pflegeberatungsstelle z. B. müssen Sozialarbeiter den Rehabilitationsbedarf zum Erhalt der Selbstständigkeit und der Verbesserung der Mobilität eines älter werdenden Menschen erkennen und gegenüber der Pflege- und Krankenkasse formulieren können (▶ Abschn. 48.1.3).

48

48.2.6 Teilhabe sichern durch nachsorgende Versorgungs- und Unterstützungsleistungen

In allen akutmedizinischen Settings geht es um Patienten, bei denen eine langfristige Beeinträchtigung und damit Behinderung droht (auch chronisch Kranke), sodass die Teilhabe am Leben in der Gesellschaft sicherzustellen ist (§ 1 SGB IX) bzw. die größtmögliche Wiedererlangung und der Erhalt von Selbstständigkeit und Autonomie.

Selbst wenn keine langfristige Beeinträchtigung zu erwarten ist (nach dem SGB IX entspricht dies länger als 6 Monate), sind im Rahmen des sogenannten Versorgungsmanagements (§ 11 SGB V) alle betroffenen Leistungserbringer verpflichtet, für eine sachgerechte Anschlussversorgung des Patienten zu sorgen. Dazu gehören nicht nur Kliniken, sondern auch Haus-/Fachärzte, Heil- und Hilfsmittelerbringer etc., ▶ Abschn. 26.2.5.

Infolge einer akutmedizinischen Behandlung müssen im Rahmen der **Anschlussversorgung** für das Ziel der Teilhabe oftmals mehr als „nur" rehabilitative Maßnahmen (medizinische oder berufliche Rehabilitationsmaßnahmen) organisiert werden. Ist eine Selbstständigkeit noch nicht gewährleistet, entsteht ein weitergehender Hilfe- bzw. Teilhabebedarf. Hierzu können anschließende Versorgungs- und Unterstützungsleistungen möglich sein:

- ärztliche Weiterbetreuung
- häusliche Krankenpflege oder auch weitere pflegerische Unterstützung
- Hilfsmittel (▶ Abschn. 42.5)
- therapeutische Heilmittelbehandlungen wie Ergo-, Physiotherapie oder Logopädie, Psychotherapie
- Feststellung der Arbeitsunfähigkeit
- weitere Beratungs- und Unterstützungsangebote

Die Anforderung u. a. an Ärzte, Pfleger, Therapeuten und Sozialarbeiter geht deutlich über medizinisch-pflegerische Aspekte im eigenen Versorgungsbereich hinaus. Um eine teilhabeorientierte Anschlussversorgung sicherzustellen, sind auf der einen Seite der individuelle nachgehende Hilfebedarf zu ermitteln und auf der anderen Seite die (regionalen) Unterstützungsangebote und -akteure mit zu berücksichtigen.

Deutlich wird das z. B. an der Verordnung von Arbeitsunfähigkeit. Für die Beurteilung ist nicht nur das Wissen über die eingeschränkte Leistungsfähigkeit des Patienten notwendig. Auch konkrete Informationen zu seinem Beruf und die konkrete arbeitsplatzbezogene Anforderung sind für die Beurteilung erforderlich.

In Krankenhäusern ist seit Oktober 2017 die Verordnung von Arzneimitteln, Heilmitteln, Hilfsmitteln oder Soziotherapie und das Ausstellen von Arbeitsunfähigkeitsbescheinigungen Bestandteil des **Entlassmanagements** (§ 39 SGB V).

Das Entlassmanagement nach § 39 Abs. 1a SGB V wurde mit dem am 1.10.2017 gültigen Rahmenvertrag konkretisiert. Neben multidisziplinären Entlassmanagement-Standards und Assessments ist bei jedem Patienten ein Entlassplan zu erstellen, um eine nahtlose Patientenüberleitung zu ermöglichen. Für die Einleitung des Entlassmanagements sowie die Verordnung von Leistungen gelten festgelegte Vorgaben und Mustervordrucke. Weitere Informationen im ▶ Internet auf der Seite der Kassenärztlichen Bundesvereinigung.

Eine weitere Form der verordnungsfähigen Anschlussversorgung im Sinne einer auf besondere Individualität und Selbstbestimmung ausgerichteten Teilhabeleistung ist die SAPV (spezialisierte ambulante Palliativversorgung), die eine besonders komplexe Versorgungsform für sterbende Menschen darstellt.

48.3 Grundsicherung und Sozialhilfe

Franz Dillmann

Menschenwürde (Art. 1 Abs. 1 GG) und Sozialstaatsgebot (Art. 20 GG) verpflichten den Staat, den **notwendigen Lebensunterhalt** sicherzustellen, soweit jemand aus eigenen Kräften dazu nicht oder nur teilweise in der Lage ist. Das Bundesverfassungsgericht begründet hierauf ein Recht jedes Menschen auf Gewährleistung eines **menschenwürdigen Existenzminimums**. Dieses wird im Sozialgesetzbuch (SGB) vor allem durch einen pauschalierten Regelsatz befriedigt, der die Kosten für Ernährung, Kleidung, Unterkunft usw. umfasst und auch ein Mindestmaß an Teilhabe am gesellschaftlichen, politischen und kulturellen Leben ermöglicht (vgl. ▶ Abschn. 38.2.3).

Das Sozialrecht sieht drei unterschiedliche Zugänge zu entsprechenden Leistungen für Hilfebedürftige vor, die umgangssprachlich gerne alle unter „**Hartz-IV**" gefasst werden: 1) Leistungen der Grundsicherung für Arbeitssuchende nach dem

◘ Tab. 48.2 Leistungsübersicht

Pauschaler Regelsatz	Deckung des täglichen regelmäßigen Bedarfs, insbesondere Ernährung, Kleidung, Körperpflege, Hausrat und persönliche Bedürfnisse
Mehrbedarfe	Unabweisbar laufender besonderer Mehrbedarf, kostenaufwändige Ernährung, Mehrbedarf wegen Behinderung usw.
Einmalige Bedarfe/Sonderbedarfe	Erstausstattungen und bestimmte Anschaffungen
Beitrag GVV/PKV	Erforderliche Versicherungsbeiträge
Bildung und Teilhabe	Aufwendungen für Schulbedarfe
Unterkunft und Heizung	Angemessene Kosten der Unterkunft
Lebensunterhalt in vollstationären Einrichtungen	Unterkunftskosten in Höhe Kosten durchschnittlicher Einpersonenhaushalt, Barbetrag, weiterer notwendiger Lebensunterhalt

Sozialgesetzbuch II (SGB II) sowie, jeweils nach dem Sozialgesetzbuch XII, dem „klassischen Terrain" der Sozialhilfe, 2) Hilfen zum Lebensunterhalt oder 3) Grundsicherung im Alter und bei Erwerbsminderung (▶ Glossar). Behinderte Menschen in stationären Einrichtungen sind von SGB-II-Leistungen ausgeschlossen, es sei denn, sie gehen tatsächlich einer Arbeit nach. Die dauerhafte Erwerbsminderung wird von der **Bundesagentur für Arbeit** festgestellt. Die kommunalen Träger der Sozialhilfe können widersprechen. Bis zu einer für alle verbindlichen Klärung durch den Rentenversicherungsträger hat der Betroffene Anspruch auf SGB-II-Leistungen.

Geflüchtete im **Asylverfahren** und sog. Geduldete (Personen, die aus humanitären Gründen nicht abgeschoben werden können) erhalten unter Berufung auf das oben genannte Grundrecht existenzsichernde Leistungen gesondert nach dem sog. Asylbewerberleistungsgesetz. Diese werden teils vermindert und in Form von Sachleistungen erbracht, insbesondere während des Aufenthalts in Flüchtlingsunterkünften. Dort wird für den persönlichen Bedarf ein Taschengeld ausgezahlt.

Der Katalog in ◘ Tab 48.2 gilt uneingeschränkt für das SGB XII. Beim SGB II sind die Leistungsberechtigten kranken- und pflegeversichert. Darüber hinaus unterscheiden sich teilweise Voraussetzungen und Leistungsumfang beider Systeme.

Bundesteilhabegesetz (BTHG)

Ab 01.01.2020: Das Recht der Eingliederungshilfe tritt vollständig als Teil 2 des SGB XI in Kraft (§§ 90 ff. SGB XI) und löst diese damit aus dem SGB XII heraus. Die Eingliederungshilfe ist nicht länger Sozialhilfe. Gegenstand der Vereinbarungen mit den Leistungserbringern ist nur noch die Fachleistung, die existenzsichernden Leistungen werden über die beschriebenen Regelsysteme gewährt. Davon verspricht sich der Gesetzgeber mehr Normalität und Inklusion für Menschen mit Behinderungen. Dieser einschneidende Systemwechsel bringt zahlreiche Änderungen von bestehenden Regelungen zum Wohnen und zum Lebensunterhalt mit sich, deren wichtigste in diesem Abschnitt ebenfalls dargestellt werden.

48.3.1 Pauschale Regelsätze

Die Pauschalen werden für SGB XII und SGB II gleich ermittelt. Maßgeblich für die Bestimmung der Höhe ist die Einordnung in eine der sechs sog. **Regelbedarfsstufen (RS)**. Diese berücksichtigen unterschiedliche Bedarfe aufgrund Wohnform oder Minderjährigkeit.

Bundesteilhabegesetz (BTHG)

Ab 01.01.2020: Menschen mit Behinderungen fallen je nach Wohnform in die RS 2 oder in die niedrigere RS 3. Ab 2020 ist die RS 2 um Erwachsene erweitert, die in der neuen Wohnform leben, sofern ihnen persönlicher Wohnraum und zusätzliche Räumlichkeiten zur gemeinsamen Nutzung überlassen werden und sie Eingliederungshilfe beziehen (vgl. ▶ Abschn. 48.3.6). Zudem ist die Differenzierung der Leistungserbringung nach dem Ort der Leistung aufgegeben. Die für weitere dem Haushalt angehörige Erwachsene anwendbare RS 3 findet nur noch auf die Bewohner stationärer Einrichtungen Anwendung, deren Lebensunterhalt sich weiter aus § 27b SGB XII-2020 ergibt (v. a. Personen, die in Pflegeheimen leben).

48

Bei den Leistungen zur Existenzsicherung kann der Regelsatz im Einzelfall **abweichend** nach oben oder nach unten bestimmt werden, wenn der individuelle Bedarf unabweisbar seiner Höhe nach erheblich von einem durchschnittlichen Bedarf abweicht. Beispiele: Hygienebedarf bei HIV-Erkranktem, Fahrtkosten zur ambulanten Behandlung oder krankheitsbedingter erhöhter Stromverbrauch.

48.3.2 Mehrbedarfe

Auf den starren Regelsatz im SGB II kann individuell ein Mehrbedarf für einen **unabweisbaren, laufenden besonderen Bedarf** zugeschlagen werden, etwa für Bekleidung in Übergrößen. Für **Menschen mit Behinderungen** sind in beiden Systemen ferner folgende Mehrbedarfe von Bedeutung:

- 35 % auf Regelsatzbedarf SGB II bei einer Teilhabe am Arbeitsleben
- 35 % auf den Regelsatzbedarf SGB XII bei Bezug von Eingliederungshilfe
- 17 % bei eingeschränkter Mobilität und Merkzeichen G (▶ Abschn. 47.4) (im SGB II nur, wenn kein Mehrbedarf über 35 %)
- Wegen **krankheitsbedingter kostenaufwändiger Ernährung** in angemessener Höhe (vgl. ausführlich Empfehlungen des Deutschen Vereins), z. B. für:
  - 10 %: fortgeschrittenes Krebsleiden, HIV/AIDS, MS, Morbus Crohn oder Colitis ulcerosa und andere konsumierende Erkrankungen mit gestörter Nahrungsaufnahme bzw. -verwertung
  - 10 %: Niereninsuffizienz, die mit eiweißdefinierter Kost behandelt wird
  - 20 %: Niereninsuffizienz mit Dialysediät
  - 20 %: Zöliakie/Sprue (Erkrankung des Verdauungstrakts)
- Mit dem BTHG wird ab 2020 ein Mehrbedarf für die **gemeinschaftliche Mittagsverpflegung** in der Werkstatt für Menschen mit Behinderungen, bei anderen Anbietern von Leistungen zur Teilhabe an Arbeit und in Tagesförderstätten eingeführt. Dieser setzt sich aus einer pauschalen Mehraufwendung je Arbeitstag von derzeit 3,17 Euro abzüglich der Eigenbeteiligung von 1 Euro zusammen.

48.3.3 Einmalige Bedarfe

Sowohl im SGB II als auch im SGB XII gibt es einmalige Beihilfen in folgenden drei Fällen:
- Erstausstattung für Wohnungen auch mit Haushaltsgeräten
- Erstausstattungen bei Schwangerschaft und Geburt
- Anschaffung und Reparaturen von orthopädischen Schuhen, Reparatur von therapeutischen Geräten und Ausrüstungen und Miete von therapeutischen Geräten

Zu den therapeutischen Ausrüstungen gehören auch Brillen zur Korrektur der Sehschärfe. Diese einmaligen Beihilfen können auch Personen mit kleinem Einkommen zusätzlich gewährt werden.

> **Praxistipp**
>
> Bei orthopädischen Schuhen ist auf den Leistungsumfang der Gesetzlichen Krankenversicherung abzustellen (Hilfsmittelverzeichnis). Leistungsberechtigte müssen hier an sich einen Eigenanteil in Höhe eines allgemeinen Gebrauchsanteils zahlen, den die GKV festsetzt (bei Straßenschuhen aktuell 76,00 € pro Paar). Für krankenversicherte Sozialhilfeberechtigte übernimmt der Sozialhilfeträger auch diesen Eigenanteil. Sie müssen allerdings, wie bei allen GKV-Leistungen, die sog. Zuzahlung tragen.

48.3.4 Bildung und Teilhabe

Aufwendungen für Bildung und Teilhabe von Schülern sind nach SGB II und SGB XII zu decken. Nach dem „Bildungspaket" können Geldleistungen und/oder Gutscheine **zur Teilhabe am sozialen und kulturellen Leben** der Gemeinschaft beansprucht werden für:
- Schulausflüge und mehrtägige Klassenfahrten
- Schulbedarf (bis 100 Euro jährlich)
- Schülerbeförderung
- notwendigen Nachhilfeunterricht
- gemeinschaftliche Mittagsverpflegung
- Kosten für Sportvereine, Musikunterricht u. Ä. (10 Euro monatlich)

Bezuschusste außerschulische Lernförderung kann auch Schülern mit Behinderungen zugutekommen. Diese muss angemessen und zwingend erforderlich sein, um die wesentlichen Lernziele zu erreichen. Obwohl in der Höhe und der Dauer nicht begrenzt, ersetzt sie daher nur teilweise die Leistungen zur Teilhabe an Bildung im Rahmen der Eingliederungshilfe, insbesondere dort in Form der Hilfen zu einer Schulbildung (Schulbegleiter, besondere Lernhilfsmittel etc.), die im neuen BTHG einen eigenen Rehabilitationsbereich darstellen. Im neuen BTHG in § 75 SGB IX-2020 stellt die Teilhabe an Bildung als Eingliederungshilfe eine eigene Leistungsgruppe dar (▶ Kap. 45).

48.3.5 Unterkunft und Heizung

Kosten für Unterkunft und Heizung sowie einer zentralen Warmwasserversorgung werden in **tatsächlicher Höhe** der Aufwendungen übernommen, soweit sie **angemessen** sind. Unangemessen hohe Kosten werden für längstens sechs Monate getragen. Die Angemessenheit bestimmt sich grundsätzlich nach Größe der Wohnung und Bruttokaltmiete. In der Regel werden etwa für eine Person 45–50 m² anerkannt. Für Menschen mit Behinderungen kann eine größere Wohnung angemessen sein (z. B. für Rollstuhlfahrer), wenn der **Mehrbedarf konkret nachgewiesen** wird. Kosten für ein zusätzliches Zimmer für eine Pflegeperson sind im Rahmen der Hilfe zur Pflege abzudecken (▶ Abschn. 48.1.4).

Für Menschen mit Behinderungen, die im Haushalt ihrer Eltern oder Geschwister leben und Grundsicherungsleistungen wegen Erwerbsminderung nach dem SGB XII beziehen, können seit 1.7.2017 nach § 42a SGB XII die Kosten der Unterkunft nur berücksichtigt werden, wenn sie tatsächlich anfallen. Ein Mietverhältnis, auch mit unterhaltspflichtigen Eltern, muss ernsthaft geschlossen werden. Mietzins muss z. B. per Dauerauftrag gezahlt

werden. Sofern die Eltern Betreuer sind, ist ein sog. Ergänzungsbetreuer zu bestellen, wenn sie selbst mietvertraglich nicht zur Tragung von Unterkunftskosten verpflichtet sind.

48.3.6 Lebensunterhalt in vollstationären Einrichtungen

Menschen mit Behinderungen in vollstationären Einrichtungen, die **Eingliederungshilfe erhalten**, sind regelmäßig von SGB-II-Leistungen gesetzlich **ausgeschlossen**. Ausnahme: Die Betroffenen sind tatsächlich auf dem allgemeinen Arbeitsmarkt (▶ Glossar) mindestens 15 Stunden wöchentlich tätig. Im SGB XII ist der Lebensunterhalt in Einrichtungen, in denen Menschen rund um die Uhr leben und die erforderlichen Hilfen bekommen, gesondert geregelt.

Der Lebensunterhalt in Einrichtungen umfasst erstens den darin erbrachten (d. h. Verpflegung und Unterkunft) sowie zweitens den sog. weiteren Lebensunterhalt. Der **erbrachte Lebensunterhalt** wird bisher nicht tatsächlich bemessen, sondern bestimmt sich hinsichtlich der Regel- und Mehrbedarfe nach der Höhe der Leistungen im Alter und bei Erwerbsminderung im SGB XII und in Bezug auf die Aufwendungen für Unterkunft und Heizung nach der **durchschnittlichen Warmmiete eines Einpersonenhaushalts** in der Region, in der die Einrichtung liegt. Der **weitere notwendige Lebensunterhalt** beinhaltet insbesondere einen **Barbetrag** (Taschengeld) von 27 % des maßgeblichen Regelsatzes für persönliche Bedürfnisse und eine monatliche Bekleidungspauschale, die bei überraschenden Gewichtsschwankungen angepasst werden muss.

Bundesteilhabegesetz (BTHG)

Ab 01.01.2020: Es erfolgt keine Unterscheidung zwischen ambulanter und stationärer Hilfe. Unterschieden wird jedoch bei der Bemessung der Unterkunftskosten zwischen Wohnen in der eigenen Wohnung oder in einer Wohngemeinschaft und der Unterbringung in einem „persönlichen Wohnraum" im Sinne des § 42a Abs. 2 Nr. 2 SGB XII-2020, bei dem zusätzliche Räumlichkeiten zum gemeinschaftlichen Wohnen zur Nutzung von einem Dritten überlassen werden (frühere vollstationäre Einrichtungen).

48

Die Leistungsübernahme über existenzsichernde Leistungen nach dem SGB II und SGB XII ist auf maximal 25 % der oben genannten durchschnittlichen Unterkunftskosten beschränkt. Der übersteigende Betrag ist über die Eingliederungshilfe nach dem SGB IX als Fachleistung zu decken, damit keine Lücke entsteht. Zudem entfallen in gemeinschaftlichen Wohnformen Barbetrag und Bekleidungspauschale. Die Sozialhilfe wird direkt auf das Konto des Berechtigten gezahlt. Im Rahmen einer Gesamtplanung wird entschieden, welche Aufwendungen für Unterkunft und Lebensunterhalt (hier ist nur der Warenwert von Nahrung und Getränken zu berechnen) bestehen und welcher Betrag noch zur persönlichen Verfügung steht.

> **Praxistipp**
>
> Können Menschen mit Behinderungen ihre Mahlzeiten aufgrund ihrer Einschränkungen oder der Besonderheit der Wohnform nicht selbst zubereiten, sind die auf die Zubereitung und Bereitstellung anfallenden Kosten von der Eingliederungshilfe als Fachleistung zu tragen.

48.3.7 Einsatz eigener Mittel und Kräfte

SGB II und SGB XII sind **subsidiäre Systeme**. Die Leistungen sind **nachrangig** (▶ Abschn. 44.1.3). Vorrangig ist vor allem eigenes Einkommen und Vermögen einzusetzen, erst dann liegt „Bedürftigkeit" vor. Ansprüche gegen Dritte, also auch gegen andere Sozialleistungsträger (wie etwa Rentenversicherung), gehen vor. Sozialhilfe nach SGB XII ist aber schon zu leisten, wenn die vorrangigen Ansprüche im Moment des aktuellen Bedarfs nicht realisierbar sind. Wer im SGB II vorrangige Leistungen ignoriert, läuft Gefahr, dass ihm SGB-II-Leistungen gestrichen werden.

Einsatz von Einkommen und Vermögen

Einkommen sind alle dem Bedürftigen tatsächlich zufließenden Gelder, im SGB XII auch sog. Sacheinnahmen wie z. B. Geschenke von Dritten. Vermögen bilden alle zu Beginn des Hilfezeitraums zur Verfügung stehenden Vermögensgegenstände (Kapital- und Grundvermögen, Wertgegenstände etc.). Die Voraussetzungen des vorrangigen Einsatzes sind im SGB II und SGB XII verschieden. **Einkommens- und Vermögensgrenzen**, von denen an der **Bedürftige oder Angehörige** herangezogen werden können, sind im SGB II generell höher als im SGB XII. Bei der Grundsicherung im Alter und bei Erwerbsminderung werden jedoch unterhaltspflichtige Eltern oder Kinder des Leistungsberechtigten erst ab einem jährlichen Bruttoeinkommen von 100.000 Euro in Anspruch genommen.

Ansprüche gegen Dritte und andere Sozialleistungsträger

Die einen Sozialhilfebedarf auslösende Notlage kann auf einem Unfall beruhen, einen Opferentschädigungsanspruch begründen oder Schadensersatzansprüche nach sich ziehen. In diesen und anderen Fällen kann der Sozialhilfeträger auf den vorrangigen, den Lebensunterhalt deckenden **Anspruch verweisen** oder diesen Anspruch gegen einen Dritten auf sich überleiten (gesetzliche Unterhaltsansprüche gehen sogar gesetzlich über). Ablehnen kann er eine SGB-XII-Leistung aber nur, wenn die anderweitige Hilfe **tatsächlich** die Notsituation beseitigt. Die zuständigen Träger können, wenn sie gegen andere Träger einen Erstattungsanspruch haben, auch statt des Berechtigten Leistungsanträge stellen.

48.3.8 Zuständigkeit und Verfahren

Für die Grundsicherung nach SGB II sind die Bundesagentur für Arbeit und die kreisfreien Städte und Landkreise gemeinsam für jeweils bestimmte Aufgaben zuständig. Diese Aufgaben werden durch **Jobcenter** ausgeübt. Die Anträge sind dort zu stellen.

> **Praxistipp**
>
> Gegen die vom Jobcenter erlassenen Bescheide haben Widerspruch oder Klage keine aufschiebende Wirkung. Ist die Sache eilig, kann daher neben den genannten Rechtsmitteln ein Antrag auf Erlass einer einstweiligen Anordnung beim zuständigen Sozialgericht (Wohnort des Klägers) gestellt werden. Unabhängig von Fristen kann jederzeit eine Überprüfung beantragt werden (vgl. ▶ Abschn. 38.4.8).

Sachlich zuständig für Leistungen nach dem SGB XII sind die örtlichen (kreisfreie Städte und Landkreise) und überörtlichen Sozialhilfeträger, letztere regelmäßig im Zusammenhang mit stationären Leistungen. Die überörtlichen Sozialhilfeträger sind je nach Bundesland sehr unterschiedlich organisiert (z. B. in NRW Landschaftsverbände, in Bayern Bezirke). Wer im Einzelfall zuständig ist, bestimmt sich nach **tatsächlichem oder gewöhnlichem Aufenthalt.** Werden Anträge bei einem unzuständigen Sozialhilfeträger gestellt, muss dieser den Antrag an den zuständigen weiterleiten. Fristen werden so nicht versäumt.

Weitere Informationen

Weitere Informationen zu Abschnitt 48.1

Internetlinks

Bundesministerium für Gesundheit (BMG) – Pflege. https://www.bundesgesundheitsministerium.de/themen/pflege.html

GKV- Spitzenverband – Pflegeversicherung. https://www.gkv-spitzenverband.de/pflegeversicherung/pflege-versicherung.jsp

Medizinischer Dienst des Spitzenverbandes Bund der Krankenkassen (MDS) – Pflegeversicherung. https://www.mds-ev.de/richtlinien-publikationen/pflege-versicherung.html

Medizinischer Dienst des Spitzenverbandes Bund der Krankenkassen (MDS) – Rehabilitationsempfehlung. https://www.mds-e. v.de/themen/rehabilitation/reha-vor-und-bei-pflege.html

Weitere Informationen zu Abschnitt 48.2
Internetlinks

Deutsche Vereinigung für Soziale Arbeit im Gesundheitswesen. http://dvsg.org/

Deutsche Gesellschaft für Palliativmedizin. https://www.dgpalliativmedizin.de/

Deutscher Hospiz- und PalliativVerband. http://www.dhpv.de/

Kassenärztliche Bundesvereinigung (KBV) – Entlassmanagement. http://www.kbv.de/html/entlass-management.php

Weitere Informationen zu Abschnitt 48.3
Literatur

Edtbauer R, Kievel W (2013) Grundsicherungs- und Sozialhilferecht für soziale Berufe, 3. Aufl. Beck, München

Eicher W, Coseriu P (2014) JurisPraxiskommentar SGB XII: Sozialhilfe mit AsylbLG, 2. Aufl. Verlag juris

Fahlbusch J (Hrsg) (2012) 50 Jahre Sozialhilfe: Eine Festschrift. Deutscher Verein für öffentliche und private Fürsorge e. V., Berlin

Grosse M, Kulle T, Weber D (2016) SGB II und SGB XII für Studium und Praxis, 7. Aufl. Verlag Bernhardt, Witten

Groth (2015) Grundsicherung für Arbeitsuchende, Sozialhilferecht (SGB II und XII), 2. Aufl. BWV Berliner Wissenschaftsverlag, Berlin

Grube/Wahrendorf (2017) Kom. SGB XII, 6. Aufl. Beck, München

Klinger/Kunkel/Pattar (2016) Existenzsicherungsrecht, 4. Aufl. Beck, München

Marburger (2015) SGB XII – Sozialhilfe: Grundsicherung im Alter und bei Erwerbsminderung, 15. Aufl. Boorberg, München

Mrozynski (2016) Grundsicherung und Sozialhilfe, Praxishandbuch, 17. Aufl. Boorberg, München

Schellhorn/Schellhorn/Hohm (2015) Kom. SGB XII, 19. Aufl. Luchterhand, München

Schoch/Löcher/Schwengers/Waschull (2017) Grundsicherungsrecht/Sozialhilferecht, Fälle und Lösungen, 4. Aufl. Nomos, Baden Baden

Internetlinks

Bundesagentur für Arbeit (BA) – Fachliche Weisungen zum SGB II. https://www.arbeitsagentur.de/web/content/DE/Veroeffentlichungen/Weisungen/Arbeitnehmer/Detail/index.htm?dfContentId=L6019022DST-BAI627529

Bundesarbeitsgemeinschaft der überörtlichen Träger der Sozialhilfe (BAGüS) – Veröffentlichungen. http://www.lwl.org/LWL/Soziales/BAGues/veroeffentlichungen

Deutscher Verein für öffentliche und private Fürsorge – Publikationen zum SGB II und SGB XII. https://www.deutscher-verein.de/de/

Tacheles e.V. – Informationen rund um SGB II, Sozialrecht, soziale Ausgrenzung und Gegenwehr. http://tacheles-sozialhilfe.de/startseite/

Serviceteil

Glossar

Wichtige sozialmedizinische und sozialrechtliche Begriffe

AHB-Verfahren Mit dem Begriff Anschlussheilbehandlung (AHB) wird ein besonderes Verfahren der Renten- und Krankenversicherung zur Einleitung und Durchführung von ambulanten und/oder stationären Leistungen zur medizinischen Rehabilitation im Anschluss an einen Krankenhausaufenthalt gekennzeichnet. Für ausgewählte Indikationen, bei denen die nahtlose, zügige Versorgung aus medizinischer Sicht besonders dringlich erscheint, wird mit diesem Verfahren der organisatorische Rahmen dafür geschaffen, dass die nach Abschluss der Krankenhausbehandlung im Einzelfall erforderlichen Leistungen zur medizinischen Rehabilitation in unmittelbarem oder in engem zeitlichen Zusammenhang (in der Regel bis zu 14 Tage nach Entlassung aus dem Krankenhaus) eingeleitet werden können. Die im Rahmen der Verfahren der Anschlussheilbehandlung der Renten- und Krankenversicherung (AHB) durchgeführten Leistungen zur medizinischen Rehabilitation gelten als ▶ Anschlussrehabilitation.

Aktivität Aktivität ist im Sinne der ICF die Durchführung einer Aufgabe oder Handlung (Aktion) durch eine Person. Siehe auch ▶ Leistungsfähigkeit, ▶ Leistung.

Aktivitäten des täglichen Lebens „Aktivitäten des täglichen Lebens" (ATL; engl. activities of daily living, ADL) ist ein Fachbegriff für Aktivitäten, die sich auf die täglichen Verrichtungen beziehen und sich aus Grundbedürfnissen des Menschen ableiten. Zu den Grundbedürfnissen gehören Aktivitäten wie Essen, Duschen/Baden, Körperpflege, An- und Auskleiden, Harn- und Stuhlkontrolle, Toilettenbenutzung, Bett- und Stuhltransfer, Treppensteigen, Haushaltstätigkeiten u. Ä.

Anschlussheilbehandlung ▶ AHB-Verfahren

Anschlussrehabilitation Anschlussrehabilitation ist eine ambulante und/oder stationäre Leistung zur medizinischen Rehabilitation, wenn deren unmittelbarer Anschluss an eine Krankenhausbehandlung medizinisch notwendig ist und ein ursächlicher Zusammenhang zwischen beiden Leistungsarten besteht (d. h., wenn der akutmedizinischen Behandlung im Krankenhaus und der nachfolgenden Rehabilitation dieselbe Indikation zugrunde liegt). Der unmittelbare Anschluss gilt auch dann als gewahrt, wenn die Rehabilitation innerhalb von 14 Tagen nach Beendigung der Krankenhausbehandlung beginnt, es sei denn, die Einhaltung dieser Frist ist aus zwingenden medizinischen und/oder tatsächlichen Gründen nicht möglich; dabei soll ein Zeitraum von 6 Wochen nach Beendigung der Krankenhausbehandlung nicht überschritten werden. Leistungen zur medizinischen Rehabilitation, die im Rahmen der Verfahren der Anschlussheilbehandlung der Renten- und Krankenversicherung (AHB) durchgeführt werden, gelten als Anschlussrehabilitation (▶ AHB-Verfahren).

Arbeitsmarkt, allgemeiner Der Begriff „allgemeiner Arbeitsmarkt"
• bezeichnet aus volkswirtschaftlicher Sicht das Zusammentreffen von Angebot und von Nachfrage nach Arbeitskräften. Es wird unterschieden nach einem 1. Arbeitsmarkt, der den betriebswirtschaftlich begründeten Bedarf nach Arbeitskräften (Arbeitsplätze) von Unternehmen (Arbeitgeber) mit dem Angebot geeigneter freier Arbeitskräfte (Arbeitnehmer) zusammenführt, und einem 2. (staatlich geförderten) Arbeitsmarkt, der über arbeitsmarktpolitische Maßnahmen zusätzliche Anreize für Arbeitgeber schafft, Arbeitsplätze zu schaffen, um damit einen Marktausgleich von Angebot und Nachfrage herbeizuführen
• ist in der gesetzlichen Rentenversicherung als Maßstab für die Beurteilung der Erwerbsfähigkeit eines Versicherten von Bedeutung. Nach der Rechtsprechung des Bundessozialgerichts zur Berufs- und Erwerbsunfähigkeit war unter dem Begriff „allgemeiner Arbeitsmarkt" der Arbeitsmarkt für ungelernte oder einfache angelernte Tätigkeiten mit einer Einarbeitungsdauer unter 3 Monaten zu verstehen. Diese Einschränkung gilt seit Inkrafttreten der Neufassung des § 43 SGB VI am 01.01.2001 nicht mehr. Durch die Neuregelung der Renten wegen verminderter Erwerbsfähigkeit in § 43 Abs. 1 und 2 SGB VI ab 01.01.2001 wird das zeitliche Leistungsvermögen unter den üblichen Bedingungen des allgemeinen Arbeitsmarktes maßgebliches Entscheidungskriterium. Im Bereich der gesetzlichen Rentenversicherung ist „allgemeiner Arbeitsmarkt" nun so zu verstehen, dass er jede nur denkbare Erwerbstätigkeit außerhalb einer beschützenden Einrichtung umfasst, für die auf dem Arbeitsmarkt (in einer Vielzahl von Teilarbeitsmärkten) Angebot und Nachfrage bestehen, unabhängig von ihrer qualitativen Einordnung. Allerdings sind nur solche Tätigkeiten in Betracht zu ziehen, die auf dem allgemeinen Arbeitsmarkt üblich sind. Der allgemeine Arbeitsmarkt umfasst sowohl alle abhängigen Beschäftigungen als auch „selbstständigen" Tätigkeiten. Der Begriff „allgemein" soll von Sonderbereichen – wie z. B. Werkstätten für behinderte Menschen (WfbM) – abgrenzen (s. SGB IX, Rehabilitation und Teilhabe behinderter Menschen).
• ist auch im SGB III von Bedeutung. Voraussetzung für Verfügbarkeit und Vermittlungsbemühungen ist, dass eine arbeitslose Person zumindest 3 Stunden täglich, bezogen auf eine wöchentliche Arbeitszeit von 5 Tagen eine zumutbare Tätigkeit unter den üblichen Bedingungen des allgemeinen Arbeitsmarktes ausüben kann und darf
• hat im Bereich der gesetzlichen Unfallversicherung (SGB VII) Bedeutung bei der Bewertung der Minderung der Erwerbsfähigkeit (MdE). In diesem Zusammenhang bedeutet allgemeiner Arbeitsmarkt das gesamte Gebiet des allgemeinen Erwerbslebens.

Arbeitsschutz Arbeitsschutz ist ein umfassendes präventives Konzept zur Sicherheit und zum Gesundheitsschutz für Beschäftigte in allen Tätigkeitsbereichen bei der Arbeit (persönlich, technisch, medizinisch). Der Arbeitsschutz wird geregelt u. a. über das Arbeitsschutzgesetz und das Arbeitssicherheitsgesetz.

Arbeitstherapie/arbeitsbezogene Ergotherapie Arbeitstherapeutische Verfahren (auch arbeitsbezogene Ergotherapie) kommen in unterschiedlichen Versorgungsbereichen wie der Kranken-, Renten- und Unfallversicherung oder Arbeitsförderung zum Einsatz. Im Rahmen der psychisch-funktionellen oder motorisch-funktionellen Behandlung (Heilmittelrichtlinien, SGB V) können als Leistung das vorberufliche Training und die Belastungserprobung, aber auch das Training der Grundarbeitsfähigkeiten/Arbeitstherapie erbracht werden. Im Rahmen der medizinischen Rehabilitation ist sie eine therapeutische Leistung (§ 26 SGB IX). Das Spektrum der klientenzentrierten Ansätze und Methoden reicht von der Diagnostik der Arbeitsfähigkeiten über Analyseverfahren zur Passung mit Arbeitsplatzanforderungen bis hin zu Trainingsmaßnahmen zur Steigerung der Arbeitsfähigkeiten und konkreter Begleitung und Beratung am Arbeitsplatz von Klienten (Jobcoaching, Supported Employment). Das Ziel aller arbeitstherapeutischen Maßnahmen ist das Erreichen oder Verbessern der Teilhabe an Arbeit.

Arbeitsunfähigkeit Arbeitsunfähigkeit (AU) ist ein unbestimmter Rechtsbegriff, der durch die BSG-Rechtsprechung fortlaufend weiterentwickelt wurde: AU von Beschäftigten liegt vor, wenn der Versicherte aufgrund von Krankheit seine zuletzt vor der AU ausgeübte Tätigkeit nicht mehr oder nur unter der Gefahr der Verschlimmerung der Erkrankung ausführen kann. Als wesentliches Kennzeichen der AU gilt, dass sie ein Ergebnis aus krankheitsbedingter Leistungsminderung und Anforderung des Arbeitsplatzes ist. AU liegt auch vor, wenn aufgrund eines bestimmten Krankheitszustandes, der für sich allein noch keine AU bedingt, absehbar ist, dass aus der Ausübung der Tätigkeit für die Gesundheit oder die Gesundung abträgliche Folgen erwachsen, die AU unmittelbar hervorrufen. Bedeutsam für die Feststellung und Bescheinigung von AU sind nur die Erkrankungen und deren Auswirkungen, die aktuell den Versicherten an der Erbringung seiner vertraglich geschuldeten Arbeitsleistung hindern. Die Arbeitsleistung nicht beeinträchtigende Symptome und Begleiterkrankungen werden nicht bewertet. Bei Arbeitslosen (Empfänger von Leistungen nach dem SGB III) liegt AU vor, wenn sie krankheitsbedingt nicht mehr in der Lage sind, leichte Arbeiten in dem zeitlichen Umfang zu verrichten, für den sie sich der Arbeitsvermittlung zur Verfügung gestellt haben. Bezugspunkt ist demnach ausschließlich der zeitliche Vermittlungsumfang, für den sich der Versicherte zur Verfügung gestellt hat. Weitere Informationen: siehe Richtlinie des Gemeinsamen Bundesausschusses (GBA) zur Arbeitsunfähigkeit.

Arbeitsunfall Der Arbeitsunfall ist ein zeitlich begrenztes, von außen einwirkendes, einen Körperschaden hervorrufendes Ereignis, das der Arbeitnehmer infolge einer versicherten Tätigkeit erleidet. Dazu gehört auch der sogenannte ▶ Wegeunfall (§ 8 SGB VII).

Auskunftspflicht In § 100 SGB X wird der Arzt oder ein Angehöriger anderer Heilberufe zur Auskunft verpflichtet. Im Rahmen der Ermittlungen für eine beantragte oder laufende Sozialleistung, z. B. Leistungen zur Teilhabe, Rente wegen Erwerbsminderung, benötigt der Sozialleistungsträger Informationen über den Gesundheitszustand bzw. den Krankheitsverlauf bei einem Versicherten. Zur sachgerechten Entscheidung ist daher der Zugang zu den Unterlagen und Erkenntnissen der behandelnden Ärzte und Angehörigen anderer Heilberufe von erheblicher Bedeutung. Die medizinische Auskunftspflicht besteht nicht generell oder pauschal, sondern im Einzelfall und auf Anforderung, und zwar soweit der Sozialleistungsträger zur Erledigung seiner Aufgabe darauf angewiesen ist. Stets muss durch den betroffenen Versicherten eine Entbindung von der ärztlichen Schweigepflicht erteilt sein. Die gleiche Auskunftspflicht ist gem. § 100 SGB X ausdrücklich auch für medizinische Einrichtungen wie Krankenhäuser und Vorsorge- oder Rehabilitationseinrichtungen festgelegt.

Barriere Barrieren im Sinne der ICF sind Kontextfaktoren, die sich negativ auf die Funktionsfähigkeit auswirken. Durch das Bundesteilhabegesetz (BTHG) wird der Begriff in § 2 SGB IX (2018) eingebracht (▶ Behinderung). Davon abzugrenzen ist der Begriff ▶ Barrierefreiheit.

Barrierefreiheit Barrierefreiheit kennzeichnet die Zugänglichkeit z. B. von Rehabilitationseinrichtungen für Menschen mit Behinderungen. Barrierefrei sind bauliche und sonstige Anlagen, Verkehrsmittel, technische Gebrauchsgegenstände, Systeme der Informationsverarbeitung, akustische und visuelle Informationsquellen und Kommunikationseinrichtungen sowie andere gestaltete Lebensbereiche, wenn sie für Menschen mit Behinderungen in der allgemein üblichen Weise, ohne besondere Erschwernis und grundsätzlich ohne fremde Hilfe auffindbar, zugänglich und nutzbar sind. Hierbei ist die Nutzung behinderungsbedingt notwendiger Hilfsmittel zulässig (Gesetz zur Gleichstellung von Menschen mit Behinderungen – Behindertengleichstellungsgesetz [BGG] § 4). Mit der Unterzeichnung der UN-Behindertenrechtskonvention hat sich Deutschland dazu verpflichtet, einen gleichberechtigten Zugang zu Umwelt, Transportmitteln, Information, Kommunikation, Bildung, Arbeit, Gesundheit und Rehabilitation für Menschen mit Behinderungen zu schaffen. Barrierefreiheit ist insbesondere für Menschen mit motorischen, sensorischen oder mit kognitiven Beeinträchtigungen von besonderer Bedeutung. Siehe auch BAR Rahmenempfehlungen zur ambulanten medizinischen Rehabilitation vom 1. März 2016 – I. Allgemeiner Teil.

Barthel-Index Der Barthel-Index (BI) ist ein im Jahr 1965 von Barthel und Mahoney eingeführtes Instrument zur Einschätzung und Messung von Selbstversorgungsfähigkeiten im Alltag von Patienten mit neuromuskulären und muskuloskelettalen Erkrankungen. Es werden Kriterien in zehn Bereichen erfasst (Essen, Baden, Körperpflege, An-

und Auskleiden, Stuhlkontrolle, Urinkontrolle, Toiletten-benutzung, Bett- und Stuhltransfer, Mobilität, Treppen-steigen) und mit Punkten (0, 5, 10 oder 15) bewertet. Der zu vergebende Punktwert richtet sich nach dem Grad der Selbstständigkeit. Maximal können 100 Punkte erreicht werden. Ein Punktwert von 100 bedeutet, dass ein Patient kontinent ist, selbstständig isst, sich an- und ausziehen kann, alleine von Bett und Stuhl aufstehen kann, sich waschen und baden kann sowie auf ebenem Gelände gehen und Treppen steigen kann. ▶ Aktivitäten des tägli-chen Lebens

Beeinträchtigung der Aktivität Beeinträchtigungen der Aktivität im Sinne der ICF sind Schwierigkeiten, die eine Person bei der Durchführung einer Aktivität haben kann. Sie ist eine quantitative oder qualitative Abweichung in der Durchführung der Aktivität bezüglich Art oder Um-fang der Durchführung, die von Menschen ohne Gesund-heitsproblem erwartet wird.

Beeinträchtigung der Partizipation Beeinträchtigungen der Partizipation (Teilhabe) im Sinne der ICF sind Pro-bleme beim Einbezogensein in Lebenssituationen oder Lebensbereiche, die eine Person erlebt. Das Vorhanden-sein einer Einschränkung der Partizipation (Teilhabe) einer Person wird durch den Vergleich mit der erwarteten Partizipation (Teilhabe) einer Person der entsprechenden Kultur oder Gesellschaft ohne Behinderung bestimmt.

Befundbericht Ein (ärztlicher) Befundbericht für den Rehabilitationsträger (z. B. Rentenversicherung) ist der Bericht eines Arztes in standardisierter Form, der nach Aktenlage, d. h. ohne aktuelle Untersuchung, erstellt wird und u. a. über Diagnosen, Beschwerden, Funktionsein-schränkungen und Therapie Auskunft gibt, aber keine gutachterliche Bewertung enthalten soll und somit kein Gutachten darstellt.

Behinderte Menschen Mit dem SGB IX eingeführter Begriff anstelle des bisher verwendeten Begriffs „Behin-derte". Der Begriffswechsel soll deutlicher als bisher her-vorheben, dass der Mensch im Mittelpunkt der Betrach-tung steht. Nach dem SGB IX sind Menschen behindert (§ 2 SGB IX), wenn ihre körperliche Funktion, geistige Fähigkeit oder seelische Gesundheit mit hoher Wahr-scheinlichkeit länger als 6 Monate von dem für das Lebensalter typischen Zustand abweichen und daher ihre Teilhabe am Leben in der Gesellschaft beeinträchtigt ist. ▶ Behinderung

Behinderung Behinderung im Sinne der ICF ist ein Ober-begriff für Schädigungen (Funktionsstörungen, Körper-strukturschäden), Beeinträchtigungen der Aktivität und Beeinträchtigungen der Partizipation (Teilhabe). Sie be-zeichnet die negativen Aspekte der Interaktion zwischen einer Person (mit einem Gesundheitsproblem) und ihren Kontextfaktoren (Umwelt- und personbezogene Fakto-ren). Der Behinderungsbegriff der ICF ist wesentlich wei-ter gefasst als der des SGB IX. Durch das Bundesteilhabe-gesetz (BTHG) wird in § 2 SGB IX-2018 ein deutlicher Schwerpunkt auf die Wechselwirkung zwischen Person und Umwelt gelegt: „Menschen mit Behinderung sind

Menschen, die körperliche, seelische, geistige oder Sin-nesbeeinträchtigungen haben, die sie in Wechselwirkung mit einstellungs- und umweltbedingten Barrieren an der gleichberechtigten Teilhabe an der Gesellschaft mit hoher Wahrscheinlichkeit länger als sechs Monate hindern können."

Berufskrankheit Berufskrankheit ist eine Krankheit, die in der Anlage zur Berufskrankheiten-Verordnung (BKV) im Einzelnen aufgeführt ist (sog. Listenerkrankungen) und die der Versicherte infolge einer versicherten Tätigkeit erleidet. Als Berufskrankheiten werden in diese Berufs-krankheiten-Liste (nur) solche Krankheiten aufgenom-men, die nach den Erkenntnissen der medizinischen Wissenschaft durch besondere Einwirkungen verursacht sind, denen bestimmte Personengruppen durch ihre ver-sicherte Tätigkeit in erheblich höherem Grad als die übrige Bevölkerung ausgesetzt sind, § 9 Abs. 1 SGB VII. Unter den besonderen Voraussetzungen des § 9 Abs. 2 SGB VII ist eine Krankheit, die nicht in die Berufskrank-heiten-Liste aufgenommen ist, wie eine Berufskrankheit anzuerkennen. Es reicht für den Versicherungsfall (= prin-zipielle Anerkennung) aus, wenn die Krankheit als solche manifest oder zumindest pathologisch-anatomisch ein-deutig identifizierbar ist. Für den Leistungsfall muss außerdem Arbeitsunfähigkeit oder Behandlungsbedürf-tigkeit oder eine MdE von mindestens 20 % hinzukom-men. Der behandelnde Arzt ist nach § 202 SGB VII ver-pflichtet, einen begründeten Verdacht auf Berufskrank-heit an die Berufsgenossenschaft zu melden. Anzeige-pflichten haben auch Betriebsarzt, Arbeitgeber und Krankenkasse, wenn Anzeichen dafür bestehen, dass Mitarbeiter an einer Berufskrankheit leiden. Erkrankte können auch selbst die Berufsgenossenschaft infor-mieren.

Berufsschutz Berufsschutz ist bei der Feststellung der ▶ Berufsunfähigkeit von Bedeutung und spielt daher nur noch bei der Anwendung von § 43 Abs. 2 SGB VI in der bis 31.12.2000 geltenden Fassung und ab 01.01.2001 gem. § 240 SGB VI für vor dem 02.01.1961 geborene Versicherte eine Rolle. Berufsschutz wird aus dem qualitativen Wert des bisherigen Berufes abgeleitet, der sich nach Art und Umfang der vor Eintritt der Erwerbsminderung nicht nur vorübergehend versicherungspflichtig ausgeübten Tätig-keit und der dafür erforderlichen Qualifikation bemisst. Danach hat Berufsschutz, wer eine mindestens zweijäh-rige Berufsausbildung erfolgreich abgeschlossen hat, diesen Beruf auch ausgeübt hat oder tarifrechtlich dem gleichgestellt war. Zur Einordnung beruflicher Tätigkeiten hat das Bundessozialgericht (BSG) ein Mehrstufenschema entwickelt. Bei der Prüfung, ob ein Rentenanspruch wegen Berufsunfähigkeit besteht, bildet der Berufsschutz die Grundlage für die Bestimmung der sozialen Zumut-barkeit alternativer Verweisungstätigkeiten und schränkt ggf. die Verweisungsbreite ein.

Berufsunfähigkeit In der gesetzlichen Rentenversiche-rung kann seit Inkrafttreten des Gesetzes zur Reform der Renten wegen verminderter Erwerbsfähigkeit zum 01.01.2001 ein Rentenanspruch aufgrund von Berufsun-fähigkeit nur noch von denjenigen Versicherten geltend gemacht werden, die vor dem 02.01.1961 geboren wurden (§ 240 SGB VI – Rente wegen teilweiser Erwerbsminderung bei Berufsunfähigkeit). Der Begriff der Berufsunfähigkeit entspricht dabei im Wesentlichen dem Begriff des bis 31.12.2000 geltenden § 43 Abs. 2 SGB VI. Berufsunfähig sind Versicherte, die wegen Krankheit oder Behinderung ihren bisherigen versicherungspflichtigen Beruf nicht mehr mindestens 6 Stunden täglich ausüben können und die unter Berücksichtigung ihres sozialmedizinisch festgestellten Leistungsvermögens und der Qualität ihres bisherigen Berufs (▶ Berufsschutz) nicht mehr auf eine ihren Kräften und Fähigkeiten entsprechende zumutbare berufliche Tätigkeit verwiesen werden können. Sie verfügen allerdings noch über eine nur qualitativ eingeschränkte Erwerbsfähigkeit von mindestens 6 Stunden täglich, sodass eine Erwerbsminderung gem. § 43 SGB VI i. d. F. ab 01.01.2001 nicht besteht. Der Begriff der Berufsunfähigkeit ist auch im Bereich der privaten Berufsunfähigkeitsversicherung – die von den Lebensversicherern auch als Zusatzversicherung angeboten wird – von Bedeutung. Berufsunfähigkeit im Sinne der privaten Berufsunfähigkeitsversicherung kann vorliegen, wenn eine Krankheit, Körperverletzung oder ein Kräfteverfall ärztlich nachgewiesen ist und hieraus eine Beeinträchtigung der konkret zuletzt ausgeübten Tätigkeit voraussichtlich dauernd – mindestens aber 6 Monate ununterbrochen – von 50 % (alternativ je nach Versicherungsvertrag auch 25, 75 oder 100 %) abzuleiten ist.

Betreuung Betreuung (im Sinne von § 1896 ff BGB) ist der staatliche Beistand in Form von Rechtsfürsorge in Fällen, in denen ein Volljähriger aufgrund einer psychischen Krankheit oder einer körperlichen, geistigen oder seelischen Behinderung seine Angelegenheiten ganz oder teilweise nicht besorgen kann. Auf seinen Antrag oder von Amts wegen bestellt das Vormundschaftsgericht für ihn einen Betreuer. Den Antrag kann auch ein Geschäftsunfähiger stellen. Ein Betreuer darf nur für Aufgabenkreise bestellt werden, in denen die Betreuung erforderlich ist. Dazu können z. B. Gesundheitssorge, Aufenthaltsbestimmung, Vermögenssorge, Wohnungsangelegenheiten oder Vertretung vor Behörden und Gerichten gehören. Die Notwendigkeit einer Betreuung wird in vom Vormundschaftsgericht festgelegten Abständen überprüft.

Beurteilungsmerkmal Beurteilungsmerkmale im Sinne der ICF dienen der näheren Qualifizierung der dokumentierten Items der verschiedenen Teilklassifikationen. Das allgemeine Beurteilungsmerkmal, das für alle Komponenten der ICF gleich ist, gibt den Schweregrad des Problems an. Bei den Umweltfaktoren besteht das Problem in Barrieren. Es können jedoch auch für die Funktionsfähigkeit förderliche Faktoren (Förderfaktoren) kodiert werden. Die weiteren Beurteilungsmerkmale sind komponentenspezifisch.

Code ▶ Kode

Codierung ▶ Kodierung

Dienstunfall Der Dienstunfall ist gemäß § 31 Beamtenversorgungsgesetz (BVG) ein auf äußere Einwirkung beruhendes, plötzliches, örtlich und zeitlich bestimmbares, einen Körperschaden verursachendes Ereignis, das in Ausübung oder infolge des Dienstes eingetreten ist. Zum Dienst gehören auch Dienstreisen, Dienstgänge und die dienstliche Tätigkeit am Bestimmungsort sowie die Teilnahme an dienstlichen Veranstaltungen. ▶ Arbeitsunfall

Disease-Management-Programm (DMP) DMP (Disease-Management-Programm) bezeichnet eine im Bereich der gesetzlichen Krankenkassen entwickelte Organisationsform von medizinischer Behandlung, bei der die Behandlung von chronisch kranken Menschen strukturiert nach standardisierten Vorgaben erfolgt. Ziel ist die Verbesserung der Versorgung chronisch kranker Menschen. Die Teilnahme an einem DMP ist freiwillig. Bisher wurden strukturierte Behandlungsprogramme für Diabetes mellitus Typ 1 und Typ 2, Mammakarzinom, koronare Herzkrankheit, chronisch obstruktive Lungenerkrankungen (COPD) und Asthma bronchiale entwickelt.

Domäne Domäne im Sinne der ICF ist eine sinnvolle und praktikable Menge von Items aus einer beliebigen Teilklassifikation der ICF. Die Domänen bilden die verschiedenen Kapitel und Blöcke innerhalb jeder Komponente, z. B. Mentale Funktionen (Kapitel 1 der Körperfunktionen).

DRG DRG (Diagnosis Related Groups = diagnosebezogene Fallgruppen) bilden ein Klassifikationssystem, mit dem einzelne stationäre Behandlungsfälle anhand bestimmter Kriterien (Diagnose, Schweregrad, Alter, Komplikationen, Behandlungsdauer, Entlassungsgrund u. Ä.) zu Fallgruppen zusammengefasst werden. Es werden solche Behandlungsfälle zusammengefasst, die medizinisch ähnlich und hinsichtlich des Behandlungskostenaufwands möglichst homogen sind. Zum 01.01.2004 erfolgte die schrittweise Einführung der Abrechnung auf DRG-Basis für alle deutschen Krankenhäuser mit Ausnahme von Einrichtungen der Psychiatrie, Psychosomatik und Psychotherapeutischen Medizin (Gesetz zur Einführung des diagnose-orientierten Fallpauschalensystems für Krankenhäuser [Fallpauschalengesetz FPG] vom 23.04.2002).

Eigenschaft(en) einer Person Eigenschaft(en) einer Person im Sinne der ICF ist (sind) eine relativ überdauernde (zeitstabile) Bereitschaft (Disposition), die bestimmte Aspekte des Verhaltens einer Person in einer bestimmten Klasse von Situationen beschreiben und vorhersagen soll. Davon abzugrenzen ist der aktuelle Zustand einer Person, der über Situationen hinweg variiert. Ebenfalls nicht zu den Eigenschaften gerechnet werden Verhaltensgewohnheiten, also die erlernten Reaktionen auf spezifische Reize.

Erfolgsprognose (Reha) ▶ Rehabilitationsprognose

Erwerbsfähigkeit Erwerbsfähigkeit ist die Fähigkeit eines Versicherten, sich unter Ausnutzung der Arbeitsgelegenheiten, die sich ihm nach seinen Kenntnissen und körperlichen und geistigen Fähigkeiten im ganzen Bereich des wirtschaftlichen Lebens bieten, einen Erwerb zu erzielen (hierzu zählt nicht der sog. besondere Arbeitsmarkt, z. B. WfbM). Erwerbsfähigkeit bedeutet im Bereich der gesetzlichen Rentenversicherung (SGB VI) die physische und psychische Leistungsfähigkeit, eine Erwerbstätigkeit unter den üblichen Bedingungen des allgemeinen Arbeitsmarktes in gewisser Regelmäßigkeit ausüben zu können. Nach § 8 SGB II – Grundsicherung für Arbeitssuchende – ist erwerbsfähig, wer nicht wegen Krankheit oder Behinderung auf absehbare Zeit außerstande ist, unter den üblichen Bedingungen des allgemeinen Arbeitsmarktes mindestens 3 Stunden täglich erwerbstätig zu sein. In der gesetzlichen Unfallversicherung wird bei den Versicherungsfällen Arbeitsunfall und Berufskrankheit die Erwerbsfähigkeit in Bezug auf ihre Minderung beurteilt. Diese richtet sich nach dem Umfang der sich aus den Beeinträchtigungen des körperlichen und geistigen Leistungsvermögens ergebenden verminderten Arbeitsmöglichkeiten auf dem gesamten Gebiet des Erwerbslebens (§ 56 SGB VII).

Erhebliche Gefährdung der Erwerbsfähigkeit Eine „erhebliche Gefährdung der Erwerbsfähigkeit" ist gem. § 10 SGB VI – gesetzliche Rentenversicherung – eine der persönlichen Voraussetzungen zur Durchführung von Leistungen zur medizinischen Rehabilitation oder zur Teilhabe am Arbeitsleben. Sie liegt vor, wenn nach ärztlicher Feststellung durch die gesundheitlichen Beeinträchtigungen und die damit verbundenen Funktionseinschränkungen ohne die Leistungen zur Teilhabe innerhalb von 3 Jahren mit einer Minderung der Leistungsfähigkeit zu rechnen ist. Die Minderung der Erwerbsfähigkeit im Sinne von § 10 SGB VI entspricht nicht dem Ausmaß der ▶ Erwerbsminderung nach § 43 SGB VI. Auch in anderen Bereichen findet sich – mit jeweils unterschiedlicher Definition – der Begriff ▶ Minderung der Erwerbsfähigkeit.

Abwenden einer wesentlichen Verschlechterung der Erwerbsfähigkeit „Abwenden einer wesentlichen Verschlechterung" ist eine der in § 10 SGB VI genannten persönlichen Voraussetzungen zur Bewilligung von Leistungen zur Teilhabe bei bereits geminderter Erwerbsfähigkeit. Im Sinne der gesetzlichen Rentenversicherung bedeutet dies: Durch die Leistungen zur Teilhabe kann eine weitere, nicht nur geringfügige oder nicht nur kurzzeitige Verschlechterung der Erwerbsfähigkeit eines Versicherten verhindert werden. Dabei kommt es nicht auf ein rentenrechtlich relevantes Absinken der Leistungsfähigkeit an.

Erwerbsminderung In der gesetzlichen Rentenversicherung (SGB VI) ist Erwerbsminderung eine rentenrechtlich relevante Einschränkung der Erwerbsfähigkeit im Sinne des ab 01.01.2001 geltenden § 43 SGB VI. Danach sind Versicherte teilweise erwerbsgemindert, die wegen Krankheit oder Behinderung auf nicht absehbare Zeit außerstande sind, unter den üblichen Bedingungen des allgemeinen Arbeitsmarktes mindestens 6 Stunden täglich erwerbstätig zu sein. Voll erwerbsgemindert sind Versicherte, die in gleichem Sinne nicht mehr mindestens 3 Stunden täglich erwerbstätig sein können. Hiervon ist zu unterscheiden der Begriff der ▶ Minderung der Er-

werbsfähigkeit (MdE) nach dem SGB VII – Gesetzliche Unfallversicherung –, dem Bundesversorgungsgesetz (BVG), dem Beamtenversorgungsgesetz (BeamtVG) bzw. der Grad der Behinderung (GdB), der gem. § 69 SGB IX von den für die Durchführung des Bundesversorgungsgesetzes zuständigen Behörden festgestellt wird. ▶ Erwerbsminderungsrente

Erwerbsminderungsrente Eine Erwerbsminderungsrente kann in zwei Rentenarten geleistet werden, wenn die versicherungsrechtlichen Voraussetzungen erfüllt sind:
1. Anspruch auf Rente wegen teilweiser ▶ Erwerbsminderung (§ 43 Abs. 1 SGB VI) besteht, wenn ein Versicherter aus gesundheitlichen Gründen auf nicht absehbare Zeit (d. h. mehr als 6 Monate) nur noch weniger als 6 Stunden pro Tag (innerhalb einer Fünftagewoche) arbeiten kann und wenn Leistungen zur Teilhabe nicht erfolgversprechend sind. Wer unter den üblichen Bedingungen des allgemeinen Arbeitsmarktes mindestens 6 Stunden pro Tag arbeiten kann, ist nicht erwerbsgemindert und erhält auch keine Rente.
Teilweise Erwerbsgeminderte (Leistungsvermögen von 3 bis unter 6 Stunden pro Tag) erhalten keinen vollen Lohnersatz, weil sie mit dem ihnen verbliebenen Restleistungsvermögen grundsätzlich noch das zur Ergänzung der Rente notwendige Einkommen erarbeiten können. Deshalb ist die Rente wegen teilweiser Erwerbsminderung nur halb so hoch wie eine Rente wegen voller Erwerbsminderung. Gelingt es dem teilweise Erwerbsgeminderten nicht, einen seinem Restleistungsvermögen entsprechenden (Teilzeit-)Arbeitsplatz zu erlangen, bzw. ist der Teilzeitarbeitsmarkt für ihn verschlossen, erhält er eine Rente wegen voller Erwerbsminderung. Sonderregelungen bestehen bei teilweiser Erwerbsminderung bei ▶ Berufsunfähigkeit (§ 240 SGB VI) und verminderter Berufsfähigkeit für Bergleute im Bergbau (§ 45 SGB VI).
2. Anspruch auf Rente wegen voller Erwerbsminderung (§ 43 Abs. 2 SGB VI) besteht, wenn ein Versicherter aus gesundheitlichen Gründen auf nicht absehbare Zeit nur noch weniger als 3 Stunden pro Tag (innerhalb einer Fünftagewoche) erwerbstätig sein kann. ▶ Voraussetzungen, versicherungsrechtliche

Erwerbsunfähigkeit Der Begriff der Erwerbsunfähigkeit ist maßgebend für eine Rente wegen Erwerbsunfähigkeit nach dem bis 31.12.2000 geltenden § 44 SGB VI. Erwerbsunfähig sind danach Versicherte, die wegen Krankheit oder Behinderung auf nicht absehbare Zeit außerstande sind, eine Erwerbstätigkeit in gewisser Regelmäßigkeit auszuüben oder ein mehr als geringfügiges Arbeitseinkommen (im Jahr 2000: über 630 DM) monatlich zu erzielen oder die wegen Art oder Schwere der Behinderung nicht auf dem allgemeinen Arbeitsmarkt (also z. B. nur in anerkannten Werkstätten für behinderte Menschen) tätig sein können. Ausgenommen von diesem Rentenanspruch sind Versicherte, die eine selbstständige Tätigkeit ausüben. Bestand am 31.12.2000 Anspruch auf eine Rente wegen Berufs- oder Erwerbsunfähigkeit, so besteht der jeweilige Anspruch längstens bis zur Vollendung des 65. Lebensjahres weiter, solange die für die Bewilligung maßgebenden medizinischen Voraussetzungen weiterhin vorliegen. Bei Selbstständigen, die vom Anspruch der Rente wegen Erwerbsunfähigkeit gesetzlich ausgenommen waren, kann nach dem ab 01.01.2001 geltenden Recht (§ 43 SGB VI) ein Rentenanspruch wegen teilweiser oder voller Erwerbsminderung gegeben sein. ▶ Erwerbsminderungsrente

Fähigkeiten Fähigkeiten sind zeitlich relativ stabile Grundlagen für die Entwicklung von Kompetenzen (aus: North K, Reinhardt K (2005), Kompetenzmanagement in der Praxis. Mitarbeiterkompetenzen systematisch identifizieren, nutzen und entwickeln. Gabler, Wiesbaden; siehe auch: BAR ICF-Praxisleitfaden 4 – Berufliche Rehabilitation).

Faktoren, personbezogene ▶ Personbezogene Faktoren (▶ Abschn. 37.3).

Fertigkeiten Bezeichnet das Können, Fähigkeiten, (erworbenes) Wissen und Kenntnisse einzusetzen, um Aufgaben auszuführen und Probleme zu lösen (siehe auch BAR ICF-Praxisleitfaden 4 – Berufliche Rehabilitation).

Förderfaktor Förderfaktoren im Sinne der ICF sind Kontextfaktoren, die sich positiv auf die Funktionsfähigkeit auswirken.

Frühberentung ▶ Erwerbsminderungsrente

Frührehabilitation Frührehabilitation im Sinne des SGB V ist die frühzeitig einsetzende rehabilitationsmedizinische Behandlung von Patienten, die wegen eines akuten Gesundheitsproblems mit schwerer Beeinträchtigung der Funktionsfähigkeit krankenhausbehandlungsbedürftig sind. Entscheidendes Abgrenzungskriterium der Frührehabilitation zur Rehabilitation ist also der erforderliche akutstationäre Behandlungsbedarf. Frührehabilitation wird in der Regel multiprofessionell von Fachkräften erbracht. Sie wird in der Praxis nicht einheitlich gegliedert, in der Regel wird unterschieden zwischen geriatrischer frührehabilitativer Komplexbehandlung, neurologischerneurochirurgischer Frührehabilitation und fachübergreifender Frührehabilitation.

Funktionsdiagnose Die medizinische Diagnose wird ergänzt um die Beschreibung des zugehörigen Funktionszustandes, z. B. koronare Herzerkrankung mit guter kardialer Funktion.

Funktionsfähigkeit Funktionsfähigkeit im Sinne der ICF ist ein Oberbegriff für Körperfunktionen, Körperstrukturen, Aktivitäten und Partizipation (Teilhabe). Sie bezeichnet die positiven Aspekte der Interaktion zwischen einer Person (mit einem Gesundheitsproblem) und ihren Kontextfaktoren (Umwelt- und personbezogene Faktoren). Funktionsfähigkeit kann so verstanden werden, dass eine Person trotz einer Erkrankung all das tut oder tun kann, was von einem gesunden Menschen erwartet wird und/oder sie sich in der Weise und dem Umfang entfalten kann, wie es von einem gesunden Menschen erwartet wird.

Heilmittel Unter Heilmittel versteht man ärztlich verordnete Maßnahmen der physikalischen Therapie (z. B. Physiotherapie), der Ergotherapie, der Stimm-, Sprech- und Sprachtherapie und der podologischen Therapie. Grundlage für die ambulante Verordnung sind die Rahmenempfehlungen nach § 125 SGB V und die Heilmittelrichtlinien (HMR) nach § 92 SGB V. Die Richtlinien über die Verordnung von Heilmitteln (sog. Heilmittelrichtlinien) regeln die Verordnung zulasten der gesetzlichen Krankenversicherung. Im Setting von Akutversorgung oder Rehabilitation sind Heilmittel Teil des jeweiligen Behandlungsauftrags und entsprechender Leistungsbeschreibungen.

Heilmittelrichtlinie Die Richtlinie des Gemeinsamen Bundesausschusses über die Verordnung von Heilmitteln in der vertragsärztlichen Versorgung (Heilmittelrichtlinie/ HeilM-RL) dient der Sicherung einer nach den Regeln der ärztlichen Kunst und unter Berücksichtigung des allgemein anerkannten Standes der medizinischen Erkenntnisse ausreichenden, zweckmäßigen und wirtschaftlichen Versorgung der Versicherten mit Heilmitteln. Sie regelt exakt, wie Vertragsärzte der gesetzlichen Krankenkassen Heilmittel für Versicherte verordnen können.

Hilfsmittel Hilfsmittel (im Sinne von § 31 SGB IX) umfassen die Hilfen, die unter Berücksichtigung der Umstände des Einzelfalls erforderlich sind, um den Erfolg einer Rehabilitation zu sichern, einer drohenden Behinderung vorzubeugen oder eine Behinderung auszugleichen, soweit sie nicht als allgemeine Gebrauchsgegenstände des täglichen Lebens anzusehen sind. Zu Hilfsmitteln zählen z. B. Seh- und Hörhilfen, Körperersatzstücke sowie orthopädische Hilfsmittel oder Mobilitätshilfen.

ICD ICD ist die Abkürzung für Internationale statistische Klassifikation der Krankheiten und verwandter Gesundheitsprobleme (International Statistical Classification of Diseases and Related Health Problems) der Weltgesundheitsorganisation (WHO) und dient der Verschlüsselung von Diagnosen, Symptomen, abnormen Laborbefunden, Verletzungen und Vergiftungen, äußeren Ursachen von Morbidität und Mortalität und auch von Faktoren, die den Gesundheitszustand beeinflussen. Die ICD ist weltweit die Basis für eine vergleichbare Todesursachenstatistik. Das Deutsche Institut für Medizinische Dokumentation und Information (DIMDI) erstellt im Auftrag des Bundesministeriums für Gesundheit (BMG) die deutsche Ausgabe (German Modification – GM) und gibt die jeweils aktuelle ICD-GM-Version in Buchform bzw. zum Download aus dem Internet heraus (www.dimdi.de).

ICF ICF ist die Abkürzung für Internationale Klassifikation der Funktionsfähigkeit, Behinderung und Gesundheit (International Classification of Functioning, Disability and Health); sie wurde im Jahr 2001 von der WHO verabschiedet und ist die Nachfolgerin der Internationalen Klassifikation der Schädigungen, Fähigkeitsstörungen und Beeinträchtigungen, ICIDH (International Classification of Impairments, Disabilities and Handicaps) der WHO von 1980.

Integrierte Versorgung Krankenkassen können Verträge über eine Versorgung ihrer Versicherten abschließen, die verschiedene Leistungssektoren umfasst und die eine interdisziplinär-fachübergreifende Versorgung beinhaltet (§ 140a Abs. 1 SGB V). In den §§ 140a–d SGB V sind seit 2004 die Vertragspartner und die Vertragsgestaltung, die Vergütung und die Finanzierung neu geregelt mit dem Ziel, eine bessere Versorgungsqualität zu gewährleisten. Vertragspartner auf der einen Seite sind die Krankenkassen und auf der anderen Seite die Leistungserbringer. Sie können Integrierte Versorgung (IV) vereinbaren, die entweder verschiedene Leistungssektoren übergreift (z. B. Akutbehandlung/Rehabilitation/Nachsorge) oder interdisziplinär-fachübergreifend (Hausarzt/Facharzt/Akutkrankenhaus/Apotheker) gestaltet ist. Die Rehabilitation durch die gesetzliche Rentenversicherung spielt bei einer sektorübergreifenden Versorgung eine wichtige Rolle. Oft zeigt sich bei einer ambulanten oder stationären Akutversorgung der Bedarf für eine anschließende medizinische Rehabilitation durch die Rentenversicherung. In diesen Fällen bedeuten integrierte, also aufeinander abgestimmte Versorgungsformen eine deutliche Verbesserung der Versorgungsqualität.

International Classification of Functioning, Disability and Health (ICF) Internationale Klassifikation der Funktionsfähigkeit, Behinderung und Gesundheit ▶ ICF

International Statistical Classification of Diseases and Related Health Problems (ICD) Internationale Klassifikation der Krankheiten und verwandter Gesundheitsprobleme ▶ ICD

Item Items im Sinne der ICF sind die eigentlichen klassifizierbaren Grundbausteine der ICF, die aus einem alphanumerischen Kode und dem zugehörigen Begriff wie z. B. b1440 Kurzzeitgedächtnis oder d115 Zuhören bestehen. Items werden auch als Kategorien bezeichnet.

Kategorie Kategorien im Sinne der ICF sind die eigentlichen klassifizierbaren Grundbausteine der ICF, die aus einem alphanumerischen Kode und dem zugehörigen Begriff wie z. B. b1440 Kurzzeitgedächtnis oder d115 Zuhören bestehen. Sie bilden die Einheiten der vier Teilklassifikationen (Komponenten) der ICF auf Item-Ebene. Kategorien werden auch als Items bezeichnet.

Kenntnisse Kenntnisse sind erworbenes Wissen über Fakten, Grundsätze, Theorien und Praxis in einem Arbeits- oder Lernbereich (siehe auch BAR ICF-Praxisleitfaden 4 – Berufliche Rehabilitation).

Klassifikation Klassifikationen sind Ordnungssysteme. „Klassifizierung" ist die Erstellung eines Ordnungssystems und „Klassierung" die Einordnung eines Falles in ein Ordnungssystem.

Klassifikation therapeutischer Leistungen (KTL) Die Klassifikation therapeutischer Leistungen (KTL) ist ein umfassendes Verzeichnis repräsentativer therapeutischer Leistungen für die Rehabilitationsmedizin, das eine inhaltliche Definition der einzelnen Leistungseinheiten und eine Festlegung von Mindestanforderungen der Leistungserbringung enthält. Die KTL gilt für alle Bereiche der medizinischen Rehabilitation der gesetzlichen Rentenversicherung. Sie ist ein Instrument der Qualitätssicherung und dient auch der statistischen Erfassung der therapeutischen Leistungen. Zur Dokumentation therapeutischer Leistungen im Entlassungsbericht ist die KTL verbindlich für alle Rentenversicherungsträger.

Kode Kode wird in der ICF entweder als „Kode der Kategorie" verstanden, womit der alphanumerische Kode (z. B. b114) gemeint ist, oder als „numerischer Kode" des Beurteilungsmerkmals (z. B. b114.2). Die ICF verwendet in der deutschsprachigen Ausgabe nur „Kode" (nicht „Code").

Kodierung Kodierung im Sinne der ICF besteht aus der Auswahl einer Kategorie (eines Items) und ihrer Beurteilung mit den sogenannten Beurteilungsmerkmalen. Die dazugehörigen Kodierungsleitlinien in der ICF betreffen verschiedene Sichtweisen, unter denen eine Kategorie beurteilt werden kann, z. B. wie groß das Ausmaß einer Schädigung oder einer Beeinträchtigung ist, ob die tatsächliche Leistung (performance) oder die Leistungsfähigkeit unter Testbedingungen (capacity) gemeint ist. Die Kontextfaktoren werden entweder als Barrieren oder als Förderfaktoren beurteilt. Im praktischen Alltag der beruflichen Rehabilitation ist für die Komponenten Körperfunktionen/-strukturen und Aktivität/Teilhabe in der Regel das 1. (= „allgemeine") Beurteilungsmerkmal ausreichend, das das „Ausmaß des Problems (der Schädigung oder der Beeinträchtigung)" angibt.
Die Stufen der Beurteilung werden hierzu mit 0–4 angegeben:
xxx.0 Problem nicht vorhanden (ohne, kein, unerheblich …)
xxx.1 Problem leicht ausgeprägt (schwach, gering …)
xxx.2 Problem mäßig ausgeprägt (mittel, ziemlich …)
xxx.3 Problem erheblich ausgeprägt (hoch, äußerst …)
xxx.4 Problem voll ausgeprägt (komplett, total …)
Beispiel: d115.2 Zuhören – mäßig beeinträchtigt.

Kompetenzen Kompetenzen sind grundlegende Fähigkeiten einer Person, die für die Bewältigung der allgemeinen Anforderungen des Arbeitsmarktes oder eines spezifischen Arbeitsplatzes erforderlich oder förderlich sind. Kompetenzen basieren auf mehreren verschiedenartigen/breit gefächerten Kenntnissen, Fertigkeiten und Einstellungen. Sie sind kontextspezifisch und bis zu einem gewissen Grad entwickelbar bzw. kompensierbar (siehe auch BAR ICF-Praxisleitfaden 4 – Berufliche Rehabilitation).

Komponente Komponenten im Sinne der ICF sind die Bestandteile der beiden Teile der ICF, also die vier Teilklassifikationen
(1) Körperfunktionen und -strukturen,
(2) Aktivitäten und Partizipation (Teilhabe),
(3) Umweltfaktoren und
(4) Personbezogene Faktoren.

Kontextfaktoren Kontextfaktoren im Sinne der ICF sind alle Gegebenheiten des Lebenshintergrundes einer Person. Sie sind in Umweltfaktoren und personbezogene Faktoren gegliedert.

Körper Körper im Sinne der ICF bezieht sich als Begriff auf den menschlichen Organismus als Ganzes. Daher umfasst er auch das Gehirn und seine Funktionen, z. B. den Verstand.

Körperfunktionen Körperfunktionen im Sinne der ICF sind die physiologischen Funktionen von Körpersystemen (einschließlich der psychischen Funktionen).

Körperstrukturen Körperstrukturen im Sinne der ICF sind anatomische Teile des Körpers wie Organe, Gliedmaßen und ihre Bestandteile.

Lebensbereiche Lebensbereiche im Sinne der ICF sind Domänen der Klassifikation der Aktivitäten und Teilhabe. Im Sinne des Lebenslagenansatzes setzt sich die Lebenslage eines Menschen aus den äußeren Bedingungen in seinen verschiedenen Lebensbereichen zusammen.

Lebenswelt Lebenswelt bezeichnet die subjektive Wirklichkeitskonstruktion eines Menschen, die er sich vor dem Hintergrund seiner Lebenslage, d. h. seiner materiellen und immateriellen Lebensbedingungen, macht (siehe auch BAR ICF-Praxisleitfaden 4 – Berufliche Rehabilitation). Im Bereich der Gesundheitsförderung und Prävention (§ 20a SGB V) bezeichnet der Begriff auch Orte oder abgrenzbare soziale Systeme, deren Bedingungen die Gesundheit der Menschen beeinflussen, die sich dort regelmäßig aufhalten.

Leistung In Abhängigkeit vom Zusammenhang der Verwendung bezeichnet das Wort Leistung verschiedene Sachverhalte. Leistung im Sinne der ICF ist ein Konstrukt, das als Beurteilungsmerkmal angibt, was Personen in ihrer gegenwärtigen, tatsächlichen Umwelt tun, und deshalb den Gesichtspunkt des Einbezogenseins einer Person in Lebensbereiche berücksichtigt. Die Leistung ist die tatsächliche Durchführung einer Aufgabe oder Handlung einer Person in ihrem gegenwärtigen Kontext. Für die Sozialmedizin ist die von einer Person erbrachte Leistung unter den derzeitig üblichen Lebens- und Arbeitsbedingungen (▶ Kontextfaktoren) von besonderem Interesse. Für die sozialmedizinische Beurteilung der Leistungsfähigkeit im Erwerbsleben ist aber nicht die tatsächlich erbrachte oder unter optimalen oder standardisierten Bedingungen maximal erbringbare Leistung von entscheidender Bedeutung (▶ Leistungsfähigkeit), sondern die krankheits- oder behinderungsbedingte zumutbare Leistungsfähigkeit im Erwerbsleben, bei der z. B. auch krankheitsbedingte Gefährdungs- und Belastungsfaktoren im Arbeitsalltag entsprechend zu berücksichtigen sind.

Leistungen zur Teilhabe Der Begriff „Leistungen zur Teilhabe" ist durch das zum 01.07.2001 in Kraft getretene SGB IX – Rehabilitation und Teilhabe behinderter Menschen – eingeführt worden und ersetzt den Begriff „Leistungen zur Rehabilitation".

Das in § 10 SGB I normierte soziale Recht auf Hilfe zur Selbstbestimmung und Teilhabe behinderter Menschen und von Behinderung bedrohter Menschen ist als Leitgedanke in das SGB IX und die für die Rehabilitationsträger geltenden Einzelgesetze eingegangen und somit deren integraler Bestandteil.

Leistungen zur Teilhabe sind nach der Zielsetzung des § 4 Abs. 1 SGB IX die notwendigen Sozialleistungen, um
1. die Behinderung abzuwenden, zu beseitigen, zu mindern, ihre Verschlimmerung zu verhüten oder ihre Folgen zu mildern;
2. Einschränkungen der Erwerbsfähigkeit oder Pflegebedürftigkeit zu vermeiden, zu überwinden, zu mindern oder eine Verschlimmerung zu verhüten sowie den vorzeitigen Bezug anderer Sozialleistungen zu vermeiden oder laufende Sozialleistungen zu mindern;
3. die Teilhabe am Arbeitsleben entsprechend den Neigungen und Fähigkeiten dauerhaft zu sichern oder
4. die persönliche Entwicklung ganzheitlich zu fördern und die Teilhabe am Leben in der Gesellschaft sowie eine möglichst selbstständige und selbstbestimmte Lebensführung zu ermöglichen oder zu erleichtern.

Leistungen zur Teilhabe können sein (§ 5 SGB IX – Leistungsgruppen):
• Leistungen zur medizinischen Rehabilitation
• Leistungen zur Teilhabe am Arbeitsleben
• Leistungen zur sozialen Teilhabe
• Leistungen zur Teilhabe an Erziehung und Bildung
• unterhaltssichernde und andere ergänzende Leistungen.

Im Rahmen der für sie geltenden Rechtsvorschriften werden die Leistungen nach Lage des Einzelfalles durch den jeweils zuständigen Leistungsträger so vollständig, umfassend und in gleicher Qualität erbracht, dass Leistungen eines anderen Trägers möglichst nicht erforderlich werden (§ 4 Abs. 2 S. 2 SGB IX).

Die Rehabilitationsträger sind nach § 12 SGB IX im Rahmen der durch Gesetz, Rechtsverordnung oder allgemeine Verwaltungsvorschrift getroffenen Regelungen dafür verantwortlich, dass die im Einzelfall erforderlichen Leistungen zur Teilhabe nahtlos, zügig sowie nach Gegenstand, Umfang und Ausführung einheitlich erbracht werden.

Leistungsfähigkeit Leistungsfähigkeit ist abhängig vom Zusammenhang der Verwendung unterschiedlich definiert. Leistungsfähigkeit im Sinne der ICF ist ein Konstrukt, das als Beurteilungsmerkmal das höchstmögliche Niveau der Funktionsfähigkeit einer Person in einer Domäne der Aktivitäten- und Partizipationsliste zu einem gegebenen Zeitpunkt angibt. Sie ist das maximale Leistungsniveau einer Person bezüglich einer Aufgabe oder Handlung unter Test-, Standard- oder hypothetischen Bedingungen. Bei der sozialmedizinischen Beurteilung der Leistungsfähigkeit im Erwerbsleben spielt die Leistungsfähigkeit mit den funktionellen Einschränkungen durch Krankheits- oder Behinderungsfolgen eine Rolle vor dem Hintergrund der beruflichen Belastungs- und Gefährdungsfaktoren und deren Kompensationsmöglichkeiten.

Minderung der Erwerbsfähigkeit Der Begriff „Minderung der Erwerbsfähigkeit" wird in verschiedenen Bereichen unterschiedlich definiert. Im Sinne der gesetzlichen

Rentenversicherung (SGB VI) ist die Minderung der Erwerbsfähigkeit eine erhebliche und länger andauernde (mehr als 6 Monate) Einschränkung der Leistungsfähigkeit im Erwerbsleben infolge gesundheitlicher Beeinträchtigungen. Den Begriff „Minderung der Erwerbsfähigkeit (MdE)" gibt es in der gesetzlichen Unfallversicherung (SGB VII), im sozialen Entschädigungsrecht (Bundesversorgungsgesetz – BVG), in der beamtenrechtlichen Unfallfürsorge (Beamtenversorgungsgesetz – BeamtVG) und in der Wiedergutmachung nach dem Bundesentschädigungsgesetz (BEG). „MdE" bezeichnet den Umfang einer Beeinträchtigung des körperlichen und geistigen Leistungsvermögens, soweit die Beeinträchtigung kausal auf ein schädigendes, nach dem jeweiligen Gesetz geschütztes Ereignis zurückzuführen ist. MdE ist hier auf verlorene Fähigkeiten bezogen, während die tatsächliche Leistungserbringung außer Acht bleibt. Im Unterschied hierzu ist in der gesetzlichen Rentenversicherung nicht die MdE, sondern das verbliebene individuelle Leistungsvermögen festzustellen. Aus der prozentualen Höhe einer MdE kann folglich kein Rückschluss auf die Leistungsfähigkeit im Erwerbsleben oder auf das Vorliegen der persönlichen Voraussetzungen für Leistungen zur Teilhabe im Rahmen von SGB VI gezogen werden.

Partizipation Partizipation (► Teilhabe) im Sinne der ICF ist das Einbezogensein in eine Lebenssituation. Sie repräsentiert die gesellschaftliche Perspektive der Funktionsfähigkeit (► Teilhabe).

Personbezogene Faktoren Personbezogene Faktoren im Sinne der ICF sind Kontextfaktoren, die sich auf die betrachtete Person beziehen, wie der besondere Hintergrund des Lebens und der Lebensführung einer Person (ihre Eigenschaften und Attribute), z. B. Alter, Geschlecht, sozioökonomischer Status, Ernährungsgewohnheiten, Weltanschauung, Einstellung zur Arbeit (► Abschn. 37.3).

Rehabilitationsbedarf Der Rehabilitationsbedarf ist der gemäß SGB IX/Bundesteilhabegesetz (BTHG) hinsichtlich Ziel, Art und Umfang funktionsbezogen festgestellte individuelle Bedarf voraussichtlich erforderlicher Leistungen zur Teilhabe.

Rehabilitationsbedürftigkeit Rehabilitationsbedürftigkeit bezüglich medizinischer Rehabilitation liegt vor, wenn krankheits- oder behinderungsbedingt eine Beeinträchtigung der Teilhabe droht oder bereits besteht, sodass über die kurative Versorgung hinaus der mehrdimensionale und interdisziplinäre Ansatz von und Leistungen zur Teilhabe erforderlich ist, um diese Beeinträchtigungen zur vermeiden, zu beseitigen, zu verbessern, auszugleichen oder eine Verschlimmerung zu verhüten. Die Auswirkungen des Gesundheitsproblems werden dabei auf den Ebenen der Körperfunktionen und Körperstrukturen, der Aktivitäten und der Teilhabe unter Berücksichtigung der Kontextfaktoren betrachtet.

Rehabilitationsfähigkeit Der Begriff der Rehabilitationsfähigkeit bezieht sich auf die somatische und psychische Belastbarkeit des behinderten Menschen für die Teilnahme an einer geeigneten Leistung zur Teilhabe.

Rehabilitationsprognose Die Rehabilitationsprognose ist eine medizinisch begründete Wahrscheinlichkeitsaussage für das Erreichen der Rehabilitationsziele
• auf der Basis der Erkrankung, des bisherigen Verlaufs (einschließlich nicht ausreichender Möglichkeiten der ambulanten und ggf. stationären Therapie), des Kompensationspotenzials/der Rückbildungsfähigkeit unter Beachtung und Förderung individueller Ressourcen (Rehabilitationspotenzial einschließlich psychosozialer Faktoren)
• vor dem Hintergrund der individuell relevanten Umwelt und personbezogenen Faktoren (z. B. Hilfsmitteleinsatz, Unterstützung durch Familienangehörige, Handlungsbereitschaft, Selbstbestimmung, Motivierbarkeit)
• durch eine geeignete Leistung zur Teilhabe
• in einem dafür notwendigen Zeitraum.

Rehabilitationsziel Übergeordnetes Rehabilitationsziel ist die Förderung der Selbstbestimmung und der gleichberechtigten Teilhabe am Leben in der Gesellschaft für behinderte und von Behinderung bedrohte Menschen (§ 1 SGB IX). Gesetzlich vorgegebene trägerspezifische Rehabilitationsziele richten sich nach den für den jeweiligen Rehabilitationsträger geltenden Sozialgesetzbüchern. Beispielsweise ist für die gesetzliche Rentenversicherung das Ziel, den Auswirkungen einer Krankheit oder einer körperlichen, geistigen oder seelischen Behinderung auf die Erwerbsfähigkeit der Versicherten entgegenzuwirken oder sie zu überwinden und dadurch Beeinträchtigungen der Erwerbsfähigkeit der Versicherten oder ihr vorzeitiges Ausscheiden aus dem Erwerbsleben zu verhindern oder sie möglichst dauerhaft in das Erwerbsleben wieder einzugliedern (§ 9 SGB VI). Individuelle Rehabilitationsziele sind konkrete Vereinbarungen zwischen Rehabilitand und Rehabilitationsteam (Therapieziele), die sich auf das erwartete bzw. erreichbare Rehabilitationsergebnis unter Berücksichtigung der Konstellation des Einzelfalls beziehen. ► Leistungen zur Teilhabe

Rente wegen Erwerbsminderung ► Erwerbsminderungsrente

Schädigung Schädigungen im Sinne der ICF sind Beeinträchtigungen einer Körperfunktion oder -struktur, wie z. B. eine wesentliche Abweichung von geltenden statistischen Normen oder ein Verlust.

Teilhabe Teilhabe im Sinne der ICF ist das Einbezogensein einer Person in eine Lebenssituation oder einen Lebensbereich. Sie repräsentiert die gesellschaftliche Perspektive der Funktionsfähigkeit. Das Recht auf volle, wirksame und gleichberechtigte Teilhabe ist auch in der UN-Behindertenrechtskonvention festgeschrieben.

Teilhabe, Beeinträchtigung der Unter Beeinträchtigung der ► Teilhabe (im Sinne der ICF) sind Schwierigkeiten zu verstehen, die ein Mensch beim Einbezogensein in eine Lebenssituation oder einen Lebensbereich hat, z. B. im Erwerbsleben.

Umweltfaktoren Umweltfaktoren im Sinne der ICF sind eine Komponente der ICF und beziehen sich auf alle Aspekte der externen oder extrinsischen Welt, die den

Kontext des Lebens einer Person bilden und als solche einen Einfluss auf die Funktionsfähigkeit der Person haben. Sie bilden die materielle, soziale und einstellungsbezogene Umwelt ab, in der Menschen leben und ihr Dasein entfalten.

Von Behinderung bedrohte Menschen ▶ Behinderung

Voraussetzungen, persönliche Im Bereich der Sozialversicherung (z.B. gesetzliche Rentenversicherung) setzt die Zuerkennung einer Leistung zur Teilhabe voraus, dass sowohl persönliche (bzw. medizinische) als auch versicherungsrechtliche Voraussetzungen erfüllt sind.
Bei Altersrenten gilt als persönliche Voraussetzung die Vollendung eines bestimmten Lebensjahrs, bei Renten wegen verminderter Erwerbsfähigkeit das Vorliegen einer ▶ Erwerbsminderung.
Versicherte haben für Leistungen zur Teilhabe die persönlichen Voraussetzungen (§ 10 SGB VI) erfüllt,
1. deren Erwerbsfähigkeit wegen Krankheit oder körperlicher, geistiger oder seelischer Behinderung erheblich gefährdet oder gemindert ist und
2. bei denen voraussichtlich
a) bei erheblicher Gefährdung der Erwerbsfähigkeit eine ▶ Minderung der Erwerbsfähigkeit durch Leistungen zur medizinischen Rehabilitation oder zur Teilhabe am Arbeitsleben abgewendet werden kann,
b) bei geminderter Erwerbsfähigkeit diese durch Leistungen zur medizinischen Rehabilitation oder zur Teilhabe am Arbeitsleben wesentlich gebessert oder wiederhergestellt oder hierdurch deren wesentliche Verschlechterung abgewendet werden kann,
c) bei teilweiser Erwerbsminderung ohne Aussicht auf eine wesentliche Besserung der Erwerbsfähigkeit der Arbeitsplatz durch Leistungen zur Teilhabe am Arbeitsleben erhalten werden kann.

Voraussetzungen, versicherungsrechtliche Die versicherungsrechtlichen Voraussetzungen für Leistungen zur Teilhabe sind die (vertrags-)rechtlichen Bedingungen, die neben den persönlichen (medizinischen) Voraussetzungen ebenso erfüllt sein müssen. Dies können z. B. Altersgrenzen, Wartezeiten oder gesundheitliche Tatbestände sein.

Wegeunfall Wegeunfall (im Sinne von § 8 (2) SGB VII) ist ein Unfall, den ein Arbeitnehmer auf dem mit der versicherten Tätigkeit zusammenhängenden unmittelbaren Wege nach und von dem Ort der Tätigkeit erleidet. Der Wegeunfall ist eine besondere Form des ▶ Arbeitsunfalls.

Sachverzeichnis